Das neue
Handbuch der
Heilpflanzen

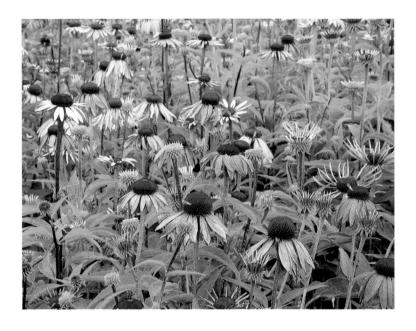

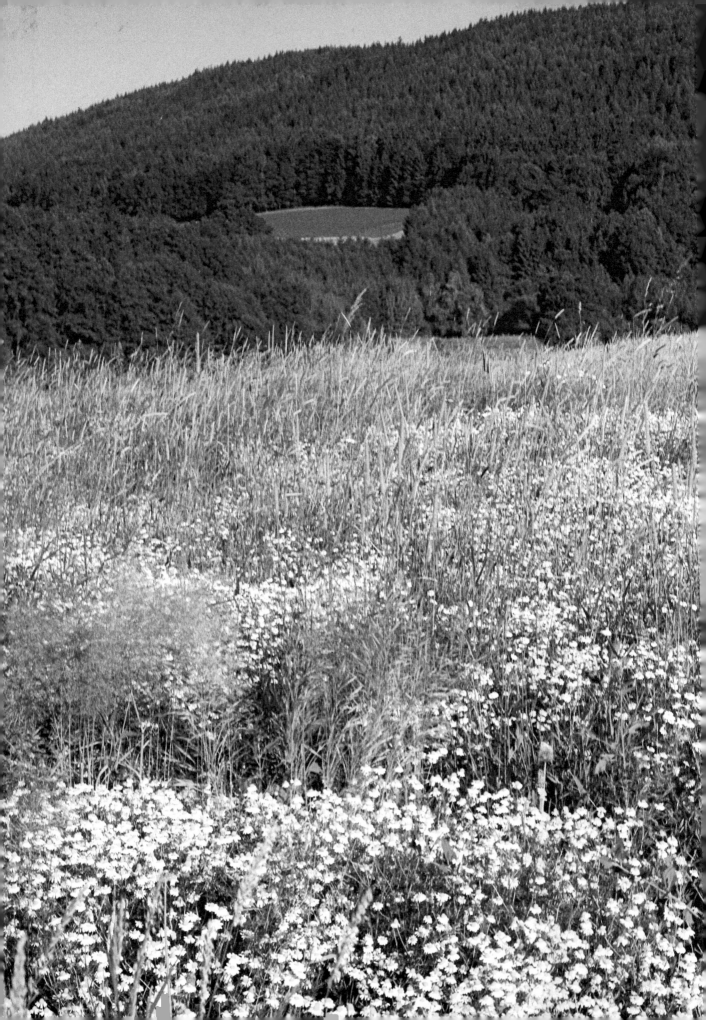

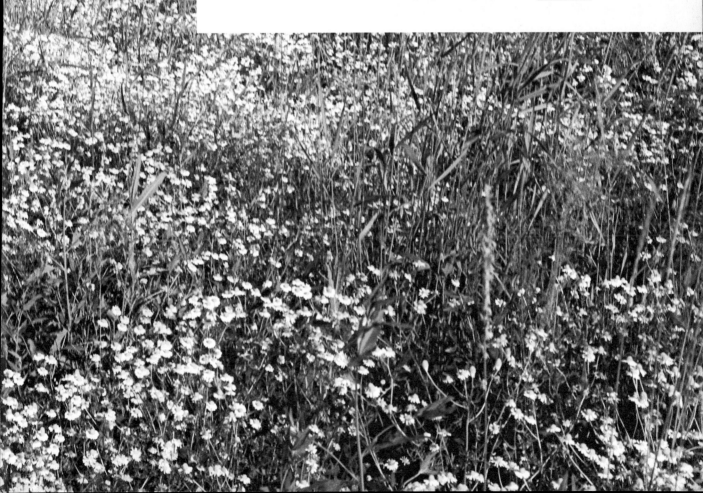

INGRID UND
PETER SCHÖNFELDER

Das neue
Handbuch der
Heilpflanzen

KOSMOS

Mit 989 Farbfoto von W. P. Armstrong (S. 126u), Brother Alfred Brousseau, courtesy of Saint Mary's College (S. 182ol, 358ol), G. D. Carr (S. 433o), Dr. W. Cäsar (S. 224or), E. W. Chester (S. 199or), Dr. Th. Croat, courtesy of Missouri Botanical Garden (S. 423ur), Deutsche Homöopathie Union (S. 126ol, 312or, 414u, 433ur), B. Ernst, Bildarchiv Nutzpflanzen (S. 82u, 238ur, 479), FloraFarm (S. 321ur, 322ol), P. Goltra, courtesy of National Botanical Garden, Kalahoe (S. 424ur), Immodal Pharmaka (S. 457o), W. S. Justice, courtesy of Smithsonian Institution (S. 47r), R. König (S. 425ur), P. Latham (S. 225o), E. Pott (S. 200ur), C. Ramirez, nach B. Wolters: Drogen, Pfeilgift und Indianermedizin (S. 224ol), S. Rösner (S. 362u), J. Scheper, Floridata (S. 149u), Dr. Th. Schöpke (S. 88o), Dr. R. Seitz (S. 434u), D. Tenaglia (S. 322ul, 380ul), Dr. M. Weigend (S. 295ol), B. E. Wofford (S. 121ol), Dr. K. Yamasaki (S. 207ur), Dr. W. Zielonkowski (S. 213ol) und 956 Farbfotos vom Verfasser, © bei den Bildautoren.

Außerdem 88 Farbabbildungen nach W. Artus: Atlas aller officinellen Gewächse (S. 204ur, 379u), von Dr. W. Buff (S. 283ur), S. Dharmananda (S. 305ul), nach Engler-Prantl: Die natürlichen Pflanzenfamilien (S. 454or), nach A. Kerner von Marilaun: Pflanzenleben (S. 272ol), nach C. F. Ph. von Martius: Flora brasiliensis, courtesy of Missouri Botanical Garden (S. 368ol), nach Prosea Band 11, courtesy of Prosea Network Office (S. 158or), nach J. Sturm: Flora von Deutschland (S. 171u, 301ol) und weitere 79 Abbildungen nach Originalen aus dem Archiv Schönfelder, davon 70 nach Köhler's Medizinalpflanzen. © W. Buff, S. Dharmananda, Prosea Network Office, übrige P. Schönfelder.

Titelbilder: S. 1: Kultur des Purpurroten Sonnenhutes *Echinacea purpurea*, S. 2/3: Brachacker mit Echter Kamille *Matricaria recutita*.

Umschlaggestaltung von eStudio Calamar, Pau, unter Verwendung von 3 Abbildungen nach Köhler's Medizinalpflanzen und 12 Fotos von Peter Schönfelder: Vorderseite, von links oben nach rechts unten *Passiflora incarnata*, *Krameria lappacea*, *Petroselini fructus*, *Quassia amara*, *Ginkgo biloba*, *Curcuma longa*, *Calendulae flos*, *Echinacea purpurea*, *Fabiana imbricata*, *Atropa belladonna*, Rückseite: *Calendula officinalis*, *Syzygium aromaticum*, *Inula helenium*, *Centaurium erythraea* und *Chionanthus virginicus*.

Der Gebrauch von Heilpflanzen setzt ihre sichere Kenntnis voraus. Nur auf die beschriebenen Arten trifft die angegebene Verwendung zu. Behandelt werden dürfen nur leichtere Gesundheitsstörungen, die keiner ärztlichen Behandlung bedürfen. Den Arztbesuch kann das vorliegende Buch auf keinen Fall ersetzen. Alle Angaben sind sorgfältig geprüft und geben den neuesten Wissensstand bei der Veröffentlichung wieder. Da sich das Wissen aber laufend weiterentwickelt, muss jeder Anwender prüfen, ob die Angaben nicht durch neuere Erkenntnisse überholt sind. Dazu sollte er z. B. Beipackzettel lesen und die Gebrauchsanweisungen befolgen. Jede Dosierung und Anwendung erfolgt auf eigene Gefahr. Autoren und Verlag müssen alle Schadensersatzansprüche von vornherein ablehnen.

Gebrauchsnamen, Handelsnamen, Warenbezeichnungen sind in diesem Buch ohne nähere Kennzeichnung in Bezug auf Marken, Gebrauchsmuster oder Patentschutz wiedergegeben. Daraus kann nicht abgeleitet werden, dass diese Namen und Verfahren als frei im Sinne der Gesetzgebung gelten und von jedermann benutzt werden dürfen.

Bibliografische Information Der Deutschen Bibliothek
Die Deutsche Bibliothek verzeichnet diese Publikation in der Deutschen Nationalbibliografie; detaillierte bibliografische Daten sind im Internet über http:\\dnb.ddb.de abrufbar.

Gedruckt auf chlorfrei gebleichtem Papier

Gemeinsame Ausgabe der Franckh-Kosmos Verlags-GmbH & Co. KG und der Wissenschaftlichen Verlagsgesellschaft mbH.

ISBN 3-440-09387-5
(Kosmos-Verlag, Pfizerstr. 5–7, 70184 Stuttgart)

ISBN 3-8047-2134-6
(Wissenschaftliche Verlagsgesellschaft mbH, Birkenwaldstr 44, 70191 Stuttgart)

Lektorat: Carsten Schröder
Produktion: Siegfried Fischer / Johannes Geyer
Grundlayout: eStudio Calamar
Printed in Germany / Imprimé en Alemagne

Inhalt

Vorwort 7

Einführung

Zum Gebrauch des Buches 8

Heilpflanzenbilder 9

Geografische Herkunft der Heilpflanzen 11

Deutschsprachige Arzneibücher 12

Sammeln und Anbau von Heilpflanzen 12

Phytotherapie und Phytopharmaka 13

Pflanzliche Drogen 15

Teebereitung 16

Teemischungen 17

Extrakte und weitere Zubereitungen 18

Homöopathie 19

Wirkstoffe der Drogen 22

Verwendete Abkürzungen und Symbole 31

Die Heilpflanzen in alphabetischer Anordnung 32

Literaturauswahl 484

Register der Heilpflanzen und Drogen 486

Die detailreiche Tafel des
Oleanders *Nerium olean-der* ist handkoloriert und
stammt aus ELISABETH
BLACKWELLS „Vermehrtes
und verbessertes Kräuter-
buch" (deutsche Ausgabe
1754–1773).

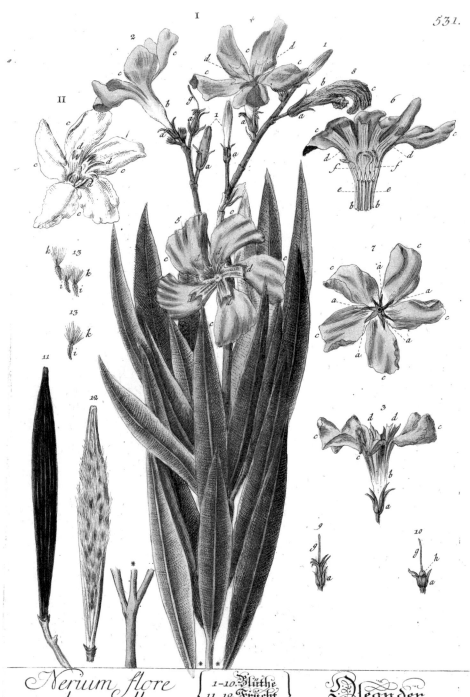

531.

Nerium flore rubro et albo.

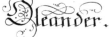

1–10. Blüthe
11.12. Frucht
13. Saame

Oleander.

Vorwort

Heilpflanzen spielen heute im Bewusstsein der Menschen eine größere Rolle denn je. Davon zeugen nicht nur die Berichte in den Medien, auch die Zahl einschlägiger Bücher hat sich in den letzten Jahren stark vermehrt. Eine besondere Rolle hat dabei die traditionelle europäische Medizin gewonnen, die in den Klöstern im Mittelalter zunächst die griechisch-römische Tradition fortgeführt und dann eigene Erfahrungen gesammelt hat. Auf ihr baut die Pflanzenheilkunde der Neuzeit wesentlich auf. Intensive Forschungen der Industrie und der Universitäten lassen unser Wissen über Inhaltsstoffe, ihre Wirkungen und Nebenwirkungen von Jahr zu Jahr stark anwachsen. Eine lange Tradition hat die Pflanzenheilkunde allerdings auch in Indien und China, und von den Naturvölkern Afrikas sowie Nord- und Südamerikas wurden ebenfalls Erfahrungen über die Heilwirkungen der dort heimischen Pflanzen überliefert. Aus diesem Kenntnisschatz dringen langsam einzelne pflanzliche Heilmittel auch nach Mitteleuropa vor.

Nachdem wir unseren Kosmos-Heilpflanzenführer der europäischen Heil- und Giftpflanzen nun seit über 20 Jahren von Auflage zu Auflage verbessern und vor kurzem auch ganz neu gestalten durften, haben wir gern auch die Aufgabe übernommen, in einem neuen, so weit wie möglich allgemein verständlichen Handbuch eine Übersicht über die wichtigen bei uns in Mitteleuropa genutzten Heilpflanzen aus allen Erdteilen, ihre Botanik, die verwendeten Arzneidrogen, ihre Inhaltsstoffe, Wirkungen und Anwendungen zu geben. Zusätzlich zu den Arten der Phytotherapie und den Arten, die isolierte Wirkstoffe für die Industrie liefern, wurden in diesem Buch auch alle wesentlichen Pflanzen der Homöopathie berücksichtigt. Da das Buch außerdem durch viele Abbildungen anschaulich sein soll, aus Gründen der Bezahlbarkeit der Umfang aber limitiert sein muss, sind den Autoren auch Grenzen auferlegt: Die Texte müssen in allen Abschnitten kompakt bleiben und bei der Auswahl der Arten musste auf einige früher verwendete, heute unbedeutend gewordene Pflanzen verzichtet werden. Dafür wurden einzelne heute aktuelle Arten der durch die Medien geprägten „neuen Volksheilkunde" in dieses Buch aufgenommen, auch wenn ihre wissenschaftliche Prüfung noch nicht abgeschlossen ist und sie noch keinen Eingang in die Arzneibücher gefunden haben. Im Übrigen waren aber das Europäische Arzneibuch zusammen mit den weiteren deutschsprachigen Arzneibüchern und das gültige Homöopathische Arzneibuch Hauptkriterium für die Artenauswahl. Die Benennung und Beschreibung der Pflanzen berücksichtigt Standardfloren und die weltweit zur Verfügung stehenden Datenbanken.

Bei den zum größten Teil selbst aufgenommenen Fotos war es nicht immer möglich, die Pflanzen am natürlichen Standort zu fotografieren. Hier waren auch die Sammlungen vieler Botanischer Gärten hilfreich, insbesondere für tropische und subtropische Arten. Stellvertretend sei hier der Botanische Garten der Universität Regensburg genannt. Auch der Zugang zum Arzneipflanzenanbau der Firma Weleda, Schwäbisch-Gmünd, ermöglichte uns einige Fotos. Für die richtige Bestimmung bleibt die letzte Verantwortung allerdings in jedem Fall bei den Autoren. Eine Anzahl von Abbildungen wurde auch klassischen Werken, insbesondere „Köhler's Medizinalpflanzen" (1887–1898) entnommen und mit den Methoden der Bildbearbeitung an die Erfordernisse dieses Bandes angepasst. Besonderer Dank gilt allen, die uns bei der Erstellung dieses Buches unterstützt haben. Bei der Beschaffung von Drogen waren uns die St. Nikolaus-Apotheke, Pentling, die Mohren-Apotheke, Regensburg, und die Stadt Apotheke, Leuchtenberg (Luffa Schwämmchen), sowie das Institut für Pharmazeutische Biologie (Prof. Dr. G. Franz) der Universität Regensburg und die Firma Caelo, Hilden, mit zum Teil seltenen Drogen behilflich. Die letzten 37 Abbildungen verdanken wir Bildautoren aus aller Welt, die im Einzelnen im Bildnachweis genannt sind. Für die Gesamtgestaltung war die erfreuliche und bewährte Zusammenarbeit mit den Mitarbeitern des Kosmos-Verlages, insbesondere unserem Lektor Carsten Schröder, eine wesentliche Hilfe.

Ingrid und Peter Schönfelder

Zum Gebrauch des Buches

Die alphabetische Anordnung dieses Handbuches folgt den heute nach den Nomenklaturregeln als gültig angesehenen wissenschaftlichen Pflanzennamen und damit einem weltweit seit Linné (1753) akzeptiertem System. Ältere Synonyme, die deutschsprachigen Pflanzennamen sowie die wissenschaftlichen und deutschen Bezeichnungen der Drogen sind über das Register zu finden.

Die wissenschaftliche und deutsche Benennung der Pflanzen Deutschlands richtet sich nach der „Standardliste der Farn- und Blütenpflanzen Deutschlands" (WISSKIRCHEN & HAEUPLER 1998), die der wissenschaftlichen Namen der Pflanzen des restlichen Europas weitgehend nach der Flora Europaea (Band 1–5). Die Benennung der Arten der übrigen Erdteile folgt wichtigen neuen Florenwerken, z. B. für Nordamerika oder China, und Datenbanken (siehe Literaturverzeichnis). Früher verwendete Synonyme, vor allem soweit sie in der Bezeichnung der Drogen und in der Homöopathie eine Rolle spielen, werden in Klammern angegeben. Volksnamen von Pflanzen, die nicht im deutschen Sprachraum wachsen, sind teilweise von Vulgärnamen der Heimatländer oder den Drogenbezeichnungen abgeleitet. Nach der Nennung der Familie mit ihrer wissenschaftlichen und deutschen Bezeichnung, finden sich Angaben zur Größe der Pflanze, Symbole für die Lebensform (Verzeichnis der Abkürzungen s. S. 31) und zur Blütezeit. Bei tropisch-subtropischen Arten ist die Blütezeit oft sehr variabel, teilweise fehlen entsprechende Angaben auch in der Literatur. Außerdem finden sich hier gegebenenfalls die Symbole für Naturschutz (▽) und Giftpflanzen (☠). Das Naturschutzsymbol besagt, dass die Art im deutschen Sprachraum zumindest gebietsweise geschützt ist. Dies trifft in Einzelfällen nach internationalem Recht auch für fremdländische Sippen zu. Im Einzelnen muss aber auf abweichende Regelungen einzelner Länder verwiesen werden. Manche der mit dem Totenkopfzeichen gekennzeichneten Giftpflanzen zeigen schon bei Berührung mit der Pflanze Giftwirkungen, einige nach Einnahme weniger Früchte oder dem Kauen auf den Stängeln, andere erst nach längerem Gebrauch.

Der Text gliedert sich in folgende Abschnitte:

BOTANIK Beschreibung der Pflanze, wichtige Merkmale von Spross, Blättern, Blüten und Früchten, die zum Erkennen und zur Unterscheidung von ähnlichen Arten bedeutend sind. In den Abbildungen wurde versucht, diese Merkmale so weit wie möglich wiederzugeben. Wenn gute Fotos nicht zur Verfügung standen oder historische Abbildungen (insbesondere aus dem klassischen Werk von KÖHLER) die Pflanze besser zeigten, wurden diese verwendet und grafisch bearbeitet.

VORKOMMEN Kurze Beschreibung der Standorte und der natürlichen Verbreitung.

DROGEN Hierunter versteht man im pharmazeutischen Sprachgebrauch getrocknete pflanzliche (oder tierische) Ausgangsmaterialien für Arzneizubereitungen („Arzneidrogen"), während sich im populären Sprachgebrauch dieser Begriff für Rausch und Sucht erregende Stoffe und deren Zubereitungen eingebürgert hat, unabhängig davon, ob diese pflanzlicher oder synthetischer Herkunft sind („Rauschgiftdrogen"). Die Drogen werden mit ihren deutschen und lateinischen Namen sowie einer kurzen Charakterisierung aufgeführt. Soweit sie in den neuen Arzneibüchern einschließlich dem Homöopathischen Arzneibuch genannt sind, werden diese in Abkürzungen (s. S. 31) angegeben. Der lateinische Drogenname setzt sich im Allgemeinen aus einer Bezeichnung für den verwendeten Pflanzenteil und einem Namen der Pflanze zusammen, wobei in den neuen Arzneibüchern der Genitiv des Pflanzennamens vorangestellt wird. Bei den homöopathischen Drogen (deren Namen nach dem wissenschaftlichen Pflanzennamen gebildet werden) wird auf eine nähere Beschreibung des verwendeten Pflanzenteils verzichtet, soweit es sich um denselben wie in der vorher genannten Droge handelt. In der Regel wird in der Homöopathie aber die frische Pflanze verwendet. Bei den Drogenfotos (meist in zweifacher Vergrößerung) wurden die Ausschnitte so gewählt, dass sie möglichst viele charakteristische Elemente wiedergeben.

WIRKSTOFFE Es werden die für die Anwendung der Droge wichtigsten wirksamen Inhaltsstoffe bzw. Stoffgruppen genannt. Nähere Erläuterungen zu den bedeutendsten Wirkstoffgruppen finden sich auf den Seiten 22–31.

ANWENDUNG Hier werden insbesondere die heute in der Heilkunde gebräuchlichen Anwendungen unter Einbeziehung der Monographien der Kommission E (s. S. 14) berücksichtigt und auf manche veraltete Angabe verzichtet, wie sie immer noch oft mit Gebrauchsanweisungen in zahlreichen Büchern enthalten ist. Für die Hinweise auf die homöopathischen Anwendungsgebiete werden vor allem die Aufbereitungsmonographien der Kommission D verwendet (s. S. 20).

In gelb unterlegten Infokästen findet sich zum Teil Wissenswertes, überwiegend enthalten sie aber Angaben zur Teebereitung oder andere Zubereitungen der betreffenden Droge, soweit sie ohne ärztliche Verordnung zur Bekämpfung von Bagatell-Erkrankungen (sofern diese eindeutig als solche erkannt sind) oder in Absprache mit dem Arzt zur begleitenden Behandlung verwendet werden können. Dabei werden besonders die „Standardzulassungen für Fertigarzneimittel" (BRAUN 1983–2000) berücksichtigt, die auch die Texte für Beipackzettel und Etiketten für fertig abgepackte Tees enthalten, aber auch einzelne seit längerer Zeit bewährte weitere Anwendungen, besonders soweit sie nach dem heutigen Kenntnisstand begründet sind. In den meisten Fällen ist es empfehlenswert, die Drogen in der Apotheke zu kaufen, da diese dort strengen Qualitätskontrollen unterliegen. Wenn nicht anders angegeben, wird von der ± grob geschnittenen im Handel erhältlichen Droge ausgegangen. **Unter „1 Tasse" wird eine Tasse (oder ein Glas) mit 150 ml Inhalt verstanden.** Die drei Zubereitungsformen, Aufguss, Abkochung und Kaltauszug, werden im Abschnitt „Teebereitung" (s. S. 16) näher erläutert. In Klammern werden am Schluss vor allem die Gegenanzeigen und besondere Vorsichtsmaßnahmen bei der Anwendung, Zubereitung oder Dosierung erwähnt. **Bei akuten Beschwerden, die länger als eine Woche andauern oder periodisch wiederkehren, wird die Rücksprache mit einem Arzt empfohlen. Säuglinge, Kleinkinder und Schwangere sind von einer Selbstbehandlung auszuschließen.**

Heilpflanzenbilder

Die klassischen Texte mit Kenntnissen über die Heilkräfte der Pflanzen des griechisch-römischen Kulturkreises von HIPPOKRATES, DIOKLES und THEOPHRASTUS (5. und 4. vorchristliches Jh.) bis DIOSCORIDES, PLINIUS d. Ä. und GALENOS (1. Jh. vor bis 2. Jh. nach Chr.) wurden zunächst ohne Abbildungen überliefert. Erst im Mittelalter entstanden in den Klöstern reich illustrierte Handschriften. Besonders zu erwähnen sind Gesundheitshandbücher („Tacuinum sanitatis") mit farbigen Illustrationen der wichtigsten Heilpflanzen, als Beispiel hier die Abbildung des Fenchels aus dem Wiener Codex (um 1410).

Bereits kurze Zeit nach GUTENBERGS Erfindung des Buchdruckes (1452) erschien 1485 in Mainz das erste deutschsprachige Heilpflanzenbuch mit teilweise noch einfachen Holzschnitten, der „Gart der Gesundheit". Die Kunst des gedruckten Holzschnittes wurde dann aber

Fenchel *Foeniculum vulgare* aus dem Wiener Codex Tacuinum Sanitatis (um 1410)

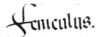

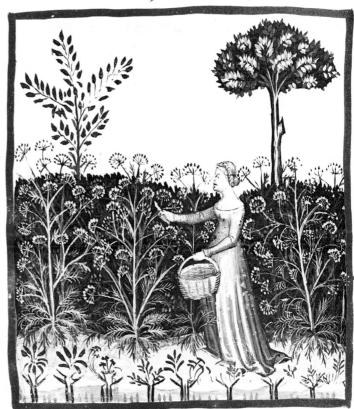

Links: Der unkolorierte
Holzschnitt des **Knolligen
Hahnenfuß** *Ranunculus
bulbosus* aus dem „New
Kreuterbuch" von LEON
HARD FUCHS von 1546 besticht durch seine Genauigkeit und Schönheit.

Rechts: Der handkolorierte
Holzschnitt des **Gewöhnlichen Tüpfelfarns** *Polypodium vulgare* stammt aus
einer späten Ausgabe
(1630) von HIERONYMUS
BOCKS Kreutterbuch (Erstausgabe 1577).

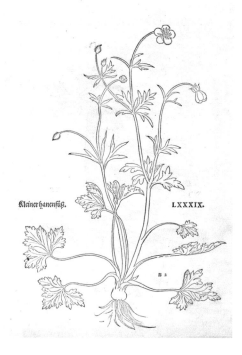

Die Originaltafeln aus
„Köhler's Medizinalpflanzen" (1887–1898) zeigen
oft viele botanische
Details, wie hier beim
Faulbaum *Frangula alnus.*

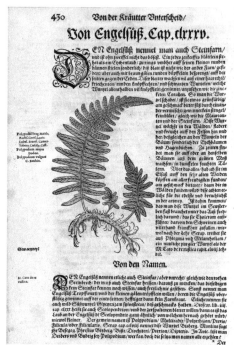

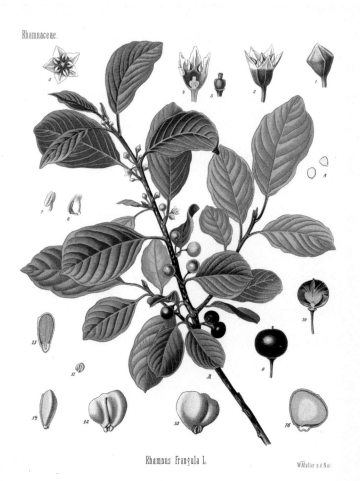

schnell weiterentwickelt, und die Kräuterbücher der „Väter der Botanik" BOCK,
BRUNFELS und FUCHS (Mitte des 16. Jh.)
enthielten bereits zahlreiche gute Pflanzenbilder. Die künstlerisch und in ihrer
botanischen Genauigkeit wohl besten
Abbildungen finden sich im „New Kreuterbuch" von LEONHARD FUCHS von 1546
(Abb. von *Ranunculus bulbosus*). Farbig
ausgemalt wurden nur einzelne Exemplare für wohlhabende Käufer. In der
Folge entstanden neben den Kräuterbüchern die ersten Floren kleinerer und
größerer Gebiete mit oder ohne Abbildungen, und die Zahl der beschriebenen
Pflanzenarten wuchs stark an. In der
Pflanzendarstellung löste im 17. Jahrhundert der Kupferstich den Holzschnitt ab
und ermöglichte sehr viel detailreichere
Abbildungen. Aber auch in den prachtvollen Pflanzenbänden, wie BESLERS „Hortus
Eystettensis" (seit 1613) oder ELISABETH
BLACKWELLS „Vermehrtes und verbessertes Kräuterbuch", aus dem das Blatt von
Nerium oleander auf Seite 6 stammt (deutsche Ausgabe 1754–1773), wurde noch
jedes Exemplar handkoloriert. In dem
achtbändigen Sammelwerk (1735–1745)
des Regensburger Apothekers JOHANN
WILHELM WEINMANN wurde erstmals ein
farbiger Druck der Kupferstiche verwendet (s. S. 13). Auf den Kupferstich folgten
Stahlstich, Lithographie und Farblithogra

phie. Diese erlaubte es Ende des 19. Jahrhunderts, Pflanzenbilder in satten Farben zu drucken, wie sie in dem klassischen dreibändigen Standardwerk der Heilpflanzen „Köhler's Medizinalpflanzen" (1887–1898) zu finden sind, von denen eine größere Zahl auch in diesem Buch verwendet wurde. Die Tafelseiten zeigen oft zahlreiche botanische Details (s. S. 10). Die Erfindung der Farbfotografie und des Farboffsetdrucks hat uns schließlich in der 2. Hälfte des 20. Jahrhunderts zunehmend mehr und bessere Pflanzenbilder und damit auch Darstellungen der Heilpflanzen beschert, wie sie uns heute in zahllosen Büchern selbstverständlich sind.

Geografische Herkunft der Heilpflanzen

In diesem Handbuch werden etwa 750 Arzneipflanzen der Heilkunde Mitteleuropas beschrieben. Von diesen Pflanzen spielen rund 600 Arten in der Schulmedizin eine Rolle, einschließlich einer Reihe von Pflanzen, die heute nur noch traditionell im Gebrauch sind oder die Ausgangsprodukte für medizinisch genutzte Substanzen bilden. Etwa 500 Arten werden in der Homöopathie eingesetzt, d. h. auch, dass 350 Pflanzen in beiden Therapierichtungen zur Anwendung kommen.

Wertet man die geografische Herkunft, d. h. die natürlichen Verbreitungsgebiete, dieser 750 Arten nach Erdteilen aus (ohne Berücksichtigung von verschleppten Vorkommen), so ergeben sich interessante Schwerpunkte. Betrachtet man zunächst die 600 **in der Schulmedizin oder Volksheilkunde** verwendeten Pflanzen, so haben 305 ihre Heimat in Europa, 312 in Asien, etwa die Hälfte davon (154 Arten) reicht in ihrer Verbreitung von Europa bis Asien (oft nur bis Vorderasien). Die Herkünfte aus anderen Erdteilen spielen eine deutlich geringere Rolle: Afrika 114, Nordamerika 83, Südamerika 70 und Australien 16 Arten. Dabei ist zu bemerken, dass in der Zahl der Pflanzen aus Afrika eine größere Anzahl mediterraner Arten enthalten ist, die bis Nordafrika reichen, und von den Arten mit Herkunft auch aus Nordamerika etwa die Hälfte (42) eine zirkumpolare Verbreitung in der nördlichen Hemisphäre hat, also nur 41 ausschließlich in Nordamerika vorkommen. Diese Bilanz belegt, dass die europäische Phytotherapie auch heute noch deutlich den Schwerpunkt ihrer Wurzeln in der traditionellen abendländischen Medizin hat.

Untersucht man die in der **Homöopathie** verwendeten Arten, so sind die Zahlenverhältnisse durchaus ähnlich, liegen aber um 10–20 % niedriger (s. Karte). Nur die Zahl der Arten mit Heimat Nordamerika ist mit 119 verhältnismäßig höher. Auch wenn die Homöopathie vor rund 200 Jahren ihren Ausgangspunkt in Mitteleuropa hatte, so spielen heute in dieser Therapierichtung Pflanzen aus Nordamerika eine wichtige ergänzende Rolle und spiegeln ihre große Bedeutung in Nordamerika wider.

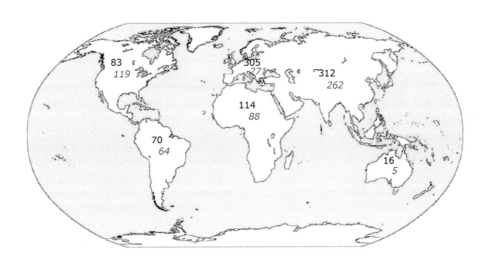

Die Karte zeigt die Herkunft der in diesem Buch behandelten Arten der Schulmedizin und Volksheilkunde (schwarze Zahlen) sowie der Homöopathie (rote Zahlen).

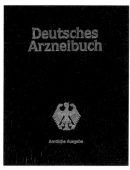

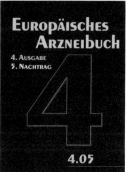

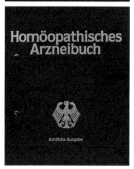

Das Arzneibuch Deutschlands in drei Teilen

Deutschsprachige Arzneibücher

Arzneibücher enthalten Vorschriften über Eigenschaften, Herstellung, Prüfung, Wertbestimmung und Aufbewahrung von Arzneistoffen und deren Zubereitungen. Diese Arzneibuchvorschriften nennt man Monographien.

Das Arzneibuch der Bundesrepublik Deutschland besteht aus 3 Teilen. Anfang des Jahres 2004 sind gültig:

- das **Deutsche Arzneibuch 2003** (im Folgenden als DAB bezeichnet), das die nur für Deutschland gültigen Monographien enthält;
- das in eigenen Bänden erschienene **Europäische Arzneibuch 2002**, 4. Ausgabe, bisher mit 5 Nachträgen (Pharmacopoea Europaea, PhEur); es ist außerhalb der EU-Länder auch in der Schweiz gültig;
- das **Homöopathische Arzneibuch 2003** (HAB); es gilt in Verbindung mit der jeweiligen gültigen Fassung der Vorschriften des Deutschen und Europäischen Arzneibuches, soweit nicht ausdrücklich anders angegeben.

Im Deutschen und im Europäischen Arzneibuch sind die Arzneistoffe in alphabetischer Reihenfolge der deutschsprachigen Bezeichnungen aufgeführt. Zusätzlich sind Untertitel in lateinischer Sprache angegeben. Im homöopathischen Arzneibuch sind sie nach den lateinischen Bezeichnungen der Ausgangsstoffe angeordnet und entsprechen damit oft den wissenschaftlichen Pflanzennamen. Der Deutsche Arzneimittel-Codex (DAC) stellt ein Ergänzungsbuch zum amtlichen Deutschen Arzneibuch dar. Auch dieses Werk muss in jeder Apotheke vorhanden sein, hat aber keine Rechtsverbindlichkeit. Derzeit ist die Neubearbeitung des DAC von 1986 mit der Lieferung von 2003 aktuell. Das Österreichische Arzneibuch 1990 (ÖAB), mit derzeit 12 Nachträgen bis 2004, enthält die für Österreich gültigen Monographien, die durch das Europäische Arzneibuch bisher nicht ersetzt wurden. Das Gleiche gilt für die Schweizer Pharmacopoea Helvetica (Helv), Schweizerische Pharmakopöe, 9. Ausgabe, 2002.

Eine nicht geringe Anzahl von Drogen ist zurzeit in keinem gültigen Arzneibuch vertreten, obwohl diese mindestens einmal im Jahr fortgeschrieben werden. Es handelt sich dabei um Drogen, die erst neu auf dem Markt sind und bisher nicht bewertet wurden, oder aber um solche, die schon in älteren Arzneibüchern wie dem 1972 erschienenen Ergänzungsband zum DAB 6 nach dem damaligen Kenntnisstand monographiert waren und von denen heute noch einige in der Volksheilkunde Anwendung finden. Auch die Monographien vieler homöopathischer Mittel wurden seit dem Homöopathischen Arzneibuch von 1934 nicht aktualisiert. Soweit sie noch gebräuchlich sind, werden sie im Text mit (hom) gekennzeichnet.

Sammeln und Anbau von Heilpflanzen

Das Sammeln der Pflanzen an ihren natürlichen Standorten bildete ursprünglich die wichtigste Quelle für die Drogengewinnung. Auch heute werden immer noch 70 % der verwendeten Pflanzenarten aus Wildaufsammlungen gewonnen. Andererseits stammen aber 70 % der Masse des für Heilzwecke verwendeten Pflanzenmaterials aus dem Anbau (Bundesverband der Arzneimittelhersteller 2002).

Das **Sammeln** für den Eigenbedarf ist grundsätzlich möglich, hat inzwischen aber eher untergeordnete Bedeutung. Fehlt doch oft schon die genaue Kenntnis der Heilpflanzen und ihrer Unterscheidung von ähnlichen, nicht heilkräftigen oder im Zweifelsfall sogar giftigen Arten. Auch sind viele Standorte durch den Einsatz giftiger Schädlingsbekämpfungs- und Düngemittel sowie Abgase und Abwässer unsichtbar belastet. Schließlich sind bekannte Heilpflanzen an ihren Standorten, auch in anderen Kontinenten, durch das übermäßige Sammeln bedroht, so dass sie unter Naturschutz gestellt werden mussten. Trotz dieser bekannten Probleme werden in Gebieten mit niedrigen Löhnen (in Europa besonders in Ost- und Südosteuropa) noch große Mengen an Wildstandorten gesammelt und in die verarbeitenden Länder exportiert, unter

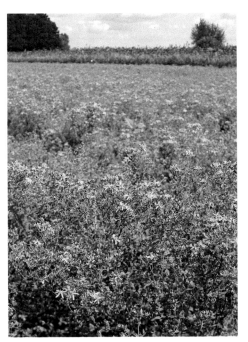

Heilpflanzenanbau findet gebietsweise auch in Deutschland statt. Bei Schwebheim in Unterfranken wird eine Anzahl von Arten großflächig angebaut, wie hier **Tüpfel-Johanniskraut** *Hypericum perforatum*.

Pflanze den optimalen Gehalt an Wirkstoffen führt, und auch die Trocknung kann sachgemäß erfolgen.

Phytotherapie und Phytopharmaka

Unter **Phytotherapie** versteht man die Heilung, Linderung und Vorbeugung von Krankheiten durch Pflanzen, Pflanzenteile und deren Zubereitungen nach naturwissenschaftlichen Erkenntnissen. Arzneimittel der Phytotherapie werden als **Phytotherapeutika** oder sinngleich als **Phytopharmaka** bezeichnet. Zu ihnen gehören Einzel- wie auch Kombinations-

denen Deutschland in Europa eine Spitzenstellung einnimmt: Innerhalb Europas hat Deutschland einen Anteil von 45 % des Umsatzes von Phytopharmaka (2002). So nimmt der weltweite **Anbau** von Heilpflanzen in ihren Heimatländern bzw. in entsprechenden geeigneten Klimagebieten zu, zumindest bei allen Pflanzen mit großem Mengenbedarf und bei manchen in ihrer Heimat gefährdeten und heute unter internationalem Schutz stehenden Arten. Unbegründet ist die Auffassung, dass wild gewachsene Pflanzen heilkräftiger seien als solche aus Kulturen. Im Gegenteil kann das meist aus „kontrolliertem Anbau" stammende Pflanzengut einige Vorzüge aufweisen. Außer dass die Kultur dem nachhaltigen Schutz mancher Art dient, gewährleistet sie die dauerhafte Verfügbarkeit der Pflanzen in beliebiger Menge und gleich bleibender Qualität. Außerdem lassen sich nach ihren Inhaltsstoffen besonders geeignete Herkünfte kultivieren und züchterisch weiterentwickeln. Verschiedene Umweltfaktoren wie Boden und Klima sowie der Einsatz von Dünger und Pflanzenschutzmitteln sind kontrollierbar. Ferner kann der Erntezeitpunkt bestimmt werden, an dem die

Die **Mariendistel** *Silybum marianum* in einem frühen farbig gedruckten Stich aus dem vorlinnéischen Werk des Apothekers JOHANN WILHELM WEINMANN (1735–1745). Ihre Früchte sind seit alters ein bewährtes Mittel bei Gallenbeschwerden, aus den Fruchtschalen isolierte Flavanolignane liefern aktuelle Arzneimittel gegen Leberschäden. Rechts im Bild ist die Kletten-Distel *Carduus personata* abgebildet.

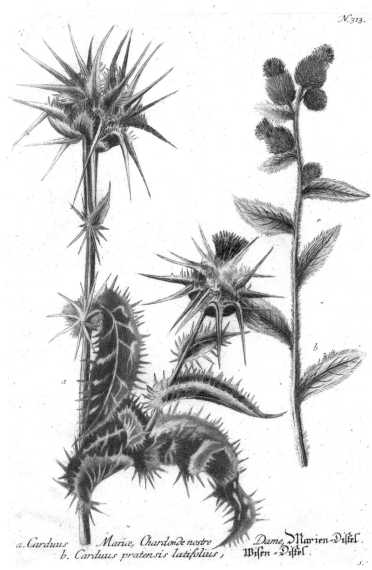

präparate ausschließlich aus pflanzlichem Material. Dagegen gelten Arzneimittel mit aus Pflanzen isolierten Reinsubstanzen oder deren synthetisch hergestellten Derivaten wie z. B. Digitoxin, Atropin oder Menthol nicht als Phytopharmaka. Alle unterliegen den gleichen Anforderungen an Qualität, Wirksamkeit und Unbedenklichkeit wie chemische Arzneimittel und werden wie diese nach naturwissenschaftlichen Erkenntnissen angewendet: Hat ein Patient Durchfall, gibt man ein stopfendes Mittel, zu hohen Blutdruck behandelt man mit einem blutdrucksenkenden Mittel, wenn keine anderen Ursachen vorliegen. Dies ist die übliche Methode der so genannten Schulmedizin. Die Phytotherapie unterscheidet sich dadurch grundsätzlich von der Homöopathie und der Anthroposophischen Medizin, gehört aber mit diesen nach dem Willen des Gesetzgebers zu den besonderen Therapierichtungen.

Die Verträglichkeit von Phytopharmaka kann allgemein als besser eingestuft werden als die von synthetisch hergestellten Arzneimitteln. Allerdings wird man sie auch nicht so oft zur Behandlung schwerer Krankheiten einsetzen, sondern überwiegend bei Befindlichkeitsstörungen und chronischen Beschwerden, wo sie hohe Akzeptanz in der Bevölkerung genießen. Viele pflanzliche Arzneimittel können über längere Zeit ohne schädliche Nebenwirkungen angewendet werden, wie z. B. Kamille bei langwierigen Magenleiden oder der Weißdorn bei manchen Herzerkrankungen. Die verbreitete Meinung, dass pflanzliche Heilmittel insgesamt ungefährlich seien, ist aber falsch. Man denke nur an den äußerst giftigen Fingerhut oder die Herbst-Zeitlose, die in ihrem Einsatz ebenso risikoreich wären wie stark wirksame chemische Arzneimittel. Auch mildere pflanzliche Mittel können bei längerer Einnahme oder Überdosierung zu Nebenwirkungen führen, wie z. B. einige Abführdrogen, Süßholzwurzel, Salbei oder Beinwell und Huflattich. Bei Letzteren wurden erst in neuerer Zeit Inhaltsstoffe nachgewiesen, die von einer uneingeschränkten Anwendung abraten lassen, wie leberschädigende und Krebs erregende Pyrrolizidinalkaloide. Auch Allergien sind als Nebenwirkungen von pflanzlichen Arzneimitteln nicht auszuschließen.

Die Verwendung von Pflanzen in der Medizin trat nach Aufkommen vieler chemisch-synthetisch gewonnener, arzneilich wirksamer Substanzen jahrzehntelang in den Hintergrund. Inzwischen führten wissenschaftlich abgesicherte Indikationen und die Aufklärung von Inhaltsstoffen, vor allem aber ein verändertes öffentliches Bewusstsein zu einem starken Aufschwung der Pflanzenheilkunde. Auch heute noch werden viele pflanzliche Drogen und Zubereitungen erfolgreich verwendet, deren Wirksamkeit aus langer Erfahrung bekannt ist, ohne dass die vielfältigen und komplexen Wirkstoffe und die durchaus nicht immer unwichtigen Begleitstoffe bisher vollständig aufgeklärt wären.

Um die Wirksamkeit und Risiken pflanzlicher Arzneimittel beurteilen zu können, wurde eine Zulassungs- und Aufbereitungskommission am Bundesinstitut für Arzneimittel und Medizinprodukte (BfArM) gebildet, die so genannte **Kommission E**. Diese hat zwischen 1978 und 1994 für 378 Drogen und -zubereitungen weltweit vorhandenes wissenschaftliches Material bewertet. Für 133 Drogen wurden so genannte Negativ-Monographien verabschiedet, bei denen die Nachweise für die in Anspruch genommenen Anwendungsgebiete nicht ausreichend waren oder das Risiko größer als der Nutzen. Bei 186 Drogen kam die Kommission zu einer positiven Nutzen-Risiko-Bewertung. In diesen Positiv-Monographien wurden die Indikationsgebiete aufgeführt, die nach dem damaligen Stand wissenschaftlich vertretbar waren. Außerdem wurden Drogen benannt, deren Wirksamkeit zwar nicht ausreichend belegt ist, deren Anwendung aber kein Risiko bedeutet, und die daher bis zu einem bestimmten Prozentsatz in Tees z. B. als Schmuckdroge verwendet werden können (Null-Monographien).

Seit 1992 werden ähnliche Monographien in aktualisierter Form durch die **ESCOP** (European Scientific Cooperative on Phytotherapy) erstellt, die europaweit wissenschaftlich anerkannt sind (bis 2003 etwa 80). Seit 1998 gibt es auch Drogenmonographien von der **WHO** (World Health Organization), die von der Auswahl der Pflanzen her vorzugsweise für in Entwicklung befindliche Länder erarbeitet wurden (bisher etwa 40).

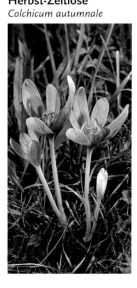

Herbst-Zeitlose
Colchicum autumnale

Pflanzliche Drogen

Im pharmazeutischen Sprachgebrauch bezeichnet man als pflanzliche Droge eine getrocknete (seltener frische), noch unverarbeitete ganze, zerkleinerte oder geschnittene Pflanze oder deren Teile, ebenso Algen, Flechten oder Pilze. Auch bestimmte Ausscheidungen, die noch nicht weiter verarbeitet worden sind, werden als pflanzliche Drogen angesehen, wie ätherisches oder fettes Öl. Diese werden im Kapitel Wirkstoffe der Drogen behandelt. Welche Pflanze und welcher Teil der Pflanze für die Verwendung gemeint ist, wird in den Arzneibüchern in deutscher und lateinischer Sprache definiert.

Blattdrogen (folium, folia) enthalten überwiegend die Laubblätter einschließlich ihrer Stiele und Nebenblätter, bisweilen die Blattspindel bei gefiederten Blättern, auch Zweigspitzen dürfen in einigen Drogen vorkommen, wie in Orthosiphonblättern (Orthosiphonis folium). Blätter werden geerntet, wenn sie vollständig ausgebildet sind, meistens vor Beginn der Blütezeit.

Blütendrogen (flos, flores) können aus getrockneten Einzelblüten, z. B. Schlüsselblumenblüten mit oder ohne Kelch (Primulae flos cum oder sine calycibus) bestehen, oder ganzen Blütenständen, z. B. den Blütenköpfchen der Kamille (Matricariae flos). Manchmal bilden auch nur die Zungenblüten von Korbblütlern die Droge, z. B. Ringelblumenblüten (Calendulae flos) oder einzelne Kronblätter wie Rosenblütenblätter (Rosae flos). Einbezogen sind meist auch die Kelchblätter, Hüllkelche oder, wie bei Lindenblüten (Tiliae flos), der gesamte Blütenstand mit dem Hochblatt. Hibiscusblüten (Hibisci flos) bestehen nur aus dem fleischigen Kelch und Hüllkelch, Wollblumen (Verbasci flos) dagegen nur aus den Kronblättern mit anhaftenden Staubblättern. Blüten erntet man kurz nach dem Aufblühen.

Fruchtdrogen (fructus) bestehen nicht immer nur aus Früchten, wie sie Botaniker definieren. Die Früchte der Doldenblütler sind meist in ihre Teilfrüchte zerfallen wie Fenchel (Foeniculi fructus) und Kümmel (Carvi fructus). Hagebuttenfrüchte (Cynosbati fructus) werden fälschlich oft als Samen (semen) bezeichnet, inzwischen korrekt die Hagebuttenschalen als Rosae pseudo-fructus, die von den Früchten und Haaren befreiten Achsenbecher. Bei Wacholderbeeren (Juniperi pseudo-fructus) sind die Samen von umgewandelten Blättern umhüllt und bilden Scheinbeeren. Auch Fruchtteile wie die äußeren Schichten der Fruchtwand von Zitrusfrüchten wie Bitterorangenschale (Aurantii amari epicarpium et mesocarpium) kommen zur Anwendung. Früchte erntet man in der Regel, wenn sie reif sind; ein Beispiel für unreif geerntete Früchte ist der Schwarze Pfeffer (Piperis nigri fructus).

Griffeldrogen (stigma, stigmata) sind bei uns nur vom Echten Safran (Croci stigma, die Narbelschenkel) und vom Mais (Maidis stigmata) bekannt.

Holzdrogen (lignum) bestehen aus dem Holz von Stämmen (ohne die Rinde). Nur wenige werden heute noch genutzt, wie z. B. Rotes Sandelholz (Santali rubri lignum) oder Bitterholz (Quassiae lignum).

Knollendrogen (tuber, tubera) sind z. B. die Wurzelknollen der Orchideen (Salep tuber) und Eisenhutknollen (Aconiti tuber). Letztere werden noch für homöopathische Arzneimittel benötigt.

Knospendrogen (gemma, gemmae) gibt es nur wenige, z. B. Pappelknospen (Populi gemma), die aus den klebrigen Blattknospen mancher Pappel-Arten bestehen. Blütenknospen gehören dagegen zu den Blütendrogen.

Krautdrogen (herba) bestehen aus den gesamten oberirdischen Teilen meist krautiger Pflanzen, den blühenden oder auch fruchtenden Sprossen mit den Blättern, in der Regel ohne grobe Stängelteile. Es können auch Teile der Wurzel vorhanden sein oder bei zierlichen Arten auch die komplette Pflanze. Sie werden gewöhnlich zu Beginn oder während der Blütezeit geerntet.

Rindendrogen (cortex) können aus der Stamm- oder Wurzelrinde von Holzgewächsen gewonnen werden, teilweise wird die Borke, der äußere Teil der Rinde, entfernt. Meistens handelt es sich um die Stamm- und Astrinde wie bei Hamamelisrinde (Hamamelidis cortex); bei der Zimtrinde (Cinnamomi cortex) wird die äußere Schicht abgeschabt; die (Stamm- und) Wurzelrinde des Granatapfelbaumes (Granati cortex) ist heute obsolet. Rinden

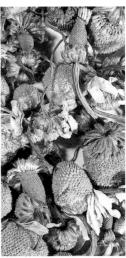

Kamillenblüten –
Matricariae flos

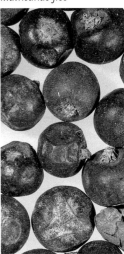

Wacholderbeeren –
Juniperi pseudo-fructus

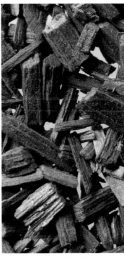

Rotes Sandelholz –
Santali lignum rubrum

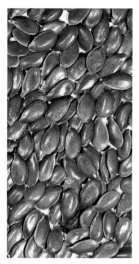

Leinsamen –
Lini semen

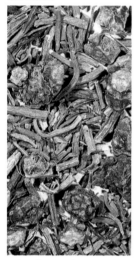

Primelwurzel –
Primulae radix

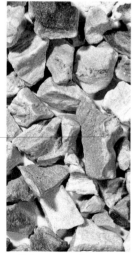

Veilchenwurzel –
Iridis rhizoma

werden meist im Frühjahr noch vor Beginn der Vegetationsperiode geerntet. **Samendrogen (semen)** enthalten die aus den Früchten bei der Reife frei werdenden oder gewonnenen Samen, meist mit der Samenschale, wie Leinsamen (Lini semen). Gelegentlich handelt es sich auch um die von der Samenschale befreiten Samenkerne bzw. die Keimblätter wie bei Colasamen (Colae semen). Samen werden reif geerntet, um Ernteverluste zu vermeiden, bei einigen Arten auch früher.

Sprossdrogen oder **Triebspitzen (turiones)** sind von Nadelhölzern im Handel, z. B. von der Kiefer (Pini turiones).

Stängeldrogen (stipites) gibt es nur wenige. Bittersüßstängel, die 2–3-jährigen Triebe dieser Pflanze, sind heute wieder aktuell, weniger gebräuchlich sind dagegen die Fruchtstängel der Sauerkirsche (Cerasorum stipites).

Wurzeldrogen (radix) bestehen zunächst aus Haupt- und größeren Nebenwurzeln. Allerdings enthalten verschiedene Radix-Drogen daneben auch Teile des Wurzelstocks und damit Sprossabschnitte, z. B. Angelika- und Primelwurzel (Angelicae radix und Primulae radix). Einige Wurzeln kommen geschält in den Handel, wie Eibischwurzel (Althaeae radix) und Süßholzwurzel (Liquiritiae radix). Wurzeln werden nach der vollständigen Entwicklung der Pflanze im Herbst oder auch im Frühjahr noch vor Beginn der Vegetationsperiode geerntet.

Wurzelstockdrogen (rhizoma) stammen von mehrjährigen Kräutern mit unterirdisch wachsenden, verdickten Sprossachsen. Diese bilden nach oben Blätter und nach unten Wurzeln, häufig sind daher auch Wurzelteile in den Drogen enthalten wie im Tormentillwurzelstock (Tormentillae rhizoma). Wurzelstöcke werden wie Wurzeln im Herbst oder Frühjahr geerntet und kommen ungeschält oder geschält wie Veilchenwurzel (Iridis rhizoma) in den Handel.

Zweigspitzendrogen (summitates) kommen heute in Teemischungen nicht mehr vor, werden aber noch zu homöopathischen Arzneimitteln verarbeitet. Es handelt sich dabei um giftige Holzgewächse wie *Juniperus sabina* und *Thuja occidentalis*.

Zwiebeldrogen (bulbus), z. B. Meerzwiebel (Scillae bulbus), deren Droge aus den getrockneten mittleren fleischigen Zwiebelschuppen besteht, oder die Küchen-Zwiebel (Allii cepae bulbus) kommen in Teemischungen nicht vor, sind aber Ausgangsstoffe für Fertigarzneimittel.

Drogen kommen in verschiedenen **Zerkleinerungsgraden** in den Handel, nur wenige als ganze Drogen (totus) wie einige Früchte und Samen. Meistens sind sie grob bis fein geschnitten (concisus), Wurzeln und Rhizome in der Regel feiner als Blätter oder Kräuter. Manche werden auch als Pulver (pulvis) angeboten. Für die Freisetzung der Wirkstoffe spielt der Zerkleinerungsgrad eine wichtige Rolle: Je feiner geschnitten oder gepulvert, desto höher ist der Wirkstoffgehalt in der Zubereitung. Allerdings macht die größere Oberfläche die Droge anfälliger für den Verlust an flüchtigen Inhaltsstoffen (ätherischen Ölen) und mögliche Veränderungen durch erhöhten Sauerstoffeinfluss bei der Lagerung. Die so vorbereiteten, im Handel befindlichen Drogen stellen einerseits das Ausgangsmaterial für wässrige Auszüge dar, wie sie als Tee auch von Laien verwendet werden, andererseits für die Herstellung von Extrakten mit verschiedenen anderen Auszugsmitteln, die in die Hand des Fachmanns gehören.

Teebereitung

Unter „Tee" versteht man sowohl eine Mischung von Drogen als auch die mit Wasser hergestellte, trinkfertige Zubereitung aus einer oder mehreren Drogen. Diese kann für Heilzwecke oder allein als Genussmittel getrunken werden. Nicht alle Drogen sind als Bestandteile von Tees geeignet, da eine exakte Dosierung mit einem Teegetränk nicht möglich ist. Deshalb kommen nur Drogen mit ± mild wirkenden Inhaltsstoffen in Frage. Teeaufgüsse werden außer zum Trinken zum Gurgeln, Spülen, für Waschungen, Umschläge oder Bäder verwendet. Sie sind für den häuslichen Gebrauch bestimmt und sollten möglichst immer frisch zubereitet und keinesfalls bis zum nächsten Tag aufbewahrt werden.

Man unterscheidet drei Zubereitungsformen, um aus jeder Droge das wirkungsvollste Teegetränk herzustellen. Am häu-

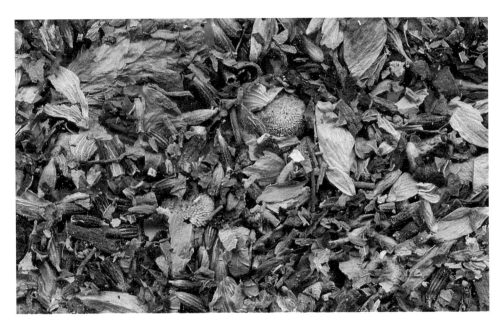

Der **Beruhigungstee** IV nach den Standardzulassungen enthält Baldrianwurzel, Hopfenzapfen, Lavendelblüten, Melissenblätter, Kamillenblüten und Pomeranzenblüten.

figsten angewendet wird der **Aufguss** (Infus), bei dem die vorgeschriebene Drogenmenge mit kochendem Wasser übergossen wird. Früchte von Doldenblütlern wie Fenchel oder Anis sowie Wacholderbeeren werden unmittelbar vorher (z. B. in einem Mörser) angestoßen oder zerquetscht, um die größtmögliche Wirkstoffmenge aufzuschließen. Man deckt das Gefäß ab und gießt nach 5–10(–15) Minuten durch ein Sieb. Diese Methode wird bei leicht extrahierbaren Drogen oder solchen mit hitzeempfindlichen Wirkstoffen wie ätherischen Ölen bevorzugt. Dazu gehören die meisten Kräuter, Blätter, Blüten, Samen und Früchte. Für eine **Abkochung** (Dekokt) wird die Drogenmenge mit kaltem Wasser angesetzt, zum Sieden erhitzt und kurze Zeit im Sieden gehalten. Nach 5–10-minütigem Stehen seiht man ab. Besonders Drogen mit derber Konsistenz wie Wurzeln, Rinden und Hölzer oder Drogen mit schwer wasserlöslichen Inhaltsstoffen werden so behandelt. Der **Kaltauszug** (Mazerat) wird für schleimhaltige Drogen wie Eibischwurzel und Leinsamen, aber auch für Bärentraubenblätter vorgeschlagen, um den Gerbstoffgehalt zu vermindern. Die erforderliche Menge wird mit kaltem Wasser übergossen und mehrere Stunden unter gelegentlichem Umrühren bei Raumtemperatur stehen gelassen. Anschließend wird abgeseiht und gegebenenfalls auf Trinktemperatur erwärmt. Gegen diese Aufbereitungsform werden immer wieder

Bedenken geäußert, da etwa vorhandenen Mikroorganismen in der Droge günstige Vermehrungsbedingungen geboten werden. Beim Übergießen mit kochendem Wasser reduziert sich die Keimzahl dagegen meist auf 1/10 des ursprünglichen Wertes. Es wird daher empfohlen, mit wenigen Ausnahmen den Aufguss mit kochendem Wasser oder die Abkochung vorzuziehen bzw., wenn ein Kaltauszug gewünscht wird, diesen eventuell vor der Verwendung (nach dem Abseihen) kurz aufzukochen. In der Regel sollen Arzneitees ungesüßt getrunken werden, bei Hustentee kann Honig oder Zucker die auswurffördernde Wirkung verstärken. Heilpflanzentee zeigen in richtiger Dosierung bei den angegebenen Beschwerden oft sehr gute Wirkungen. Sie sollten aber immer nur beschränkte Zeit und nicht länger als nötig eingenommen werden. Als Haustee eignen sich Mischungen weniger stark wirksamer Drogen, wobei auch hier Abwechslung empfohlen wird.

Teemischungen

Für therapeutisch wirksame Teemischungen fordert man, dass sie möglichst nur aus 4–7 Einzeldrogen zusammengestellt sind. Die für die Indikation wirksamen Bestandteile sind in den **Leitdrogen** enthalten, sie sollten etwa 70 Massenpro-

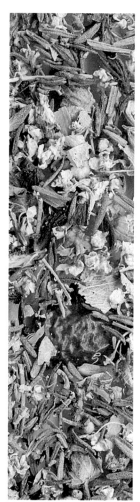

Der **Erkältungstee** III nach den Standardzulassungen enthält Holunderblüten, Lindenblüten, Thymian, Hagebuttenschalen und Malvenblüten.

zente der Mischung ausmachen. Unterstützt und verstärkt werden kann ihre Wirkung durch **Ergänzungsdrogen**. Keinen Indikationsanspruch haben die **Hilfsdrogen**. Sie geben der Teemischung, soweit nicht schon vorhanden, mehr Aroma und Geschmack. In der Regel enthalten sie ätherische Öle oder Pflanzensäuren wie Pfefferminzblätter, Anisfrüchte, Hagebuttenschalen oder Hibiscusblüten. **Schmuckdrogen** (Schönungsdrogen) sind oft ohne Wirkung oder Geschmack und sollen einheitlich grüne Teemischungen ansprechend aussehen lassen. Hierfür eignen sich die farbenfrohen Ringelblumenblüten, Malvenblüten, Gelben Katzenpfötchen, Kornblumenblüten oder Ritterspornblüten. Wenn notwendig, enthalten Teemischungen **Stabilisierungsdrogen** z. B. Himbeerblätter. Durch ihre starke Behaarung fördern sie die Haftung der einzelnen Bestandteile und verhindern ihre Entmischung beim Transport oder Lagern. Enthält eine Teemischung zu viele Bestandteile, muss man annehmen, dass keine Droge in einer wirksamen Dosis vorhanden ist. Geschnittene Tees sind 3 Jahre haltbar, wenn keine flüchtigen Bestandteile vorhanden sind, mit flüchtigen Bestandteilen – und das ist meistens der Fall – 1 Jahr, Drogenpulver entsprechend 6 Monate oder 2 Wochen.

Teedrogen werden einzeln oder in Mischung nicht nur in geschnittener Form angeboten, sondern auch in **Teebeuteln**, der Teeform mit inzwischen dem höchsten Marktanteil. Diese halten die Teemenge in richtiger Dosis in stark zerkleinerter Form bereit. Teebeutel aus dem Lebensmittelhandel entsprechen weitgehend nicht den Anforderungen eines Arzneitees und sind daher oft wesentlich billiger. Besonders bequem ist die Anwendung von **Instant-Tees** oder **Granulat-Tees**, die in Wasser gelöst ein teeähnliches Getränk ergeben. Eigentlich handelt es sich um flüssige Drogenextrakte, die man mit verschiedenen Zusatzstoffen versetzt hat, z. B. mit Füllstoffen für ein gewünschtes Endgewicht oder mit drogeneigenen oder drogenfremden ätherischen Ölen in mikroverkapselter Form. Durch Sprühtrocknung werden sie in ein feines Pulver verwandelt und enthalten dann etwa 20 % Drogenextrakt. Bei Granulat-Tees, wie sie auch im Lebensmittelhandel verbreitet sind, wird die Drogenextraktlösung auf festes Trägermaterial wie Rohrzucker oder Maltodextrin gebracht und getrocknet. Diese Tees bestehen zu 97 % aus Füll- und Trägerstoffen und enthalten relativ wenig Wirkstoffe. Instant- und Granulat-Tees erlauben die Standardisierung von Wirkstoffen im Endprodukt.

Extrakte und weitere Zubereitungen

Viele der im Handel befindlichen pflanzlichen Arzneimittel wie Tropfen, Säfte, Tabletten, Dragees oder Kapseln beruhen auf Extraktzubereitungen. Qualität und Wirksamkeit können je nach Ausgangsmaterial und Herstellungsverfahren sehr unterschiedlich sein. Auf den Arzneimittelpackungen wird die jeweilige Zubereitungsform auf Deutsch oder Lateinisch zusammen mit dem Drogennamen und der Menge bzw. Konzentration angegeben. Extraktionsmittel sind vor allem Alkohol-Wasser-Gemische, Methanol, Hexan oder Aceton. Folgende Extraktzubereitungen werden im Europäischen Arzneibuch (4. Ausgabe, 3. Nachtrag 2003) unterschieden:

Tinkturen (Tincturae) werden mit Alkohol verschiedener Konzentration, gegebenenfalls mit bestimmten Zusätzen, so hergestellt, dass je nach Ausgangsmaterial 1 Teil Droge mit 5 oder mit 10 Teilen Extraktionsflüssigkeit ausgezogen wird. Die Herstellung erfolgt entweder durch Mazeration (unter bestimmten Bedingungen wird die Droge mehrere Tage mit dem Extraktionsmittel stehen gelassen) oder Perkolation. Hierbei tropft das Extraktionsmittel kontinuierlich durch die Droge, die sich in langen, engen Gefäßen (Perkolatoren) befindet. Auch Lösungen von Zähflüssigen oder Trockenextrakten in Alkohol entsprechender Konzentration dürfen als Tinkturen bezeichnet werden.

Fluidextrakte (Extracta fluida) werden mit Alkohol geeigneter Konzentration oder Wasser so hergestellt, dass aus 1 Teil Droge 1 Teil Fluidextrakt entsteht. Neben diesen beiden flüssigen Extraktformen gibt es **Zähflüssige Extrakte** (Spissum-Extrakte, Dickextrakte), d. h. halbfeste, zähflüssige Zubereitungen, die durch teilweises Verdampfen des Extraktionsmittels gewonnen werden.

Trockenextrakte sind dagegen feste Zubereitungen, die durch völliges Entfernen der verschiedenen Extraktionsmittel, meist durch Sprüh- bzw. Zerstäubungs- oder Gefriertrocknung, hergestellt werden. Dies erfolgt gewöhnlich unter vermindertem Druck, so dass die Temperatur des Extraktes nicht über 50 °C ansteigt. Trockenextrakte haben den Vorteil, dass sie sich wie Drogenpulver durch Zusatz von indifferenten Hilfsstoffen wie Zuckern und Dextrin oder wirkstoffreicheren oder -ärmeren Extrakten leicht auf einen bestimmten Gehalt von Inhaltsstoffen mit bekannter therapeutischer Wirksamkeit einstellen lassen und damit eine exakte Dosierung ermöglichen. Der Gehalt dieser Inhaltsstoffe wird angegeben. Man erhält (nach neuer Definition) so genannte **Standardisierte Extrakte**. (Dieser Vorgang wurde früher als Normierung bezeichnet.) **Quantifizierte Extrakte** werden auf einen definierten Bereich von Inhaltsstoffen (Leitsubstanzen) eingestellt, wenn die wirksamkeitsbestimmenden Inhaltsstoffe nicht bekannt sind. Für die Erhaltung gleich bleibender Qualität und Wirksamkeit werden verschiedene Chargen vermischt. Der Gehalt dieser Inhaltsstoffe, die nicht unmittelbar an der Wirkung beteiligt sein müssen, die aber für eine Quantifizierung herangezogen wurden, wird angegeben. Ferner werden im Arzneibuch so genannte „**Andere Extrakte**" aufgeführt, die ausschließlich über das Herstellungsverfahren definiert werden. Darunter versteht man u. a. die Festlegung auf ein bestimmtes Herstellungsverfahren in Bezug auf einen Standard, wie er z. B. in den Arzneibüchern beschrieben ist. (Nach bisheriger Definition handelt es sich hierbei um einen „Standardisierten Extrakt".)

Auf den Arzneimittelpackungen muss das **Droge-Extrakt-Verhältnis (DEV)** deklariert werden. Es gibt an, wie viel Kilogramm Droge zur Herstellung eines Nativen Extraktes (ohne weitere Hilfsstoffe) benötigt werden. Die Angabe erfolgt als Spanne mit Minimal- und Maximalwert: Ein DEV von 3–6 : 1 bedeutet, dass aus 3–6 Teilen Droge 1 Teil Extrakt hergestellt wurde. 100 mg Extrakt entsprechen damit 300–600 mg Droge.

Für die Mehrzahl pflanzlicher Arzneizubereitungen wird getrocknetes Material verwendet, nur wenige verlangen frische Pflanzen oder Pflanzenteile. Außer den homöopathischen Zubereitungen (siehe S. 21) sind dieses:

Presssäfte (Succi), die man durch Zerkleinern und Auspressen oder Ausschleudern frischer, gereinigter, zerkleinerter Pflanzenteile ohne Alkoholzusatz erhält. Sie müssen durch Erhitzen oder Konservierungsmittel haltbar gemacht werden. Meist handelt es sich dabei um Pflanzen mit nur schwach wirkenden Inhaltsstoffen, wie Löwenzahn, Brunnenkresse oder Brennnessel, so dass die Säfte für die Selbstbehandlung gedacht sind. Einige Presssäfte aus Früchten sind Ausgangsstoff für die entsprechenden **Sirupe** (Sirupi), die einen hohen Anteil Zucker enthalten und meist der Geschmacksverbesserung dienen, z. B. Himbeersirup.

Fruchtmuse (Pulpae) nennt man zerquetschte, eingedickte Fruchtteile, z. B. Pflaumenmus (Pruni pulpa) oder Tamarindenmus (Tamarindi pulpa), die noch selten in Abführmitteln als Arzneiträger enthalten sind.

Arzneiliche Öle (Olea medicata) werden durch Auszüge von Pflanzenteilen mit fettem, nicht trocknendem Pflanzenöl (wie Olivenöl) hergestellt. Zubereitungen dieser Art sind z. B. Knoblauchölmazerate, die in Weichgelatinekapseln abgefüllt angeboten werden oder das aus der Volksheilkunde bekannte Johannisöl, das man durch Ausziehen von Johanniskrautblüten gewinnt.

Homöopathie

Die Homöopathie lässt sich zusammenfassend als Regulationstherapie definieren, bei der die Steuerung der körpereigenen Regulation mit Hilfe einer Arznei ausgelöst wird, die der eigenen Reaktionsweise jedes einzelnen Patienten entspricht. Dabei finden Pflanzen und Pflanzenteile in der Regel in frischer Form breite Verwendung. Im Homöopathischen Arzneibuch sind rund 500 Monographien aufgeführt, etwa 70 % davon entfallen auf pflanzliche Ausgangsstoffe,

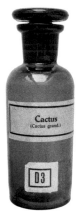

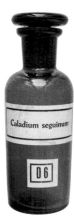

Die Homöopathika **Cactus** (von *Selenicereus grandiflorus*) und **Caladium seguinum** (von *Dieffenbachia seguine*) sind auch heute noch gebräuchlich.

der Rest ist tierischen oder mineralischen Ursprungs. Dieses Heilverfahren ist grundsätzlich von der Allopathie (Begriff der Homöopathen für die Schulmedizin) und damit auch von der Phytotherapie zu unterscheiden, obwohl beide Therapierichtungen zu einem großen Teil dieselben Pflanzenarten benützen.

Die Grundlagen der Homöopathie hat der Arzt SAMUEL HAHNEMANN bereits 1790 bzw. 1796 gelegt und dann 1810 in seinem Werk „Organon der rationellen Heilkunde" ausführlich dargestellt. Nach HAHNEMANN basiert die Homöopathie auf dem Grundsatz: Similia similibus curentur = Ähnliches möge mit Ähnlichem geheilt werden. Ein Arzneimittel, das im gesunden Organismus bestimmte Symptome hervorruft, soll eine Krankheit, die ein ähnliches Symptomenbild zeigt, heilen können. Um dieses **Ähnlichkeitsprinzip** anzuwenden, ist die genaue Kenntnis der Arzneimittelwirkungen Voraussetzung. Sie basiert vor allem auf der

Die homöopathische Urtinktur Coffea (cruda) wird aus den ungerösteten Kaffeebohnen, den Samen des **Kaffeestrauches** *Coffea arabica* hergestellt.

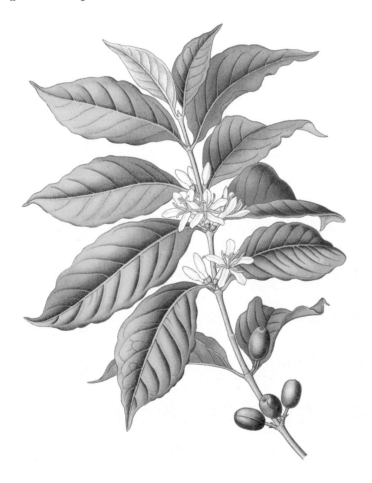

Prüfung dieser Mittel am gesunden Menschen. Die dabei notierten körperlichen, geistigen und seelischen Veränderungen der Prüfpersonen ergeben, ergänzt durch ein breites Erfahrungsgut homöopathisch behandelnder Ärzte oder Heilpraktiker sowie toxikologische und pharmakologische Daten, das **Arzneimittelbild** einer bestimmten Substanz. Diese Arzneimittelbilder wurden in den Arzneimittellehren verschiedener Autoren zusammengefasst und später von der **Kommission D** (zuständig für die homöopathische Therapierichtung am BfArM) bewertet. Das Aufsuchen des Arzneimittelbildes, das die größte Übereinstimmung mit dem individuellen Beschwerdebild aufweist, ist die Grundlage für die Wahl des Medikamentes zur Behandlung. Allgemein bekannt sind die Symptome, die nach zu reichlichem Kaffeegenuss auftreten, wie Ruhelosigkeit, schneller Herzschlag und Einschlafschwierigkeiten, weil die Gedanken nicht aus dem Kopf gehen. Diese nervöse Erregtheit, die auch durch andere Ursachen als den Missbrauch von Genussmitteln ausgelöst werden kann, wie durch große Freude, Ärger oder geistige Überanstrengung, und durchaus mit körperlichen Beschwerden wie Kopfschmerzen oder Neuralgien einhergehen kann und sich nachts oder durch Kälte und Sinneseindrücke wie Lärm und Gerüche verschlimmert, wird mit Coffea (aus den ungerösteten Kaffeebohnen) behandelt.

Aus der Vielzahl der Symptome, die bei der Wahl des Arzneimittels nach dem Simile-Prinzip zu beachten sind, wird deutlich, dass die in diesem Buch genannten homöopathischen Anwendungsgebiete nur Teile des homöopathischen Arzneimittelbildes wiedergeben können. Das Arzneimittel muss individuell ausgewählt werden. Dazu gehört die zeitaufwendige, eingehende Befragung des Patienten nicht nur nach körperlichen, sondern auch nach geistig-seelischen Symptomen, die scheinbar nichts mit der Erkrankung zu tun haben. Die klassische Homöopathie wendet nur jeweils ein Arzneimittel an, da nur dieses am Gesunden geprüft und in seinen Wirkungen bekannt ist. In der Praxis haben sich aber über lange Jahre auch durchaus Kombinationen mehrerer Einzelmittel ähnlicher Wirkungsrichtung, so genannte

Komplexmittel, bewährt, die von der pharmazeutischen Industrie in großer Anzahl angeboten werden. Sie decken ganze Beschwerdebilder ab und verkürzen damit den Zeitaufwand für die Diagnose. Aus dem Ähnlichkeitsprinzip ergibt sich, dass die angewendete Dosis nur so groß sein darf, dass sie letztlich nicht zu einer Verschlimmerung der Krankheit führt. Da der kranke Organismus viel empfindlicher reagiert als der gesunde, reicht eine sehr kleine Menge des richtig angezeigten Mittels aus, um die Selbstheilungskräfte des Körpers zu aktivieren.

So wurden besondere **homöopathische Arzneiformen** geschaffen, die den benötigten geringen Dosen gerecht werden. Ihre Herstellung ist im Homöopathischen Arzneibuch (HAB) und neuerdings auch im Europäischen Arzneibuch mit einer Monographie über homöopathische Zubereitungen bindend geregelt. Auszüge aus frischen oder getrockneten Pflanzen und Pflanzenteilen werden als Urtinkturen mit dem Symbol Ø bezeichnet. Sie dienen als Grundlage zur Bereitung von stufenweisen Verdünnungen mit einem Alkohol-Wasser-Gemisch. Der Buchstabe D (= Dezimalsystem) kennzeichnet Verdünnungen im Verhältnis 1 : 10, der Buchstabe C (= Centesimalsystem) Verdünnungen im Verhältnis 1 : 100. Die hinzugefügte Zahl gibt in der Regel die Anzahl der Verdünnungsschritte an: D4 = C2 = Konzentration 1 : 10 000 = 0,01 %. LM-Potenzen, auch Q-Potenzen genannt, werden im Verhältnis 1 : 50 000 hergestellt. Jeder Verdünnungsgrad wird jeweils in einem eigenen Arbeitsvorgang ohne Überspringen einer Stufe hergestellt und erhält 10 starke Schüttelschläge (bei festen Substanzen intensive Verreibung). Dieser Vorgang wird als Potenzieren (Dynamisieren) bezeichnet, da gleichzeitig eine Steigerung der Arzneikraft erfolgen soll bzw. verborgene Arzneikräfte aufgeschlossen werden. Auch von Potenzen über D23, die nach der Avogadroschen Zahl theoretisch kein Molekül der Ausgangssubstanz mehr enthalten können, werden Arzneimittelwirkungen angenommen. Die Wirkungsweise dieser Hochpotenzen entzieht sich bisher dem naturwissenschaftlichen Verständnis. Andererseits konnten in verschiedenen Experimenten durchaus Effekte dieser Potenzen nachgewiesen

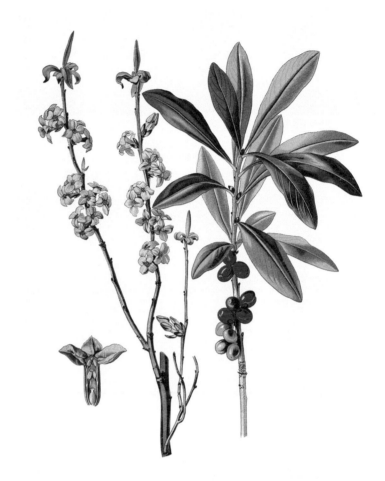

werden. Da diese nicht auf Wirkstoffebene stattfinden können, vermutet man, dass die Arzneisubstanz dem Lösungsmittel eine bestimmte Information übertragen hat, die der Körper zu erkennen vermag.

Abhängig vom Ausgangsstoff werden flüssige und feste Darreichungsformen hergestellt, u. a. Dilutionen (Verdünnungen) mit Alkohol bestimmter Konzentration, Globuli (Streukügelchen) aus Rohrzucker, mit der betreffenden Dilution befeuchtet und getrocknet (für Kinder bevorzugt, da sie keinen Alkohol enthalten) sowie Triturationen (Verreibungen) aus Milchzucker, meist zu Tabletten gepresst. Für Injektionslösungen werden die letzten Potenzierungen mit Wasser vorgenommen.

Bei akuten Erkrankungen werden die Arzneimittel häufig in tiefen Potenzen eingesetzt, bis D6 oder C6. Ihre Wirksamkeit umfasst in der Regel ein Organsystem. Mittlere Potenzen bis D12 oder

Die Rinde des giftigen **Gewöhnlichen Seidelbastes** *Daphne mezereum* wird nur in der Homöopathie eingesetzt.

D15 nimmt man, wenn mehrere Organsysteme betroffen sind. Bei chronischen Erkrankungen werden Hochpotenzen (Konstitutionsmittel) ab D30 oder Q-Potenzen verordnet. Erstverschlimmerungen zu Beginn einer Behandlung werden als „Heilreaktionen" gedeutet. Beachten sollte man, dass allergische Reaktionen grundsätzlich auch nach der Gabe von homöopathischen Arzneimitteln möglich sind.

Erwähnt sei noch die anthroposophische Therapierichtung, der das Menschen- und Weltbild nach RUDOLF STEINER (1861–1925) zu Grunde liegt und die nur aus diesem zu verstehen ist. Die Arzneimittel stammen vorwiegend aus natürlichen Quellen und werden teilweise nach den Regeln der Homöopathie (Potenzierung) hergestellt, oft mit ergänzender Behandlung der Ausgangsstoffe, wie sie im Homöopathischen Arzneibuch beschrieben ist.

Wirkstoffe der Drogen

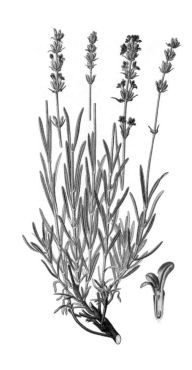

Das duftende Lavendelöl wird aus den Blüten des **Echten Lavendels** *Lavandula angustifolia* gewonnen.

Als Wirkstoffe bezeichnet man diejenigen Inhaltsstoffe von Pflanzen bzw. Drogen, die für die pharmakologische Wirksamkeit am Menschen (oder Tier) verantwortlich sind. In der Pflanze können sie im Rahmen des Primär- oder Sekundärstoffwechsels entstanden sein. Meist sind es kompliziert aufgebaute organisch-chemische Stoffe, während anorganische Substanzen wie Jod, Kalium oder Kieselsäure nur geringe Bedeutung haben.

In der Regel tritt der Einfluss eines Inhaltsstoffes, des **Hauptwirkstoffes**, mehr oder weniger deutlich hervor. Die Gesamtwirkung einer Droge ist aber häufig nicht nur durch diesen einen Bestandteil erklärbar, sondern beruht auf dem Vorkommen weiterer Verbindungen, den **Nebenwirkstoffen**, die den Hauptwirkstoff unterstützen oder auch hemmen können. Auch die eigentlich indifferenten **Begleitstoffe**, die keine direkten pharmakologischen Wirkungen zeigen, können für die Löslichkeit und Resorption von Bedeutung sein. So kann der Gesamtpflanzenauszug gegenüber dem isolierten Hauptwirkstoff Vorzüge oder Nachteile zeigen und manchmal sogar wesentlich andere Eigenschaften aufweisen. Anga-

ben über die Wirkung eines isolierten Inhaltsstoffes, die man oft nur im Tierversuch nachweisen konnte, dürfen daher auch nicht auf die Gesamtwirkung einer Droge oder ihrer Zubereitung übertragen werden.

Im Folgenden werden die wichtigsten Gruppen der Wirkstoffe in alphabetischer Reihenfolge nach ihrer chemischen Beschaffenheit und den pharmakologischen Wirkungen kurz charakterisiert.

Ätherische Öle

Ätherische Öle (lat. „aetherolea" zur Unterscheidung von fetten Ölen „olea") zeichnen sich durch einen charakteristischen, meist angenehmen Geruch aus. Da ätherische Öle in Wasser schwer löslich, aber mit Wasserdampf leicht flüchtig sind, werden sie überwiegend durch Wasserdampfdestillation aus frischen Pflanzen dargestellt. Seltener können sie wie Citrus-Öle durch direktes Auspressen der Schalen gewonnen werden. Bestandteile ätherischer Öle sind vor allem Mono- und Sesquiterpene und Phenylpropan-Verbindungen, deren Alkohole, Aldehyde, Ketone und Epoxide. Ihre Eigenschaften und Verwendungsmöglichkeiten sind

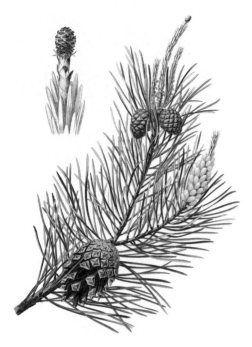

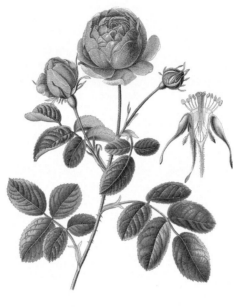

Kiefernnadelöl wird aus frischen Nadeln, Zweigspitzen oder Ästen der **Wald-Kiefer** *Pinus sylvestris* gewonnen.

Die **Hundertblättrige Rose**, Provence-Rose *Rosa × centifolia* liefert die Droge Rosenblütenblätter und auch das teure Rosenöl.

zahlreich: Viele Öle wie Terpentinöl und Rosmarinöl haben äußerlich angewendet vor allem eine hautreizende Wirkung, lokal kommt es zu einer verstärkten Durchblutung mit Rötung und Wärmegefühl, reflektorisch eventuell auch zu einer Fernwirkung auf innere Organe. Solche Öle sind vorwiegend in Einreibungen gegen rheumatische Erkrankungen und Nervenschmerzen enthalten.

Am häufigsten werden ätherische Öle wohl bei Atemwegserkrankungen eingesetzt. Für Inhalationen sind vor allem Latschenkiefernöl und Eukalyptusöl geeignet. Wie Fenchel-, Anis- oder Thymianöl werden sie nach Einnahme teilweise durch die Lungen ausgeschieden und entfalten dort ihre schleimverflüssigende, auswurffördernde, teilweise auch schwach krampflösende sowie antimikrobielle Wirkung. Letztere hat in Mundpflegemitteln Bedeutung (Salbeiöl, Pfefferminzöl, Thymianöl). Eine nicht geringe Anzahl ätherischer Öle zeigt appetitanregende und verdauungsfördernde Wirkung, wie sie auch bei der Verwendung von Gewürzen eine Rolle spielt. Durch Reizung der Geruchs- und Geschmacksnerven kommt es zu einer verstärkten

Sekretion im Magen-Darm-Trakt. Die blähungswidrige Wirkung mancher Öle (Carminativa) beruht auf krampflösenden Eigenschaften, wie sie bei Kümmel, Fenchel oder auch der Kamille vorhanden sind. Einige Öle fördern die Harnausscheidung durch Reizung der Nieren, so dass es bei Überdosierung oder zu langer Anwendung zu Nierenschädigungen kommen kann, wie bei Liebstöckelwurzel oder Petersilienfrüchten. Schon verhältnismäßig niedrige Dosen von gebärmuttererregenden Ölen, die früher missbräuchlich als Abtreibungsmittel verwendet wurden, können zu schweren Gesundheitsschäden führen. Beruhigend wirkende ätherische Öle sind z. B. im Baldrian und in der Melisse enthalten. Im ätherischen Öl gelöst kommen auch Harze vor, die man als **Balsame** bezeichnet, z. B. Perubalsam. Ist zusätzlich ein wasserlöslicher Polysaccharidanteil vorhanden, so werden sie **Gummiharze** genannt, z. B. Myrrhe. Sie werden von der Pflanze spontan ausgeschieden oder treten nach Verletzung aus. Man nutzt noch gelegentlich ihre hautreizenden Eigenschaften in Salben und die Klebkraft zur Fixierung von Verbänden (Mastix).

Alkaloide

Alkaloide sind stickstoffhaltige, in ihrer Struktur vielfältige, vorwiegend heterozyklische Verbindungen. Die meisten sind Basen (daher der Name Alkali-ähnlich) und liegen in der Pflanze als wasserlösliche Salze organischer Säuren vor. Die Trivialnamen der Alkaloide leiten sich oft von dem botanischen Gattungs- oder Artnamen der Pflanze ab, aus der sie erstmals isoliert wurden, und enden mit „in", wie das Atropin aus *Atropa belladonna* oder das Cocain aus *Erythroxylon coca*. Sie zeigen starke physiologische Wirkungen besonders auf verschiedene Bereiche des Nervensystems und haben damit einen breiten therapeutischen Anwendungsbereich. Sie gehören zum Teil zu den stärksten bekannten Giftstoffen, so dass häufig schon wenige Milligramm gefährliche Vergiftungen oder sogar den Tod herbeiführen können wie das Strychnin aus *Strychnos nux-vomica*. Andererseits zählen auch Genussgifte wie Coffein zu den

Alkaloiden, außerdem eine nicht geringe Anzahl suchterzeugender Substanzen, die sich als Rauschmittel missbrauchen lassen wie Morphin, Mescalin und Cocain. Bei einem Teil der Alkaloide kann man als chemische Grundbausteine jeweils eine bestimmte Aminosäure erkennen, wie Tyrosin (Colchicin), Ornithin (Atropin) oder Histidin (Pilocarpin), jedoch werden auch manche Stoffe als Alkaloide bezeichnet, die keiner dieser Gruppen zugeordnet werden können. Meistens wird ein Hauptalkaloid von mehreren, mengenmäßig geringeren, chemisch nahe verwandten Nebenalkaloiden begleitet. Alkaloidhaltige Drogen sind in der Regel nicht zur Teebereitung geeignet, die isolierten Verbindungen jedoch zur Herstellung hochwirksamer Fertigpräparate. Bisher kennt man etwa 10 000 Alkaloide.

Anthranoide

Anthranoiddrogen und ihre Extrakte gehören zu den meistgenutzten Abführmitteln. In der frischen Pflanze sind vor allem Anthron- bzw. Anthranol- oder auch Dianthronglykoside enthalten, die mit zunehmender Reife (z. B. bei Kreuzdornbeeren) oder Lagerung der Droge (z. B. bei Faulbaumrinde und Cascararinde) zu Anthrachinonglykosiden oxidiert werden. Nach der Einnahme gelangen sie fast unverändert in den Dickdarm, wo sich unter bakterieller Einwirkung die pharmakologisch wirksamen Anthrone bilden. Diese fördern neben einer direkten Stimulation der Peristaltik des Dickdarms die Sekretion von Elektrolyten und Wasser in das Darmlumen und hemmen gleichzeitig deren Rückresorption, so dass die Darmperistaltik zusätzlich über die Volumenzunahme angeregt wird. Anthranoidhaltige Abführmittel sind heute nur noch zur kurzfristigen (ohne ärztlichen Rat nicht länger als 1–2 Wochen andauernden) Anwendung bei Verstopfung und zur Darmentleerung vor Untersuchungen zugelassen. Abgeraten wird von der Einnahme zur so genannten Blutreinigung oder zur Gewichtsabnahme, wie sie noch bisweilen in der Volksheilkunde durchgeführt wird. Im Tierversuch ergab sich der Verdacht, dass Anthranoide das Erbgut schädigen und potenziell die Entstehung von Krebs fördern können. Ob auch für den Menschen nach Langzeitgebrauch ein Risiko für die

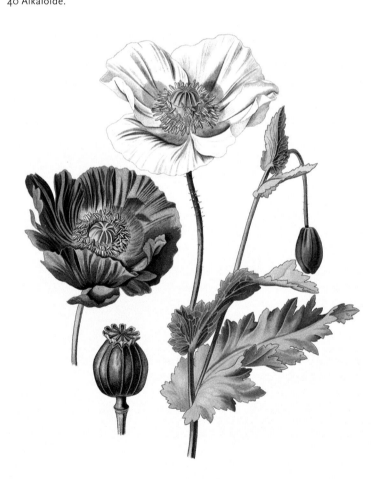

Der Milchsaft des **Schlaf-Mohns** *Papaver somniferum* enthält über 40 Alkaloide.

Entwicklung von Dickdarmtumoren besteht, wird nach wie vor kontrovers diskutiert, auch wenn in neueren Untersuchungen wieder kein Zusammenhang gefunden werden konnte. Pigmenteinlagerungen in die Darmschleimhaut stellten sich als harmlos und reversibel heraus, Störungen im Elektrolythaushalt, insbesondere Kaliumverlust, sind dagegen ernst zu nehmen. Nebenwirkungen bei kurzfristiger Einnahme sind kolikartige Schmerzen im Unterleibsbereich, die weitgehend auf zu hoher Dosierung beruhen, und Verstärkung der Menstruationsblutung. Anthranoiddrogen sind Aloe, Cascararinde, Faulbaumrinde, Kreuzdornfrüchte, Rhabarberwurzel sowie Sennesblätter und -früchte.

Bitterstoffe

Eine große Anzahl von Pflanzen schmeckt bitter, als Bitterstoffdrogen werden jedoch nur diejenigen bezeichnet, die ausschließlich wegen ihres bitteren Geschmacks therapeutisch genutzt werden. Ausgeschlossen sind damit andere bitter schmeckende Inhaltsstoffe wie herzwirksame Glykoside oder manche Alkaloide, die in der Regel giftig sind. Bitterstoffe leiten sich meist von Mono- und Sesquiterpenen ab, seltener von Di- oder Triterpenen. Hierzu gehören z. B. die Secoiridoide wie das Amarogentin der Enzianwurzel, das Sesquiterpenlacton Cynaropikrin in Artischockenblättern oder das Harpagosid in der Teufelskrallenwurzel. Nichtterpenoide Bitterstoffe sind z. B. die Flavanglykoside Naringin und Neohesperidin in den Fruchtwänden von Bitterorangen und Zitronen und die Phloroglucinderivate im Hopfen.

Die Wirkung beruht auf der durch den bitteren Geschmack reflektorisch ausgelösten Steigerung der Speichel- und Magensaftsekretion und über frei gesetztes Gastrin auch auf der vermehrten Sekretion von Säften der Bauchspeicheldrüse sowie auf der Anregung der Magen- und Darmmotorik. Eingenommen werden Bittermittel zur Förderung des Appetits und der Verdauung. Durch reichliche Nahrungsaufnahme und verbesserten Aufschluss durch die Verdauungssäfte kommt es zu einer gewissen kräftigenden Wirkung, z. B. nach überstandenen Infektionskrankheiten oder bei allgemeinen Schwächezuständen. Bei empfindlichen

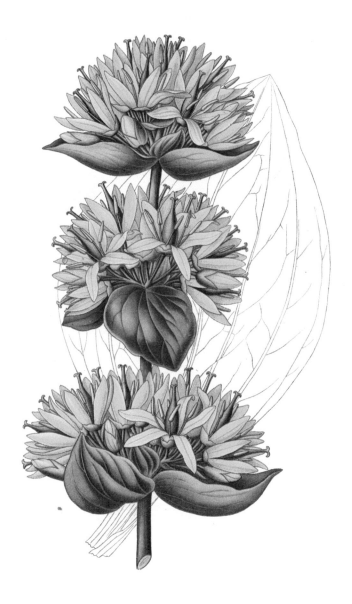

Der **Gelbe Enzian**
Gentiana lutea liefert die Bitterstoffdroge Enzianwurzel. Sie enthält mit Amarogentin den bittersten bisher bekannten Naturstoff.

Personen können Bitterstoffe Kopfschmerzen auslösen. Bei Magen- und Darmgeschwüren sowie Neigung zu Magenübersäuerung dürfen sie nicht angewendet werden.

Bitterstoffdrogen ohne weitere therapeutisch wirksame Begleitstoffe nennt man **Amara pura**, z. B. Enzianwurzel oder Fieberklee. Enthalten sie außerdem ätherisches Öl werden sie als Aromatische Bittermittel **Amara aromatica** bezeichnet, wie Angelikawurzel oder Wermutkraut. Als Maß für die Stärke des bitteren Geschmacks dient der **Bitterwert**. Er entspricht dem reziproken Wert der Konzentration eines Drogenauszuges, in der dieser gerade noch wahrnehmbar bitter schmeckt. Der bitterste bisher bekannte Naturstoff ist das Amarogentin in Enzian-Arten mit einem Bitterwert von 58 000 000. Der Bitterwert der Enzianwurzel beträgt 10 000–20 000, der von Andornkraut nur 3000.

Cumarine

In frischen Pflanzen liegt Cumarin (1,2-Benzopyron) in glykosidischer Verbindung vor und wird erst allmählich während des Trocknens freigesetzt. Es gibt dann einigen Arzneidrogen wie Waldmeisterkraut, Steinklee oder Heublumen den charakteristischen Duft. Ihre Bedeutung in der Heilkunde ist heute allerdings eher gering. Allgemein bekannt ist, dass längerer Aufenthalt in stark duftendem, d. h. cumarinhaltigem Heu oder zu reichlicher Genuss cumarinhaltiger Getränke (Waldmeisterbowle) zu Kopfschmerzen und Benommenheit führen kann. Cumarin wurde erstmals aus der Tonkabohne isoliert (s. bei *Melilotus officinalis*). Von dem früheren Gattungsnamen dieser Pflanze „*Coumarouina*" stammt die Bezeichnung.

Manche Arten besonders der Doldenblütler und Rautengewächse enthalten Furanocumarine (Furocumarine) wie Xanthotoxin, Bergapten, Pimpinellin, Psoralen und Angelicin, die als photosensibilisierende (phototoxische) Substanzen bekannt sind. Sie setzen die Lichtreizschwelle der Haut herab und führen daher zur Überempfindlichkeit gegen ultraviolette Strahlung. Nach Berührung mit dem Saft der betreffenden Pflanzen, z. B. von Bärenklau (insbesondere auch Riesen-Bärenklau), Engelwurz, Weinraute oder Weißem Diptam, kommt es an diesen Stellen zur Photodermatitis mit Hautrötungen und Entzündungen, manchmal auch zu schweren Störungen des Allgemeinbefindens und noch nach Tagen zu Hautpigmentierungen. Diese Eigenschaft der Furanocumarine wird therapeutisch durch Einnahme und/oder äußerliche Anwendung von Xanthotoxin (= Ammoidin, 8-Methoxypsoralen) und nachfolgender UV-A-Bestrahlung (PUVA-Therapie) zur Photochemotherapie einiger Hauterkrankungen wie Pigmentstörungen, Schuppenflechte u. a. unter ärztlicher Aufsicht genutzt (s. *Ammi majus*). Hydroxy- und Methoxycumarine (z. B. Aesculin aus

Rinde und Samen der Rosskastanie *Aesculus hippocastanum*) verwendet man in Sonnenschutzpräparaten, da sie UV-Licht bestimmter Wellenlänge absorbieren. Pyranocumarine wie Visnadin und das Furanochromon Khellin mit krampflösenden Eigenschaften sind im Echten Ammei *Ammi visnaga* enthalten.

Fette Öle

Fette Öle sind in Pflanzen überwiegend in Samen und im Fruchtfleisch enthalten. Man gewinnt sie durch kalte Pressung oder auch Extraktion mit leicht flüchtigen, organischen Lösungsmitteln. Durch Heißpressung gewonnene Öle entsprechen in der Regel nicht den Anforderungen der Arzneibücher. Man unterscheidet natives Öl wie Natives Mandel- oder Olivenöl, raffiniertes Öl, das von Schleim- und Eiweißstoffen sowie anderen Verunreinigungen befreit und gebleicht wurde (raffinierte Öle sind in den Arzneibüchern in der Mehrzahl), und hydrierte Öle, die durch katalytische Hydrierung der Doppelbindungen bei erhöhter Temperatur feste Produkte, so genannte Hartfette, bilden, z. B. Hydriertes Erdnussöl. Pflanzliche fette Öle sind überwiegend flüssig und bestehen in der Hauptsache aus Triacylglyceriden, Trifettsäureestern

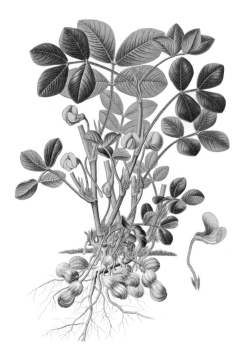

Erdnussöl ist das fette Öl der in der Erde reifenden Samen der **Erdnuss** *Arachis hypogaea*.

des Glycerols, wobei verschiedene Fettsäuren am Aufbau beteiligt sein können.
Man unterscheidet nach der Anzahl der
Doppelbindungen im Molekül einfach
ungesättigte Fettsäuren (z. B. Ölsäure),
zweifach ungesättigte Fettsäuren wie
Linolsäure und mehrfach ungesättigte
Fettsäuren wie Linolensäure mit 3 Doppelbindungen. Gesättigte Fettsäuren
haben keine Doppelbindungen. Nur
wenige Öle entfalten spezielle Wirkungen, die auf Begleitstoffen oder besonderen Fettsäuren beruhen, wie z. B. Rizinusöl. Essentielle Fettsäuren (früher als
Vitamin F bezeichnet) können vom
menschlichen Körper nicht selbst gebildet, sondern müssen mit der Nahrung
aufgenommen werden. Hierzu gehören
die Linolsäure und Linolensäure, die als
biologische Vorstufen der Prostaglandine
angesehen werden. Da sie den Choleste-
rolspiegel des Blutes zu senken vermögen, spricht man ihnen eine vorbeugende
Wirkung gegen arteriosklerotische
Erkrankungen zu. Eine Sonderstellung
nimmt die Gamma-Linolensäure (Gamo-
lensäure) ein, die man u. a. aus den
Samen von Borretsch, Nachtkerzen-Arten
und der Schwarzen Johannisbeere isoliert. Man verwendet sie innerlich wie
äußerlich u. a. zur unterstützenden
Behandlung der Neurodermitis. Man
nimmt an, dass bei Betroffenen durch
den angeborenen Mangel eines Enzyms,
das Linolsäure im Körper in Gamma-
Linolensäure umwandelt, ein Defizit an
dieser Fettsäure besteht.

Äußerlich angewendet werden fette Öle
wegen ihrer schützenden, reizmildernden
und die Wasserverdunstung einschrän-
kenden Wirkung auch bei wunder Haut
und Ekzemen.

Von den fetten Ölen werden die **Wachse**
unterschieden. Sie bestehen aus freien
Fettalkoholen und solchen, die mit lang-
kettigen Fettsäuren verestert sind. Dazu
gehört das Carnaubawachs, das auf der
Blattoberfläche der Karnaubapalme abge-
sondert wird, und das Jojobawachs aus
den Früchten des Jojobastrauches. Wachse
werden vom Menschen unverdaut wieder
ausgeschieden.

Flavonoide

Flavone (lat. flavus = gelb) erhielten ihren
Namen nach den Inhaltsstoffen von Färbe-
pflanzen wie Färber-Ginster *Genista tinc-*

toria oder Färber-Wau *Reseda luteola*, die
man zum Gelbfärben von Wolle und
Baumwolle verwendete. Später wurden
alle Stoffe mit dem für sie charakteristischen Phenylchroman-Grundgerüst unabhängig von ihrer Farbe als Flavonoide
bezeichnet. Sie kommen in fast allen Blütenpflanzen vor, überwiegend in den
oberirdischen Teilen, und liegen meist als
Glykoside gebunden vor. Sie sind für die
gelbe, orangefarbene, rote, blaue oder
blauschwarze Färbung von Blüten, Blättern und Früchten verantwortlich. Man
unterscheidet Flavone, Isoflavone, Flavonole, Flavanone, Flavonolignane, auch die
Chalkone, Catechine, Anthocyanidine

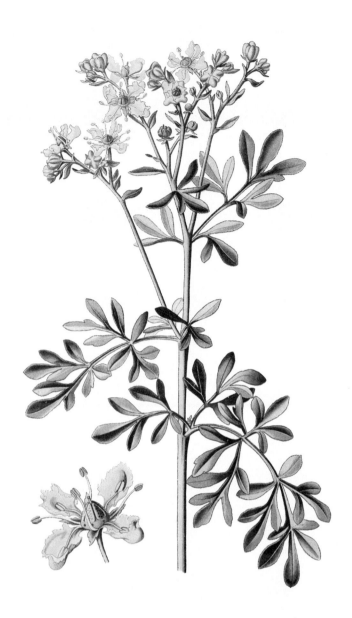

Aus der **Wein-Raute** *Ruta graveolens* wurde erstmals das Flavonoid Rutin isoliert.

und Leukoanthocyanidine zählen zu den Flavonoiden und leiten teilweise zu den kondensierten Gerbstoffen über. Wegen ihrer Vielfalt zeigen Flavonoide unterschiedliche pharmakologische Wirkungen. Von Interesse sind besonders das Rutin (Rutosid), enthalten z. B. in Rautenkraut oder Buchweizenkraut, und das Hesperidin in Zitrusfrüchten. Sie wirken einer krankhaft erhöhten Kapillardurchlässigkeit und Kapillarbrüchigkeit entgegen und beugen der Ödementstehung vor. Diese auch als Bioflavonoide bezeichneten Substanzen setzt man zur unterstützenden Therapie von Venenerkrankungen ein. Einfluss auf die Herztätigkeit nehmen z. B. die Flavonoide von Arnika und Weißdorn, harntreibende Eigenschaften haben besonders die der Birken- und Goldruten-Arten. Die krampflösende Wirkung der Süßholzwurzel und der Kamillenblüten wird ebenso auf Flavonoide zurückgeführt wie die Leber-Galle-Wirkung der Mariendistel und der Sand-Strohblume. Ob die Wirkung der klassischen schweißtreibenden Drogen, Lindenblüten und Holunderblüten, auf dem Gehalt an Flavonoiden beruht, ist umstritten. Die in Sojabohnen und Rot-Klee in größerem Umfang vorkommenden Isoflavone Genistein, Daidzein, Formononetin und Cumesterol wurden in neuerer Zeit aktuell. Als Phytoöstrogene sollen sie hormonabhängige Beschwerden in den Wechseljahren und auch das Brustkrebsrisiko vermindern. Man verweist auf die sojareiche Ernährung in Ostasien, wo diese Erkrankung seltener auftritt.

Gerbstoffe

Gerbstoffe erhielten ihren Namen nach der Eigenschaft, tierische Haut in Leder umwandeln, also gerben zu können. Dieser Vorgang beruht auf der Fähigkeit der Gerbstoffe, mit den Eiweißkörpern der Haut unlösliche Verbindungen zu bilden. Diese so genannte adstringierende (zusammenziehende) Wirkung, die zu einer oberflächlichen Verdichtung des Gewebes und Ausbildung einer schützenden Membran führt, wird therapeutisch genutzt: Die Wundsekretion wird herabgesetzt, kleinere Blutungen werden gestillt, Bakterien und giftigen Eiweißabbauprodukten wird das Eindringen in tiefere Wundschichten verwehrt. Auch antimikrobielle, den Schmerz und Juckreiz mindernde sowie übermäßige Schweißsekretion eindämmende Effekte sind vorhanden. Zubereitungen gerbstoffhaltiger Drogen verwendet man daher lokal zur Heilung von Wunden, kleineren Verbrennungen und Frostschäden, bei entzündeten Schleimhäuten im Mund- und Rachenraum sowie im Genital- und Analbereich, innerlich zur Einschränkung der Magensaftsekretion und bei leichteren unspezifischen Durchfällen.

Nach der chemischen Struktur werden Gerbstoffe in zwei Hauptgruppen unterteilt:

Hydrolysierbare Gerbstoffe (Gallotannine) stellen vor allem Ester der Gallussäure oder der sekundär aus zwei Molekülen Gallussäure gebildeten Ellagsäure (Ellagitannine) dar. Gallotannine kommen z. B. in Rhabarberwurzeln vor, Ellagitannine im Frauenmantelkraut. Tannin (Gerbsäure) besteht aus Gallotanninen, die man aus Türkischen oder Chinesischen Gallen extrahiert. Diese Pflanzenwucherungen enthalten davon bis zu 80 %.

Die **Virginische Zaubernuss** *Hamamelis* virginiana enthält Catechingerbstoffe und Gallotannine.

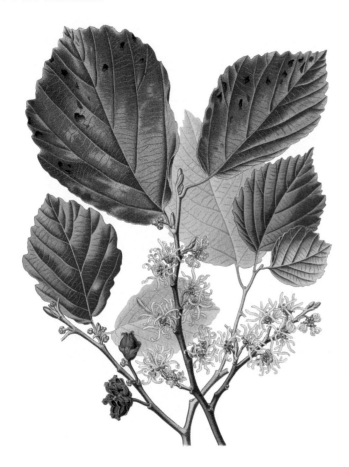

Catechingerbstoffe (Kondensierte Proanthocyanidine) enthalten Grundbausteine wie Catechin und Leukoanthocyanidin, die mit den Flavonoiden verwandt sind. Unter Lufteinwirkung entstehen durch Polymerisation wasserunlösliche, therapeutisch weniger wertvolle Produkte, die rotbraun gefärbten Phlobaphene oder Gerbstoffrote. Tormentillwurzelstock und Eichenrinde enthalten überwiegend kondensierte Gerbstoffe. Viele Drogen führen ein Gemisch der beiden Gruppen, in der Rinde der Zaubernuss sind überwiegend Gallotannine, in den Blättern überwiegend Catechingerbstoffe enthalten. Gerbstoffcharakter haben auch die Kaffeesäurederivate Chlorogensäure und die Rosmarinsäure, wie sie in der Familie der Lippenblütler *(Lamiaceae)* verbreitet vorkommen. Sie werden deshalb als **Lamiaceen-Gerbstoffe** bezeichnet.

In manchen Drogen sind Gerbstoffe als Hauptwirkstoffe enthalten, z. B. in Eichenrinde, in anderen sind sie als Begleiter anderer wirksamer Inhaltsstoffe wertvoll, wie in Salbei, unerwünschte Wirkungen zeigen sie z. B. in Bärentraubenblättern, wo sie zur Reizung der Magenschleimhaut führen können.

Herzwirksame Glykoside

Unter herzwirksamen Glykosiden versteht man eine Gruppe von bitter schmeckenden Inhaltsstoffen, die eine spezifische Wirkung auf den geschwächten Herzmuskel ausüben. Das erste derartige Glykosid wurde im Roten Fingerhut *Digitalis purpurea* entdeckt, weshalb man später in anderen Arten gefundene Herzglykoside als Digitaloide (digitalisähnliche Wirkstoffe) bezeichnete. Chemisch sind alle durch ein Steroidgerüst gekennzeichnet, das einen für die Herzwirkung notwendigen fünfgliedrigen (Cardenolide) oder auch seltener sechsgliedrigen (Bufadienolide) Lactonring trägt. Cardenolide sind z. B. in Fingerhut-Arten, Maiglöckchen, Oleander und *Strophanthus*-Arten enthalten, Bufadienolide in der Meerzwiebel, in Nieswurz-Arten und auch in den Hautdrüsen von Kröten (bufo). In der Natur kommen sie als Glykoside mit bis zu fünf linear verknüpften Zuckern vor, darunter auch Desoxyzucker, die bisher nur in Herzglykosiden gefunden wurden. Die Wirksamkeit der Herzglykoside liegt in der Normalisierung der Kontraktions-

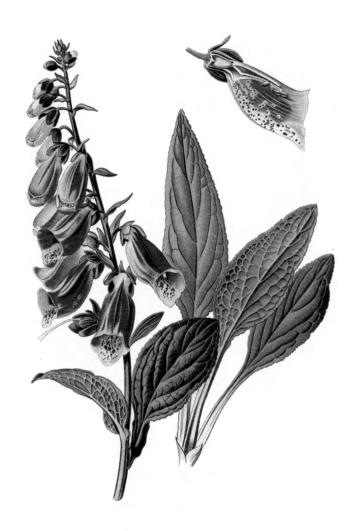

kraft eines in seiner Leistung geschwächten (insuffizienten) Herzmuskels. Die Optimierung der Herztätigkeit führt auch zur besseren Blutversorgung der Nieren, was eine gesteigerte Diurese mit der Ausschwemmung von Ödemen zur Folge hat. Wirkungsstärke, Schnelligkeit des Wirkungseintritts, Verweildauer im Körper und die diuretischen Effekte sind bei den einzelnen Glykosiden durchaus verschieden. Ein Nachteil liegt in ihrer geringen therapeutischen Breite, d. h., therapeutisch wirksame und toxische Dosis liegen nahe beieinander, so dass eine ständige Überwachung des Patienten mit exakter Anpassung der Dosis an den Glykosidbedarf erforderlich ist. Roter und Wolliger Fingerhut werden heute als Droge praktisch nicht mehr verwendet, dienen aber als Ausgangsmaterial zur Herstellung der

Herzwirksame Glykoside sind die Wirkstoffe des **Roten Fingerhuts** *Digitalis purpurea*.

häufig eingesetzten Reinglykoside wie Digitoxin und Digoxin und von teilsynthetischen Glykosiden wie Acetyldigoxin. Von einigen Drogen sind noch Gesamtauszüge (meist in kombinierten Präparaten) im Handel, z. B. von der Meerzwiebel, von Adonisröschen, Maiglöckchen oder Oleander, die auf eine konstante Wirkungsstärke eingestellt sind.

Saponine

Saponine haben wegen der Eigenschaft, wie Seife mit Wasser zu schäumen, ihren Namen erhalten (lat. sapo = Seife). Diese Wirkung beruht auf der Herabsetzung der Oberflächenspannung des Wassers. Chemisch haben sie aber mit Seife nichts zu tun, sondern stellen glykosidische Pflanzenstoffe dar. Nach dem Aufbau ihrer Aglykone, die Sapogenine genannt

Die Samen des **Echten Leins** *Linum usitatissimum* gehören zu den Quellstoff-Abführmitteln. Beim Einlegen in Wasser bilden sie eine dicke Schleimhülle.

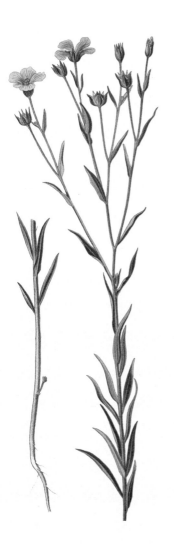

werden, unterteilt man sie in Steroidsaponine und Triterpensaponine, auch Steroidalkaloidsaponine werden von manchen Autoren den Saponinen zugeordnet. Steroidsaponine sind mit den herzwirksamen Glykosiden verwandt und als Begleitstoffe u. a. auch in Fingerhut-Arten enthalten. Größere Bedeutung haben ihre Vorkommen z. B. in *Dioscorea*- und *Agave*-Arten als Ausgangssubstanzen für die Partialsynthese von Sexualhormonen und Cortisonen. Als Wirkstoffe von Arzneipflanzen gehören Saponine aber überwiegend zum Typ der Triterpensaponine. Beim Eindringen in die Blutbahn, z. B. durch Injektion, zerstören sie die roten Blutkörperchen und sind daher äußerst giftig. Über den gesunden Magen-Darm-Kanal werden sie dagegen kaum resorbiert. Bei Einwirkung am Auge lösen Saponine Tränenfluss und Entzündungen aus, in der Nase vermehrte Sekretion und Niesreiz. Sie sind daher in Schnupfpulvern zu finden.

Arzneilich genutzt werden Saponindrogen vor allem als auswurffördernde Hustenmittel, wie Efeublätter oder Primelwurzel. Die Wirkung beruht auf der Reizung der Magenschleimhaut und der damit verbundenen reflektorischen Steigerung der Bronchialsekretion. Hinzu kommt auf Grund der Oberflächenaktivität eine gewisse Verflüssigung des Sekretes, die ein leichteres Abhusten ermöglicht. Einige Saponindrogen wie Bruchkraut oder Goldrutenkraut setzt man zur Durchspülungstherapie der Harnwege ein. Die geringe resorbierte Menge der Saponine soll ausreichen, durch Reizwirkung auf die Nieren eine erhöhte Diurese herbeizuführen. Aescin, ein Gemisch von Triterpensaponinen aus der Rosskastanie, hat gefäßabdichtende, ödemprotektive und auch entzündungshemmende Eigenschaften. Steroidalkaloidsaponine (Steroidalkaloidglykoside) sind Alkaloide mit saponinähnlichen Eigenschaften wie Schaumbildung und hämolytischen Aktivitäten. Sie kommen vor allem in Nachtschattengewächsen vor, wie Solanin und Tomatin in *Solanum*- bzw. *Lycopersicon*-Arten.

Pflanzenschleime

Pflanzenschleime haben die Eigenschaft, mit Wasser stark zu quellen und zähflüssige, kolloidale Lösungen zu bilden. Chemisch handelt es sich um Heteropolysaccharide aus verschiedenen Zuckern und Uronsäure, die sich dementsprechend in Glucomannane, Galactomannane, Xylane, Rhamnogalacturonane oder Glucuronane einteilen. Im Darm haben sie durch ihr Wasserrückhaltevermögen und die dadurch bedingte Volumenvermehrung anregende Wirkung auf die Darmperistaltik, so dass schleimhaltige Drogen, besonders Leinsamen und Flohsamen, als milde Abführmittel genutzt werden. Bei entzündeten Schleimhäuten sowohl der oberen Luftwege (besonders bei Reizhusten) als auch im Magen-Darm-Bereich zeigen sie als so genannte einhüllende Mittel (Mucilaginosa) reizlindernde Effekte durch Bindung von Sekreten und entzündungserregenden Stoffen. In dieser Funktion sind sie auch bei Durchfallerkrankungen einsetzbar. In heißen Umschlägen (Kataplasmen), die man zur Behandlung von Geschwüren, Furunkeln und Drüsenschwellungen verwendet, ist neben der entzündungshemmenden Wirkung auch das Wärmespeichervermögen der Schleime günstig (Leinsamen, Bockshornsamen).

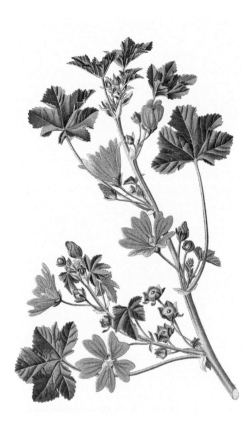

Die Blätter der **Wilden Malve** *Malva sylvestris* sind reich an reizlindernden Schleimstoffen. Ihre Blüten sind eher schmückendes Beiwerk in Teemischungen.

Verwendete Abkürzungen und Symbole

⊙	Einjährige Pflanze	DAB	Deutsches Arzneibuch 2003
⊙	Zweijährige Pflanze	DAC	Deutscher Arzneimittel-Codex 1986 mit Lieferung 2003
♃	Ausdauernde Pflanze, Staude		
♄	Holzpflanze, Strauch oder Baum	HAB	Homöopathisches Arzneibuch 2003
I–XII	Monate der Blütezeit	Helv	Pharmacopoea Helvetica, Schweizerische Pharmakopöe, 9. Ausgabe 2002, mit Supplementen 2003
☠	Giftpflanze		
▽	Naturschutz		
		ÖAB	Österreichisches Arzneibuch 1990, mit 12 Nachträgen
N-	Nord-		
O-	Ost-	PhEur	Europäisches Arzneibuch, Pharmacopoea Europaea 2002, 4. Ausgabe, mit 5 Nachträgen
S-	Süd-		
W-	West-		
TL	Teelöffel	(hom)	Homöopathische Droge nach älteren oder ausländischen homöopathischen Arzneibüchern
EL	Esslöffel		

1 Tasse entspricht einem Trinkgefäß mit 150 ml Inhalt

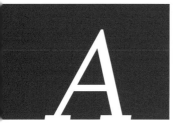

Abies alba MILL. (*A. pectinata* (LAM.) DC.)

Weiß-Tanne, Edel-Tanne

Pinaceae / Kieferngewächse

30–60 m ♄ V–VI

BOTANIK Hoher Nadelbaum mit weiß-grauer, lange glatt bleibender Borke und storchennestartiger Krone. Fruchtzapfen aufrecht, Schuppen bei der Reife sich einzeln lösend, nur die Spindel bleibt stehen.

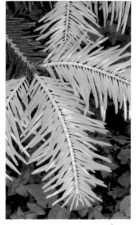

Frische Triebe der **Weiß-Tanne**, Nadeln gescheitelt, flach, an der Spitze ausgerandet, unterseits mit 2 hellen Wachsstreifen.

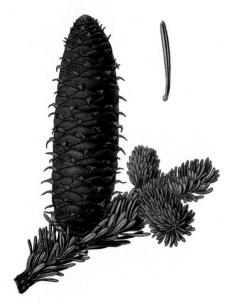

Weiß-Tanne

VORKOMMEN Frische Laub- und Nadelmischwälder in höheren Lagen der Mittelgebirge und Alpen bis S-Europa, weiter forstlich kultiviert.

DROGEN Edeltannenöl – Abietis albae aetheroleum, das ätherische Öl der frischen Nadeln. Edeltannenzapfenöl, Templinöl – Oleum Templini, das ätherische Öl der Fruchtzapfen. Weitere Drogen bei der Fichte *Picea abies*.

Die Homöopathika Abies nigra *und* Abies canadensis *stammen nicht von Abies-Arten, sondern das Erstere von der* **Amerikanischen Schwarzfichte** *Picea mariana* (MILL.) BRITT., *letzteres von der* **Kanadischen Hemlocktanne** *Tsuga canadensis* (L.) CARR., *beides nordamerikanische Arten.*

WIRKSTOFFE Ätherisches Öl, insbesondere mit den Monoterpenen Bornylacetat, Pinen, Limonen, Camphen und Phellandren.

ANWENDUNG Das ätherische Öl der Weiß-Tanne ist ebenso wirksam wie das aus Fichte und Kiefer, auch wenn seine Zusammensetzung nicht identisch ist. Seine auswurffördernden, antimikrobiellen und hautreizenden bzw. lokal durchblutungsfördernden Eigenschaften begründen die Anwendung in Inhalationen bei Erkrankungen der Atemwege, in Erkältungsbalsamen, Einreibungen und Bädern bei Muskelverspannungen, rheumatischen Beschwerden und Durchblutungsstörungen. Außerdem ist Edeltannenöl in zahlreichen Körperpflegemitteln enthalten.

Acacia senegal (L.) WILLD.

Gummi-Akazie

Mimosaceae / Mimosengewächse

Bis 20 m ♄ I–III

BOTANIK Baum mit stark verzweigten, nur schwach bedornten Ästen, die eine flache Schirmkrone bilden. Blätter doppelt gefiedert, die Fiederchen 2. Ordnung schmal lineal, in 7–25 Paaren. Blüten weißlich bis gelb, in bis zu 10 cm langen Ähren. Die Gattung enthält über 800 Arten, von denen nur wenige zur Gummigewinnung brauchbar sind.

Gummi-Akazie

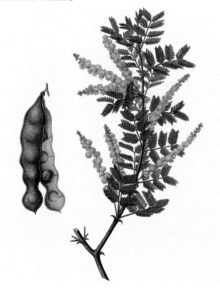

VORKOMMEN Im Savannengürtel Afrikas weit verbreitet, Hauptanbaugebiete Senegal und Sudan.

DROGEN (Sprühgetrocknetes) Arabisches Gummi – Acaciae gummi (dispersione desiccatum) (PhEur), Gummi arabicum, die an der Luft erhärtete gummiartige Ausscheidung, die natürlich oder nach Einschnitten des Stammes und der Zweige austritt. Die sprühgetrocknete Droge ist besser wasserlöslich und enthält keine aktiven Enzyme mehr. Auch weitere afrikanische *Acacia*-Arten sind als Stammpflanzen zugelassen, soweit ihr Gummi den Ansprüchen des Arzneibuches genügt.

WIRKSTOFFE Polysaccharide, vor allem Arabinogalactane, zum Teil als Proteoglykane gebunden; Enzyme.

ANWENDUNG Arabisches Gummi dient in erster Linie als Emulgator, Dickungs- und Stabilisierungsmittel bei der Herstellung von pharmazeutischen und kosmetischen Produkten sowie von Lebensmitteln (Speiseeis, Gummibonbons). Auch zur Mikroverkapselung von ätherischen Ölen für Instant-Tees wird die Droge verwendet. Die reizlindernde Wirkung nutzt man in Hustenpastillen und zur Geschmacksverbesserung scharf schmeckender Arzneistoffe.

Die **Gerber-Akazie** *Acacia catechu* (L. f.) WILLD., heimisch im südlichen Asien, liefert Catechu (Katechu), den aus dem Kernholz gewonnenen, getrockneten Extrakt. Er enthält Catechingerbstoffe und

Gerber-Akazie

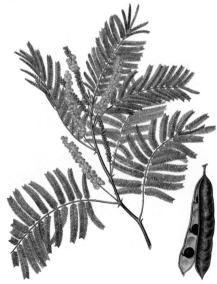

Flavonoide und war früher gegen Durchfälle gebräuchlich. Heute wird er nur noch gelegentlich in Mund- und Gurgelwässern gegen Entzündungen im Mund- und Rachenraum eingesetzt.

Achillea millefolium L. agg.

Wiesen-Schafgarbe
Asteraceae / Korbblütler

| 0,2–1,2 m | ⳡ | VI–X |

BOTANIK Blätter lineal-lanzettlich, fein 2–3fach fiederschnittig. Zahlreiche 4–9 mm breite Köpfchen in Doldenrispen, mit 4–6 weißen oder rosa Zungenblüten und wenigen gelben Röhrenblüten. Formenreiche Artengruppe.

VORKOMMEN Wiesen, Weiden, Trockenrasen, Wegränder. Verbreitet in Europa, Asien, N-Amerika.

DROGEN Schafgarbenkraut – Millefolii herba (PhEur), die getrockneten, blühenden Triebspitzen. Die getrockneten Trugdolden allein werden als Schafgarbenblüten, Millefolii flos, verwendet. Achillea millefolium, Millefolium (HAB).

WIRKSTOFFE Im ätherischen Öl über 100 Verbindungen: vorherrschend Monoterpene wie Cineol, Sabinen, Campher und Linalool oder auch Sesquiterpene wie Caryophyllen, Germacren und Bisabolol; Chamazulen bzw. Vorstufen (Proazulene wie Achillicin) u. a. Sesquiterpenlactone; Sesquiterpenlacton-Bitterstoffe; Flavonoide, Phenolcarbonsäuren, Cumarine, Polyine, Betaine; neu entdeckt wurden Sesquiterpenoide mit ungewöhnlicher Struktur, die im Tierversuch antitumorale Wirkung zeigen (Achimillsäuremethylester). Das ätherische Öl hat je nach Herkunft der Pflanze stark wechselnde Zusammensetzung. Nur tetraploide Sippen enthalten die vom Arzneibuch vorgeschriebene Menge an Proazulenen, die bei Wildaufsammlungen nicht immer erreicht wird.

ANWENDUNG Durch den Gehalt an Chamazulen hat Schafgarbe ähnliche Eigenschaften wie die Kamille: Sie wirkt krampflösend, entzündungshemmend und antimikrobiell. Zusätzlich fördern die Bitterstoffe die Sekretion von Magen- und Gallensaft und somit die Verdauung. Anwendung erfolgt bei Appetitmangel, leichten krampfartigen Beschwerden im

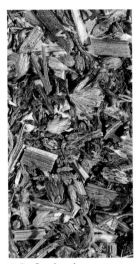

Schafgarbenkraut hat einen leicht bitteren, zugleich würzig-aromatischen Geschmack. Für Arzneizwecke ist Apothekenware vorzuziehen.

Wiesen-Schafgarbe

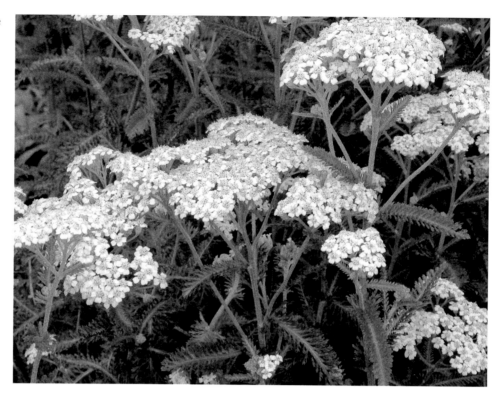

Moschus-Schafgarbe

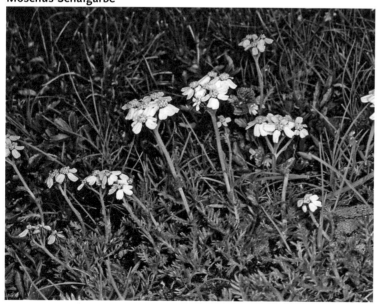

Magen-, Darm- und Gallebereich, Verdauungsstörungen und auch, überwiegend in der Volksheilkunde, bei Menstruationsbeschwerden. Die jungen Blätter sind als Gewürzkraut für Salate, Suppen und fette Speisen einsetzbar. Äußerlich wird Schafgarbe ebenfalls genutzt, z. B. bei entzündlichen Hauterkrankungen, zur Wundheilung und speziell zu Sitzbädern bei psychovegetativ bedingten schmerzhaften Krampfzuständen im kleinen Becken der Frau. Zu den Anwendungsgebieten in der Homöopathie gehören u. a. Krampfaderleiden, Krampfschmerz sowie juckende Hautveränderungen mit Bläschenbildung.

Bei empfindlichen Personen kann nach Kontakt der frischen Pflanze mit der Haut die so genannte „Schafgarbendermatitis" mit juckenden, entzündlichen Hautveränderungen verbunden mit Bläschenbildung auftreten. Bestimmte Sesquiterpenlactone sind wie bei vielen anderen Korbblütlern die Auslöser.

TEEBEREITUNG *Bei leichten, auch krampfartigen Magen-, Darm- und Gallebeschwerden sowie Appetitlosigkeit: 2 TL Schafgarbenkraut je Tasse, 10 min ziehen lassen, 3–4-mal täglich 1 Tasse mäßig warm zwischen den Mahlzeiten trinken, zur Anregung des Appetits 30 min davor, bei Menstruationsbeschwerden 2-mal täglich 6–8 Wochen lang. Für Sitzbäder 100 g mit 1–2 l kochendem Wasser übergießen, nach 20 min die abgeseihte Flüssigkeit dem Badewasser zugeben. (Keine Anwendung bei bekannter Überempfindlichkeit gegen Korbblütler, z. B. Arnika oder Kamille.)*

Die **Moschus-Schafgarbe** *Achillea moschata* WULF hat kammförmig fiederschnittige, drüsig punktierte Blätter (Steinschuttfluren und Rasen vor allem der Ostalpen). Das Kraut, Ivakraut – Ivae moschatae herba, Herba Genipi veri, wird in der Volksheilkunde noch gelegentlich wie gewöhnliches Schafgarbenkraut bei Appetitlosigkeit und Verdauungsbeschwerden verwendet. Das abweichend zusammengesetzte ätherische Öl dient noch zur Herstellung des Iva-Likörs (Ivabitter). Auch die alpinen Arten *Achillea nana* L. und *A. atrata* L. werden ähnlich genutzt.

Aconitum napellus L. s. l.

Blauer Eisenhut, Sturmhut

Ranunculaceae / Hahnenfußgewächse

0,2–2 m ♃ VII–IX ☠ ▽

BOTANIK Kräftige Pflanze mit knollig verdickter Wurzel. Blätter bis zum Grund handförmig 5–7-teilig mit nochmals geteilten Abschnitten. Dichte Trauben aus tiefblauen Blüten, deren Stiele und die Hüllblätter außen behaart; das oberste Hüllblatt einen Helm bildend, dieser in der Regel breiter als hoch. Samen schwarz.
VORKOMMEN Rasen, Staudenfluren, Gebüsche der Gebirge S- und Mitteleuropas.
DROGEN Aconitum napellus, Aconitum (HAB), die frische, ganze Pflanze. Eisenhutknollen – Aconiti tuber, die getrockneten Wurzelknollen und Wurzeln.
WIRKSTOFFE Aconitin und weitere Diterpenalkaloide wie Mesaconotin und Hypaconitin.
ANWENDUNG Aconitum ist in der Homöopathie vor allem bei akuten fieberhaften Infekten ein häufig gebrauchtes Mittel, aber auch Herzbeschwerden und Neuralgien gehören zu den Anwendungsgebieten. In der Schulmedizin nutzte man früher Eisenhutknollen innerlich bei chronischen schmerzhaften Gelenkerkrankungen, Muskel- und Nervenschmerzen, äußerlich in schmerzstillenden Salben besonders bei Trigeminusneuralgie. Da es immer wieder auch nach Gabe therapeutischer Dosen zu Vergiftungen kam, werden die Droge und ihre Zubereitungen heute praktisch nicht mehr allopathisch verwendet. Schon 1–2 g der eingenommenen Knolle können für den Erwachsenen tödlich sein! Aconitin ist eines der stärksten Pflanzengifte überhaupt und wird auch über die unverletzte Haut aufgenommen, so dass schon das Pflücken der Pflanze oder das Spielen mit den Blüten für Kinder gefährlich sein kann. Der **Gelbe Eisenhut**, Wolfs-Eisenhut, *Aconitum lycoctonum* L. s. l. (W-, Mittel- und SO-Europa) enthält u. a. das giftige Lycaconitin. Lycoctonum bedeutet wolfstötend und weist auf die frühere Verwendung in Giftködern gegen Raubtiere hin. Für

Weitere Eisenhut-Arten, einschließlich des seit alters in Bauerngärten kultivierten **Garten-Eisenhuts** *Aconitum × cammarum L., waren früher im homöopathischen Arzneibuch aufgeführt, werden heute aber kaum mehr verwendet. Sie enthalten ebenfalls Aconitin oder verwandte Diterpenalkaloide und sind damit stark giftig.*

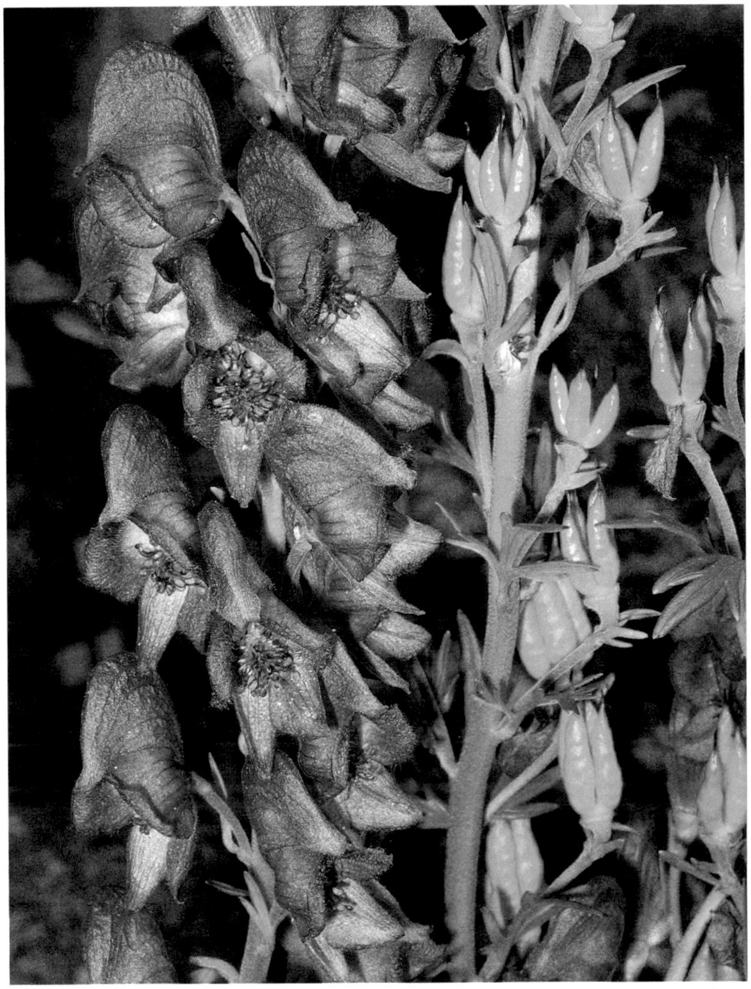

Blauer Eisenhut

Gelber Eisenhut

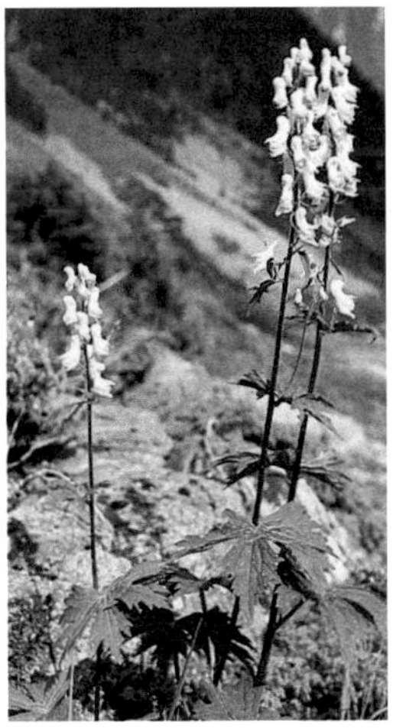

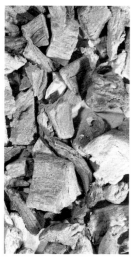

Kalmus hat einen aromatisch-würzigen und leicht bitteren Geschmack. In Deutschland wurde für Lebensmittel, z. B. Kräuterschnäpse, ein Höchstgehalt an β-Asaron festgelegt.

homöopathische Zubereitungen aus dem frischen blühenden Kraut werden als Anwendungsgebiet u. a. Lymphdrüsenentzündungen angegeben.

Acorus calamus L.

Kalmus, Magenwurz

Acoraceae / Kalmusgewächse

0,5–1,5 m ⁴ VI–VII

BOTANIK Pflanze mit weit kriechendem Wurzelstock. Blätter lineal, schwertförmig, zweizeilig am dreikantigen Stängel stehend. Der kolbenförmige Blütenstand scheinbar seitenständig mit laubblattartigem Hochblatt. In Europa ohne Früchte, die Art vermehrt sich hier nur vegetativ. 3 Varietäten lassen sich nach ihrer Herkunft, Chromosomenzahl und β-Asaron-Gehalt im ätherischen Öl unterscheiden.

VORKOMMEN Langsam fließende und stehende Gewässer. In Europa seit dem 16. Jahrhundert eingebürgert, N-Amerika, Heimat SO-Asien.

DROGEN Kalmus – Calami rhizoma (DAC, ÖAB, Helv), der geschälte und getrocknete Wurzelstock. Acorus calamus, Calamus aromaticus (HAB).

WIRKSTOFFE Ätherisches Öl (2–9 %), u. a. mit Phenylpropanen in wechselnder Menge wie β-Asaron (cis-Isoasaron) und Isoeugenolmethylether; Decadienal (geruchsbestimmend); Sesquiterpenen wie dem bitter schmeckenden Acoron, ebenfalls bitter ist das Glykosid Acorin; Gerbstoffe.

ANWENDUNG Kalmus gehört zu den aromatischen Bittermitteln, in denen ätherisches Öl und Bitterstoffe gemeinsam enthalten sind. Zubereitungen regen die Magensaft-, möglicherweise auch die Gallensekretion an und wirken dadurch

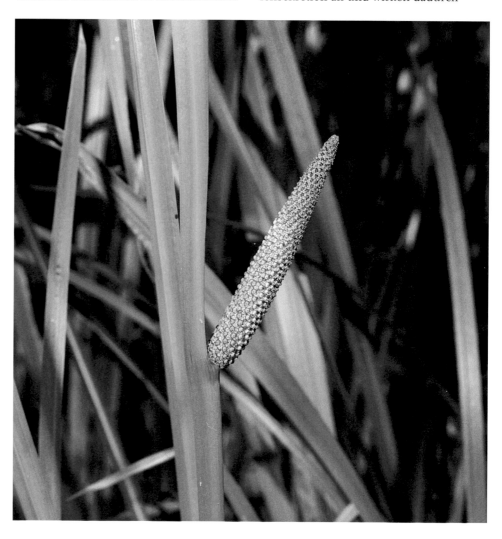

Kalmus

appetitanregend und verdauungsfördernd. Die Volksheilkunde schreibt der Droge auch beruhigende Eigenschaften zu. Extrakte und das ätherische Öl sind außerdem häufig in desinfizierenden Mund- und Gurgelwässern enthalten, darüber hinaus in Badezusätzen mit hautreizender, durchblutungsfördernder Wirkung. Homöopathische Zubereitungen werden noch bisweilen bei Magen-Darm-Erkrankungen gegeben.

Für das β-Asaron wurden im Tierversuch erbgutschädigende und Krebs erregende Wirkungen beschrieben. Das Öl der diploiden amerikanischen Varietät erwies sich als frei von β-Asaron, die tetraploide asiatische hat einen hohen Gehalt, die triploide europäische nimmt eine Mittelstellung ein. Vor dem Gebrauch von Kalmuswurzelstock sollte sicher gestellt sein, dass er höchstens geringe Mengen β-Asaron enthält oder frei davon ist. Von längerem Gebrauch nicht untersuchter Droge wird abgeraten.

Actaea spicata L.

Christophskraut

Ranunculaceae / Hahnenfußgewächse

0,3–0,6 m ⅃ V–VII (☙)

BOTANIK Blätter der Staude dreiteilig, mit 1–2fach gefiederten, am Rand gesägten Abschnitten. Blüten in reichen Trauben, mit 4–6 gelblich weißen Kelchblättern, 4–6 halb so langen, weißen Kronblättern und weißen Staubblättern. Eiförmige, vielsamige, schwarze Beeren.

VORKOMMEN Laubwälder, fast ganz Europa.

DROGEN Actaea spicata, Actaea (HAB), die frischen, nach dem Austrieb der Sprosse, aber vor der Blüte gesammelten unterirdischen Teile.

WIRKSTOFFE Isochinolinalkaloide wie Magnoflorin, Triterpensaponine, trans-Aconitsäure.

ANWENDUNG Bekannt sind heute ausschließlich homöopathische Zubereitungen aus den unterirdischen Organen, die u. a. bei Rheumaschmerzen der Hand-

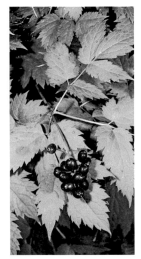

Früchte vom **Christophskraut** *Actaea spicata*

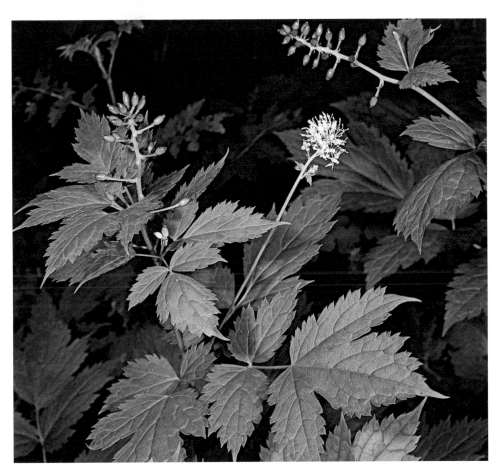

Christophskraut

und Fingergelenke gegeben werden. Die glänzend schwarzen Beeren gelten seit alters als giftig, in neuerer Zeit konnten aber keine Substanzen, die als Giftstoffe in Frage kommen (z. B. Protoanemonin wie in anderen Hahnenfußgewächsen) nachgewiesen werden. Von dem Verzehr wird trotzdem abgeraten.

Adlumia fungosa (AIT.) GREENE

Kletternder Erdrauch

Fumariaceae / Erdrauchgewächse

Bis 3(–4) m hoch kletternd ☉ VI–VIII

BOTANIK Zweijähriges, kletterndes zierliches Kraut, mit erdrauchartigen, 2–3fach gefiederten Blättern. Blüten 4-zählig, weißlich bis blassrosa, hängend in lockeren Rispen.

Kletternder Erdrauch

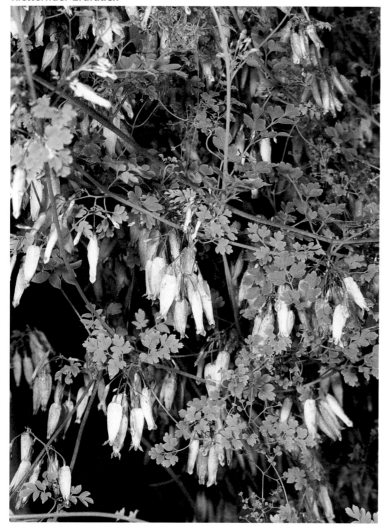

VORKOMMEN Feuchte Wälder und Gebüsche, atlantisches N-Amerika, Kulturen auch in Deutschland.

DROGEN Adlumia fungosa, Adlumia (HAB), die frischen oberirdischen Teile blühender Pflanzen.

WIRKSTOFFE Alkaloide (Phthalidisochinoline) wie Adlumin, Bicucin, Bicucullin, Protopin.

ANWENDUNG Homöopathische Zubereitungen werden entsprechend dem Arzneimittelbild bei Lebererkrankungen und Gelenkschmerzen mit erhöhtem Harnsäurespiegel im Blut gegeben. Keine Anwendung in der Schulmedizin.

Adonis vernalis L.

Frühlings-Adonisröschen, Frühlings-Teufelsauge

Ranunculaceae / Hahnenfußgewächse

0,1–0,4 m ♃ IV–V ⚘ ▽

BOTANIK Niedrige Staude mit kräftigem Wurzelstock, Blätter stängelständig, 2–4fach gefiedert, ihre Abschnitte lineal. Blüten einzeln, endständig, 3–7 cm breit, mit 10–20 zitronengelben Kronblättern.

VORKOMMEN Steppenrasen; in Deutschland selten, Hauptverbreitung in SO-Europa, W-Asien.

DROGEN Adoniskraut – Adonidis herba (DAB), die getrockneten oberirdischen Teile blühender Pflanzen. Adonis vernalis (HAB).

WIRKSTOFFE Etwa 30 Cardenolidglykoside, besonders Adonitoxin und Cymarin, die in ihrer Struktur Ähnlichkeiten mit jenen von *Strophanthus*-Arten zeigen; Flavonoide wie Adonivernith.

ANWENDUNG Wie bei allen Pflanzen mit herzwirksamen Glykosiden, bei denen giftige und therapeutisch wirksame Dosis nahe beieinander liegen, verwendet man ausschließlich die auf einen bestimmten Wirkwert eingestellte Droge, um Über- oder Unterdosierung zu vermeiden. Auszüge aus diesem „Eingestellten Adonispulver" werden heute meist in Kombinationspräparaten, die auch Maiglöckchen-, Meerzwiebel- oder Oleanderauszüge enthalten, bei leichteren Fällen von Herzleistungsschwäche sowie nervösen Herzbeschwerden mit Unruhegefühl verordnet. Die Wirkung der herzwirksamen Glyko-

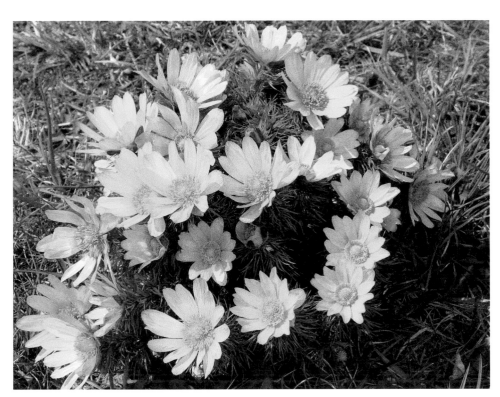

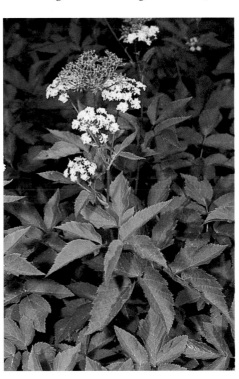

Das **Sommer-Adonis-röschen**, Kleines Teufels-auge *Adonis aestivalis* L. enthält nur in geringen Mengen herzwirksame Gly-koside. Zeitweise wurde die Art noch homöopa-thisch genutzt, heute hat sie keine Bedeutung mehr in der Heilkunde.

side des Adoniskraut setzt schneller ein, ist aber schwächer und weniger anhaltend als bei jenen des Roten Fingerhut, außerdem werden harntreibende und beruhigende Effekte beschrieben. Homöopathische Zubereitungen sind bei Überfunktion der Schilddrüse und bei Herzschwäche gebräuchlich.

gehalt; in den Wurzeln Polyine wie Falcarindiol und ein Lectin.

ANWENDUNG Die Pflanze ist seit alters in der Volksheilkunde bekannt. Ihr werden harntreibende und entzündungshemmende Eigenschaften zugeschrieben, bis-

---

Aegopodium podagraria L.

Gewöhnlicher Geißfuß, Giersch

Apiaceae / Doldenblütler

0,5–1 m ♃ V–IX

BOTANIK Staude mit langen unterirdischen Ausläufern. Blätter doppelt dreizählig gefiedert, Abschnitte eiförmig, zugespitzt und gesägt, teilweise zweispaltig, einem Ziegenfuß ähnlich. Blüten weiß, Dolden ohne Hülle und Hüllchen. 3–4 mm lange, eiförmige, glatte Früchte.

VORKOMMEN Auwälder, Hecken, Gärten. Fast ganz Europa, W-Asien, im Süden selten.

DROGEN Geißfußkraut – Aegopodii podagrariae herba. Aegopodium podagraria (hom).

WIRKSTOFFE Ätherisches Öl, Flavonoide, Phenolcarbonsäuren, hoher Kalium-

Gewöhnlicher Geißfuß

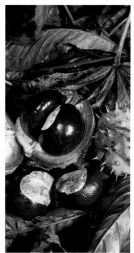

Rosskastanienfrüchte
mit braunen Samen (Kasta-
nien). Über Reizerschei-
nungen im Magen-Darm-
Trakt nach Verzehr von
Samen- und Samenscha-
lenteilen durch Kinder
wurde berichtet.

her wurden aber keine Inhaltsstoffe gefunden, die die Wirksamkeit belegen könnten. In den neuen Arzneibüchern ist die Art daher nicht aufgeführt. Die Bezeichnung podagra = Gicht der großen Zehe weist auf die hauptsächliche Nutzung (auch in homöopathischen Zubereitungen) hin, nämlich bei rheumatischen Beschwerden und Gicht als entwässerndes Mittel, was u. a. zur Verminderung der Harnsäure führt. Der hohe Kaliumgehalt könnte dafür verantwortlich sein. Das frische, zerquetschte Kraut verwendet man noch gelegentlich zu Auflagen bei Insektenstichen und kleineren Hautverletzungen, in Bädern auch gegen Hämorrhoiden. Junge Blätter können in Salaten, Suppen und als Gemüse verzehrt werden, die Wurzeln dürften auf Grund ihrer Inhaltsstoffe giftig sein.

Aesculus hippocastanum L.

Rosskastanie

Hippocastanaceae / Rosskastanien-
gewächse

20–30 m ♄ IV–V ☠

BOTANIK Hoher Baum mit 5–7-zählig gefingerten Blättern, Blättchen alle sitzend. Blüten in reichen aufrechten Trauben, Kronblätter weiß, gelb und/oder rot gefleckt, die oberen etwas größer. Frucht stachelig, bis 6 cm im Durchmesser, mit großen braunen Samen.

VORKOMMEN Heimat SO-Europa, W-Asien, als Zier- und Straßenbaum oft gepflanzt.

DROGEN Rosskastaniensamen – Hippocastani semen (DAB), die getrockneten, reifen, ungeschälten Samen. Aesculus hippocastanum, Aesculus (HAB). Rosskastanienrinde – Hippocastani cortex; Rosskastanienblätter – Hippocastani folium.

WIRKSTOFFE Ein Komplex aus Triterpensaponin-Glykosiden, der als Aescin bezeichnet wird; Flavonoide, oligomere Proanthocyanidine, Catechingerbstoffe. In der Samenschale wie in der Rinde die Cumaringlykoside Aesculin, Fraxin und Scopolin. In Rinde und Blättern nur Spuren von Aescin.

ANWENDUNG Aescin vermindert die krankhaft erhöhte Durchlässigkeit kleiner Gefäße durch Erniedrigung der im Blut von Venenkranken erhöhten Konzentration bestimmter Enzyme und wirkt dadurch Flüssigkeitsansammlungen im Gewebe entgegen. Auch venentonisierende Eigenschaften, die den venösen

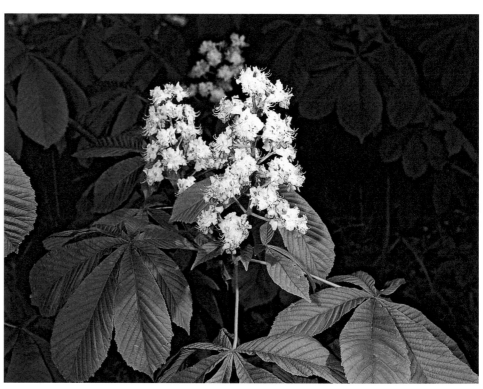

Rosskastanie

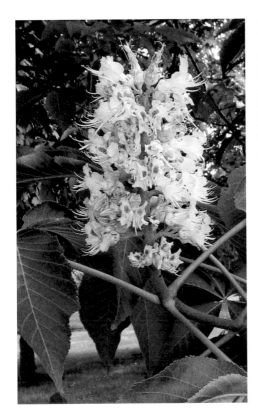

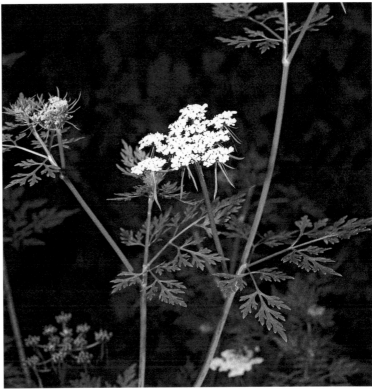

Links:
Ohio-Rosskastanie
Rechts:
Hundspetersilie

Rückfluss fördern, wurden nachgewiesen. Man verwendet die Substanz sowie (möglichst) auf Aescin eingestellte Drogenauszüge (nie den Tee!) in Fertigarzneimitteln (auch in homöopathischer Zubereitung) gegen Beschwerden bei chronischer Venenschwäche wie Schmerzen, Schweregefühl und Schwellungen in den Beinen, Krampfadern, nächtlichen Wadenkrämpfen, Juckreiz und Hämorrhoiden. Einreibungen und Badezusätze nutzt man bei Sportverletzungen, Blutergüssen, Frostschäden und Durchblutungsstörungen. Neben dem Aescin wirken in Gesamtextrakten die Flavonoide entzündungshemmend. Die Rinde, in der Volksheilkunde früher gegen Durchfälle und Hämorrhoiden genutzt, wird heute nur noch zur Gewinnung von Aesculin herangezogen, das ebenfalls bei chronischer Veneninsuffizienz in Kombinationspräparaten zur Anwendung kommt. Wegen seiner UV-B absorbierenden Eigenschaften ist es auch in Lichtschutzsalben enthalten. Rosskastanienblätter sind in der Volksmedizin wie Edelkastanienblätter als Hustenmittel bekannt und werden auch bei rheumatischen Beschwerden eingesetzt, ohne dass die Wirksamkeit bei diesen Indikationen bisher belegt werden konnte.

Die frischen, geschälten Samen der **Ohio-Rosskastanie** *Aesculus glabra* WILLD. (östl. N-Amerika) werden in der Homöopathie bei schmerzhaften Hämorrhoiden verwendet. Die mittleren Blättchen sind deutlich gestielt, die 5 gleich langen Kronblätter hell grünlich gelb.

Aethusa cynapium L.

Hundspetersilie

Apiaceae / Doldenblütler

0,2–1,2 m ☉ ☺ VI–IX ☠

BOTANIK Pflanze beim Zerreiben mit widerlichem Geruch nach Mäuseurin. Stängel kahl, nicht selten schmutzig violett überlaufen und bläulich bereift. Blätter unterseits stark glänzend, 2–3fach gefiedert, mit schmalen Endzipfeln. Dolden meist ohne Hülle, aber 3 Hüllchenblätter charakteristisch einseitswendig nach außen und abwärts gerichtet. Kronblätter weiß. Früchte breit eiförmig.
VORKOMMEN Äcker, Gärten, Schuttstellen. Europa, W-Asien, N-Afrika.
DROGEN Aethusa cynapium, Aethusa (HAB), die frische blühende Pflanze mit unreifen Früchten.

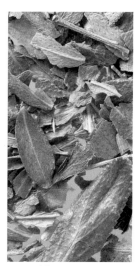

Buccoblätter haben ein charakteristisches Aroma, das an Johannisbeeren erinnert („Cassisaroma"). Geruchsbestimmend ist das Mercaptomenthon, das im ätherischen Öl enthalten ist.

WIRKSTOFFE Polyine Aethusin, Aethusanol A und B.

ANWENDUNG Heute wird die Hundspetersilie nur in homöopathischen Zubereitungen eingesetzt, z. B. bei Milchunverträglichkeit, akutem Brechdurchfall und Konzentrationsschwäche besonders bei Kindern. Die Art gilt allgemein als giftig, Vergiftungsfälle auch mit tödlichem Ausgang durch Verwechslung der frischen Blätter mit der Garten-Petersilie sind aber nur aus älterer Literatur bekannt, und man diskutiert, ob diese eventuell auf die Einnahme von den ähnlichen Blättern des **Gefleckten Schierling** *Conium maculatum* zurückzuführen waren. Vorsicht ist dennoch angebracht.

Agathosma betulina (BERG.) PILL. (*Barosma betulina* BARTL. & WENDL. f.)

Buccostrauch

Rutaceae / Rautengewächse

1,5–2 m ♄ V–VII

BOTANIK Stark verzweigter Strauch, die gegenständigen, ledrigen, verkehrt eiförmigen, 1–2 cm langen Blätter drüsig punktiert, am Rand fein knorpelig gezähnt. Blüten einzeln in den Blattachseln, 1–1,5 cm breit, mit 5 weißlichen Kronblät-

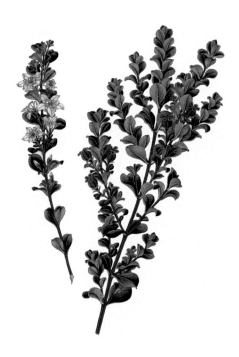

Buccostrauch

tern. Früchte braun, in 5 kapselartige Teilfrüchte zerfallend.

VORKOMMEN Immergrüne Strauchgesellschaften (Fynbos) S-Afrikas (Kapland).

DROGEN Buccoblätter – Barosmae folium, Bucco folium, die getrockneten Laubblätter. Barosma, Bucco (hom).

WIRKSTOFFE Ätherisches Öl mit Diosphenol (früher als Bucco- oder Barosmakampher bezeichnet) als Hauptkomponente, daneben Isomenthon, Pulegon und Terpinen-4-ol; Flavonoide wie Rutin und Diosmin.

ANWENDUNG Dem Diosphenol soll wie den phenolischen Verbindungen in Bärentraubenblättern (von *Arctostaphylos uvaursi*) eine gewisse harndesinfizierende Wirkung zukommen. Für die harntreibenden Eigenschaften werden das Terpinen-4-ol und die Flavonoide verantwortlich gemacht. Da die Wirkung bisher nicht ausreichend belegt ist, verwendet man die früher häufiger genutzte und auch in den Arzneibüchern aufgeführte Droge kaum noch in der Schulmedizin, in der Volksheilkunde ist sie aber noch als Mittel zur Behandlung von leichteren Infektionen der ableitenden Harnwege und bei Reizblase bekannt. Befürwortet werden die aromatischen Blätter heute noch als Geruchs- und Geschmackskorrigens besonders in Blasen- und Nierentees, da keine Risiken für die Anwendung bekannt sind (außer möglichen Reizerscheinungen im Magen-Darm-Bereich durch das Pulegon, keine Anwendung während der Schwangerschaft). Als Anwendungsgebiet in der Homöopathie werden ebenfalls Harnwegserkrankungen angegeben.

Agave americana L.

Amerikanische Agave

Agavaceae / Agavengewächse

3–8 m ⚃ VI–VIII

BOTANIK Blätter der Grundrosette graugrün, dickfleischig, am Rand entfernt dornig gezähnt und mit langem Enddorn, 1–2 m lang. Bis 8 m hoher Blütenschaft (nach etwa 10 Jahren) mit waagerechten Rispenästen, daran büschelig die 6-zähligen, gelblichen, 7–9 cm langen Blüten.

VORKOMMEN Seit dem 16. Jh. im Mittelmeergebiet kultiviert und verwildert. Heimat Mexiko.

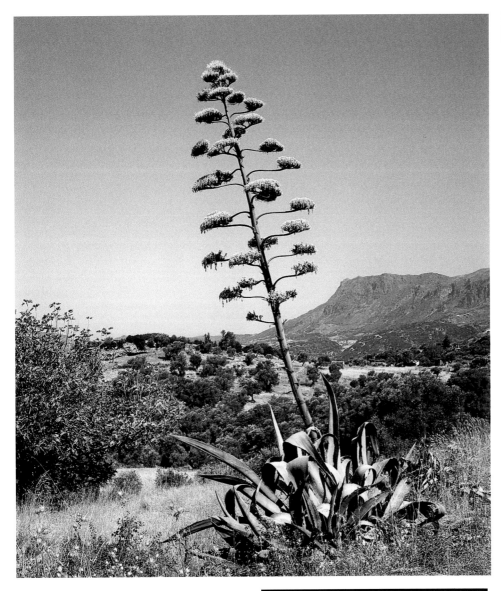

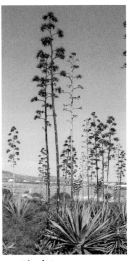

Die **Sisal-Agave** *Agave sisalana* PERR. enthält Hecogenin angereichert in den Rückständen, die bei der Fasergewinnung anfallen (Heimat S-Mexiko, Anbau weltweit in tropischen Ländern).

Amerikanische Agave

DROGEN Agave americana (hom), die frischen Blätter.

WIRKSTOFFE Steroidsaponine, darunter Hecogeninglykoside.

ANWENDUNG Frischer Agavensaft hat neben schwach abführender auch harntreibende Wirkung, die wohl auf den Gehalt an Saponinen und Kaliumsalzen zurückzuführen ist. In Mexiko nutzt man diese Eigenschaften, hauptsächlich dient dort der Saft aber zur Herstellung von Agavenwein (Pulque) und -schnaps (Tequila). In der Homöopathie gibt man Zubereitungen aus den frischen Blättern gegen Blutarmut. Hecogenin ist einer der wichtigen Ausgangsstoffe für die Teilsynthese von Steroidhormonen wie Progesteron und Cortison.

Agrimonia eupatoria L.

Kleiner Odermennig

Rosaceae / Rosengewächse

0,3–1 m ♃ VI–VIII

BOTANIK Untere Blätter rosettig stehend, unterbrochen gefiedert mit gesägten Blättchen, unterseits dicht graufilzig, mit nur wenigen sitzenden Drüsen. Lange, traubige Blütenstände, Blüten 5-zählig, gelb, 5–8 mm breit. Früchte verkehrt kegelförmig, fast bis zum Grund eng gefurcht, die äußeren Kelchborsten aufrecht bis abstehend.

VORKOMMEN Sonnige Standorte, Wegränder, Säume, Magerweiden. Europa, SW-Asien, N-Afrika.

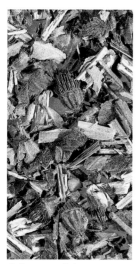

Odermennigkraut ist in der Volksheilkunde als Gurgelmittel „für Sänger und Redner" bekannt.

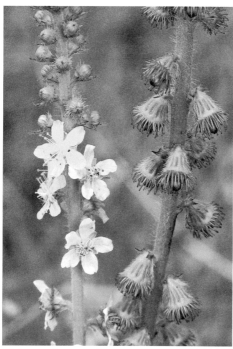

Kleiner Odermennig

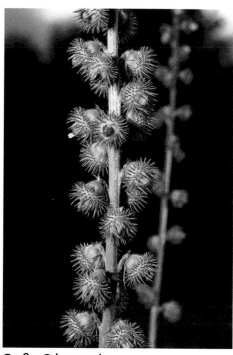

Großer Odermennig

DROGEN Odermennigkraut – Agrimoniae herba (PhEur), die während der Blüte gesammelten, getrockneten Sprosse. Agrimonia eupatoria (hom).

WIRKSTOFFE 4–10 % Gerbstoffe, darunter überwiegend Catechingerbstoffe, Triterpene, Flavonoide, ätherisches Öl in Spuren.

ANWENDUNG Zubereitungen der Droge haben auf Grund ihres Gerbstoffgehaltes milde adstringierende und entzündungshemmende Eigenschaften. Man verwendet sie daher bei leichten Durchfallerkrankungen, zum Spülen und Gurgeln bei Entzündungen der Mund- und Rachenschleimhaut und bei leichten oberflächlichen Entzündungen der Haut auch zu Umschlägen. Außerdem findet Odermennigkraut bei Gallenwegserkrankungen oder Blasenschwäche Anwendung, ohne dass bisher eine Begründung über die bekannten Inhaltsstoffe gegeben werden kann. Homöopathische Zubereitungen werden bei Bronchitis eingesetzt. Auch der **Große Odermennig** Agrimonia procera WALLR. ist als Drogenlieferant zugelassen: Blüten 10 mm breit, Früchte nur im oberen Teil flach gefurcht oder ganz ohne Furchen, äußere Kelchborsten zurückgekrümmt (an schattigeren und feuchteren Standorten als A. eupatoria, Europa, W-Asien).

TEEBEREITUNG *Bei leichten Durchfallerkrankungen 1 TL Odermennigkraut je Tasse mit kochendem Wasser übergießen, 10–15 min ziehen lassen; 2–4-mal täglich 1 Tasse trinken (bei länger als 2 Tage anhaltenden oder mit Blutbeimengungen einhergehenden Durchfällen ist ein Arzt zu befragen). Bei Entzündungen der Mund- und Rachenschleimhaut den lauwarmen Teeaufguss zum Spülen oder Gurgeln verwenden. Für Umschläge (mehrmals täglich) 3 EL mit 100 ml kaltem Wasser übergießen, einige min lang kochen.*

Ailanthus altissima (MILL.) SWINGLE
(*A. glandulosa* DESF.)

Götterbaum

Simaroubaceae / Bittereschengewächse

Bis 25 m ♄ VII ⚘

BOTANIK Baum mit großen, unpaarig gefiederten Blättern, die eilanzettlichen, lang zugespitzten Blättchen an der Basis mit 2–4 Drüsen tragenden Zähnen. Blüten etwa 8 mm breit, mit 5–6 gelblichen Kronblättern.

VORKOMMEN Als Zierbaum oft gepflanzt, gelegentlich verwildert. Heimat China.

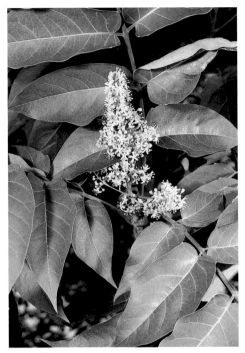

Götterbaum

DROGEN Ailanthus altissima, Ailanthus glandulosa (HAB), frische blühende Triebe und frische Stamm- und Astrinde im Verhältnis 2 : 1.

WIRKSTOFFE Bitter schmeckende Triterpene (Quassinoide), Indolalkaloide, Gerbstoffe.

ANWENDUNG In SO-Asien und Afrika ist der Götterbaum in der Volksheilkunde mit breiten Anwendungsgebieten bekannt, in Europa nutzt man ihn ausschließlich in homöopathischen Zubereitungen. Insbesondere bei der unterstützenden Behandlung von fieberhaften, auch schwersten Infektionskrankheiten sind diese gebräuchlich. Nicht eindeutig ist die Giftigkeit der Art, die Rinde wirkt in größeren Dosen drastisch abführend und löst Übelkeit, Schwindel und Kopfschmerzen aus, der Saft ist hautreizend.

Alcea rosea L. (*Althaea rosea* (L.) Cav.)

Stockrose, Baumrose

Malvaceae / Malvengewächse

1–3 m ⁴ VI–IX

BOTANIK Hohe, aufrechte, rauhaarige Pflanze. Blätter rundlich, schwach 3–7-lappig, stumpf gezähnt. Blüten in endstän-

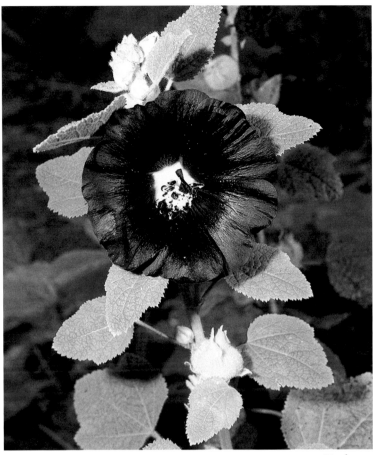

Stockrose

digen Trauben, mit weißen, rosa oder schwarzvioletten, 3–5 cm langen Kronblättern, auch gefüllte Sorten werden kultiviert. 6–7 kleine, am Grund verwachsene Außenkelchblätter.

VORKOMMEN Alte Zier- und Heilpflanze, gebietsweise verwildert. Heimat SW- und Zentralasien.

DROGEN Stockrosenblüten, Pappelrosenblüten – Malvae arboreae flos, Alceae flos, die mit den Kelchen gesammelten, getrockneten Blüten der schwarzvioletten Sorte.

WIRKSTOFFE Schleimstoffe (Galacturonorhamnane), Anthocyanfarbstoffe („Althaein"), geringe Mengen Gerbstoffe.

ANWENDUNG Stockrosenblüten werden heute nur noch in der Volksmedizin wie Eibisch- und Malvenblüten genutzt: Auf Grund ihres Schleimgehaltes können sie bei Husten und Heiserkeit sowie Magen-Darm- und Harnwegskatarrhen reizlindernd wirken, ebenso bei äußerlicher Anwendung gegen Hautentzündungen. Früher verwendete man sie auch zum Färben von Wein und Limonaden.

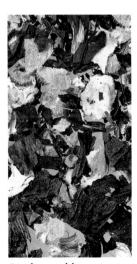

Stockrosenblüten sind in Teemischungen bisweilen als Schmuckdroge anzutreffen.

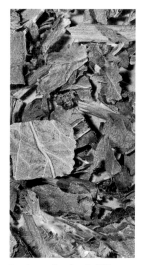

Im Arzneibuch wird für **Frauenmantelkraut** als alleiniger Drogenlieferant der Gelbgrüne Frauenmantel genannt, eine der häufigeren Sippen der Artengruppe Gewöhnlicher Frauenmantel *Alchemilla vulgaris* agg.

Alchemilla xanthochlora ROTHM.
(*A. vulgaris* auct. non L.)

Gelbgrüner Frauenmantel

Rosaceae / Rosengewächse

0,2–0,7 m ♃ V–IX

BOTANIK Grundblätter mit rundlicher, gefalteter Spreite, auf der Oberseite ± kahl, unterseits behaart, aber grün, die 9–11 halbkreisförmigen Lappen bis in die Buchten mit 14–24 Zähnen. Blüten gelblich grün, geknäult in verzweigten Blütenständen.

VORKOMMEN Wiesen, Bachufer, Gebüsche. Europa, weiter verschleppt.

DROGEN Frauenmantelkraut – Alchemillae herba (PhEur), die getrockneten oberirdischen Teile. Alchemilla vulgaris, Alchemilla (HAB), als Stammpflanze wird *Alchemilla vulgaris* L. em. FRÖHNER angegeben.

WIRKSTOFFE 6–8 % Gerbstoffe, darunter überwiegend Ellagitannine wie Agrimoniin, Pedunculagin und Laevigatin, daneben auch Gallotannine; Flavonoide.

TEEBEREITUNG *Zur Behandlung leichter akuter Durchfallerkrankungen bei Erwachsenen und Schulkindern 2 TL Frauenmantelkraut je Tasse mit kochendem Wasser übergießen, 10–15 min ziehen lassen; 3–5-mal täglich 1 Tasse frisch bereitet noch lauwarm zwischen den Mahlzeiten trinken. (Bei länger als 2 Tage anhaltenden oder mit Blutbeimengungen oder Fieber einhergehenden Durchfällen ist ein Arzt zu befragen.) Bei Beschwerden in den Wechseljahren morgens und abends je 1 Tasse trinken. (Vorher die Beschwerden durch einen Arzt abklären lassen.)*

ANWENDUNG Die Pflanze ist in der Volksheilkunde als Mittel bei „Frauenleiden" bekannt. Man verwendet das Kraut innerlich wie äußerlich (in Form von Sitzbädern) bei schmerzhafter Periodenblutung, Ausfluss und Beschwerden in den Wechseljahren. Von den bisher nachgewiesenen Inhaltsstoffen könnte man für diese Indikationen keine Wirkung

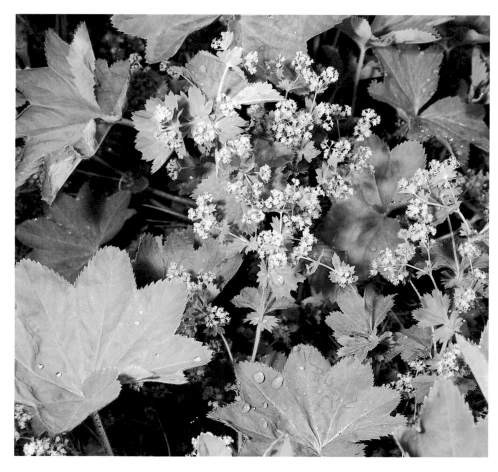

Gelbgrüner Frauenmantel

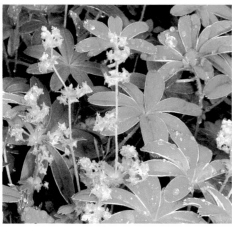

Alpen-Frauenmantel

erwarten, so dass manche Autoren zur Erklärung dieser Nutzung die Signaturenlehre heranziehen. (Die gefältelten Blätter erinnern an einen Frauenmantel.) Beschrieben werden in der Tat leichte krampflösende und adstringierende Eigenschaften. Auf Grund des Gerbstoffgehaltes ist die Anwendung bei Darmkatarrhen, als entzündungswidriges Gurgelwasser sowie als Wundheilmittel erklärbar. Die Schulmedizin erkennt leichte akute Durchfallerkrankungen bei Erwachsenen und Schulkindern als Indikation an. Homöopathische Zubereitungen gibt man bei chronischem Durchfall infolge von Lebererkrankungen und bei Weißfluss.

Der **Alpen-Frauenmantel** *Alchemilla alpina* L. wird in der Volksheilkunde der Alpenländer bevorzugt angewendet. Der Gerbstoffgehalt soll höher liegen, neuere Untersuchungen über die Inhaltsstoffe fehlen jedoch. Die Abschnitte der fingerförmig 5–7-teiligen, unterseits silbrig behaarten Blätter sind nicht verwachsen (Gebirge Europas, Skandinavien).

Aletris farinosa L.

Sterngras, Bittergras

Haemodoraceae (*Liliaceae* s. l.) Blutwurzelgewächse

0,3–1 m ⁴ V–VII

BOTANIK Blätter in grundständiger Rosette, gelbgrün, lanzettlich bis lineallanzettlich, 5–20 cm lang. Der hohe Schaft trägt eine schmale, ährenartige Traube aus weißlichen, röhrenförmigen,

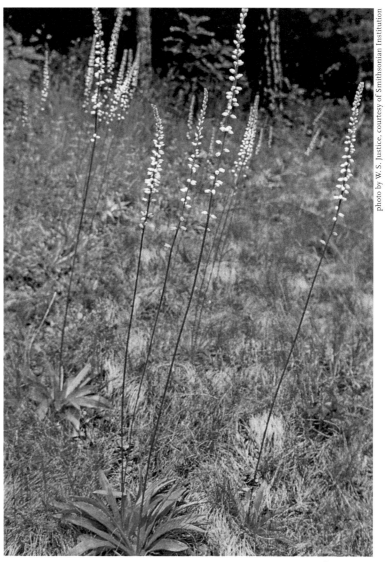

Sterngras

runzeligen, 6-zähligen, etwa 1 cm langen Blüten in den Achseln kleiner Tragblätter.

VORKOMMEN Wiesen, offene Wälder, östliches N-Amerika.

DROGEN Aletris farinosa (HAB), die frischen unterirdischen Teile.

WIRKSTOFFE Steroidsaponine mit Diosgenin als Aglykon, ätherisches Öl.

ANWENDUNG In Europa wird die Art nur in homöopathischen Zubereitungen genutzt. Zu den Anwendungsgebieten gehören Beschwerden bei Gebärmuttersenkung sowie Magen- und Verdauungsschwäche. In der nordamerikanischen Volksheilkunde war die so genannte „Sternwurzel" ebenfalls bei gynäkologischen Problemen und als Verdauungshilfe gebräuchlich. Über eine gewisse östrogene Wirkung wird noch diskutiert.

Alliaria petiolata (BIEB.) CAV. & GRANDE

Knoblauchsrauke

Brassicaceae / Kreuzblütler

0,2–1 m ☉ ♃ IV–VI

BOTANIK Junge Pflanzen beim Zerreiben mit Knoblauchgeruch. Blätter gestielt, untere ± nierenförmig und gekerbt, obere herzförmig-dreieckig, unregelmäßig buchtig gezähnt. 4 weiße, 5–7 mm lange Kronblätter. Vierkantige, aufrecht-abstehende Schoten.

VORKOMMEN Gebüsch- und Waldränder, Staudenfluren. Europa, NW-Afrika, W-Asien.

DROGEN Knoblauchsraukenkraut – Alliariae officinalis herba, das frische Kraut.

WIRKSTOFFE Glucosinolate (Senfölglykoside), vor allem Sinigrin und Glucotropaeolin, die Allylsenföl bzw. Benzylsenföl abspalten; geringe Mengen herzwirksamer Glykoside, reichlich Provitamin A und Vitamin C.

ANWENDUNG Schon auf Grund ihres Geruchs ist die Art in der Bevölkerung sehr bekannt. Ihre frischen jungen Blätter verwendet man als Gewürzkraut, den bitterscharfen Nachgeschmack muss man allerdings mögen. Insgesamt werden der Knoblauchsrauke gewisse verdauungsfördernde und schwache antibiotische Eigenschaften zugesprochen. In der Volksheilkunde wird sie bei Vitamin-C-Mangel, Erkrankungen der Atemwege, zur „Blutreinigung", bei rheumatischen Beschwerden, zu Umschlägen bei schlecht heilenden Wunden und als Mundwasser gegen Zahnfleischentzündungen genutzt. In die Schulmedizin hat sie bisher keinen Eingang gefunden: Die Inhaltsstoffe sind noch wenig untersucht und die Wirksamkeit ist nicht belegt.

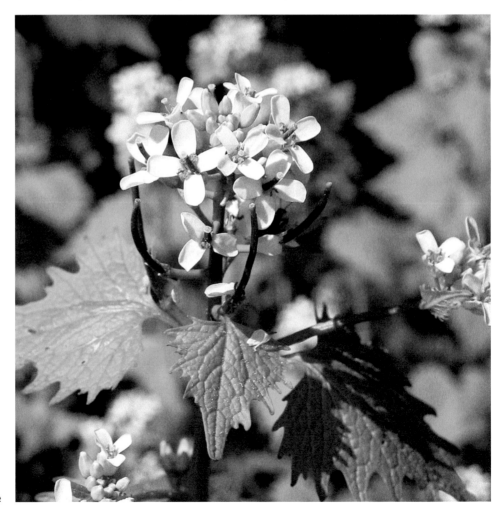

Knoblauchsrauke

Allium cepa L.

Küchen-Zwiebel

Alliaceae (*Liliaceae* s. l.) / Zwiebel-gewächse

0,6–1,2 m 4 VI–VIII

BOTANIK Röhrige Blätter und Stängel unterhalb der Mitte bauchig aufgeblasen. Blütenstand groß, kugelig, die Blüten-stiele bis 8-mal so lang wie die 6 grünlich weißen Hüllblätter.

VORKOMMEN Weltweit angebaut. Hei-mat W-Asien.

DROGEN Küchenzwiebel – Allii cepae bulbus. Allium cepa, Cepa (HAB), die fri-sche Zwiebelknolle.

WIRKSTOFFE Organische Schwefelverbin-dungen wie S-Alkylcysteinsulfoxide (Alliin, Propenylalliin, Cycloalliin u. a.); beim Zer-kleinern der Zwiebel entsteht durch das Enzym Alliinase Thiopropanal-S-Oxid, die zu Tränen reizende Verbindung, außerdem Thiosulfinate, Cepaene, Dialkyloligosul-fide; ferner Glutamylpeptide, Steroidsapo-nine, Flavonoide, Sterole, Polysaccharide.

ANWENDUNG Für die Küchen-Zwiebel konnten antibakterielle, den Blutdruck, die Blutfettwerte und den Blutzucker schwach senkende sowie blutverflüssi-gende und neuerdings antiasthmatische Eigenschaften nachgewiesen werden. Den antioxidativen Effekten der Schwefelver-bindungen soll dabei die Hauptwirkung zukommen. Zwiebel wird in der Volks-heilkunde wie Knoblauch als vorbeugen-des Mittel gegen altersbedingte Gefäß-krankheiten verwendet und auch zur Anregung von Appetit und Verdauung eingesetzt. Der Saft bzw. Sirup gilt als wirksames Hausmittel gegen Husten, das Aufträufeln auf die Haut nach Bienen- und Wespenstichen soll entzündliche Reaktionen unterdrücken. Ferner sind Zwiebelzubereitungen in Präparaten zur Narbenbehandlung enthalten. Homöopa-thische Verdünnungen gibt man z. B. bei Fließschnupfen, aber auch bei Entzün-dungen der Atemwege, Blähungen und Nervenschmerzen.

Schnittlauch *Allium schoenoprasum* L. hat appetitanregende, verdauungsfördernde

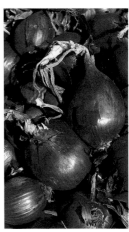

Die **Küchenzwiebel** besteht aus zahlreichen saftigen Niederblättern, die äußersten, papierarti-gen sind je nach Sorte gelblich, braun oder rötlich bis violett gefärbt.

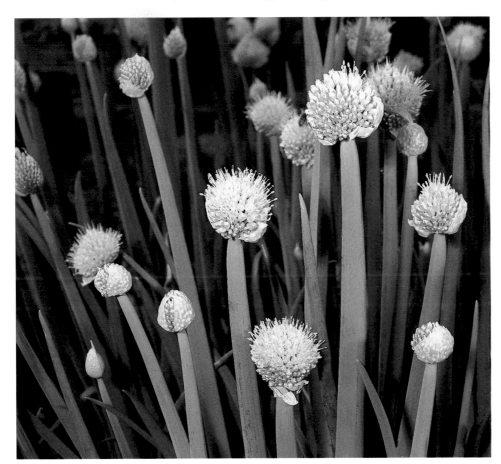

Küchen-Zwiebel

Schnittlauch

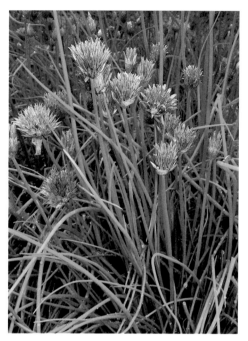

und harntreibende Eigenschaften. In der Schulmedizin wurde er nie verwendet, als Gewürzkraut wird er aber sehr geschätzt und mit anderen Kräutern zusammen gern zu Frühjahrskuren genutzt.

Allium sativum L. ssp. *sativum*

Knoblauch

Alliaceae (*Liliaceae* s. l.) / Zwiebelgewächse

0,2–0,7 m ⏀ VI–VIII

BOTANIK Stängel der Zwiebelpflanze bis zur Mitte mit flachen, gekielten, am Rand rauen Blättern besetzt. Die halbkugelige Scheindolde aus wenigen weißlichen bis rötlichen, etwa 3 mm langen Blüten und Brutzwiebeln. Hüllblatt lang geschnäbelt.
VORKOMMEN Besonders in S-Europa häufig kultiviert. Heimat Zentralasien.
DROGEN Knoblauchpulver – Allii sativi bulbi pulvis (PhEur), die getrocknete, pulverisierte Zwiebel. Allium sativum (HAB).
WIRKSTOFFE Organische Schwefelverbindungen wie S-Alkylcysteinsulfoxide (Alliin, Propenylalliin u. a.). Beim Zerkleinern entstehen durch das Enzym Alliinase so genannte Lauchöle, instabile Dialkylthiosulfinate wie Allicin, das wieder zu den unangenehm riechenden Dialkyloligosulfiden abgebaut wird. Diese machen sich nach Knoblauchgenuss auch im

menschlichen Organismus in der Ausatmungsluft sowie über die Haut bemerkbar. Weiterhin können aus dem Allicin Vinyldithiine oder Ajoene gebildet werden. Außerdem sind enthalten: Glutamylpeptide, Steroid- und Triterpensaponine, Lectine, Polysaccharide, Spurenelemente wie Selen.
ANWENDUNG Seit dem Altertum war Knoblauch Gewürz und Heilmittel mit darmdesinfizierender, wurmwidriger und verdauungsfördernder Wirkung, auch bei Atemwegserkrankungen spielte er durch seine antibakteriellen Eigenschaften eine gewisse Rolle. Neue wissenschaftliche Erkenntnisse setzen heute andere Schwerpunkte (mit einer Flut pharmazeutischer Präparate). Auf Grund der lipidsenkenden, blutverflüssigenden und auch kleine Blutgerinnsel auflösenden Wirkung wird Knoblauch zur Unterstützung diätetischer Maßnahmen bei erhöhten Blutfettwerten, zur Prophylaxe altersbedingter Gefäßveränderungen und zur Vorbeugung von Infarkten empfohlen. Auch ein leichter blutdrucksenkender Effekt wurde nachgewiesen, für den die Peptide verantwortlich sein sollen. Die Hauptwirkung wird den antioxidativen Eigenschaften der schwefelhaltigen Verbindungen zugeschrieben. Die Knoblauchausdünstungen über Schweiß und Atemluft bei ausreichend hoher Dosierung sind dabei unvermeidbar, magensaftresistente Zubereitungen können nur den Geruch bei und kurze Zeit nach der Einnahme verhindern. Es gibt aber auch die Meinung, dass die Saponine für die Wirkung maßgeblich sind. Man unterscheidet Präparate mit dem Trockenpulver aus der Knoblauchzwiebel wie im Arzneibuch aufgeführt (nur bei dieser Zubereitung bleibt die Alliinase wirksam und damit die Bildung von Lauchölen und Folgeprodukten erhalten), Knoblauch-Ölmazerate (mit fettem Öl ausgezogener, frisch zerkleinerter Knoblauch), verkapseltes ätherisches Knoblauchöl (hergestellt durch Auszug mit Wasser und anschließende Wasserdampfdestillation) und Knoblauchtrockenextrakte, bei denen zuerst die Alliinase inaktiviert wurde und die dadurch keine stechend riechenden Schwefelverbindungen enthalten, sondern vor allem die Polysaccharide und die Steroid- und Triterpensaponine. Auch in der Homöopathie wird Knoblauch ver-

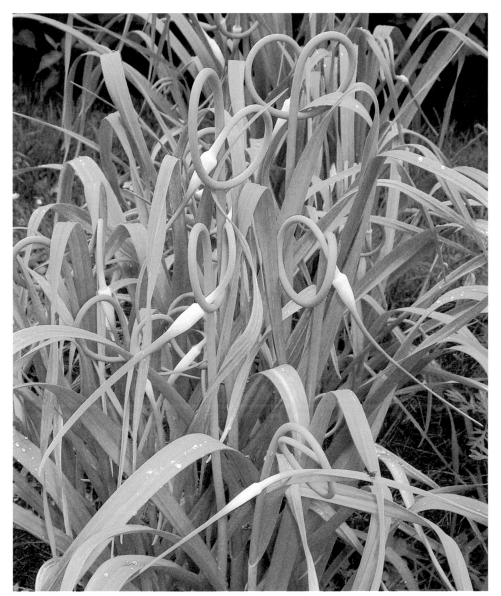

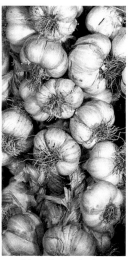

Knoblauchzwiebeln haben längliche Nebenzwiebeln (Zehen) mit weißen bis purpurn überlaufenen Häuten. Bei empfindlichen Personen können hohe Dosen von rohem Knoblauch zu Magenbeschwerden führen.

Knoblauch

wendet, z. B. bei Verdauungsstörungen, Entzündungen der unteren Luftwege und Muskelrheumatismus im Lendenbereich. **Bärlauch** *Allium ursinum* L. wird in der Volksheilkunde wie Knoblauch bei Verdauungsbeschwerden, gegen Bluthochdruck und vorbeugend gegen altersbedingte Gefäßveränderungen eingesetzt. Die Wirkstoffe sind die gleichen wie im Knoblauch, jedoch quantitativ anders zusammengesetzt. Frische Blätter werden in der Küche wie Schnittlauch verwendet (Verwechslungsgefahr mit Maiglöckchen oder Herbstzeitlose!). Die Homöopathie nutzt Bärlauch (nach HAB die ganze frische, zu Beginn der Blütezeit gesammelte Pflanze) bei Verdauungsschwäche.

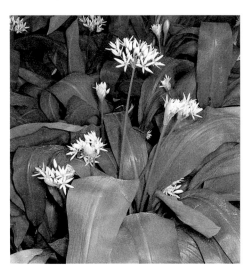

Bärlauch

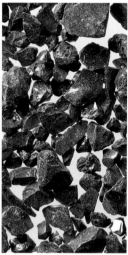

Der eingedickte Zellsaft aus den Blättern der **Kap-Aloe** hat einen charakteristischen Geruch und einen unangenehm bitteren Geschmack.

Kap-Aloe

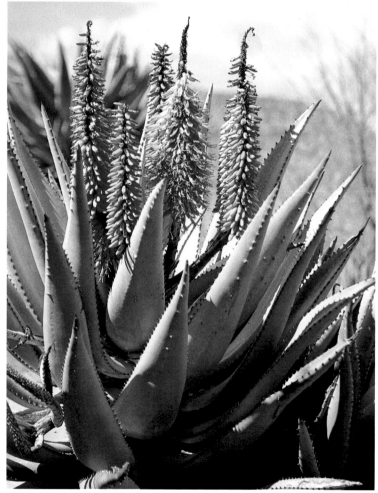

Aloe ferox MILL.

Kap-Aloe

Asphodelaceae (Liliaceae s. l.*)* / Affodillgewächse

2–5 m ♄ V–VIII ▽

BOTANIK Stammbildende Pflanze mit 0,5–1 m langen, kräftigen, fleischigen, graugrünen Blättern, an den Rändern und oft auch auf beiden Blattflächen mit rötlichen Dornen. Blütenstand bis 1 m hoch, 5–8 Äste mit zahlreichen 3,5 cm großen, orangeroten Blüten, die Staubblätter 2–2,5 cm herausragend.

VORKOMMEN Trockene Gebüsche, S-Afrika.

DROGEN Kap-Aloe (PhEur), der aus den Blättern gewonnene, zur Trockne eingedickte Zellsaft verschiedener Arten von Aloe, insbesondere von *Aloe ferox* und ihren Hybriden. Aloe (HAB), nur von *A. ferox*.

WIRKSTOFFE Anthranoide Aloin A und Aloin B (Glykoside des Aloe-Emodinanthrons, insgesamt 13–27 %), 5-Hydroxyaloin, Aloinoside, Bitterstoffglykoside, Aloeharz mit Methylchromonderivaten.

ANWENDUNG Aloe gehört zu den klassischen Abführmitteln wie Rhabarberwurzel oder Faulbaumrinde, deren Wirkung ebenfalls auf den Anthranoiden beruht. Diese bewirken (hier speziell das nach enzymatischer Spaltung der Aloine entstandene Aloe-Emodin) die Sekretion von Wasser und Elektrolyten in das Darmlumen und hemmen gleichzeitig die Resorption derselben aus dem Dickdarm. Über die Volumenzunahme des Darminhaltes wird die Darmperistaltik angeregt und damit die Darmpassage beschleunigt. Man empfiehlt den Gebrauch als Abführmittel nur bei gelegentlicher akuter Verstopfung, ohne ärztliche Zustimmung nicht länger als 1–2 Wochen. Von der Anwendung als „Blutreinigungsmittel" oder nur zur „Verdauungsförderung" wird abgeraten, da nach längerem Gebrauch mit Nebenwirkungen wie Elektrolytverlusten (Kaliummangel) zu rechnen ist. Harmlos ist dagegen die Rotfärbung des Harns. Schwedenkräutermischungen enthalten in der Regel Aloe und verführen damit zur regelmäßigen Einnahme eines Abführmittels! Schwangerschaft, Stillzeit, Nierenerkrankungen oder Darmverschluss sind Kontraindikationen für die Einnahme. Aloe hat auch in der Homöopathie Bedeutung, man verwendet die nach derselben Vorschrift wie in der PhEur hergestellte Droge (ausschließlich von Kap-Aloe) in entsprechender Zubereitung bei Magen-Darm-Störungen, Stuhlinkontinenz und Hämorrhoiden.

Aloe vera (L.) BURM. f. (*Aloe barbadensis* MILL.)

Curaçao-Aloe, Echte Aloe, Barbados-Aloe

Asphodelaceae (Liliaceae s. l.*)* / Affodillgewächse

0,5–1 m ⅔ I–XII

BOTANIK Die stammlose fleischige Pflanze mit Tochterrosetten hat bis 60 cm lange, blaugrüne, oft rötlich überlaufene, nur am Rand bedornte, auf beiden Flä-

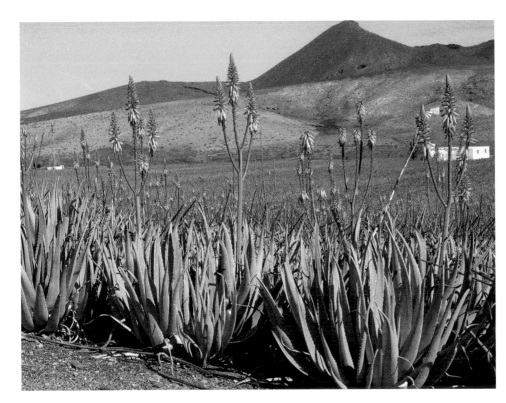

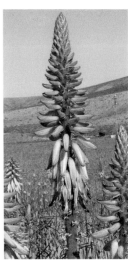

Die Blüten der **Curaçao-Aloe** *Aloe vera* öffnen sich nur wenig.

Curaçao-Aloe

chen glatte Blätter. Blütenstand bis 0,9 m, einfach oder mit 2–3 Seitenästen, die bis 3 cm großen Blüten gelb, Staubblätter 3–4 mm herausragend.

VORKOMMEN Heimat wohl Arabien, NO-Afrika, kultiviert z. B. in den Küstenregionen Venezuelas und Export über Curaçao; Plantagen in den subtropischen Regionen der USA und weltweit zur Gewinnung von Aloe-vera-Gel; gebietsweise eingebürgert.

DROGEN Curaçao-Aloe (PhEur), wie bei Kap-Aloe der eingedickte Zellsaft der Blätter. Außerdem Aloe-vera-Gel, der frische, stabilisierte Zellsaft der Blätter.

WIRKSTOFFE Anthranoide Aloin A und Aloin B (mit 25–40 % ist der Gehalt viel höher als in der Kap-Aloe), 7-Hydroxyaloin, Aloeharz, keine Bitterstoffglykoside und Aloinoside; Glykoproteine, Polysaccharide, u. a. Acemannane, denen gewisse immunstimulierende Eigenschaften zugesprochen werden.

ANWENDUNG Curaçao-Aloe wird als Abführmittel häufiger in W-Europa genutzt, während in Mitteleuropa Kap-Aloe bevorzugt wird. Insgesamt verbreitet und als Modedroge zu bezeichnen ist das Aloe-vera-Gel, das vor allem in hautpflegenden Präparaten mit Feuchtigkeit spendender, wundheilender, entzündungswid-

riger, keimtötender und schmerzstillender Wirkung angeboten wird. Auch der Blumenhandel verdient an diesem Geschäft, denn die „Erste-Hilfe-Pflanze", im Haus auf dem Fensterbrett gezogen, ist mit einem abgeschnittenen Blatt und dessen Saft bei kleinen Brand- und Schnittwunden, Sonnenbrand oder Insektenstichen immer frisch zur Hand. Trinkprodukte, die bei entsprechender Stabilisierung frei von abführend wirkenden Anthranoiden sein sollten, werden mit einer „allumfassenden Immunstärkung des ganzen Organismus" beworben und zur Anwendung bei verschiedensten Krankheiten vorgeschlagen. Sie sind als Nahrungsergänzungsmittel, nicht als Heilmittel im Handel. Die Wirksamkeit ist umstritten und durch wissenschaftliche Untersuchungen bisher nicht belegt.

Alpinia officinarum Hance

Echter Galgant

Zingiberaceae / Ingwergewächse

Bis 1,5 m ⁴ IV–IX

BOTANIK Staude mit langem, verzweigtem Wurzelstock, aus dem 2-zeilig beblätterte Scheinstängel entspringen, Blätter

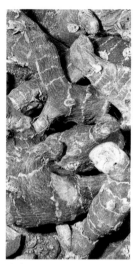

Galgant schmeckt würzig-
aromatisch, etwas scharf.
Als Gewürz verwendet man
ihn wie Ingwer.

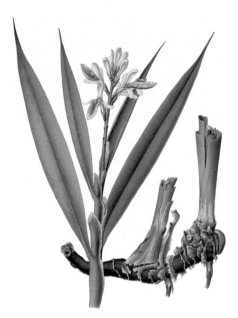

Echter Galgant

schmal lanzettlich, bis 2,5 cm breit und
30 cm lang. Endständige traubige Blütenstände mit weißen Blüten, die rot
gestreifte Lippe wird aus zwei sterilen
Staubblättern gebildet.

VORKOMMEN Heimat S-China, Anbau in
SO-Asien und weiter.

DROGE Galgant(wurzelstock) – Galangae
rhizoma (DAC, Helv), der getrocknete
Wurzelstock. Alpinia officinarum,
Galanga (HAB).

WIRKSTOFFE Ätherisches Öl mit bis zu
50 % Cineol, ferner Pinen, Myrcen, Sabinen, Eugenol, Chavicol; scharf schmeckende Diarylheptanoide (früher als Galan-
gol oder Alpinol bezeichnet) und Phenyl-
alkanone (Gingerole); Flavonoide, Stärke.

ANWENDUNG Nachgewiesen wurden
antibakterielle, krampflösende und entzündungshemmende Eigenschaften. Man
weiß, dass Letztere auf der Hemmung der
Prostaglandinbiosynthese durch die Diarylheptanoide und Phenylakanone beruhen, genutzt werden diese allerdings bisher kaum. Das ätherische Öl zusammen
mit den Scharfstoffen fördert die Anregung der Magen- und Gallensaftproduktion. Man verwendet die Droge bzw. die
Tinktur oder inzwischen häufiger Fertigarzneimittel folglich bei Verdauungsbeschwerden mit Blähungen und Völlegefühl sowie bei Appetitlosigkeit.
Auch Magenbitter und Schwedenkräutermischungen enthalten oft Galgant. In der

Homöopathie gehört Bronchitis zu den
Anwendungsgebieten.
In SO-Asien werden in der Volksheilkunde auch die Rhizome anderer Gal-
gant-Arten verwendet, z. B. vom **Großen
Galgant** *Alpinia galanga* (L.) WILLD. mit
bis 10 cm breiten Blättern. Außer bei
Magenbeschwerden und als Kräftigungsmittel werden sie bei Erkrankungen der
Atemwege, Rheuma und auch zur Steigerung des Geschlechtstriebes eingesetzt.
In der Arzneidroge dürfen sie nicht enthalten sein, da die Wirkstoffe nicht übereinstimmen.

Althaea officinalis L.

Echter Eibisch

Malvaceae / Malvengewächse

0,6–1,5 m ⅄ VII–IX ▽

BOTANIK Samtig-filzig behaarte Staude
mit kurzem Wurzelstock und fleischigen,

Echter Eibisch

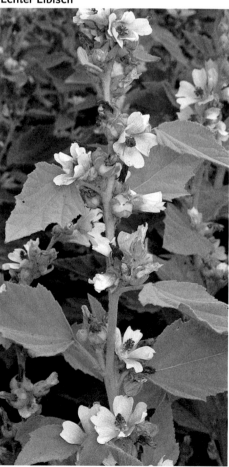

langen Wurzeln. Blätter 3–5-lappig, länger als breit und unregelmäßig gezähnt. Blüten 5-zählig, kurz gestielt in den Blattachseln, die rosa Kronblätter 15–25 mm lang, 6–9 am Grund verwachsene Außenkelchblätter.

VORKOMMEN Feuchte, besonders salzhaltige Standorte. Asien, O-Europa bis zur deutschen Ostseeküste, sonst aus Kulturen verwildert.

DROGEN Eibischwurzel – Althaeae radix (PhEur), die getrockneten geschälten oder ungeschälten Wurzeln. Althaea officinalis, Althaea (hom). Eibischblätter – Althaeae folium (PhEur), die getrockneten Laubblätter.

WIRKSTOFFE Schleimstoffe (in den Wurzeln bis zu 20 %), besonders mit Galacturonorhamnanen und Arabinogalactanen; Pektine, in den Wurzeln auch Stärke.

ANWENDUNG Neben den einhüllenden, reizlindernden Eigenschaften des Schleimes konnte im Tierversuch auch eine gewisse entzündungshemmende und immunstimulierende Wirkung nachgewiesen werden. Man verwendet Zubereitungen aus Eibischwurzeln und -blättern zum Gurgeln bei entzündlichen Erkrankungen im Mund- und Rachenraum, zum Einnehmen auch zur Milderung des Hustenreizes bei Katarrhen der Atemwege. Traditionell ist die Anwendung in Form von Eibischsirup (aus den Wurzeln bereitet) besonders für Kinder. Bei leichten Schleimhautentzündungen im Magen-Darm-Bereich können die Drogen ebenfalls eingesetzt werden. Die Volksmedizin nutzt die Blätter darüber hinaus zu erweichenden Umschlägen und Bädern bei Entzündungen der Haut, frisch zerquetschte Blätter werden auf Insektenstiche gelegt. Homöopathische Zubereitungen werden nur selten gegeben.

TEEBEREITUNG *1 knappen TL Eibischwurzel je Tasse mit kaltem Wasser übergießen, unter gelegentlichem Umrühren 1¹/₂ Stunden stehen lassen, kurz zum Sieden erhitzen, dann abseihen. Mehrmals täglich und abends vor dem Schlafengehen 1 Tasse jeweils frisch bereitet schluckweise trinken oder zum Spülen bzw. Gurgeln verwenden. Von den Blättern 1 TL nehmen, mit heißem Wasser übergießen und 10 min ziehen lassen, oder kalt ansetzen wie bei den Wurzeln.*

Ammi majus L.

Großer Ammei, Große Knorpelmöhre

Apiaceae / Doldenblütler

0,3–1 m ⊙ VI–IX

BOTANIK Pflanze kahl, untere Blätter oft einfach, obere 2–3fach gefiedert mit lanzettlichen bis linealischen, knorpelig gezähnten Abschnitten. Dolden aus 15–30(–60), auch zur Fruchtzeit abstehenden Strahlen. 3–5-teilige Hüllblätter und hautrandige, unten verbreiterte Hüllchenblätter.

VORKOMMEN Kulturland, Brachland, Wegränder. Mittelmeergebiet, SW-Asien, in Mitteleuropa und weiter gelegentlich eingebürgert.

DROGEN Große Ammeifrüchte – Ammi majoris fructus.

WIRKSTOFFE Furanocumarine wie Methoxsalen (Xanthotoxin, Ammoidin, 8-Methoxypsoralen) u. a.

ANWENDUNG Man verwendet nicht die Droge, sondern das daraus gewonnene Methoxsalen, das starke photosensibilisierende Eigenschaften aufweist. Die Substanz wird innerlich wie äußerlich, häufig mit nachfolgender UV-A-Bestrahlung, zur Photochemotherapie (PUVA-Therapie) von Pigmentstörungen, Schuppenflechte u. a. Hauterkrankungen (nur unter ärztlicher Aufsicht, keinesfalls zu kosmetischen Zwecken wie zur Hautbräunung) eingesetzt.

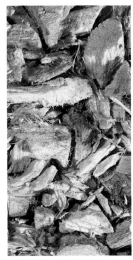

Eibischwurzel schmeckt schleimig-süßlich. Droge und Zubereitungen schimmeln leicht.

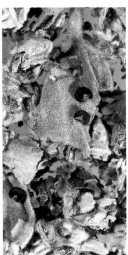

Zubereitungen aus **Eibischblättern** oder -wurzeln sollten nicht gleichzeitig mit anderen Arzneimitteln eingenommen werden, da deren Resorption verzögert werden könnte.

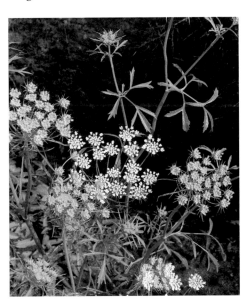

Großer Ammei

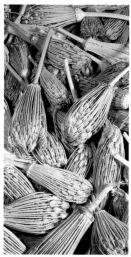

Bischofskrautfrüchte
werden auch Zahnstocher-Ammeifrüchte genannt.
Die Doldenstrahlen schmecken angenehm würzig, so dass sie in N-Afrika gerne als Zahnstocher benützt werden.

Ammi visnaga (L.) LAM.

Echter Ammei, Echte Knorpelmöhre

Apiaceae / Doldenblütler

0,2–1 m ☉ IV–VIII

BOTANIK Pflanze kahl, Blätter 3fach gefiedert, alle mit schmal linealen Zipfeln. Dolden aus 30–50(–150!) Strahlen, die sich zur Fruchtzeit nestförmig zusammenziehen, verdicken und verhärten. Zahlreiche fiederschnittige, zuletzt zurückgeschlagene Hüllblätter und borstliche Hüllchenblätter. Früchte eiförmig, kahl, Teilfrüchte mit je 5 helleren Rippen.

VORKOMMEN Feuchte Unkrautfluren, Weiden. Südl. Mittelmeergebiet, SW-Asien, weiter angebaut und bisweilen verwildert.

DROGEN Ammi-visnaga-Früchte, Bischofskrautfrüchte – Ammeos visnagae fructus (DAC), die getrockneten reifen Früchte. Ammi visnaga (HAB).

WIRKSTOFFE Furanochromone wie Khellin und Visnagin; Pyranocumarine wie Visnadin und Samidin; Furanocumarine in Spuren; Flavonoide, ätherisches Öl.

ANWENDUNG Ammi-visnaga-Früchte haben allgemein harntreibende Eigenschaften, die hauptsächlich in der Volksmedizin genutzt wurden. Die Schulmedizin setzte dagegen auf ihre krampflösende Wirkung auf die Bronchialmuskulatur, die Muskulatur des Magen-Darm-Traktes, der Gallenwege und ableitenden Harnwege sowie der Koronargefäße. Verantwortlich hierfür sind Khellin und Visnadin, wobei Letzteres besonders die Durchblutung der Herzkranzgefäße verbessert. Heute erfolgt die Anwendung der einst-

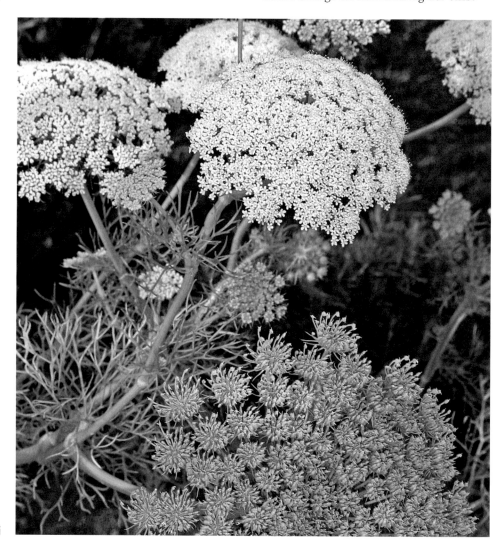

Echter Ammei

mals bedeutenden Droge und auch der Reinsubstanzen nur noch vereinzelt in Form von Fertigpräparaten, die auf Khellin standardisiert sind. Als Indikationen werden leichtere Formen obstruktiver Atemwegserkrankungen und leichte pektanginöse Beschwerden angegeben. Die homöopathische Urtinktur wird ähnlich eingesetzt. Inzwischen bewertet man das Nutzen-Risiko-Verhältnis auf Grund der nicht ausreichend belegten Wirksamkeit und des Nebenwirkungspotentials als negativ: Nach längerer Anwendung und höheren Dosen kommt es zu Übelkeit, Schwindel und Kopfschmerzen, in Einzelfällen zu erhöhten Leberwerten.

Khellin war Modellsubstanz für die Entwicklung der antiallergisch wirkenden Cromoglicinsäure, die bei Heuschnupfen und Asthma noch häufig genutzt wird.

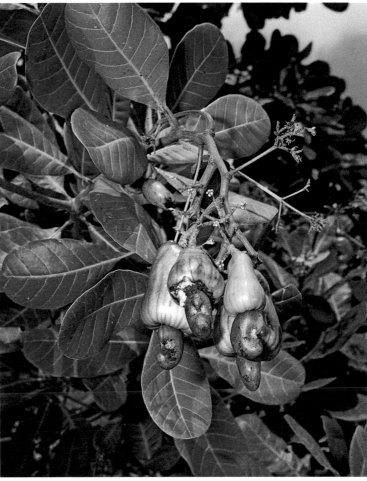

Cashewnussbaum

Anacardium occidentale L.

Cashewnussbaum, Westindischer Tintenbaum

Anacardiaceae / Sumachgewächse

6–12 m ♄ I–XII ☠

BOTANIK Immergrüner Baum oder Strauch mit wechselständigen, verkehrteiförmigen, an der Spitze abgerundeten, ganzrandigen Blättern. Kleine, 5-zählige, sich von weißlich nach rosa verändernde Blüten in zunächst aufrechten, zur Fruchtreife überhängenden Rispen. Früchte 2-teilig, ein Abschnitt fleischig, zuletzt rot und bis 10 cm anwachsend, aus dem Fruchtstiel hervorgehend, Endabschnitt kleiner, nierenförmig gekrümmt, reif hartschalig, braun und den Samen umschließend.
VORKOMMEN Ursprünglich Mittel- und nördl. S-Amerika, heute in allen tropischen Ländern kultiviert und teilweise eingebürgert.
DROGEN Anacardium occidentale, Westindische Elefantenlaus (hom), die getrockneten, reifen, vom Fruchtstiel gelösten Steinfrüchte. Kaschuschalenöl, das durch Wasserdampfdestillation aus den frischen Fruchtschalen gewonnene Öl.

WIRKSTOFFE In der Fruchtschale die Alkylphenole Cardol und Anacardsäure; in den Samen fettes Öl, vor allem mit Öl- und Linolsäure.
ANWENDUNG Die Anwendung von Kaschuschalenöl mit ätzenden, hautreizenden Inhaltsstoffen zur Behandlung von Warzen und Hühneraugen ist heute veraltet. Die ganzen getrockneten Früchte werden noch gelegentlich in der Homöopathie genutzt. Zu den Anwendungsgebieten gehört juckender Bläschenausschlag. Die fleischigen Fruchtstiele mit erfrischendem, etwas zusammenziehendem Geschmack sind als Obst roh essbar (Kaschuäpfel). Man verarbeitet sie zu Marmeladen und Fruchtsäften. Das Samenöl kann nach dem Erhitzen als Speiseöl verwendet werden.
Das heute noch viel gebrauchte Homöopathikum Anacardium stammt von den reifen, getrockneten Früchten (Ostindische Elefantenlaus) des **Ostindischen Tintenbaum** *Semecarpus anacardium* L. f.

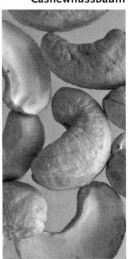

Bevor man die Samen, die **Cashewnüsse**, (Kaschunüsse) essen kann, muss die Fruchtschale restlos entfernt werden, da die darin enthaltenen Alkylphenole giftig sind und starke Kontaktallergene darstellen.

(*Anacardium orientale* L.). Zu den Anwendungsgebieten gehören neben juckenden, brennenden Hautausschlägen auch Magenbeschwerden, geistige Erschöpfung und Gedächtnisstörungen. Der scharfe, ätzende Balsam der Fruchtschale, Cardolum pruriens, wurde früher außer als Warzen- und Hühneraugenmittel auch zur Herstellung von Tinte und Stempelfarben genutzt.

Anagallis arvensis L.

Acker-Gauchheil

Primulaceae / Primelgewächse

0,05–0,3 m ☉ V–X ☠

BOTANIK Niederliegende Pflanze mit vierkantigen Stängeln und gegenständigen, eiförmig-lanzettlichen Blättern. Blütenstiele deutlich länger als das zugehörige Blatt, Krone ziegelrot, selten blau (so häufiger in S-Europa), mit 5 radförmig ausgebreiteten Zipfeln. Kugelige Kapseln an zurückgebogenen Fruchtstielen.

VORKOMMEN Äcker, Brachflächen. Heute fast weltweit verbreitet.

DROGEN Anagallis arvensis (HAB), die frischen oberirdischen Teile blühender Pflanzen mit anhängenden Wurzelteilen.

WIRKSTOFFE Triterpensaponine, in geringer Menge Cucurbitacine, Flavonoide, Gerbstoffe.

ANWENDUNG Acker-Gauchheil wird heute ausschließlich in homöopathischer Zubereitung genutzt. Zu den Anwendungsgebieten gehören u. a. Hautausschläge, Warzen, Rheumatismus und Harnröhrenentzündungen, Verstim-

mungs- und Erschöpfungszustände. In der Volksheilkunde kannte man den Gebrauch der Pflanze bei Leberleiden, Gelenkschmerzen und Hauterkrankungen. Bei Haustieren wurden Vergiftungen beobachtet, die auch beim Menschen nach größeren Gaben oder Dauergebrauch denkbar sind.

Anamirta cocculus (L.) WIGHT & ARN. (*A. paniculata* COLEBR.)

Scheinmyrte, Kokkelskörnerstrauch

Menispermaceae / Mondsamengewächse

20 m ♄ ☠

BOTANIK Holzige Kletterpflanze mit bis 30 cm großen, rundlichen bis schwach herzförmigen Blättern. Blüten klein, grünlich, männliche und weibliche auf verschiedenen Pflanzen, 6-zählig, in zusammengesetzten traubigen Rispen. Bis 1 cm große, fast kugelige, einsamige Steinfrüchte, frisch rot, getrocknet grau- bis schwarzbraun, runzelig.

VORKOMMEN Regenwälder SO-Asiens.

DROGEN Kokkelskörner, Fischkörner – Cocculi fructus, die reifen, getrockneten Früchte. Anamirta cocculus, Cocculus (HAB).

Scheinmyrte

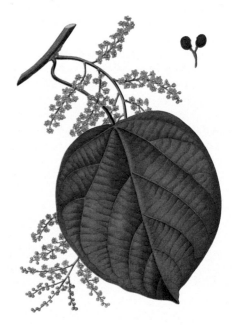

Acker-Gauchheil

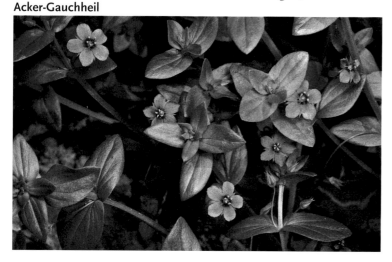

WIRKSTOFFE Pikrotoxin besteht aus den Sesquiterpenen Pikrotin (ungiftig) und dem eigentlichen Wirkstoff Pikrotoxinin (giftig).

ANWENDUNG Die stark giftigen Kokkelskörner (2–3 sollen für den Menschen tödlich sein!) verwendete man vor allem in den Herkunftsländern in Salben gegen Hautparasiten und zum Fischfang. Letzteres ist heute aber verboten. Homöopathische Zubereitungen sind durchaus gebräuchlich: Vor allem Schwindel verschiedener Ursache, Reisekrankheit, Krämpfe und Lähmungen gehören zu den Anwendungsgebieten. Das Pikrotoxinin verordnet man heute in der Schulmedizin als Reinsubstanz wie in der Homöopathie in niedrigen Dosen bei peripheren Schwindelformen einschließlich des Menièrschen Symptomenkomplexes. Bei Vergiftungen durch Barbiturate hatte es früher auch Bedeutung als Atemanaleptikum. In höheren Dosen ist es ein starkes Krampfgift.

Ananas comosus (L.) MERR.

Ananas

Bromeliaceae / Ananasgewächse

0,5–1,5 m 4 I–XII

BOTANIK Auf kurzem, kräftigem Stängel trichterförmig gedrängt stehende, starre, am Rand oft gezähnte, in einem stechenden Dorn endende Blätter. In deren Mitte ein länglicher Kopf aus 100–200 unscheinbaren 3-zähligen Blüten, jede in der Achsel eines Deckblattes. Der sich daraus entwickelnde saftige Fruchtstand wird von einem Blattschopf gekrönt.

VORKOMMEN Heimat von Wildformen wohl im tropischen S-Amerika, heute in vielen Sorten weltweit in Tropen und Subtropen angebaut.

DROGEN Das aus dem Presssaft der Fruchtstümpfe und Fruchtabfälle gewonnene Enzymgemisch Bromelain (Bromelin).

ANWENDUNG Bromelain(e) ist ein Gemisch eiweißabbauender Enzyme. Es wird ausschließlich in Fertigarzneimitteln (häufig in Kombination mit weiteren Verdauungsenzymen) bei verminderter Enzymproduktion der Bauchspeicheldrüse zur Unterstützung der Verdauung verwendet. Auch bei Schwellungszustän-

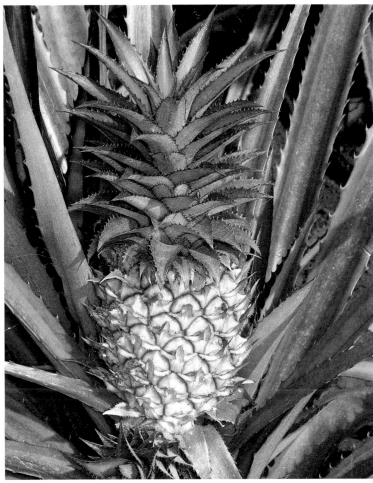

Ananas

den und Ödemen nach Operationen und Verletzungen wird die Substanz genutzt. Nachgewiesen wurden blutgerinnungshemmende, im Tierversuch auch entzündungshemmende und Ödemen entgegenwirkende Eigenschaften. Der Einsatz bei bösartigen Tumoren bleibt umstritten. Harmloser, wenn auch nicht unbedingt erfolgversprechend, ist das Angebot von Ananaspräparaten zur Gewichtsreduzierung. Wie Papain (aus *Carica papaya*) und Ficin (aus *Ficus carica*) wird Bromelain zum Zartmachen von Fleisch und Klären von Bier verwendet.

Anethum graveolens L.

Dill, Gurkenkraut

Apiaceae / Doldenblütler

0,4–1,2 m ⊙ VII–VIII

BOTANIK Pflanze dem Fenchel ähnlich, aber mit charakteristischem Dillgeruch

Dill

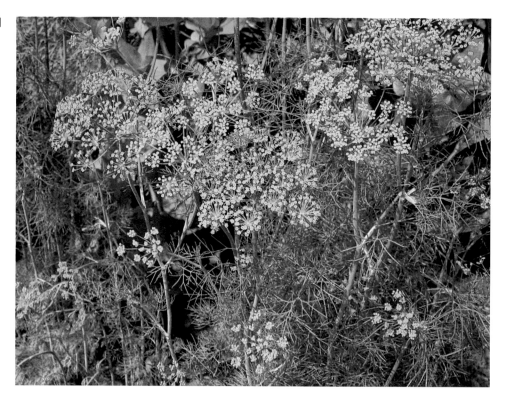

und feineren, 3–4fach gefiederten Blättern mit fädlich-linealen Abschnitten. Blütendolde gewölbt, aus 30–50 Döldchen, ohne Hülle und Hüllchen.

VORKOMMEN Seit alters kultiviert, gelegentlich verwildert. Heimat SW-Asien.

DROGEN Dillfrüchte(-samen) – Anethi fructus, die getrockneten reifen Früchte. Anethum graveolens (HAB), die ganze frische, blühende Pflanze.

WIRKSTOFFE Ätherisches Öl mit Carvon als Hauptbestandteil, Limonen, Dillapiol; den typischen Geruch geben Phellandren und Dillether; Cumarine, Kaffeesäurederivate.

ANWENDUNG Dillfrüchte haben mäßig verdauungsanregende, blähungstreibende und krampflösende Eigenschaften. Sie werden heute noch überwiegend in der Volksmedizin wie Kümmel, allerdings mit schwächerer Wirkung, bei Verdauungsstörungen mit Völlegefühl und Blähungen sowie leichten krampfartigen Beschwerden im Magen-Darm-Bereich verwendet. Auch zur Anregung der Milchsekretion stillender Frauen wird die Droge noch genutzt. In der Homöopathie kommt die ganze Pflanze bei Bluthochdruck zur Anwendung. Als Gewürz (für Gurken, Fisch, Käse) nimmt man neben den getrockneten Früchten das frische

Kraut mit den noch unreifen Früchten oder nur die Fiederblättchen (Dillspitzen).

Angelica archangelica L.

Echte Engelwurz
Apiaceae / Doldenblütler

1–3 m ♃ VII–VIII

BOTANIK Kräftige, aromatische Staude. Grundblätter 2–3fach gefiedert mit eiförmig-lanzettlichen, gesägten, unterseits kahlen Abschnitten, ihr Stiel rund und hohl. Gelbliche bis grünliche Blüten in Dolden mit 20–40 nur an der Spitze behaarten Strahlen, ohne Hülle, aber mit zahlreichen borstlichen Hüllchenblättern. Früchte flach, breit elliptisch, mit breiter, häutiger Randrippe, 5–8 mm lang.

VORKOMMEN Flussufer, Gräben. N- und O-Europa bis W-Asien, in Mitteleuropa auch verwildert und sich an einigen Flüssen ausbreitend.

DROGEN Angelikawurzel – Angelicae radix (PhEur), die getrockneten unterirdischen Teile (Wurzeln und Wurzelstöcke mindestens 2-jähriger Pflanzen). Angelica archangelica, ethanol. Decoctum (HAB).

WIRKSTOFFE Ätherisches Öl mit Phellandren, Pinen u. a. Monoterpenen, bitter

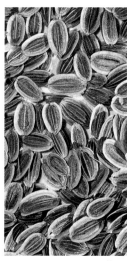

Die 3–5 mm langen **Dillfrüchte** sind bräunlich, breit oval und abgeflacht, die seitlichen Rippen flügelartig verbreitert. Gewöhnlich zerfallen sie in die Teilfrüchte.

schmeckenden Sesquiterpenen, den Geruch bestimmenden macrocyclischen Lactonen; über 20 Furanocumarine wie Bergapten, Xanthotoxin und Angelicin; Kaffeesäurederivate.

ANWENDUNG Die Droge gehört wie Kalmus zu den aromatischen Bittermitteln mit gleichzeitigem Vorkommen von ätherischem Öl und Bitterstoffen. Diese regen die Sekretion der Verdauungsdrüsen an und haben darüber hinaus krampflösende sowie darmdesinfizierende Eigenschaften. Angewendet wird Angelikawurzel bei Appetitlosigkeit und leichten krampfartigen Magen- und Darmbeschwerden mit Völlegefühl und Blähungen. Auch in der Volksheilkunde wird die Engelwurz geschätzt, hier nutzt man sie neben den anerkannten Indikationen auch bei Husten, Menstruationsstörungen und als harntreibendes Mittel. Außer in zahlreichen Fertigpräparaten sind Auszüge in Kräuterlikören und Bitterschnäpsen sowie in Schnupftabaken und Zahnpasten enthalten. Das ätherische Öl ist in größeren Dosen giftig (z. B. bei missbräuchlicher Verwendung zu Abtreibungszwecken), so dass von der innerlichen Anwendung abgeraten wird. Gebräuchlich ist es aber in hautreizenden, schmerzstillenden Einreibungen und

Echte Engelwurz

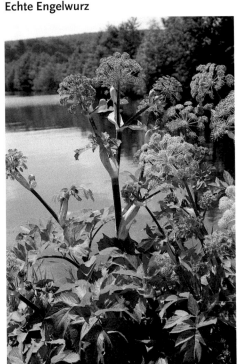

TEEBEREITUNG *1 TL Angelikawurzel je Tasse mit kochendem Wasser übergießen, 10 min ziehen lassen, oder mit kaltem Wasser ansetzen und kurz aufkochen. Mehrmals täglich 1 Tasse ungesüßt und mäßig warm ½ Stunde vor den Mahlzeiten trinken. (Da die in der Droge enthaltenen Furanocumarine photosensibilisierende Eigenschaften haben und in Zusammenhang mit UV-Bestrahlung Hautentzündungen auslösen können, sollten für die Dauer der Anwendung längere Sonnenbäder oder intensive UV-Bestrahlungen gemieden werden. Keine Anwendung bei vorhandenen Magen- oder Darmgeschwüren.)*

auch Badezusätzen. Homöopathische Anwendungsgebiete sind Verdauungsstörungen, Katarrhe der Luftwege und Nervenleiden.

Die **Wilde Engelwurz** *Angelica sylvestris* L. ist heute als Heilpflanze ohne Bedeutung.

Antennaria dioica (L.) GAERTN.
(*Gnaphalium dioicum* L.)

Gewöhnliches Katzenpfötchen

Asteraceae / Korbblütler

0,05–0,3 m ⁴ V–VII ▽

BOTANIK Zweihäusige Pflanze, an oberirdischen Ausläufern Rosetten aus spatelförmigen Blättern bildend. Köpfchen 2–8(–12) mm breit, in dichten Doldentrauben, Hüllblätter der weiblichen Blüten meist mit rosa, die der männlichen mit weißem Anhängsel.

VORKOMMEN Magerrasen, Kiefernwälder. Europa, im Süden nur in den Gebirgen, Asien.

DROGEN Weiße oder Rosa Katzenpfötchenblüten – Antennariae dioicae flos, Gnaphalii dioici flos, Pedis Cati flos, die getrockneten Blütenstände.

WIRKSTOFFE Flavonoide, Bitterstoffe, Gerbstoffe, Schleimstoffe, ätherisches Öl in Spuren. Bisher wenig untersucht.

ANWENDUNG Der Droge wird eine gewisse anregende Wirkung auf die Gallenabsonderung nachgesagt, ihre Nutzung in der Volksheilkunde bei Gallenbeschwerden, auch bei Durchfallerkrankungen und Infekten der Atemwege wurde heute aber weitgehend aufgegeben. Die

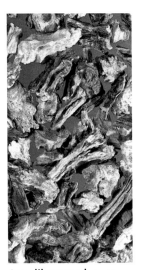

Angelikawurzel riecht charakteristisch, der aromatisch-würzige, später bittere und scharfe Geschmack regt die Sekretion der Verdauungsdrüsen an.

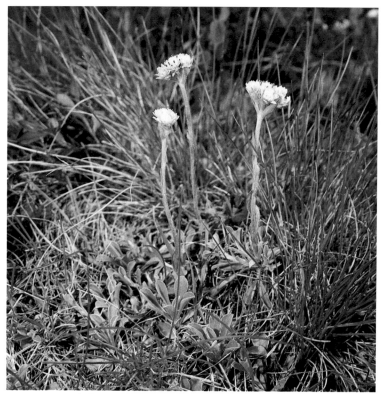

Links: **Gewöhnliches Katzenpfötchen**
Rechts: **Gewöhnliches Ruchgras**

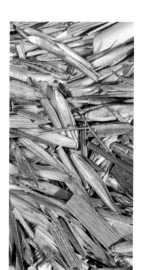

Die Zusammensetzung der **Heublumen** ist naturgemäß je nach Herkunft unterschiedlich. Häufiger und wertvoller Bestandteil ist das Gewöhnliche Ruchgras mit Cumarinduft.

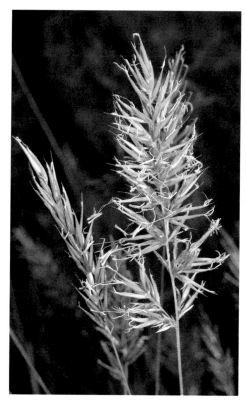

Wirksamkeit bei den angegebenen Indikationen ist nicht belegt. Keine Bedenken bestehen bei der Verwendung der Blütenköpfchen als Schmuckdroge in Teemischungen. Gelbe Katzenpfötchenblüten stammen von der Sand-Strohblume *Helichrysum arenarium*.

Anthoxanthum odoratum L.

Gewöhnliches Ruchgras

Poaceae / Süßgräser

0,3–0,5 m ⁴ V–VIII

BOTANIK Halme unverzweigt, Blätter mit kurzer, am Grund bewimperter, matt grüner Spreite. Ährchen aus jeweils nur 1 fertilen und 2 auf die Deckspelzen reduzierten, sterilen Blüten, in ährenartiger Rispe.
VORKOMMEN Wiesen, lichte Wälder. Europa, Asien, NW-Afrika, weiter verschleppt.
DROGEN Heublumen – Graminis flos, Blütenstände, Früchte, Blatt- und Stängelteile verschiedener Gräser und anderer Wiesenpflanzen, gewonnen durch mehrfaches Absieben der gröberen Teile und anschließend von Staub und Erde. Antho-

xanthum odoratum (hom), die frische blühende, ganze Pflanze.
WIRKSTOFFE Kein besonderer Wirkstoff bekannt, enthalten sind u. a. ätherische Öle, Gerbstoffe, Flavonoide, Iridoide, Kieselsäure, Cumarinderivate wie Melilotosid, das beim Welken Cumarin freisetzt.
ANWENDUNG Heublumen werden in der Volksheilkunde in Form von Bädern oder Packungen (Heublumensäckchen) zur lokalen Wärmebehandlung verwendet. Sie

ZUBEREITUNG *Für ein Bad 500 g Heublumen mit 3–4 l Wasser übergießen und zum Sieden erhitzen, 15 min ziehen lassen, die Flüssigkeit dem Badewasser zugeben. Badedauer 10 min bei 37°C.*
Für die Anwendung als Heublumensack ein der schmerzenden Stelle entsprechend großes Säckchen 5–8 cm dick mit Heublumen füllen. In einem Topf mit kochendem Wasser übergießen und 15 min ziehen lassen. Danach gut abpressen, in ein Tuch wickeln und mit einem weiteren Tuch auf der zu behandelnden Stelle fixieren. Bis 40 min lang bei 42°C anwenden. (Nicht bei offenen Verletzungen, akuten rheumatischen Schüben, akuten Entzündungen.)

wirken in dieser Form durchblutungsfördernd, schmerzlindernd und krampflösend über die Haut auf innere Organe und werden vor allem bei rheumatischen Beschwerden, Bandscheibenschäden und zur Entkrampfung verspannter Muskulatur eingesetzt. Die Homöopathie verwendet Zubereitungen aus dem Ruchgras bei Heuschnupfen. Längerer Aufenthalt im Heu kann auf Grund des Cumaringehaltes zu Benommenheit und Kopfschmerzen führen.

Anthyllis vulneraria L.

Wundklee

Fabaceae / Schmetterlingsblütler

0,1–0,4 m ⊙ V–IX

BOTANIK Pflanze seidig behaart. Grundblätter rosettig, häufig einfach oder wenig gefiedert, mit großem Endblatt, die stängelständigen mit bis zu 7 Fiederpaaren. Blütenköpfchen umgeben von handför-

Wundklee

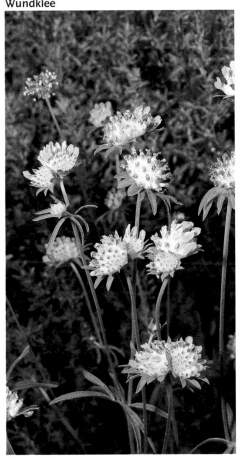

mig gelappten Hochblättern, Blüten gelb bis weißlich oder (im Mittelmeergebiet) rot. Kelche zottig behaart, zur Fruchtzeit aufgeblasen.

VORKOMMEN Trockenrasen, lichte Wälder, Wegränder. Fast ganz Europa, Vorderasien, N-Afrika.

DROGEN Wundkleekraut(-blüten) – Anthyllidis vulnerariae herba (flos), das getrocknete Kraut (Blüten).

WIRKSTOFFE Saponine, Gerbstoffe, Flavonoide. Insgesamt wenig untersucht.

ANWENDUNG Wundklee ist allgemein als Heilpflanze bekannt, die aktuelle Nutzung ist aber eher als unbedeutend zu bezeichnen. Der Name weist auf die frühere Verwendung bei Wunden: Man nahm das frische, zerquetschte Kraut oder Teeaufgüsse zu Waschungen bei Hautleiden, offenen Beinen, Frostschäden oder Geschwüren und zum Gurgeln bei Entzündungen im Mund- und Rachenraum. Die enthaltenen Gerbstoffe könnten hierfür eine Erklärung geben, die Wirksamkeit ist bisher aber nicht ausreichend belegt. Die Schulmedizin macht keinen Gebrauch von der Droge.

Apium graveolens L.

Echter Sellerie, Eppich

Apiaceae / Doldenblütler

0,3–1 m ⊙ IV–X

BOTANIK Charakteristisch würzig riechende Kulturpflanze mit rundlich-rübenförmig verdickter Wurzel (Knollen-Sellerie, ssp. *dulce* (MILL.) LEMKE & ROTHM. var. *rapaceum* (MILL.) GAUD.). Die dunkelgrünen, glänzenden Blätter 1–2fach gefiedert mit rhombischen, oft dreiteiligen Abschnitten. Dolden mit weißlichen Blüten, die unteren fast sitzend und scheinbar blattgegenständig, die oberen lang gestielt, ohne Hülle und Hüllchen. Früchte kugelig, unter 2 mm groß, graugrün bis bräunlich, Teilfrüchte mit je 3 schmalen, helleren hervortretenden Rippen.

VORKOMMEN Die Wildform (ssp. *graveolens*) ist eine eurasiatische Küstenpflanze. Seit alters in verschiedenen Formen kultiviert und an salzhaltigen Stellen verwildert.

DROGEN Selleriefrüchte – Apii fructus (semen). Auch die Wurzel und das Kraut

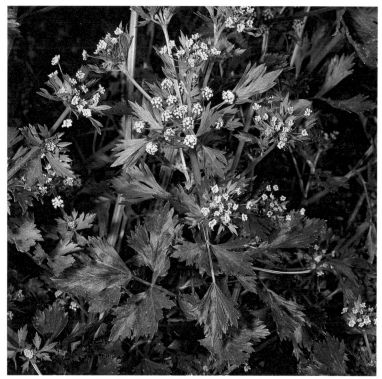

Echter Sellerie

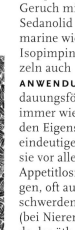

Selleriefrüchte sind winzig und oft in ihre Teilfrüchte zerfallen. Sie schmecken etwas bitter und unverwechselbar würzig.

werden verwendet. Apium graveolens (hom), die getrockneten reifen Früchte.

WIRKSTOFFE Besonders reichlich in den Früchten ätherisches Öl mit den Hauptkomponenten Limonen und Selinen; den Geruch mitbestimmende Phthalide wie Sedanolid und Butylphthalid; Furanocumarine wie Bergapten, Isoimperatorin, Isopimpinellin; Flavonoide; in den Wurzeln auch Polyine wie Falcarinol.

ANWENDUNG Selleriefrüchte haben verdauungsfördernde Wirkung, für die immer wieder angeführten harntreibenden Eigenschaften gibt es bisher keine eindeutigen Belege. Angewendet werden sie vor allem in der Volksheilkunde bei Appetitlosigkeit und Verdauungsstörungen, oft auch bei rheumatischen Beschwerden und Blasen- und Nierenleiden (bei Nierenentzündungen kontraindiziert, da das ätherische Öl eine Entzündung verstärken kann!). Da Sellerie allergische Reaktionen bis hin zum anaphylaktischen Schock auslösen kann und das Nutzen-Risiko-Verhältnis negativ beurteilt wird, rät man von der Verwendung der Droge zu Heilzwecken ab. Kraut und Wurzelknolle sind vor allem Gemüse und Gewürz, werden aber auch als harntreibendes und die Verdauung förderndes Mittel eingenommen. Der mit Zucker einge-

kochte Wurzelsaft dient als Hustenmittel. Verbreitet ist die Meinung, dass Sellerie den Geschlechtstrieb anregt, worauf der Name Geilwurz zurückzuführen ist. Bei Lagerung der Knollen steigt, ausgelöst durch einen Pilz, die vorher unbedenkliche Konzentration an Furanocumarinen auf so hohe Werte, dass phototoxische Reaktionen nach Sonneneinwirkung möglich sind. Homöopathische Zubereitungen gibt man u. a. bei Rheumatismus und Eierstockbeschwerden.

Apocynum cannabinum L.

Kanadischer (Amerikanischer) Hanf

Apocynaceae / Hundsgiftgewächse

0,6–1,2 m ⚃ VI–IX ☠

BOTANIK Milchsaft führende Staude mit aufrechten oder aufsteigenden Zweigen und gegenständigen, eilanzettlichen, zugespitzten Blättern. Blüten 5-zählig, mit weißer Krone, in dichten endständigen Blütenständen, je Blüte 2 schmale, bis 10 cm lange Balgfrüchte.

VORKOMMEN Prärien und Flussufer im östl. N-Amerika, Kulturen auch in Europa.

DROGEN Apocynum cannabinum, Apocynum (HAB), die frischen unterirdischen Teile. Kanadische Hanfwurzel – Apocyni cannabini radix, die getrockneten Wurzeln und Wurzelstöcke.

WIRKSTOFFE Herzwirksame Steroidglykoside (Cardenolide), besonders Cymarin (eine Komponente des k-Strophanthins, das in Strophanthus kombé enthalten ist), Apocannosid, Cynocannosid.

ANWENDUNG Mit dem Indischen Hanf (*Cannabis*) hat die Pflanze nichts zu tun, aber Oleander, *Strophanthus*- und *Thevetia*-Arten sind verwandt und werden auf Grund ihres Gehaltes an herzwirksamen Glykosiden ähnlich verwendet. Früher war die standardisierte Droge in Kombinationspräparaten enthalten, heute nutzt man nur noch homöopathische Zubereitungen praktisch mit gleicher Indikation bei Herzmuskelschwäche und vor allem zur Ausschwemmung herz- und nierenbedingter Ödeme. Für Cymarin und Apocannosid wurden zellschädigende Eigenschaften festgestellt.

Kanadischer Hanf

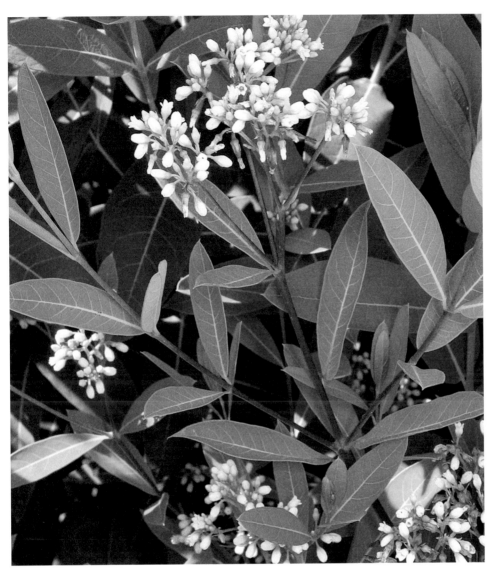

Die unterirdischen Organe von *Apocynum androsaemifolium* L. werden ebenfalls homöopathisch genutzt. Zu den Anwendungsgebieten gehören rheumatische Beschwerden.

Aquilegia vulgaris L.

Gewöhnliche Akelei

Ranunculaceae / Hahnenfußgewächse

0,3–0,8 m 4 V–VII ☠ ▽

BOTANIK Grundständige Blätter doppelt dreizählig gefiedert, mit stumpf gelappten Blättchen. Stängel mit 3–12 lang gestielten, bis 5 cm großen, nickenden Blüten, Hüllblätter blauviolett, die inneren 5 zusammenneigend, kapuzenförmig mit am Ende hakenförmig gekrümmtem Sporn, die 5 äußeren abstehend. Verschiedenfarbige Kulturformen.

VORKOMMEN Lichte Wälder, Wiesen. Europa, Asien, N-Afrika.

DROGEN Akeleikraut – Aquilegiae herba. Aquilegia vulgaris, Aquilegia (HAB), die frische, zur Blütezeit geerntete Pflanze.

WIRKSTOFFE Die Blausäure abspaltenden Glykoside Triglochinin und Dhurrin wohl nur in geringer Menge; Benzylisochinolinalkaloide wie Magnoflorin; Flavonoide.

ANWENDUNG Homöopathische Zubereitungen sind z. B. bei Nervosität, Schwächezuständen oder Menstruationsstörungen gebräuchlich. Veraltet und nicht zu empfehlen ist die Anwendung des Akeleikrautes bei Leber- und Gallenleiden,

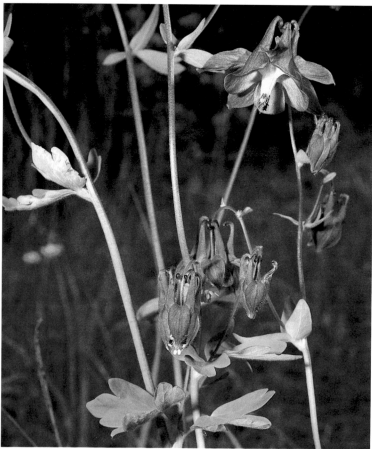

Gewöhnliche Akelei

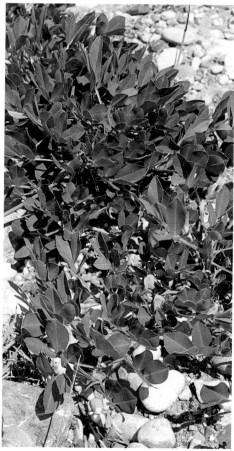

Erdnuss

Als **Erdnüsse** bezeichnet man die im Boden reifenden, sich nicht öffnenden Hülsenfrüchte wie auch die darin enthaltenen Samen mit den beiden großen Keimblättern und der braunroten, papierdünnen Samenschale.

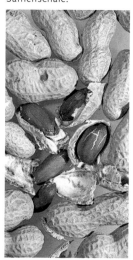

Hautausschlägen oder Mundgeschwüren, wie sie früher in der Volksheilkunde durchgeführt wurde. Die Pflanze gilt als giftig, bisher wurden aber nur selten Vergiftungen, z. B. nach Aussaugen von Blüten bei Kindern oder nach Aufnahme einer größeren Menge des Krautes mit Krämpfen, Atemnot und Herzschwäche beobachtet. Die Pflanze wird von Tieren gemieden.

Arachis hypogaea L.

Erdnuss

Fabaceae / Schmetterlingsblütler

0,3–0,5 m ⊙ VI–VIII

BOTANIK Niederliegende, ± kahle Pflanze mit 2-paarig gefiederten Blättern. In den Achseln 1–6 nur jeweils wenige Stunden geöffnete Schmetterlingsblüten mit 15–20 mm langer goldgelber Krone, ihre Stiele sich später streckend und abwärts neigend, den Fruchtknoten 4–8 cm tief in das Erdreich drückend.

VORKOMMEN Alte Kulturpflanze, Heimat wohl Brasilien, heute weltweit in den Tropen und Subtropen angebaut.

DROGEN Raffiniertes (Hydriertes) Erdnussöl – Arachidis oleum raffinatum (hydrogenatum) (PhEur), das aus den geschälten Samen gewonnene, gereinigte (gehärtete), fette Öl.

WIRKSTOFFE Im Glyceridgemisch des fetten Öls 60 % Ölsäure, 25 % Linolsäure, 4–8 % Palmitinsäure, auch längerkettige Fettsäuren wie Arachinsäure.

ANWENDUNG Das billig herzustellende Erdnussöl hat gewisse Bedeutung in Salben und Badezusätzen zur Behandlung trockener, schuppiger Haut und von Ekzemen. Außerdem nutzt man es für Klistiere bei Verstopfung und als Träger für fettlösliche Arzneistoffe, z. B. in Injektionslösungen und Augentropfen. Die Hauptmenge dient als Speiseöl. Gehärtetes Erdnussöl hat eine salbenartige Konsistenz und außerdem ein gutes Wasseraufnahmevermögen. Es wird als Salbengrundlage verwendet.

Aralia racemosa L.

Amerikanische Narde, Wilde Sarsaparilla

Araliaceae / Araliengewächse

1–1,8 m ⁴ VII–VIII ⚹

BOTANIK Reich verzweigte Staude mit dickem, aromatischem Wurzelstock. Blätter meist 3-teilig, mit gefiederten Abschnitten, die Blättchen dünn, herzförmig, 5–15 cm lang, scharf doppelt gesägt. Zahlreiche traubig oder rispig angeordnete Dolden, die 2–3 mm breiten Blüten mit 5 grünlichen Kronblättern. Etwa 7 mm große, rotbraune Beeren.

VORKOMMEN Wälder im nordöstlichen N-Amerika.

DROGEN Aralia racemosa, Aralia (HAB), die frischen unterirdischen Teile.

WIRKSTOFFE Triterpensaponine, ätherisches Öl, Polyine.

ANWENDUNG Die Art ist in Europa nur in der Homöopathie gebräuchlich. Entsprechende Zubereitungen nutzt man u. a. bei Erkrankungen der Atmungsorgane, wenn sie allergischer Ursache sind, wie Heuschnupfen und Asthma. In N-Amerika wird der Wurzelstock auch in der Volksheilkunde, wie schon von einigen Indianerstämmen überliefert, wohl auf Grund des Saponingehaltes gegen Husten und äußerlich bei Hauterkrankungen verwendet.

Arctium lappa L.

Große Klette

Asteraceae / Korbblütler

0,6–1,5 m ☉ VII–IX

BOTANIK Pflanze mit herzeiförmigen Blättern, die grundständigen sehr groß mit rinnig gefurchtem, zumindest unten markigem Stiel. Blüten nur röhrenförmig, in 3–4,5 cm großen, lang gestielten, in Schirmrispen stehenden Köpfen. Hüllblätter alle hakenförmig, etwas länger als die Blüten oder gleich lang.

VORKOMMEN Wegränder, Schuttplätze, Ufer. Europa, Asien, weiter verschleppt.

DROGEN Klettenwurzel – Bardanae radix (DAC), die getrockneten Wurzeln, auch von *A. tomentosum* und/oder *A. minus*. Arctium lappa (hom).

WIRKSTOFFE Bis 45 % Inulin, Schleimstoffe, u. a. Xyloglucane, ätherisches Öl komplexer Zusammensetzung in geringer

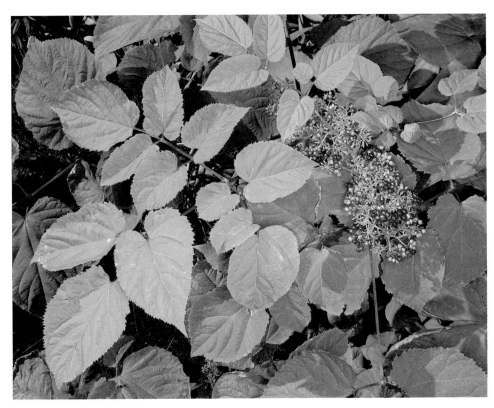

Amerikanische Narde

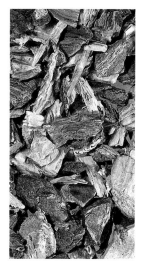

Auszüge der **Klettenwurzel**, hergestellt mit Oliven- oder Erdnussöl, findet man heute noch in Einreibungen und Badeölen gegen rheumatische Beschwerden sowie in Zubereitungen gegen Kopfschuppen und Haarausfall.

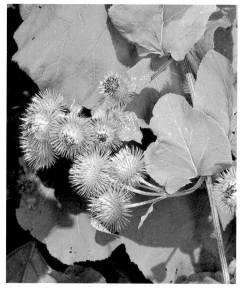

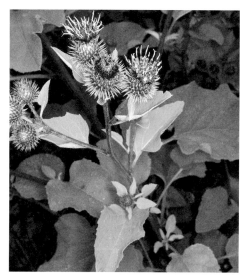

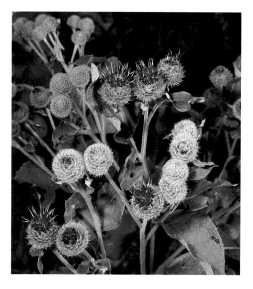

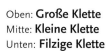

Oben: **Große Klette**
Mitte: **Kleine Klette**
Unten: **Filzige Klette**

Menge, als Bitterstoffe Sesquiterpenlactone; Polyine, Kaffeesäurederivate, Triterpene.

ANWENDUNG Die Droge war früher besonders in der Volksheilkunde sehr angesehen: Man schrieb ihr schweiß- und harntreibende, „blutreinigende", die Gallensekretion fördernde Eigenschaften zu und verwendete sie verbreitet bei Beschwerden im Magen-Darm- sowie im Leber-Galle-Bereich, bei Rheuma und Hautleiden. Die der Droge nachgesagten Wirkungen sind bisher nicht wissenschaftlich belegt, so dass die Klettenwurzel heute in innerlich anzuwendenden Fertigarzneimitteln kaum noch enthalten ist. In homöopathischer Zubereitung wird die Art durchaus genutzt, zu den Anwendungsgebieten gehören nässende Hautausschläge, Gebärmuttersenkung und rheumatische Schmerzen.

Zwei weitere Kletten-Arten werden zur Drogengewinnung herangezogen. Die **Kleine Klette** *A. minus* BERNH. mit auffällig aufrecht-abstehenden Ästen, Köpfe 1,5–2,5 cm breit, kurz gestielt, Blüten die durchgehend hakig gekrümmten, höchstens schwach spinnwebig behaarten Hüllblätter etwas überragend, Stiele der Grundblätter hohl. Die **Filzige Klette** *A. tomentosum* MILL., charakterisiert durch die dicht spinnwebig behaarte Hülle aus geraden und hakenförmigen Hüllblättern. Köpfchen nur 1,5–2,5 cm breit, Stiele der Grundblätter markig.

Arctostaphylos uva-ursi (L.) SPRENG.

Echte Bärentraube

Ericaceae / Heidekrautgewächse

Bis 1,5 m kriechend ♄ III–VII ▽

BOTANIK Niederliegender, immergrüner Zwergstrauch. Blätter wechselständig, derb, verkehrt eiförmig, mit flachem, nicht verdicktem Rand, unterseits matt, ohne braune Drüsenpunkte. Blüten traubig zu 3–12, Krone krugförmig, weiß mit 5 rötlichen, kurzen Zipfeln. Rote, beerenartige Steinfrüchte.

VORKOMMEN Zwergstrauchheiden, Kiefernwälder. Europa, Asien, N-Amerika.

DROGEN Bärentraubenblätter – Uvae ursi folium (PhEur), die getrockneten Laubblätter. Arctostaphylos uva-ursi, Uva ursi (HAB).

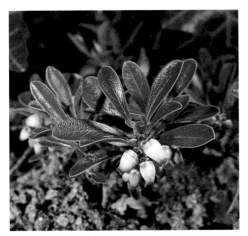

Echte Bärentraube

INHALTSSTOFFE Hydrochinonglykoside wie Arbutin, in geringeren Mengen Methylarbutin, Piceosid (Hydroxyaceto-phenonglucosid); Gerbstoffe (Gallotannine und Catechingerbstoffe); Phenolcarbonsäuren, Flavonoide, Iridoide, Triterpene wie Ursolsäure.

ANWENDUNG Bärentraubenblätter sind als Tee ebenso wie in Fertigpräparaten ein häufig verwendetes Mittel bei leichten entzündlichen Infektionen der ableitenden Harnwege und der Blase. Die bei ausreichender Dosierung vorhandene antibakterielle Wirkung wird überwiegend dem erst im Körper aus dem Arbutin entstandenen Hydrochinon zugeschrieben, wobei der Wirkungsmechanismus nicht so geradlinig zu sein scheint wie früher angenommen. Zur „harndesinfizierenden" Wirkung tragen möglicherweise auch das Piceosid, die Phenolcarbonsäuren und polyphenolische Gerbstoffe bei. Ein alkalisch reagierender Harn soll die Wirksamkeit erhöhen, was aber in neuerer Zeit kontrovers diskutiert wird. Einen harntreibenden Effekt hat die Droge nicht. Wegen des hohen Gerbstoffgehaltes können Reizungen der Magen- und Darmschleimhäute auftreten, bei lang dauerndem Gebrauch oder Überdosierung sind theoretisch Hydrochinonvergiftungen mit Leberschädigungen möglich. Diese Verbindungen stehen auch im Verdacht, erbgutschädigende und eventuell Krebs auslösende Risiken zu haben. So sollte die Droge nicht über längere Zeit ohne ärztlichen Rat eingenommen werden. Homöopathische Zubereitungen werden ebenfalls bei Entzündungen der ableitenden Harnwege gegeben.

TEEBEREITUNG *1–2 TL der fein geschnittenen Bärentraubenblätter je Tasse mit kaltem Wasser übergießen und mehrere Stunden unter gelegentlichem Umrühren stehen lassen, nach kurzem Erhitzen abseihen (am besten den Tagesbedarf ansetzen). Über den Tag verteilt 3–4 Tassen trinken. Bei der ebenfalls möglichen Zubereitung als Teeaufguss und 15-minütigem ziehen wird eine größere Menge Gerbstoff ausgezogen, die den Magen belasten kann (Übelkeit und Erbrechen). Eine alkalische Reaktion des Harns, die die Wirksamkeit erhöhen soll, erzielt man durch reichlich pflanzliche Nahrung oder durch Zugabe jeweils 1 Messerspitze Natron, andererseits sind harnsäuernde Arzneimittel und Speisen zu meiden. Zusätzliche Flüssigkeitszufuhr ist angebracht. (Nicht länger als 1 Woche anwenden, höchstens 5-mal jährlich, nicht während der Schwangerschaft, Stillzeit und bei Kindern unter 12 Jahren. Sollten die Beschwerden nach wenigen Tagen nicht gebessert sein, ist ein Arzt aufzusuchen.)*

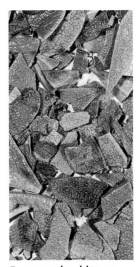

Bärentraubenblätter
unterscheiden sich von den ähnlichen Blättern der Preiselbeere durch das Fehlen der rostroten Punkte auf der Blattunterseite.

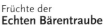

Früchte der
Echten Bärentraube

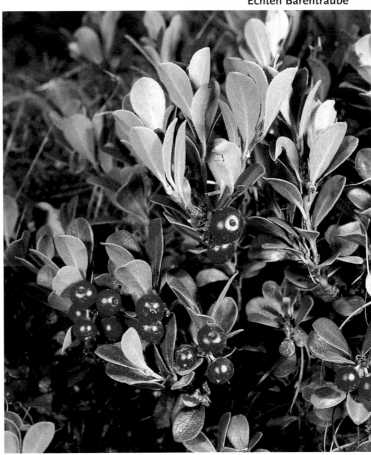

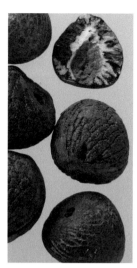

Die etwa 2,5 cm große **Arekanuss** oder Betelnuss ist botanisch der Same der eigroßen, orangefarbigen Arekafrucht. Durchgeschnitten sieht man die netzartige Maserung.

Areca catechu L.

Arekapalme, Betelnusspalme

Arecaceae / Palmen

10–15(30) m ♄ I–XII ☠

BOTANIK Der schlanke Stamm mit einem Schopf aus dicht stehenden, meist 2 m langen, aufsteigend-überhängenden Fiederblättern, ihre aufrechten Blattbasen verlängern den Stamm, die Fiederchen oft mehrspitzig, da sie sich nicht ganz regelmäßig trennen. Kleine gelbe Blüten in fein verzweigten Blütenständen. Hühnereigroße Steinfrüchte mit je einem 2,5 cm großen Samen („Betelnüsse").

VORKOMMEN In S-Asien verbreitet kultiviert, Heimat wohl malaiische Inseln.

DROGEN Arekanuss, Betelnuss – Arecae semen, die frischen Samen.

WIRKSTOFFE Arecolin, Arecaidin, Guvacin u. a. Piperidinalkaloide, die an Catechingerbstoffe gebunden sind (darunter Arekarot); fettes Öl.

ANWENDUNG Arecolin wirkt parasympathomimetisch: Es steigert die Sekretion von Speichel-, Bronchial- und Darmdrüsen und beschleunigt die Herztätigkeit. Die darüber hinaus vorhandene, die Darmperistaltik anregende Wirkung, zusammen mit einer spezifischen krampfauslösenden Wirkung auf die Muskulatur von Eingeweidewürmern, nutzt man noch in der Tiermedizin bei Wurmbefall. In der Humanmedizin haben Zubereitungen aus Betelnüssen

heute keine Bedeutung mehr. Als Genussmittel in Form des „Betelbissens" (s. *Piper betle*) sieht die Bilanz anders aus. Man schätzt die Zahl der „Betelkauer" in SO-Asien auf etwa 200 Millionen Menschen, die Wohlgefühl, Entspannung und gleichzeitig Angeregtheit sowie Unterdrückung von Hunger- und Durstgefühl mit dem Genuss verbinden. Durch den Zusatz von gebranntem Kalk wird beim Kauen das ziemlich giftige Arecolin in das vor allem stimulierend wirkende, besser verträgliche Arecaidin gespalten. Der dabei reichlich fließende, sich durch das Arekarot färbende Speichel, wird von Zeit zu Zeit ausgespuckt. Auch Lippen und Zahnfleisch werden dabei rot und schließlich schwarz. Häufiges Kauen des Betelbissens zerstört die Zähne und erhöht wahrscheinlich das Risiko von Mund- und Kehlkopfkrebs. Es gibt auch Hinweise auf eine Provokation von Asthmaanfällen durch Verengung der Bronchien.

Arisaema triphyllum (L.) TORR.
(*A. atrorubens* (AIT.) BLUME

Zehrwurzel, Dreiblättriger Aron

Araceae / Aronstabgewächse

0,3–0,9 m ⚍ IV–VI ☠

BOTANIK Staude mit fast kugelförmiger Sprossknolle, aus der 1–2 lang gestielte, 3-lappige Blätter und der kolbenförmige Blütenstand entspringen, männliche und weibliche Blüten am selben oder an verschiedenen Kolben. Das grün oder braunviolett gestreifte Hochblatt mit seiner Spitze das herausragende Kolbenende weit überdeckend. Orangerote Früchte.

VORKOMMEN Feuchte Wälder und Gebüsche. Östl. N-Amerika.

DROGEN Arisaema triphyllum, Arum triphyllum (HAB), die frischen, vor der Entwicklung der Blätter gesammelten unterirdischen Teile.

WIRKSTOFFE Scharfstoffe unbekannter Zusammensetzung im frischen Wurzelstock, Stärke, Calciumoxalat-Nadeln in allen Pflanzenteilen.

ANWENDUNG Der frische Wurzelstock hat starke haut- und schleimhautreizende Wirkung (s. auch bei *Arum maculatum*). In der Homöopathie gehören entsprechend dem Arzneimittelbild akute Entzündungen im Mund- und Rachenraum und Hei-

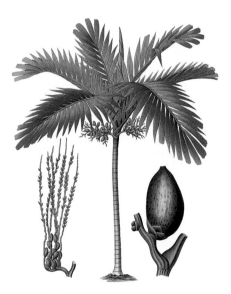

Arekapalme

Zehrwurzel

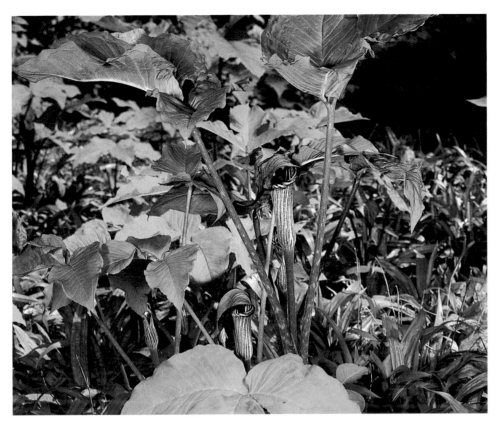

serkeit durch Überanstrengung zu den
Anwendungsgebieten. Längeres Kochen
oder Trocknen beseitigt die Giftwirkung,
so dass die Stärke genutzt werden kann.

Echte Osterluzei

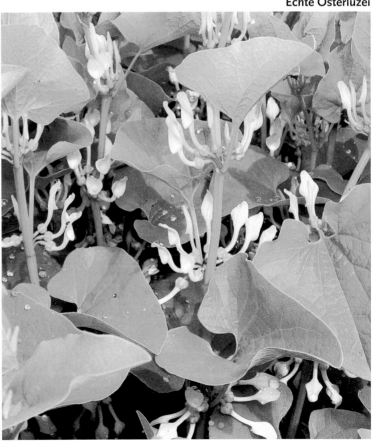

Aristolochia clematitis L.

Echte Osterluzei

Aristolochiaceae / Osterluzeigewächse

0,2–1 m ⁴ V–IX ☠

BOTANIK Einfache Stängel, oft hin und
her gebogen, mit kahlen, gelbgrünen,
rundlichen, am Grund tief herzförmigen
Blättern. Die 3–8 cm lange gelbe Blütenhülle röhrig, am Grund bauchig und oben
in eine Zunge verbreitert.

VORKOMMEN Laubwälder, Unkrautfluren. SO-Europa bis SO-Asien, sonst aus
alten Kulturen verwildert und gebietsweise eingebürgert.

DROGEN Osterluzeikraut(-wurzel) –
Aristolochiae herba (radix). Aristolochia
clematitis, Aristolochia (HAB), die frischen oberirdischen Teile.

WIRKSTOFFE Aristolochiasäuren, Isochinolinalkaloide wie Magnoflorin, wenig
ätherisches Öl.

ANWENDUNG Die Osterluzei war seit alters ein geschätztes Wundheilmittel und auch als Abtreibungsmittel mit großen Risiken bekannt. In neuerer Zeit kamen Drogenauszüge bzw. die isolierten Aristolochiasäuren in Fertigarzneimitteln als Immunstimulanzien auf den Markt (man konnte eine Steigerung der Phagozytoseaktivität der Leukozyten nachweisen), die man bei Infektionskrankheiten, chronischen Eiterungen und zur Verbesserung der Heilerfolge bei Antibiotika- bzw. Chemotherapie einsetzte. Auch in der Homöopathie wurde Aristolochia vielfältig genutzt, z. B. bei Entzündungen der Atemwege, Darmkatarrhen, Menstruationsstörungen, Venenerkrankungen und oberflächlichen Hautverletzungen. Droge und Präparate mit Osterluzei oder Aristolochiasäuren wurden 1981 wegen nierenschädigender Wirkung und möglicher Krebs erregender und erbgutschädigender Risiken aus dem Handel genommen, ausgenommen sind homöopathische Dilutionen ab D11.

Armoracia rusticana G. M. Sch.
(*A. lapathifolia* Gilib.)

Meerrettich, Kren

Brassicaceae / Kreuzblütler

0,4–1,5 m ⳡ V–VII

BOTANIK Staude mit dicker, fleischiger Wurzel. Grundständige Blätter lanzett-

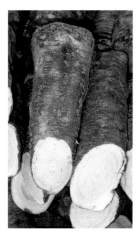

Die **Meerrettichwurzel** wird im Spätherbst geerntet. Gerieben, mit stechendem Geruch und scharfem Geschmack, ist sie eine beliebte Beigabe zu Fleischgerichten.

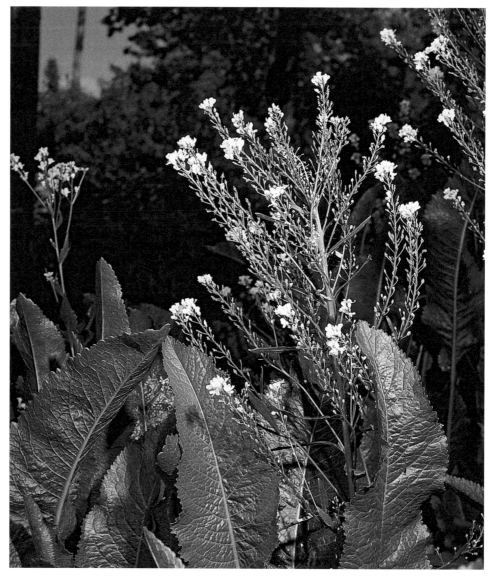

Meerrettich

lich, bis 1 m lang, fein gekerbt, Stängelblätter zum Teil auch fiederspaltig.
4 weiße Kronblätter, 5–7 mm lang, Schötchen fast kugelig, auf dünnen, aufrecht-
abstehenden Stielen.

VORKOMMEN Kulturpflanze, häufig verwildert und eingebürgert. Heimat wohl in
O-Europa (Don-Wolga-Gebiet).

DROGEN Meerrettichwurzel – Armoraciae rusticanae radix, die frische oder
getrocknete Wurzel. Armoracia rusticana,
Armoracia (hom).

WIRKSTOFFE Glucosinolate (Senfölglykoside), u. a. Sinigrin und Gluconasturtiin,
Allylsenföl und Phenylethylsenföl freisetzend; Flavonoide; in der frischen Wurzel
viel Vitamin C.

ANWENDUNG Neben der verdauungsfördernden Wirkung (bedingt durch den
scharfen Geschmack wird die Sekretion
der Verdauungssäfte angeregt) hat Meerrettichwurzel auf Grund des Gehaltes an
Senfölen auch antimikrobielle Eigenschaften. Die Droge gilt als pflanzliches
Antibiotikum und ist in Präparaten zur
Behandlung von Infekten der Atemwege
sowie der ableitenden Harnwege enthalten. Außer als Gewürz finden Zubereitungen der Wurzel auch in der Volksheilkunde breite Verwendung, innerlich
besonders bei Verdauungsstörungen
(Gegenanzeigen sind Magen- und Darm-
geschwüre sowie Nierenerkrankungen),
äußerlich nutzt man die hautreizende,
durchblutungsfördernde Wirkung bei
rheumatischen Beschwerden, Insektenstichen, in Form von Meerrettichessig
bei Kopfschmerzen. Zu den Anwendungsgebieten in der Homöopathie gehören Entzündungen der Augen und der
oberen Atemwege sowie Krämpfe im
Bauchraum.

Der in Indien beheimatete **Meerrettichbaum** *Moringa oleifera* LAM. enthält ebenfalls antimikrobiell wirksame Glucosinolate in Blättern, Wurzeln und Früchten,
die auch meerrettichartig schmecken.

Arnica montana L.

Arnika, Bergwohlverleih
Asteraceae / Korbblütler

0,2–0,6 m ♃ V–VIII ▽

BOTANIK Staude mit grundständiger,
dem Boden anliegender Rosette aus ellip-

ZUBEREITUNG *Für Umschläge 4 TL
Arnikablüten mit 100 ml kochendem Wasser
übergießen, 10 min ziehen lassen. Mit dem
Aufguss Leinen o. Ä. durchtränken und auf
die entsprechenden Körperstellen legen,
mehrmals täglich wechseln. Die Tinktur verdünnt man für Umschläge 1:5 mit Wasser,
zum Spülen bei Entzündungen der Mundschleimhaut 1:10. (Besonders bei länger
dauerndem Gebrauch oder hoher Konzentration können Überempfindlichkeitsreaktionen auftreten. In diesem Fall muss ein Arzt
aufgesucht werden. Von der inneren Anwendung wird abgeraten.)*

tischen, ganzrandigen Blättern und 1 bis
3 Paaren gegenständiger Stängelblätter.
Blütenköpfe 1–3 (selten bis 9), 5–8 cm
breit, mit gelben Zungen- und Röhrenblüten.

Arnika

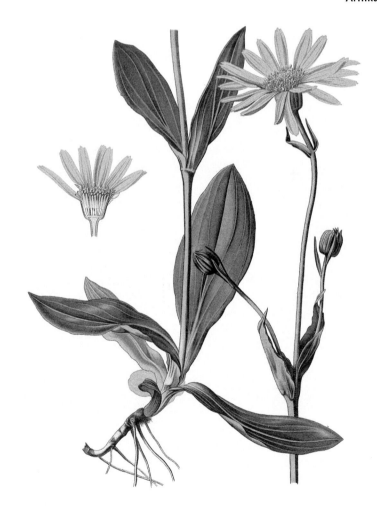

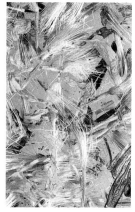

Arnikablüten werden erst in den letzten Jahren wieder von *A. montana* gewonnen, seit durch neue Sorten ein feldmäßiger Anbau möglich und wirtschaftlich lohnend geworden ist. Inzwischen gibt es Versuche mit Züchtungen, die frei von allergieauslösenden Helenalinestern sind.

Wiesen-Arnika

VORKOMMEN Magerrasen, Moorwiesen. Bis in die alpine Stufe weiter Teile Europas.

DROGEN Arnikablüten – Arnicae flos (PhEur), die getrockneten ganzen oder teilweise zerfallenen Blütenstände. Arnica montana, Arnica (HAB), die getrockneten unterirdischen Teile. Auch Zubereitungen der Blütenstände und der ganzen Pflanze.

WIRKSTOFFE Sesquiterpenlactone, besonders Helenalin und Dihydrohelenalin sowie deren Ester; ätherisches Öl, Flavonoide, Cumarine, Triterpenalkohole wie Faradiol, Arnidiol; Phenolcarbonsäuren, Polyacetylene.

ANWENDUNG Arnikablüten und ihren Zubereitungen werden antimikrobielle, entzündungshemmende, schmerzlindernde, antiarthritische und die Thrombozytenaggregation hemmende Eigenschaften zugesprochen. Man nutzt sie überwiegend äußerlich zur schnelleren Resorption von Blutergüssen, bei Prellungen, Verstauchungen und Quetschungen, ferner bei rheumatischen Muskel- und Gelenkbeschwerden, oberflächlichen Venenerkrankungen, entzündeten Insektenstichen und zum Gurgeln und Pinseln bei Mund- und Zahnfleischerkrankungen. Die innerliche Anwendung als Herz- und Kreislaufmittel wird kritisch gesehen oder auch ganz abgelehnt. Wegen der Vergiftungsgefahr durch Überdosierung wären in jedem Fall nur Fertigpräparate angezeigt. Homöopathische Verdünnungen nimmt man bei Blutungen, Muskelschmerzen nach Überlastung und Erkrankungen des arteriellen und venösen Systems. Die Sesquiterpenlactone gelten als wirksamkeitsbestimmend, aber auch andere Verbindungen, insbesondere die Flavonoide, tragen zur Gesamtwirkung bei. Die Helenalinester sind gleichzeitig für die Nebenwirkungen verantwortlich, vor allem für die relativ häufig auftretenden allergisch bedingten Hautreaktionen nach äußerlicher Anwendung.

Auch die nordamerikanische **Wiesen-Arnika** *Arnica chamissonis* Less. ssp. *foliosa* (Nutt.) Mag. mit ähnlichen, aber nicht identischen Inhaltsstoffen wurde zeitweise zur Drogengewinnung herangezogen (bis 2002 zugelassen), da die europäische *A. montana* durch Naturschutzbestimmungen nicht immer ausreichend zur Verfügung stand. Sie lässt sich verhältnismäßig leicht kultivieren.

Aronia melanocarpa (Michx.) Elliott

Schwarzfrüchtige (Kahle) Apfelbeere

Rosaceae / Rosengewächse

2–3 m ♄ V–VI

BOTANIK Sommergrüner Strauch mit schöner roter Herbstfärbung. Blätter elliptisch, spitz, fein gekerbt-gesägt, verkahlend. Weiße, 5-zählige, etwa 1 cm breite Blüten in Schirmrispen zu 10–20. Schwarzviolette, glänzende Früchte wie kleine Äpfel, die bald nach der Reife abfallen.

VORKOMMEN Feuchte Standorte im Osten von N-Amerika. Großflächiger Anbau in O-Europa und O-Deutschland in vielen Sorten, auch Zierstrauch.

DROGEN Aroniae fructus – Apfelbeere, die reifen, frischen oder getrockneten Früchte.

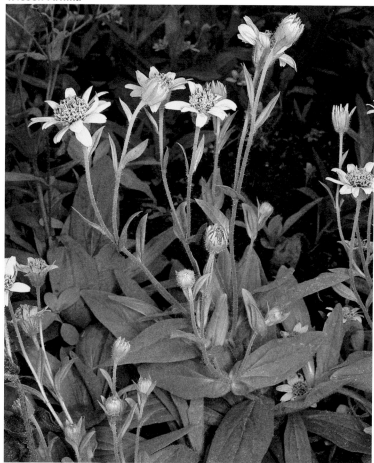

Schwarzfrüchtige Apfelbeere

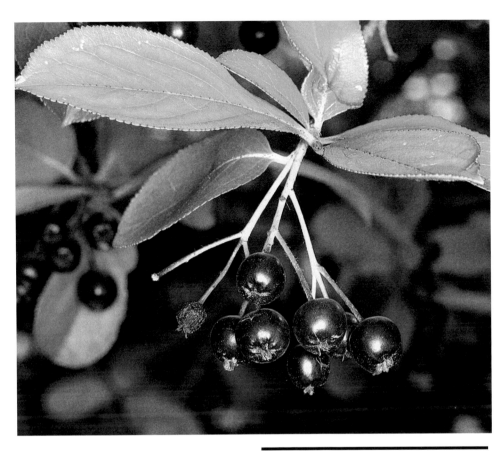

WIRKSTOFFE Reichlich Anthocyanfarbstoffe, Flavonoide, hoher Vitamin- und Mineralstoffgehalt, darunter auffällig viel Folsäure, Eisen und Jod, Zucker, geringe Mengen Gerbstoffe.

ANWENDUNG Die im September reifenden Früchte haben einen herb-säuerlichen, etwas an Heidelbeeren erinnernden Geschmack. Sie sind für den Frischverzehr nicht geeignet, zunehmend findet man aber ihren Saft (das Fruchtfleisch ist intensiv rot gefärbt) meist zusammen mit anderen Fruchtsäften industriell verarbeitet oder die getrockneten Früchte in Hausteemischungen, wo sie Hibiscusblüten (s. *Hibiscus sabdariffa*) ersetzen können. Ferner sind sie inzwischen ein wichtiger Farbstofflieferant für die Lebensmittelindustrie. Arzneiliche Anwendungen sind bisher aus Russland bekannt, wo die Apfelbeere in der Volksheilkunde gegen zu hohen Blutdruck, Magenschleimhautentzündungen, Harnwegserkrankungen oder Arterienverkalkung eingesetzt wird. Von den Inhaltsstoffen her könnte die Art möglicherweise auch in Mitteleuropa an Bedeutung gewinnen.

Artemisia abrotanum L.

Eberraute, Eberreis

Asteraceae / Korbblütler

0,5–1,2 m ♃ VII–X

BOTANIK Zitronenartig duftender Halbstrauch. Blätter 2fach fiederschnittig mit fädlichen Zipfeln, unterseits ± grauhaarig. Kugelige, 1–2,5 mm breite Köpfchen aus blassgelben Röhrenblüten.

VORKOMMEN Alte Heil- und Gewürzpflanze, bisweilen verwildert. Heimat O-Europa, W-Asien.

DROGEN Abrotanum, Eberrautenbeifuß – Abrotani herba, Blätter und blühende Zweigspitzen. Artemisia abrotanum, Abrotanum (HAB).

WIRKSTOFFE Ätherisches Öl mit Cineol oder Thujon als Hauptkomponente, je nach Herkunft der Droge; Hydroxycumarine wie Isofraxidin und Scopoletin; Chlorogensäure.

ANWENDUNG Abrotanum hat seinen Anwendungsschwerpunkt heute in der Homöopathie. Entsprechende Zubereitungen werden z. B. bei Abmagerung und Entwicklungsstörungen von Kindern

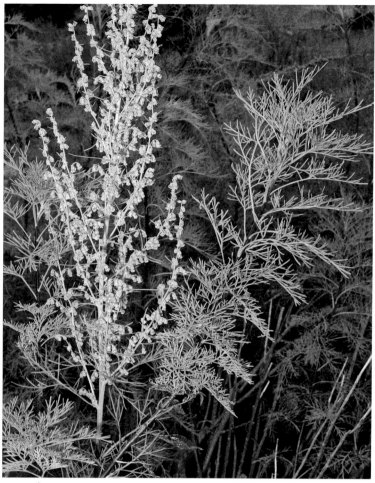

Links: **Eberraute**
Rechts: **Wermut**

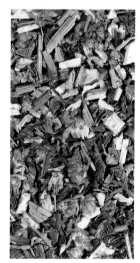

Wermutkraut hat einen aromatischen, überwiegend stark bitteren Geschmack. Die Droge wird auch als Gewürzkraut für fette Speisen eingesetzt.

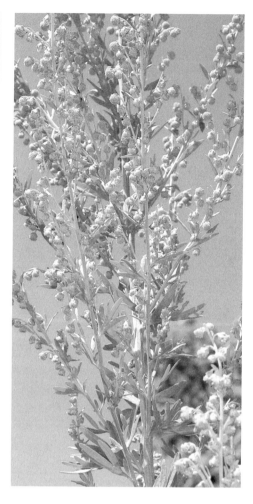

gegeben, wie auch bei Drüsenschwellungen, rheumatischen Beschwerden und Hauterkrankungen. In der Volksmedizin wird die Droge noch selten wie Wermut zur Anregung der Magen- und Gallensaftsekretion genutzt und auch als appetitanregendes und verdauungsförderndes Gewürzkraut verwendet.

Artemisia absinthium L.

Wermut, Bitterer Beifuß

Asteraceae / Korbblütler

0,5–1,2 m ♃ VII–IX

BOTANIK Stark aromatischer Halbstrauch mit 2–3fach fiederteiligen, am Ende stumpflichen, beiderseits seidig-filzig behaarten Blättern. Die 2–4 mm breiten, fast kugeligen, nickenden Köpfchen aus gelben Röhrenblüten.

VORKOMMEN In Mitteleuropa seit alters als Arznei- und Gewürzpflanze kultiviert, an Ruderalstellen, Mauern, Wegrändern verwildert. Europa, Asien.

DROGEN Wermutkraut – Absinthii herba (PhEur), die getrockneten, oberen Sprossteile und Laubblätter. Artemisia absinthium, Absinthium (HAB).

WIRKSTOFFE 1,5–2 % ätherisches Öl aus über 50 Komponenten, manche Herkünfte mit bis zu 80 % Thujon und wechselnden Mengen Chamazulen, das sich bei der Wasserdampfdestillation aus Vorstufen bildet; bittere Sesquiterpenlactone wie Absinthin, Artabsin und Matricin; Flavonoide, darunter lipophile Flavone wie Artemisitin; Phenolcarbonsäuren.

ANWENDUNG Die Bitterstoffe bewirken eine starke Anregung der Magensaftsekretion; auch eine Erhöhung der Gallensaftproduktion ist wahrscheinlich, so dass Wermut bei Appetitlosigkeit und leichten, auch krampfartigen Magen-, Darm- und Gallebeschwerden seine Berechtigung hat. Die Volksmedizin kennt die Droge darüber hinaus als menstruationsförderndes und wurmwidriges Mittel. In homöopathischer Verdünnung nimmt man Wermut bei Erregungszuständen, Krampfleiden und Entzündungen der Magenschleimhaut. Ätherisches Wermutöl hat einen hohen Thujon-Gehalt und ist daher stark giftig. Arzneilich wird es heute deshalb nicht mehr eingesetzt, ist aber im Absinth enthalten, einem Schnaps, der noch weitere Pflanzenextrakte wie aus Anis, Fenchel und Zitronenmelisse enthält. Der Dauerkonsum dieses Getränks führt zum „Absinthismus" mit körperlichem und seelischem Verfall, einem Krankheitsbild bekannt von Künstlern wie van Gogh. Die Herstellung war 75 Jahre lang in Deutschland verboten, seit 1998 ist der Verkauf, allerdings mit bestimmten Grenzwerten für das Thujon, wieder zugelassen, und Absinth ist dabei, sich erneut zu einem Modegetränk zu entwickeln.

Wermutweine sind Traubenweine, die neben weiteren Gewürzen wässrige Auszüge des Wermuts mitsamt den Bitterstoffen enthalten, aber kaum das alkohollösliche ätherische Öl mit Thujon in nennenswerter Konzentration, so dass ihr Genuss unbedenklich ist. Zur Herstellung wird meist der **Römische Wermut** *A. pontica* L. benutzt.

Teebereitung 1 TL Wermutkraut je Tasse mit kochendem Wasser übergießen, 10 bis 15 min ziehen lassen. Zur Appetitanregung 2-mal tägl. 1 Tasse ½ Stunde vor den Mahlzeiten ungesüßt und gut warm trinken, bei Verdauungsbeschwerden nach dem Essen. (Nicht über längere Zeit und in zu hohen Dosen anwenden, überhaut nicht bei Magen- und Darmgeschwüren und während der Schwangerschaft.)

Artemisia annua L.

Einjähriger Beifuß

Asteraceae / Korbblütler

0,5–1,5 m ⊙ VIII–X

BOTANIK Kahle, hell- bis gelbgrüne, aromatische Pflanze. Blätter 2(–3)fach fiederschnittig mit kammförmig gesägten Zipfeln. Nickende, ± kugelige, 1,5–2 mm breite Köpfchen aus gelben Röhrenblüten

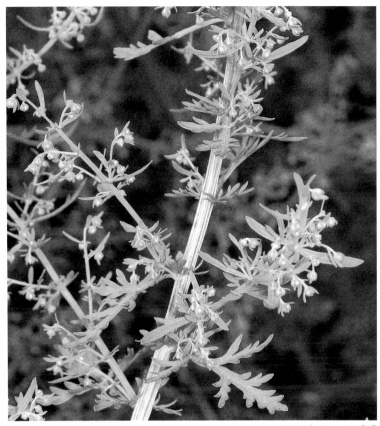

Einjähriger Beifuß

in lockerer Rispe mit lang abstehenden Seitenästen.

VORKOMMEN Heimat gemäßigtes Asien bis SO-Europa, weiter verschleppt, in Deutschland besonders an der Elbe eingebürgert.

DROGEN Artemisinin, gewonnen aus Blättern und Blütenständen.

WIRKSTOFFE Artemisinin, ein Sesquiterpenlacton-Peroxid; ätherisches Öl mit Artemisiaketon als Hauptkomponente; Flavonoide, Cumarine.

ANWENDUNG Der Einjährige Beifuß gehört zu den Arzneipflanzen der traditionellen chinesischen Medizin und wird heute noch als Tee zubereitet gegen Fieber verschiedener Ursache und auch gegen Malaria verwendet. Nach der Isolierung des Artemisinins 1972 setzte man große Hoffnung in die Arzneipflanze, denn diese Substanz erwies sich als wirksam gegen *Plasmodium falciparum*, den Erreger der Malaria tropica. Artemisinin und seine halbsynthetischen Derivate wie Artemether oder Artemisone zeigen im Vergleich zu anderen Antimalariamitteln nur wenig Nebenwirkungen. Sie werden inzwischen in einigen Ländern produziert

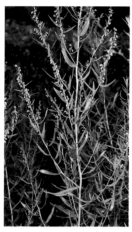

Estragon *Artemisia dracunculus* L. wird weltweit als Gewürzkraut kultiviert. Es gilt als harntreibend und verdauungsfördernd und wird z. B. für Salate, Soßen, Estragonessig und -senf verwendet. Die Blätter sind kahl und überwiegend ungeteilt.

und auch gegen chloroquinresistente Plasmodien erfolgreich eingesetzt. Ob Teezubereitungen eventuell zur Malariaprophylaxe eingesetzt werden könnten, ist bisher noch nicht ausreichend untersucht und wird nicht empfohlen!

Artemisia cina BERG & C. F. SCHMIDT

Zitwer

Asteraceae / Korbblütler

0,3–0,6 m ⚃ IX ☠ ⚗

BOTANIK Halbstrauch, Stängel unten verholzt, stark verzweigt. Blätter doppelt fiederschnittig, mit linealen Zipfeln, die unteren Blätter zur Blütezeit abgestorben. Blütenköpfchen 3 mm lang und 2 mm breit, 3–6 kleine Röhrenblüten vom drüsigen Hüllkelch umschlossen.

VORKOMMEN Steppen vom Iran bis Kasachstan.

DROGEN Cinae flos – Zitwerblüten, die noch geschlossenen Blütenstandsknospen (wegen ihres Aussehens auch fälschlich als Zitwersamen bezeichnet). Artemisia cina, Cina (HAB), kurz nach dem Aufblühen gesammelt.

WIRKSTOFFE Sesquiterpenlactone wie Santonin, Bitterstoffe wie Artemisin, ätherisches Öl mit Cineol.

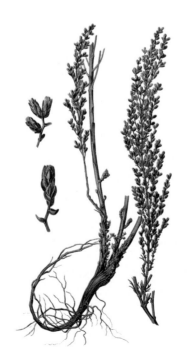

Zitwer

ANWENDUNG Während *Artemisia annua* als Malariamittel inzwischen in Europa bekannt wurde, sind Zitwerblüten aus den Arzneibüchern und Fertigpräparate vom Markt verschwunden. Sie wurden früher speziell zur Bekämpfung von Spulwürmern (Askariden), aber auch von Madenwürmern (Oxyuren) eingesetzt, führten aber schon in therapeutischen Dosen nicht selten zu schweren Vergiftungserscheinungen. Das Santonin lähmt die Muskulatur der Würmer, die dann durch ein gleichzeitig gegebenes Abführmittel aus dem Darm entfernt werden konnten. Inzwischen kennt man nebenwirkungsarme, wirksame chemische Mittel. In der Homöopathie ist Cina in entsprechenden Zubereitungen durchaus gebräuchlich, u. a. bei Erregungs- und Krampfzuständen bei Kindern, auch in Zusammenhang mit Wurmbefall.

Artemisia vulgaris L.

Gewöhnlicher Beifuß

Asteraceae / Korbblütler

0,5–1,5(–2,5) m ⚃ VII–IX

BOTANIK Staude nur schwach aromatisch, mit oberseits dunkelgrünen, unterseits weißfilzig behaarten, 1–2fach fiederteiligen Blättern, der Endabschnitt lanzettlich, stachelspitzig. Köpfchen länglich-eiförmig, 2–3 mm breit, mit gelben oder rotbraunen Röhrenblüten.

VORKOMMEN Schuttplätze, Wegränder, Flussufer. Europa, Asien, weiter verschleppt.

DROGEN Beifußkraut – Artemisiae herba, die getrockneten Zweigspitzen. Artemisia vulgaris (HAB), die frischen unterirdischen Teile.

WIRKSTOFFE Ätherisches Öl mit Cineol, Campher und etwas Thujon, je nach Herkunft; bitter schmeckende Sesquiterpenlactone, Flavonoide, Hydroxycumarine.

ANWENDUNG Beifußkraut enthält im Vergleich zum Wermut nur unbedeutende Mengen Thujon, im ätherischen Öl und ist damit weniger giftig, aber auch weniger wirksam. Die Anregung der Speichel- und Magensaftsekretion ist wesentlich schwächer. Von der Schulmedizin wird die Art nicht als wirksam anerkannt, in der Volksheilkunde wird sie jedoch als appetitanregendes und verdauungsför-

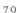

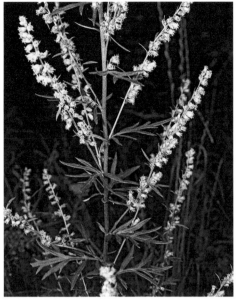

Gewöhnlicher Beifuß

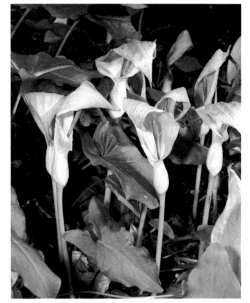

Gefleckter Aronstab

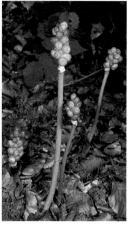

Die für Kinder verlockenden roten Früchte des **Gefleckten Aronstab** können zu Vergiftungen führen.

derndes Mittel, seltener auch bei Menstruationsbeschwerden und als Wurmmittel genutzt und als Gewürzkraut geschätzt. Zu den Anwendungsgebieten in der Homöopathie gehören u. a. Krampfleiden und Wurmbefall.

Arum maculatum agg.

Gefleckter Aronstab

Araceae / Aronstabgewächse

0,1–0,4 m ⌗ IV–V ☠

BOTANIK Staude mit wurzelstockartiger Knolle und pfeilförmigen Blättern. Hochblatt den kolbenförmigen Blütenstand umhüllend, dieser unten mit weiblichen, darüber mit männlichen und einigen geschlechtslosen Blüten, der obere Teil nackt, meist braunviolett. Früchte zur Reifezeit scharlachrot.
VORKOMMEN Feuchte Laubwälder, Europa.
DROGEN Arum maculatum (HAB), die frischen, vor Entwicklung der Laubblätter gesammelten unterirdischen Teile.
WIRKSTOFFE In der frischen Pflanze Aroin (Aronin, ein nicht erforschtes „Scharfstoffgemisch"), Saponine, Polysaccharide wie Bassorin, Calciumoxalat-Raphiden und freie Oxalsäure, Amine, in den unterirdischen Teilen viel Stärke.
ANWENDUNG Nur in der Homöopathie, z. B. bei Entzündungen der oberen Atem-

wege und Nasenpolypen. Die durch Kochen entgifteten, stärkereichen Knollen wurden zeitweise auch als Nahrungsmittel verwendet. Die Schulmedizin kennt die Art nur als Giftpflanze: Ihre frischen Pflanzenteile wirken stark haut- und schleimhautreizend, nach Einnahme der scharf schmeckenden Blätter und Stängel oder der süßlich schmeckenden Beeren kommt es zu Brennen und Schwellungen im Mund und Rachen, Erbrechen und Durchfall, nach Verzehr größerer Mengen sind auch ernstere Symptome zu erwarten. Die feinen und spitzen Calcium-

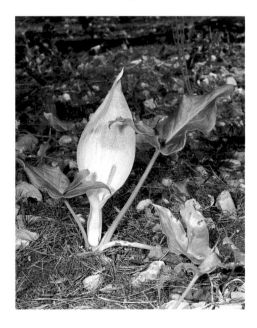

Italienischer Aronstab

Links: **Schlangenwurz**
Rechts: **Europäische Haselwurz**

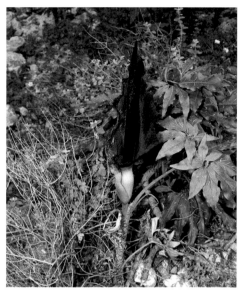
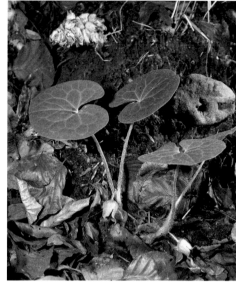

oxalat-Kristalle (Raphiden) rufen eine mechanische Verletzung hervor und erleichtern möglicherweise das Eindringen löslicher Oxalsäure und der „Scharfstoffe" in das Gewebe. Ob Letztere oder weitere Verbindungen an der Giftwirkung beteiligt sind, ist noch nicht eindeutig geklärt.

Die unterirdischen Organe des im Mittelmeergebiet heimischen **Italienischen Aronstab** *Arum italicum* MILL. werden ebenfalls homöopathisch genutzt. Als Anwendungsgebiete werden Durchfall und Hautjucken angegeben.

Das Homöopathikum Arum dracunculus stammt von der mediterranen **Schlangenwurz**, Drachenwurz *Dracunculus vulgaris* SCHOTT. Zu den Anwendungsgebieten (der unterirdischen Organe) gehören Entzündungen der Atemwege.

Asarum europaeum L.

Europäische Haselwurz, Brechwurz

Aristolochiaceae / Osterluzeigewächse

0,05–0,1 m ⁴ III–V ☙

BOTANIK Staude mit kriechender Grundachse, daran schuppenförmige Niederblätter und 2 nierenförmige, wintergrüne Laubblätter. Meist eine kurz gestielte, drüsig behaarte Blüte, außen grünlich, innen rötlich braun, glockenförmig mit 3 Zipfeln. 4 Chemotypen mit unterschied-

lich zusammengesetztem ätherischem Öl wurden beschrieben.

VORKOMMEN Laubwälder, Gebüsche. Mittel- und O-Europa, W-Asien.

DROGEN Haselwurzwurzel – Asari radix (cum herba), der getrocknete Wurzelstock mit den Wurzeln, bisweilen die ganze Pflanze. Asarum europaeum, Asarum (HAB).

WIRKSTOFFE Ätherisches Öl vor allem mit den Phenylpropanderivaten trans-Isoasaron (α-Asaron) und trans-Isomethyleugenol; Flavonoide, Kaffeesäurederivate.

ANWENDUNG Die Wurzel selbst schmeckt würzig-pfeffrig nach dem ätherischen Öl. Dieses reizt bei Überdosierung die Magenschleimhaut so stark, dass Erbrechen eintritt, bei höherer Dosierung kommt es zur Entzündung innerer Organe mit Todesfolge. Früher setzte man die Haselwurz in Niespulvern ein, als Brechmittel, gegen Husten und zur Menstruationsförderung, missbräuchlich zu Abtreibungen mit schwersten Nebenwirkungen. Von der Anwendung der Droge wird abgeraten. Zeitweise nutzte man die nachgewiesenen auswurffördernden, im Bereich der Bronchien krampflösenden und antibakteriellen Eigenschaften in Fertigpräparaten, die auf die Phenylpropanderivate standardisiert waren. Sie wurden gegen entzündliche Erkrankungen der unteren Atemwege und Bronchialasthma angeboten. Zu den Anwendungsgebieten in der Homöopathie gehören ebenfalls Entzündungen der Atemorgane, aber auch des Magen-Darm-Kanals und nervöse Störungen.

Asclepias tuberosa L.

Knollige Seidenpflanze

Asclepiadaceae / Schwalbenwurzgewächse

0,3–0,9 m ⁒ VI–IX ☠

BOTANIK Staude mit knolligem Wurzelstock und wässrigem (!) Milchsaft in den
abstehend behaarten Stängeln und Blättern, Letztere wechselständig, fast sitzend, lanzettlich und gewellt. Blüten in
reichen Dolden, Kronblätter orangegelb,
rotorange oder gelb, ausgebreitet, mit
gespornten, aufrechten Nebenkronblättern. Samen mit langen, seidigen Haaren.
Formenreiche Art.

VORKOMMEN An offenen Standorten,
auch an Wegrändern in N-Amerika weit
verbreitet, beliebte Zierpflanze.

DROGEN Asclepias tuberosa (hom), die
frischen unterirdischen Teile.

WIRKSTOFFE Herzwirksame Glykoside
(Cardenolide), in ihrer Gesamtheit früher
als Asclepiadin bezeichnet.

ANWENDUNG Die Wurzel wurde von
nordamerikanischen Indianerstämmen
schon bei Rippenfellentzündungen eingesetzt und auch als stark schweißtreibendes, fiebersenkendes Mittel verwendet.
Theoretisch kann die Einnahme von
Pflanzenteilen wie bei Fingerhut-Arten
(s. *Digitalis*) zu Vergiftungen führen. In
homöopathischer Zubereitung ist die Art

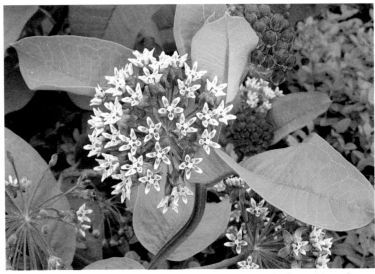

Syrische Seidenpflanze

heute auch in Europa bekannt und wird
nicht selten bei trockener Rippenfell-
entzündung, Rheumatismus und Nervenschmerzen im Brustbereich verordnet.
Auch die **Syrische Seidenpflanze** *Asclepias
syriaca* L. wird homöopathisch genutzt.
Als Wirkstoffe gelten ebenfalls Cardenolide, zu den Anwendungsgebieten gehören hier aber Wasseransammlungen im
Gewebe und Kopfschmerzen. Die gegenständigen, breit lanzettlichen Blätter sind
oberseits kahl, die violetten Kronblätter
oft zurückgeschlagen (Heimat N-Amerika, in S-Europa gebietsweise eingebürgert, Zierpflanze).

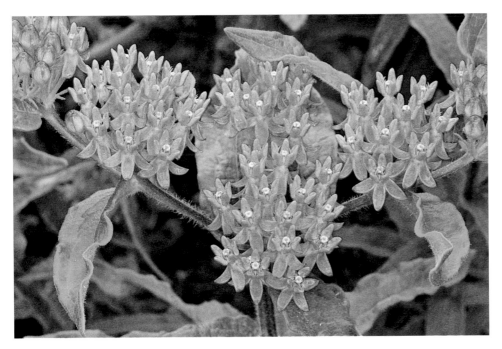

Knollige Seidenpflanze

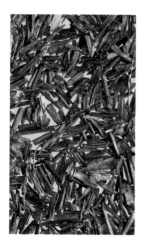

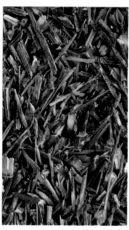

Neben dem bekannten fermentierten **Rotbuschtee** (oben) gibt es neuerdings auch grünen Rotbuschtee (unten) im Handel, bei dem durch kurzzeitiges Erhitzen nach der Ernte die Fermentation verhindert wird.

Aspalathus linearis (BURM. f.) DAHLGR.

Rotbusch, Rooibos

Fabaceae / Schmetterlingsblütler

0,5–2 m ♄ VII–IX

BOTANIK Aufrechter Strauch mit zahlreichen dünnen Seitenästen und nadelförmigen, bis 6 cm langen Blättern. Kleine, gelbe, kurz gestielte Schmetterlingsblüten.

VORKOMMEN In den Hartlaubgebieten des Kaplandes (S-Afrika), dort auch feldmäßiger Anbau.

DROGEN Rotbuschtee, Rooibos-Tee, Massai-Tee – Aspalathi linearis herba. Die frisch noch hellgrünen, beblätterten Zweigspitzen werden zerschnitten, leicht gequetscht und mit Wasser befeuchtet. Bedeckt überlässt man sie 8–24 Stunden der Fermentation und trocknet sie danach. Dabei bilden sich die Aromastoffe und die typische rotbraune Farbe.

WIRKSTOFFE Als Flavonoide die Dihydrochalkone Aspalathin und Nothofagin; Gerbstoffe (überwiegend Gallotannine) in viel geringerer Menge als im Schwarzen Tee; wenig ätherisches Öl, saure Polysaccharide, Vitamin C, Mineralstoffe.

ANWENDUNG Der Genuss von Rotbuschtee gilt als unbedenklich, wie hoch allerdings der medizinische Nutzen anzusetzen ist, darüber wird noch diskutiert. Bisher gibt es keine abgesicherten Daten, so dass manche Angabe jeder Grundlage entbehrt. Rotbuschtee gilt derzeit nicht als Arzneimittel! Beobachtet wurden

gewisse entzündungshemmende, antiallergische und antioxidative Eigenschaften. Zu den wertvollen Bestandteilen gehören spezielle Flavonoide. Sie sollen die Konzentration freier Sauerstoffradikale im Körper reduzieren und damit das Immunsystem unterstützen. Günstige Wirkungen wurden bei Magen- und Darmverstimmungen sowie Ekzemen gesehen, Nahrungsmittelallergien bei Kindern sollen positiv beeinflusst werden. Auch bei äußerlicher Anwendung gegen verschiedene Hauterkrankungen und Sonnenbrand wird eine Beschleunigung des Heilungsprozesses beschrieben. Rotbuschzubereitungen sind inzwischen in zahlreichen Kosmetika enthalten.

Rotbuschtee ist derzeit „in". Als coffeinfreier, gerbstoffarmer, aromatisch schmeckender, auch für Kinder gut verträglicher Haustee gewinnt er pur oder auch mit weiteren Drogen aromatisiert zunehmend Anhänger. Der aus 1 TL pro Tasse bereitete Tee ist auch als Kaltgetränk geeignet und lässt sich nach Belieben mit Fruchtsaft mischen.
Der im Lebensmittelhandel erhältliche wohlschmeckende **Honigbuschtee** *stammt ebenfalls aus S-Afrika, hat aber mit Rotbuschtee nichts zu tun. Er wird von Cyclopia-Arten geerntet und ist ebenfalls gerbstoffarm, coffeinfrei und als Haustee geeignet.*

Asparagus officinalis L.

Garten-Spargel

Asparagaceae (*Liliaceae* s. l.) Spargelgewächse

0,3–1,5 m ⁴ V–VII

BOTANIK 2-häusige Pflanze mit holzigem Wurzelstock, im Frühjahr fingerdicke Sprosse treibend („Spargel"). Oberirdische Triebe ergrünend, mit nadelartigen Kurzsprossen zu 4–15(–20). Weißlich gelbe, 4–7(–10) mm lange 6-zählige Blüten, nickend an dünnen Stielen. Ziegelrote Beeren.

VORKOMMEN Kulturpflanze, zuweilen verwildert und eingebürgert. Heimat wohl östliches Mittelmeergebiet.

DROGEN Spargelwurzel(stock) – Asparagi radix (rhizoma), der getrocknete Wurzelstock mit den Wurzeln. Asparagus

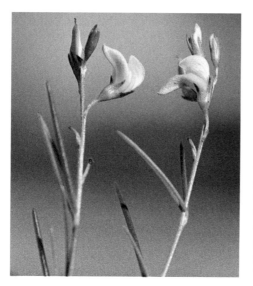

Rotbusch

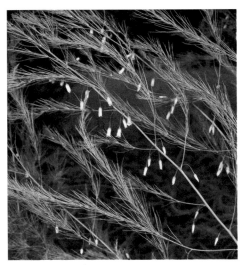

Garten-Spargel

und langer Stachelspitze. Blüten 5-zählig, gelb, in achsel- und endständigen Trugdolden. Früchte bis 6 cm große, kugelig-eiförmige Balgkapseln.

VORKOMMEN Trockenwälder des Gran Chaco, zentrales S-Amerika.

DROGEN Quebrachorinde – Quebracho cortex (DAC), die getrocknete Stammrinde. Aspidosperma quebracho-blanco, Quebracho (hom), Stamm- und Zweigrinde, ebenfalls getrocknet.

WIRKSTOFFE Indolalkaloide, darunter Aspidospermin und Quebrachin (Yohimbin), Gerbstoffe.

ANWENDUNG Quebrachorinde war in der Volksmedizin S-Amerikas ein wichtiges Mittel gegen Fieber (Malaria) und auch Asthma. Die Droge selbst wird in Europa kaum noch verwendet. Man nutzt aber Auszüge gegen Asthma und Husten mit festsitzendem Schleim in Fertigpräparaten. Diese enthalten meist weitere, ähnlich wirkende Extrakte wie aus Primelwurzel, Thymian oder Roter Seifenwurzel. Homöopathische Zubereitungen gibt man bei chronischen Atemwegserkrankungen und Herzschwäche. Die auswurffördernde und die Atemtätigkeit anregende Wirkung wird dem Aspidospermin zugeschrieben. Quebrachin, das mit dem Yohimbin aus *Pausinystalia yohimbe* identisch ist, ruft eine verstärkte Durchblutung der Unterleibsorgane hervor. Die Konzentration in der Droge ist allerdings so gering, dass keine aphrodisierende Wirkung zu erwarten ist.

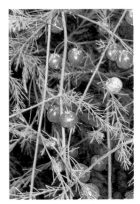

Die roten Beeren des **Garten-Spargels** werden als giftig angesehen, in neuerer Zeit wurden aber nur Fälle mit leichteren Magen-Darm-Beschwerden beobachtet, die wahrscheinlich auf den Gehalt an Steroidsaponinen zurückzuführen sind.

officinalis (HAB), frische, junge unterirdische Sprosse.

WIRKSTOFFE Steroidsaponine (Asparagoside), Aminosäuren wie Asparagin, reichlich Kaliumsalze.

ANWENDUNG Der Spargelwurzel werden leichte harntreibende Effekte zugeschrieben. Man setzt sie mit reichlich zusätzlicher Trinkflüssigkeit zur Durchspülungstherapie bei entzündlichen Erkrankungen der ableitenden Harnwege und zur Vorbeugung von Nieren- und Harngrieß ein. Neben diesen anerkannten Indikationen verwendet die Volksheilkunde die Droge auch bei rheumatischen Beschwerden und Hautunreinheiten. Spargelsprosse, die ebenfalls eine gewisse harntreibende Wirkung haben, werden nur in der Homöopathie, z. B. bei Nierensteinleiden und Herzschwäche, genutzt. Asparagin verleiht dem Harn nach einer Spargelmahlzeit den charakteristischen Geruch nach Methylmercaptan.

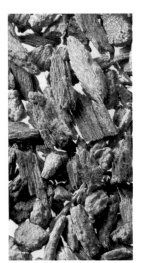

Quebrachorinde schmeckt stark bitter. In größeren Dosen eingenommen bewirkt sie Übelkeit und Erbrechen.

Aspidosperma quebracho-blanco
SCHLECHTEND.

Quebrachobaum, Weißer Quebracho

Apocynaceae / Hundsgiftgewächse

10–20(–30) m ♄ ☠

BOTANIK Immergrüner Baum mit hängenden Ästen. Blätter gegenständig oder zu 3 wirtelig, länglich-lanzettlich, 3–5 cm, blau- oder gelbgrün, mit gelbem Rand

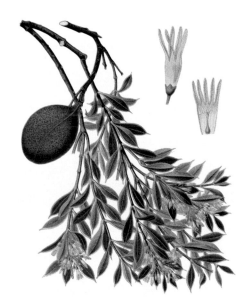

Quebrachobaum

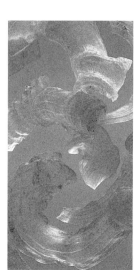

Tragant: weiße, durchscheinende, bandartige oder sichelförmige Plättchen, die mit Wasser aufquellen

Astragalus gummifer LABILL. (*Astracantha gummifera* (LABILL.) PODL.)

Gummieliefernder Tragant

Fabaceae / Schmetterlingsblütler

0,3 m ⁴ VI–VIII

BOTANIK Niedriger Polsterstrauch mit 8–14-zählig paarig gefiederten Blättern, Rhachis dornig stechend und ausdauernd. Gelbliche, zu 1–3 sitzende, etwa 1 cm lange Schmetterlingsblüten, Kelch am Grund behaart. Von den über 2000 Arten der Gattung bilden etliche Dornsträucher.

VORKOMMEN Steppen im Hochland Kleinasiens, bis zum Iran und Irak.

DROGEN Tragant – Tragacantha (PhEur), die nach Einschneiden von Ästen und Stämmen ausfließenden, an der Luft erhärteten gummiartigen Ausscheidungen. Das Europäische Arzneibuch nennt *A. gummifer* an erster Stelle, weitere westasiatische Arten sind aber ebenfalls zur Tragant-Gewinnung zugelassen und liefern auch teilweise eine höherwertige Droge, wie z. B. *A. microcephalus* WILLD. oder *A. brachycentrus* FISCH.

WIRKSTOFFE Polysaccharidgemisch aus einem wasserlöslichen (Tragacanthin) und einem wasserunlöslichen, stark quellfähigen Anteil (Bassorin), Proteoglykane, Stärke.

ANWENDUNG Tragant ist ein wichtiger Hilfsstoff in der pharmazeutischen Technologie, Nahrungsmittel- und Kosmetikindustrie. Er dient als Stabilisator für Emulsionen und Suspensionen, als Bindemittel bei der Herstellung von Tabletten und Dragees, als Dickungsmittel auch in Zahnpasten, als Haftmittel für Zahnersatz und Gleitmittel für Katheter. Geringere Bedeutung hat die Droge heute als Abführmittel. Die durch Quellung besonders des Bassorins entstehende Volumenzunahme im Darm führt zu einem Dehnungsreiz auf die Darmwand, damit zu erhöhter Peristaltik und schnellerer Darmpassage.

Indischer Tragant, Karaya-Gummi, stammt von *Sterculia*-Arten, z. B. *Sterculia urens* Roxb.

Atropa bella-donna L.

Tollkirsche

Solanaceae / Nachtschattengewächse

0,5–1,5 m ⁴ VI–VIII ☠

BOTANIK Staude mit dickem, walzenförmigem Wurzelstock, Stängel ausladend verzweigt. Blätter breit lanzettlich, ganzrandig, in der Blütenregion jeweils ein kleineres und ein größeres genähert. Blüten einzeln, die glockenförmige, bis 25 mm lange Krone braunviolett, innen schmutzig gelb, purpurrot geadert, mit kurzem, 5-teiligem, zurückgebogenem Saum.

VORKOMMEN Waldlichtungen, Schläge. Gemäßigtes Europa, SW-Asien, N-Afrika.

DROGEN Belladonnablätter, Tollkirschenblätter – Belladonnae folium (PhEur), die getrockneten Blätter, auch blühende Zweigspitzen und vereinzelte Früchte. Belladonnawurzel – Belladonnae radix (DAC, ÖAB). Atropa bella-donna, Belladonna (HAB), die am Ende der Blütezeit gesammelte, ganze, frische Pflanze ohne verholzte Stängelteile.

WIRKSTOFFE In den oberirdischen Teilen Tropanalkaloide, in der frischen Pflanze vor allem Hyoscyamin (das nur halb so wirksame Racemat Atropin, DL-Hyoscyamin, entsteht zunehmend während der Trocknung und Aufarbeitung), in geringer Menge Scopolamin; Cumarinderivate, Flavonoide. In den Wurzeln neben Hyoscyamin Cuskhygrin, keine Flavonoide.

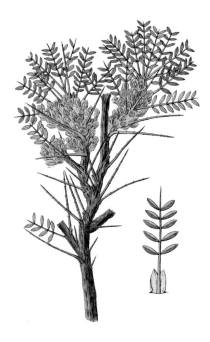

Gummieliefernder Tragant

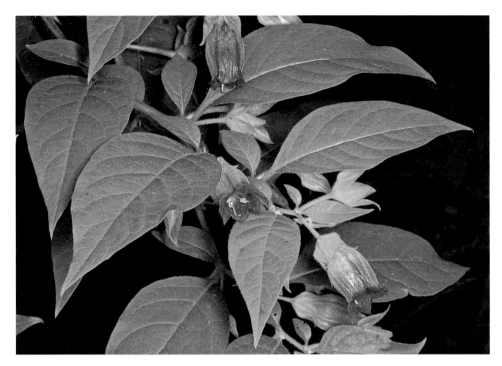

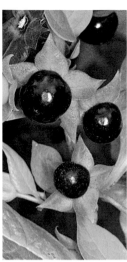

Die Früchte der **Tollkirsche** sind fast kirsch-große, schwarz glänzende, saftige Beeren.

Tollkirsche

ANWENDUNG Alle Pflanzenteile der Tollkirsche sind giftig. Die seit alters angewendeten Blätter werden heute nur noch selten in Form von standardisierten Extrakten in Fertigpräparaten genutzt, häufiger allerdings die isolierten Reinalkaloide oder partialsynthetische Derivate. Hyoscyamin und Atropin wirken als cholinerge Antagonisten. Daraus ergeben sich die krampflösenden Eigenschaften der Belladonnaextrakte auf die glatte Muskulatur im Bereich des Magen-Darm-Traktes, der Gallen- und Harnwege und die Nutzung bei Koliken in diesen Bereichen. Die Anwendung bei Bronchialasthma ist veraltet. Dagegen wird die Sekretionseinschränkung der Speichel- und Schweißdrüsen sowie der Schleimdrüsen der Atemwege und des Magen-Darm-Kanals wie auch die zentral beruhigende Wirkung therapeutisch eingesetzt. Atropin führt am Auge zu einer lang anhaltenden Pupillenerweiterung, die man zur Augendiagnostik (heute verwendet man meist kürzer wirksame Substanzen) sowie zur Behandlung von Entzündungen am Auge und zur Ruhigstellung nach Verletzung nutzt. Jede Apotheke muss Atropin in injizierbarer Form als Antidot gegen Vergiftungen durch Insektizide mit Phosphorsäureestern (z. B. E 605) vorrätig halten. Wurzelauszüge sind als so genannte Bulgarische Kur bei der Behandlung von Parkinsonerkrankungen bekannt. Da der Alkaloidgehalt in der Wurzeldroge insgesamt höher ist, wird diese zur industriellen Aufarbeitung vorgezogen. In der Homöopathie ist Belladonna ein häufig verordnetes Mittel (verschreibungspflichtig bis D3) bei hochfieberhaften Entzündungen z. B. der Mandeln und der Atemwege, bei Kopfschmerzen und Erregungszuständen.

Vergiftungen mit Tollkirschenfrüchten sind ernst zu nehmen. Schon 2–5 der süßlich schmeckenden Beeren können bei Kindern tödlich wirken. Vergiftungserscheinungen sind weite Pupillen, glänzende Augen (woher der Name bella donna = schöne Frau stammt), Trockenheit im Mund, gerötete Haut und Seh- und Bewusstseinsstörungen. Daneben treten Halluzinationen auf, die erotisch gefärbt sein können. Sie sind der Anlass für den Missbrauch vieler Solanaceen-Drogen als Rauschmittel (wie auch von Brugmansia- und Datura-Arten), im Mittelalter wurden sie in den Hexenverfolgungen genutzt, um belastende Aussagen zu erpressen. Nach Abklingen der Erregungszustände folgt zunehmend narkoseartige Lähmung, schließlich Tod durch Atemlähmung. Ein spezifisches Gegengift ist der Acetylcholinesterasehemmer Physostigmin (s. Physostigma venenosum).

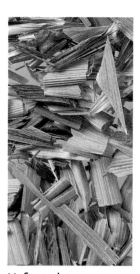

Haferstroh bzw. seine Extrakte verwendet man für Bäder bei rheumatischen Erkrankungen und Hautleiden.

Avena sativa L.

Saat-Hafer

Poaceae / Süßgräser

0,6–1,5 m ☉ VI–VIII

BOTANIK Blattspreite am Grund ohne Öhrchen. Allseitswendig ausgebreitete, lockere Rispe mit meist 2-blütigen, zur Reifezeit hängenden Ährchen. Deckspelzen kahl, an der Spitze 2-zähnig.

VORKOMMEN Kulturpflanze gemäßigter Breiten.

DROGEN Haferflocken – Avenae fructus excorticatus, die ausgespelzten, gedarrten und gewalzten Früchte. Grüner Hafer, Haferkraut – Avenae herba, die grünen, kurz vor der Vollblüte geernteten, frischen (recens) oder getrockneten oberirdischen Teile. Haferstroh – Avenae stramentum, getrocknete Blätter- und Stängelteile. Avena sativa (HAB), die frischen oberirdischen Teile blühender Pflanzen.

WIRKSTOFFE In den Früchten Stärke, lösliche Polysaccharide (β-Glucan und Arabinoxylane), Eiweißstoffe, Sterole, Triterpensaponine wie Avenacin und Avenacosid. In den grünen Pflanzenteilen lösliche Silikate, relativ viel Eisen, Mangan und Zink, Flavonoide, Triterpensaponine.

ANWENDUNG Haferflocken haben sich als Schleimzubereitung bei der begleitenden Behandlung von Durchfallerkrankungen und Magen-Darm-Entzündungen bewährt. Heute werden sie auch als unterstützendes Mittel zur Senkung hoher Cholesterinwerte propagiert, hierfür auch speziell die Haferkleie, wobei den Polysacchariden die Wirkung zugeschrieben wird. „Grüner Hafer" wird vor allem in der Volksmedizin genutzt, ohne dass bisher bestimmte Inhaltsstoffe den angegebenen Wirkungen zugeordnet werden konnten, z. B. beim Einsatz für eine Durchspülungstherapie bei Nierengrieß und zur Senkung erhöhter Harnsäurespiegel im Blut. Mit der Homöopathie gemeinsam ist der Gebrauch bei nervöser Erschöpfung, Nervenschwäche und Schlaflosigkeit.

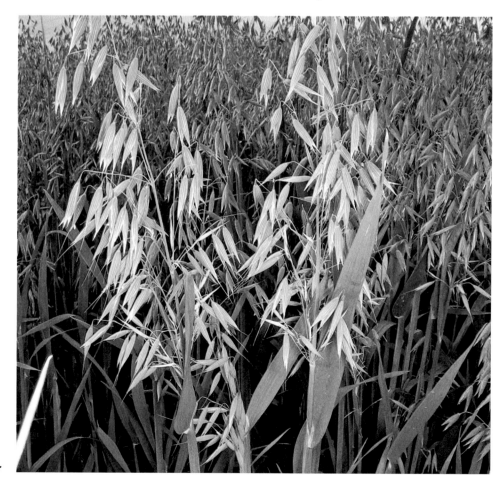

Saat-Hafer

Ballota nigra L. s. l.

Schwarznessel, Stinkandorn

Lamiaceae / Lippenblütler

0,3–1,2 m ⁴ VI–X

BOTANIK Weich behaarte Staude mit unangenehmem Geruch. Blätter gegenständig, breit eiförmig mit gestutztem oder herzförmigem Grund, runzelig und grob gekerbt-gezähnt. Lippenblüten mit 10–14 mm langer, violetter oder rosa Krone in Scheinquirlen. Kelch mit 10 stark hervortretenden Nerven, die 5 Zähne lang begrannt oder mit aufgesetzter Stachelspitze.

VORKOMMEN Wegränder, Hecken, Schuttplätze. Europa, W-Asien, N-Afrika, N-Amerika.

DROGEN Schwarznesselkraut – Ballotae nigrae herba, Marrubii nigri herba, die zur Blütezeit gesammelten, getrockneten, oberirdischen Teile.

WIRKSTOFFE Diterpenbitterstoffe wie Marrubiin und Ballotinon, unangenehm riechendes ätherisches Öl, Phenolcarbonsäuren, Flavonoide.

ANWENDUNG Schwarznesselkraut ist in den gültigen Arzneibüchern nicht aufgeführt und nur aus der Volksheilkunde bekannt. Die Anwendung ist ähnlich der von Andornkraut (von *Marrubium vulgare*), wegen des unangenehmen Geruchs und Geschmacks der Pflanze aber seltener. Krampfartige Verdauungsbeschwerden, hervorgerufen durch mangelnde Magen- und Gallensaftsekretion, Übelkeit sowie Keuch- und Krampfhusten gehören zu den Anwendungsgebieten, daneben auch Schlaflosigkeit und Nervosität sowie klimakterische Beschwerden. Die Wirkung (und Nebenwirkung) der Droge ist noch unzureichend untersucht. Der Name Schwarznessel wird auch für die asiatische Art *Perilla frutescens* verwendet.

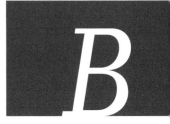

Schwarznessel

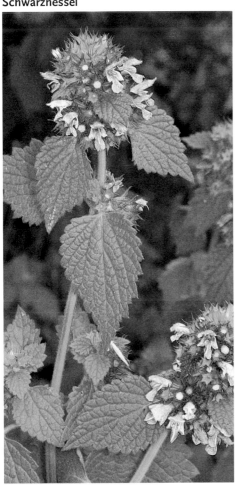

Baptisia tinctoria (L.) R. BR.

Wilder Indigo, Färberhülse, Baptisie

Fabaceae / Schmetterlingsblütler

0,6–1,2 m ⁴ VI–VIII ☠

BOTANIK Staude mit aufrechten, verzweigten, kahlen Trieben, Blätter wechselständig gestielt, 3-teilig gefingert. Zahlreiche armblütige, endständige Trauben mit etwa 1,3 cm langen, gelben Schmetterlingsblüten. Frucht eine rundliche bis eiförmige Hülse mit langer Griffelspitze am Ende.

VORKOMMEN Östl. N-Amerika.

DROGEN Wilde Indigowurzel, Färberhülsenwurzel – Baptisiae tinctoriae radix, die im Herbst gesammelten unterirdischen Teile. Baptisia tinctoria, Baptisia (hom).

WIRKSTOFFE Wasserlösliche Polysaccharide, vor allem Arabinogalactane; Glykoproteine; Chinolizidinalkaloide wie Cytisin, Methylcytisin, Anagyrin und Spartein; Isoflavonoide, u. a. Baptisin, Trifolirhizin; Hydroxycumarine.

ANWENDUNG Polysaccharide und Glykoproteine sollen gemeinsam für eine gewisse immunstimulierende Wirkung verantwortlich sein. Man verwendet Wurzelauszüge in einigen Kombinationspräparaten (u. a. zusammen mit Sonnenhut-

Wilder Indigo

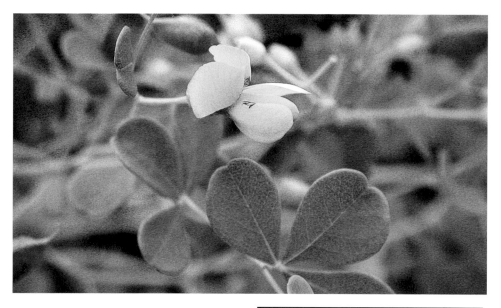

zubereitungen) zur Steigerung der körpereigenen Abwehrkräfte vorbeugend bei Infektanfälligkeit sowie zur Behandlung von Erkältungskrankheiten, besonders auch Atemwegsinfekten, um die Krankheitsdauer zu verkürzen. Die Droge selbst ist nicht gebräuchlich, von der Anwendung als Tee wird abgeraten, da die Höhe der wirksamen Dosis bisher nicht genügend abgeklärt werden konnte und hohe Gaben Vergiftungserscheinungen, u. a. auch Fieber, auslösen können. Homöopathische Zubereitungen werden dementsprechend auch bei Fieberzuständen eingesetzt. Für die Isoflavonoide werden östrogenartige Wirkungen angegeben, die bei dieser Art bisher aber nicht genutzt werden (s. *Trifolium pratense*).

Bellis perennis L.

Gänseblümchen

Asteraceae / Korbblütler

0,05–0,25 m ⏀ III–XI

BOTANIK Rosettenpflanze mit spatelförmigen Blättern. Auf blattlosem Schaft 15–30 mm breite Blütenköpfchen, Zungenblüten weiß, unterseits oft rot.
VORKOMMEN Wiesen, Weiden, Parkrasen, durch fast ganz Europa, in gemäßigten Breiten heute weltweit.
DROGEN Gänseblümchenblüten(-kraut) – Bellidis flos (herba). Bellis perennis (HAB), die ganze frische, blühende Pflanze.
WIRKSTOFFE Triterpensaponine, Flavonoide, Polyine, in Spuren ätherisches Öl.

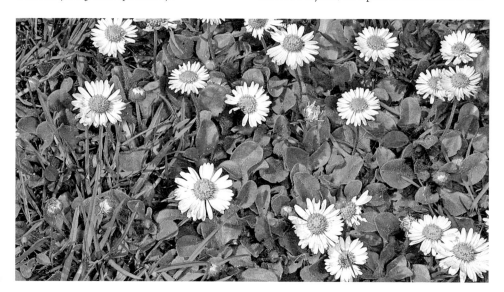

Gänseblümchen

ANWENDUNG Bellis perennis ist ein häufig gebrauchtes Mittel in der Homöopathie, in erster Linie ein wichtiges Wundheilmittel bei Verletzungen, Prellungen, Verstauchungen, bei eitrigen Hautprozessen sowie bei rheumatischen Beschwerden infolge Überbeanspruchung des Bewegungsapparates. Auch die Volksmedizin kennt die Pflanze, z. B. zur Behandlung von Katarrhen der Atemwege, Leberleiden und Hauterkrankungen; von der Beigabe der frischen jungen Blätter zu Salaten erhofft man eine gewisse stoffwechselanregende Wirkung. Die Schulmedizin verwendet das Gänseblümchen nicht.

Berberis vulgaris L.

Gewöhnliche Berberitze, Sauerdorn

Berberidaceae / Sauerdorngewächse

1–3 m ♄ V–VI

BOTANIK Sommergrüner Strauch mit einfachen bis 7-teiligen Blattdornen und büschelig stehenden, verkehrt eiförmigen, am Rand grannig gezähnten Blättern. Blüten gelb, in hängenden Trauben an Kurztrieben, meist 6-zählig, nur die Endblüte 5-zählig. Rote, etwa 1 cm lange, walzenförmige Beeren mit 1–2 rotbraunen Samen.

VORKOMMEN In trockenen Gebüschen durch W-, Mittel- und S-Europa bis W-Asien. Als Zwischenwirt des Getreiderostes gebietsweise ausgerottet.

DROGEN Berberitzenwurzelrinde – Berberidis radicis cortex. Berberis vulgaris, Berberis (HAB), die getrocknete Rinde ober- und unterirdischer Teile. Sauerdornbeeren – Berberidis fructus. Berberis vulgaris e fructibus (HAB).

WIRKSTOFFE In Wurzeln und Rinde (in Blättern und im Holz in viel geringerer Konzentration): Isochinolinalkaloide wie Berberin, Berbamin, Oxyacanthin, Palmatin, Jatrorrhizin. In den Früchten: Vitamin C, Fruchtsäuren, Carotinoide, Anthocyane, Zucker, Pektin.

ANWENDUNG Die giftige, alkaloidhaltige Wurzelrinde war früher ein beliebtes Mittel bei Verdauungsstörungen, besonders auch bei Leber- und Gallenbeschwerden, wenn die Gallensaftproduktion nicht

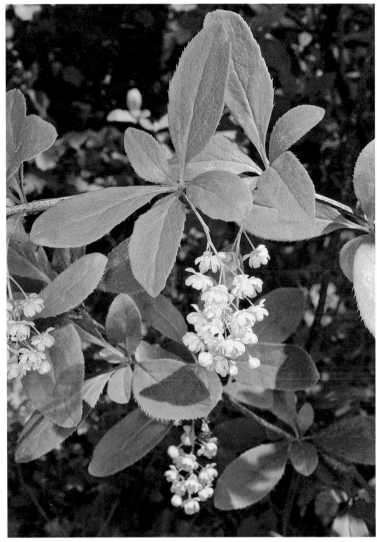

Gewöhnliche Berberitze

ausreichte. Beigetragen hat zu dieser Indikation eventuell die gelbe Farbe der Rinde, die nach der Signaturenlehre als wirksam bei Gelbsucht angesehen wurde. Derzeit liegen keine ausreichenden Wirkungsnachweise vor, so dass man die Anwendung der Droge nicht befürwortet, zumal bei Überdosierung Nierenreizungen und weitere Vergiftungserscheinungen möglich sind. Das Alkaloid Berberin mit entzündungshemmenden und antibakteriellen Eigenschaften war über lange Zeit in Augentropfen gegen Reizzustände der Bindehaut und des Lidrandes enthalten. Heute ist Berberis nur noch in homöopathischer Zubereitung gebräuchlich, z. B. bei rheumatischen Erkrankungen, Nierensteinen, Leber- und Gallestörungen und Hautleiden.

Die reifen Früchte (und Samen) der **Gewöhnlichen Berberitze** sind alkaloidfrei und können ähnlich Hagebutten z. B. zu Marmeladen verarbeitet werden. In den Samen (nicht im Fruchtfleisch) anderer, als Ziersträucher kultivierter *Berberis*-Arten wurden giftige Alkaloide nachgewiesen.

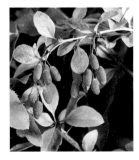

Beta vulgaris L. ssp. *vulgaris* var. *altissima* DÖLL

Zucker-Rübe

Chenopodiaceae / Gänsefußgewächse

0,5–2 m ⊙ VII–IX

BOTANIK Die weißfleischige, rübenförmige Wurzel nur zu 1/10 aus dem Boden herausragend. Grundblätter rosettig, lang keilförmig in den Stiel verschmälert. Blüten unscheinbar in hohem, rispenförmigem Blütenstand im 2. Jahr.

VORKOMMEN Wild nur die ssp. *maritima* (L.) ARCANG. mit dünner Wurzel an Meeresküsten. Sonst Kulturpflanze in vielen Sorten.

DROGEN Saccharose – Saccharum (PhEur), das aus Zucker-Rüben oder Rohrzucker (s. *Saccharum officinarum*) gewonnene Disaccharid aus Glucose und Fructose.

WIRKSTOFFE In der Rübe ca. 20 % Saccharose, mehrere Aminosäuren, darunter Betain; Triterpensaponine, Fruchtsäuren, Mineralsalze.

ANWENDUNG Betain spielt als Methylgruppendonator bei Transmethylierungsreaktionen in der Leber eine wichtige Rolle: Es wirkt einer überhöhten Anhäufung von Fetten in der Leber entgegen. Die Substanz wird zur begleitenden Behandlung von Lebererkrankungen, insbesondere Fettleber, eingesetzt. Hohe Zuckerkonzentrationen wie in Sirupen hemmen infolge osmotischer Effekte die Entwicklung von Bakterien und Pilzen und wirken so als Konservierungsmittel. In Hustensäften fördert Zucker die Schleimproduktion in den Bronchien.

Die als **Rote Rübe** oder **Rote Bete** bekannte *Beta vulgaris* L. ssp. *vulgaris* var. *conditiva* ALEF. ist eine reine Kulturpflanze. Extrakte oder der frische Presssaft enthalten stickstoffhaltige Farbstoffglykoside wie Betanin und Betacyane, daneben aber auch eine hohe Konzentration an Nitraten, die bei häufigem Genuss nicht unbedenklich sind. Die Volksheilkunde verwendet Rote Rüben (Rote Bete) gekocht als Salat und ihren Saft bei Blutarmut, als allgemeines Stärkungsmittel

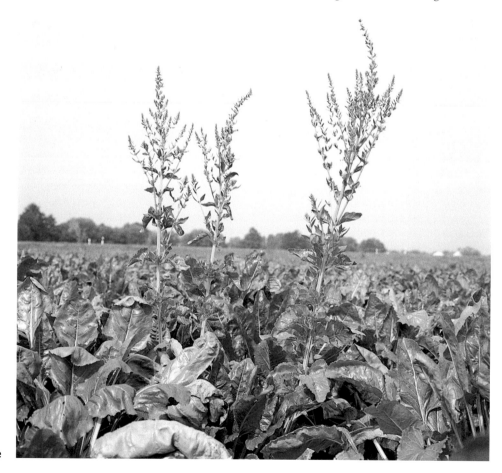

Zucker-Rübe

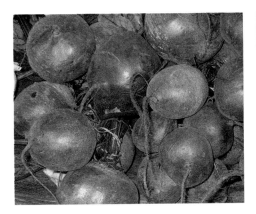

und zur Steigerung der Widerstandsfähigkeit gegen Infektionskrankheiten. Extrakte gibt man unterstützend bei der Tumorbehandlung mit Strahlen oder Zytostatika. Die Farbstoffe sollen als Redoxkatalysatoren dabei Einfluss auf den Zellstoffwechsel haben. Die Wirkung ist umstritten.

Betonica officinalis L. (*Stachys officinalis* (L.) TREV.)

Echter Ziest, Heil-Ziest

Lamiaceae / Lippenblütler

0,2–0,8 m 4 VII–VIII

BOTANIK Staude mit Rosetten aus lang gestielten, herzeiförmig-länglichen, regelmäßig gekerbt-gesägten Blättern. Stängel nur mit 1–3 entfernt stehenden Blattpaaren. Rosa bis purpurrote, 8–15 mm lange Lippenblüten in ährenförmig angeordneten Scheinquirlen. Kelch mit 5 gleichmäßigen dreieckigen Zähnen.
VORKOMMEN Halbtrockenrasen, Säume, lichte Wälder. Europa, W-Asien, N-Afrika.
DROGEN Betonienkraut, Heilziestkraut – Betonicae herba, das zur Blütezeit gesammelte Kraut. Stachys officinalis, Betonica (HAB).
WIRKSTOFFE Gerbstoffe, Diterpenbitterstoffe, die Betaine Betonicin, Stachydrin und Turicin; Flavonoide.
ANWENDUNG Als homöopathische Anwendungsgebiete werden Erkältungskatarrhe, Oberbauchbeschwerden, Asthma und Schwächezustände angegeben. In der Schulmedizin hat der Echte Ziest bisher keine Anerkennung gefunden und auch in der Volksmedizin ist die früher durchaus geschätzte Heilpflanze nur noch von geringer Bedeutung. Sie

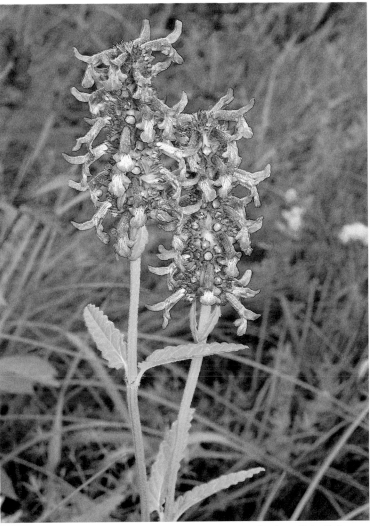

Links oben: **Rote Bete**
Rechts: **Echter Ziest**

galt als hilfreich bei Durchfall, Katarrhen der Atemwege und Asthma, als Spül- und Gurgelmittel bei Entzündungen im Mund- und Rachenraum, äußerlich als Wundheilmittel. Wirkungen und Nebenwirkungen sind noch unzureichend untersucht.

Betula pendula ROTH. (*B. verrucosa* EHRH., *B. alba* L.)

Hänge-Birke, Warzen-Birke

Betulaceae / Birkengewächse

Bis 25 m ♄ IV–V

BOTANIK Baum mit spitzwinkelig aufsteigenden Ästen, Zweige überhängend, die jungen mit Harzdrüsen, sonst aber kahl wie die Blätter. Diese aus keilförmigem Grund rautenförmig, lang zuge-

Hänge-Birke

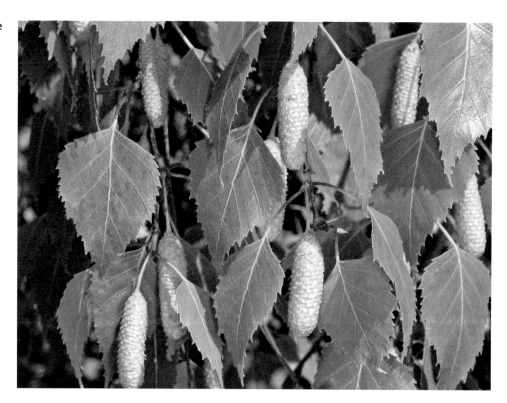

spitzt, doppelt gezähnt, Hauptzähne mit feiner, einwärts gebogener Spitze. Männliche Blüten in hängenden Kätzchen, weibliche viel kürzer, zur Blütezeit aufrecht stehend.

VORKOMMEN Lichte Wälder, Vorwälder, Ödland. Europa, W-Asien.

DROGEN Birkenblätter – Betulae folium (PhEur), die getrockneten Laubblätter der Hänge-Birke und/oder der Moor-Birke *Betula pubescens* bzw. ihrer Hybriden. Birkenteer – Betulae pix, Oleum Rusci, der durch trockene Destillation der Rinde und der Zweige gewonnene Teer. Im HAB Zubereitungen aus verschiedenen Pflanzenteilen, z. B. aus der Rinde und den Blättern sowie Carbo vegetabilis, die gut ausgeglühte Kohle von Birken- und Rotbuchenholz (s. *Fagus sylvatica*). Bei dem Homöopathikum Betula alba handelt es sich um den im Frühjahr durch Anbohren der Stämme von *B. pendula* gesammelten Saft.

WIRKSTOFFE In den Blättern Flavonoide, vor allem Hyperosid, Avicularin und Quercitrin; in Spuren ätherisches Öl mit Sesquiterpenoxiden, Triterpenester vom Dammarantyp, Phenolcarbonsäuren, Kaliumsalze, Ascorbinsäure. Im Birkenteer Guajakol, Kresole, Brenzcatechin und weitere Phenole.

ANWENDUNG Birkenblätter wirken harntreibend (wohl in erster Linie auf Grund der Flavonoide). Es kommt zu vermehrter Wasserausscheidung ohne Reizung des Nierenparenchyms. Angewendet werden die Droge selbst, häufig auch in Kombination mit weiteren harntreibenden pflanzlichen Mitteln in Teemischungen, oder Extrakte in Fertigpräparaten zur Durchspülungstherapie bei leichteren bakteriellen und entzündlichen Erkrankungen der ableitenden Harnwege, zur Vorbeugung von Harngrieß und Harnsteinen sowie zur unterstützenden Behandlung von rheumatischen Beschwerden, in der Volksheilkunde auch bisweilen bei Hautausschlägen. Beliebt ist die Anwendung in Frühjahrskuren zur „Blutreinigung". Birkenteer wird heute noch selten in Salben gegen Hautparasiten (Krätzemilben) und Ekzeme genutzt. Bedenklich erscheint das Vorkommen möglicherweise Krebs erregender Inhaltsstoffe, so dass von der Anwendung abgeraten wird. Den Kambiumsaft junger Stämme, volkstümlich auch als harntreibendes Mittel eingesetzt, trifft man gelegentlich in Haarwässern gegen Haarausfall und Schuppenbildung. Aus dem in der Rinde von Birken-Arten vorkommenden pentazyklischen Triterpenalkohol Betulin konnte

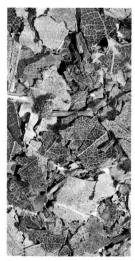

Birkenblätter Bei einer Durchspülungstherapie muss für eine reichliche Flüssigkeitszufuhr von mindestens 2 l/Tag gesorgt werden.

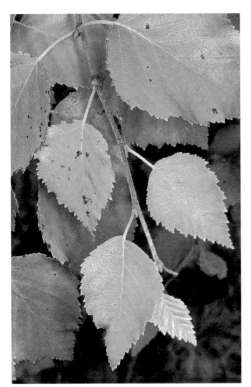

Borago officinalis L.

Borretsch

Boraginaceae / Raublattgewächse

0,2–0,8 m ⊙ V–IX

BOTANIK Abstehend borstig behaarte Pflanze, die rosettig genäherten unteren Blätter groß, oval, in den geflügelten Stiel verschmälert, obere zum Teil herablaufend. 2–3 cm breite, nickende, himmelblaue Blüten mit sehr kurzer Kronröhre und 5 radförmig ausgebreiteten Zipfeln. Schwarzviolette, kegelförmig zusammenneigende Staubblätter.

VORKOMMEN Verbreitet als Zier- und Gewürzpflanze kultiviert, bisweilen verwildert. Heimat Mittelmeergebiet.

DROGEN Borretschkraut, Gurkenkraut – Boraginis herba, das frische bzw. getrocknete Kraut. Borrago officinalis (hom), die frischen Blätter. Raffiniertes Borretschsamenöl – Boraginis oleum raffinatum (DAC), das aus den Samen gewonnene und anschließend raffinierte fette Öl.

WIRKSTOFFE Schleimstoffe, Gerbstoffe, Flavonoide, in Spuren ätherisches Öl, toxische Pyrrolizidinalkaloide (auch in den Blüten), Kieselsäure, z. T. in wasserlöslicher Form. Im fetten Öl der Samen Gamma-Linolensäure (mit bis zu 25 % wesentlich höher als im Nachtkerzenöl).

ANWENDUNG Harn- und schweißtreibende sowie entzündungswidrige Eigenschaften, auch stimmungsanregende Wirkungen werden der Droge in der Volksheilkunde nachgesagt. Verwendet wurde

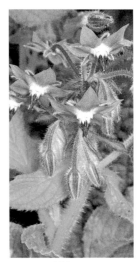

Borretschblüten eignen sich als essbare Dekoration.

halbsynthetisch Betulinsäure hergestellt werden. Diese Substanz ist in der Lage, bei Melanomzellen und auch anderen Tumorzellen den programmierten Zelltod (Apoptose) auszulösen. Über die Verwendbarkeit der Betulinsäure bei Krebserkrankungen wird derzeit intensiv geforscht. In der Homöopathie hat die Birke eher geringe Bedeutung.

Die gleichfalls verwendete **Moor-Birke** *B. pubescens* EHRH. unterscheidet sich von der Hänge-Birke durch aufsteigende oder waagerecht abstehende Äste und flaumig behaarte junge Zweige und Blätter. Diese aus herzförmigem, abgerundetem Grund eiförmig, kurz zugespitzt, verkahlend, Blattzähne ohne feine Spitze (Moore, Gebüsche der Bergregion). Die Arten hybridisieren, in manchen Gebieten gibt es kontinuierliche Übergänge.

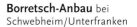

Borretsch-Anbau bei Schwebheim/Unterfranken

TEEBEREITUNG *1 EL Birkenblätter je Tasse mit kochendem Wasser übergießen, 15 min ziehen lassen. 3–4-mal täglich 1 Tasse zwischen den Mahlzeiten trinken. Zusätzliche reichliche Flüssigkeitszufuhr ist angebracht. (Nicht anwenden bei Wasseransammlungen (Ödemen) infolge eingeschränkter Herz- oder Nierentätigkeit.)*

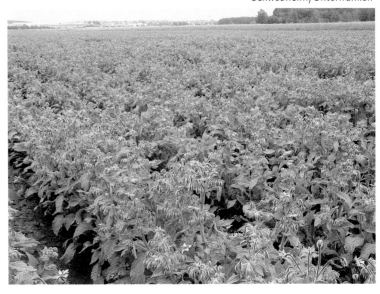

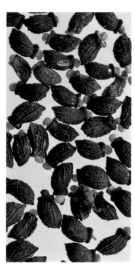

Aus **Borretschsamen** gewinnt man das fette Öl mit einem hohen Anteil Gamma-Linolensäure, das man innerlich und äußerlich bei Neurodermitis gibt.

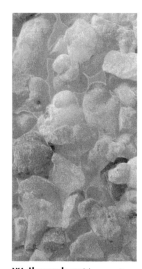

Weihrauch (Olibanum) entwickelt seinen Wohlgeruch, wenn man ihn auf glühende Kohlen streut. Seine Wirkung wird als stimulierend, berauschend und betäubend beschrieben. Der Geschmack ist leicht bitter.

sie früher gern bei Husten (plausibel durch den Schleimgehalt), als „Blutreinigungsmittel", bei rheumatischen Erkrankungen, Venenentzündungen und im Klimakterium. Das frische Kraut mit gurkenartigem Geruch und Geschmack findet heute noch als Gewürzkraut, besonders zum Einlegen von Gurken, vielfach Verwendung. Da in der Art nur geringe Mengen der giftigen Alkaloide enthalten sind, bestehen gegen die gelegentliche Verwendung, wie als Gewürzkraut, keine Bedenken. Die arzneiliche Anwendung (für die höhere Dosen notwendig wären) hält man wegen möglicher Leberschäden jedoch nicht für vertretbar, zumal die Wirksamkeit bei den angegebenen Indikationen nicht belegt ist. Zu den Anwendungsgebieten homöopathischer Verdünnungen gehören Erkrankungen der Atemwege und Venenbeschwerden. Borretschsamenöl, soweit es durch Kaltpressung gewonnen wurde, enthält keine giftigen Alkaloide. Es wird wie Nachtkerzensamenöl (s. *Oenothera*) versuchsweise gegen Neurodermitis eingesetzt. Als „Nahrungsergänzungsmittel" ist es auch gegen prämenstruelle Beschwerden im Gespräch.

Boswellia carteri Birdw. (*B. sacra* Flueck.)

Weihrauchbaum

Burseraceae / Balsamgewächse

4–5 m ♄ III–IV

BOTANIK Kleiner Baum mit starkem Stamm und papierartig abblätternder, bräunlicher Borke. Blätter unpaarig gefiedert, die Fiederchen gegenständig und zur Spitze hin größer werdend, ganzrandig bis gekerbt-gesägt. Kleine, 5-zählige weißliche Blüten in einfachen oder verzweigten Trauben. Frucht eine 3-eckige Kapsel.
VORKOMMEN Halbwüstengebiete Arabiens, Somalia, Äthiopien.
DROGEN Weihrauch – Olibanum, das durch Einschneiden von Stämmen und dicken Ästen als milchweiße Emulsion ausfließende, an der Luft erhärtete Gummiharz. Es wird v. a. für nichtmedizinische Zwecke auch von anderen *Boswellia*-Arten gewonnen. Indischer Weihrauch stammt von *Boswellia serrata* Roxb., heimisch in Indien.

WIRKSTOFFE 5–9 % ätherisches Öl mit Sesquiterpenen oder Thujen, Phellandren und Pinen (indische Herkünfte); 50–60 % Harz aus Triterpensäuren, überwiegend Boswelliasäuren; 10–25 % Schleimstoffe.
ANWENDUNG Weihrauch wurde seit alters von verschiedenen Völkern in erster Linie für kultisch-religiöse Zwecke verwendet; die als Arzneimittel gebrauchten Mengen dürften im Verhältnis sehr gering gewesen sein. In Europa blieb Olibanum zu Anfang des 20. Jahrhunderts noch eine bescheidene Nutzung in hautreizenden Pflastern und Salben und später in der Parfümindustrie. In den modernen Arzneibüchern ist Olibanum nicht mehr oder noch nicht (?) enthalten. Aus der ayurvedischen Medizin stammt die heutige Anwendung von „Salai Guggal", dem Indischen Weihrauch, als Langzeittherapeutikum bei chronischer Polyarthritis, chronisch-entzündlichen Darmerkrankungen wie Morbus Crohn und Colitis ulcerosa sowie Asthma bronchiale. Bestimmte Boswelliasäuren hemmen spezifisch die 5-Lipoxygenase, das Schlüsselenzym für die Synthese von Leukotrienen, die wiederum verantwortlich für die Aufrechterhaltung von chronischen Entzündungen sind. Auch weitere Erkrankungen, deren Entzündungsgeschehen mit einer vermehrten Leukotriensynthese einhergehen, könnten mit Weihrauch beeinflussbar sein, z. B. Psoriasis. Für diese Indikationen kommen nur defi-

Weihrauchbaum

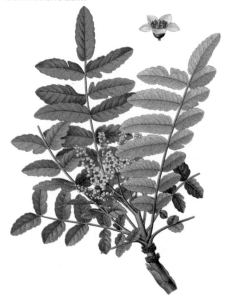

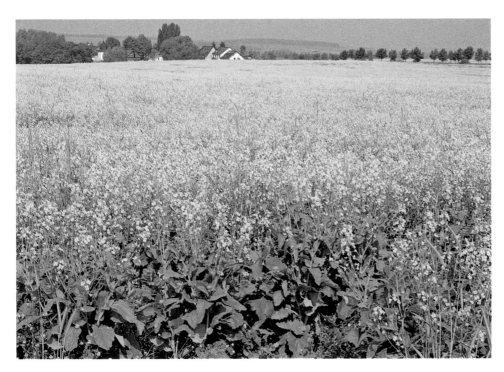

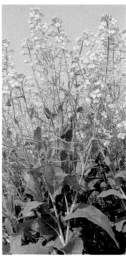

Beim **Raps** (links und oben) überragen die Blütenknospen die geöffneten Blüten, während es beim Rübsen umgekehrt ist.

nierte Extrakte aus dem gut untersuchten Indischen Weihrauch in Frage. Auf dem Markt sind auch homöopathische Zubereitungen in niedrigen Potenzen und Produkte als Nahrungsergänzungsmittel, die nicht die geforderte Dosierung für die hier angegebenen Indikationen erreichen.

Brassica napus L.

Raps

Brassicaceae / Kreuzblütler

1–1,4 m ☉ ☉ IV–IX

BOTANIK Alle Blätter bläulich bereift, die oberen halb stängelumfassend. Blüten 4-zählig, mit zuletzt aufrecht-abstehenden Kelchblättern und 10–18 mm langen, gelben Kronblättern. Knospen die geöffneten Blüten überragend.

VORKOMMEN Kulturpflanze, häufig verwildert.

DROGEN Raffiniertes Rapsöl (Rüböl) – Rapae oleum raffinatum (PhEur), das aus den reifen Samen mechanisch gepresste oder durch Extraktion und anschließende Raffination gewonnene fette Öl, auch vom **Rübsen** *B. rapa* L. (*B. campestris* L.).

WIRKSTOFFE Im Glyceridgemisch Ölsäure, Linolsäure und Linolensäure; Sterole; Erucasäure darf nur bis zu 5 % enthalten sein.

ANWENDUNG Rapsöl dient in der Pharmazie als Arzneiträger für fettlösliche Arzneistoffe, z. B. Vitamin E, und ist damit als Hilfsstoff in einer großen Zahl von Präparaten enthalten. Größere Mengen werden als Speiseöl und zur Margarineherstellung genutzt, der Hauptanteil wird aber für technische Zwecke gewonnen (Biodiesel). Das Öl aus früher kultivierten Sorten war geschmacklich nicht befriedigend, da es einen hohen Gehalt an Erucasäure hatte, die sich darüber hinaus bei Einnahme höherer Dosen über längere Zeit als toxisch für den Herzmuskel erwies. Erucasäurearme oder -freie Öle aus neu gezüchteten Sorten gelten als unbedenklich und sind heute wertvolle Speiseöle.

Brassica nigra (L.) KOCH (*Sinapis nigra* L.)

Schwarzer Senf

Brassicaceae / Kreuzblütler

0,6–1,2 m ☉ VI–IX

BOTANIK Untere Blätter fiederteilig mit großem Endabschnitt, obere ungeteilt. Blüten 4-zählig, mit 8 mm langen, goldgelben Kron- und aufrechten Kelchblättern. 4-kantige Schoten mit kurzem, dünnem Schnabel dem Stängel anliegend.

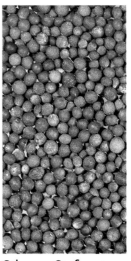

Schwarze Senfsamen sind geruchlos; zerkleinert entwickeln sie erst nach dem Anrühren mit Wasser den stechenden Geruch und brennend-scharfen Geschmack nach Senföl.

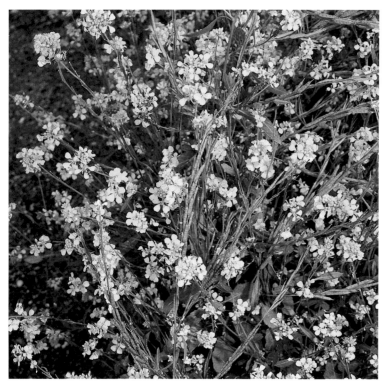

Schwarzer Senf

pflastern wie auch das heute synthetisch hergestellte Allylsenföl eher selten in Einreibungen gegen Durchblutungsstörungen, Rheuma und Nervenschmerzen sowie bei bestimmten Herzbeschwerden. Neuerdings erfolgt die Nutzung von Senfwickeln in der Volksheilkunde wieder vermehrt bei akuter Bronchitis. Eingenommen haben Senfsamen appetitanregende, verdauungsfördernde und auch antibakterielle Wirkung, in höherer Dosis führen sie aber auch zu Reizwirkungen im Magen-Darm-Kanal, so dass man von ihrer Anwendung als Heilmittel abrät, aber die Nutzung von Speisesenf in mäßigen Mengen befürwortet. Homöopathische Anwendungsgebiete sind Reizungen der oberen Atemwege und des Magen-Darm-Traktes. Weißer Senf (s. *Sinapis alba*) hat durch andere Senfölglykoside eine insgesamt mildere Wirkung.

Brassica oleracea L. var. *capitata* L. fo. *alba* DC.

Weiß-Kohl

Brassicaceae / Kreuzblütler

0,2–3 m ☉ V–IX

BOTANIK Wildformen des Kohls mit dicklichen, blaugrünen Blättern. Blüten mit aufrechten Kelch- und 10-20 mm langen, schwefelgelben Kronblättern. Zahlreiche Kulturformen, die bis zur Ernte in der Regel nicht zur Blüte kommen.

VORKOMMEN Kulturpflanze. Wildform an den Felsküsten des westlichen Mittelmeergebietes und W-Europas bis Helgoland.

DROGEN Weißkohlsaft – Brassicae oleraceae succus. Brassica oleracea e planta non florescente (HAB), frische Kohlköpfe.

WIRKSTOFFE Glucosinolate (Senfölglykoside) Glucobrassicin und Glucorapiferin (Progoitrin); „Antiulkus-Faktor" Methioninmethylsulfoniumhydrochlorid.

ANWENDUNG Rohem Kohlsaft (etwa 1 l pro Tag über 3–6 Wochen getrunken) wird die Linderung von Beschwerden bei Magen- und Zwölffingerdarmgeschwüren zugesprochen. Die angegebene schleimhautschützende Wirkung soll auf den „Antiulkus-Faktor", auch als Vitamin U bezeichnet, zurückzuführen sein. Die Kenntnisse darüber sind bisher unzureichend. Überwiegende Ernährung mit

Geschmack der Samen zuerst ölig, bald darauf brennend scharf.

VORKOMMEN Äcker, Schutt, an Ufern. Heimat wohl S- und W-Europa, Kulturen fast weltweit.

DROGEN Schwarze Senfsamen – Sinapis nigrae semen (DAC, ÖAB, Helv), die reifen, getrockneten Samen. Die Droge enthält häufig Samen von *B. juncea* (L.) CZERN., Sarepta-Senf, Brauner Senf (zugelassen in Helv), der zunehmend angebaut wird. Brassica nigra, Sinapis nigra (hom).

WIRKSTOFFE Glucosinolate (Senfölglykoside), vor allem Sinigrin, das nach Zusatz von Wasser bzw. beim Zerkauen der Samen durch das Enzym Myrosinase stechend-scharf riechendes Allylsenföl bildet; geringere Mengen Gluconasturtiin; Sinapin (Cholinester der Sinapinsäure), fettes Öl, Schleimstoffe.

ANWENDUNG Der Wirkstoff Allylsenföl hat stark reizende und damit durchblutungsfördernde Eigenschaften und kann, in die Haut eingerieben, reflektorisch auch auf innere Organe einwirken. Hohe Konzentration oder zu lange Einwirkungsdauer führen zu Entzündungen mit Blasenbildung. Man verwendet die gemahlenen Samen (Senfmehl) in Form von Umschlägen (Senfwickel) oder Senf-

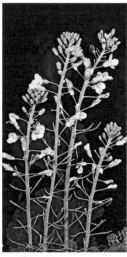

Weiß-Kohl bildet im 2. Jahr unter Auflösung des Kopfes Sprosse mit schwefelgelben Blüten in lockeren Trauben.

Kohl (wie in Notzeiten) kann andererseits zur Schilddrüsenvergrößerung führen. Verantwortlich hierfür sind die Glucosinolate, deren Spaltprodukte die Jodid-Aufnahme in die Schilddrüse hemmen und damit thyreostatisch wirken. Bewährt hat sich die Anwendung von Sauerkrautsaft bei Verdauungsbeschwerden. Auch die Auflage von zerquetschten rohen Kohlblättern bei schlecht heilenden Wunden ist in der Volksheilkunde bekannt. Zu den homöopathischen Anwendungsgebieten gehören Verdauungsstörungen und Kropf mit Schilddrüsenunterfunktion.

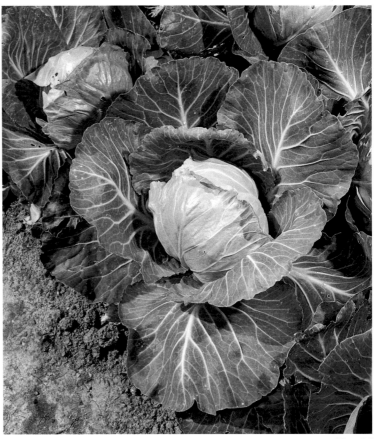

Weiß-Kohl

Brugmansia arborea (L.) LAGERH.
(*Datura arborea* L.)

Baumförmige Engelstrompete

Solanaceae / Nachtschattengewächse

2–4,5 m ♄ VI–VIII ☠

BOTANIK Strauch- und baumförmige *Datura*-Arten werden heute in eine eigene Gattung *Brugmansia* gestellt. Bei dieser Art sind die jungen Stängel, die eiförmig zugespitzten Blätter ebenso wie die eiförmigen Früchte weich behaart. Die in den Blattachseln auf langen Stielen hängenden weißen Blüten mit 5-zipfeligem Saum sind 12–18 cm lang.

VORKOMMEN Andenregionen S-Amerikas. In Mitteleuropa als Zierpflanze in Kübeln selten die reine Art, häufiger Hybriden mit größeren Blütenkronen.

DROGEN Datura arborea (hom), die frischen Blüten.

WIRKSTOFFE In allen Teilen der Pflanze Tropanalkaloide, vor allem Scopolamin, weniger Hyoscyamin und Atropin.

ANWENDUNG Für Heilzwecke verwendet man ausschließlich homöopathische Zubereitungen, z. B. bei Kopfschmerzen.

Baumförmige Engelstrompete

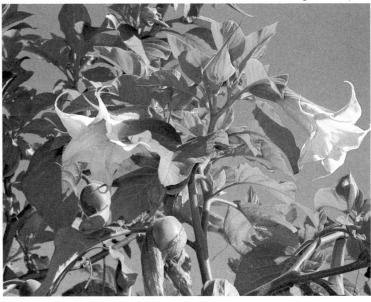

Der Versuch, mit dem Tee aus Blättern und Blüten der Engelstrompeten Rauschzustände zu erzeugen, hat in neuerer Zeit bei Jugendlichen nicht selten zu schweren, auch lebensgefährlichen Vergiftungen mit Symptomen wie bei der Tollkirsche (Atropa belladonna) geführt. In Europa handelt es sich in der Regel um die als Kübelpflanzen gehaltenen Arten wie Brugmansia × candida PERS. mit weißen Blüten, B. suaveolens (HUMB. & BONPL.) BERCHT. & PRESL mit weißen, gelben oder lachsfarbenen Blüten oder die rotblütige B. sanguinea (R. & P.) D. DON. In Florida wurde die Kultivierung von Engelstrompeten wegen zunehmenden Missbrauchs untersagt.

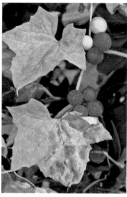

Alle Teile der **Rotfrüchtigen Zaunrübe** sind giftig, dies gilt in besonderem Maße auch für die roten Beeren, die Kinder zum Verzehr reizen können: 15 gelten als tödliche Dosis.

Links: **Rotfrüchtige Zaunrübe**
Rechts: **Schwarzfrüchtige Zaunrübe**

Bryonia dioica JACQ. (*B. cretica* L. ssp. *dioica* (JACQ.) TUTIN)

Rotfrüchtige Zaunrübe

Cucurbitaceae / Kürbisgewächse

2–4 m ⚁ VI–IX ☠

BOTANIK 2-häusige Staude mit rübenförmiger Wurzel, Stängel mit spiralig gedrehten, unverzweigten Ranken kletternd. Blätter bis über die Mitte handförmig 5-teilig, der mittlere Lappen kaum länger als die seitlichen. Blütenkrone 5(–7)-zipfelig, gelb, grün geadert, doppelt so lang wie die Kelchblätter und länger. Beeren scharlachrot, kugelig, 5–8 mm im Durchmesser.

VORKOMMEN Gebüsche, Hecken, Zäune, auch gepflanzt. S- und Mitteleuropa, N-Afrika.

DROGEN Zaunrübenwurzel, Gichtrübe – Bryoniae radix, die getrocknete Wurzel von *B. dioica* und/oder *B. alba*. Bryonia cretica, Bryonia (HAB).

WIRKSTOFFE Cucurbitacine, Lectine, Triterpensäuren, in den Früchten das toxische Protein Brydiofin.

ANWENDUNG Die Droge hat stark abführende, brechenerregende und harntreibende Wirkung. Vor allem in der Volksheilkunde wurde sie als drastisches Abführmittel und innerlich wie äußerlich gegen Rheuma und Gicht eingesetzt. Nicht selten kam es dabei durch Überdosierung auf Grund der starken Reizwirkung der Cucurbitacine auf die Haut und die Schleimhäute des Magen-Darm-Traktes (daher die Abführwirkung) zu ernsten Vergiftungen. Auch zellschädigende Wirkungen wurden festgestellt, so dass man die allopathische Anwendung heute nicht mehr für vertretbar hält. Sehr häufig gebräuchlich sind dagegen homöopathische Zubereitungen (meist von *Bryonia dioica*), die man bei akuten fieberhaften, rheumatischen und katarrhalischen Erkrankungen verabreicht.

Die **Schwarzfrüchtige Zaunrübe** *Bryonia alba* L. unterscheidet sich durch Einhäusigkeit, den längeren mittleren Blattlappen, die kürzere Blütenkrone (etwa so lang wie der Kelch) und schwarze Beeren (Heimat O- und SO-Europa bis Persien, in Mitteleuropa nur eingebürgert).

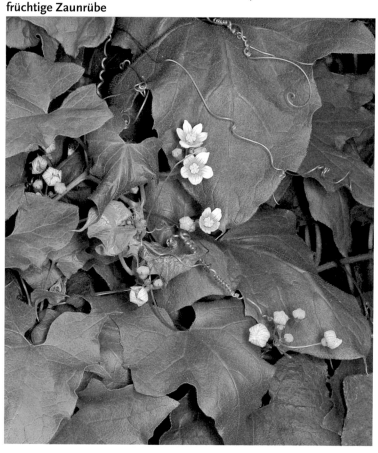

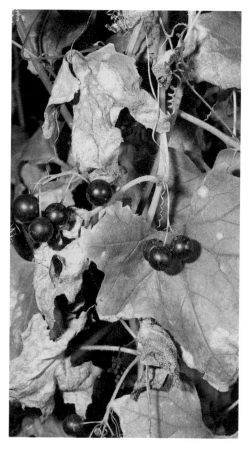

Calendula officinalis L.

Garten-Ringelblume
Asteraceae / Korbblütler

0,2–0,5 m ☉ ☉ VI–IX

BOTANIK Aromatisch riechende Pflanze mit weich behaarten, eilanzettlichen Blättern, obere mit verschmälertem Grund sitzend. Köpfchen 3–7 cm breit, aus gelben bis orangefarbenen Zungen- und Röhrenblüten, oder alle Blüten zungenförmig ausgebildet.

VORKOMMEN Alte Heil- und Zierpflanze. Heimat nicht sicher bekannt.

DROGEN Ringelblumenblüten – Calendulae flos (PhEur), die vom Blütenboden befreiten Zungenblüten gefülltblütiger Sorten. Auch die ganzen Blütenköpfchen sind im Handel – Calendulae flos cum calyce. Calendula officinalis, Calendula (HAB), das frische, blühende Kraut.

WIRKSTOFFE Triterpenalkohole wie Faradiol; Triterpensaponine (Oleanolsäureglykoside, als Saponoside A–F bezeichnet); ätherisches Öl mit Cadinol und Torreyol als Hauptbestandteile und über 60 weiteren Komponenten: Carotinoide, Flavonoide, Xanthophylle, Hydroxycumarine, Polyine, wasserlösliche Polysaccharide.

ANWENDUNG Für die Droge wurden entzündungshemmende, wundheilungsfördernde, antiödematöse und bakteriostatische Eigenschaften festgestellt, wobei die

Garten-Ringelblume

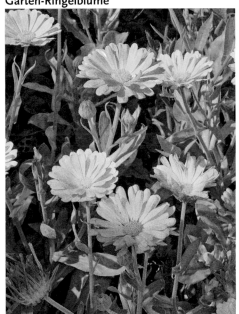

fettlöslichen Faradiol-Derivate als die wichtigsten Substanzen für die Gesamtwirkung gelten. Im Vordergrund steht die äußerliche Anwendung, z. B. traditionell in Form von Umschlägen oder der Ringelblumensalbe, die man durch Extraktion der Blüten mit Schweineschmalz gewinnt (ohne Zugabe eines Konservierungsmittels nur kurze Zeit haltbar) oder als Fertigpräparat kauft. Vor allem die Volksheilkunde nutzt sie gern zur Behandlung von kleinen Riss-, Quetsch- und Brandwunden, Frostbeulen und Wunden mit schlechter Heilungstendenz. Auch bei venösen Stauungen und Krampfadern sowie in pflegenden Kosmetika wird *Calendula* eingesetzt. Eine zerdrückte Blüte rund um Wespen- oder Bienenstiche aufgetragen gilt als wirkungsvoll. Bei Mund- und Rachenentzündungen nimmt man den Tee zum Gurgeln und Spülen. Ferner soll eine gewisse krampflösende und entzündungswidrige Wirkung auf innere Organe, vor allem Leber und Galle, vorhanden sein, über die es keine neueren Untersuchungen gibt und die heute nur noch wenig genutzt wird. In der Homöopathie nimmt man das frische blühende Kraut ebenfalls bei Wunden, Erfrierungen und Verbrennungen.

TEEBEREITUNG *1–2 TL Ringelblumenblüten je Tasse mit kochendem Wasser übergießen, 10 min ziehen lassen. Mehrmals täglich mit dem lauwarmen Tee spülen oder gurgeln. Leinen für Umschläge mit dem warmen Aufguss tränken, mehrmals täglich wechseln.*

Calluna vulgaris (L.) HULL.

Heidekraut, Besenheide
Ericaceae / Heidekrautgewächse

0,2–0,8 m ♄ VII–X

BOTANIK Zwergstrauch mit aufsteigenden, besenartig dichten Zweigen. Blätter immergrün, schuppenförmig, am Grund spornartig verlängert, 4-zeilig angeordnet. Blütenstand einseitswendig traubig; Kelch mit 4 mm doppelt so lang wie die ebenfalls rotviolette Krone, beide 4-zählig.

VORKOMMEN Zwergstrauchheiden, Moore, Wälder, bis in die alpine Stufe.

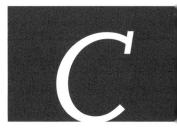

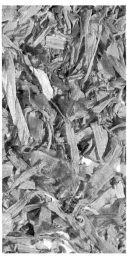

Ringelblumenblüten sind in Teemischungen oft als Schmuckdroge enthalten. Sie haben den Vorteil, dass sie im Gegensatz zu Arnikablüten und anderen Korbblütlern kaum allergische Reaktionen hervorrufen, da sie keine Sesquiterpenlactone enthalten.

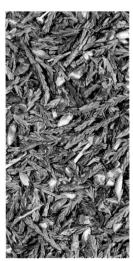

Heidekraut ist ebenfalls gelegentlich als Schmuckdroge in Teemischungen zu finden.

Heidekraut

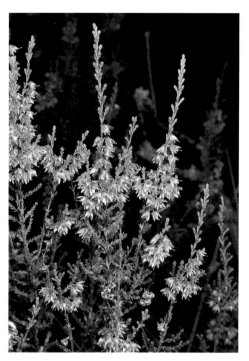

WIRKSTOFFE Flavonoide, Catechingerb-stoffe, Phenolcarbonsäuren, Triterpene, β-Sitosterol, das Vorkommen von Arbutin ist fraglich.

Anwendung Heidekraut wird heute über-wiegend nur noch in der Volksheilkunde als harntreibendes Mittel (Wirkung der Flavonoide) bei Nieren- und Blasenleiden, rheumatischen Beschwerden sowie bei Hauterkrankungen verwendet. Der Arbu-tingehalt (wenn überhaupt vorhanden) dürfte zu gering sein, um der Droge auch harndesinfizierende Eigenschaften zu geben (s. *Arctostaphylos uva-ursi*). Außer-dem wird Heidekrautextrakten eine gewisse schlafbringende Wirkung nach-gesagt, die wie auch die anderen angege-benen Indikationen nicht wissenschaft-lich belegt ist. Die Art ist im Homöopathi-schen Arzneibuch aufgeführt, wird aber eher selten u. a. bei Rheumatismus und Blasenleiden verwendet.

Europa, Kleinasien, eingeschleppt in N-Amerika.
DROGEN Heidekraut – Callunae herba, Ericae herba, getrocknete Triebspitzen mit Blättern und Blüten. Häufig nur die Blüten: Ericae flos, Callunae flos. Calluna vulgaris, Erica, die frischen oberirdischen Teile blühender Pflanzen (HAB).

Caltha palustris L.

Sumpfdotterblume

Ranunculaceae / Hahnenfußgewächse

0,1–0,5 m ⁴ III–VI ⚘

BOTANIK Staude mit großen, rund-lichen, nieren- bis herzförmigen, gestiel-

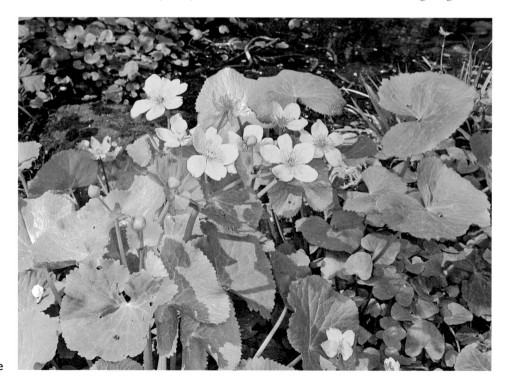

Sumpfdotterblume

ten Blättern. Blütenhülle einfach, aus 5 gelben Hüllblättern, 12–20 mm lang, ohne Honigblätter. 5–8 sternförmig ausgebreitete Balgfrüchte.

VORKOMMEN Gräben, Quellen, nasse Wiesen, in der ganzen nördlichen Hemisphäre.

DROGEN Caltha palustris (HAB), das frische blühende Kraut.

WIRKSTOFFE In der frischen Pflanze Triterpensaponine, Triterpenlactone, in geringen Mengen Aporphinalkaloide, besonders Corytuberin und Magnoflorin; Ranunculin.

ANWENDUNG In der Heilkunde wird die Pflanze heute nur noch in homöopathischer Zubereitung z. B. bei Hautausschlägen verwendet. Vom Verzehr der als Deutsche Kapern in Essig eingelegten Blütenknospen wird abgeraten wie auch vom Genuss der Blätter als Salat, der zu Erbrechen, Durchfall und Kopfschmerzen führen kann. Der scharfe Geschmack beruht auf dem Gehalt an Protoanemonin, das durch Zerstörung des Gewebes enzymatisch aus dem Glykosid Ranunculin gebildet wird. Die Menge an dieser für Hahnenfußgewächse typischen, haut- und schleimhautreizenden Substanz scheint aber zu gering, um für die Giftwirkung verantwortlich sein zu können.

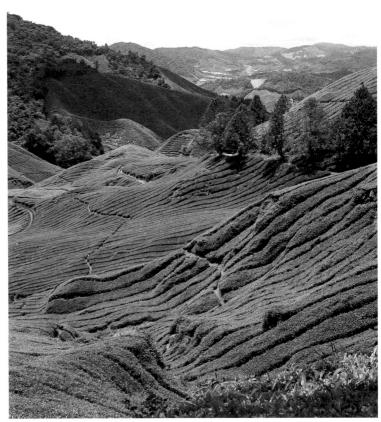

Teeanbau in Malaysia

Camellia sinensis (L.) O. Ktze.
(*Thea sinensis* L.)

Teestrauch

Theaceae / Teestrauchgewächse

4–6(–15) m ♄ X–XII

BOTANIK Von Natur aus hoher Strauch oder auch baumartig, in Kultur durch Schnitt meist nur 1 m hoch gehalten. Blätter immergrün ledrig, wechselständig, eiförmig-lanzettlich, fein gekerbt-gezähnt, 6–12(–25) cm lang. Blüten einzeln oder bis zu 3 kurz gestielt in den Blattachseln, wohlriechend, 3–5 cm breit, mit 4–7 weißen bis hellrosa Kronblättern. Frucht eine 3-teilige Kapsel. Formenreiche Art.

VORKOMMEN Alte Kulturpflanze SO-Asiens, heute in tropischen und subtropischen Klimagebieten in vielen Sorten weltweit kultiviert.

DROGEN Schwarzer Tee – Theae nigrae folium: Die angewelkten Blätter werden gerollt, so dass das Enzym Phenoloxidase aus den Zellwänden austreten und die Fermentation einleiten kann. Diese erfolgt bei den in dünner Schicht ausgebreiteten Blättern über einige Stunden bei hoher Luftfeuchtigkeit. Danach wird der Prozess mit Heißluft gestoppt und die Blätter werden getrocknet. Camellia sinensis, Thea sinensis (hom). Grüner Tee – Theae viridis folium: Die Blätter werden sofort nach der Ernte einer Hitzebehandlung unterzogen und anschließend getrocknet. Dabei wird das Enzym inaktiviert, so dass die Blätter weitgehend grün bleiben.

WIRKSTOFFE Im Schwarzen Tee Methylxanthine wie Coffein (bis 4 %), zum Teil an Gerbstoffe gebunden, in geringer Menge auch Theophyllin und Theobromin; Polyphenole (Catechine), darunter Flavanole, die bei der Fermentation zu Theaflavinen und Thearubiginen, verantwortlich für Farbe und Geschmack des Teeaufgusses, oxidiert werden. Flavonole und ihre Glykoside wie Kämpferol und Myricetin; oligomere Proanthocyanidine (Catechingerbstoffe), Theanin (das Ethylamid der Glutaminsäure); über 300 flüch-

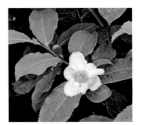

Die **Teeblüte** hat 4–7 bleibende Kronblätter.

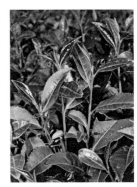

Geerntet wird in der Regel die **Triebspitze**, das noch nicht entfaltete oberste Blatt und die beiden folgenden.

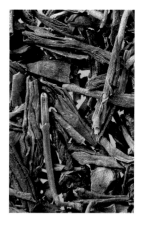

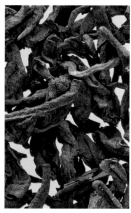

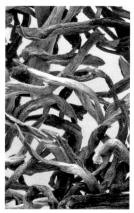

Grüner Tee (oben) aus Japan (Sencha)
Pu Erh Tee (Mitte): Der rötlich gefärbte Teeaufguss soll Farbe und Aroma durch eine spezielle Nach-fermentation bekommen und angeblich gut zum Abnehmen überflüssiger Pfunde geeignet sein.
Weißer Tee (unten) hat seinen Namen von dem weißlichen Flaum auf der Unterseite der Blätter, wie er bei Jungpflanzen vor-handen ist.

tige Aromastoffe wie die Theaspirane, die für das erdige Aroma verantwortlich zeichnen; Aluminium- und Manganver-bindungen sowie Fluoride in bemerkens-werter Konzentration.

ANWENDUNG Schwarzer Tee ist wegen seiner anregenden Wirkung eher als Genussmittel denn als Arzneimittel zu bezeichnen (1 l enthält 150–350 mg Cof-fein). Die Anwendung auf Grund des Gerbstoffgehaltes bei leichtem Durchfall und verdorbenem Magen ist in der Volks-heilkunde allgemein bekannt. Nachgewie-sen wurde auch eine bakterienhemmende Wirkung auf verschiedene Durchfallerre-ger. Der hohe Fluoridgehalt wirkt vorbeu-gend gegen Karies und Osteoporose.
Dem Grünen Tee werden weitere Wirkun-gen zugesprochen. Durch die unter-schiedliche Behandlung des Ausgangsma-terials liegt der Coffeingehalt niedriger (durchschnittlich bei 2,2 %). Der Polyphe-nolgehalt ist aber deutlich höher, speziell das Epigallocatechingallat als vermutlich wichtigste Substanz hat im unfermentier-ten Tee sogar einen 5fach so hohen Wert. Untersuchungen weisen auf eine krebs-vorbeugende und vor Herz-Kreislauf-Erkrankungen wie Arteriosklerose schüt-zende Wirkung hin, die vor allem auf das große Radikalfängerpotential dieser und weiterer phenolischer Grüntee-Inhalts-stoffe zurückgeführt wird. Die Trink-menge, die zu diesen Effekten führen soll, wird unterschiedlich hoch angege-ben und liegt zwischen 4 und 10 Tassen pro Tag. Vor übertriebenen Erwartungen, mit dem Trinken von Grünem Tee eine Krebsprophylaxe zu betreiben, wird ge-warnt. Endgültige Wirkungsnachweise stehen noch aus.

TEEBEREITUNG *1 gestrichenen TL Schwar-zen Tee je Tasse mit sprudelnd kochendem Wasser übergießen, nach 2–5 min abseihen. Nur 2 min gezogener Tee dient als Anre-gungsmittel, da das Coffein sehr schnell in Lösung geht. Bei längerer Extraktionszeit überwiegen die Gerbstoffe, die dann auch teilweise das Coffein binden, so dass dieser Tee bei Durchfall geeignet ist. Für Grünen Tee sollte das Wasser 60 bis höchstens 80 °C heiß sein, Ziehzeit je nach Sorte eventuell nur 1 min, dann schmeckt der Tee nicht bitter.*

Cannabis sativa L.

Hanf

Cannabaceae / Hanfgewächse

0,3–2,5(–5) m ☉ VII–VIII

BOTANIK Hohe, 2-häusige Pflanze. Blät-ter gefingert mit 5–9(–11) lanzettlichen, lang zugespitzten, grob gesägten Ab-schnitten. Männliche Blüten im oberen Stängelabschnitt einen lockeren Gesamt-blütenstand bildend, weibliche, von einem drüsigen, kapuzenartigen Vorblatt umhüllt, zu 1–2 in den Blattachseln, in dichter, durchblätterter Scheinähre. 3–5 mm große, glänzende Nüsschen. Die Art wird meist in die 3 Unterarten ssp. *sativa*, ssp. *indica* (LAM.) E. SMALL & CRONQ. und ssp. *spontanea* SEREBR. (Wild-vorkommen) gegliedert.
VORKOMMEN Heimat: Steppen SO-Euro-pas und Asiens. Als Öl- und Faserpflanze (ssp. *sativa*) seit alters fast weltweit kulti-viert und verwildert. Der Anbau THC-

Hanf

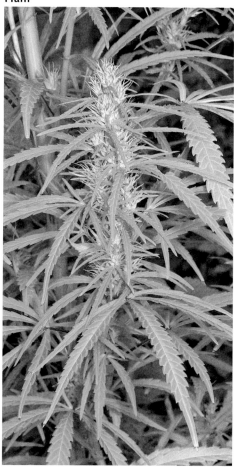

armer Sorten ist in Deutschland mit Sondergenehmigung möglich.

DROGEN Die Drogen (von ssp. *indica*) unterstehen der Betäubungsmittelgesetzgebung und sind derzeit nicht verkehrsfähig.

WIRKSTOFFE Im Harz der weiblichen Blütenstände etwa 70 bisher identifizierte Cannabinoide, darunter das Tetrahydrocannabinol (THC) als Hauptwirkstoff, weiterhin Cannabidiol, Cannabinol u. a. Der Gehalt ist sorten- und klimaabhängig. Außerdem ätherisches Öl u. a. mit Cymol, Humulen, Caryophyllen und Eugenol; Flavonoide, in geringer Menge Alkaloide.

ANWENDUNG Die getrockneten Sprossspitzen mit Blättern und Blüten weiblicher Pflanzen sind als Marihuana, Cannabiskraut oder Grass bekannt, das Cannabisharz als Haschisch oder Shit (5–10-mal wirksamer als Marihuana) und Haschischöl mit weiter konzentrierten Wirkstoffen. Über die Gefährlichkeit der Droge(n), ihre negativen und positiven gesundheitlichen Auswirkungen sowie über ihr Abhängigkeitspotential gibt es unterschiedliche Auffassungen: Der stark dosisabhängigen beruhigenden, entspannenden und stimmungshebenden Wirkung stehen ängstigende, depressive Effekte gegenüber, mit Konzentrationsund Wahrnehmungsstörungen, Verwirrtheitszuständen, Orientierungslosigkeit, Halluzinationen sowie möglicherweise psychische Abhängigkeit und körperliche Beschwerden nach Langzeitkonsum. Die Verwendung für therapeutische Zwecke wird inzwischen akzeptiert, auch wenn es noch weiterer Untersuchungen bedarf. Verschreibungsfähig sind inzwischen Zubereitungen mit synthetisch hergestelltem Tetrahydrocannabinol (THC) und seinen Abkömmlingen in festgelegter Verordnungshöchstmenge, auch die Zulassung standardisierter Cannabisextrakte als Arzneimittel wird erwogen. Als Indikationen stehen u. a. zur Diskussion: Übelkeit und Erbrechen bei Krebs-Chemotherapie, Kräfteverfall mit Appetitlosigkeit bei Aids- und Krebspatienten, chronische Schmerzzustände, Muskelspasmen bei Multipler Sklerose, Asthma, erhöhter Augeninnendruck. Zu den homöopathischen Anwendungsgebieten der ssp. *sativa* gehören Blasen- und Harnröhrenentzündungen sowie asthmatische Beschwerden.

Capsella bursa-pastoris (L.) MED.

Gewöhnliches Hirtentäschelkraut

Brassicaceae / Kreuzblütler

0,1–0,8 m ☉ ☉ I–XII

BOTANIK Grundblätter rosettig angeordnet, gestielt, verkehrt lanzettlich, fiederteilig bis ganzrandig, Stängelblätter mit breiten Öhrchen sitzend. Blüten in verlängerten Trauben, 4-zählig, Kronblätter weiß, nur 2–3 mm. Charakteristische dreieckig-herzförmige Schötchen auf langen, abstehenden Stielen.

VORKOMMEN Äcker, Unkrautfluren. Heute fast weltweit verbreitet.

DROGEN Hirtentäschelkraut – Bursae pastoris herba (DAC), die oberirdischen Teile blühender Pflanzen. Capsella bursapastoris, Thlaspi bursa pastoris (HAB).

WIRKSTOFFE Flavonoide wie Rutin und Diosmin, Glucosinolate (Senfölglykoside),

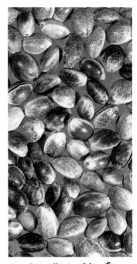

Das fette Öl der **Hanfsamen** (eigentlich der Nüsschen) hat einen hohen Anteil mehrfach ungesättigter Fettsäuren wie Linol- und Linolensäure und ist damit ein wertvolles Speiseöl.

Gewöhnliches Hirtentäschelkraut

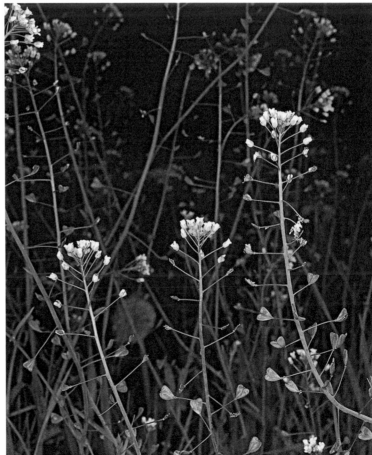

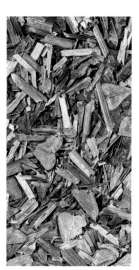

Hirtentäschelkraut enthält auch die charakteristischen flachen, dreieckig-herzförmigen Schötchen und zahlreiche rotbraune Samen.

größere Mengen Calcium- und Kaliumsalze, Kaffeesäurederivate wie Chlorogensäure, Aminosäuren, u. a. Prolin. Das Vorkommen von biogenen Aminen und eines unbekannten Peptids mit blutstillender Wirkung ist fraglich.

ANWENDUNG Gesamtauszügen der Droge wird eine gewisse blutstillende Wirkung zugesprochen. Das Wirkprinzip konnte bisher nicht aufgeklärt werden, allein den Flavonoiden werden gewisse gefäßabdichtende Effekte zugeschrieben. Man verwendet Hirtentäschelkraut lokal zur unterstützenden Behandlung bei Nasenbluten, oberflächlichen blutenden Hautverletzungen und innerlich bei übermäßigen Monatsblutungen, wenn keine ernsteren Ursachen vorliegen. Die früher übliche Anwendung als Mutterkornersatz bei Gebärmutterblutungen hat man wegen der schwächeren und unzuverlässigen Wirkung aufgegeben. Zu den Anwendungsgebieten in der Homöopathie gehören Gebärmutter- und Schleimhautblutungen sowie Steinleiden.

TEEBEREITUNG *1–2 TL Hirtentäschelkraut je Tasse mit kochendem Wasser übergießen, 15 min ziehen lassen. 2–3-mal täglich 1 Tasse frisch bereitet warm zwischen den Mahlzeiten trinken. (Bei anhaltenden Blutungen ist ein Arzt aufzusuchen.)*

Capsicum frutescens L. s. l.

Cayennepfeffer

Solanaceae / Nachtschattengewächse

0,5–1,5 m ♄ VI–IX

BOTANIK In der Wildform mehrjähriger Halbstrauch mit eilanzettlichen Blättern. Blüten meist einzeln, nickend, 6-zählig, Krone grünlich bis weißlich. Früchte aufrecht stehend, 1–3 cm lang, 0,3–1 cm breit, in vielen Sorten mit zum Teil wesentlich größeren Früchten und in verschiedenen Schärfegraden im Handel.

VORKOMMEN Heimat S-Amerika, Anbau in tropischen und subtropischen Regionen weltweit.

DROGEN Capsicum – Capsici fructus (PhEur), die getrockneten reifen Früchte kleinfrüchtiger Varietäten von *C. frutescens* L. und *C. annuum* L. var. *minimum* (MILL.) HEISER.

WIRKSTOFFE Scharf schmeckende Capsaicinoide (im Arzneibuch sind mindestens 0,4 % vorgeschrieben, bis zu 1,5 % sind nicht ungewöhnlich) mit der Hauptkomponente Capsaicin; Carotinoide, Vitamin C, fettes Öl, ein komplexes Gemisch leicht flüchtiger Komponenten, die teilweise beim Trocknungsprozess entstehen und noch nicht komplett identifiziert sind.

ANWENDUNG Capsaicin als Scharfstoff des Cayennepfeffers führt schon in klei-

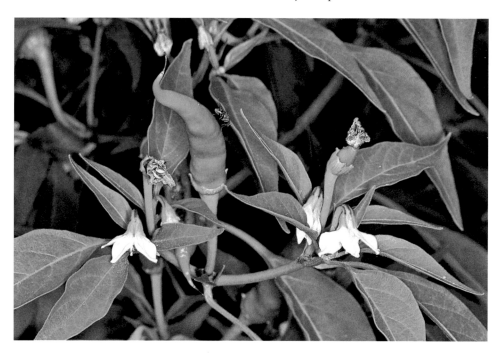

Cayennepfeffer

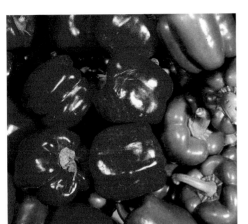

Paprika

nen Dosen zu Rötung und Wärmegefühl
auf der Haut und bei wiederholtem Auftragen zu einer Minderung der Schmerz-
empfindung, da Schmerzsignale nicht
zum Gehirn weitergeleitet werden. Dieser
Prozess geht mit einer Degeneration der
feinen Nervenfasern einher, der jedoch
reversibel ist. Man empfiehlt neuerdings
für eine nebenwirkungsarme Anwendung Zubereitungen in Form von Salben
oder Tinkturen, die nur 0,025–0,075 %
Capsaicinoide enthalten. Man nutzt sie
bei rheumatischen Schmerzen, Nervenschmerzen im Rahmen einer Zuckerer-
krankung, nach Abheilen einer Gürtelrose und gegen Juckreiz bei Schuppenflechte. Die Anwendung sollte zeitlich
begrenzt sein und nicht auf geschädigter
oder gereizter Haut erfolgen.
Paprika, Gewürzpaprika, Spanischer Pfeffer *Capsicum annuum* L. hat je nach Sorte
unterschiedlichen, aber deutlich geringeren Gehalt an Scharfstoffen (0,01–0,35 %
Capsaicinoide) als Cayennepfeffer. Daher
ist er für den innerlichen Gebrauch besser
geeignet. Man verwendet ihn gepulvert
als Gewürz, das über die Förderung der
Speichel- und Magensaftsekretion Appetit
und Verdauung anregt. Das Homöopathikum Capsicum (HAB) stammt von dieser
Art. Entsprechende Zubereitungen der
Früchte nutzt man z. B. bei Entzündungen im Mund- und Rachenraum, des
Mittelohres, des Magen-Darm-Kanals und
der ableitenden Harnwege. Die Art
stammt aus Mittelamerika und wird heute
in wärmeren Gegenden weltweit kultiviert. Die Früchte sind kugelig bis kegel-
förmig-länglich, rot, orange, gelb oder
grün (unreif) und immer hängend.

Cardiospermum halicacabum L.

Salzfass-Ballonrebe, Herzsame

Sapindaceae / Seifenbaumgewächse

2–4 m ⁴ I–XII

BOTANIK Krautige, mit Ranken kletternde Pflanze, ihre Blätter 2fach 3-teilig-
fiederschnittig. Aus weißen, 4-zähligen,
0,5 cm breiten Blüten ballonartig aufgeblasene, 2,5 cm große Früchte, die kleinen schwarzbraunen Samen am Ansatz
mit einem weißen Herz.

VORKOMMEN Ursprünglich im tropischen Amerika, heute weltweit, auch in
gemäßigteren Breiten als Zier- und Arzneipflanze in Kultur.

DROGEN Cardiospermum halicacabum,
Cardiospermum (HAB), die frischen
oberirdischen Teile blühender Pflanzen.
Ballonrebenkraut – Cardiospermi halicacabi herba.

WIRKSTOFFE Halicarsäure, Phytosterole,
Saponine (Triterpenglykoside), Tannine
(hydrolysierbare Gerbstoffe), Spuren von
Alkaloiden, Flavonoide, Zuckeralkohol

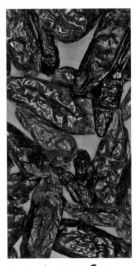

Gering dosiert ist **Cayennepfeffer** als Gewürz mit
verdauungsfördernder
Wirkung beliebt, in höhe-
ren Dosen führt es zu
Magen-Darm-Entzündun-
gen und Nierenschäden.
Der Kontakt mit Schleim-
häuten und besonders den
Augen ist zu vermeiden.

Salzfass-Ballonrebe

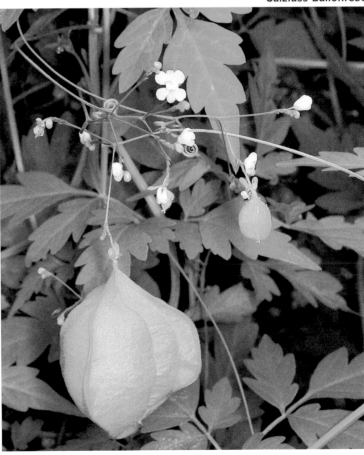

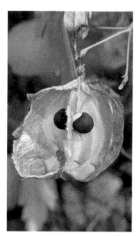

Geöffnete Frucht der **Ballonrebe** mit „Herzsamen"

Quebrachit, pentazyklische Triterpene
(Glutinon, β-Amyrin). In den Samen
fettes Öl mit giftigen Cyanolipiden.
ANWENDUNG In der Volksheilkunde
verschiedener Länder ist die Pflanze vor
allem bei rheumatischen Erkrankungen,
Durchfall und Husten gebräuchlich. In
Europa ist die Art erst seit den 1960er-
Jahren als Heilpflanze bekannt und wird
zunehmend genutzt. Für alkoholische
Auszüge, wie sie einer homöopathischen
Urtinktur entsprechen, fand man antiallergische, entzündungshemmende,
juckreizstillende sowie feuchtigkeitsspen-
dende Eigenschaften. Salbenzubereitun-
gen verwendet man heute bei chronisch-
entzündlichen, nicht infektiösen Hauterkrankungen mit Juckreiz, wie Ekzemen,
Kontaktallergien, Insektenallergien und
Neurodermitis (zur Intervallbehandlung).
Für die Wirkung werden Phytosterole
verantwortlich gemacht, die vermutlich
durch Eingreifen in den Arachidonsäure-
stoffwechsel die Entstehung von Entzün-
dungsmediatoren reduzieren. Innerlich
gibt man homöopathische Verdünnungen
bei Entzündungen der Atemwege, der
Haut sowie bei Rheumatismus.

Carex arenaria L.

Sand-Segge

Cyperaceae / Sauergräser

0,1–0,5 m ⁴ V–VI

BOTANIK Aus dem weit kriechenden,
dunkelrotbraunen Wurzelstock in regel-
mäßigen Abständen scharf 3-kantige
Stängel, zur Blütezeit etwa so lang wie
die starren Blätter. Blütenstand mit 5–15
gleichartigen, etwa 1 cm langen Ähren.
VORKOMMEN Dünen an den Küsten W-,
N- und Mitteleuropas, zerstreut im
Binnenland.
DROGEN Sandriedgraswurzelstock, Rote
Queckenwurzel – Caricis rhizoma, der
getrocknete Wurzelstock.
WIRKSTOFFE Saponine (?), Kieselsäure,
ätherisches Öl mit Methylsalicylat und
Cineol, Flavonoide wie Tricin, Catechingerbstoffe.
ANWENDUNG Für die Droge werden
harn- und schweißtreibende Wirkungen
angegeben. Früher spielte sie eine Rolle
bei der Behandlung der Syphilis („Deutsche Sarsaparille"). Die Schulmedizin
verwendet sie heute jedoch nicht mehr,

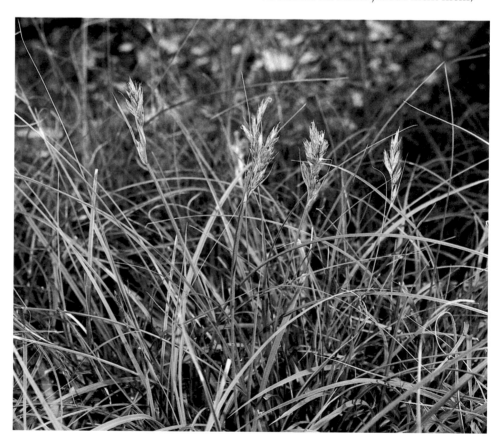

Sand-Segge

allenfalls in der Volksheilkunde ist sie noch gelegentlich als „Blutreinigungsmittel", bei chronischen Hauterkrankungen und rheumatischen Beschwerden in Gebrauch. Wissenschaftliche Belege für die Wirksamkeit liegen nicht vor.

Carica papaya L.

Melonenbaum

Caricaceae / Melonenbaumgewächse

5–10 m ⁴ I–XII

BOTANIK Schnellwüchsiger, kurzlebiger, wenig verholzter Baum, meist unverzweigt, mit einem Schopf sehr großer, handförmig 5–9-lappiger, fiederschnittiger Blätter. Blüten gelblich weiß, 5-zählig, meist getrenntgeschlechtig, männliche in stammbürtigen, reich verzweigten Blütenständen, weibliche einzeln oder zu wenigen an kurzen Stielen. Frucht grünlich bis orangegelb, bis 50 cm groß, melonen- bis birnenförmig, reif sehr wohlschmeckend.

VORKOMMEN Tropisches Amerika, heute in den Tropen und Subtropen weltweit kultiviert.

DROGEN Rohpapain – Papainum crudum, der eingetrocknete Milchsaft der unreifen Früchte. Carica papaya (hom), die frischen Blätter.

WIRKSTOFFE Im Rohpapain verschiedene proteolytische Enzyme, u. a. Papain und Chymopapain A und B. In den Blättern vor allem Polyketidalkaloide wie Carpain, Glucosinolate wie Glucotropaeolin, Saponine, nur geringe Mengen Papain.

ANWENDUNG Papain ist ein Eiweiß spaltendes Enzym, das in seiner Wirkung der von Bauchspeicheldrüsenenzymen entspricht. Man nutzt es in Fertigpräparaten erfolgreich bei Verdauungsbeschwerden, die vor allem auf eine Minderung der Bauchspeicheldrüsenfunktion zurückzuführen sind. Weiterhin sind Kombinationspräparate im Handel, die bei verschiedenen Entzündungen, Ödemen und Schwellungen nach Verletzungen und Operationen Linderung versprechen. Die Enzyme sollen entzündliche Stoffwechselprodukte beschleunigt abbauen und die Fließeigenschaften des Blutes verbessern. Ihr Einsatz insbesondere zur begleitenden Langzeitbehandlung bei Tumoren und während einer Strahlentherapie wird

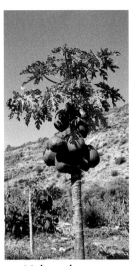

Der **Melonenbaum** trägt nur einen Schopf aus bis 1 m großen Blättern.

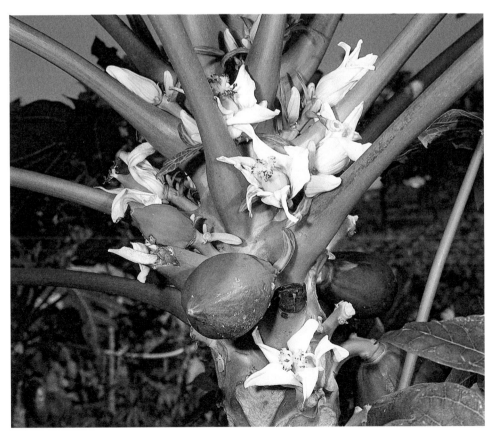

Melonenbaum

kritisch gesehen. Gegenanzeigen sind insbesondere Blutungsneigung und Schwangerschaft. In der Lebensmittelbranche verwendet man Papain zum Zartmachen von Fleisch. Isoliertes Chymopapain wird zur Injektionsbehandlung von Bandscheibenschäden eingesetzt (Chemonucleolyse). Homöopathische Zubereitungen aus Melonenbaumblättern gibt man bei Harnröhrenreizung.

Carlina acaulis L.

Stängellose Eberwurz, Silberdistel

Asteraceae / Korbblütler

0,1–0,5 m   ⩗   VII–X   ▽

BOTANIK Staude mit rosettig genäherten, stachelig gezähnten, tief fiederspaltigen Blättern. Blütenköpfe fast sitzend oder an beblättertem Stängel, ausgebreitet 5–13 cm im Durchmesser, mit oberseits silbrig weißen inneren Hüllblättern. Weißliche oder rötliche Röhrenblüten.

VORKOMMEN Weiderasen und lichte Wälder. Mittel- und O-Europa, Alpen und Gebirge S-Europas.

Stängellose Eberwurz

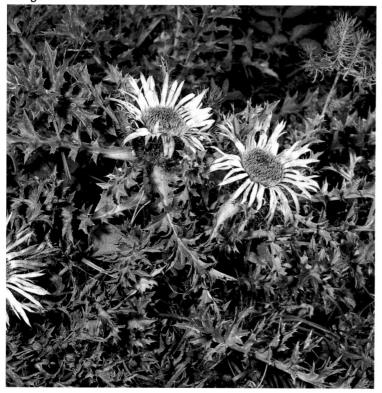

DROGEN Eberwurz – Carlinae radix, die getrockneten Wurzeln.

WIRKSTOFFE Ätherisches Öl mit dem antibakteriell wirksamen, giftigen Polyin Carlinaoxid, Gerbstoffe, Flavonoide, bis 20 % Inulin.

ANWENDUNG Der Droge werden geringe harn- und schweißtreibende, daneben auch krampflösende Eigenschaften zugeschrieben. Sie wird nur noch selten in der Volksheilkunde vor allem gegen Verdauungsbeschwerden verwendet und ist in diesem Sinne auch in Schwedenkräutermischungen enthalten. Die Nutzung bei Erkältungserkrankungen und äußerlich zur Wundheilung und bei Hautleiden ist nicht mehr gebräuchlich. Die Eberwurz wurde bisher nicht ausreichend untersucht, wissenschaftliche Belege für die Wirksamkeit liegen nicht vor. Bei Einnahme höherer Dosen muss mit Erbrechen und Durchfall gerechnet werden. Die Blütenböden sind wie Artischocken essbar (Achtung, Naturschutz!).

Carthamus tinctorius L.

Saflor, Färberdistel

Asteraceae / Korbblütler

0,1–0,6(–1,2) m   ⊙   VII–IX

BOTANIK Aufrechte, nur oben verzweigte Pflanze. Blätter kahl, eilanzettlich, ganzrandig oder dornig gezähnt, die obersten das 2–2,5 cm lange Köpfchen aus gelben bis orangeroten Röhrenblüten umgebend. Hüllblätter länglich-lanzettlich, mit krautigem, eiförmigem, dornig zugespitztem Anhängsel.

VORKOMMEN Alte Färbe- und Ölpflanze, nur aus Kultur bekannt. Anbau früher auch in Mitteleuropa, heute noch gelegentlich im Mittelmeergebiet, vor allem aber in Asien und N-Amerika.

DROGEN Färberdistelblüten, Saflor – Carthami flos, die getrockneten Röhrenblüten. Gereinigtes Distelöl, Färberdistelöl, Safloröl – Carthami oleum raffinatum (PhEur), das aus den Früchten gewonnene, gereinigte, fette Öl.

WIRKSTOFFE In den Blüten Chalconglykoside wie Carthamin (Saflorrot) und das entsprechende p-Chinon Carthamon, als weitere Farbstoffe Saflorgelb A und B sowie Safflomine. Im fetten Öl Glyceride der Linolsäure (70 %), Linolen-

Saflor

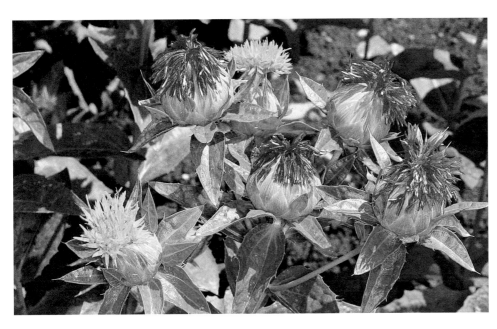

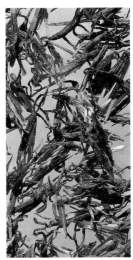

säure (10 %) und Ölsäure; Carotinoide, Vitamin E.

ANWENDUNG Saflorblüten finden bei uns vor allem im Haushalt als Ersatz (und Verfälschung) für den teuren Safran (s. *Crocus sativus*) Verwendung. Sie geben der Mahlzeit eine gelbe Farbe, aber nicht den typischen, bitter-aromatischen Geschmack des Safrans. In einigen Teemischungen sind Saflorblüten ohne Anspruch auf Wirksamkeit als Schönungsdroge enthalten, obwohl sie in der chinesischen und der indischen Medizin bei sehr vielen Erkrankungen eingesetzt werden. Das Öl mit hohem Anteil mehrfach ungesättigter Fettsäuren verwendet man als wertvolles Speiseöl (in Kapselform auch als Nahrungsergänzungsmittel im Handel). Es wird zur Senkung erhöhter Blutfettwerte und damit zur Arteriosleroseprophylaxe empfohlen.

und Hüllchen fehlend oder wenigblättrig. Früchte 3–3,5 mm lang.

VORKOMMEN Wiesen, Weiden, Wegränder. Europa bis Zentralasien, N-Afrika.

DROGEN Kümmel – Carvi fructus (PhEur), die getrockneten, reifen Früchte kultivierter Sorten. Carum carvi (HAB). Kümmelöl – Carvi aetheroleum (DAB).

WIRKSTOFFE Ätherisches Öl mit Carvon als Hauptbestandteil und Geruchsträger (bisweilen weit über 50 %), Limonen

Saflorblüten: Färberdistelblüten färben Speisen wie Reis schön gelb, haben aber keine würzenden Eigenschaften wie Safran.

Carum carvi L.

Echter Kümmel, Wiesen-Kümmel

Apiaceae / Doldenblütler

0,3–1 m ☉ ♃ V–VI (VIII–IX)

BOTANIK Kahle Staude, Blätter 2–3fach gefiedert, das unterste Paar der Fiederblättchen kreuzweise gestellt, Blattzipfel meist nicht über 1 mm breit. Dolden mit 5-zähligen, weißen bis rosa Blüten, Hülle

Echter Kümmel

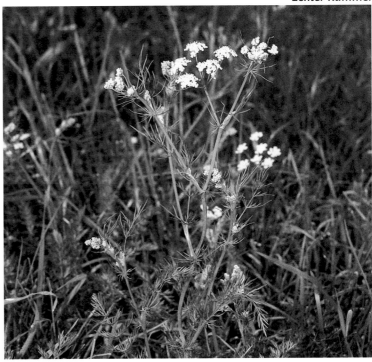

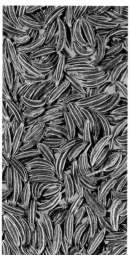

Kümmelfrüchte zerfallen regelmäßig in die 2 schwach sichelförmig gekrümmten Teilfrüchte mit jeweils 5 helleren Rippen.

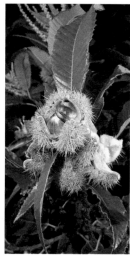

Esskastanienfrüchte sind zu 1–3 von dem bräunlich gelben, im Herbst 4-klappig aufspringenden, außen dicht stacheligen Fruchtbecher umschlossen.

(über 30 %), Myrcen, Phellandren und weiteren Monoterpenen; Phenolcarbonsäuren, Flavonoide, Furanocumarine in Spuren.

ANWENDUNG Kümmel regt die Tätigkeit der Verdauungsdrüsen an und hat beachtliche blähungswidrige und krampflösende Eigenschaften. Man verwendet ihn bei Verdauungsstörungen mit Blähungen und Völlegefühl, leichten Krämpfen im Magen-, Darm- und Gallebereich sowie nervösen Herz-Magen-Beschwerden. In der Volksmedizin wird Kümmel daneben zur Förderung der Milchbildung stillender Mütter eingesetzt. Man nimmt die Droge selbst als Tee oder das ätherische Öl und seine Zubereitungen häufig kombiniert mit Fenchel oder Anis und Korianbzw. deren ätherischen Ölen. Kümmel hat von diesen Drogen die stärkste krampflösende Wirkung. Für Kümmelöl wurden antimikrobielle Eigenschaften nachgewiesen, so dass es sinnvoll auch in Mundwässern und Zahnpasten enthalten ist. Das Kauen einiger Kümmelfrüchte soll schlechten Mundgeruch vermindern. Ein großer Teil der Droge wird zur Likörund Branntweinherstellung („Kümmel") genutzt und nicht zuletzt als Gewürz, wobei besonders die Verträglichkeit blähungsfördernder Gerichte wie Kohl verbessert wird.

TEEBEREITUNG *½ TL der unmittelbar vorher (z. B. in einem Mörser) gequetschten Kümmelfrüchte je Tasse mit kochendem Wasser übergießen, 10 min ziehen lassen. 1–3-mal täglich 1 Tasse frisch bereitet, warm und ungesüßt schluckweise zwischen den Mahlzeiten trinken. Für Säuglinge und Kleinkinder 1 TL von dem Aufguss evtl. in die Flasche geben.*

Kreuzkümmel, Mutterkümmel *Cuminum cyminum* L., besonders im südlichen Mittelmeergebiet und Indien als Gewürz verwendet, ist den Europäern vor allem als Käsegewürz und Bestandteil von Currypulvern bekannt. Geruch und Geschmack sind vom Echten Kümmel deutlich verschieden. Das ätherische Öl mit Cuminaldehyd als Hauptbestandteil (verantwortlich für den zwar würzigen, aber etwas aufdringlichen „wanzenartigen" Geruch) hat wie Kümmelöl verdau-

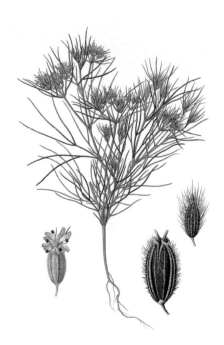

Kreuzkümmel

ungsfördernde, blähungswidrige und krampflösende Wirkung. Verwendet wird es bei uns aber lediglich in der Aromatherapie. Cumin, wie die Art auch genannt wird, ist wie Echter Kümmel ein Doldenblütler mit fein zerteilten Blättern und weißen bis rötlichen Blüten.

Castanea sativa MILL. (*C. vesca* GAERTN.)

Echte Kastanie, Esskastanie

Fagaceae / Buchengewächse

Bis 30 m ♄ VI

BOTANIK Sommergrüner Baum mit länglich-lanzettlichen, am Rand stachelig gezähnten Blättern. Weißliche, aufrechte, kätzchenartige männliche Blütenstände, an ihrem Grund 1–3 weibliche Blüten mit gemeinsamem Fruchtbecher.

VORKOMMEN Sommergrüne Laubmischwälder. S-Europa, SW-Asien, weiter nördlich gebietsweise kultiviert und verwildert.

DROGEN Esskastanienblätter, Edelkastanienblätter – Castaneae folium, die getrockneten, im Spätsommer geernteten Laubblätter. Castanea vesca (hom).

WIRKSTOFFE Gerbstoffe (überwiegend Ellagitannine, darunter Peduncularin, Tellimagrandin), Flavonoide, Triterpene,

Esskastanie

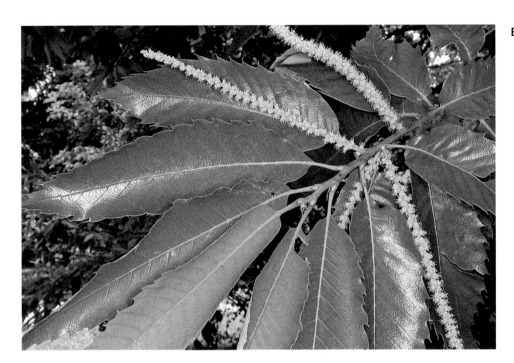

v. a. Ursolsäure; Vitamin C (wohl nur in den frischen Blättern).

ANWENDUNG Die in der Volksheilkunde als hustenreizstillend geltende Droge ist heute nur noch in wenigen Teemischungen und kombinierten Extraktpräparaten gegen Husten und Keuchhusten enthalten. Bisher fehlt der Nachweis entsprechender Wirkstoffe. Die adstringierenden Eigenschaften der Gerbstoffe machen die Anwendung bei Durchfall und als Gurgelmittel bei Halsentzündungen eher plausibel. Homöopathische Zubereitungen werden bei Krampfhusten und Enddarmentzündungen eingesetzt. Die stärkereichen Früchte (Maronen) verwendete man früher volkstümlich gegen Durchfall, besonders in S-Europa heute noch gebietsweise zur Bereitung von Kastanienmehl.

Catha edulis FORSSK.

Kathstrauch

Celastraceae / Spindelbaumgewächse

2–5(–20) m ♄ V–VII

BOTANIK Immergrüner Strauch, Blätter wechsel-, an den Zweigenden gegenständig, länglich-oval, oberseits glänzend, am Rand stumpf gesägt. Kleine, weißliche, 5-zählige Blüten rispig in den Blattachseln. Längliche 3-klappige Kapseln, Samen mit häutigem Flügel.

VORKOMMEN Heimat O-Afrika, heute auch weiter kultiviert, häufig zusammen mit Kaffee.

DROGEN Kat(h), auch Khat, Abessinischer Tee, die frischen Blätter oder Triebspitzen.

WIRKSTOFFE Kathamine, darunter in den frischen jungen Blättern mit etwa 50 % als Hauptwirkstoff Cathinon (α-Aminopropiophenon), das beim Trocknen in weniger wirksame Verbindungen übergeht; weiterhin insbesondere Norpseudoephedrin (Cathin) und Norephedrin; insektizid wirkende Sesquiterpenpolyesteralkaloide (Cathaeduline), Catechingerbstoffe, ätherisches Öl.

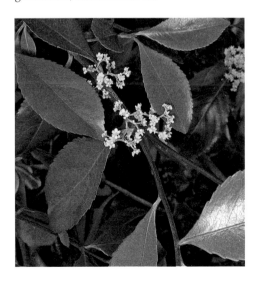

Kathstrauch

ANWENDUNG Die in einigen Ländern O-Afrikas traditionell als Genussmittel gekauten oder als Tee mit Wasser oder Milch getrunkenen Blätter wirken wie Amphetamine zentral stimulierend, die Stimmung und Gesprächigkeit anregend, steigernd auf die körperliche Leistungsfähigkeit, mindernd auf das Schlafbedürfnis und dämpfend auf das Hungergefühl, so dass das Arbeiten leichter fällt. Blutdruck und Körpertemperatur werden erhöht. Dagegen stehen bei Dauergebrauch Abmagerung, erhöhte Infektanfälligkeit, Nervosität und Schlaflosigkeit und schließlich Abhängigkeit mit geistigem und körperlichem Verfall; durch den hohen Gerbstoffgehalt drohen Verstopfung und Verdauungsbeschwerden, eventuell auch Krebserkrankungen in der Mundhöhle oder im Verdauungstrakt. Kath wird in Europa nicht als Arzneimittel eingesetzt. Auch die Verwendung von synthetisch hergestelltem Norpseudoephedrin (Cathin), wie es in mehreren Appetitzüglern früher enthalten war, wurde durch das Betäubungsmittelgesetz eingeschränkt.

Madagaskar-Immergrün

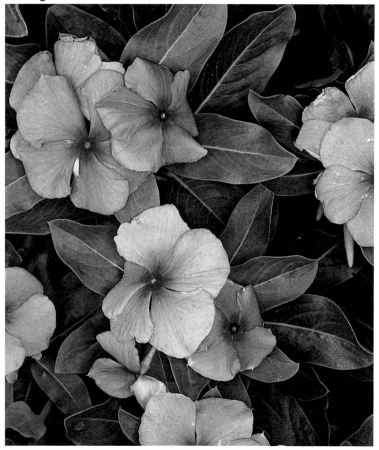

Catharanthus roseus (L.) G. DON (*Vinca rosea* L.)

Madagaskar-Immergrün

Apocynaceae / Hundsgiftgewächse

0,3–0,8 m ⟁ VI–X ☙

BOTANIK Etwas fleischiger Halbstrauch, Blätter gegenständig, lanzettlich, dunkelgrün glänzend mit heller Mittelrippe. Blüten einzeln in den oberen Blattachseln, 5-zählig, Krone bis 4 cm breit, mit radförmig ausgebreitetem Saum, rosarot, blassrosa oder weißlich mit purpurnem Schlund.

VORKOMMEN Heimat Madagaskar. Heute weltweit in warmen Gebieten als Zierpflanze verbreitet, in Mitteleuropa als Topfpflanze in verschiedenen Sorten.

DROGEN Blätter und Wurzeln werden ausschließlich zur Isolierung der Alkaloide, die in nur sehr geringer Konzentration enthalten sind, genutzt.

WIRKSTOFFE Über 100 Alkaloide, darunter dimere Indolalkaloide (Vinblastin, Vincristin) in den Blättern sowie das monomere Indolalkaloid Ajmalicin (Raubasin) in der Wurzel.

ANWENDUNG Die Alkaloide Vinblastin und Vincristin wirken hemmend auf die Zellteilung sowie auf die Biosynthese der DNA und RNA. Man verwendet sie wie auch einige inzwischen halbsynthetisch gewonnene Derivate wie Vindesin und Vinorelbin in Fertigarzneimitteln zur Chemotherapie verschiedener Krebserkrankungen, vor allem bei bestimmten Formen von Lymphomen, Leukämien, Brust-, Bronchial- und Hodenkrebs. Das Raubasin (auch in *Rauvolfia*-Arten enthalten) wird noch selten als gefäßerweiterndes Mittel bei zerebralen und peripheren Durchblutungsstörungen genutzt.

Caulophyllum thalictroides (L.) MICHX. (*Leontice thalictroides* L.)

Frauenwurzel, Löwenblatt

Berberidaceae / Berberitzengewächse

0,4–0,9 m ⟁ IV–V ☙

BOTANIK Staude mit knotigem Wurzelstock, pro Jahr 2 mehrfach 3-teilige mattgrüne Blätter treibend. Blüten mit je 3 gelblichen Kelch- und Kronblättern und nur 1–3 mm langem Griffel in vielzähligen

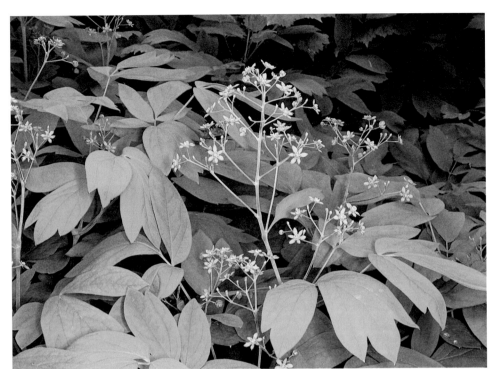

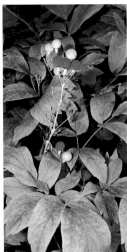

Die kugeligen, fleischigen, bläulichen Samen der **Frauenwurzel** stehen nackt an einem verlängerten Stiel.

Frauenwurzel

Blütenständen. Früchte nicht entwickelt, die Samen an einem verlängerten Stiel.

VORKOMMEN Nährstoffreiche Wälder, östliches N-Amerika.

DROGEN Frauenwurzel, Löwenblattwurzel – Caulophylli radix (rhizoma), die getrockneten unterirdischen Organe. Caulophyllum thalictroides, Caulophyllum (HAB).

WIRKSTOFFE Triterpensaponine (Caulosaponin, Caulophyllosaponin); Chinolizidinalkaloide wie Anagyrin, Methylcytisin, Baptifolin; Benzylisochinolinalkaloide wie Magnoflorin in geringer Menge.

ANWENDUNG Frauenwurzel stammt wie die Traubensilberkerze *Cimicifuga racemosa* aus dem Arzneischatz der nordamerikanischen Indianer. Sie verwendeten die Droge hauptsächlich gegen „Frauenleiden" wie Regelstörungen, bei drohendem Abort und zur Geburtserleichterung, darüber hinaus bei rheumatischen Beschwerden. In Europa sind ausschließlich homöopathische Zubereitungen aus den frischen Wurzelstöcken mit Wurzeln gebräuchlich. Die Anwendungsgebiete sind ähnlich: Menstruationsstörungen, Beschwerden vor, während und nach der Geburt sowie Rheumatismus der Finger- und Zehengelenke. Die krampflösenden und östrogenartigen Eigenschaften, die der Droge zugeschrieben werden, konn-

ten bisher keinem Inhaltsstoff zugeordnet werden.

Ceanothus americanus L.

Amerikanische Säckelblume

Rhamnaceae / Kreuzdorngewächse

0,3–1,5 m ♄ V–VII

BOTANIK Dichter Halbstrauch mit wechselständigen, eiförmig-länglichen, gesägtgezähnten Blättern. Achsel- und endständige Scheindolden von weißlichen 5-zäh-

Amerikanische Säckelblume

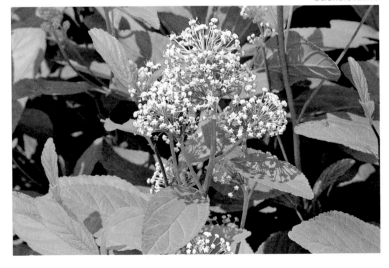

ligen Blüten. Aus den zunächst geschlossenen Blüten klappen die schöpflöffelartigen kleinen Kronblätter heraus.

VORKOMMEN Offene Wälder, Prärien, östl. N-Amerika.

DROGEN Ceanothus americanus, Ceanothus (HAB), die getrockneten Blätter.

WIRKSTOFFE Triterpene wie Ceanothen- und Ceanothsäure.

ANWENDUNG Ceanothus ist ein häufig verordnetes Mittel in der Homöopathie. Entsprechend dem Arzneimittelbild verwendet man homöopathische Zubereitungen bei Schwellung und Schmerzen im Milz- und Leberbereich. Während des amerikanischen Unabhängigkeitskrieges nutzte man die Blätter als Ersatz für Schwarzen Tee. Daher stammt der Name „New Jersey Tea" für die Pflanze.

Cedrus libani RICH.

Libanon-Zeder

Pinaceae / Kieferngewächse

Bis 50 m ♄ VIII–X

BOTANIK Breiter Baum mit oft schräg zur Seite gebogenem, nicht überhängendem Gipfel, junge Zweige ± kahl. Wintergrüne steife Nadeln an Kurztrieben büschelig zu 40–50. Zapfen aufrecht,

Libanon-Zeder

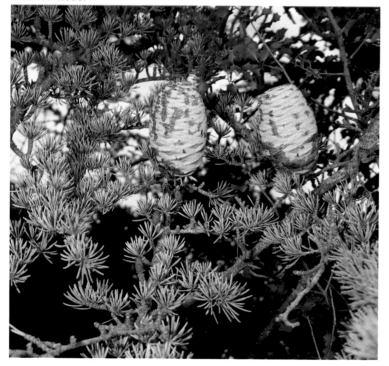

tonnenförmig, an der Spitze flach oder eingedellt, 9–15 cm lang.

VORKOMMEN Gebirge in S-Anatolien und Libanon, als Zierbaum auch in graugrünen Formen.

DROGEN Zedernholzöl – Cedri ligni aetheroleum, ätherisches Öl aus dem Holz verschiedener *Cedrus*-Arten.

WIRKSTOFFE Im ätherischen Öl je nach Herkunft überwiegend Borneol wie in *C. libani* oder Cadinen und Atlanton wie in *C. atlantica* (ENDL.) CARR.

ANWENDUNG Zedernöl hat gewisse auswurffördernde Eigenschaften und wird äußerlich in Form von Balsamen und Inhalationen, die in der Regel auch weitere in diese Richtung wirksame Inhaltsstoffe enthalten, bei Erkrankungen der Atemwege eingesetzt.

Als Zedernholz bezeichnet man auch das Holz des zu den Zypressengewächsen gehörenden, in N-Amerika heimischen **Virginischen Wacholder** *(Virginische Zeder)* **Juniperus virginiana** *L. Das ätherische Öl (Zedernholzöl) wird in der Mikroskopie u. a. als Immersionsflüssigkeit und in der Parfümerie verwendet.*

Centaurea cyanus L.

Kornblume

Asteraceae / Korbblütler

0,2–0,8 m ⊙ VI–IX

BOTANIK Pflanze mit weißfilzig behaarten Stängeln, Blätter lanzettlich, zum Teil fiederspaltig, die mittleren nicht herablaufend. Blütenköpfchen mit eiförmigen, 10–15 mm langen Hüllblättern und leuchtend blauen Röhrenblüten, die randständigen stark vergrößert.

VORKOMMEN Getreidefelder, Unkrautfluren, fast weltweit. Heimat wohl im östlichen Mittelmeergebiet.

DROGEN Kornblumenblüten – Cyani flos (DAC), die getrockneten Blüten (ohne Köpfchenboden).

WIRKSTOFFE Anthocyanfarbstoffe, vor allem Succinylcyanin (Centaurocyanin); Flavonoide, unbekannte Bitterstoffe.

ANWENDUNG Die Anwendung von Kornblumenblüten z. B. als Bittermittel bei Appetitlosigkeit und Verdauungsstö-

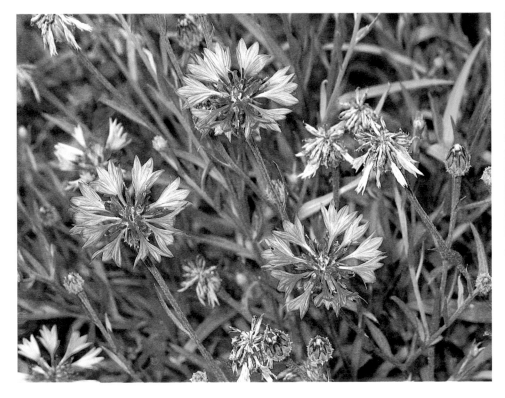

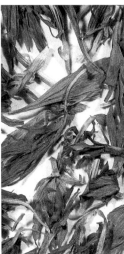

Kornblumenblüten sind nur schmückender Bestandteil in Teemischungen.

Kornblume

rungen wie auch die äußerliche Nutzung bei Bindehautentzündungen der Augen und bei Kopfschuppen ist veraltet. Dass die Droge trotzdem in zahlreichen Teemischungen verschiedener Indikation anzutreffen ist, liegt allein an ihrer schönen blauen Farbe.

Die Blüten der ausdauernden und prächtigen **Berg-Flockenblume** *Centaurea montana* L. (mittlere Blätter lanzettlich bis elliptisch, am Stängel herablaufend) werden als Cyani majoris flos heute nur noch in der Volksmedizin verwendet.

Berg-Flockenblume

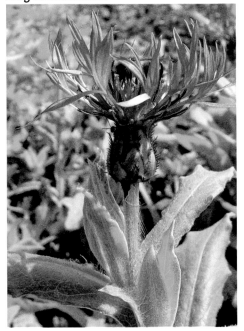

Centaurium erythraea RAFN
(*C. umbellatum* auct.)

Echtes Tausendgüldenkraut

Gentianaceae / Enziangewächse

0,1–0,5 m ⊙ ⊙ VII–IX ▽

BOTANIK Kahle Pflanze mit grundständiger Rosette aus ovalen Blättern, Stängel aufrecht, nur oben verzweigt, seine Blätter gegenständig, viel schmaler und spitz. Blütenstand schirmförmig, Blüten 5-zählig, rosa, Kronröhre beim Aufblühen doppelt so lang wie der Kelch, mit 5–8 mm langen, ausgebreiteten Zipfeln. Schmale, zylindrische vielsamige Kapseln.

VORKOMMEN Waldlichtungen, Halbtrockenrasen. Europa, W-Asien, N-Afrika, weiter verschleppt.

DROGEN Tausendgüldenkraut – Centaurii herba (PhEur), die getrockneten oberirdischen Teile blühender Pflanzen. Centaurium erythraea (hom).

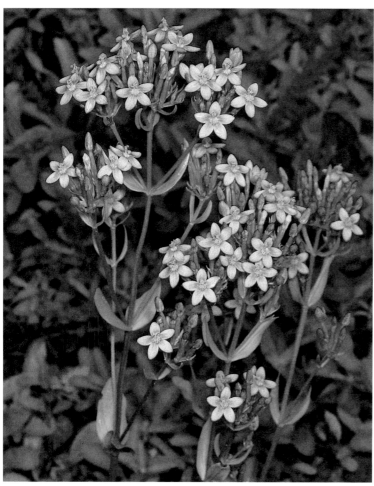

**Echtes
Tausendgüldenkraut**

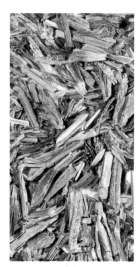

Tausendgüldenkraut
schmeckt bitter, der mittlere Bitterwert liegt bei 2–10 000, der von Enzianwurzel bei 10–30 000.

TEEBEREITUNG *1 TL Tausendgüldenkraut je Tasse mit kochendem Wasser übergießen, 10 min ziehen lassen. 3-mal täglich 1 Tasse mäßig warm und ungesüßt bei Appetitlosigkeit ½ Stunde vor dem Essen, bei Verdauungsbeschwerden danach trinken. (Nicht anwenden bei Magen- und Darmgeschwüren.)*

Appetitlosigkeit, eingesetzt. In der Volksheilkunde wurde das Kraut früher auch gegen Fieber und Wurmbefall sowie bei nervöser Erschöpfung verwendet. Die Wirksamkeit für diese Anwendungsgebiete konnte bisher aber nicht belegt werden. In der Homöopathie ist die Pflanze weniger bedeutend, bisweilen wird sie noch bei Magenbeschwerden gegeben.

Centella asiatica (L.) URBAN
(*Hydrocotyle asiatica* L.)

Asiatischer Wassernabel
Apiaceae / Doldenblütler

Bis 1,5 m kriechend ⑇ VI–IX ☠

BOTANIK Zarte kriechende, an den Knoten wurzelnde Pflanze mit bis 30 cm lang gestielten, rundlich-nierenförmigen, schwach gekerbten Blättern. Unscheinbare weißliche Blüten zu 2–5 in köpfchenförmigen Dolden. Frucht kugelig mit hervortretenden Rippen.

VORKOMMEN An Feuchtstandorten der Tropen und Subtropen weltweit verbreitet.

DROGEN Asiatisches Wassernabelkraut – Centellae asiaticae herba (PhEur), die zur Blütezeit geernteten oberirdischen Teile. Centella asiatica, Hydrocotyle asiatica (HAB).

WIRKSTOFFE Triterpensäuren wie Asiatsäure und Madecass-Säure und deren Trisaccharidester wie Asiaticosid und Madecassosid; Flavonoide, ätherisches Öl noch unbekannter Zusammensetzung.

ANWENDUNG Für den Wirkstoffkomplex wurden wundheilungsfördernde, das Hautwachstum stimulierende und auch antibakterielle Wirkungen nachgewiesen. Extrakte aus dem Kraut der Pflanze sind dementsprechend in Fertigpräparaten enthalten, die man äußerlich als Salbe oder Puder zur Wundbehandlung, speziell auch von Brandwunden, einsetzt,

WIRKSTOFFE Stark bitter schmeckende Secoiridoidglykoside wie Gentiopikrosid, Swertiamarin, Swerosid, Gentioflavosid, Centaurosid und Centapikrin (gehört zu den bittersten Substanzen, ist aber in sehr geringer Menge nur in den Blüten enthalten); Flavonoide, Xanthonderivate, Phenolcarbonsäuren, Phytosterole.

ANWENDUNG Tausendgüldenkraut ist wie Enzianwurzel (s. *Gentiana lutea*) eine Bitterstoffdroge, hat aber wesentlich geringere Bitterwerte als diese und ist damit auch schwächer wirksam. Über den bitteren Geschmack wird reflektorisch die Sekretion sämtlicher Verdauungsdrüsen stimuliert, so dass Speichel-, Magen- und Gallensaft reichlicher fließen. In der Regel wird die Droge nicht allein, sondern in Kombination mit weiteren Bitterstoffdrogen in Teemischungen oder in alkoholischen Auszügen (dazu gehören auch Bitterschnäpse) zur Förderung der Verdauung, z. B. bei Beschwerden wie Völlegefühl, Blähungen, Übelkeit, und

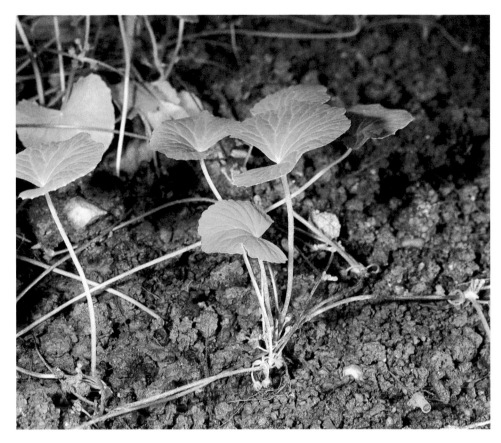

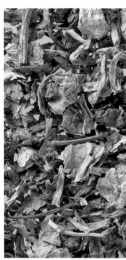

**Asiatisches Wasser-
nabelkraut** wird in
SO-Asien traditionell bei
Lepra verwendet.

**Asiatischer
Wassernabel**

um den Vernarbungsprozess günstig zu
beeinflussen. Diskutiert wird die Verwendung zur unterstützenden Therapie bei
Venen- und Bindegewebserkrankungen.
Auch homöopathische Zubereitungen
sind im Handel: Zu den Anwendungsgebieten gehören Hauterkrankungen, die
mit Verdickungen, starker Abschuppung
oder Juckreiz einhergehen.

Centranthus (Kentranthus) ruber (L.)
DC.

Rote Spornblume
Valerianaceae / Baldriangewächse

0,3–0,8 m ⟂ IV–IX

BOTANIK Kahle blaugrüne Staude, Blätter gegenständig, eiförmig-lanzettlich,
ganzrandig oder schwach gezähnt. Blüten
in Trugdolden, Krone rosarot, mit
7–9 mm langer Röhre und 4–7 mm langem, dünnem Sporn, am Saum ungleich
5-lappig mit einem herausragenden
Staubblatt.
VORKOMMEN Mauern, Felsschutt.
Mittelmeergebiet, Zierpflanze.

DROGEN Roter Baldrian, Spornblumenwurzel – Centranthi radix.
WIRKSTOFFE Valepotriate (Iridoide) in
weit größerer Menge als im Arznei-Baldrian, jedoch kein ätherisches Öl und
keine Alkaloide.
ANWENDUNG Spornblumenwurzel ist
als Droge nicht gebräuchlich. Zur Anwendung kamen nur ihre Inhaltsstoffe, die
Valepotriate. Sie galten über mehrere
Jahre als das beruhigende Wirkprinzip
des Arznei-Baldrians (s. *Valeriana officinalis*) bis sich herausstellte, dass sie in Bal-
drianzubereitungen kaum enthalten sind
und auch ein anderes Wirkprofil in Richtung eines Tagessedativums aufweisen.
So werden ihnen ausgleichende Wirkungen bei innerer Unruhe, Gereiztheit,
Angst- und Spannungszuständen sowie
bei Konzentrationsschwäche bescheinigt.
Mexikanischer Baldrian *Valeriana edulis*
NUTT. ssp. *procera* und **Indischer Baldrian**
V. wallichii DC. enthalten bis zu 6–8 %
Valepotriate und bieten sich inzwischen
für die Isolierung dieser Verbindungen
an. Für ihre Abbauprodukte im Körper
wurde ein zytotoxisches Potential erkannt. Ob bei Langzeitanwendung Schä-

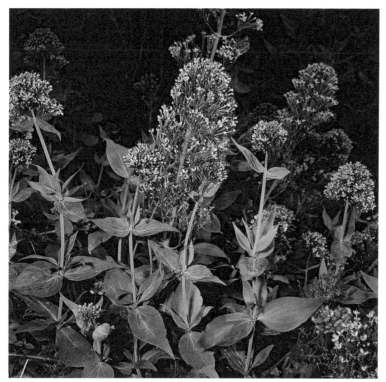

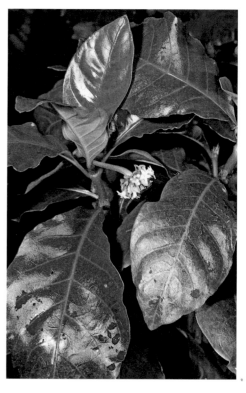

Links: **Rote Spornblume**
Rechts: **Brechwurzel**

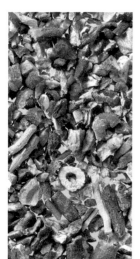

In höheren Dosen wirkt **Brechwurzel** stark brechenerregend. In Kliniken wird Ipecacuanha-Sirup daher bei Kindern nach Aufnahme giftiger Beeren eingesetzt, um Erbrechen auszulösen.

den auftreten können, ist nicht endgültig geklärt und wird weiter kontrovers diskutiert. Fertigpräparate mit Valepotriaten sind derzeit nicht mehr im Handel erhältlich.

Cephaelis ipecacuanha (BROT.) RICH. (*Psychotria ipecacuanha* (BROT.) STOKES)

Brechwurzel

Rubiaceae / Rötegewächse

0,2–0,5 m 4 I–III ⚲

BOTANIK Staude mit knotigem Wurzelstock und verdickten Wurzeln, Blätter gegenständig, immergrün, länglich-oval zugespitzt. 10–20 weiße, glockig ausgebreitete Blüten in köpfchenförmigen Blütenständen mit 4 Hochblättern. Rote bis schwärzliche Steinfrüchte.
VORKOMMEN Regenwälder S-Amerikas, angebaut auch in anderen tropischen Regionen.
DROGEN Brechwurzel – Ipecacuanhae radix, die unterirdischen Teile 3–4-jähriger Pflanzen (PhEur). Cephaelis ipecacuanha, Ipecacuanha (HAB), die getrockneten unterirdischen Organe. Zweifelhaft ist, ob *Cephaelis acuminata* (BENT.) KARST.

auch eine Stammpflanze der Droge darstellt.
WIRKSTOFFE Hauptsächlich in der Wurzelrinde Isochinolinalkaloide, vor allem Emetin und Cephaelin, als Dehydroderivat u. a. Psychotrin; das Iridoidglykosid Ipecosid, ein allergen wirksames Glykoprotein, 20–40 % Stärke; keine Saponine.
ANWENDUNG Brechwurzel, ein klassisches Hustenmittel mit auswurffördernden und schleimlösenden Eigenschaften, gibt man heute viel seltener als früher zur Erleichterung des Abhustens von zähem Schleim. Die Alkaloide führen durch lokale Reizung an der Magenschleimhaut zu einer reflektorischen Steigerung der Bronchialsekretion. In geringer Dosierung kommt es dabei zur erwünschten Zunahme des Hustens und Abhustens, höhere Dosen lösen dagegen Erbrechen aus. Die Anwendung der Brechwurzel als Tee lehnt man heute wegen der ungenauen Dosierbarkeit ab, wenige Fertigpräparate enthalten noch standardisierte Zubereitungen. Zahlreiche Hustenmittel enthalten die Droge in homöopathischer Verdünnung. Außer Husten gehören auch Migräne mit Übelkeit und Erbrechen, Magen-Darm-Entzündungen und Kreislaufstörungen zu den homöopathischen Anwendungsgebieten. Der Name

„Brechwurzel" wird auch für die Wurzel der Haselwurz (s. *Asarum europaeum*) benutzt.

Ceratonia siliqua L.

Johannisbrotbaum

Caesalpiniaceae / Johannisbrotgewächse

4–10 m ♄ VIII–IX

BOTANIK Immergrüner Baum mit paarig gefiederten Blättern. Blütenstände aus kronblattlosen Blüten direkt den Ästen entspringend, die dunkelbraunen, flachen Hülsen bis 20 cm lang.

VORKOMMEN Macchien, felsige Hänge. Südliches Mittelmeergebiet. Als Frucht- und Schattenbaum kultiviert.

DROGEN Johannisbrot – Ceratoniae fructus (Siliqua dulcis), die reifen, getrockneten Hülsen (Karoben). Johannisbrotsamen – Ceratoniae semen, die getrockneten Samen.

WIRKSTOFFE In den Fruchtwänden etwa 30 % Saccharose, Glucose, Fructose und weitere Zucker, Pektine, Gerbstoffe, Isobuttersäure, die den eigenartigen ranzigen Geschmack bedingt. In den Samen Schleimstoffe aus Galactomannanen (Carubin) (s. auch *Cyamopsis tetragonoloba*).

ANWENDUNG Die Samen des Johannisbrotes sind der wichtigere Teil der Droge. Das aus dem Endosperm gewonnene Johannisbrotkernmehl besteht zu 40 bis 60 % aus Galactomannanen mit hoher Quellfähigkeit. Man verwendet es zum Eindicken der Nahrung, z. B. bei häufigem Erbrechen der Säuglinge, zur Herstellung von glutenfreien Diätpräparaten (zu verwenden bei Nahrungsunverträglichkeit von Gluten, das im Klebereiweiß aller Getreidearten vorkommt), kalorienarmer Schlankheitskost und ergänzend zur Senkung überhöhter Cholesterinwerte. In der Lebensmittelindustrie wird es als Stabilisator von Backwaren und Milchprodukten eingesetzt. Die ganzen Samen nutzte man wegen ihres konstanten Gewichtes früher als Juwelen- und Goldgewichte (1 Same = 1 Karat = 0,18 g). Zubereitungen aus den Fruchtwänden sind in einigen Fertigpräparaten zur Behandlung von Durchfallerkrankungen (besonders bei Kindern) und von Magenschleimhautentzündungen enthalten.

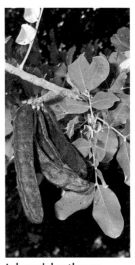

Johannisbrotbaumfrüchte werden heute überwiegend als Viehfutter genutzt, daneben hat die Gewinnung von vergorenen Getränken, Alkohol, Kaffee-Ersatz (Karobenkaffee) und die Verwendung als Nahrungsmittel untergeordnete Bedeutung.

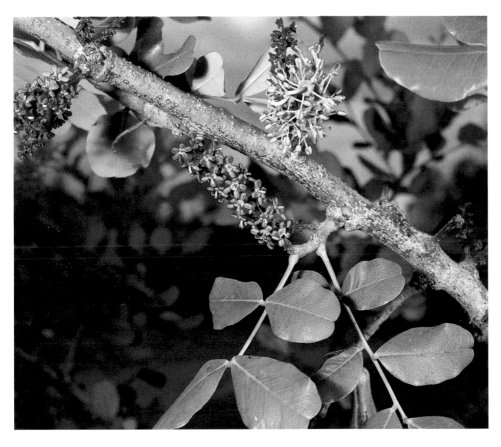

Johannisbrotbaum

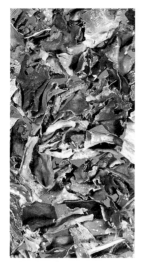

Isländisches Moos ist botanisch kein Moos, sondern eine Flechte. Der Geschmack ist schleimig-bitter.

Cetraria islandica (L.) ACH. s. l.

Isländisches Moos

Parmeliaceae / Flechten

0,1 m ♃ ▽

BOTANIK Bodenbewohnende, strauchige Flechte mit bandförmigen, verzweigten Lappen, oberseits braun bis graugrün, unterseits grauweiß und weiß gefleckt, am Rand borstig gewimpert.

VORKOMMEN Arktische Gebiete der nördlichen und südlichen Hemisphäre, Gebirge der gemäßigten Breiten.

DROGEN Isländisches Moos, Isländische Flechte – Lichen islandicus (PhEur), der getrocknete Thallus. Cetraria islandica, Lichen islandicus (HAB).

WIRKSTOFFE Bis 50 % Schleimstoffe (wasserlösliche Polysaccharide mit den Hauptkomponenten Lichenan (Lichenin) und Isolichenan; Flechtensäuren mit bitterem Geschmack wie Cetrarsäure, Fumarprotocetrarsäure und Protolichesterinsäure.

ANWENDUNG Isländisches Moos findet vor allem bei Schleimhautreizungen im Mund- und Rachenraum und damit verbundenem trockenem Reizhusten Verwendung. Neben den reizlindernden und möglicherweise darüber hinaus immunstimulierenden Eigenschaften der Schleimstoffe ist auch die antibiotische Wirkung der Flechtensäuren von Bedeutung. Ihr bitterer Geschmack vermehrt außerdem die Bildung von Verdauungssäften, so dass Appetitlosigkeit und Verdauungsstörungen ebenfalls zu den Indikationen gehören. Auch zur Wundbehandlung wird die Flechte noch gelegentlich herangezogen. Homöopathische Zubereitungen gibt man u. a. bei Bronchitis, in der anthroposophischen Medizin bei chronisch entzündlichen Veränderungen der Haut und Schleimhäute.

TEEBEREITUNG *Bei Reizhusten 1 TL Isländisches Moos je Tasse mit kochendem Wasser übergießen, 10 min ziehen lassen (bei dieser Zubereitung ist der Tee weniger bitter). Bei Appetitlosigkeit besser 1 TL je Tasse mit kaltem Wasser übergießen und unter öfterem Umrühren 1–2 Stunden stehen lassen, nach dem Abseihen kurz zum Sieden erhitzen. 3–4-mal täglich 1 Tasse schluckweise trinken.*

Isländisches Moos

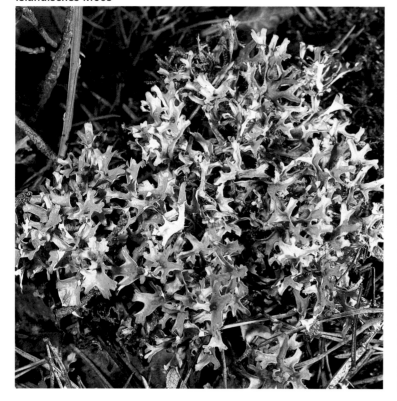

Chamaelirium luteum (L.) A. GRAY (*Helonias dioica* PURSH., *Veratrum luteum* A. GRAY)

Falsches Einkorn

Melanthiaceae (*Liliaceae* s. l.) / Germergewächse

0,5–1,5 m ♃ VI–VIII ☠

BOTANIK 2-häusige Staude mit kräftigem, knotigem Wurzelstock. Blätter ausdauernd, spatelförmig bis verkehrt lanzettlich, am Grund rosettig gehäuft und bis 20 cm lang, am Stängel kleiner werdend. Kleine, weißliche 6-zählige Blüten in sehr langen, zuletzt überhängenden Trauben. Frucht eine aufrechte Kapsel.

VORKOMMEN Wälder und feuchte Wiesen im östl. N-Amerika.

DROGEN Falsche Einkornwurzel, Heloniaswurzel – Chamaelirii lutei rhizoma. Chamaelirium luteum, Helonias dioica (HAB), die frischen unterirdischen Teile.

WIRKSTOFFE Chamaelirin (ein Gemisch aus Steroidsaponinen) mit dem Aglucon Diosgenin. Insgesamt noch unzureichend untersuchte Art.

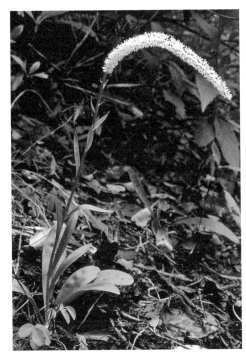

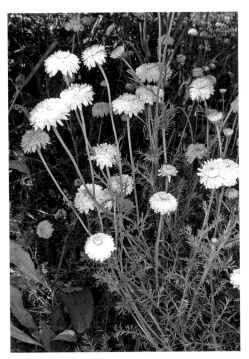

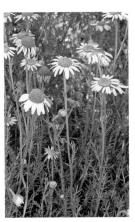

Römische Kamille mit ungefüllten Blüten wird in der Homöopathie verwendet.

Links: **Falsches Einkorn**
Rechts: **Römische Kamille** mit gefüllten Blütenköpfchen

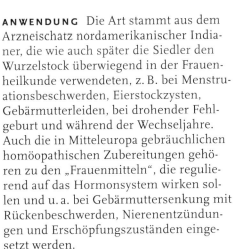

ANWENDUNG Die Art stammt aus dem Arzneischatz nordamerikanischer Indianer, die wie auch später die Siedler den Wurzelstock überwiegend in der Frauenheilkunde verwendeten, z. B. bei Menstruationsbeschwerden, Eierstockzysten, Gebärmutterleiden, bei drohender Fehlgeburt und während der Wechseljahre. Auch die in Mitteleuropa gebräuchlichen homöopathischen Zubereitungen gehören zu den „Frauenmitteln", die regulierend auf das Hormonsystem wirken sollen und u. a. bei Gebärmuttersenkung mit Rückenbeschwerden, Nierenentzündungen und Erschöpfungszuständen eingesetzt werden.

Chamaemelum nobile (L.) ALL.
(*Anthemis nobilis* L.)

Römische Kamille

Asteraceae / Korbblütler

0,1–0,5 m 4 VI–X

BOTANIK Aufsteigende Pflanze, intensiv aromatisch riechend. Blätter flaumig behaart, fein 2–3fach fiederteilig. Köpfchen 2–2,5 cm breit, mit weißen Zungenblüten, bei einigen Kulturformen auch die inneren Blüten zungenförmig. Blütenboden kegelförmig, markig, mit Spreublättern.

VORKOMMEN In Mitteleuropa vorübergehend aus Kulturen verwildert, Heimat W-Europa, NW-Afrika, Azoren.

DROGEN Römische Kamille – Chamomillae romanae flos (PhEur), Anthemidis flos, die getrockneten Blütenköpfchen der angebauten, gefülltblütigen Varietät. Chamaemelum nobile, Chamomilla romana (HAB), die frischen oberirdischen Teile ungefülltblütiger Pflanzen.

WIRKSTOFFE Ätherisches Öl mit Estern der Angelica- und Tiglinsäure, Terpenen wie Pinen, Caryophyllen und Pinocarvon; Hydroperoxide; wenig Chamazulen bzw. Vorstufen, bitter schmeckende Sesquiterpenlactone wie Nobilin, Flavonoide.

ANWENDUNG Römische Kamille wird in der Volksmedizin wie Echte Kamille verwendet und in westeuropäischen Ländern versteht man unter dem Namen Kamille zunächst diese Art. Die Inhaltsstoffe sind durchaus verschieden, die entzündungshemmende und krampflösende Wirkung ist u. a. wegen des niedrigen Gehaltes an Chamazulen geringer, die anregende Wirkung auf die Bildung von Magensäure durch die Bitterstoffe stärker. Heilanzeigen sind leichte krampfartige Verdauungsbeschwerden, Appetitmangel, schmerzhafte Monatsblutungen oder Schleimhautentzündungen in Mund und Rachen. Der Einsatz als Haarspülung zum Aufhellen nachgedunkelter blonder

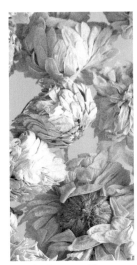

Römische Kamille schmeckt bitter-aromatisch. Sie ist auch als Schmuckdroge in Teemischungen gebräuchlich.

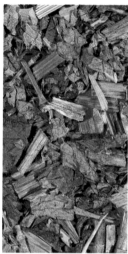

Während **Schöllkraut** früher als eher unbedenkliche Arzneidroge galt, gab es in den letzten Jahren vermehrt Berichte über Leberschädigungen nach längerem Gebrauch.

Haare beruht möglicherweise auf den Hydroperoxiden, die auch Anteil an den antimikrobiellen Eigenschaften der Droge haben sollen. Als Anwendungsgebiete in der Homöopathie werden u. a. nervöse Störungen und Magen-Darm-Störungen angegeben.

TEEBEREITUNG *1 EL Römische Kamille je Tasse mit kochendem Wasser übergießen, bedeckt 10 min ziehen lassen. 3–4-mal täglich 1 Tasse ungesüßt und mäßig warm zwischen den Mahlzeiten trinken. Bei Entzündungen der Schleimhäute im Mund- und Rachenraum mehrmals täglich mit dem lauwarmen Tee spülen oder gurgeln. (In Einzelfällen kann es zu allergischen Reaktionen kommen. Nicht anwenden bei bekannter Allergie gegen Korbblütler.)*

Chelidonium majus L.

Schöllkraut

Papaveraceae / Mohngewächse

0,3–0,8 m ♃ V–IX (☠)

BOTANIK Stark verzweigte Staude mit orangegelbem Milchsaft. Blätter grün,

Schöllkraut

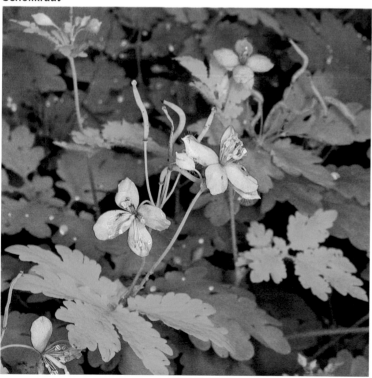

unterseits blaugrün, gefiedert, Abschnitte oval, unregelmäßig gelappt. Blüten 1–2 cm breit, aus 2 hinfälligen Kelch- und 4 gelben Kronblättern. Schmale, schotenartige Kapseln.

VORKOMMEN Unkrautfluren, Gebüsche, Wegränder, ganz Europa, Asien.

DROGEN Schöllkraut – Chelidonii herba (PhEur), die zur Blütezeit gesammelten, getrockneten oberirdischen Teile. Schöllkrautwurzel – Chelidonii radix. Chelidonium majus, Chelidonium (HAB), die frischen unterirdischen Teile.

WIRKSTOFFE Etwa 30 Alkaloide (Benzylisochinolinderivate), als Hauptalkaloid im Kraut Coptisin, in den unterirdischen Organen Chelidonin, daneben Chelerythrin, Sanguinarin, Berberin, Protopin; Chelidonsäure u. a. Pflanzensäuren, Flavonoide, Carotinoide; im Milchsaft Eiweiß spaltende Enzyme.

ANWENDUNG Für einzelne Alkaloide wurden schwach schmerzstillende, auf die glatte Muskulatur krampflösende, den Gallenfluss fördernde und beruhigende Wirkungen nachgewiesen. Die Anwendung von Schöllkraut erfolgt wegen des stark schwankenden Alkaloidgehaltes überwiegend als standardisierter Extrakt in Fertigarzneimitteln, vor allem bei mit Krämpfen verbundenen Erkrankungen im Magen-Darm-Bereich und der Gallenwege. In der Volksheilkunde ist das Betupfen von Warzen mit dem orangegelben Milchsaft bekannt. Die möglicherweise eintretende Wirkung führt man auf zellteilungshemmende Eigenschaften des Chelidonins, hautreizende und zellwachstumshemmende Effekte weiterer Alkaloide sowie auf die Eiweiß spaltenden Enzyme zurück. Die Homöopathie verwendet die Wurzeln bei Leber- und Gallenleiden, ferner bei Entzündungen der Atemorgane und Rheumatismus. Die Angaben über die Giftigkeit von Schöllkraut sind widersprüchlich: Die akute Giftigkeit ist wohl nur wenig ausgeprägt, während nach der regelmäßigen Einnahme von Schöllkrautzubereitungen in letzter Zeit vermehrt Fälle von lebertoxischen Nebenwirkungen mit Anstieg der Leberwerte beobachtet wurden. Beipackzettel müssen daher heute entsprechende Warnhinweise enthalten und auf die Gegenanzeigen wie bestehende Lebererkrankungen hinweisen. Auch das Trinken von Schöllkrauttee wird nicht mehr empfohlen.

Chelone glabra L.

Kahle Schildblume

Scrophulariaceae / Rachenblütler

0,5–1 m ♃ VII–IX

BOTANIK Staude mit aufrechten, wenig verzweigten Trieben, Blätter kreuzweise gegenständig, eiförmig-lanzettlich, am Rand fein gesägt. Blüten in meist kurzen, endständigen Ähren, Kronröhre 2,5 cm lang, weiß oder blassrosa. Der Gattungsname *Chelone* stammt aus dem Griechischen und weist auf die Ähnlichkeit der Blüte mit einer Schildkröte hin.

VORKOMMEN Flussufer im östlichen N-Amerika.

DROGEN Chelone glabra (hom), die frischen oberirdischen Teile der blühenden Pflanze.

WIRKSTOFFE Iridoide wie Catalpol; bitter schmeckendes Harz. Bisher noch wenig untersuchte Art.

ANWENDUNG Chelone glabra ist ein wichtiges Mittel in der Homöopathie und in Europa auch nur in entsprechender Zubereitung bekannt. Zu den Anwendungsgebieten gehören chronische Leber-erkrankungen und Verdauungsbeschwerden. Von nordamerikanischen Indianerstämmen ist die Nutzung als Kräftigungs- und Abführmittel überliefert.

Chenopodium ambrosioides L.

Wohlriechender Gänsefuß

Chenopodiaceae / Gänsefußgewächse

0,2–0,8 m ☉ VII–IX

BOTANIK Drüsig behaarte Pflanze mit aromatischem Geruch. Blätter breit lanzettlich, ganzrandig oder gezähnt bis buchtig gelappt. Blüten unscheinbar, in Knäueln mit deutlichen Tragblättern in stark verzweigten Gesamtblütenständen. Bei der var. *anthelminticum* (L.) GRAY Blütenknäuel nackt oder mit sehr kleinen Tragblättern.

VORKOMMEN Heimat N- bis S-Amerika. Früher auch in Europa angebaut, in S-Europa eingebürgert.

DROGEN Mexikanisches Traubenkraut, Jesuitentee – Chenopodii ambrosioidis herba, die getrockneten, während der Blütezeit gesammelten oberirdischen Teile.

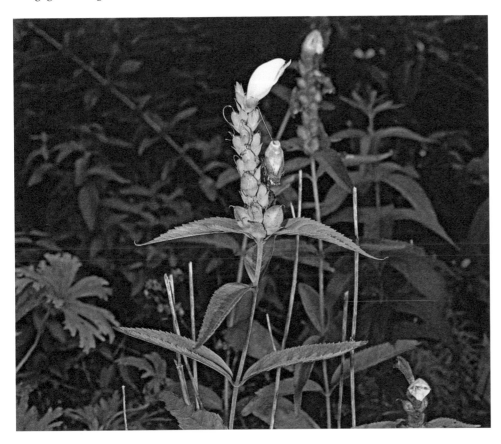

Kahle Schildblume

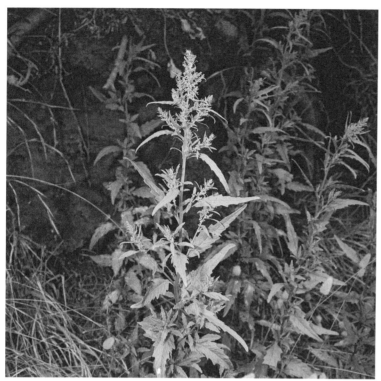

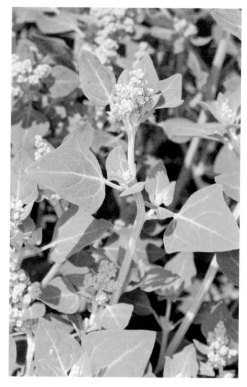

Links: **Wohlriechender Gänsefuß**
Rechts: **Stinkender Gänsefuß**

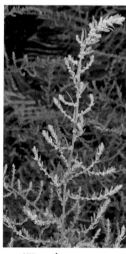

Das **Wurmkraut** *Chenopodium ambrosioides* var. *anthelminticum* (N-Amerika) ist eine Giftpflanze.

Chenopodium ambrosioides var. ambrosioides (HAB). Chenopodium anthelminticum (hom).

WIRKSTOFFE Ätherisches Öl mit Ascaridol (40 %) und Pinocarvon als Hauptkomponenten, bei der var. *anthelminticum* 60–80 % Ascaridol.

ANWENDUNG Die Droge wird in Mitteleuropa nur noch selten, in den Mittelmeerländern häufiger in der Volksheilkunde als appetitanregendes und verdauungsförderndes Mittel bei verschiedenen Beschwerden im Magen-Darm-Bereich verwendet. Ascaridol, das im ätherischen Öl der var. *anthelminticum* in sehr hoher Konzentration vorkommt und auch aus dieser Art gewonnen wurde (Amerikanisches Wurmsamenöl – Chenopodii aetheroleum), ist gegen Spul- und Hakenwürmer wirksam. Man verwendete es mit nachfolgender Gabe eines starken Abführmittels. Heute kommt es wegen seiner Giftigkeit und der Gefahr von Nebenwirkungen wie Schwerhörigkeit schon in therapeutischen Dosen nur noch in der Tiermedizin zur Anwendung. Homöopathische Zubereitungen dieser Sippe sind als Chenopodium anthelminticum in Gebrauch. Sie werden häufiger verwendet als Zubereitungen der ssp. *ambrosioides*, die Eingang in das neue homöopathische

Arzneibuch fand. Gemäß dem Arzneimittelbild gehören z. B. Durchblutungsstörungen des Gehirns, des Innenohres und Lebererkrankungen zu den Anwendungsgebieten.

Der **Stinkende Gänsefuß** *Chenopodium vulvaria* L., durch seinen Gestank nach Trimethylamin unverkennbar, wird als Chenopodium olidum in der Homöopathie gelegentlich genutzt. Zu den Anwendungsgebieten gehören Rückenschmerzen und Bettnässen.

Chimaphila umbellata (L.) BART.

Doldiges Winterlieb

Pyrolaceae / Wintergrüngewächse

0,1–0,2 m ⁴ VI–VIII ▽

BOTANIK Staude mit weit kriechendem Wurzelstock. Blätter am Ende eines kurzen Stängels rosettig gehäuft, immergrün, oberseits glänzend, oval-lanzettlich, im vorderen Teil scharf gesägt, 2–4-mal so lang wie breit. Nickende 5-zählige Blüten zu 3–7 in einer Dolde, Kronblätter rosa, 5–6 mm lang.

VORKOMMEN Lichte Kiefernwälder. Mittel-, N- und O-Europa, N-Asien, N-Amerika.

Doldiges Winterlieb

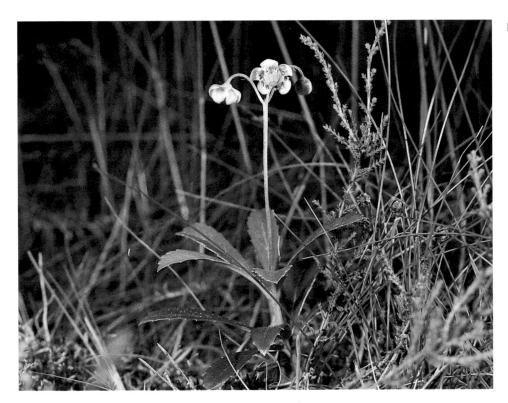

DROGEN Chimaphila umbellata (HAB), die frischen oberirdischen Teile blühender Pflanzen.

WIRKSTOFFE Hydrochinonglykoside wie Isohomoarbutin und Arbutin; Chimaphilin (Dimethylnaphthochinon), Flavonoide, Gerbstoffe.

ANWENDUNG Winterliebkraut wurde früher in der Volksheilkunde auf Grund der harndesinfizierenden Eigenschaften wie Bärentraubenblätter genutzt (s. *Arctostaphylos uva-ursi*). Heute ist Chimaphila nur noch in der Homöopathie gebräuchlich, z. B. bei chronischen Harnwegsinfekten, häufigem Harndrang, Entzündungen der Prostata und der Brustdrüse.

Chionanthus virginicus L.

Virginischer Schneeflockenstrauch, Giftesche

Oleaceae / Ölbaumgewächse

2–10 m ♄ V–VI

BOTANIK Strauch oder kleiner Baum, Blätter ganzrandig, länglich-elliptisch. Die 4-zähligen Blüten mit linealen, bis 2,5 cm langen, weißen, nur am Grund verwachsenen Kronblättern in reichen,

zuletzt überhängenden Rispen. Steinfrucht eiförmig-länglich, schwarzblau.

VORKOMMEN Flussufer, feuchte Wälder im SO von N-Amerika, beliebte Zierpflanze.

DROGEN Gifteschenwurzelrinde – Chionanthi virginici radicis cortex, die getrocknete Wurzelrinde. Chionanthus virginicus (HAB), die frische Wurzelrinde mit anhängenden Seitenwurzeln.

WIRKSTOFFE Lignanglykoside wie Chionanthin (Phillyrin), Saponine.

Virginischer Schneeflockenstrauch

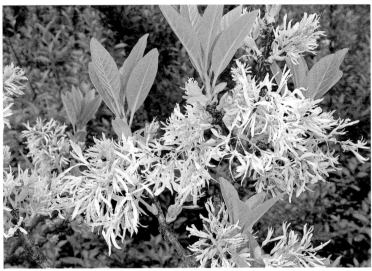

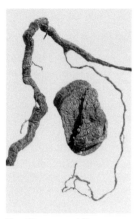

Das Homöopathikum
Pareira brava wird
aus den unterirdischen
Organen der Grieswurzel
gewonnen.

ANWENDUNG Aus der Volksheilkunde
nordamerikanischer Indianer und Siedler
stammt der Gebrauch der Wurzelrinde
bei Leber- und Gallenbeschwerden und
Fieber. In Europa ist nur die Anwendung in Form von homöopathischen Zubereitungen bekannt. Zu den Anwendungsgebieten gehören Migräne und
andere Formen von Kopfschmerzen,
Erkrankungen der Leber, Galle und
Bauchspeicheldrüse sowie allgemeine
Verstimmungszustände.

Chondodendron tomentosum
Ruiz. & Pav.

Behaarter Knorpelbaum, Grieswurzel

Menispermaceae / Mondsamengewächse

Bis 30 m kletternd ♄ ☠

BOTANIK Liane mit kräftigen Wurzeln
und verholztem Stamm, am Grund bis
10 cm dick, in die Baumkronen kletternd. Blätter lang gestielt, herzförmig,
10–20 cm groß, oberseits glatt, dunkelgrün, unterseits weißfilzig behaart. Blütenstände aus winzigen grünlich weißen,

männlichen und weiblichen Blüten in
getrennten Trauben.

VORKOMMEN Regenwälder in S-Amerika.

DROGEN Tubocurarinchlorid – Tubocu-
rarini chloridum (PhEur). Pareira, Grieswurzel – Pareirae bravae radix, die
getrockneten unterirdischen Organe.
Chondodendron tomentosum, Pareira
brava (hom).

WIRKSTOFFE In der Pflanze Bisbenzyl-
isochinolin-Alkaloide mit Tubocurarin als
Hauptalkaloid, weitere weniger wirksame
Alkaloide, Gerbstoffe.

ANWENDUNG Tubocurarinchlorid, das
heute ausschließlich synthetisch gewonnen wird, ist ein wichtiges Narkosemittel
(erst seit 1942). Intravenös verabreicht
führt es zur völligen Erschlaffung und
damit Ruhigstellung der quer gestreiften
Muskulatur durch Hemmung der Erre-
gungsübertragung der Nerven auf die
Muskeln. Die Giftwirkung nach Einnahme (bei intakten Schleimhäuten)
ist dagegen gering. Die Arzneidroge,
Pareira(wurzel), wurde von Indianern
S-Amerikas und später auch in Europa
jahrhundertelang u. a. als harntreibendes
und menstruationsförderndes Mittel
genutzt. Heute haben nur noch homöopathische Zubereitungen Bedeutung, z. B.
bei Entleerungsstörungen der Blase, chronischen Harnwegsentzündungen, Nieren-
und Blasensteinen und Beschwerden bei
Vergrößerung der Prostata.

Behaarter Knorpelbaum

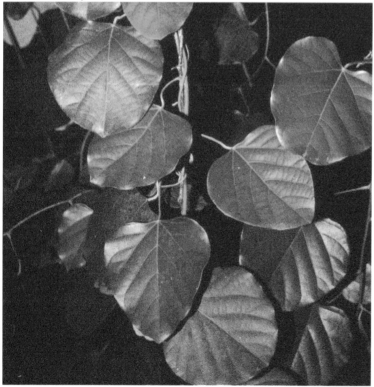

*Curare ist der Sammelbegriff für mehrere
Pfeilgifte, die von südamerikanischen Indianerstämmen zur Jagd verwendet werden.
Nach ihrer früheren Aufbewahrung werden
sie als Tubocurare (in Bambusröhren), Topfcurare (in kleinen Tontöpfen) und Calebassencurare (in ausgehöhlten Calebassen-Kür-
bissen) bezeichnet. Tubo- und Topfcurare
enthalten eine Mischung mehrerer Giftpflan-
zenextrakte, darunter auch aus der Rinde
und dem Holz von Chondodendron tomentosum. Eine mit Curare bestrichene Pfeil-
spitze führt zur Lähmung des Beutetieres,
sobald das Gift in die Blutbahn übergeht.
Für den Menschen bleibt das Fleisch genießbar, da es über den Magen-Darm-Kanal
kaum resorbiert wird. Calebassencurare
wird aus Strychnos-Arten gewonnen
(s. Strychnos ignatii) wie auch das Homöopathikum Curare.*

Chondrus crispus (L.) STACKH.

Irländisches Moos, Knorpeltang

Gigartinaceae / Rotalgen

0,05–0,2 m ⁴

BOTANIK Vielgestaltige Rotalge mit violettem bis grünlichem oder purpurrotem, gallertartig fleischigem Thallus, mehrfach gabelig verzweigt, fächerförmig ausgebreitet, in einen Stiel verschmälert, mit einer Haftscheibe auf dem Felsen sitzend. Der deutsche Name ist irreführend, da es sich um eine Alge handelt und weil er auch zu Verwechslungen mit Isländischem Moos (der Flechte *Cetraria islandica*) führen kann.

VORKOMMEN Felspflanze, nur wenig unter der Wasserlinie wachsend. Atlantikküsten Europas und N-Amerikas.

DROGEN Carrageen, Irländisches Moos – Carrageen (ÖAB), die an der Sonne gebleichten und getrockneten Thalli. Auch *Gigartina stellata* STARCKH. und weitere Arten bilden die Droge.

WIRKSTOFFE 50–60 % Schleimstoffe (mit Schwefelsäure veresterte Galactane), die als Carrageenane bezeichnet werden; 7–10 % Eiweißstoffe, 15 % mineralische Bestandteile, u. a. Jod- und Bromsalze.

ANWENDUNG Die Droge selbst führt als Arznei nur noch in der Volksheilkunde ein bescheidenes Dasein, z. B. als reizlinderndes Mittel bei Husten, Magenschleimhautentzündung, bei unspezifischen Durchfällen oder als mildes Abführmittel. Große Bedeutung haben dagegen die Carrageenane (durch Extraktion der Algen mit heißem Wasser gewonnen) als Verdickungs- und Stabilisationsmittel in der Lebensmitteltechnologie vor allem für Milchprodukte, in der Kosmetik für Zahnpasten und Shampoos,

in der Pharmazie speziell auch als Tablettensprengmittel und zur Herstellung von fettfreien Salben. Carrageenane werden aus dem Magen-Darm-Trakt nicht resorbiert und gelten eingenommen als unbedenklich. Injiziert haben sie lokal entzündungserregende Eigenschaften, die man im Tierversuch als Entzündungsmodell nutzt (Rattenpfotentest).

Cichorium intybus L.

Gewöhnliche Wegwarte, Wilde Zichorie

Asteraceae / Korbblütler

0,2–2 m ⁴ VII–X

BOTANIK Sparrig verzweigte, hohe, Milchsaft führende Staude. Grundblätter schrotsägeförmig fiederteilig, Stängelblätter lanzettlich, mit breitem Grund sitzend. Endständig und in den oberen Blattachseln die nur vormittags geöffneten, 3–4 cm breiten Blütenköpfe mit zungenförmigen, hellblauen Blüten.

VORKOMMEN Wegränder, Unkrautfluren. Europa, Asien, weltweit verschleppt.

DROGEN Wegwartenwurzel(-kraut) – Cichorii radix (herba), die getrocknete Wurzel oder das Kraut der Wildform var. *intybus*. Cichorium intybus, Cichorium Rh bzw. ethanol. Decoctum (HAB).

WIRKSTOFFE Bitter schmeckende Sesquiterpenlactone wie Lactucin und Lactucoprikrin, Guajanolidglykoside; Zimtsäurederivate, u. a. Cichoriensäure (Dicaffeoylweinsäure); Flavonoide, Hydroxycumarine,

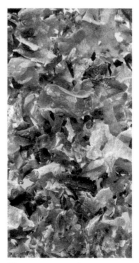

Carrageen wirkt reizlindernd bei Husten und Heiserkeit. Größere Bedeutung hat die Alge heute aber für die Isolierung der so genannten Carrageenane.

Irländisches Moos

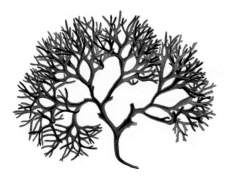

Gewöhnliche Wegwarte

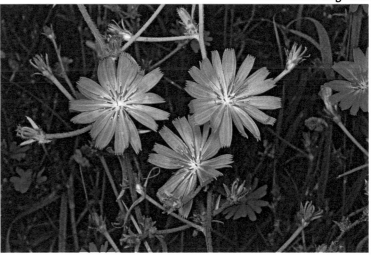

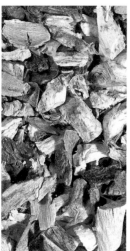

Wegwartenwurzel wirkt durch ihren bitteren Geschmack appetitanregend und verdauungsfördernd.

Polyine; in den Wurzeln kultivierter Formen 50–60 % Inulin.

ANWENDUNG Die Droge wurde früher in der Volksheilkunde sehr geschätzt, in der Schulmedizin war sie dagegen nie sehr angesehen und in den Arzneibüchern nicht vertreten. Man nutzt sie, wenn auch nicht mehr häufig, heute noch als kräftigendes, verdauungsförderndes, die Magensaftsekretion und den Gallenfluss förderndes Mittel, dessen Wirkung über den Bitterstoffgehalt erklärt werden kann. Aus der fleischig ausgebildeten, nicht ganz so bitteren Wurzel von Kulturformen (var. *sativum*) gewinnt man durch Rösten Zichorienkaffee, der auch heute noch seine Anhänger hat. Gekocht ist die Wurzel als Gemüse genießbar, die jungen Blätter als Salat. Verschiedene homöopathische Zubereitungen aus der var. *intybus* und der var. *sativum* werden vor allem in der anthroposophischen Therapierichtung genutzt. Zu den Anwendungsgebieten gehört Verdauungsschwäche.

Cicuta virosa L.

Wasserschierling

Apiaceae / Doldenblütler

0,5–1,5 m   ⅳ   VI–IX   ☠

BOTANIK Kahle Pflanze mit kräftigem, durch Querwände gekammertem, hohlem

Wasserschierling

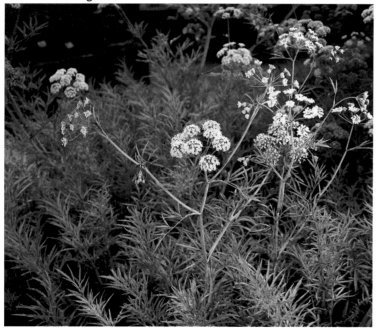

Wurzelstock. Stängel am Grund knollig verdickt, Blätter 2–3fach gefiedert, mit langen, lineal-lanzettlichen, gesägten Abschnitten. Blüten 5-zählig, weiß, klein, in 15–25-strahliger Dolde, Hülle fehlend oder bis 2-blättrig, Hüllchenblätter zahlreich. Früchte fast kugelig.

VORKOMMEN Ufer von Altwässern, Tümpeln, Gräben. Europa, Asien.

DROGEN Cicuta virosa (hom), die frischen unterirdischen Teile.

WIRKSTOFFE Polyine wie das stark giftige Cicutoxin; Alkylphthalide, Furanocumarine.

ANWENDUNG Arzneiliche Nutzung der stark giftigen Pflanze erfolgt allein in homöopathischer Verdünnung. Zu den Anwendungsgebieten gehören entsprechend dem Arzneimittelbild Krampfleiden, Schwindel, nervöse Störungen und Ausschläge im Gesicht. Cicutoxin ist ein Krampfgift, das schon in Dosen, wie sie in kleinen Stücken des Wurzelstockes enthalten sind, zu schwerwiegenden Vergiftungen auch mit tödlichem Ausgang führen kann. Vor allem durch Verwechslung mit in der Küche gebräuchlichen Doldenblütlern, z. B. Sellerie oder Petersilie, kam es wegen des ähnlichen Geruchs und Geschmacks wiederholt zu Vergiftungen bei Kindern.

Cimicifuga racemosa (L.) NUTT.
(*Actaea racemosa* L.)

Traubensilberkerze, Wanzenkraut

Ranunculaceae / Hahnenfußgewächse

1–2,5 m   ⅳ   VI–IX

BOTANIK Kräftige Staude mit langlebigem, knotigem Wurzelstock. Blätter lang gestielt, 2–3fach gefiedert, die Abschnitte eiförmig zugespitzt, grob gesägt-gezähnt. Blütenstand traubenförmig, meist mit 4–9 aufrechten Seitentrieben, zahlreiche weiße Blüten mit abstoßendem Geruch („Wanzenkraut"), die kleinen Kelch- und Kronblätter von den bis 1 cm langen Staubblättern überragt.

VORKOMMEN Lichte Wälder im östl. N-Amerika. Als Zierpflanze auch in Europa kultiviert.

DROGEN Cimicifuga-Wurzelstock, Traubensilberkerzenwurzelstock – Cimici-

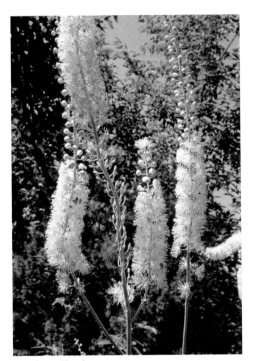

Traubensilberkerze

fugae racemosae rhizoma (PhEur), die frischen oder getrockneten unterirdischen Teile.

WIRKSTOFFE Triterpenglykoside, u. a. Actein, Cimifugosid; Isoflavone wie Formononetin (in Fertigpräparaten nicht mehr nachweisbar); Phenolcarbonsäuren, Hydroxyzimtsäureester besonders der Fukinol- und Piscidiasäure mit östrogenen Eigenschaften, Gerbstoffe, Harz (Cimicifugin).

ANWENDUNG Nordamerikanische Indianer nutzten diese Art schon lange u. a. bei gynäkologischen Erkrankungen und zur Erleichterung der Geburt, bevor sie sich auch in Europa bewährte (die Droge war schon einmal im EB 6 monographiert und geriet dann in Vergessenheit). Heute verwendet man in der Regel Fertigpräparate insbesondere bei Wechseljahresbeschwerden der Frau wie Hitzewallungen, Schweißausbrüchen, depressiven Verstimmungszuständen, Reizbarkeit, Nervosität und Schlaflosigkeit. Auch neurovegetative Beschwerden vor Eintritt und Schmerzen während der Regelblutung werden als Indikationen genannt. Ob für Patientinnen mit östrogenabhängigen Tumoren die Droge eine sichere Alternative darstellt, ist noch nicht abschließend geklärt. Zum homöopathischen Arzneimittelbild gehören außer klimakterisch

bedingten Beschwerden auch funktionelle Herzbeschwerden und migräneartige Kopfschmerzen bei HWS-Syndrom. Der Wirkungsmechanismus ist bisher nicht ausreichend erforscht. Er wird nicht als östrogenidentisch angenommen, sondern als Selektive Östrogen-Rezeptor Modulation (Phyto-SERM) interpretiert.

Cinchona pubescens VAHL
(*C. succirubra* PAV.)

Roter Chinarindenbaum, Fieberrindenbaum

Rubiaceae / Rötegewächse

8–15(–30) m ♄ VII–VIII

BOTANIK Immergrüner Baum, die gegenständigen, eiförmigen und ganzrandigen Blätter in einen Stiel verschmälert, bis 40 cm groß. Blüten mit langer, hellrosa Kronröhre und 5 ausgebreiteten,

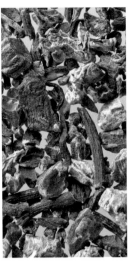

Die Wildvorkommen der **Traubensilberkerze** haben durch den steigenden Bedarf der Droge stark abgenommen, so dass die Anlage von Kulturen notwendig wird.

Roter Chinarindenbaum

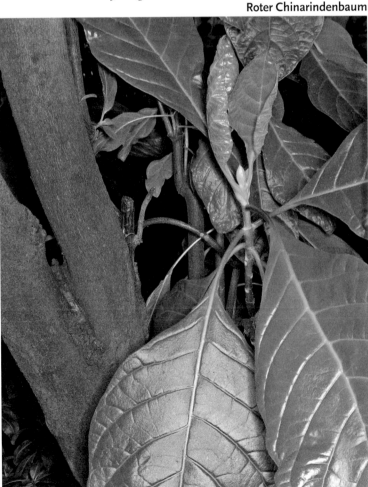

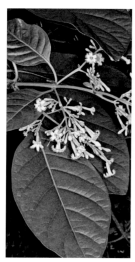

Blüten einer Hybride des
Chinarindenbaumes

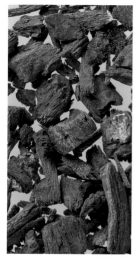

Das aus **Chinarinde** isolierte Chinin wird in größeren Mengen auch von der
Getränkeindustrie in Bitter-
limonaden (Tonic Water,
Bitter Lemon) und Likören
verwendet.

behaarten Zipfeln, in end- und blattachselständigen Rispen. Fruchtkapsel mit
geflügelten Samen.

VORKOMMEN Bergwälder der Anden
S-Amerikas, seit langem in den Tropen
weltweit angebaut.

DROGEN Chinarinde – Cinchonae cortex
(PhEur), die getrocknete Stamm- und
Zweigrinde der Art sowie ihrer Varietäten
und Hybriden. Zur Chinin-Gewinnung
wird auch die Rinde einschließlich der
Wurzelrinde weiterer Sippen wie *C. officinalis* L. (inkl. *C. ledgeriana* MOENS und
C. calisaya WEDD.) herangezogen. Die
botanische Zuordnung der Stammpflanze
ist oft nicht eindeutig, da es sich meist
um Hybriden aus Kulturen handelt. Cinchona pubescens, China (HAB).

WIRKSTOFFE Etwa 30 bitter schmeckende Chinolinalkaloide, vor allem Chinin, Chinidin, Cinchonin und Cinchoni-
din; ebenfalls bittere Triterpenglykoside
(Chinovoside), Catechingerbstoffe und
Gerbstoffvorstufen (Cinchonaine).

ANWENDUNG Die Droge selbst ist in
kleiner Dosis ein bewährtes Bittermittel.
Man verwendet sie bei Appetitlosigkeit
und bei Verdauungsbeschwerden mit
Blähungen und Völlegefühl, auch als
Kräftigungsmittel in der Rekonvaleszenz.
Im Handel sind zahlreiche Präparate, in
denen Chinarinde mit weiteren Bittermitteln kombiniert ist. Die Wirkung beruht
auf ihrem äußerst bitteren Geschmack,
der die Speichel- und Magensaftsekretion
anregt. Die fiebersenkenden und schmerzlindernden Eigenschaften, die man früher
bei Erkältungskrankheiten in höherer
Dosierung nutzte, setzt man wegen der
vergleichsweise hohen Nebenwirkungen
heute nicht mehr ein. Als klassisches Malariamittel hat das erstmals 1827 isolierte
Chinin, das nach wie vor aus der Rinde
gewonnen wird, durch die Synthese wirk-
samerer und besser verträglicher Mittel
an Bedeutung verloren, kommt aber
heute wieder speziell bei komplizierten
Formen der Malaria tropica zur Anwendung, soweit die Erregerstämme von *Plasmodium falciparum* gegen andere Mittel
resistent geworden sind. Auch zur Behandlung nächtlicher Wadenkrämpfe
nutzt man Chinin. Als weiteres Chinarin-
den-Alkaloid wird Chinidin medizinisch
eingesetzt. Man gibt es bei bestimmten
Formen von Herzrhythmusstörungen.
Mit Chinarinde entwickelte Hahnemann

sein homöopathisches Konzept im Selbst-
versuch. Zu den homöopathischen Anwendungsgebieten gehören heute u. a. allgemeine Erschöpfung, Fieberzustände,
periodisch wiederkehrende Schmerzen,
Schleimhautblutungen.

TEEBEREITUNG *Als Bittermittel: ½ TL
Chinarinde je Tasse mit kochendem Wasser
übergießen, 10–15 min ziehen lassen. Bei
Appetitlosigkeit 1–3-mal täglich 1 Tasse
½ Stunde vor dem Essen trinken, bei Verdauungsproblemen danach. (Chinin ist
während der Schwangerschaft kontraindiziert, da es die Muskulatur des graviden
Uterus erregt. Möglich sind auch Überempfindlichkeitsreaktionen mit Hautallergien
und Fieber sowie erhöhte Blutungsneigung.)*

Cinnamomum camphora (L.) PRESL

Kampferbaum

Lauraceae / Lorbeergewächse

15–40 m ♄ IV–V

BOTANIK Immergrüner Baum mit wechselständigen, eiförmig-lanzettlichen,
ganzrandigen, bis 10 cm langen Blättern.
Rispig angeordnete Blüten mit (4–)6(–8)
gelblichen, nur 0,3 cm großen Kronblättern. Kleine, schwarzrote, kugelige bee-

Kampferbaum

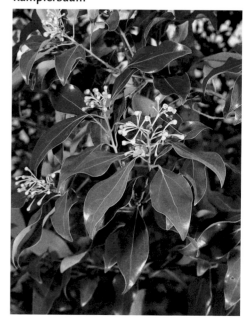

renartige Früchte, in einem vom Kelch gebildeten Becher.

VORKOMMEN Heimat SO-Asien, auch weiter kultiviert, im südöstl. N-Amerika eingebürgert.

DROGEN D-Campher – D-Camphora (PhEur), die bei Zimmertemperatur festen Anteile des durch Wasserdampf-destillation von Stamm- und Wurzelholz gewonnenen ätherischen Öls (Campher-öl). Camphora (HAB).

WIRKSTOFFE Natürlicher D-Campher, der vor allem aus rechtsdrehendem Campher besteht, enthält im Gegensatz zum synthetischen (racemischen) DL-Campher in Spuren Monoterpene wie Cineol, Euge-nol und Borneol. Zur Herstellung des synthetischen Camphers verwendet man Pinen.

ANWENDUNG Innerlich angewendet wirkt Campher anregend auf das Atem-zentrum, kreislauftonisierend und krampf-lösend auf die Bronchien. Die Wirkung ist nur flüchtig, da die Substanz über die Nieren und ein kleinerer Teil auch über die Atemluft schnell wieder ausgeschie-den wird. Zum Einnehmen ist Kampfer daher heute nur noch in wenigen kombi-nierten Herz- und Kreislaufmitteln sowie in Hustenmitteln enthalten. Äußerlich werden Zubereitungen mit Kampfer noch häufig genutzt. Sie wirken als durchblu-tungsförderndes Hautreizmittel bei rheu-matischen Beschwerden und andererseits schleimlösend bei Katarrhen der Atem-wege. Beträgt der Wirkstoffgehalt unter 3 %, stehen kühlende, lokal schmerzstil-lende und juckreizstillende Effekte im Vordergrund. Zu den homöopathischen Anwendungsgebieten gehören wie früher in der Schulmedizin Kollapszustände und auch Erkältungskrankheiten.

Campher ist nicht ungiftig. Er wird über die Haut und gleichzeitig durch Inhalation auch aus Hustenbalsamen resorbiert. Bei Säuglingen und Kleinkindern können bei wiederholter großflächiger Anwendung (Brust und Rücken) Vergiftungserscheinun-gen auftreten. Das Auftragen im Bereich des Gesichtes, speziell der Nase, ist für diese Altersgruppe gefährlich. Die tödliche Dosis für Kleinkinder wird mit 1 g angegeben! Generell sollte Campher nicht auf geschädig-ter Haut gebraucht werden.

Cinnamomum verum PRESL
(*C. zeylanicum* BLUME)

Zimt, Ceylon-Zimtbaum

Lauraceae / Lorbeergewächse

6–12(–20) m ♄ IV–V

BOTANIK Immergrüner Baum mit gegenständigen, eiförmig-lanzettlichen, ganzrandigen, bis 12(–20) cm langen Blättern, sich rot entfaltend. Unschein-bare 6-zählige Blüten in achsel- oder end-ständigen Rispen, Kronblätter 0,4 cm lang, grünlich weiß. Frucht beerenartig, lilaschwarz, eiförmig-länglich, zur Hälfte von einem Becher umschlossen.

VORKOMMEN Heimat Sri Lanka (Cey-lon), in den Tropen weltweit kultiviert.

DROGEN Zimtrinde, Ceylon-Zimtrinde, Echter Zimt, Echter Kaneel – Cinnamomi cortex (PhEur), die von 1–2-jährigen Wur-zelschösslingen oder Stockausschlägen geerntete, von der äußeren Schicht durch Abschaben befreite innere Rinde. Cinna-momum verum, Cinnamomum (HAB).

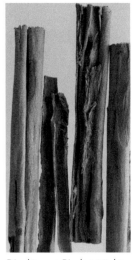

Die dünnen Rindenstücke des **Ceylon-Zimt** rollen sich beim Trocknen von beiden Seiten ein, werden zu mehreren ineinander geschoben und bilden ein Röhrchen, die „canella", von der wahrscheinlich der Name Kaneel stammt.

Ceylon-Zimtbaum

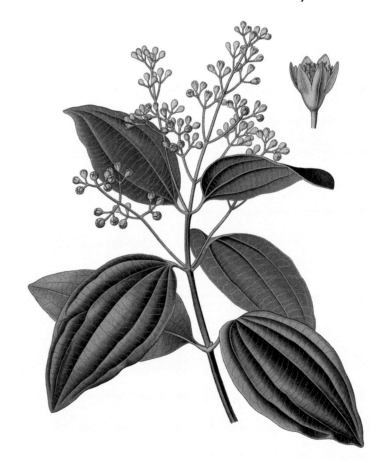

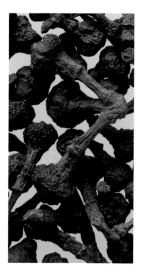

Zimtblüten (Cassiae flos) stammen vom Chinesischen Zimtbaum. Sie werden nach dem Verblühen gesammelt und stellen eigentlich ein junges Fruchtstadium dar. Aus ihnen gewinnt man Cassiaöl.

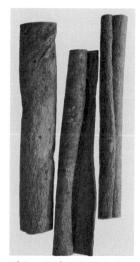

Chinesische Zimtrinde ist kräftiger und grober und rollt sich nur von einer Seite her ein. Das Aroma ist nicht so fein wie bei der Ceylon-Zimtrinde.

Zimtöl – Cinnamomi zeylanici corticis aetheroleum (PhEur), das ätherische Öl der Rinde. Zimtblätteröl – Cinnamomi zeylanici folii aetheroleum (PhEur), das ätherische Öl der Blätter.

WIRKSTOFFE In der Rinde bis 4 % ätherisches Öl mit Zimtaldehyd als Hauptkomponente (65–75 %), Eugenol (5 %), Zimtalkohol, Zimtsäure und weiteren Phenylpropanen, insektizid wirksame Diterpene, Procyanidine, Phenolcarbonsäuren, Schleimstoffe. In den Blättern ätherisches Öl mit reichlich Eugenol (bis 95 %) und nur wenig Zimtaldehyd.

ANWENDUNG Ceylon-Zimtrinde wird seit Jahrhunderten auch in Europa als Räuchermittel, Parfüm, Gewürz und Arzneimittel verwendet. Viele Indikationen, bei denen man Zimt probiert hatte, wurden aber inzwischen wieder verlassen. Heute nutzt man noch die appetitanregende und verdauungsfördernde Wirkung, die durch die Anregung der Speichel- und Magensaftsekretion erfolgt. Entsprechend gibt man Zimt bei Verdauungsbeschwerden mit Völlegefühl und Blähungen, Appetitlosigkeit und auch leichten krampfartigen Schmerzen u. a. im Zusammenhang mit der Menstruation. Die Droge allein wird als Teeaufguss kaum noch eingesetzt, zuweilen ist sie aber in Teemischungen enthalten, häufiger noch die Tinktur in kombinierten Magen-Darm-

Mitteln. In erster Linie verwendet man Zimtrinde und das daraus gewonnene ätherische Öl (Zimtöl) heute, um den Geschmack von Medikamenten zu verbessern und Haustees zu aromatisieren. In Zubereitungen zur äußerlichen Anwendung ist Zimt noch gelegentlich als hautreizender Wirkstoff enthalten. In therapeutischen Dosen darf die Droge nicht während der Schwangerschaft oder bei Magen- und Darmgeschwüren angewendet werden. Personen mit bekannter Überempfindlichkeit gegen Perubalsam sollten auf Zimt ganz verzichten. Allergische Haut- und Schleimhautreaktionen sind durch den Gehalt an Zimtaldehyd relativ häufig. Das Blattöl ist deutlich billiger als das Rindenöl und wird für Zahnpasten, Mundpflegemittel und weitere kosmetische Produkte sowie zur Darstellung von Eugenol eingesetzt.

Chinesische Zimtrinde, Kassia-Zimt (Cinnamomi chinensis cortex) stammt von *Cinnamomum aromaticum* NEES (*C. cassia* BLUME, nicht zu verwechseln mit *Cassia*- bzw. *Senna*-Arten, s. d.), einer in SO-Asien heimischen Art. Die Rinde wird von bis zu 6 Jahre alten Ästen geerntet und ist viel grober. Sie wird nur als Gewürz, nicht als Arzneimittel verwendet. Offizinell ist aber das ätherische Öl, das man aus den Blüten dieser Art destilliert (Cassiaöl – Cinnamomi cassiae aetheroleum PhEur).

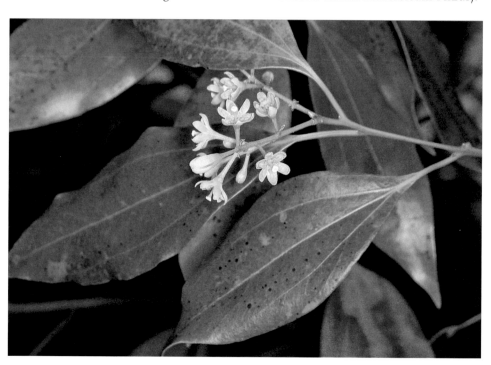

Chinesischer Zimtbaum

Es enthält bis zu 90 % Zimtaldehyd, kein Eugenol und dient zum Aromatisieren und als Gewürz.

Weißer Zimt, Weißer Kaneel stammt von der *Canellaceae Canella winterana* (L.) GAERTN. (*Canella alba* (L.) MURR.), einem in der Karibik heimischen Baum mit leuchtend roten Blüten. Er duftet angenehm zimtähnlich, ist aber mit seinem scharfen und bitteren Geschmack mit Ceylon- oder Chinesischem Zimt nicht vergleichbar. Man nutzt die innen weiße Rinde noch gelegentlich als Bittermittel bei Magenverstimmungen, als Tonikum und zum Aromatisieren von Tabak. Sie enthält Bitterstoffe, im ätherischen Öl u. a. Eugenol, Caryophyllen und Cineol, kein Zimtaldehyd. Das entsprechende Homöopathikum heißt „Costus dulcis".

Cistus creticus L. (*C. incanus* auct.)

Graubehaarte Zistrose

Cistaceae / Zistrosengewächse

0,3–1 m ♄ IV–VI

BOTANIK Immergrüner, aromatisch riechender Strauch mit eiförmig-lanzettlichen, beiderseits grünen bis graugrünen Blättern. Blüten 5-zählig, 4–6 cm breit, Kronblätter zerknittert aussehend, rosarot, Griffel so lang wie die zahlreichen Staubblätter. Drei verschieden behaarte Unterarten sind bekannt.

VORKOMMEN Garigues, Macchien, im ganzen Mittelmeergebiet.

DROGEN Zistrosenkraut – Cisti cretici herba, das getrocknete Kraut.

WIRKSTOFFE Polyphenole (Ellagitannine), kondensierte Gerbstoffe, Flavonoide, ätherisches Öl, Harze.

ANWENDUNG In den letzten Jahren wurde die Verwendung von Zistrosentee vor allem über das Internet verbreitet und die Droge zu Preisen in den Handel gebracht, die verwundern, wenn man die reichlichen Vorkommen dieser Art im östlichen Mittelmeergebiet kennt. Den Polyphenolen, deren Gehalt angeblich weitaus höher liegen soll als im Grünen Tee oder Rotwein, werden antioxidative Wirkungen nachgesagt, durch die so genannte freie Radikale abgefangen werden, die für die Entstehung vieler Erkrankungen verantwortlich gemacht werden. Nachgewiesen wurden bisher allein

gewisse die allgemeinen Abwehrkräfte steigernde Eigenschaften. Traditionell wird der Teeaufguss zum Spülen bei Entzündungen im Mund- und Rachenraum verwendet, äußerlich bei Akne und Hauterkrankungen, u. a. auch bei Neurodermitis. Die Droge ist noch unzureichend untersucht und bisher nur als Nahrungsergänzungsmittel in Form von „Genusstee" im Handel. Die Verwendung von Zistrosen-Arten in der Heilkunde insgesamt ist zwar seit dem Altertum bekannt, wird aber zurzeit nur wenig praktiziert. In der Aromatherapie und in der Parfümerie ist das an Zweigen und Blättern ausgeschiedene, eigentümlich duftende Harz verschiedener *Cistus*-Arten in Gebrauch. Als Ladanum wurde es in der Volksheilkunde als blutstillendes und Auswurf förderndes Mittel genutzt. Das Homöopathikum Cistus canadensis – Felsrose stammt vom **Kanadischen Sonnenröschen** *Helianthemum canadense* MICHX. Zu den Anwendungsgebieten gehören wiederkehrende Schwellungen der Lymphdrüsen vor allem im Zusammenhang mit Atemwegsinfekten.

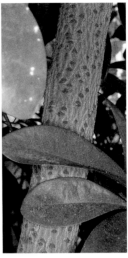

Weißer Zimtbaum
Canella winterana

Graubehaarte Zistrose

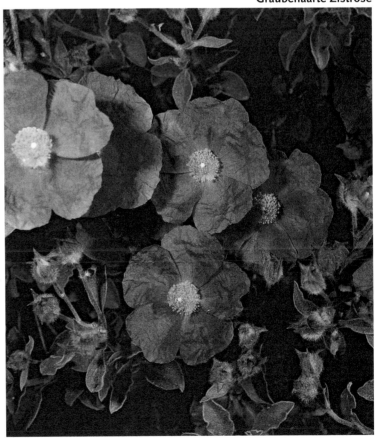

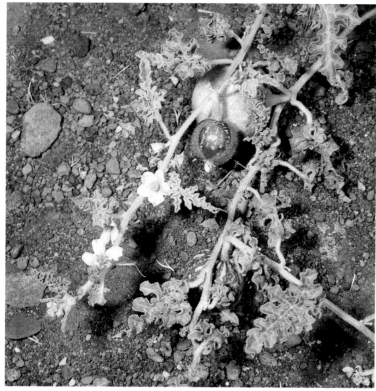

Koloquinte

Citrullus colocynthis (L.) SCHRAD.

Koloquinte, Bitterapfel

Cucurbitaceae / Kürbisgewächse

0,3–0,5 m ⁴ VI–VIII ☠

BOTANIK Rau behaarte, niederliegende, mehrere Meter lang wachsende Pflanze mit einfachen, kurzen Ranken. Blätter eiförmig-länglich, 3–5-lappig bis doppelt fiederschnittig. Blüten 5-zählig, Kronblätter gelb, etwa 5 mm, Früchte kugelig, 4–12 cm, gelb oder marmoriert, mit stark bitterem Fruchtfleisch.

VORKOMMEN Wüsten, sandige Böden, Wegränder. Südl. Mittelmeergebiet, N-Afrika, bis SW-Asien und Indien.

DROGEN Koloquinten – Colocynthidis fructus, die geschälten, getrockneten Früchte (ohne Samen). Citrullus colocynthis, Colocynthis (hom).

WIRKSTOFFE Bitter schmeckende Cucurbitacine.

ANWENDUNG Koloquinten nutzte man früher als drastisches Abführmittel, das zu mehreren schmerzhaften, flüssigen Darmentleerungen führte. Schon bei geringer Überdosierung sind auf Grund des Gehaltes an stark schleimhautreizenden Cucurbitacinen schwerwiegende Ver-

giftungen mit Entzündungen des Magen-Darm-Kanals, der Nieren und der Blase möglich, so dass der Einsatz der Droge in allopathischer Dosis heute nicht mehr zu verantworten ist. Homöopathische Zubereitungen können dagegen gemäß dem Arzneimittelbild bei schmerzhaften Krämpfen im Magen-Darm-Kanal, der Gallenwege und der Harnorgane eingesetzt werden.

Citrus aurantium L. (*C. aurantium* L. ssp. *amara* ENGL.)

Bitterorange, Pomeranze

Rutaceae / Rautengewächse

Bis 5 m ♄ III–V

BOTANIK Immergrüner Baum mit rundlicher Krone. Zweige mit biegsamen Dornen in den Achseln der Blätter, diese breit elliptisch, am Grund keilförmig oder abgerundet, Blattstiel im oberen Teil deutlich geflügelt, mit Seitennerven in den Flügeln. Blüten 5-zählig, Kronblätter weiß, dunkel drüsig punktiert, etwa 20 Staubblätter. Früchte abgeflacht-kugelig, orangefarben, mit rauer Schale und bitterem, saurem Fruchtfleisch.

Bitterorange

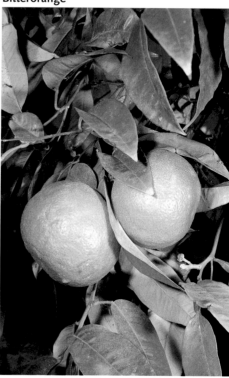

TEEBEREITUNG *Von der Bitterorangen-schale (bei Appetitlosigkeit und Verdauungs-beschwerden) 1 TL je Tasse mit kochendem Wasser übergießen, 10 min ziehen lassen. 2–3-mal täglich 1 Tasse kalt oder mäßig warm ½ Stunde vor den Mahlzeiten trinken, bei Verdauungsbeschwerden danach. Von der Tinktur (aus der Apotheke) nimmt man 20 Tropfen verdünnt mit Wasser oder Tee. (Nicht anwenden bei Magen- und Darm-geschwüren. Bei hellhäutigen Personen ist eine Steigerung der Lichtempfindlichkeit möglich.)*

VORKOMMEN Heimat SO-Asien, im Mittelmeergebiet und in entsprechenden Klimazonen kultiviert.

DROGEN Bitterorangenschale, Pomeran-zenschale – Aurantii amari epicarpium et mesocarpium (PhEur), Aurantii amari flavedo, die durch Abschälen der reifen Früchte gewonnene äußere Schicht der Fruchtwand (Flavedoschicht, bis 2 mm dick), die weitgehend von der weißen Albedoschicht befreit ist. Citrus vulgaris (hom). Bitterorangenblüten, Pomeran-zenblüten, Neroliblüten – Aurantii flos (PhEur), die getrockneten Blütenknospen. Bitterorangenblütenöl, Neroliöl – Aurantii amari floris aetheroleum (PhEur). Kaum noch genutzt werden Unreife Pomeran-zenfrüchte (Aurantii fructus immaturi) und Pomeranzenblätter (Aurantii folium).

WIRKSTOFFE In den Bitterorangenscha-len ätherisches Öl, vor allem mit Limonen (85–90 %), geruchsbestimmend sind u. a. auch Linalool, Geraniol und besonders Anthranilsäuremethylester. Flavonoidgly-koside wie Neohesperidin und Naringin, deren Zuckerkomponente Neohesperi-dose den bitteren Geschmack verantwor-tet, nicht bitter sind Rutin und Hesperi-din; Hydroxy- und Furanocumarine, Pek-tin. Im ätherischen Öl der Blüten u. a. Linalylacetat, Limonen, Linalool, Gera-niol, Nerol, Anthranilsäuremethylester. Vor allem in den Samen Limonoide.

ANWENDUNG Die Fruchtschalen haben durch ihren Gehalt an Bitterstoffen (die Bitterwerte liegen allerdings niedrig) und ätherischem Öl anregende Wirkung auf die Speichel- und Magensaftsekretion. Sie werden bei mangelndem Appetit und Ver-dauungsbeschwerden häufig in Form der Tinktur oder als Sirup genutzt, aber auch

als Geschmackskorrigens und nicht sel-ten in Bitterschnäpsen. Die frisch inten-siv duftenden Blüten werden gern als mildes Beruhigungs- und Schlafmittel sowie zur Aromatisierung beruhigender Teemischungen eingesetzt. Die Wirksam-keit für diese Indikation wurde bisher nicht belegt. Das aus ihnen gewonnene Neroliöl ist eine Grundkomponente der Duftnote „Kölnisch Wasser". Homöopa-thische Zubereitungen der frischen Scha-le reifer Früchte gibt man u. a. bei Blutun-gen des Zahnfleisches.

Die **Apfelsine** *Citrus sinensis* (L.) Osb. (*C. aurantium* L. ssp. *sinensis* (L.) Engl.) ist pharmazeutisch weniger bedeutend. Der Bitterstoffgehalt der Schale ist gering, die appetitanregende und verdauungsför-dernde Wirkung nur schwach ausgeprägt, so dass man Apfelsinenschale weniger in Arzneitees als in Früchtetees aus dem Lebensmittelbereich antrifft. Das ätheri-sche Öl, Süßes Orangenöl, Apfelsinen-schalenöl, Aurantii dulcis aetheroleum (PhEur), nimmt man vor allem zum Aro-matisieren von Arzneimitteln. Botanisch unterscheidet sich die Apfelsine von der Bitterorange durch den schmaler geflü-gelten Blattstiel, rein weiße Kronblätter und eher eiförmige, süße Früchte.

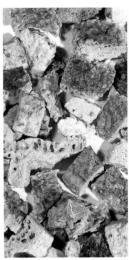

Bitterorangenschale schmeckt bitter aroma-tisch.

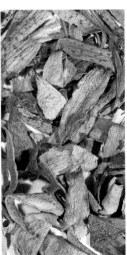

Bitterorangenblüten sind häufiger Bestandteil von Beruhigungstees.

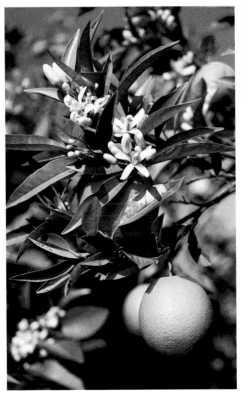

Apfelsine

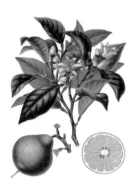

Bergamotte

Das ätherische Öl aus der Fruchtschale der in S-Italien kultivierten **Bergamotte** *C. bergamia* RISSO & POI. (*C. aurantium* L. ssp. *bergamia* WIGHT & ARN.) ist durch seinen hohen Gehalt an Bergapten gekennzeichnet. Diese Furanocumarinverbindung ist für das Auftreten von phototoxischen Hautreaktionen wie Hautpigmentierungen und Entzündungen verantwortlich, wie sie gelegentlich nach Anwendung bergamottölhaltiger Kosmetika und anschließender Sonneneinwirkung vorkommen. Inzwischen gibt es auch bergaptenfreies Bergamottöl im Handel. Zur Aromatisierung von Schwarzem Tee (Earl Grey) verwendet man das eigenartig würzig duftende Öl ebenfalls. Botanisch auffällig sind die geflügelten Blattstiele und die etwa 10 cm großen, blassgelben birnenförmigen Früchte.

Citrus limon (L.) BURM. f.

Zitrone

Rutaceae / Rautengewächse

5–10 m ♄ III–IX

BOTANIK Niedriger, immergrüner Baum, Blätter in den Blattachseln oft mit Dornen, breit elliptisch, zugespitzt, unregel-

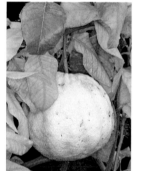

Von der **Zitronat-Zitrone** *C. medica* L. mit gelber, dicker, warzig-runzeliger Schale stammt das Zitronat (Sukkade), das kandierte Mesokarp noch nicht ganz reifer Früchte. Es wird heute fast nur noch für Backwaren verwendet.

mäßig gekerbt-gesägt, am Grund keilförmig. Blattstiel deutlich von der Spreite abgesetzt, kaum geflügelt. Blüten 5-zählig, Kronblätter weiß, außen oft rötlich, 25–40 Staubblätter. Gelbe, dünnschalige Früchte.

VORKOMMEN Im Mittelmeerraum und entsprechenden Klimagebieten weltweit kultiviert. Heimat SO-Asien.

DROGEN Zitronenöl – Limonis aetheroleum (PhEur), das ätherische Öl aus den frischen Fruchtschalen. Zitronenschale – Citri (limonis) pericarpium (recens), Limonis flavedo recens (Helv), die getrocknete bzw. frische äußere Schicht der Fruchtwand. Citrus limon (hom), die frischen, reifen Früchte.

WIRKSTOFFE Ätherisches Öl mit Limonen (65–70 %) und dem für den Geruch typischen Citral. In den Fruchtschalen außerdem die bitter schmeckenden Flavonoide Neohesperidin und Naringin, das nicht bittere Rutin; Hydoxy- und Furanocumarine, Citronensäure, Pektine.

ANWENDUNG Zitronenschale hat schwache appetitanregende und verdauungsfördernde Eigenschaften, wird aber als Arzneimittel kaum eingesetzt. Häufig findet man die Droge dagegen in Hausteemischungen bzw. Früchtetees. Die Verwendung des ätherischen Öls erfolgt vor

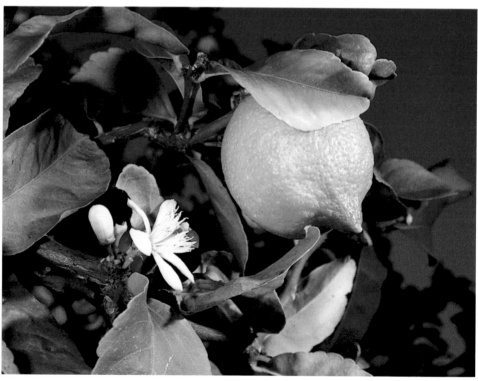

Zitrone

allem als Geschmacks- und Geruchskorrigens, in Einreibungen zuweilen als leichtes Hautreizmittel. Isolierte Citrus-Flavonoide sind in Präparaten gegen Venenerkrankungen und grippale Infekte enthalten. Homöopathische Zubereitungen werden z. B. bei Zahnfleischblutungen genutzt.

Citrus × paradisi MACFAD.

Grapefruit

Rutaceae / Rautengewächse

Bis 5 m ♄ III–V

BOTANIK Kleiner, dorniger Baum mit rundlicher Krone. Blätter immergrün, breit elliptisch, spitz, mit abgerundetem bis herzförmigem Grund und sehr breit (bis 15 mm) verkehrt herzförmig geflügeltem Stiel. Blüten 5-zählig, weiß, Staubblätter 20–25. Abgeflacht kugelige Früchte.
VORKOMMEN Im 18. Jahrhundert vermutlich als Hybride aus Apfelsine und Pomelo (*C. maxima* (BURM.) MERR. (*C. grandis* (L.) OSB.)) entstanden. Inzwischen weltweit in Tropen und Subtropen, seltener auch im mediterranen Klimagebiet angebaut.
DROGEN Grapefruitsamen – Citri paradisi semen.
WIRKSTOFFE Flavonoide wie Kämpferol, Naringenin; Furanocumarine wie Bergamottin. Antimikrobielle Verbindungen noch unbekannter Struktur.
ANWENDUNG Samenextrakte können das Wachstum von Bakterien, Viren und Pilzen hemmen. Auf welchen Inhaltsstoff diese Eigenschaften zurückzuführen sind, ist bisher nicht bekannt. Vieles spricht dafür, dass ein Konservierungsmittel, das über den Herstellungsprozess in die Extrakte gelangen kann, diese Wirkung hervorruft. Im Handel sind Präparate für die äußerliche und auch innerliche Anwendung (als Nahrungsergänzungsmittel), die gegen unterschiedliche Beschwerden einsetzbar sein sollen, wie Hautpilze, Halsschmerzen, Zahnfleischbluten, beginnende Erkältungserkrankungen, Magenprobleme u. a. Bemerkenswert ist, dass Grapefruitsaft bei gleichzeitiger Einnahme von Medikamenten deren Wirkungen und Nebenwirkungen verstärken kann. Bei einigen Arzneistoffen wurde eine verbesserte Resorption beobachtet.

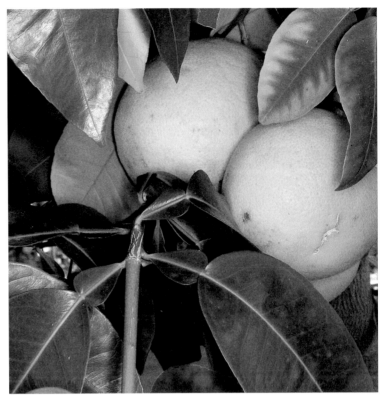
Grapefruit

Da diese aber bisher nicht berechenbar ist, sollte man Arzneimittel überhaupt nicht zusammen mit Grapefruitsaft einnehmen.

Clematis recta L.

Aufrechte Waldrebe

Ranunculaceae / Hahnenfußgewächse

0,5–1,5 m ⌷ VI–VII ☠

BOTANIK Staude mit krautigem, aufrechtem, nicht windendem oder kletterndem Stängel. Blätter mit bis zu 9 meist ganzrandigen Fiedern. Blüten 4-zählig, Hüllblätter weiß, etwa 1 cm lang, nur am Rand dicht filzig behaart. Früchte mit verlängertem, fedrigem Griffel.
VORKOMMEN Warme, trockene Hänge, Gebüsche. S- und O-Europa, in Mitteleuropa selten.
DROGEN Clematis recta, Clematis (HAB), die frischen oberirdischen Teile blühender Pflanzen.
WIRKSTOFFE Protoanemonin (nur im frischen Kraut), geringe Mengen Triterpensaponine.
ANWENDUNG Wie bei vielen anderen Hahnenfußgewächsen, die in der frischen

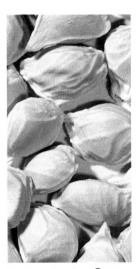
Die Tatsache, dass **Grapefruitsamen** im Kompost nicht verrotten, erregte in neuerer Zeit Aufmerksamkeit.

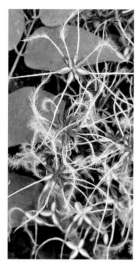

Die Früchte der **Aufrechten Waldrebe** sind sehr dekorativ.

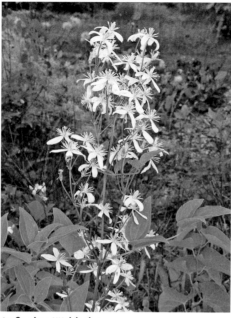

Aufrechte Waldrebe

Pflanze Protoanemonin enthalten, kommt es bei Kontakt der Haut mit dem Saft zu Rötungen, Juckreiz und Schwellungen bis hin zu Blasenbildung und Entzündungen, bei innerlicher Aufnahme zu Reizungen im Magen-Darm-Trakt und der Niere. Das getrocknete Kraut ist dagegen ungiftig. Für homöopathische Zubereitungen nimmt man an, dass sie das Protoanemonin noch in geringer Menge enthalten. Entsprechend dem Arzneimittelbild gibt man sie z. B. bei pustulösen Hautausschlägen, Lid- und Bindehautentzündung sowie Lymphdrüsenschwellung.

Links:
Gewöhnliche Waldrebe
Rechts: **Benediktenkraut**

Die **Gewöhnliche Waldrebe** *Clematis vitalba* L. wird seltener genutzt. Zu den Anwendungsgebieten homöopathischer Zubereitungen gehören oberflächliche Krampfadergeschwüre.

Cnicus benedictus L.

Benediktenkraut

Asteraceae / Korbblütler

0,1–0,4 m ⊙ VI–VII

BOTANIK Pflanze distelartig, mit buchtig fiederspaltigen, dornig gezähnten, spinnwebig und drüsig-klebrig behaarten Blättern, die obersten umgeben die 2–3 cm breiten Blütenköpfe aus gelben Röhrenblüten. Hüllkelchblätter braun, die äußeren mit kurzem einfachem, die inneren mit fiederförmig verzweigtem Dorn.

VORKOMMEN Mittelmeergebiet, in Mitteleuropa und weiter noch selten kultiviert und verwildert.

DROGEN Benediktenkraut, Kardobenediktenkraut – Cnici benedicti herba (DAC, ÖAB), Cardui benedicti herba, die getrockneten Blätter und krautigen Zweigspitzen mit den Blütenköpfchen. Cnicus benedictus, Carduus benedictus (HAB).

WIRKSTOFFE Sesquiterpenlacton-Bitterstoffe wie Cnicin, Salonitelonid und Artemisiifolin; ebenfalls bitter schmeckende Lignanlactone; (wenig) ätherisches Öl mit einem Polyin als Hauptkomponente, ferner Terpenen, Zimtaldehyd und Benzoesäure; Flavonoide, hoher Gehalt an

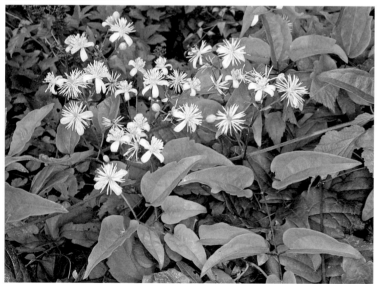

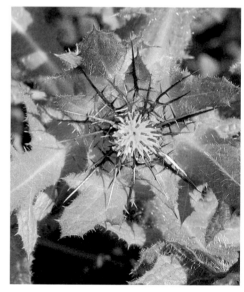

Mineralstoffen, besonders Kalium- und Magnesiumsalze.

ANWENDUNG Benediktenkraut wirkt als aromatisches Bittermittel anregend auf die Speichel- und Magensaftsekretion und wird entsprechend bei Appetitlosigkeit und Verdauungsbeschwerden sowie bei Leber- und Gallenleiden verwendet. Die Bitterwerte liegen niedriger als bei den bekannten Bittermitteln wie Enzian oder auch Tausendgüldenkraut, womit die Wirksamkeit auch schwächer ausgeprägt ist. Die Volksmedizin kennt die äußerliche Anwendung als Wundmittel. Cnicin hat in höheren Dosen brechenerregende Wirkung. Zu den Anwendungsgebieten in der Homöopathie gehören chronische Leberkrankheiten.

TEEBEREITUNG *1–2 TL Benediktenkraut je Tasse mit kochendem Wasser übergießen oder kalt ansetzen, langsam zum Sieden erhitzen, 5–10 min ziehen lassen. 2-mal täglich 1 Tasse jeweils ½ Stunde vor den Hauptmahlzeiten lauwarm und ungesüßt schluckweise trinken. (Durch den Gehalt an Sesquiterpenlactonen sind allergische Reaktionen nicht auszuschließen. Nicht anwenden bei bekannter Überempfindlichkeit gegen Korbblütler sowie bei Magen- und Darmgeschwüren. Bei höherer Dosierung sind Übelkeit und Erbrechen möglich.)*

Cochlearia officinalis L.

Echtes Löffelkraut

Brassicaceae / Kreuzblütler

0,1–0,4 m ☉ ♃ V–VIII ▽

BOTANIK Wintergrüne niedrige Pflanze. Rosettenblätter lang gestielt, etwas fleischig, nierenförmig, Stängelblätter sitzend, pfeilförmig, mit gezähntem Rand. Blüten 4-zählig, Kronblätter weiß, 5–7 mm lang. An beiden Enden abgerundete, breit eiförmige bis kugelige Schötchen.

VORKOMMEN Küsten NW-Europas, im Binnenland selten an Salzstellen, früher auch als Heilpflanze kultiviert. In Gebirgen von den Pyrenäen bis zu den Karpaten die nahe verwandte *C. pyrenaica* DC.

DROGEN Löffelkraut – Cochleariae herba, das frische, blühende Kraut. Cochlearia officinalis (HAB).

WIRKSTOFFE Glucosinolate (Senfölglykoside) wie Glucocochlearin, das sek. Butylsenföl freisetzt; Flavonoide, reichlich Vitamin C und Mineralsalze.

ANWENDUNG Das kresseartig schmeckende Löffelkraut hat verdauungsfördernde und harntreibende Wirkung. In der Volksheilkunde hatte es seinen Platz bei Appetitlosigkeit, Leber-Galle-Beschwerden, Harnwegsinfektionen, rheumatischen Erkrankungen und auch in hautreizenden Einreibungen. Nicht zuletzt wurde es schon vor Entdeckung des Vitamin C zu Mundspülungen bei Zahnfleischerkrankungen („Skorbutkraut" der Seeleute) benutzt. Heute wird es noch als Beigabe in Salaten zu Frühjahrskuren geschätzt und wird auch in der anthroposophischen Therapierichtung und in der Homöopathie eingesetzt. Zu den Anwendungsgebieten Letzterer gehören Augenentzündungen und Magenverstimmungen.

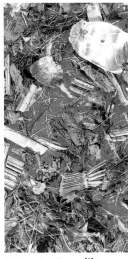

Meist wird **Benediktenkraut** nicht allein, sondern in Teemischungen oder die Extrakte in Kombinationspräparaten (auch Kräuterlikören) eingesetzt.

Echtes Löffelkraut

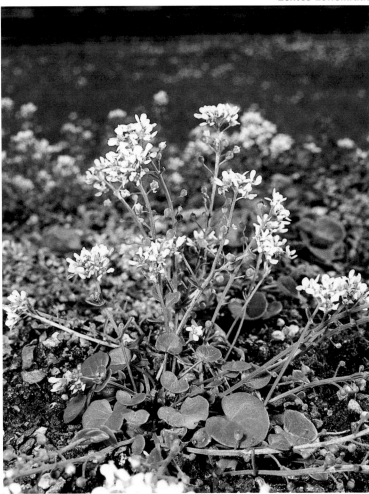

Cocos nucifera L.

Kokospalme

Arecaceae / Palmen

Bis 30 m ♄ I–XII

BOTANIK Hohe Palme mit bogig aufsteigendem, durch Blattnarben dicht geringeltem Stamm. Blätter bis 5 m, mit zahlreichen schmalen, bis 1 m langen Fiedern. Blüten gelb, in großen, von einer Scheide umgebenen Blütenständen. Die zuletzt orangegelben, schwach 3-kantigen, etwa 30 cm langen Kokosnüsse sind botanisch Steinfrüchte, die „Nuss" ist der Steinkern, der bis zur Reife eine Nährflüssigkeit („Kokosmilch") enthält.

VORKOMMEN Heimisch wahrscheinlich an der Pazifikküste SO-Asiens, kultiviert in den Küstenregionen tropischer Länder.

DROGEN Raffiniertes Kokosfett – Cocois oleum raffinatum (PhEur), das aus dem getrockneten, festen Anteil des Endosperms (Kopra) durch Auspressen gewonnene Fett.

WIRKSTOFFE Triglyceride überwiegend gesättigter Fettsäuren, vor allem Laurin- und Myristinsäure, Capryl- und Caprinsäure, Palmitin- und Stearinsäure.

ANWENDUNG In erster Linie nutzt man das bei Raumtemperatur feste Kokosfett (auch Kokosöl genannt, Schmelzpunkt zwischen 23 und 26 °C) als Brat- und Backfett („Palmin"). Im Mund schmilzt es unter Aufnahme von Wärme und erzeugt dabei einen Kühleffekt, den die Süßwarenindustrie zur Herstellung von „Eiskonfekt" einsetzt. Pharmazeutisch findet Kokosfett hauptsächlich in Salbengrundlagen Verwendung. Durch Partialsynthese gewinnt man aus den Fettsäuren so genannte Mittelkettige Triglyceride (Triglycerida saturata media PhEur), die ein hohes Lösevermögen für bestimmte Arzneistoffe zeigen und die man als Diätetikum bei Störungen der Fettresorption und Fettverdauung sowie bei der parenteralen Ernährung Schwerkranker als Ersatz für normale Speisefette geben kann.

Coffea arabica L.

Kaffee, Kaffeestrauch

Rubiaceae / Rötegewächse

3–8 m ♄ I–XII

BOTANIK Kleiner Baum, in Kultur meist strauchförmig gehalten, Blätter immergrün, gegenständig, breit lanzettlich bis elliptisch, am Rand gewellt. In den Blattachseln Trugdolden aus zahlreichen 5-zähligen, weißen Blüten. Frucht eine dunkelrote, 2-samige Steinfrucht mit einem zähen Perikarp, saftigen Mesokarp („Pulpe") und einem Endokarp („Pergamenthülle"), die Samenschale ist dünn („Silberhäutchen").

VORKOMMEN Heimat: Bergwälder NO-Afrikas, heute weltweit, vor allem in S-Amerika großflächig angebaut, ebenso weitere ähnliche Arten, besonders *C. canephora* PIERRE (*C. robusta* L. LINDEN) und *C. liberica* HIERN.

DROGEN Coffein – Coffeinum (PhEur), synthetisiert oder als Nebenprodukt bei der Herstellung von coffeinarmem Kaffee. Kaffeekohle – Coffeae carbo, die bis zur Verkohlung der äußeren Schichten gerösteten und anschließend gemahlenen grünen, getrockneten Samen. Coffea arabica, Coffea (HAB), die von der Samenschale (Silberhäutchen) weitgehend befreiten, reifen, getrockneten, ungerösteten Samen. Coffea arabica tosta (Coffea

Kokospalme

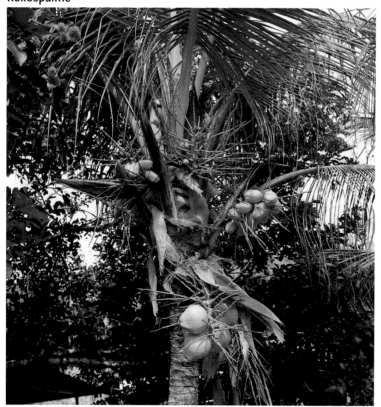

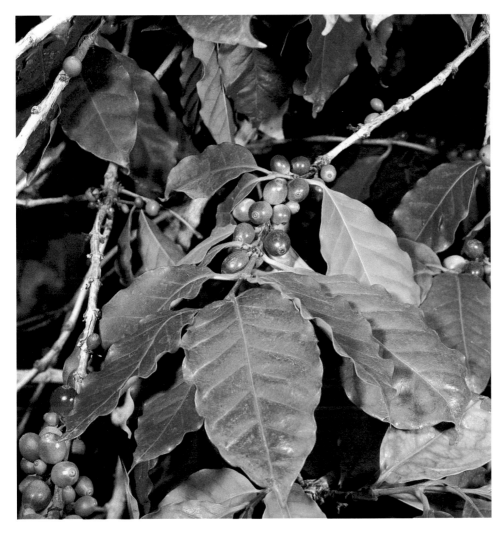

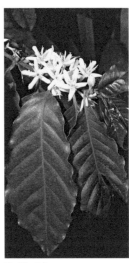

Kaffeeblüten sieht man das ganze Jahr über an den Sträuchern.

Kaffeefrüchte

tosta, hom), die getrockneten, stark gerösteten Samen.

WIRKSTOFFE In den Kaffeebohnen 1–2 % des Purinalkaloids Coffein (Trimethylxanthin), zum Teil an Chlorogensäuren gebunden, geringe Mengen Theobromin und Theophyllin; Chlorogensäuren, vor allem 5-Caffeoylchinasäure; Diterpenalkohole, Trigonellin, im Röstkaffee über 600 identifizierte Aromastoffe.

ANWENDUNG Coffein (in 1 Tasse sind 80–160 mg enthalten) wirkt in mäßigen Dosen von 100–300 mg stimulierend auf das Zentralnervensystem. Es verbessert die Leistungsfähigkeit bei Müdigkeit und geistiger Erschöpfung, regt die Herztätigkeit und Atmung an, beschleunigt die Pulsfrequenz, erhöht den Blutdruck und die Körpertemperatur. Außerdem hat Coffein eine deutlich harntreibende Wirkung; die Magensäuresekretion wird gefördert, was zusammen mit den Chlo-

rogensäuren bei empfindlichen Personen zu Irritationen der Magenschleimhaut mit Durchfällen und Erbrechen führen kann. Die Zufuhr von mehr als 400 mg Coffein führt in der Regel zu weiteren unerwünschten Symptomen wie Herzrasen, Erregbarkeit und Schlaflosigkeit. Ob Coffein in Schmerzmitteln deren Wirkung verstärkt oder eher zum Schmerzmittelmissbrauch führt, wird heute unterschiedlich beurteilt. Die Kaffeebohnen selbst kommen bisweilen noch als Kaffeekohle bei leichten Durchfallerkrankungen, lokal bei Entzündungen der Mund- und Rachenschleimhaut zum Einsatz. Im Gegensatz zu Medizinischer Kohle enthält Kaffeekohle Coffein. In der Homöopathie nutzt man dem Arzneimittelbild entsprechend Zubereitungen von grünen oder gerösteten Kaffeebohnen bei Ruhelosigkeit, Einschlafstörungen, Migräne und Neuralgien.

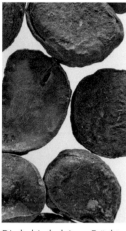

Die ledrig-holzigen Früchte enthalten je 4–10, bis 3 cm große Samen. Von der weißen Samenschale befreit, verfärben sie sich beim Trocknen rotbraun und bilden so die **„Kolanüsse"** des Handels.

Großer Kolabaum

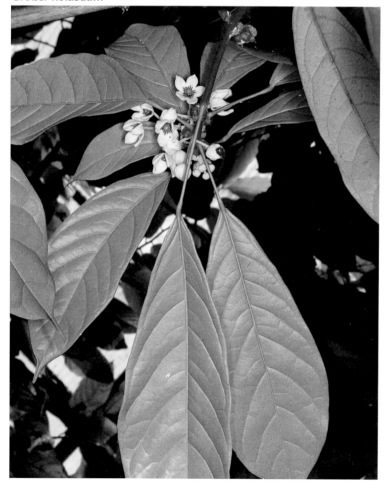

Cola nitida (Vent.) Schott & Endl.

Großer Kolabaum

Sterculiaceae / Sterkuliengewächse

12–20 m ♄ VIII–IX, XII–II

BOTANIK Immergrüner Baum, die Blätter lang gestielt, verkehrt eiförmig und zugespitzt. Rispige Blütenstände mit kronblattlosen Blüten, die 5 Kelchblätter gelblich, innen rot gestreift. Sternförmige Sammelfrüchte aus balgähnlichen, länglichen Teilfrüchten

VORKOMMEN Tropisches W-Afrika, auch in anderen tropischen Regionen angebaut.

DROGEN Kolasamen – Colae Semen (PhEur), der von der Samenschale befreite, getrocknete Samenkern (Embryo und 2 große Keimblätter), auch von der verwandten *C. acuminata* (Beauv.) Schott & Endl. Cola, Kola (HAB).

WIRKSTOFFE Coffein (1,5–3,5 % und damit mehr als in der Kaffeebohne), geringe Mengen weiterer Purinalkaloide wie Theobromin; Catechingerbstoffe, an die das Coffein in frischer Droge gebunden vorliegt.

ANWENDUNG Kolasamen, fälschlich auch „Kolanüsse" genannt, waren früher schon einmal offizinell, gerieten dann aber als Arzneimittel in Vergessenheit, bis sie im Europäischen Arzneibuch wieder auftauchten. Eigentlich kennt man Extrakte aus Kolasamen eher als Bestandteil von Erfrischungsgetränken (1 l enthält 90–200 mg Coffein). Arzneiliche Anwendung findet derzeit nur in wenigen kombinierten Fertigpräparaten statt, die man bei geistiger und körperlicher Ermüdung anbietet. Die frische Droge bzw. stabilisierte Extrakte zeigen weitgehend die zentral anregende Wirkung des Coffeins, jedoch soll der Coffein-Gerbstoff-Komplex („Colamin") nicht den Herzschlag beschleunigen, eine geringere Erhöhung des Blutdrucks bewirken und schwächere harntreibende Eigenschaften zeigen. Nebenwirkungen wie Einschlafstörungen, nervöse Unruhe und Magenbeschwerden können wie bei Coffein auftreten. In den Ursprungsländern werden die frischen Samen gegen Müdigkeit und zur Dämpfung des Hunger- und Durstgefühls gekaut sowie als Aphrodisiakum eingesetzt. Im Homöopathischen Arzneibuch ist Cola aufgeführt: Zum Arzneimittelbild gehören Schwächezustände nach körperlicher Überanstrengung.

Colchicum autumnale L.

Herbst-Zeitlose

Colchicaceae (*Liliaceae* s. l.) / Zeitlosengewächse

0,05–0,4 m ⚃ VIII–X ☠

BOTANIK Pflanze mit unterirdischer Knolle, im Frühjahr zusammen mit der Fruchtkapsel meist 3 länglich-lanzettliche Blätter treibend, die zur Blütezeit bereits verwelkt sind. Blüten rosaviolett mit langer, schmaler Röhre und sechs 4–6 cm langen Zipfeln. Der Fruchtknoten ist zunächst unterirdisch.

VORKOMMEN Feuchte Wiesen, Auwälder. Gemäßigtes Europa, N-Afrika.

DROGEN Herbstzeitlosensamen – Colchici semen, die reifen, getrockneten Samen. Colchicum e seminibus (hom).

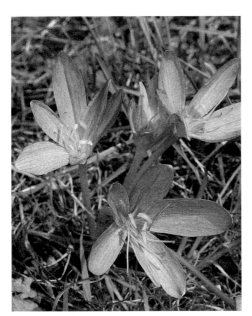

Herbst-Zeitlose

Collinsonia canadensis L.

Kanadische Collinsonie, Steinwurz

Lamiaceae / Lippenblütler

0,6–1,5 m ♃ VII–X

BOTANIK Aufrechte Staude mit kräftigem, kriechendem Wurzelstock. Blätter gegenständig, eiförmig-länglich zugespitzt, grob gesägt, die oberen mit herzförmigen Grund sitzend. Blüten in reich verzweigten Rispen, Krone 2-lippig, gelb, innen rot gestreift, mit langer, gefranster Unterlippe, nur 2 weit herausragende Staubblätter.

VORKOMMEN Feuchte Wälder im östl. N-Amerika.

DROGEN Collinsonia canadensis (HAB), die frischen unterirdischen Teile.

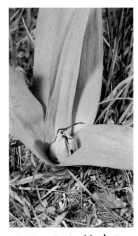

Die Kapseln der **Herbst-Zeitlose** werden erst im Juni reif und springen oben auf. Sie enthalten zahlreiche braune Samen.

Colchicum autumnale, Colchicum (HAB), die frischen, im Frühjahr gesammelten Zwiebelknollen.

WIRKSTOFFE Tropolonalkaloide, besonders Colchicin neben Demecolcin und dem Glykosid Colchicosid.

ANWENDUNG Wegen der großen Giftigkeit der Droge (5 g Herbstzeitlosensamen werden für Erwachsene als tödliche Dosis angesehen) verwendet man in der Schulmedizin ausschließlich Fertigpräparate aus den Samen oder Blüten mit einem festgelegten Gehalt an Colchicin. Einsatzbereich ist der akute Gichtanfall. Das Alkaloid, ein Mitosehemmstoff, unterbricht die Reaktionskette, die schließlich zum Auskristallisieren der Harnsäure, dem Grund des Entzündungsgeschehens, führt. Auf den Blutharnsäurespiegel oder die Harnsäureausscheidung hat es dagegen keinen Einfluss. Mit Erfolg wird Colchicin außerdem zur Behandlung des familiären Mittelmeerfiebers und bei bestimmten entzündlichen Dermatosen eingesetzt. Die Behandlung von Leukämien mit Demecolcin hat man wieder verlassen, da die therapeutische Breite dieser Substanz zu gering ist. Homöopathische Zubereitungen (aus der Zwiebelknolle) sind u. a. bei Gicht, Gelenkrheumatismus, Sehnenscheidenentzündung, Entzündung der Nieren sowie des Magen-Darm-Kanals gebräuchlich und stellen, wenn man sich an die Gebrauchsanweisung hält, keine Gefahr dar.

Kanadische Collinsonie

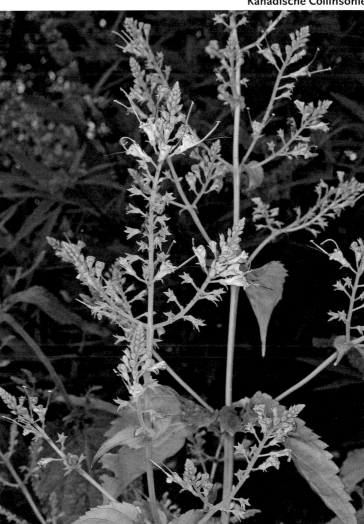

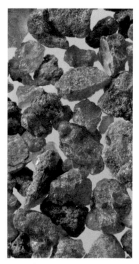

Myrrhe riecht eigenartig herb würzig und schmeckt bitter aromatisch.

WIRKSTOFFE Ätherisches Öl u. a. mit Caryophyllen, Germacren D, Limonen und Pinen; Rosmarinsäure, ein unbekanntes Alkaloid, Triterpensaponine wie Collinsonin.

ANWENDUNG In der nordamerikanischen Pflanzenheilkunde wurde die Art u. a. bei Harnsteinen und Nierengrieß eingesetzt, worauf auch der deutsche Name Grießwurzel zurückgeführt wird. In Europa sind nur homöopathische Zubereitungen gebräuchlich: Zu den Anwendungsgebieten gehören entsprechend dem homöopathischen Arzneimittelbild venöse Stauungen im Becken mit Hämorrhoiden und Stuhlverstopfung. Der Name Grieswurzel (mit einfachem „s") wird auch für die südamerikanische Art *Chondodendron tomentosum* verwendet.

Commiphora spec.

Myrrhe

Burseraceae / Balsamgewächse

2–7 m ♄

BOTANIK Harzreiche, dornige Sträucher oder kleine Bäume mit stark abblätternder Borke. Blätter klein, 3-zählig oder unpaarig gefiedert. Blüten eingeschlechtig, männliche und weibliche auf verschiedenen Pflanzen, sehr klein und meist zu mehreren, grünlich gelb, 4-zählig. Eiförmige, ± zugespitzte Steinfrüchte.

VORKOMMEN Trockengebiete S-Arabiens, NO-Afrika, insbesondere Somalia.

Myrrhe

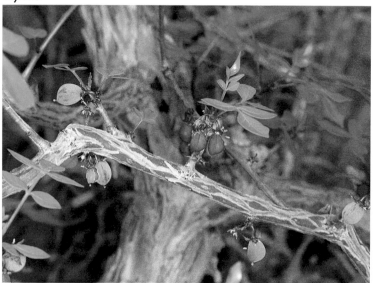

DROGEN Myrrhe – Myrrha (PhEur), das durch Einschneiden der Rinde gewonnene, zunächst flüssige, an der Luft erstarrende Gummiharz. Da es sich ausschließlich um Wildsammlungen handelt, kommen mehrere Myrrhe-Arten in Frage, soweit sie in der chemischen Zusammensetzung des Gummiharzes den Arzneibuchansprüchen genügen, insbesondere *C. momol* ENGL. (*C. myrrha* (NEES) ENGL. var. *molmol*), *C. abyssinica* (BERG.) ENGL. und *C. schimperi* (BERG.) ENGL. Myrrha (HAB).

WIRKSTOFF Ätherisches Öl mit Sesquiterpenen als Hauptkomponente, darunter Furanosesquiterpene mit typischem Geruch und bitterem Geschmack; außerdem ein komplexes Gemisch aus Di- und Triterpensäuren, -alkoholen und -estern; im wasserlöslichen Anteil Proteoglykane (überwiegend ein Methyl-Glucurono-Galactan-Protein).

ANWENDUNG Von der früher vielfältigen Nutzung der Myrrhe (u. a. als Schmerzmittel) ist heute im Wesentlichen nur die Anwendung in Form der Tinktur (Myrrhae tinctura PhEur) erhalten geblieben, der man desinfizierende, desodorierende und wundheilungsfördernde Eigenschaften bescheinigt. Man verwendet sie bei leichten Entzündungen des Zahnfleisches und der Mundschleimhaut 2–3-mal täglich unverdünnt zum Pinseln der betroffenen Stelle oder als Spül- bzw. Gurgellösung (30–60 Tropfen auf ein Glas warmes Wasser). In Zahnpflegemitteln ist die Tinktur häufig anzutreffen, das Harz selbst ist selten Bestandteil in Präparaten, u. a. zusammen mit Kaffeekohle zur Vorbeugung und Behandlung von unspezifischen Darminfektionen sowie in einigen Schwedenkräutermischungen. Die homöopathischen Anwendungsgebiete von Myrrha gelten als nicht ausreichend belegt.

Conium maculatum L.

Gefleckter Schierling

Apiaceae / Doldenblütler

0,5–2,5 m ☉ ☉ VI–IX ☠

BOTANIK Pflanze unangenehm nach Mäuseurin riechend, Stängel hohl, bläulich bereift, unten mit länglichen roten Flecken. Blätter 2–4fach gefiedert, dünn

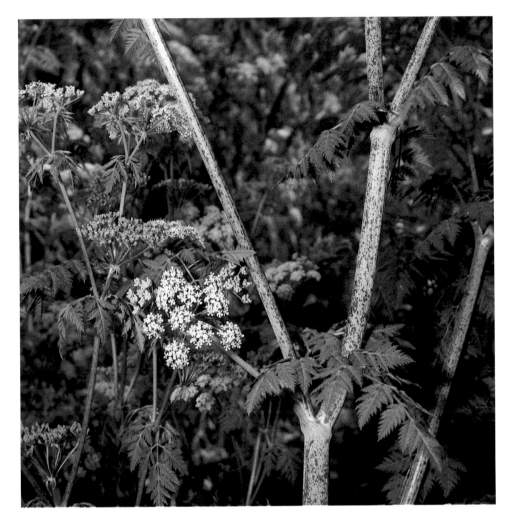

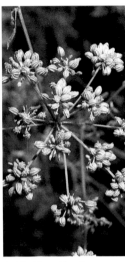

Schierlingsfrüchte sind eiförmig bis fast kugelig und kahl, die hervortretenden Rippen charakteristisch wellig gekerbt.

Gefleckter Schierling

und kahl, Abschnitte mit knorpeliger Stachelspitze. Blüten 5-zählig, weiß, in Dolden mit 5–6-blättriger, hautrandiger Hülle, Hüllchen einseitswendig.

VORKOMMEN Feuchte Unkrautfluren wärmerer Gebiete. Europa, N-Afrika, bis Zentralasien.

DROGEN Conium maculatum, Conium (HAB), die frischen oberirdischen Teile blühender Pflanzen.

WIRKSTOFFE Piperidinalkaloide wie Coniin und Conicein (höchster Gehalt in den unreifen Früchten); Polyine wie Falcarinol; Furanocumarine.

ANWENDUNG Die Verwendung von Schierlingskraut (Conii herba) als beruhigendes, schmerzstillendes und krampflösendes Mittel hat man in der Schulmedizin schon lange aufgegeben. Die Giftigkeit ist zu groß und die Menge der enthaltenen Alkaloide unberechenbar (das getrocknete Kraut verliert bald an Wirkung). Homöopathische Zubereitungen kommen dagegen innerlich und äußerlich (Coniin wird auch über die unverletzte Haut und die Schleimhäute resorbiert) sehr häufig zum Einsatz. Zu den Anwendungsgebieten gehören u. a. Neuralgien, Drüsenschwellungen und Verstimmungszustände.

Im Altertum verwendete man Schierling zum Vollstrecken von Todesurteilen (Schierlingsbecher). Klassisches Beispiel ist die Hinrichtung des Sokrates und ihre Beschreibung durch Platon. Der Tod tritt durch Lähmung des Atemzentrums bei lange erhaltenem Bewusstsein ein. Die Verwechslung mit Küchenkräutern (Petersilie, Kerbel) oder die Verunreinigung von Anis mit Schierlingsfrüchten waren in der Vergangenheit Anlass für Vergiftungen; heute wären noch Intoxikationen bei Kleinkindern nach Einnahme von Pflanzenteilen denkbar.

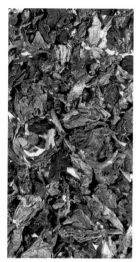

Ritterspornblüten
von *Consolida regalis*

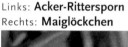

Links: **Acker-Rittersporn**
Rechts: **Maiglöckchen**

Consolida regalis GRAY (*Delphinium consolida* L.)

Acker-Rittersporn

Ranunculaceae / Hahnenfußgewächse

0,2–0,4 m ⊙ V–VIII ☠

BOTANIK Zierliche, oben verzweigte Pflanze. Blätter stängelständig, bis zum Grund doppelt 3-teilig, mit schmalen Zipfeln. Blütenstand locker, die 4–8 Blüten aus 5 dunkelblauen, 12–15 mm langen Hüllblättern, das oberste mit 15–30 mm langem Sporn.
VORKOMMEN Äcker, Wegränder. Fast ganz Europa, W-Asien, in N-Amerika eingeschleppt.
DROGEN Ritterspornblüten – Consolidae regalis flos, Calcatrippae flos, die getrockneten Blüten. Delphinium consolida (hom).
WIRKSTOFFE In den Blüten das blaue Anthocyanglykosid Delphin, Diterpenalkaloide wie Delcosin und Delsodin, wohl nur in den übrigen Pflanzenteilen auch solche mit aconitinähnlicher Wirkung wie Delphinin.
ANWENDUNG Die alkaloidarmen Blüten der in den übrigen Teilen giftigen Pflanze sollen schwache harntreibende Eigenschaften haben. Bisher fehlen Belege für die Wirksamkeit, so dass die Droge als Arznei nicht mehr gebräuchlich ist. Häufig findet man sie jedoch noch wegen ihrer schönen blauen Farbe als Schmuckdroge, besonders in Blasen- und Nierentees und auch in Teemischungen anderer Indikationen.

Convallaria majalis L.

Maiglöckchen

Convallariaceae (*Liliaceae* s. l.) / Maiglöckchengewächse

0,1–0,3 m ♃ V–VI ☠ ▽

BOTANIK Staude mit unterirdisch kriechendem, dünnem Wurzelstock und meist 2 breit lanzettlichen Blättern. Intensiv duftende, 5–9 mm lange, hängende, glockenförmige, weiße Blüten in einseitswendiger Traube. Rote Beeren.
VORKOMMEN Laubwälder, auch Zierpflanze. Europa, Asien.
DROGEN Maiglöckchenkraut – Convallariae herba (DAB, ÖAB), die getrockneten oberirdischen Teile, auch von nahestehenden Arten wie *C. keiskei* MIQ. mit hohem Gesamtalkaloidgehalt, heimisch in Japan

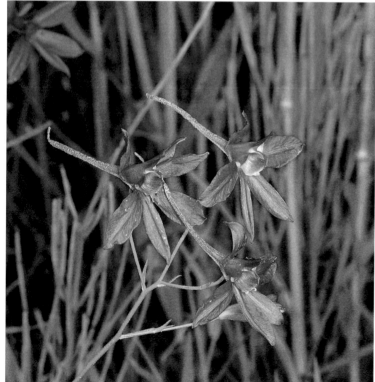

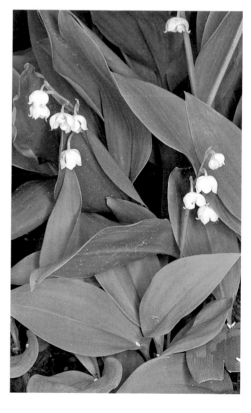

und China. Convallaria majalis (HAB).
Maiglöckchenblüten – Convallariae flos.

WIRKSTOFFE Herzwirksame Steroidgly-
koside (etwa 40 Cardenolide), vor allem
Convallatoxin, Convallatoxol, Convallosid,
Lokundjosid, Desglucocheirotoxin;
Steroidsaponine, Flavonoide.

ANWENDUNG Das Maiglöckchen gehört
wie der Fingerhut zu den Gift- und Heilpflanzen mit herzwirksamen Glykosiden.
Die Anwendung der Droge selbst ist
wegen ihrer Giftigkeit nicht vertretbar,
ausschließlich das auf einen bestimmten
Wirkwert (von Convallatoxin) eingestellte
Pulver bzw. entsprechende Extrakte oder
die Reinglykoside setzt man gegen leichtere Herzmuskelschwäche, bei Alters-
herzbeschwerden und zur Ausschwemmung herzbedingter Wasseransammlungen ein. Die Präparate enthalten häufig
Extrakte weiterer herzwirksamer Drogen wie Adoniskraut, Meerzwiebel oder
Oleanderblätter, gelegentlich auch Weißdorn mit komplett anderer Wirkstoffzu-
sammensetzung. Anwendungsgebiete in
der Homöopathie sind Herzschwäche
und Herzrhythmusstörungen. Das Pulver
der Blüten erzeugt Niesreiz (Wirkung der
Saponine) und war früher in Schnupftabaken enthalten.

Convolvulus arvensis L.

Acker-Winde

Convolvulaceae / Windengewächse

Bis 1,2 m lang ♃ VI–IX

BOTANIK Niederliegend kriechende
oder windende Pflanze mit pfeil- oder
spießförmigen Blättern, 2 kleine, vom
Kelch abgerückte Vorblätter. Blüten lang
gestielt, Krone trichterförmig, 1,5–2,5 cm
lang, weiß bis rosa.

VORKOMMEN Äcker, Gärten, Wegränder,
Unkrautfluren. Heute fast weltweit verbreitet.

DROGEN Ackerwindenkraut – Convolvuli
herba, das getrocknete Kraut. Convolvulus arvensis (hom).

WIRKSTOFFE Harzglykoside (Glykoretine), Gerbstoffe.

ANWENDUNG Die Harzglykoside haben
starke abführende Wirkung. Bis vor wenigen Jahren war die Droge noch in abfüh-
renden Teemischungen enthalten, wegen
der starken Reizwirkung im Magen-Darm-

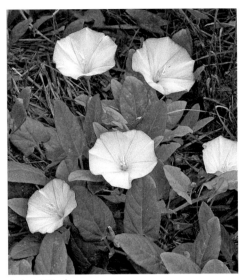

Acker-Winde

Trakt bei geringer Überdosierung hat
man die Anwendung inzwischen weitgehend aufgegeben (s. auch *Ipomoea*-Arten).
Entsprechend dem homöopathischen
Arzneimittelbild wird Convolvulus (noch
selten) bei Ruckenschmerzen gegeben.

Conyza canadensis (L.) Cronq.
(*Erigeron canadensis* L.)

Kanadisches Berufkraut

Asteraceae / Korbblütler

0,1–1,5 m ☉ ☉ VI–IX

BOTANIK Aufrechte, abstehend behaarte
Pflanze mit lanzettlichen Blättern. Dichte
Rispen aus sehr zahlreichen, nur 3–5 mm
breiten Blütenköpfchen mit zylindrischer
Hülle und unscheinbaren, weißlichen bis
rötlichen Zungenblüten.

VORKOMMEN Unkrautfluren, Gärten,
Äcker. Heimat N-Amerika, heute fast
weltweit.

DROGEN Conyza canadensis, Erigeron
canadensis (HAB), die frischen oberirdischen Teile blühender Pflanzen.

WIRKSTOFFE Ätherisches Öl mit Limonen als Hauptkomponente, Gerbstoffe.

ANWENDUNG In der Homöopathie wird
die Pflanze gewöhnlich unter dem alten
Namen Erigeron canadensis eingesetzt.
Blutungen verschiedenster Art und Neigung zu Blutungen (u. a. der Nasenschleimhaut) sowie Entzündungen des
Magens, der Leber und der Gallenblase
gehören zu den Anwendungsgebieten

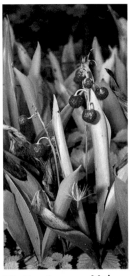

Die Einnahme von **Mai-
glöckchenfrüchten** ruft
Vergiftungen mit Übelkeit
und Erbrechen hervor.
Neben der Giftwirkung der
Herzglykoside üben die
Saponine eine starke Reizwirkung auf die Verdau-
ungsorgane aus.

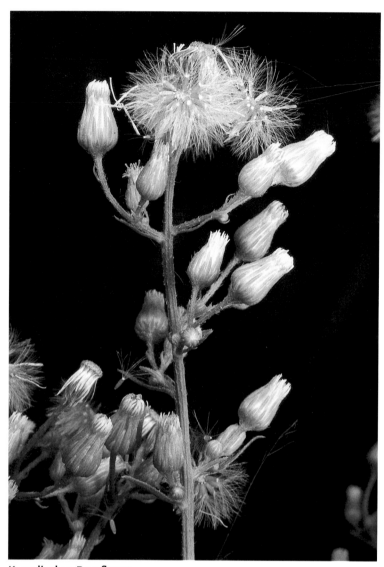

Kanadisches Berufkraut

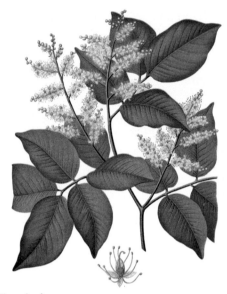

Kopaivabaum

entsprechender Zubereitungen. In der
Volksmedizin wird das in Europa seit
dem 18. Jahrhundert eingebürgerte Berufkraut inzwischen wie in N-Amerika gelegentlich gegen Durchfallerkrankungen
eingesetzt. Die Schulmedizin verwendet
es nicht.

Copaifera officinalis L.

Kopaivabaum

Caesalpiniaceae / Johannisbrotbaumgewächse

10–30 m ♄

BOTANIK Immergrüner Baum mit wechselständigen, überwiegend paarig gefiederten Blättern, die 4–6 ganzrandigen

Blättchen eiförmig zugespitzt, asymmetrisch. Zusammengesetzte traubige Blütenstände, Blüten mit verkümmerter
Krone, die weißlichen Kelchblätter zu
viert. Schief-kugelige, 1-samige Hülsenfrüchte. Zur Anwendung kommen mehrere weitere *Copaifera*-Arten, besonders
C. coriacea MART., *C. langsdorfii* DESF.,
C. reticulata DUCKE u. a.

VORKOMMEN Regenwälder S-Amerikas.

DROGEN Kopaivabalsam – Balsamum
Copaivae, der durch Anbohren der
Stämme ausfließende Balsam. Balsamum
Copaivae (hom).

WIRKSTOFFE Ätherisches Öl mit Sesquiterpenen, besonders Caryophyllen, daneben Cadinen und Copaen; Harz mit Harzsäuren vom Diterpentyp.

ANWENDUNG Die Bäume bilden außerordentlich viel Balsam in ihren Harzgängen, ein einzelner Baum bis zu 50 l. Dieses Gemisch aus ätherischem Öl und
Harzen erfreute sich bei den Indianern
Südamerikas breiter Anwendung und
auch in Mitteleuropa war es seit dem
18. Jahrhundert bekannt, sollte es doch
auch gegen Geschlechtskrankheiten wirksam sein. Heute wird die Droge nur noch
selten in Form von Fertigarzneimitteln
bei chronischer Blasenentzündung eingesetzt. Das ätherische Öl wirkt harndesinfizierend, darüber hinaus wird eine Reizkörperwirkung in der Blase angenommen. Präparate mit Zubereitungen in
homöopathischer Verdünnung sind zahlreicher: Zu den Anwendungsgebieten

gehören Entzündungen der Atem-, Harn- und Geschlechtsorgane sowie Verdauungsschwäche.

Copernicia prunifera (MILL.) H. E. MOORE (*C. cerifera* (ARRUDA) MART.)

Karnaubapalme, Wachspalme

Arecaceae / Palmengewächse

10–15 m ♄

BOTANIK Fächerpalme mit kräftigem Stamm, im unteren Teil mit den Blattbasen bedeckt, und dichter kugelförmiger Krone. Fächerblätter fast kreisförmig, bis zur Hälfte eingeschnitten, blaugrün mit Wachs bereift. Große verzweigte Blütenstände mit kleinen, zwittrigen Blüten, die pflaumengroße Früchte bilden.

VORKOMMEN Trockengebiete NO-Brasiliens.

DROGEN Carnaubawachs – Cera Carnaubae (PhEur), das von den Blättern an der Oberfläche abgesonderte, nach dem Trocknen durch Abbürsten gewonnene, gereinigte Wachs.

WIRKSTOFFE Bis zu 80 % Ester der Cerotinsäure mit Myricylalkohol und weitere Wachsester.

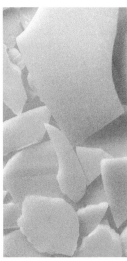

Carnaubawachs dient als Hilfsstoff in der pharmazeutischen Technologie.

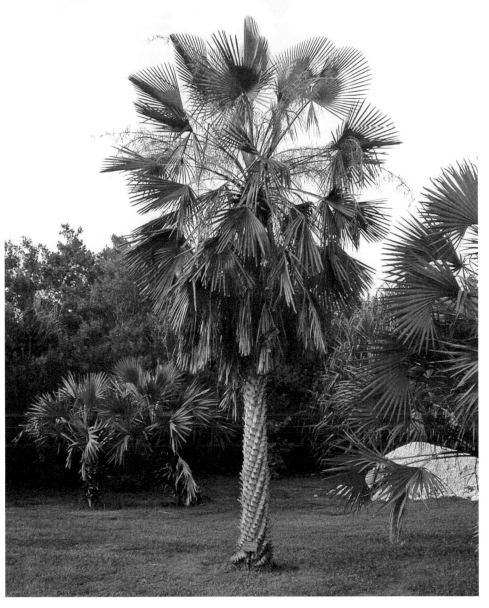

Karnaubapalme

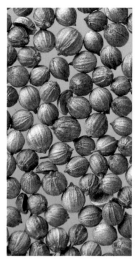

Die kugelrunden **Korianderfrüchte** riechen und schmecken nach Reife und Trocknung würzig-aromatisch. Im frischen Zustand sind sie glatt, getrocknet zeigen sie abwechselnd geschlängelte und gerade verlaufende Rippen.

ANWENDUNG Carnaubawachs besitzt mit 80–85 °C die höchste Schmelztemperatur aller natürlichen Wachse. Man benutzt es z. B. zur Verfestigung weicherer Wachse wie Bienenwachs. Als Hilfsstoff ist es in zahlreichen Fertigarzneimitteln enthalten, z. B. als Versteifungsmittel in Salben und Lippenstiften, in magensaftresistenten Überzügen von Tabletten und in Wachsmischungen zum Polieren von Dragees. Auch für Möbel- und Autopolituren, Schuhcremes, Kerzen und Seifen wird Carnaubawachs verwendet.

Coriandrum sativum L.

Koriander, Wanzenkraut

Apiaceae / Doldenblütler

0,2–0,6 m ☉ VI–VII

BOTANIK Pflanze frisch unangenehm nach Wanzen riechend, kahl. Blätter 1–3fach gefiedert, die unteren mit breiten eiförmigen, die oberen mit schmal linealen Abschnitten. Dolden 3–5-strahlig, ohne Hülle, Hüllchen einseitswendig, meist 3-zählig, Blüten 5-zählig, weiß bis zartrosa.

VORKOMMEN Als Gewürzpflanze seit alters kultiviert, bisweilen verwildert. Heimat wohl östliches Mittelmeergebiet und W-Asien.

Koriander

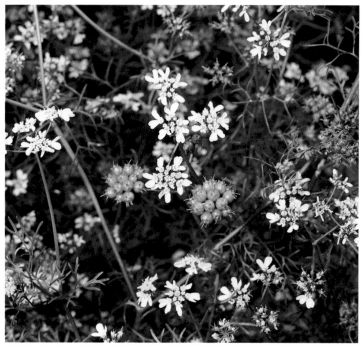

DROGEN Koriander – Coriandri fructus (PhEur), die getrockneten reifen Früchte der großfrüchtigen var. *vulgare* ALEF (mit 3–5 mm Durchmesser) oder der var. *microcarpum* DC.

WIRKSTOFFE Ätherisches Öl mit Linalool als Hauptkomponente (verleiht der Droge den angenehm aromatischen Geruch), weiterhin unterschiedlich je nach Herkunft Pinen, Limonen, Cymen, Campher; in den unreifen Früchten und im Kraut aliphatische Aldehyde wie Decanal mit wanzenähnlichem Geruch.

ANWENDUNG Korianderfrüchte fördern Speichelfluss und Magensaftsekretion und haben auch schwache krampflösende Eigenschaften. Das ätherische Öl wirkt antibakteriell und fungizid. Entsprechend setzt man die Droge bei Verdauungsbeschwerden mit Völlegefühl, Blähungen und leichten krampfartigen Magen-Darm-Störungen sowie Appetitlosigkeit ein. In Abführmitteln soll sie eventuell auftretende krampfartige Beschwerden mildern, in Teemischungen verschiedener Indikation ist sie oft nur als Geruchs- und Geschmackskorrigens enthalten. Das ätherische Öl verwendet man auch in Einreibungen gegen rheumatische Beschwerden. Die Hauptmenge der Droge wird als Gewürz (z. B. in Currymischungen, Lebkuchengewürz, für Brot) und in der Likörindustrie (Danziger Goldwasser, Karthäuser u. a.) genutzt, das frische Kraut als Gewürzkraut.

TEEBEREITUNG *½ TL Koriander je Tasse mit kochendem Wasser übergießen, 10 min ziehen lassen (die Früchte unmittelbar vor Gebrauch z. B. in einem Mörser quetschen). 2–3-mal täglich 1 Tasse warm und ungesüßt nach den Mahlzeiten trinken, zur Appetitanregung ½ Stunde vorher.*

Corydalis cava (L.) SCHW. & K.
(*C. bulbosa* auct. non (L.) DC.)

Hohler Lerchensporn

Papaveraceae / Mohngewächse

0,1–0,3 m ♃ III–V ⚘

BOTANIK Milchsaftlose Pflanze mit tief im Boden sitzender, kugeliger, hohler Knolle. Stängel kahl, mit 2 blaugrünen,

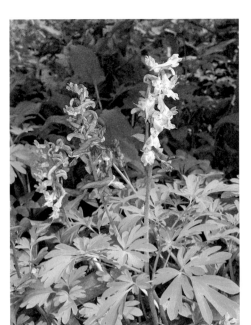

Hohler Lerchensporn

doppelt 3-zähligen Blättern und endständiger, 10–20-blütiger Traube. Blüten purpurrot oder weiß, gespornt, 2–3 cm lang, in den Achseln von eiförmigen, ganzrandigen Tragblättern.

VORKOMMEN Feuchte Laubwälder im gemäßigten Europa.

DROGEN Lerchenspornknollen – Corydalidis cavae tuber (rhizoma). Corydalis cava (hom), die vor Beginn der Blüte gesammelte frische Knolle.

WIRKSTOFFE Benzylisochinolinalkaloide (etwa 40) mit dem Hauptalkaloid Bulbocapnin, daneben Corydalin, Tetrahydropalmatin.

ANWENDUNG Die giftige Knolle selbst, früher bei Wurmerkrankungen und Regelstörungen der Frau gebräuchlich, wird heute nicht mehr verwendet. Gesamtextrakte, denen man beruhigende, schlaffördernde und krampflösende Eigenschaften zuschreibt, sind noch in einigen Fertigpräparaten enthalten, die man gegen nervöse Erregungszustände und Schlafstörungen einsetzt. Auch homöopathische Zubereitungen werden gelegentlich genutzt, z. B. bei Entzündungen der Atemwege, Rheuma und Verdauungsschwäche.

Das Homöopathikum Corydalis formosa stammt von der Kanadischen Herzblume *Dicentra canadensis* (GOLDIE) WALP. Zu den Anwendungsgebieten gehören Magenschleimhautentzündungen und chronische Krankheiten mit Kräfteverfall. Der Alkaloidgehalt ist wie beim Lerchensporn zu bewerten.

Corylus avellana L.

Gewöhnliche Hasel

Corylaceae / Haselnussgewächse

2–6 m ♄ II–IV

BOTANIK Strauch mit rundlich-herzförmigen, häufig mehrspitzigen, grob doppelt gesägten, beiderseits behaarten Blättern. Männliche Blüten in hängenden Kätzchen, weibliche von Knospenschuppen umgeben, nur die roten Narben herausragend, beide vor dem Laubaustrieb erscheinend. Fruchthülle unregelmäßig zerschlitzt.

VORKOMMEN Waldränder, Gebüsche. Europa, Kleinasien.

DROGEN Haselnussblätter – Coryli avellanae folium, die getrockneten Laubblätter.

WIRKSTOFFE Gerbstoffe, Flavonoide, Chlorogensäure, Taraxasterol, β-Sitosterol, ätherisches Öl in geringen Mengen. Im fetten Öl der Früchte vor allem Glyceride der Ölsäure (über 90 %) und Linolsäure (3 %).

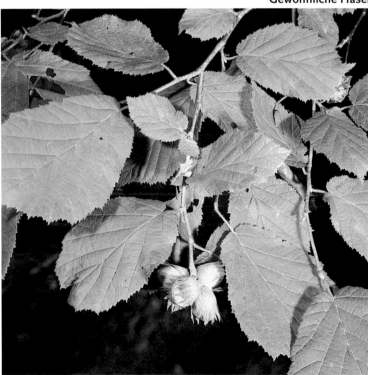

Gewöhnliche Hasel

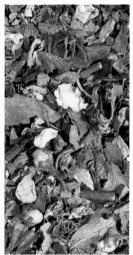

ANWENDUNG Haselnussblätter (seltener die Rinde) werden als Ersatz (oder Verfälschung?) für Hamamelisblätter angesehen und wie diese bei Krampfadern, Venenentzündungen und Hämorrhoiden in Teemischungen verwendet. Daneben wird ihnen eine geringe, die Gallenabsonderung fördernde Wirkung nachgesagt. Auch in Hausteemischungen verschiedener Indikation sind sie anzutreffen, wohl wegen des Geschmacks und um eine eventuelle Entmischung der Teebestandteile mit Hilfe der behaarten Blätter zu verhindern. Die Nüsse liefern ein wertvolles Speiseöl.

Weißdornblätter mit Blüten können von 5 Weißdorn-Arten stammen.

Rechte Spalte: **Zweigriffeliger Weißdorn**, oben blühend, darunter fruchtend

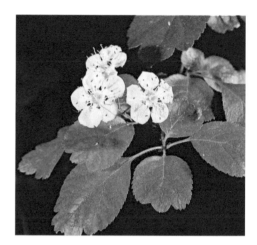

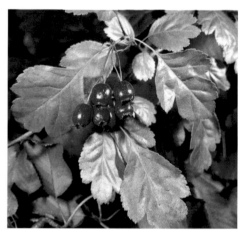

Crataegus monogyna JACQ.

Eingriffeliger Weißdorn

Rosaceae / Rosengewächse

1–5(–10) m ♄ V–VI

BOTANIK Dorniger Strauch oder kleiner Baum. Junge Zweige kahl oder dünn behaart. Blätter eiförmig bis rhombisch, meist bis zu $^3/_4$ oder tiefer in 3–7 ganzrandige oder am Ende mit wenigen Zähnen versehene Lappen geteilt, die Buchten stumpf. Blüten 5-zählig, weiß, 8–15 mm breit, mit 1 Griffel. Dunkelrote, kugelige

Eingriffeliger Weißdorn

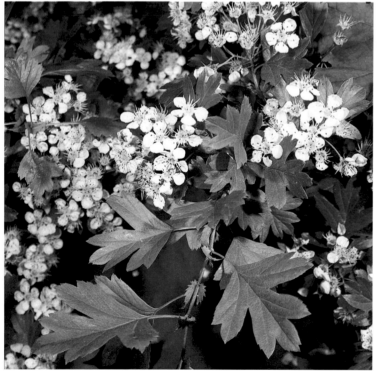

bis eiförmige, 6–10 mm große Früchte mit 1 Steinkern.

VORKOMMEN Hecken, Laubwälder. Fast ganz Europa, N-Afrika, SW-Asien. Ähnlich der **Zweigriffelige Weißdorn** *Crataegus laevigata* (POIR.) DC. (*C. oxyacantha* auct.), aber Blätter eiförmig, wenig oder bis zu $^1/_3$ der Spreite in 3–5 stumpfliche, bis zum Grund gesägte Lappen geteilt. Blüten mit 2 oder 3 Griffeln. Dunkelrote Früchte mit 2 oder 3 Steinkernen. Die dritte heimische Art, der **Großkelchige Weißdorn** *C. rhipidophylla* GAND. (*C. curvisepala* LINDM.) wird bis jetzt in den Arzneibüchern nicht beachtet. Alle 3 Arten sind formenreich und bilden schwer unterscheidbare Hybriden.

DROGEN Weißdornblätter mit Blüten – Crataegi folium cum flore (PhEur), die getrockneten, blütentragenden Zweigspitzen mit Blättern. Weißdornblüten – Crataegi flos (DAC). Beide Drogen dürfen außer von *C. monogyna* auch die entsprechenden Pflanzenteile von *C. laevigata*, den Hybriden dieser beiden Arten sowie von *C. azarolus*, *C. nigra* und/oder *C. pentagyna* enthalten. Ausschließlich von *C. monogyna*, *C. laevigata* und/oder ihren Hybriden stammen die getrockneten bzw. frischen reifen Weißdornfrüchte, Hagedornbeeren – Crataegi fructus (PhEur) und Crataegus (HAB).

WIRKSTOFFE Flavonoide (u. a. Hyperosid, Rutosid, Vitexinrhamnosid), oligomere Procyanidine, Phenolcarbonsäuren, Triterpensäuren wie Ursolsäure und die für *Crataegus* spezifische Crataegolsäure, Aminopurine, in den frischen Blüten unangenehm riechende Amine.

ANWENDUNG Blüten, Blätter und Früchte bzw. ihre Extrakte sind häufig gemeinsam in den zahlreichen auf dem Markt befindlichen Fertigpräparaten zu finden. Diese sind meist auf einen bestimmten Gehalt an Flavonoiden oder oligomeren Procyanidinen, den beiden vermutlichen Hauptwirkstoffen, eingestellt. Weißdornzubereitungen verstärken die Kontraktionskraft des Herzens, verbessern die Durchblutung der Herzkranzgefäße und des Herzmuskels und wirken ökonomisierend im Hinblick auf den Sauerstoff- und Energieverbrauch. Angewendet werden sie vor allem bei nachlassender Leistungsfähigkeit des Herzens im Alter und nach Infektionskrankheiten, bei leichteren Formen von Herzrhythmusstörungen sowie Druck- und Beklemmungsgefühl in der Herzgegend. Sie sind bei akuten Krankheitszuständen weniger geeignet als zur längerfristigen Vorbeugung sowie Nachbehandlung. So sollte auch vor der Anwendung durch eine ärztliche Untersuchung abgeklärt sein, ob nicht Erkrankungen vorliegen, die einer anderen Behandlung bedürfen. In der Wirkungsweise besteht keine Ähnlichkeit mit herzwirksamen Glykosiden, Weißdornzubereitungen werden aber häufig zur Unterstützung und Ergänzung der Digitalis-Therapie auch in kombinierten Präparaten herangezogen. Die Volksheilkunde verwendet das Fruchtmus noch gelegentlich gegen Durchfall und als Stärkungsmittel. Anwendungsgebiete in der Homöopathie sind Herz- und Kreislaufbeschwerden.

Der **Azaroldorn**, Welsche Mispel *Crataegus azarolus* L. wird im Mittelmeergebiet wegen der essbaren Früchte kultiviert (heimisch wohl nur im Osten), junge Zweige und Blätter weißfilzig-wollig. Blät-

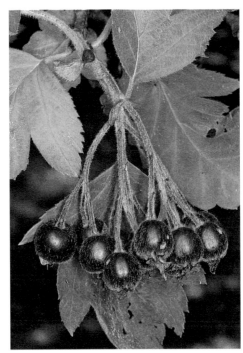

Schwarzfrüchtiger Weißdorn

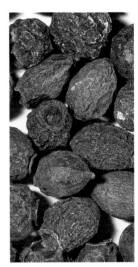

Für die Droge **Weißdornfrüchte** verwendet man nur die beiden beschriebenen heimischen Arten.

ter mit 3(–5) ganzrandigen, stumpflichen Lappen, Blüten mit 2–3 Griffeln. Früchte größer als bei den heimischen Arten, 1,5–2,5 cm im Durchmesser, in Kultur bis 4 cm, bräunlich-gelblich, mit 1–3 Steinkernen, mispelähnlich im Geschmack. 2 weitere Arten: **Schwarzfrüchtiger Weißdorn** *Crataegus nigra* WALDST. & KIT. mit glänzenden schwarzen Früchten sowie **Fünfgriffeliger Weißdorn** *C. pentagyna* WALDST. & KIT. mit matten, schwarzpurpurnen Früchten, beide heimisch in O- und SO-Europa, werden ebenfalls zur Gewinnung der Droge „Weißdornblätter mit Blüten" herangezogen.

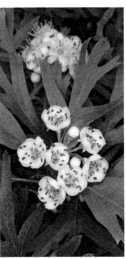

Azaroldorn *Crataegus azarolus*

TEEBEREITUNG *1 knappen TL Weißdornblätter mit Blüten je Tasse mit kochendem Wasser übergießen, 10–15 min ziehen lassen. 3–4-mal täglich 1 Tasse kurmäßig über einen Zeitraum von mehreren Wochen trinken (vor der Anwendung sollte geprüft sein, dass die Beschwerden keine ernsteren Ursachen haben). Die Teeaufgüsse (mit natürlicherweise schwankendem Wirkstoffgehalt) können bei nervösen Herzbeschwerden und zur allgemeinen Unterstützung der Herz-Kreislauf-Funktionen getrunken werden, zur Therapie eignen sich besser normierte Fertigpräparate.*

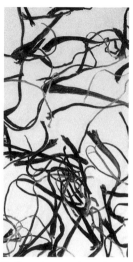

Safran: Die Narbenschenkel der Blüte bestehen aus 20–40 mm langen, schmal trichterförmigen, auf einer Seite offenen Röhren mit oben gefranstem Rand. Der Geschmack ist scharf würzig-aromatisch, leicht bitter, der Speichel wird gelb gefärbt.

Crocus sativus L.

Echter Safran

Iridaceae / Schwertliliengewächse

0,1–0,3 m ♃ IX–XI ☠ ⚥

BOTANIK Herbstblühende Knollenpflanze, Blätter schmal lineal mit weißem Mittelstreifen, meist länger als die 6 unten zu einer engen Röhre verwachsenen, violetten, dunkler geaderten und im Schlund behaarten Blütenhüllblätter. Griffel in 3 lange, ziegelrote Äste geteilt, die aus der Blüte herausragen.

VORKOMMEN Früher auch in Deutschland kultiviert (heute noch ein Versuchsanbau in der Pfalz), großflächiger Anbau vor allem im Iran, in der Türkei, Spanien und Marokko. Die Art ist nur als Kulturpflanze bekannt, sie vermehrt sich rein vegetativ.

DROGEN Safran – Croci stigma (DAC), die meistens durch ein kurzes Griffelstück zusammengehaltenen getrockneten Narbenschenkel. Crocus für homöopathische Zubereitungen – Croci stigma ad praeparationes homoeopathicae (PhEur). Crocus sativus, Crocus (HAB).

WIRKSTOFFE Im ätherischen Öl das bitter schmeckende Terpenglykosid Picrocrocin (Safranbitter), aus dem beim Trocknen durch Abspalten des Glucoserestes Safranal der für die Droge typische Aromastoff entsteht; außerdem Caro-

Safran ist die teuerste Droge der Welt und erzielt heute noch wegen der aufwendigen Anbau- und Erntemethoden in Handarbeit für 1 kg (das entspricht etwa 200 000 Blüten) im Handel etwa 3000 Euro. Der hohe Preis verlockt zum Fälschen. So sind häufig, besonders in der Pulverdroge statt der Narbenschenkel die Blüten des Saflor Carthamus tinctorius, Paprika, Curcuma oder die Narben anderer Crocus-Arten enthalten, in der Vergangenheit bisweilen auch Ziegelmehl, um ein höheres Gewicht vorzutäuschen.

tinoide wie die gelbroten, farbgebenden Crocine (wasserlösliche Mono- und Diester des ziegelroten, wasserunlöslichen Crocetins).

ANWENDUNG Safran fördert in kleinen Dosen die Magensaftsekretion, in größeren erregt er die glatte Muskulatur der Gebärmutter. Früher war die Droge ein viel gebrauchtes verdauungsanregendes, beruhigendes sowie menstruationsförderndes Mittel. Relativ häufig waren Vergiftungen infolge Missbrauchs zu Abtreibungszwecken. 20 g gelten als tödliche Dosis, schwere Vergiftungssymptome treten aber schon nach Einnahme viel geringerer Mengen auf. Heute hat Safran als Arzneidroge keine Bedeutung mehr. Im Europäischen Arzneibuch hat er allerdings eine eigene Monographie für die homöopathische Zubereitung erhalten. Die Anwendungsgebiete entsprechen dem homöopathischen Arzneimittelbild. Dazu gehören Nasen- und Gebärmutterblutungen, Gemütsstörungen und Neigung zu schmerzhaften Krämpfen. Die Hauptmenge des Safran wird als Gewürz und zum Färben in der Nahrungsmittelindustrie verwendet.

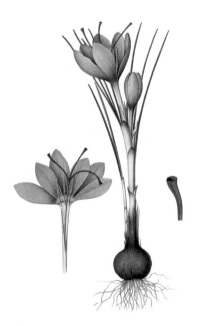

Echter Safran

Croton eluteria BENN.

Cascarilla, Kaskarillbaum

Euphorbiaceae / Wolfsmilchgewächse

Bis 6(–12) m ♄ III–IV

BOTANIK Kleiner Baum oder sparriger Strauch mit wechselständigen, gestielten, eilanzettlich zugespitzten, schwach gezähnten Blättern. Achsel- oder endständige Blütenrispen, am Grund mit wenigen weiblichen, darüber mit zahlreichen

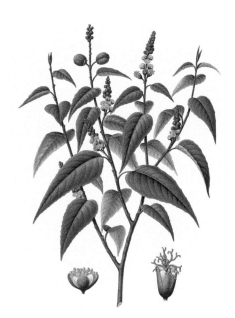

Cascarilla

männlichen 5-zähligen Blüten, Kronblätter weißlich, unscheinbar. Fruchtkapsel 3-teilig, eiförmig, bis 0,8 cm.

VORKOMMEN Bahamas, im tropischen Amerika angebaut.

DROGEN Cascarillae cortex, Crotonis eluteriae cortex – Cascarillarinde, Kaskarillrinde, die getrocknete Stamm- und Astrinde. Croton eluteria, Cascarilla (hom).

WIRKSTOFFE Diterpenbitterstoff Cascarillin, ätherisches Öl u. a. mit Limonen, Caryophyllen, Cymol, Eugenol und Pinen; Gerbstoffe; Vanillin.

ANWENDUNG Cascarillarinde fördert als aromatisches Bittermittel (mit gleichzeitigem Vorkommen von Bitterstoffen und ätherischem Öl) die Sekretion der Verdauungssäfte. Ihre Anwendung bei Verdauungsbeschwerden ist plausibel, der gleichzeitig vorhandene Gerbstoffgehalt erklärt auch die Wirkung bei Durchfällen. In der Schulmedizin ist die Droge heute nicht mehr gebräuchlich, die Homöopathie nutzt sie noch gelegentlich bei denselben Anwendungsgebieten. Das aus der Rinde gewonnene ätherische Öl wird in der Lebensmittelindustrie zum Aromatisieren von Süßigkeiten und Likören eingesetzt, auch in Tabakwaren und Parfümen bestimmter Duftnoten ist es enthalten. Nicht verwechselt werden sollte die Droge mit Cascararinde, die vom Amerikanischen Faulbaum stammt (s. *Frangula purshiana*).

Croton tiglium L.

Purgierkroton, Krotonölbaum
Euphorbiaceae / Wolfsmilchgewächse

4–6(–12) m ♄ I–XII ☙

BOTANIK Strauch oder kleiner Baum mit wechselständigen, gestielten, eiförmig-zugespitzten, am Rand fein gesägten Blättern. Endständige, 8–20 cm lange Blütentrauben, an ihrem Grund 5-zählige, grüne weibliche, am Ende männliche Blüten. Die 1–2 cm langen Früchte enthalten 3 länglich-eiförmige Samen, die Rizinussamen ähnlich sehen.

VORKOMMEN Tropisches und subtropisches SO-Asien.

DROGEN Crotonis oleum – Krotonöl, das aus den Samen durch Auspressen oder Extraktion gewonnene fette Öl. Croton tiglium (HAB), die reifen, getrockneten Samen.

WIRKSTOFFE Im fetten Öl Glyceride der Öl-, Linol- und Myristinsäure; Harz mit Phorboldiestern (toxische Diterpene); in den Samen auch giftige Eiweißstoffe.

ANWENDUNG Krotonöl ist wohl das am heftigsten wirkende Abführmittel überhaupt, es wurde früher nur in Verdünnung mit Rizinusöl eingesetzt. Schon 1–2 Tropfen können schwerste Darmentzündungen hervorrufen, 20 Tropfen (oder 5 Samen) sind möglicherweise tödlich. Äußerlich wirkt das Öl stark hautreizend. In der Baunscheidt-Therapie, nach dem

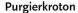

Purgierkroton

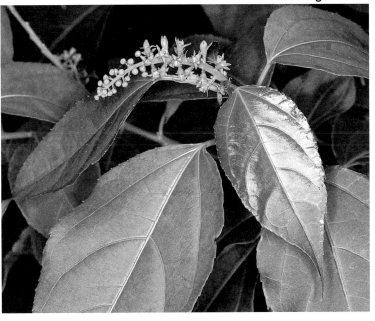

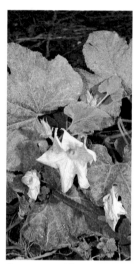

Garten-Kürbis mit fünf-
zipfeligen Blüten.

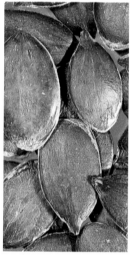

Kürbissamen und Kürbis-
öl sollten für Arzneizwecke
vom Weichschaligen Steiri-
schen Ölkürbis stammen.

Erfinder Carl Baunscheidt benannt, wurde
es in kleine Einritzungen in die Haut
gestrichen. Als unspezifische Reiztherapie kam diese Behandlung z. B. bei
Brustfellentzündungen, Neuralgien und
Rheuma zur Anwendung. Für die Phor-
bolester wurden das Tumorwachstum ver-
stärkende Effekte nachgewiesen, so dass
die Nutzung von Krotonöl außer in der
Tiermedizin heute nicht mehr zu vertreten ist. Homöopathische Zubereitungen
(aus den ganzen Samen!) werden noch
häufig gebraucht. Zu den Anwendungsgebieten gehören entsprechend dem Arzneimittelbild Magen-Darm-Störungen mit
wässrigen Durchfällen, juckende Hautausschläge mit Bläschen und Entzündungen der Augenbindehaut.

Cucurbita pepo L.

Garten-Kürbis

Cucurbitaceae / Kürbisgewächse

Bis 10 m lang ⊙ VI–IX

BOTANIK Niederliegende oder kletternde, borstig behaarte Pflanze mit verzweigten Ranken. Blätter 5-lappig, Buchten ±
deutlich ausgeprägt. Blütenkrone goldgelb,
7–10 cm breit. Die je nach Sorte sehr
unterschiedlichen, großen Früchte sind
Beeren mit flachen, grüngrauen Samen.
VORKOMMEN Heute in vielen Sorten
weltweit kultiviert. Heimat N-Amerika.
DROGEN Kürbissamen – Cucurbitae
semen (DAB), Samen verschiedener Kul-
turvarietäten, heute vor allem von der gut
untersuchten wirkstoffreichen var. *styri-
aca* GREB. (Weichschaliger Steirischer
Ölkürbis). Daneben kommen auch andere
Arten zum Einsatz, besonders im Lebensmittelbereich. Cucurbita pepo (hom).
WIRKSTOFFE Phytosterole, darunter
delta-7-Sterole, Tocopherole (Vitamin E),
seltene Aminosäuren wie das wurmwirk-
same Cucurbitin, Spurenelemente wie
Selen, Mangan, Kupfer, Zink, fettes Öl.
ANWENDUNG Heute werden Kürbissamen vor allem bei Reizblase und bei
Beschwerden, wie sie beim Wasserlassen
bei gutartiger Prostatavergrößerung auftreten, eingesetzt. Die Sterole sollen hierbei Bindung und Speicherung des Dihy-
drotestosterons beeinflussen, das für die
Vergrößerung der Prostata verantwortlich
gemacht wird. Auch die Tocopherole und

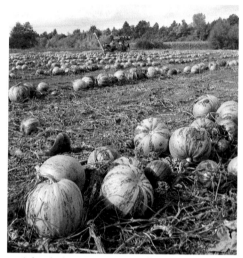

Weichschaliger Steirischer Ölkürbis

das Selen mit entzündungshemmenden
und antioxidativen Eigenschaften werden
als weitere mögliche Wirkstoffe diskutiert. Volksmedizinisch wurden die Samen früher (mit unsicherer Wirkung) in
hoher Dosis (200–400 g!) als Wurmmittel genutzt. Homöopathische Zubereitungen werden bei Übelkeit und Erbrechen
gegeben.

DOSIERUNG *Morgens und abends jeweils
1–2 gehäufte EL Kürbissamen zerkleinert
oder gut zerkaut mit etwas Flüssigkeit (Wasser, Joghurt, Apfelmus) über längere Zeit
(Wochen oder Monate) einnehmen. Bei
Samen mit harter Schale ist diese vorher zu
entfernen. (Kürbiskerne können die Beschwerden bei Vergrößerung der Prostata
bessern, beheben diese aber nicht. Regelmäßige Arztbesuche sind daher zu empfehlen.)*

Cupressus sempervirens L.

Echte Zypresse

Cupressaceae / Zypressengewächse

Bis 30 m ♄ IV

BOTANIK Immergrüner Baum mit auf-
strebenden (Säulenzypressen) oder abstehend aufsteigenden Ästen. Blätter schuppenförmig, stumpf, in 4 dichten Reihen.
Zapfen kugelig, aufrecht stehend, mit
holzigen Schuppen, 2,5–4 cm lang.
VORKOMMEN Gebirge vom östlichen
Mittelmeerraum bis Indien, in S-Europa
eingebürgert.

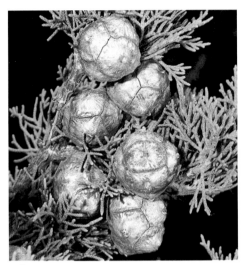

Echte Zypresse

DROGEN Zypressenöl – Cupressi aetheroleum, das ätherische Öl der Blätter und jüngeren Zweige. Cupressus sempervirens (hom), frische Zapfen und Blätter.

WIRKSTOFFE Im ätherischen Öl Pinen, Cymen, Camphen, Cadinen, Terpineol und Cedrol (Zypressenkampfer), Ester der Essig- und Baldriansäure.

ANWENDUNG Zypressenöl hat auswurffördernde Eigenschaften. Man verwendet es ausschließlich äußerlich zur Behandlung von Schnupfen und Husten in entsprechenden Salben und Balsamen. Zu den Anwendungsgebieten homöopathischer Zubereitungen aus frischen Zapfen und Blättern gehören Kopf- und Gelenkschmerzen.

Curcuma longa L. (*C. domestica* VAL.)

Gelbwurzel, Kurkumapflanze

Zingiberaceae / Ingwergewächse

1 m 4 VIII

BOTANIK Staude mit reich verzweigtem, fleischigem Wurzelstock. Blätter grundständig, gestielt, mit länglich-elliptischer Spreite. Blütenstand aus demselben Trieb wie die Blätter hervorgehend, Blüten zu zweit in den Achseln blass grüner Tragblätter, klein, die auffällige gelbe Lippe aus 2 unfruchtbaren Staubblättern gebildet. Obere Tragblätter größer, blütenlos und bisweilen purpurrot überlaufen.

VORKOMMEN Ursprüngliche Verbreitung unbekannt, Hauptanbaugebiet ist Indien.

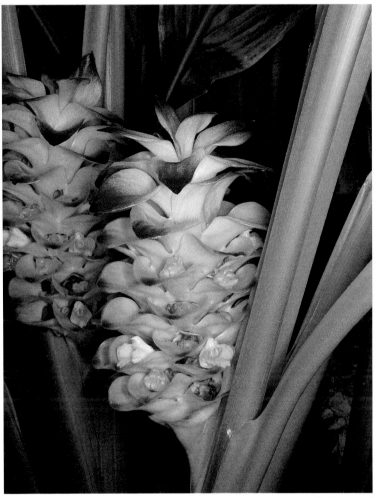

Gelbwurzel

DROGEN Curcumawurzelstock, Turmeric – Curcumae longae rhizoma (DAC), die nach der Ernte mit heißem Wasser überbrühten und getrockneten Wurzelstöcke.

WIRKSTOFFE 3–8 % Curcuminoide wie Curcumin I, II und III (Dicinnamoylmethan-Derivate), 2–7 % ätherisches Öl mit Sesquiterpenketonen wie Turmeron als Hauptkomponente, daneben Turmerol, Zingiberen, Curcumen. 30–40 % verkleisterte Stärke.

ANWENDUNG Die Droge oder heute besser Fertigpräparate mit standardisierten Trockenextrakten sind ein viel gebrauchtes Mittel bei Verdauungsbeschwerden wie Völlegefühl, Blähungen oder Übelkeit, besonders wenn eine gestörte Gallenfunktion und damit unzureichende Fettverdauung im Vordergrund stehen. Sowohl die Bildung von Gallensaft als auch die Gallenausscheidung werden gefördert und die Magensaftsekretion

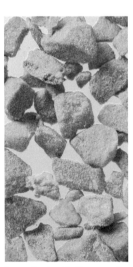

Javanische Gelbwurzel
ist auch unter der Bezeichnung Javanische Curcumawurzel oder Temoe lawak bekannt.

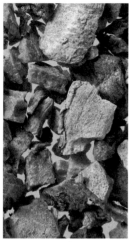

Zitwerwurzel von *Curcuma zedoaria* (BERG.) ROSC. (im DAB 6 aufgeführt), war früher ein viel gebrauchtes Magenmittel. Sie unterscheidet sich in den Inhaltsstoffen wesentlich von den beiden beschriebenen Arten und ist heute noch in Currypulvern, Bitterlikören und gelegentlich in Schwedenkräutermischungen anzutreffen.

angeregt. Die Curcuminoide gemeinsam mit dem ätherische Öl werden für diese Wirkung verantwortlich gemacht. Da im Curcumawurzelstock von *Curcuma longa* der Gehalt an Curcuminoiden deutlich höher liegt als bei dem der Javanischen Gelbwurz, sich auch qualitativ unterscheidet und außerdem das ätherische Öl eine andere Zusammensetzung aufweist, wird diese Art neuerdings als die wirksamere der beiden Heilpflanzen angesehen. Hinweise gibt es auch auf den Cholesterinspiegel senkende, antioxidative und damit zellschützende sowie entzündungshemmende, immunstimulierende und antimikrobielle Eigenschaften, die bisher aber nicht arzneilich genutzt werden. Die WHO gibt Schmerzen nach Entzündungen bei rheumatoider Arthritis als Indikation an. Curcuma wird in Europa seltener als Einzelgewürz, dafür umso häufiger als Bestandteil von Currypulvern verwendet. Bei der **Javanischen Gelbwurz** *Curcuma zanthorrhiza* ROXB. (*C. xanthorrhiza* D. DIETR.) gehen die Blütenstände im Gegensatz zu *C. longa* direkt aus dem Wurzelstock hervor (Heimat SO-Asien). Die zugehörige Droge wird als Javanische(r) Gelbwurzel(stock) – Curcumae xanthorrhizae rhizoma (PhEur) bezeichnet. Sie wird ohne weitere Behandlung getrocknet. Als Wirkstoffe enthält sie nur 1–2 % Curcuminoide (Curcumin I und II), 3 bis 12 % ätherisches Öl mit Curcumen und Xanthorrhizol als Hauptkomponenten sowie unverkleisterte Stärke.

Cyamopsis tetragonoloba (L.) TAUB.

Guarbohne, Indische Büschelbohne

Fabaceae / Schmetterlingsblütler

1–2 m ☉ ☠

BOTANIK Aufrechtes, hohes Kraut mit 3-zählig gefingerten Blättern. Rosafarbige Schmetterlingsblüten in blattachselständigen Trauben, Hülsen aufrecht, mit 5–12 erbsengroßen Samen.

VORKOMMEN Heimat vermutlich Zentralafrika, großflächig angebaut auch in S-Asien, Australien, N-Amerika.

DROGEN Guar, Guarmehl, Guargummi – Cyamopsidis seminis pulvis (PhEur), das nach Entfernen der Samenschale und des

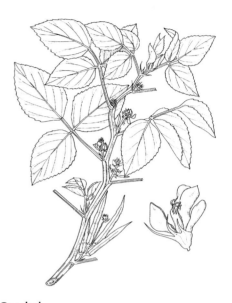

Guarbohne

Keimlings durch Mahlen des Endosperms gewonnene Pulver.

WIRKSTOFFE Bis zu 85 % wasserlösliches Guargalactomannan, Guaran (PhEur), ein Heteropolysaccharid, das aus Galactose und Mannose besteht; außerdem 4–5 % Proteine, Saponine, 2,5 % Rohfaseranteile, mineralische Bestandteile.

ANWENDUNG Guargalactomannan, das man auch durch Teilhydrolyse aus dem Guarmehl gewinnt, quillt in Wasser unter Bildung eines zähen Schleims. Damit wird nach Einnahme die Viskosität des Speisebreis im Magen erhöht, die Resorption von Kohlenhydraten im oberen Dünndarmabschnitt behindert und schließlich die Entleerung verzögert. Diese Eigenschaften nutzt man zur unterstützenden Diabetes-Therapie, um ungünstige Glukose-Spitzenwerte im Blut nach einer Mahlzeit zu vermeiden. Gleichzeitig werden erhöhte Blutfettwerte beachtlich gesenkt. In so genannten Schlankheitsmitteln soll ein schnelles Sättigungsgefühl hervorgerufen und damit weitere Nahrungsaufnahme verhindert werden. Guargalactomannan ist unverdaulich und enthält keine anrechenbaren Kohlenhydrate. In der pharmazeutischen Technologie nutzt man Guar als Binde- und Sprengmittel für Tabletten und in der Lebensmittelindustrie als Stabilisierungs- und Verdickungsmittel (E 412). Wie bei allen Quellmitteln ist auf eine hohe Flüssigkeitszufuhr und die mögliche Resorptionsverzögerung oder -verminderung gleichzeitig eingenommener Medikamente zu achten.

Cyclamen purpurascens MILL.
(*C. europaeum* auct.)

Wildes Alpenveilchen

Primulaceae / Primelgewächse

0,05–0,15 m ⅃ VI–IX ☠ ▽

BOTANIK Pflanze mit großer Knolle, Blätter immergrün, nieren- bis herzförmig und schwach gezähnt, oberseits silbrig gefleckt, unterseits karminrot. Blüten 5-zählig, Krone karminrot, mit 1,5–2,5 cm langen, zurückgeschlagenen Zipfeln, ohne Öhrchen am Grund. Fruchtstiele liegend, spiralig eingerollt.
VORKOMMEN Wälder, Gebüsche. Alpen, besonders im Südosten; auch gepflanzt.
DROGEN Cyclamen purpurascens, Cyclamen (HAB), frische unterirdische Teile.
WIRKSTOFFE Triterpensaponine wie Cyclamin.
ANWENDUNG Alpenveilchen-Arten sind ausgesprochene Giftpflanzen: Cyclamin, in der Knolle und den Blättern nachgewiesen, erzeugt heftige Haut- und Schleimhautreizungen. Bereits nach Einnahme geringer Mengen treten Erbrechen und Durchfälle auf, nach größeren Dosen Krämpfe, Lähmungen und schließlich Atemlähmung. Vergiftungen wurden nach Verwendung der Knolle in der Volksheilkunde als Abführmittel beschrieben.

Heute hat Cyclamen seinen Platz in der Homöopathie und gilt als typisches Frauenmittel. Zu den Anwendungsgebieten gehören Migräne, Regelstörungen und prämenstruelle Beschwerden, nervöser Schnupfen, Verstimmungszustände und Rheumatismus.

Cydonia oblonga MILL.

Quitte

Rosaceae / Rosengewächse

Bis 8 m ♄ V–VI

BOTANIK Strauch oder kleiner Baum, jüngere Zweige stark filzig. Blätter breit eiförmig, oberseits dunkelgrün, verkahlend, unterseits grau, dicht behaart. Blüten einzeln, 5-zählig, Kronblätter weiß oder blassrosa, 2–3 cm lang. Früchte apfel- oder birnförmig, filzig behaart.
VORKOMMEN Fast weltweit kultiviert. Heimat SW-Asien.
DROGEN Quittensamen, Quittenkerne – Cydoniae semen, die reifen Samen.
WIRKSTOFFE Etwa 20 % Schleimstoffe (überwiegend Pentosane), bis 1,5 % Amygdalin, fettes Öl.
ANWENDUNG Quittensamen werden (unzerkleinert, da sonst Blausäure aus dem Amygdalin frei wird) in der Volksheilkunde noch gelegentlich zur Bereitung eines Schleimes verwendet, der als Hustenreiz linderndes und mild abführendes Mittel gilt. Äußerlich kommt er in Salben oder Cremes u. a. bei rissiger

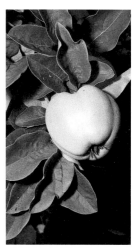

Rohe **Quitten** sind ungenießbar, verströmen aber über lange Zeit einen unvergleichlichen Duft. Mus und Saft der gekochten Früchte können vielseitig verwendet werden.

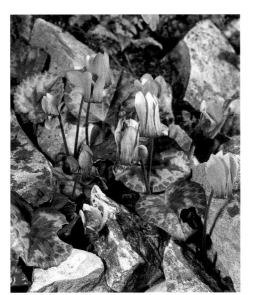

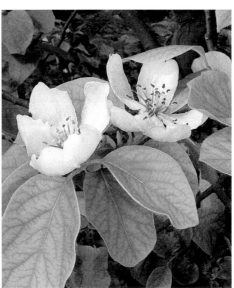

Links: **Wildes Alpenveilchen**
Rechts: **Quitte**

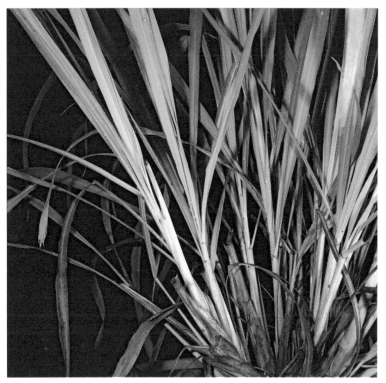

Zitronengras

WIRKSTOFFE Im ätherischen Öl vor allem Citral (65–86 %), Myrcen, Limonen, Camphen, Geraniol, relativ wenig Citronellal.

ANWENDUNG Der therapeutische Nutzen von Zitronengras-Arten und ihren ätherischen Ölen wird in Europa nicht gerade hoch angesetzt, da es keine wissenschaftlich belegten Wirkungen gibt. Die unteren, 10–25 cm langen, bleichen Teile des Grases verwendet man inzwischen auch bei uns frisch, wie aus der südostasiatischen Küche übernommen, als Gewürz, getrocknet in zahlreichen Hausteemischungen zur Aromatisierung. In den Heimatländern werden sie bei Appetitlosigkeit und Magen-Darm-Beschwerden eingesetzt. Das ätherische Öl hat gewisse wirtschaftliche Bedeutung, z. B. dient es zur Gewinnung von Citral, das u. a. für die Halbsynthese von Vitamin A benötigt wird. Zusammen mit den Ölen von *C. flexuosus* (NEES ex STEUD.) STAPF **(Ostindisches Zitronengras)** und den Ölen der beiden **Citronell(a)gras**-Arten *C. winterianus* JOWITT sowie *C. nardus* (L.) RENDLE wird es als billiger Ersatz für das teure Echte Melissenöl (von *Melissa officinalis*) als „Indisches Melissenöl" gehandelt. Die Zusammensetzung der einzelnen Öle ist durchaus verschieden, im Citronell(a)öl (Citronellae aetheroleum PhEur) ist im Gegensatz zum Lemongrasöl Citronellal Hauptbestandteil. Außer in manchen Salben und Badezusätzen, die man bei rheumatischen Beschwerden verwendet, sind sie in Kosmetikprodukten enthalten.

Haut, aufgesprungenen Lippen, wunden Brustwarzen, Verbrennungen, Wundliegen oder Hämorrhoiden zum Einsatz, auch als fettfreie, reizlose Salbengrundlage in der Kosmetik. Der Saft der ganzen Früchte, der neben dem Schleim auch reichlich Gerbstoffe enthält, kann bei leichten Entzündungen im Mund- und Rachenraum sowie bei Darmstörungen nützlich sein.

Cymbopogon citratus (DC.) STAPF

Zitronengras, Lemongras
Poaceae / Gräser

1,5(–2) m ⁴

BOTANIK Ausdauerndes, horstig wachsendes, am Grund schwach zwiebelartig verdicktes Gras, Blattscheiden violett überlaufen, Blattspreite bis 0,9 m lang. In Kultur selten blühend, Blütenstände rispig, Ährchen paarweise stehend.
VORKOMMEN Heimat SO-Asien, nur aus Kultur bekannt, auch in anderen Erdteilen angebaut.
DROGEN (Westindisches) Lemongrasöl – Cymbopogonis citrati aetheroleum, das aus der Frischpflanze durch Wasserdampfdestillation gewonnene Öl.

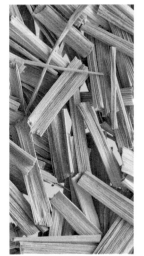

Lemongras, Zitronengras riecht und schmeckt eigenartig aromatisch, zitronenartig. Es ist verbreitet in Hausteemischungen enthalten.

Cynara cardunculus L. ssp. *flavescens* WIKL.

Artischocke
Asteraceae / Korbblütler

0,5–1,5 m ☉ IV–VIII

BOTANIK Kräftige Pflanze mit schwach dornigen oder dornenlosen, einfachen bis fiederspaltigen Blättern. Blütenköpfe groß, 8–15 cm breit, mit blauen Röhrenblüten, Hüllblätter im unteren Teil fleischig, mit stumpf eiförmigem, ausgerandetem oder dornig bespitztem Anhängsel.
VORKOMMEN Die Kulturpflanze Artischocke wurde bisher als eigene Art *C. scolymus* L. betrachtet (Foto), heute

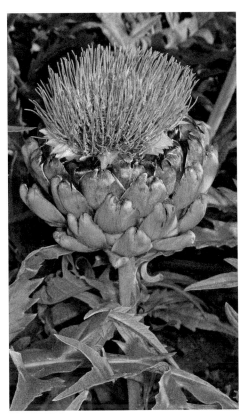

Artischocke

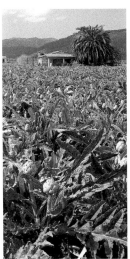

Artischockenkultur zur Gewinnung des Gemüses auf Mallorca. Für arzneiliche Zwecke erntet man die Blätter der Grundrosette vor dem Auswachsen des Blütensprosses.

die auf der Eliminierung des Cholesterins mit der Gallenflüssigkeit und auch auf der Hemmung der Biosynthese des Cholesterins in der Leber beruht. Eine starke antioxidative Wirkung soll die Leber vor Schädigung durch freie Radikale schützen. Cynarin und die Flavonoide gelten als wirksamkeitsbestimmend, die Sesquiterpenlactone erklären nur die Wirkung als Bittermittel. Auch homöopathische Zubereitungen sind im Handel, sie werden bei chronischen Leber-Galle-Störungen gegeben. Als Gemüse verwendet man den Blütenboden mit den unteren fleischigen Hüllblättern der kurz vor dem Aufblühen stehenden Blütenköpfe.

wird sie mit der Wilden Artischocke zu der oben genannten Art gestellt. In mehreren Formen im Mittelmeergebiet und weiter als Gemüse angebaut, Blattkulturen auch in Mitteleuropa.

DROGEN Artischockenblätter – Cynarae folium, die Grundblätter (höchster Wirkstoffgehalt in noch nicht blühenden Pflanzen) zur industriellen Herstellung von Artischockenextrakt, Cynarae scolymi extractum, und von Cynarin. Seltener werden die noch nicht aufgeblühten Köpfe verwendet. Cynara scolymus (hom), die frischen, zur Blütezeit geernteten oberirdischen Teile.

WIRKSTOFFE Caffeoylchinasäuren wie Chlorogensäure und Cynarin (entsteht bei Aufarbeitung der Droge); Flavonoide, vor allem Luteolinglykoside wie Cynarosid und Scolymosid; bitter schmeckende Sesquiterpenlactone, u. a. Cynaropikrin.

ANWENDUNG Artischockenextrakte fördern die Gallenproduktion sowie den Gallenfluss und werden daher seit alters bei Verdauungsschwäche verwendet. Neuer sind die Erkenntnisse über lipidregulierende Effekte: eine Senkung des Cholesterin- und Triglyceridspiegels um 10–15 %,

Cynoglossum officinale L.

Gewöhnliche Hundszunge

Boraginaceae / Raublattgewächse

0,3–0,8 m ☉ V–VII

BOTANIK Pflanze mit beiderseits graufilzig behaarten, lanzettlichen, halb stängelumfassend sitzenden Blättern, die unteren rosettig gehäuft. 5–6 mm lange, trichterförmige, 5-lappige, zuerst violette, später rotbraune Blüten. Teilfrüchte mit widerhakigen Stacheln.

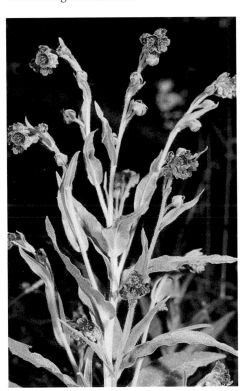

Gewöhnliche Hundszunge

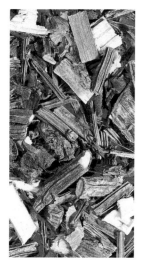

Besenginsterkraut
schmeckt stark bitter. Die
grünen Zweigstückchen
haben 5 helle Kanten.

**Gewöhnlicher
Besenginster**

VORKOMMEN Wegränder, Schuttplätze, Weiden. Wärmere Gebiete Eurasiens..
DROGEN Hundszungenkraut(-wurzel) – Cynoglossi herba (radix), das getrocknete blühende Kraut (Wurzel). Cynoglossum (hom), aus den frischen Wurzeln.
WIRKSTOFFE Allantoin, Schleimstoffe, Gerbstoffe, giftige Pyrrolizidinalkaloide.
ANWENDUNG In der Volksheilkunde wurde die Pflanze früher wie Beinwell (s. *Symphytum officinale*) verwendet, vor allem gegen Durchfall und als schleimlösendes Mittel bei Husten, äußerlich bei Verletzungen, Verstauchungen und rheumatischen Erkrankungen. Die Hundszunge hat von den Raublattgewächsen den höchsten Gehalt an leberschädigenden und Krebs erregenden Pyrrolizidinalkaloiden. Heute wird daher sowohl vom äußerlichen wie innerlichen Gebrauch abgeraten, auch wenn die Droge darüber hinaus wirkungsvolle Inhaltsstoffe enthält. Gleiches gilt für die **Gewöhnliche Ochsenzunge** *Anchusa officinalis* L.

Cytisus scoparius (L.) LINK
(*Sarothamnus scoparius* (L.) KOCH)

Gewöhnlicher Besenginster

Fabaceae / Schmetterlingsblütler

0,5–2 m ♄ V–VI ☠ ⚬

BOTANIK Rutenstrauch mit grünen, 5-kantigen Zweigen. Blätter hinfällig, obere ungeteilt, untere mit 3 Blättchen. Schmetterlingsblüten gelb, meist einzeln, scheinbar eine reichblütige, beblätterte Traube bildend, mit 20–25 mm langer Krone und spiralig eingerolltem Griffel. Hülsen zusammengedrückt.
VORKOMMEN Gebüsche, lichte Wälder, häufig gepflanzt. S-, W- und Mitteleuropa, weiter verwildert und eingebürgert.
DROGEN Besenginsterkraut – Sarothamni scoparii herba (DAC), Cytisi scoparii herba, die getrockneten, holzigen, grünen Sprosse mit Zweigen und Blättern. Besenginsterblüten – Cytisi scoparii flos. Cytisus scoparius, Spartium scoparium (HAB), frische Blüten und Blätter.
WIRKSTOFFE Chinolizidinalkaloide, vor allem Spartein und Lupanin; biogene Amine wie Dopamin und Tyramin; Flavonoide wie Scoparin und Astragalin; in den Blüten geringe Mengen ätherisches Öl; in den Samen Lectine.
ANWENDUNG Die Wirkung von Besenginsterkraut beruht weitgehend auf dem Alkaloidgehalt. Man verwendet es zur unterstützenden Therapie von Kreislaufregulationsstörungen und zu niedrigem Blutdruck, in der Volksheilkunde auch als harntreibendes Mittel. Wegen des wechselnden Sparteingehaltes in der Droge werden eher Fertigpräparate mit standardisierten Extrakten empfohlen. Das isolierte Spartein wurde früher bei bestimmten Herzrhythmusstörungen, Venenleiden und in der Geburtshilfe als Wehenmittel eingesetzt (bei Schwangerschaft ist daher auch die Einnahme von Drogenzubereitungen kontraindiziert!), wegen seiner unsicheren Wirkung und Giftigkeit aber aufgegeben, da man beobachtet hatte, dass die gleiche Sparteindosis bei verschiedenen Personen zu unterschiedlich starker Wirkung und auch heftigen Nebenwirkungen führt. Keine Bedenken bestehen bei der Nutzung der Blüten mit sehr geringem Sparteingehalt als Schmuckdroge in Teemischungen. Sie dürfen bis zu 1 % enthalten sein. Zu den Anwendungsgebieten in der Homöopathie gehören Herzrhythmusstörungen und Herzschwäche sowie entzündliche Hauterkrankungen.

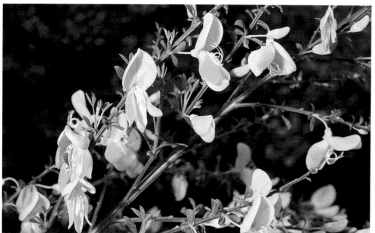

Daphne mezereum L.

Gewöhnlicher Seidelbast

Thymelaeaceae / Seidelbastgewächse

0,3–1,5 m ♄ III–IV ☠ ▽

BOTANIK Sommergrüner Strauch, Blätter an den Zweigenden gehäuft, lanzettlich, kurz gestielt, sich erst nach den Blüten entfaltend. Diese mit kronblattartigem, 4-zipfeligem, rosarotem Kelch, der am Grund in einen gleichfarbigen Achsenbecher übergeht, stark duftend. Leuchtend rote, 6–10 mm große, brennend scharf schmeckende, beerenartige Steinfrüchte mit je 1 Samen.

VORKOMMEN Laubwälder, besonders Buchenwälder, auch Zierpflanze. Europa, W-Asien.

DROGEN Daphne mezereum, Mezereum (HAB), die frische, vor der Blüte gesammelte Zweigrinde.

WIRKSTOFFE Diterpenester wie Daphnetoxin (in der Rinde) und Mezerein (in den Samen); Daphnin u. a. Hydroxycumarine, Flavonoide.

ANWENDUNG Mezereum ist heute ein in der Homöopathie häufig gebrauchtes Mittel, z. B. bei Hauterkrankungen mit starkem Juckreiz, Nervenschmerzen und anderen Schmerzzuständen. Auch Atemwegsentzündungen und Verdauungsstörungen gehören zu den Anwendungsgebieten. Die schulmedizinische Verwendung der Rinde (Mezerei cortex) in Salben und Pflastern zur Behandlung rheumatischer Beschwerden und chronischer Hautleiden gehört der Vergangenheit an. Die ganze Pflanze (wohl mit Ausnahme des Fruchtfleisches) ist stark giftig: Entzündungen von Haut und Schleimhäuten sind schon durch Berührung mit dem austretenden Saft beim Abreißen der Zweige möglich. Die Diterpenester bergen außerdem möglicherweise das Risiko einer Tumorentwicklung, so dass homöopathische Verdünnungen nur in Potenzen über D3 genutzt werden.

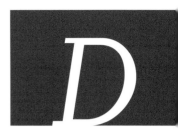

Datisca cannabina L.

Scheinhanf, Gelbhanf

Datiscaceae / Scheinhanfgewächse

1–2 m ⏚ VI–IX

BOTANIK Kräftige, 2-häusige, an Hanf erinnernde Staude. Blätter unpaarig gefiedert, die Blättchen lanzettlich, zugespitzt und grob gesägt. Blüten ohne Kronblätter, mit 3–9 Kelchlappen, in langen end- oder achselständigen, von ungeteilten Hochblättern durchsetzten Trauben.

VORKOMMEN Schattige Flussufer, feuchte Wälder. Kreta, Zypern, SW-Asien bis zum Himalaja.

DROGEN Datisca cannabina, Datisca (HAB), das frische blühende Kraut.

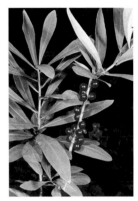

Wenige **Seidelbastfrüchte** (10–12 bei Erwachsenen) können den Tod herbeiführen. Trotz der großen Giftwirkung benutzte man sie früher zum Scharfmachen von Essig (Deutscher Pfeffer).

Scheinhanf

Gewöhnlicher Seidelbast

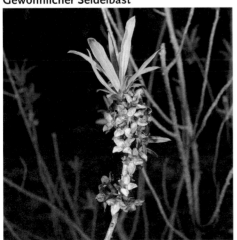

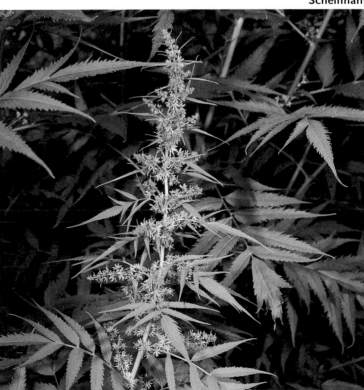

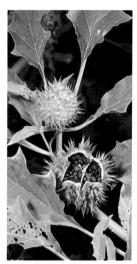

Stechapfel-Arten gehören zu den starken Giftpflanzen. Schon 15 Samen können für Kinder tödlich wirken!

WIRKSTOFFE Gelber Farbstoff Datiscin und das Abbauprodukt Datiscetin (Tetrahydroxyflavon).

ANWENDUNG In Mitteleuropa ist die Anwendung nur in homöopathischer Zubereitung bekannt. Man verordnet tiefe Potenzen bei Stoffwechselstörungen, insbesondere als Zusatzmittel bei Diabetes. Dem Datiscin werden insulinartige Aktivitäten nachgesagt. In Indien nutzt man die Wurzeln zum Färben von Seide.

Datura stramonium L.

Gewöhnlicher Stechapfel

Solanaceae / Nachtschattengewächse

0,3–1,2 m ☉ VII–X ☠

BOTANIK Meist gabelig verzweigte, unangenehm riechende Pflanze mit eiförmigen, buchtig gezähnten Blättern. Blüten 5-zählig, Krone meist weiß, trichterförmig, 5–9 cm lang. Aufrechte, eiförmige, stachelige Kapseln, die regelmäßig 4-klappig aufspringen, Samen nierenförmig, braunschwarz.

VORKOMMEN Stickstoffreiche Unkrautfluren, in wärmeren Gegenden heute weltweit verschleppt. Heimat Mittelamerika.

DROGEN Stramoniumblätter, Stechapfelblätter – Stramonii folium (PhEur), die getrockneten Blätter und blühenden Zweigspitzen, gelegentlich mit Früchten. Datura stramonium, Stramonium (HAB), das frische Kraut.

WIRKSTOFFE Tropanalkaloide, hauptsächlich Hyoscyamin, das beim Trocknen teilweise in Atropin übergeht, und Scopolamin etwa im Verhältnis 4 : 1; Withanolide, Hydroxycumarine, Flavonoide.

ANWENDUNG Stechapfelblätter und ebenso die in den gültigen Arzneibüchern nicht mehr aufgeführten Samen werden in der Schulmedizin kaum mehr verwendet (über die Wirkung s. bei der Tollkirsche *Atropa belladonna*). Nur das auf einen bestimmten Alkaloidgehalt eingestellte Blattpulver ist noch in wenigen Fertigarzneimitteln u. a. gegen die Parkinson-Krankheit und gegen Husten bzw. Asthma enthalten. Bei der Anwendung in Form von Asthmazigaretten und -räucherpulvern sowie als Tee, wie früher gebräuchlich, ist die Höhe der aufgenommenen Alkaloidmenge unsicher und das Risiko einer Überdosierung mit entsprechenden Nebenwirkungen gegeben. Umso mehr gilt dies für die missbräuchliche Anwendung der Samen oder des Tees aus Blüten oder Blättern als Rauschmittel. Häufig erfolgt dagegen der Einsatz des frischen Krautes in der Homöopathie gemäß dem Arzneimittelbild, z. B. bei fieberhaften Infektionen, Krampfzuständen, Psychosen und Entzündungen der Augen.

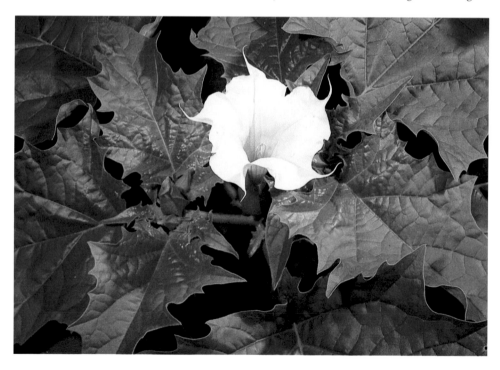

Gewöhnlicher
Stechapfel

Strauch- und baumförmige Datura-Arten werden heute in eine eigene Gattung Brugmansia (s. dort) gestellt. Die als „Engelstrompeten" inzwischen auch in Deutschland beliebten Zierpflanzen haben als Rauschdrogen gewissen Bekanntheitsgrad.

Daucus carota L. ssp. *sativus* (HOFFM.) SCHUBL. & MART.

Garten-Möhre

Apiaceae / Doldenblütler

0,3–1 m ☉ VI–IX

BOTANIK Als Gemüsepflanze mit fleischig verdickter Wurzel einjährig gezogen, daher meist nicht blühend. Blätter behaart, 2–4fach gefiedert, Abschnitte schmal, meist zugespitzt. Dolden wie bei der Wildform mit zahlreichen, langen, 3-teiligen bis fiederschnittigen Hüllblättern, inmitten der 5-zähligen weißen Blüten aber nur selten eine schwarzpurpurne „Mohrenblüte". Fruchtdolde nestförmig eingekrümmt, Früchte mit widerhakigen Stacheln.

VORKOMMEN Als Kulturpflanze weltweit verbreitet, gelegentlich verwildert. Heimat wohl in Asien.

DROGEN Möhre, Mohrrübe, Karotte, Gelbe Rübe – Dauci carotae radix, die fleischig verdickte Rübe der Kulturform.

WIRKSTOFFE β-Carotin (Provitamin A), Lycopin, B-Vitamine, ätherisches Öl mit Terpenen, geringe Mengen Polyine wie Falcarinol (Carotatoxin), Pektine.

ANWENDUNG Gekochte Mohrrüben sind ein beliebtes Hausmittel bei Durchfallerkrankungen, das man unterstützend insbesondere bei Ernährungsstörungen von Säuglingen einsetzt. Die günstige Wirkung beruht auf dem Pektingehalt. Dagegen ist die Anwendung frischer, geriebener Karotten bzw. des Saftes in der Kinderpraxis gegen Madenwürmer zumindest als alleiniges Mittel nicht mehr zu empfehlen, da die Wirkung nicht zuverlässig ist und heute andere verträgliche Mittel zur Verfügung stehen. Die wurmwidrigen Eigenschaften werden dem ätherischen Öl, eventuell unter Beteiligung des toxischen Falcarinols, zugeschrieben. Wertvoll sind der Gehalt an β-Carotin, das sich im Körper in das

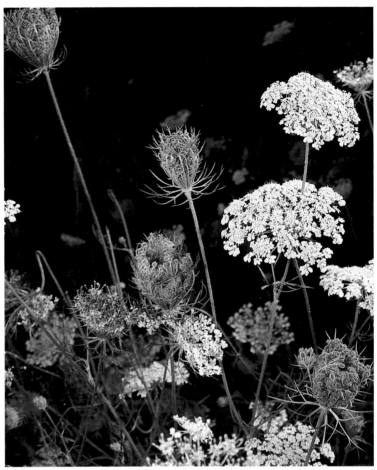

Garten-Möhre

für den Sehvorgang notwendige Vitamin A umwandelt, und der hohe Mineralstoff-, speziell Kaliumgehalt, der eine Steigerung der Harnausscheidung bewirkt. Reines β-Carotin kommt bei Lichtdermatosen und Pigmentanomalien in Fertigpräparaten zum Einsatz. Die Samen der Wilden Möhre wurden früher als harntreibendes Mittel bei Nieren- und Blasensteinen sowie als Wurmmittel genutzt. Sie sind heute ohne Bedeutung.

Delphinium staphisagria L.

Stephanskraut, Scharfer Rittersporn

Ranunculaceae / Hahnenfußgewächse

0,3–1 m ☉ V–VIII ☠

BOTANIK Kräftige einjährige, behaarte Pflanze. Blätter lang gestielt, handförmig in 5–9 Lappen zerteilt. Blüten in Trauben, Hüllblätter 13–20 mm lang, dunkelblau,

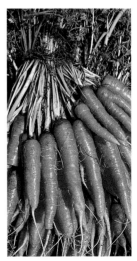

Möhren sind auch ein gesundes Gemüse.

Stephanskraut

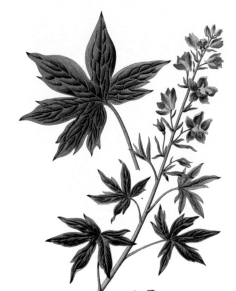

das obere mit kurzem, sackartigem Sporn. Früchte aus 3 Bälgen mit wenigen 5,5–7,5 mm großen Samen bestehend.

VORKOMMEN Immergrüne Gebüsche, Unkrautfluren. Mittelmeergebiet.

DROGEN Delphinium staphisagria, Staphisagria (HAB), die getrockneten reifen Samen.

WIRKSTOFFE Diterpenalkaloide mit dem Hauptalkaloid Delphinin, daneben Staphisagrin, Delphisin u. a.; ätherisches Öl.

ANWENDUNG In der Homöopathie hat die Pflanze einen hohen Stellenwert, entsprechende Zubereitungen können bei einer Vielzahl von Erkrankungen eingesetzt werden, z. B. bei Hautausschlägen, Kopf-, Zahn- und Nervenschmerzen, Entzündungen der Augenlider, Reizzuständen der ableitenden Harnwege, Verstimmungszuständen und Folgezuständen nach Verletzungen und Operationen. Die als Stephanskörner oder Läusekörner bekannten Samen (Staphisagriae semen) wurden früher in der Volksmedizin bei Zahnschmerzen, Nervenschmerzen und gegen Ungeziefer genutzt. Delphinin hat aconitinähnliche Wirkung (s. *Aconitum napellus*). Die Art ist daher wie der Eisenhut stark giftig, schon bei längerem Hautkontakt kommt es zu Rötungen und Entzündungen. Der **Acker-Rittersporn** *Delphinium consolida* wird heute als *Consolida regalis* bezeichnet (s. dort).

Dictamnus albus L.

Weißer Diptam

Rutaceae / Rautengewächse

0,4–1,2 m ⭘ V–VI ☠ ▽

BOTANIK Aufrechte, unverzweigte, stark duftende Staude. Blätter gefiedert, mit 5–11 eiförmig-lanzettlichen, gekerbtgesägten, durchscheinend punktierten Blättchen. Blüten in endständiger Traube, 5 Kronblätter, 20–25 mm lang, rosa, dunkler geadert, das untere herabgebogen, die 4 übrigen nach oben gerichtet.

VORKOMMEN Warme Säume, lichte Gebüsche, Wälder. Mittel- und S-Europa, Kleinasien.

DROGEN Dictamnus albus (hom), die frischen Blätter. Spechtwurzel, Diptamwurzel(-blätter) – Dictamni (albi) radix (folium).

WIRKSTOFFE Furochinolinalkaloide Dictamnin, Skimmianin und Fagarin; Furanocumarine Psoralen, Xanthotoxin, Aurapten; Limonoide, Flavonoide, wohlriechendes ätherisches Öl, das in den Drüsen der Kronblätter und Früchte besonders reichlich enthalten und an heißen, windstillen Tagen entzündbar ist („Brennender Busch").

ANWENDUNG Zurzeit wird die Pflanze noch gelegentlich in homöopathischen Zubereitungen z. B. bei starker, schmerz-

Weißer Diptam

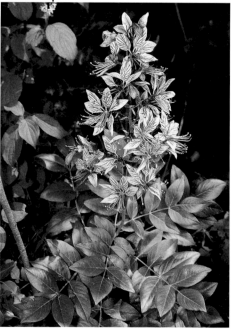

hafter Monatsblutung und Weißfluss genutzt. Volksmedizinisch wurden früher Blätter und Wurzeln äußerlich als Wundheilmittel, innerlich gegen Rheuma, zur Verstärkung der Monatsblutung und Austreibung der Nachgeburt eingesetzt, was auf Grund der Giftigkeit der Inhaltsstoffe nicht ungefährlich war. Die Drogen finden heute keine Verwendung mehr, zumal keine Belege zur Wirksamkeit vorliegen. Bei Kontakt mit der frischen Pflanze und Sonneneinwirkung sind phototoxische Hautreaktionen nicht selten.

Kretischer Diptam (Dictamni cretici herba) stammt von *Origanum dictamnus*.

Dieffenbachia seguine (JACQ.) SCHOTT.

Dieffenbachie, Schweigohr

Araceae / Aronstabgewächse

0,3–2 m ⣿ I–XII ☠

BOTANIK Staude mit oft auffällig weiß oder gelb gezeichneten, dunkelgrünen, herzförmig-länglichen Blättern. Blütenkolben aus dem cremefarbenen Hochblatt herausragend. Orangefarbene oder scharlachrote Früchte. *D. seguine* wird heute auch in *D. maculata* (LODD.) G. DON (*D. picta* SCHOTT) eingeschlossen.

VORKOMMEN Feuchte Tieflandwälder, Tropisches Amerika. Schon seit dem

Dieffenbachie

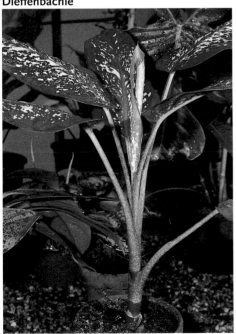

18. Jahrhundert in Europa als Topfpflanze, in Kultur meistens Hybriden.

DROGEN Dieffenbachia seguine, Caladium seguinum (hom), der frische Wurzelstock mit Blättern und Stängel.

WIRKSTOFFE Calciumoxalat in Form von Bündeln feinster Oxalatnadeln (Raphiden) und freie Oxalsäure, Eiweiß spaltende Enzyme, blausäurehaltige Glykoside, auch Alkaloide und Saponine werden genannt.

ANWENDUNG Es werden ausschließlich homöopathische Zubereitungen (meist unter dem alten Namen Caladium seguinum) eingesetzt. Zu den Anwendungsgebieten gehören u. a. Juckreiz an den weiblichen Geschlechtsorganen sowie Impotenz und Sterilität des Mannes.

Bekannt sind Dieffenbachia-Arten vor allem als Giftpflanzen: Der Kontakt mit dem Saft führt zu Hautentzündungen, im Mund zur Schwellung der Schleimhäute und der Zunge mit brennendem Schmerz und Schluckbeschwerden bis zum Verlust der Stimme, eventuell über mehrere Tage. So wurde die Pflanze in ihrer Heimat auch dazu benutzt, unliebsame Zeugen zum Schweigen zu bringen („Schweigohr"). Wie auch bei anderen Aronstabgewächsen (s. Arum maculatum) ist die Giftwirkung nicht eindeutig geklärt.

Digitalis lanata EHRH.

Wolliger Fingerhut

Scrophulariaceae / Rachenblütler

0,4–1 m ☉ ⣿ VI–VIII ☠

BOTANIK Aufrechte Pflanze mit schmal lanzettlichen, meist völlig kahlen Blättern. Blüten in langen, allseitswendigen Blütenständen, ihre Stiele und Kelche drüsig und weißwollig behaart, Krone 2–3 cm lang, bauchig-glockig, gelbbraun geadert, mit weißer Unterlippe.

VORKOMMEN Lichte Wälder und Gebüsche. SO-Europa, als Arznei- und Zierpflanze in Mitteleuropa angebaut.

DROGEN Digitalis-lanata-Blätter – Digitalis lanatae folium, die im Herbst des 1. Kulturjahres geernteten Rosettenblätter.

WIRKSTOFFE Etwa 80 herzwirksame Glykoside (Cardenolide), vor allem Lanatosid A, B und C mit den Sekundärglykosiden Acetyldigitoxin, Acetylgitoxin und Acetyl-

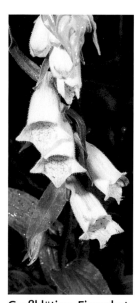

Großblütiger Fingerhut
Digitalis grandiflora MILL.
(*D. ambigua* MURR.) (Foto)
und der seltenere **Gelbe**
Fingerhut *D. lutea* L. finden bei uns derzeit keine
arzneiliche Verwendung.
Wie bei allen *Digitalis*-Arten
sind durch Einnahme von
Pflanzenteilen schwer-
wiegende Vergiftungen
möglich.

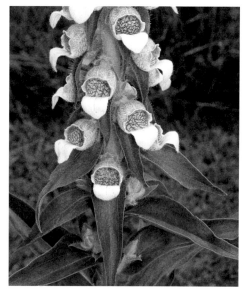

Wolliger Fingerhut

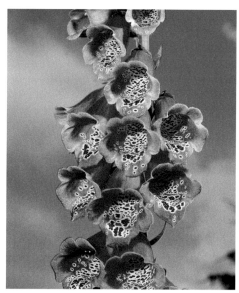

Roter Fingerhut

digoxin, von denen die beiden Ersteren
mit den Sekundärglykosiden des Roten
Fingerhutes übereinstimmen; Pregnanglykoside (Digitanolglykoside, nicht herzwirksam), Steroidsaponine wie Digitonin,
Flavonoide, Anthrachinone.

ANWENDUNG Die Droge selbst wird
wegen ihrer Giftigkeit und geringen therapeutischen Breite nicht verwendet (ausgenommen wenige homöopathische
Zubereitungen), sie dient ausschließlich
als Ausgangsmaterial zur Gewinnung der
Reinglykoside und partialsynthetisch
abgewandelter Produkte, vor allem Digoxin (PhEur), Acetyldigoxin und Metildigo-
xin. Diese werden verordnet, um die Leistung des geschwächten (insuffizienten)
Herzens zu verbessern. Im Vergleich mit
den Glykosiden des Roten Fingerhuts
Digitalis purpurea gelten sie allgemein als
besser verträglich, sie werden rascher
resorbiert und ausgeschieden, so dass die
Kumulationsgefahr geringer ist. Die Art
hat zunehmend an Bedeutung gewonnen,
da sie leichter anzubauen ist und 3–5-mal
mehr Wirkstoffe enthält.

Digitalis purpurea L.

Roter Fingerhut

Scrophulariaceae / Rachenblütler

0,6–1,8 m ☉ VI–VIII ☠

BOTANIK Aufrechte Pflanze mit eiförmigen bis lanzettlichen, fein gekerbt-gesäg-

ten Blättern, diese oberseits dunkelgrün
und runzelig, unterseits graufilzig. Blüten
in langen, einseitswendigen Trauben, die
bis 6 cm lange, purpurrote Krone glockig,
innen mit dunkelroten, weiß umrandeten
Flecken, in der Form einem Fingerhut
ähnlich.

VORKOMMEN Schlagfluren, lichte Wälder. W-Europa, N-Marokko, weltweit
verschleppt; als Zier- und Arzneipflanze
kultiviert.

DROGEN Digitalis-purpurea-Blätter –
Digitalis purpureae folium (PhEur), die
getrockneten, im Herbst geernteten
Rosettenblätter des 1. Kulturjahres. Digitalis purpurea, Digitalis (HAB).

WIRKSTOFFE Die Primärglykoside Pur-
pureaglykosid A und B, aus denen nach
enzymatischer Abspaltung eines Mole-
küls Glucose Digitoxin bzw. Gitoxin
(Sekundärglykoside) entstehen. Über 30
weitere herzwirksame Glykoside (Cardenolide); Pregnanglykoside (Digitanolglykoside, nicht herzwirksam), Steroidsaponine wie Digitonin; Anthrachinone.

ANWENDUNG Die Blätter des Roten Fingerhuts sind das klassische Mittel gegen
Herzinsuffizienz. Die Teebereitung ist
wegen der Giftigkeit ausgeschlossen,
selbst (rezeptpflichtige) Fertigarzneimittel
aus dem auf einen bestimmten Wirkstoffgehalt eingestellten Drogenpulver kommen nur noch selten zur Anwendung.
Verordnet werden heute die Reinglykoside mit exakter Dosierungsmöglichkeit,
besonders das Digitoxin. Geringe Bedeu-

tung haben noch äußerlich anzuwendende Drogenzubereitungen bzw. Glykosidgemische in wundheilenden und venentonisierenden Präparaten sowie in Augentropfen gegen Ermüdungserscheinungen beim Nahsehen. Zu den homöopathischen Anwendungsgebieten gehören u. a. Herzschwäche und Migräne.

Vergiftungen durch die Pflanze selbst sind selten, aber durch Verwechslung z. B. mit Borretschblättern möglich. Vor allem ist aber die hohe individuelle Empfindlichkeit der Patienten sowie die dadurch leicht gegebene Überdosierung von Fertigarzneimitteln Auslöser von Vergiftungserscheinungen, da wirksame und giftige Dosis nahe beieinander liegen.

Dionaea muscipula ELLIS

Venusfliegenfalle

Droseraceae / Sonnentaugewächse

0,1–0,4 m ♃ V–VII ▽

BOTANIK Fleisch fressende Pflanze mit rosettig angeordneten Blättern, ihr Stiel flach, die Blattfläche in Form einer 2-klappigen Falle, am Rand mit langen Zähnen. Bei Berührung der Fühlborsten auf der Blattfläche durch ein Insekt klappen die beiden Hälften relativ schnell zu, das Insekt wird gefangen und im Laufe der Zeit verdaut. Weiße, 5-zählige, ca. 2,5 cm große Blüten in doldigen Blütenständen an einem blattlosen Stängel.
VORKOMMEN Moore in N-Amerika (Carolina).
DROGEN Presssaft der ganzen frischen, kurz vor Beginn der Blüte geernteten Pflanze (Dionaeae herba recens).
WIRKSTOFFE Naphthochinonderivate wie Plumbagin und Droseron, Flavonoide, Gerbstoffe, im Sekret der Verdauungsdrüsen Enzyme (Proteasen, Phosphatasen, Nucleasen).
ANWENDUNG Der Presssaft der frischen Pflanze wurde als Krebsmittel bekannt. Bis 1988 war auch ein Fertigpräparat im Handel, das bei bestimmten Tumoren, die auf sonstige verfügbare Therapien nicht mehr ansprachen, eingesetzt werden durfte. Nachdem keine wissenschaftlichen Belege über die Wirksamkeit

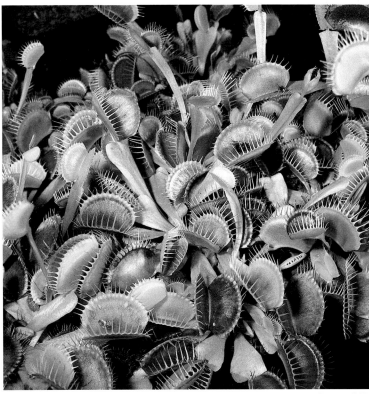

Venusfliegenfalle

erbracht werden konnten und Berichte über schwerwiegende Nebenwirkungen besonders nach Injektionsbehandlungen zunahmen, wurde die Zulassung widerrufen. Gelegentlicher Therapieerfolg wird über eine immunstimulierende Wirkung erklärt.

Dioscorea villosa L.

Wilde Yamswurzel, Zottige Yamswurzel

Dioscoreaceae / Schmerwurzgewächse

1,5–5 m hoch kletternd ♃ V–VIII

BOTANIK Getrenntgeschlechtige Staude mit meist 0,5–1,5 cm dickem Wurzelstock und einjährigen, windenden Stängeln. Blätter herzförmig, (7–)9–11-nervig, unterseits manchmal dicht behaart. Verzweigte Blütenstände mit kleinen, sitzenden, grünlichen, 6-zähligen Blüten. Die Früchte sind 3-fächerige Kapseln. Sehr formenreiche Art. Die Gattung wurde nach dem griechischen Arzt Dioskurides benannt.
VORKOMMEN Ufer, feuchte Wälder. Östl. N-Amerika.

Stärkereiche **Yamswurzeln** mit ihren großen Rhizomknollen wie von *Dioscorea opposita* THUNB. (*D. batatas* DECNE) oder *D. alata* L. gehören besonders in den tropischen Ländern Afrikas zu den Grundnahrungsmitteln. Vor dem Verzehr müssen sie durch längeres Liegen in fließendem Wasser oder Auskochen von dem giftigen Dioscorin befreit werden.

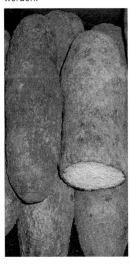

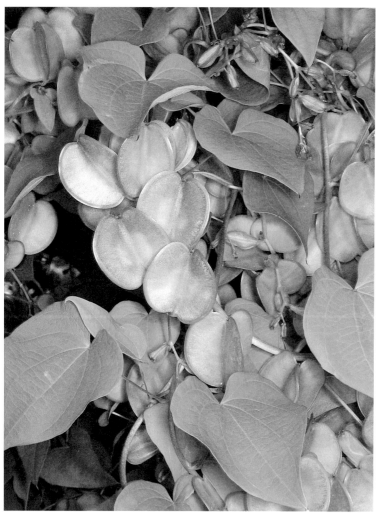

Wilde Yamswurzel

DROGEN Dioscorea villosa, der frische, nach der Blütezeit gesammelte Wurzelstock (HAB).

WIRKSTOFFE Steroidsaponine wie Dioscin (mit dem Aglykon Diosgenin), Pyridinalkaloide wie Dioscorin, Stärke.

ANWENDUNG Von den zahlreichen *Dioscorea*-Arten (etwa 800) wird als Arzneipflanze in Europa allein die Wilde Yamswurzel genutzt. Man verwendet den Wurzelstock in homöopathischer Zubereitung bei Koliken im Magen-Darm-Trakt, krampfartigen Schmerzen während der Periode und bei Nervenschmerzen. Im Heimatgebiet der Art ist die Droge als krampflösend, entzündungshemmend und den Gallenfluss fördernd bekannt.

Mehrere *Dioscorea*-Arten haben als Rohstoff für die Diosgenin-Gewinnung Bedeutung. Aus dieser Verbindung lassen sich Steroidhormone wie Cortisone und Sexualhormone herstellen.

Dracocephalum moldavica L.

Moldauischer Drachenkopf, Türkische Melisse

Lamiaceae / Lippenblütler

0,3–0,7 m ⊙ VII–VIII

BOTANIK Aromatisch riechende Pflanze mit kreuzgegenständigen, gestielten, eilanzettlichen, eingeschnitten gesägten Blättern. Blüten in beblätterten end- und seitenständigen Scheinähren, Krone über 2 cm lang, blau, seltener weiß, mit deutlich 2-lippigem, oft violett überlaufenem Kelch.

VORKOMMEN S-Sibirien bis in den Himalaja, seit dem 16. Jahrhundert als Zier-, Heil- und Gewürzpflanze in O- und im östlichen Mitteleuropa kultiviert, z. T. eingebürgert.

DROGEN Drachenkopfkraut, Türkische Melisse – Dracocephali herba, die getrockneten blühenden oberirdischen Teile.

WIRKSTOFFE Ätherisches Öl mit Citral und Geranylacetat als Hauptbestandteile.

ANWENDUNG Der Droge werden verdauungsfördernde, blähungstreibende und auf den Magen-Darm-Trakt schwach krampflösende Eigenschaften zugeschrieben, auch ein gewisser beruhigender Effekt wird angeführt. Das nach Zitrone duftende und schmeckende Kraut wird meist mit weiteren Drogen kombiniert verwendet und hat besonders im östlichen Europa gewisse Bedeutung als Ersatz für Zitronenmelisse erlangt.

Moldauischer Drachenkopf

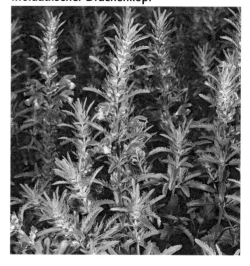

Drosera rotundifolia L.

Rundblättriger Sonnentau

Droseraceae / Sonnentaugewächse

0,1–0,3 m ♃ VI–VIII ▽

BOTANIK Blätter in grundständiger Rosette, lang gestielt, die rundliche Spreite auf der Oberseite mit zahlreichen rötlichen, klebrigen Drüsenhaaren zum Fangen und Verdauen von Insekten besetzt. Blüten 5-zählig, mit 5 mm langen, weißen Kronblättern, teilweise geschlossen bleibend, zu 4–12 auf bis 25 cm hohem, blattlosem Stängel.
VORKOMMEN In Mooren durch das nördliche Europa, Asien, N-Amerika.
DROGEN Sonnentaukraut – Droserae herba, Rorellae herba, die getrocknete ganze Pflanze, auch vom Mittleren Sonnentau *D. intermedia* HAYNE und von *D. longifolia* L. (*D. anglica* HUDS.). Drosera (HAB). Da diese Arten geschützt sind und bisher nicht wirtschaftlich kultiviert werden können, werden im Handel nur außereuropäische Arten angeboten, überwiegend *D. madagascariensis* DC. (*D. ramentacea* OLIV., non BURCH.) aus Madagaskar und O-Afrika oder *D. peltata* SMITH aus O-Asien, beide aus Wildvorkommen!
WIRKSTOFFE Naphthochinonderivate wie Plumbagin, Methyljuglon (Ramentaceon) bzw. Droseron; Flavonoide, Schleimstoffe, Eiweiß spaltende Enzyme im Sekret der Drüsenhaare.

Mittlerer (links) und **Rundblättriger Sonnentau**

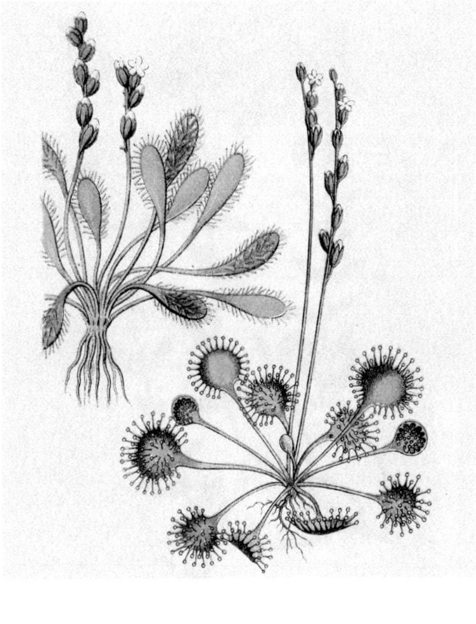

ANWENDUNG Für die Naphthochinonderivate werden schleimlösende, auf die Bronchien krampflösende und hustenreizstillende Eigenschaften angegeben, auch bakterienhemmende Wirkungen wurden nachgewiesen. In der Schulmedizin wie in der Homöopathie werden entsprechende Zubereitungen vor allem in der Kinderpraxis bei Reiz- und Krampfhusten, auch Keuchhusten, angewendet. Beliebt ist die Kombination der alkoholischen Extrakte mit Thymian in Tropfen und Sirupen. Die Teeanwendung ist kaum gebräuchlich. Bei längerer Einwirkung auf die Haut verursacht der Saft der frischen Blätter Entzündungen.

Dryopteris filix-mas (L.) SCHOTT

Gewöhnlicher Wurmfarn

Aspidiaceae / Schildfarngewächse

0,3–1,2 m ♃ Sporen VII–IX ☠

BOTANIK Farn mit kurzem, dickem Wurzelstock und sommergrünen, trichterförmig gestellten Wedeln. Fiederblätter 1. Ordnung nochmals fiederteilig, mit abgerundeten, fein gesägten Abschnitten. Sporenbehälter in kleinen, zunächst von einem nierenförmigen Schleier bedeckten Häufchen.
VORKOMMEN Wälder und Hochstaudenfluren. Europa, Asien, Amerika.
DROGEN Dryopteris filix-mas, Aspidium filix-mas, Filix (HAB), der frische, im Herbst gesammelte, von Wurzeln befreite Wurzelstock mit den daran sitzenden Blattbasen. Wurmfarnwurzelstock, Farnwurzel – Filicis rhizoma.
WIRKSTOFFE Acylphloroglucinole, u. a. Aspidinol, Albaspidin, Filixsäure; Gerbstoffe, geringe Mengen ätherisches Öl.
ANWENDUNG Der (leicht zersetzliche) Etherextrakt der Farnwurzel war früher ein gebräuchliches Mittel gegen Bandwürmer. Der durch die Phloroglucinverbindungen gelähmte Parasit wurde durch ein anschließend gegebenes Abführmittel aus dem Darm entfernt. Bereits bei Anwendung therapeutischer Dosen kam es dabei oft zu Übelkeit, Durchfall und Kopfschmerzen, bei Überdosierung und wohl auch individueller Überempfindlichkeit traten Vergiftungen mit Leberschädigung und Sehstörungen, unter Umständen bis zur Erblindung, auf. Da man inzwischen

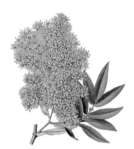

Kosobaum *Hagenia abyssinica*

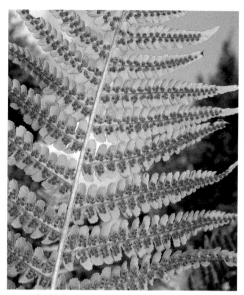

Gewöhnlicher Wurmfarn

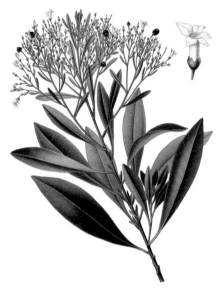

Duboisie

risikoarme, besser verträgliche und wirksame Alternativen kennt, ist der Einsatz heute nicht mehr zu vertreten. Auch die äußerliche Anwendung bei schlecht heilenden Wunden ist veraltet. Zu den homöopathischen Anwendungsgebieten gehört Sehschwäche durch Schädigung der Sehnerven. Entsprechende Zubereitungen werden unter dem alten Namen Filix noch gelegentlich verordnet. Blattextrakte sind in Präparaten der anthroposophischen Therapierichtung gegen Verdauungsbeschwerden enthalten.

Auf der Wirkung von Acylphloroglucinolen gegen Würmer beruhte auch die Anwendung der Kosoblüten (Koso flos, von dem Rosengewächs **Kosobaum** *Hagenia abyssinica* (BRUCE) J. F. GMEL., Heimat O-Afrika) und von Kamala, den Drüsen und Büschelhaaren der Früchte von *Mallotus philippinensis* (LAM.) MUELL.-ARG., einem baumförmigen Wolfsmilchgewächs (Heimat Asien, O-Afrika, Australien). Beide Arten werden noch gelegentlich homöopathisch genutzt, „Kamala" insbesondere gegen Hautausschläge.

Duboisia myoporoides R. BR.

Duboisie, Korkrindenbaum
Solanaceae / Nachtschattengewächse

5–15 m ♄ I–XII ☙

BOTANIK Immergrüner kleiner Baum oder Strauch mit korkartiger Borke. Blät-

ter wechselständig, lanzettlich, bis 10 cm lang. Vielzählige rispige Blütenstände mit weißen Blüten, Krone mit kurzer Röhre und 5 ausgebreiteten Zipfeln. Frucht beerenförmig, kugelig, 0,5 cm groß, zuletzt schwarz.

VORKOMMEN Regenwälder der Ostküste Australiens, Kulturen auch in N-Amerika.

DROGEN Duboisia-Blätter – Duboisiae folium. Duboisia (hom), die frischen Blätter.

WIRKSTOFFE Tropanalkaloide wie Scopolamin (2 %), Hyoscyamin und Atropin; Nicotin, Pelletierin.

ANWENDUNG In Kultur befinden sich vor allem Hybriden dieser Art mit *D. leichhardtii* F. MUELL., die frei von Nicotin sind und einen besonders hohen Scopolamin-Gehalt (bis 3 %) haben. Sie werden ausschließlich zur industriellen Gewinnung der Tropanalkaloide Hyoscyamin, Atropin und besonders von Scopolamin genutzt. Dieses Alkaloid hat im Verhältnis zu Atropin eine viel ausgeprägtere zentral dämpfende Wirkung und wurde früher in Verbindung mit Opiaten zur Narkosevorbereitung eingesetzt. Heute verwendet man noch die pupillenerweiternden Eigenschaften in Augentropfen und insbesondere die Übelkeit und Brechreiz unterdrückende Wirkung bei Reise- und Seekrankheit in Form von transdermalen Systemen (Scopolaminpflastern). Homöopathische Zubereitungen werden u. a. bei Entzündungen des Auges und der Atemwege verordnet.

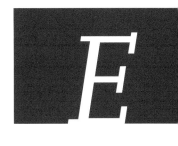

Ecballium elaterium (L.) A. RICH.

Spritzgurke

Cucurbitaceae / Kürbisgewächse

0,2–1 m ⚁ IV–IX ☠

BOTANIK Steifhaarige Pflanze mit niederliegenden Stängeln. Blätter lang gestielt, herzförmig, oft gezähnt und gewellt. Blüten getrenntgeschlechtig an derselben Pflanze, mit gelber, tief 5-teiliger Krone. Gurkenartige, 4–5 cm lange, rau behaarte Früchte, die sich zur Reifezeit schon bei leichter Berührung vom Stiel lösen und dabei eine stark reizende Flüssigkeit (Vorsicht, Augen!) mit den Samen herausschleudern.

VORKOMMEN Wegränder, Brachland. Mittelmeergebiet, SO-Europa.

DROGEN Springgurke, Spritzgurke – Elaterium (hom), die frischen, nicht ganz reifen Früchte.

WIRKSTOFFE Bittere Cucurbitacine.

ANWENDUNG Elaterium war als eingetrockneter Saft aus der Wurzel oder den Früchten als außerordentlich stark wirkendes Abführmittel in der Volksmedizin bekannt. Wegen der heftig reizenden, Entzündungen auslösenden Wirkung nicht nur auf die Haut, sondern auch auf die Schleimhäute im Magen-Darm-Trakt mit Übelkeit, Erbrechen, Magenschmer-zen und wässrigem Durchfall mit Koliken hat man diese Anwendung aufgegeben und nutzt nur noch homöopathische Zubereitungen. Zu den Anwendungsgebieten gehören dem Arzneimittelbild entsprechend wässriger Durchfall, Krämpfe, Nervenschmerzen und Nesselsucht. Die isolierten Cucurbitacine wirken hemmend auf das Wachstum von Tumorzellen, ihr therapeutischer Einsatz scheitert aber bisher an ihrer hohen Giftigkeit.

Echinacea pallida (NUTT.) NUTT.

Blassfarbener Sonnenhut

Asteraceae / Korbblütler

0,3–1 m ⚁ VII–IX

BOTANIK Staude mit meist unverzweigten Stängeln, Blätter rau, länglich-lanzettlich, am Grund≠ verschmälert, immer ganzrandig. Blütenköpfe mit herabhängenden blassrosa Zungenblüten, diese 4–9 cm lang, sehr schmal, Spreublätter mit steifer Spitze, Pollen weiß.

VORKOMMEN Als Arzneipflanze in Europa angebaut. Heimat N-Amerika.

DROGEN Blassfarbene Sonnenhutwurzel – Echinaceae pallidae radix. (In der Vergangenheit hielt man diese Art für *E. angustifolia* DC. bzw. benutzte die Namen synonym, so dass im DAB die

Links: **Spritzgurke**
Rechts: **Blassfarbener Sonnenhut**

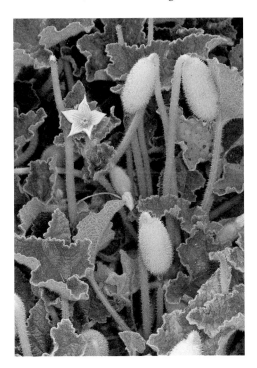

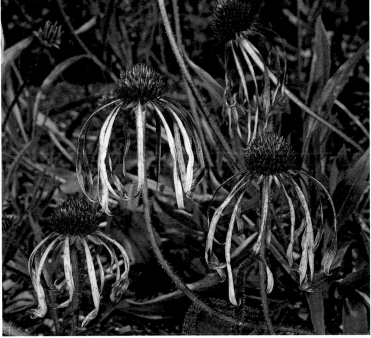

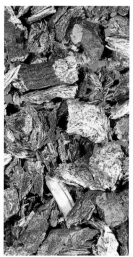

Blassfarbene Sonnenhutwurzel von *Echinacea pallida* ist zwar als Droge im Handel, wird aber als Tee kaum verwendet. Extraktpräparate werden dagegen zahlreich angeboten.

Monographie Sonnenhutwurzel – Echinaceae angustifoliae radix erschien, inzwischen aber wieder außer Kraft gesetzt wurde.) Außer im Homöopathischen Arzneibuch sind bis heute keine *Echinacea*-Arten monographiert.

WIRKSTOFFE Wohl ähnlich wie im Purpursonnenhutkraut, aber Polysaccharide noch unbekannter Struktur, Kaffeesäurederivate wie Echinacosid, Polyine wie Ketoalkene und Ketoalkenine, keine Isobutylamide, kein Cynarin.

ANWENDUNG Sonnenhut-Arten wurden von nordamerikanischen Indianern schon lange bei Infektionskrankheiten medizinisch genutzt, bevor sie in Europa erst Ende des letzten Jahrhunderts als Arzneipflanzen bekannt wurden. Sie erfreuen sich inzwischen auch in der Selbstmedikation als so genannte Immunstimulanzien großer Beliebtheit (s. *E. purpurea*). Der Schmalblättrige Sonnenhut *E. angustifolia* DC., mit nur 2–4 cm langen, ± abstehenden Zungenblüten und gelbem Pollen, wird derzeit in der Schulmedizin nicht verwendet und wurde auch aus dem homöopathischen Arzneibuch gestrichen. Charakteristischer Inhaltsstoff in den Wurzeln ist das Chinasäurederivat Cynarin, das in den anderen Arten fehlt.

Echinacea purpurea (L.) MOENCH
(*Rudbeckia purpurea* L.)

Purpurroter Sonnenhut

Asteraceae / Korbblütler

0,6–1,8 m ⚊ VII–IX

BOTANIK Kräftige Staude mit verzweigten Stängeln. Blätter eiförmig-lanzettlich, zugespitzt, am Grund abgerundet, gesägt und rau. Blütenköpfe mit purpurnen Scheiben- und 2–4 cm langen, relativ breiten, anfangs abstehenden, später ± hängenden, rosaroten Zungenblüten. Spreublätter mit gerader, biegsamer Spitze. Pollen gelb.

VORKOMMEN In Europa seit dem 18. Jahrhundert als Zierpflanze in zahlreichen Sorten kultiviert, heute auch feldmäßig für Arzneizwecke angebaut. Heimat N-Amerika.

DROGEN Purpursonnenhutkraut – Echinaceae purpureae herba, die getrockneten oder frischen, blühenden, oberirdischen Teile. Echinacea purpurea (ex planta tota) (HAB).

WIRKSTOFFE Heteropolysaccharide, darunter Arabinogalactane; Kaffeesäurederivate wie Echinacosid und Cichoriensäure; Isobutylamide ungesättigter Fettsäuren

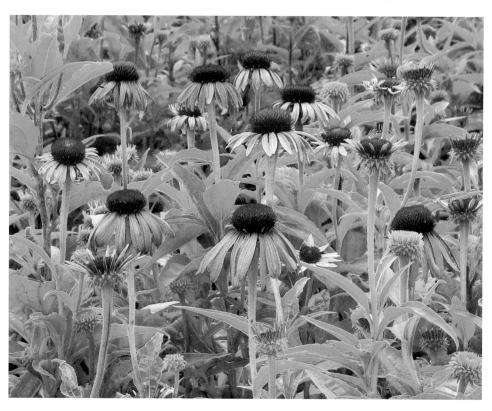

Purpurroter Sonnenhut

wie Echinacein; Polyine, ätherisches Öl, Flavonoide.

ANWENDUNG *Echinacea purpurea* ist die am häufigsten gebrauchte Sonnenhut-Art. Die Droge selbst, bei dieser Art das Kraut, ist kaum gebräuchlich, für Fertigpräparate verwendet man überwiegend den Frischpflanzen-Presssaft und dessen Zubereitungen, für den auch die meisten Untersuchungen vorliegen. Er soll durch Stimulierung der körpereigenen Abwehrmechanismen der Vorbeugung und unterstützenden Behandlung wiederkehrender Infekte im Bereich der Atemwege und ableitenden Harnwege dienen. Neuerdings gibt es Belege, dass der Einsatz im Frühstadium einer akuten Erkältungserkrankung am erfolgreichsten ist. Äußerlich verwendet man Echinacea bei schlecht heilenden oberflächlichen Wunden. In homöopathischer Dosierung und Zubereitung wird der Sonnenhut ebenfalls unterstützend bei schweren und fieberhaften Infekten angeboten. Welche Verbindungen die Aktivierung des Immunsystems hervorrufen, ist noch nicht endgültig geklärt. Zurzeit werden die Heteropolysaccharide als Wirkstoffe angesehen, möglicherweise unter der Beteiligung der Isobutylamide und der Cichoriensäure. Die Anwendung (der weit über 500 Zubereitungen) sollte nach Gebrauchanweisung und nicht zu lange bedenkenlos erfolgen, nach neueren Empfehlungen nicht länger als 2 Wochen, danach soll eine Pause von 2 Wochen folgen. Man geht davon aus, dass eine ständige Immunstimulation schließlich zu einer Immunsuppression führen könnte. Als Gegenanzeigen für die innere Anwendung werden progrediente Systemerkrankungen wie Tuberkulose oder multiple Sklerose angegeben und Überempfindlichkeit gegen Korbblütler. Die Anwendung während der Schwangerschaft wird nicht empfohlen.

Eichhornia crassipes (MART.) SOLMS

Wasserhyazinthe

Pontederiaceae / Pontederiagewächse

0,1–0,4 m ⁙ VI–IX

BOTANIK Schwimmende Rosettenpflanze, Ausläufer bildend, Schwimmblätter rundlich, am Grund mit aufgebla-

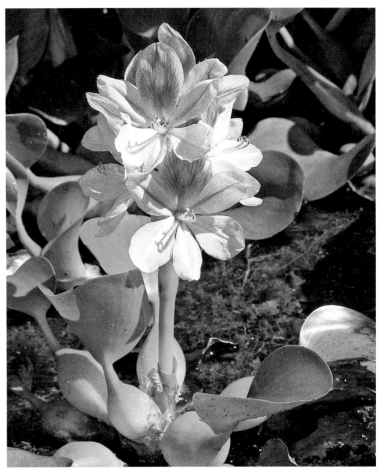

Wasserhyazinthe

senem Blattstiel, dessen Luftgewebe die Schwimmfähigkeit bewirkt. Ährenförmiger Blütenstand mit einem scheidigen Hochblatt und 6-zähligen, etwa 5 cm großen blauen Blüten, oberes Blütenblatt mit dunkelblau umrandetem gelbem Fleck.

VORKOMMEN Ursprünglich in Brasilien, heute weltweit in tropischen und subtropischen Süßgewässern als aggressives Unkraut verbreitet.

DROGEN Eichhornia crassipes, Eichhornia (HAB), die ganze frische Pflanze.

WIRKSTOFFE Lignin, Proteine, Sterole, Oxalsäure, Mineralsalze, B-Vitamine; in den Blüten Anthocyane.

ANWENDUNG Die Art ist als Heilpflanze in Europa nur in homöopathischer Zubereitung bekannt. Zu den Anwendungsgebieten gehören Verdauungsschwäche, z. B. bei chronischen Bauchspeicheldrüsenerkrankungen und nach Gallenoperationen. Traditionell wird Wasserhyazinthenkraut in Brasilien bei Verdauungsstörungen und Appetitlosigkeit unter die Nahrung gemischt.

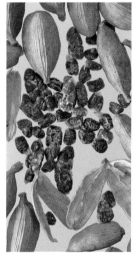

Kardamomen werden als ganze, getrocknete Kapseln gehandelt. Die Kapselwände schützen das in der Samenschale enthaltene ätherische Öl vor Lichteinfall und Verdunstung. Außerdem wird die Verwechslung mit den Samen anderer Kardamom-Arten verhindert, da sich die Früchte deutlich unterscheiden.

Elettaria cardamomum (ROXB.) MATON

Kardamom

Zingiberaceae / Ingwergewächse

1,2–2(–3) m ⚃ VI–VIII

BOTANIK Staude mit kräftigem Wurzelstock und zahlreichen Scheinstängeln, gebildet von den ineinander steckenden Scheiden der 2-zeilig angeordneten Blätter. An ihrem Grund entspringen rispig verzeigte Blütenstängel. Blütenblätter unscheinbar, auffällig die weiße, purpurrot gestreifte, von sterilen Staubblättern gebildete Lippe. Die 6–20 mm langen, 3-kantigen Fruchtkapseln enthalten in 3 Fächern jeweils 4–8 braune Samen.

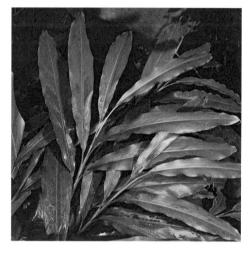

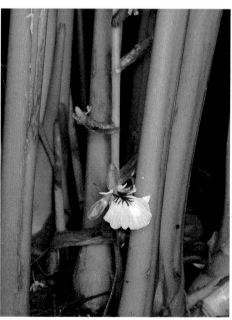

Kardamom
Oben: Blätter
Unten: Blüte

VORKOMMEN Bergwälder SW-Indiens, heute in den Tropen weltweit kultiviert.

DROGEN Kardamomen, Kardamomfrüchte – Cardamomi fructus (DAC), die kurz vor der Reife geernteten, getrockneten Früchte mit den Samen der var. *minuscula* BURK., die nur an der Malabarküste heimisch ist (Malabar-Kardamom).

WIRKSTOFFE Ätherisches Öl aus über 120 Verbindungen, vor allem α-Terpinylacetat, α-Terpineol, Cineol, Limonen, Linalylacetat, Linalool; Hydroxyzimtsäure, fettes Öl, Stärke.

Anwendung Für arzneiliche Zwecke werden nur die von der Kapselhülle befreiten Samen verwendet. Ihr ätherisches Öl wirkt fördernd auf die Speichel-, Magen- und Gallensaftsekretion. In der Regel nutzt man alkoholische Auszüge, bisweilen mit Kümmel und Fenchel kombiniert, in Fertigpräparaten gegen Verdauungsbeschwerden, Blähungen und zur Anregung des Appetits. In manchen Mitteln ist Kardamom auch nur als Geschmackskorrigens enthalten. Überhaupt hat die Droge ihre größere Bedeutung als Gewürz: in Backwaren, vor allem Weihnachtsgebäck, in Kompott, in arabischen Ländern als Kaffeegewürz, gebietsweise in Wurstwaren oder in der Likörindustrie. Das 4–5-minütige Kauen von 3–4 Samen soll den Geruch nach Knoblauch überdecken.

Eleutherococcus senticosus (RUPR. & MAXIM.) MAXIM. (*Acanthopanax senticosus* (RUPR. & MAXIM.) HARMS)

Taigawurzel, Sibirischer Ginseng

Araliaceae / Efeugewächse

2–3(–5) m ♄ VII–VIII

BOTANIK Triebe des kletternden Strauches mit verholzten, rückwärts gerichteten Stacheln dicht besetzt („Teufelsbusch"), Blätter wechselständig, 5-zählig gefingert. Unscheinbare, blauviolette zwittrige und männliche sowie gelbliche weibliche, 5-zählige Blüten in reichen Dolden, Früchte zuletzt blauschwarz.

VORKOMMEN Nadel- und Mischwälder von Sibirien bis O-Asien.

DROGEN Eleutherococcus-senticosus-Wurzel, Taigawurzel, Sibirischer Ginseng

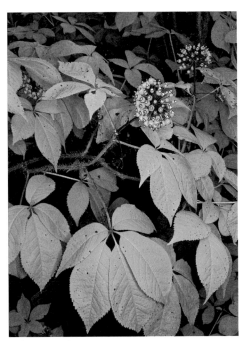

Taigawurzel

sen. Auf Grund fehlender Langzeitstudien sollte die Anwendung nur 2 Wochen bis zu 3 Monaten erfolgen, danach ist eine Pause von 2 Monaten einzulegen. Kleinkinder und Säuglinge sollten nicht behandelt werden. Als Kontraindikationen werden Bluthochdruck und Erkrankungen des Immunsystems angegeben.

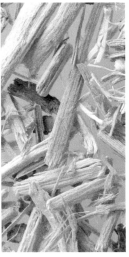

Sibirischer Ginseng ist mit dem Koreanischen Ginseng *Panax ginseng* botanisch verwandt, die Inhaltstoffe unterscheiden sich jedoch deutlich.

– Eleutherococci radix (PhEur), die getrockneten unterirdischen Teile.
WIRKSTOFFE Eleutheroside, ein Gemisch von Verbindungen aus unterschiedlichen Stoffgruppen: Lignane wie Liriodendrin und Sesamin, Phenylpropanderivate wie Syringin, Cumarine wie Isofraxidin, Sterole, Polysaccharide wie Glucane und Glucuronoxylane, Triterpensaponine wie Oleanolsäureglykoside nur in den Blättern.
ANWENDUNG Angeboten werden die (neuerdings auch im Handel erhältliche) Droge sowie wässrig-alkoholische Auszüge in standardisierten Fertigpräparaten zur Stärkung und Kräftigung bei nachlassender Leistungs- und Konzentrationsfähigkeit, Müdigkeits- und Schwächegefühl, zur Verkürzung der Rekonvaleszenz und zur allgemeinen Kräftigung des Immunsystems, um Infekten vorzubeugen und sie zu behandeln. Die Eigenschaften der Droge werden allgemein als leistungssteigernd, kräftigend, Stressfaktoren reduzierend, immunstimulierend und antioxidativ beschrieben und wie bei Ginseng (s. *Panax ginseng*) als „adaptogen" bezeichnet. Welche Inhaltsstoffe für die Wirkungen verantwortlich sein könnten (Lignane und Polysaccharide werden für die Effekte auf das Immunsystem angegeben), ist nicht endgültig geklärt und die Beurteilung der Droge nicht abgeschlos-

---

Elymus repens (L.) GOULD
(*Agropyron repens* (L.) P. Beauv.)

Gewöhnliche Quecke

Poaceae / Süßgräser

0,3–1,5 m 4 VI–VIII

BOTANIK Gras mit unterirdischen, bleichen Ausläufern, Blätter grün, blau bereift. Ähre bis 15 cm lang, Ährchen 2-zeilig sitzend, die breite Seite der kahlen Achse zugekehrt. Beide Hüllspelzen ± gleich lang, Deckspelze oft kurz begrannt.
VORKOMMEN Äcker, Gärten, Wegränder, Flussufer. Europa, Asien, weit verschleppt.
DROGEN Queckenwurzelstock – Graminis rhizoma (PhEur), Agropyri repentis rhizoma, der getrocknete Wurzelstock mit kurzen Stängelabschnitten. Agropyron repens, Triticum repens (HAB).

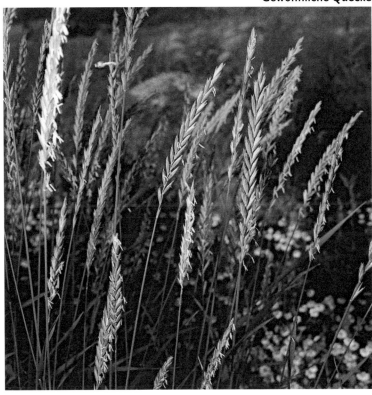

Gewöhnliche Quecke

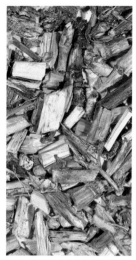

Queckenwurzelstock
schmeckt schwach süßlich.
Das Mehl wurde in Not-
zeiten zum Brotbacken verwendet.

WIRKSTOFFE Triticin, ein Polyfructosan,
verwandt mit Inulin; Zuckeralkohole wie
Mannitol; Schleimstoffe, ätherisches Öl
u. a. mit Carvacrol und Carvon und dem
Polyinkohlenwasserstoff Agropyren; lösliche Kieselsäure und Silikate; Hydroxy-
zimtsäurealkylester.
ANWENDUNG Queckenwurzelstock hat
schwache harntreibende Wirkung. Welche Stoffe hierfür verantwortlich sind, ist
nicht geklärt. Möglicherweise sind es die
Kieselsäure und das ätherische Öl, für das
auch eine bakterienhemmende Wirkung
nachgewiesen wurde. Das Vorkommen
von Saponinen, die entsprechend wirken
könnten, gilt als fraglich. Man verwendet
die Droge allein, in Teemischungen und
auch als Extrakt in einigen Fertigpräparaten zur Durchspülungstherapie bei Harnwegsinfektionen, Reizblase und zur Vorbeugung von Nierengrieß. Die Volksmedizin kennt weitere Indikationen, z. B.
chronische Hautausschläge, rheumatische Beschwerden und Gicht. Zur Reizlinderung bei Katarrhen der Atemwege
und als mildes Abführmittel wird die
Droge auf Grund der Schleimstoffe noch
gelegentlich eingesetzt. Homöopathische
Zubereitungen werden ebenfalls bei
Harnwegsentzündungen gegeben.

TEEBEREITUNG *2 TL Queckenwurzelstock
je Tasse mit kochendem Wasser übergießen,
10 min ziehen lassen. Bis zu 4 Tassen über
den Tag verteilt trinken. Bei einer Durchspülungstherapie muss auf zusätzliche reichliche Flüssigkeitszufuhr geachtet werden.
(Nicht anwenden bei Ödemen infolge eingeschränkter Herz- oder Nierenfunktion.)*

Ephedra sinica STAPF

Chinesisches Meerträubel

Ephedraceae / Meerträubelgewächse

0,4 m ♃ V–VI

BOTANIK Niedriger, wenig verzweigter
Halbstrauch, Stängelglieder 3–4(–5,5) cm
lang, 2 mm dick. Blättchen am Grund zu
$^1/_3$ bis $^2/_3$ verbunden, freier Teil pfriemlich
bis schmal-dreieckig. Männliche Zapfen
meist an Knoten, Samenzapfen einzeln,
überwiegend endständig, reif kugelig mit
fleischigen, roten Tragblättern.

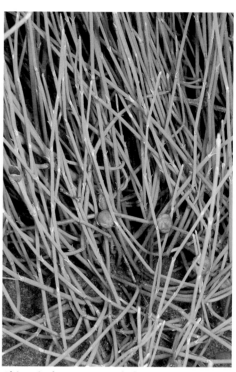

Chinesisches Meerträubel

VORKOMMEN China, Mongolei.
DROGEN Ephedrakraut – Ephedrae herba
(DAB), die jungen, im Herbst gesammelten Rutenzweige. Als weitere Stammpflanzen werden *E. equisetina* BUNGE
(*E. shennungiana* TANG), *E. gerardiana*
WALL. und andere ostasiatische Arten
angegeben. Nordamerikanische Arten
enthalten kein Ephedrin!
WIRKSTOFFE 1–2 % (Pseudo)alkaloide
mit dem Hauptalkaloid L-Ephedrin, als
Nebenalkaloid D-Pseudoephedrin.
ANWENDUNG Ephedrakraut und Ephedrin haben lokal gefäßverengende, blut-
drucksteigernde, auf die Bronchien
krampflösende, appetithemmende und
zentral stimulierende Wirkung. Früher
war die Droge, später die synthetisch her-

*Ephedrinhaltige Arzneimittel stehen wie
die chemisch verwandten Amphetamine
auf der Dopingliste des IOC. Vor der unkontrollierten Anwendung von Ephedrakraut
als „legale Droge" und von Präparaten, die
nicht als Arzneimittel zugelassen sind, aber
im Internet u. a. als Appetitszügler, zur
Steigerung des Muskelwachstums oder als
Aphrodisiakum beworben werden, wird
gewarnt.*

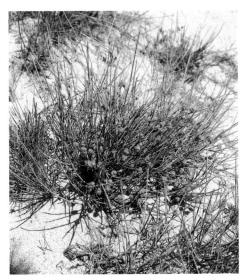

Gewöhnliche Meerträubel

gestellte Reinsubstanz Ephedrin ein wichtiges Mittel bei Atemwegserkrankungen mit Krampfhusten, bei Asthma und zum Abschwellen der Schleimhäute bei allergischem Schnupfen. Heute verwendet man risikoärmere Mittel für diese Anwendungsgebiete. Als Nebenwirkungen kennt man Angst- und Unruhezustände, Schlaflosigkeit, Kopfschmerzen und erhöhten Blutdruck, Herzrhythmusstörungen, nach längerer Einnahme Gewöhnung und die Entwicklung einer Abhängigkeit.

Das **Gewöhnliche Meerträubel** *Ephedra distachya* L. (E. *vulgaris* RICH.), heimisch in S-Europa, wird heute noch in der Homöopathie (HAB, die frischen oberirdischen Teile) genutzt. Zu den Anwendungsgebieten gehört die Basedow'sche Krankheit. Die Art enthält Pseudoephedrin neben wenig Ephedrin nur in geringer Konzentration.

Epilobium parviflorum SCHREB.

Kleinblütiges Weidenröschen

Onagraceae / Nachtkerzengewächse

0,2–0,5 m 4 VI–IX

BOTANIK Aufrechte Staude mit abstehend behaarten, stielrunden Stängeln. Blätter lanzettlich, schwach entfernt gezähnt, weichhaarig, gegenständig sitzend, nicht stängelumfassend. Blüten in der Knospe aufrecht, die blassrosa, trichterförmige Krone 4–9 mm lang, Narbe 4-ästig.

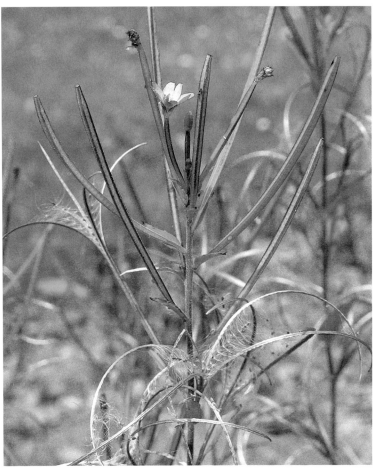

Kleinblütiges Weidenröschen

VORKOMMEN Bachufer, Wegränder, Schuttplätze. Europa, Asien, N-Afrika und weiter verschleppt.

DROGEN Kleinblütiges Weidenröschenkraut – Epilobii parviflorae herba, das getrocknete, zur Blütezeit gesammelte Kraut.

WIRKSTOFFE Flavonoide wie Myricetin, Quercetin, Kämpferol sowie die entsprechenden Glykoside; Ellagitannine, vor allem Oenothein A und B und weitere Gallussäurederivate; β-Sitosterol.

ANWENDUNG Kleinblütige Weidenröschen-Arten werden erst in neuerer Zeit und das ausschließlich in der Volksheilkunde bei gutartiger Prostatavergrößerung und den damit verbundenen Beschwerden verwendet. Bisher ist nur die Droge selbst, aber kein Extraktpräparat im Handel. Für gewisse entzündungshemmende Eigenschaften scheinen bestimmte Flavonoide verantwortlich zu sein. Für die Oenotheine hat man im Laborversuch eine Hemmwirkung auf Enzyme festgestellt, die bei der Entste-

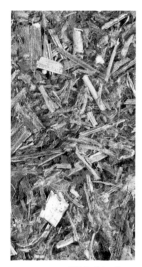

In der Droge **Kleinblütiges Weidenröschenkraut** sind meist weitere kleinblütige Arten enthalten wie das **Hügel-Weidenröschen** E. collinum GMEL., das **Rosarote Weidenröschen** E. roseum SCHREB. oder das **Berg-Weidenröschen** E. montanum L.

hung einer gutartigen Prostatavergrößerung eine Rolle spielen könnten. Bisher fehlen aber klinische Untersuchungen zur Wirksamkeit, so dass die Schulmedizin die Droge nicht verwendet.

Nur das **Sumpf-Weidenröschen** *E. palustre* L. wird homöopathisch genutzt. Zubereitungen aus dem frischen Wurzelstock gibt man bei Durchfallerkrankungen. Charakteristisch für die Art sind die dünnen, rötlichen Ausläufer und der stielrunde Stängel.

Schmalblättriges Weidenröschen *Epilobium angustifolium* L.: Neuerdings verwendet man das Kraut dieser auf Schlagfluren verbreitet vorkommenden, großblütigen Art (Kronblätter bis 15 mm lang) wie das der kleinblütigen Weidenröschen. Für Auszüge wurden entzündungshemmende Wirkungen nachgewiesen, die auf den Gehalt an Flavonoiden (u. a. Myricetinglucuronid) zurückgeführt werden. Die Volksmedizin kennt die Anwendung der Pflanze außerdem als reizlinderndes Mittel bei Magen-Darm-Entzündungen und Atemwegsbeschwerden. In O-Europa nutzt man das junge Laub als Haustee (Kopnischer Tee).

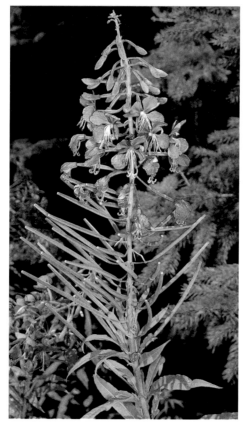

Schmalblättriges Weidenröschen

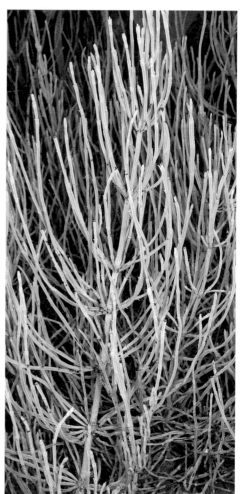

Acker-Schachtelhalm

Equisetum arvense L.

Acker-Schachtelhalm

Equisetaceae / Schachtelhalmgewächse

0,2–0,5 m ⁴ Sporen III–IV

BOTANIK Sterile Sprosse sommergrün, 3–4 mm dick, gerillt und quirlig verzweigt, Stängelscheiden mit 6–12 dunkelbraunen, schmal weißrandigen Zähnen, kürzer als das untere Glied der zugehörigen Seitentriebe. Sporentragende Sprosse im Frühjahr erscheinend, gelbbraun und unverzweigt, nach der Sporenreife absterbend.

VORKOMMEN Äcker, Wegränder und Unkrautfluren. Nördliche Hemisphäre, weiter verschleppt.

DROGEN Schachtelhalmkraut, Zinnkraut – Equiseti herba (PhEur), die getrockneten, sterilen Sprosse. Equisetum arvense, ethanol. Decoctum oder Rh (HAB).

TEEBEREITUNG *2 TL Schachtelhalmkraut je Tasse mit kochendem Wasser übergießen, 10–15 min ziehen lassen. 3-mal täglich 1 Tasse trinken. (Für eine Durchspülungstherapie auf zusätzliche reichliche Flüssigkeitszufuhr achten, nicht anwenden bei Ödemen infolge eingeschränkter Herz- oder Nierentätigkeit.) Für die Bereitung von Umschlägen 10 g (3–5 EL) auf 1 l Wasser nehmen, für ein Vollbad 100 g mit 2 l kochendem Wasser übergießen und etwa 1 Stunde ziehen lassen, dann abseihen und dem Badewasser zusetzen.*

WIRKSTOFFE Flavonoide, Kaffeesäurederivate wie Dicaffeoyl-meso-Weinsäure und Caffeoylshikimisäure, 10 % mineralische Bestandteile, darunter ein hoher Anteil löslicher Kieselsäure sowie Kalium- und Aluminiumchlorid, nur in Spuren Alkaloide (Palustrin und Nicotin), keine Saponine wie früher angegeben.

ANWENDUNG Schachtelhalmkraut ist ein häufig gebrauchtes harntreibendes Mittel. Man setzt die Droge allein oder in Teemischungen vorwiegend bei entzündlichen Erkrankungen der ableitenden Harnwege und Nierengrieß zur Durchspülungstherapie ein sowie unterstützend auch bei bestehenden sowie nach Verletzungen aufgetretenen Ödemen. In der Volksheilkunde gehören daneben rheumatische Beschwerden zu den Anwendungsgebieten. Die Wirkung wird heute den Flavonoiden, den Kaffeesäurederiva-

ten und eventuell dem hohen Kaliumgehalt zugeschrieben. Auch in einigen Hustenmitteln ist die Droge noch enthalten. Früher nahm man an, dass bei Lungentuberkulose durch resorbierbare Kieselsäure die natürlichen Heilungsvorgänge unterstützt würden. Nachweisen konnte man bisher nur eine Stimulierung der körpereigenen Abwehrkräfte, die durch die Kieselsäure bedingt sein könnte. Ferner hat die Droge blutstillende Eigenschaften, die man volkstümlich bei verstärkter Monatsblutung und Nasenbluten nutzt. Auch äußerlich verwendet man Schachtelhalmkraut, z. B. bei der Behandlung schlecht heilender Wunden, in Bädern bei Frostschäden, Durchblutungsstörungen, Schwellungen nach Knochenbrüchen, rheumatischen Beschwerden sowie Wundliegen. Homöopathie und anthroposophische Therapierichtung nutzen Equisetum u. a. bei Nieren- und Harnwegserkrankungen.

Der allgemein als giftig geltende **Sumpf-Schachtelhalm** *Equisetum palustre* L. darf in Schachtelhalmkraut nicht vorkommen, auch wenn es bisher nur für Tiere (Pferde und Rinder) Berichte über Vergiftungen gibt. Verursacht werden diese möglicherweise durch ein Enzym, das einen Vitamin-B1-Mangel hervorruft, und nicht wie früher angenommen durch das Alkaloid Palustrin (Equisetin). Unterscheidungsmerkmal sind u. a. die Stängelscheiden (mit 4–12 breit weiß berandeten Zähnen), die länger sind als das untere Glied der zugehörigen Seitentriebe.

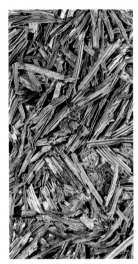

Schachtelhalmkraut, Zinnkraut: Die frühere Nutzung zum Putzen von Zinngeschirr gab der Pflanze den Namen (die Silikate üben eine gewisse Schleifwirkung aus).

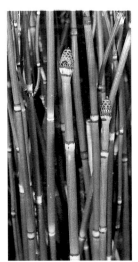

Der **Winter-Schachtelhalm** *Equisetum hyemale* L. ist in der Homöopathie ein häufig gebrauchtes Mittel bei Nieren- und Harnwegserkrankungen, Bettnässen und Prostatabeschwerden. Die Schulmedizin verwendet die Art nicht.

Acker-Schachtelhalm

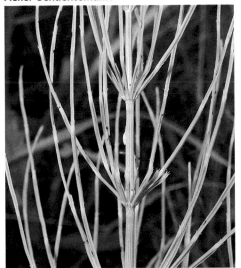

Sumpf-Schachtelhalm

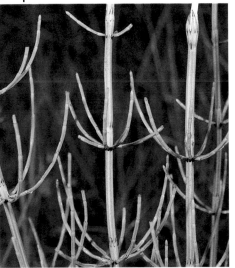

Santakraut

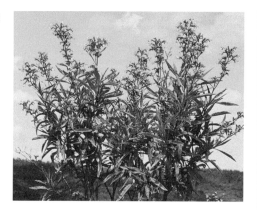

Eriodictyon californicum
(HOOK. & ARN.) TORREY

Santakraut, Yerba santa

Hydrophyllaceae / Wasserblattgewächse

0,6–2,5 m ♄ V–VII

BOTANIK Aufrechter Strauch, Blätter lanzettlich bis lineal-lanzettlich, 5–10 cm lang, oberseits kahl und klebrig, am Rand fein gezähnt. Blüten weiß bis blasslila, trichterförmig, mit ausgebreitetem, 5-lappigem Saum.

VORKOMMEN Trockene Standorte im SW N-Amerikas.

DROGEN Eriodictyon californicum, Yerba santa (HAB), die frischen oberirdischen Teile blühender Pflanzen. Santakraut, Eriodictyonblätter – Eriodictyonis folium, die getrockneten Blätter.

WIRKSTOFFE Eriodictyol u. a. Flavonoide; in geringen Mengen ätherisches Öl.

ANWENDUNG Die Art hat eine herausragende Eigenschaft: Sie kann die Empfindung für bitteren Geschmack aufheben. Man verwendet die Tinktur zur Pinselung der Mundhöhle, um bei empfindlichen Patienten den Bittergeschmack von manchen Arzneimitteln, z. B. Chinin, zu neutralisieren. In der Homöopathie ist die Pflanze ein wichtiges Mittel bei Erkrankungen der Atemwege.

Eryngium campestre L.

Feld-Mannstreu

Apiaceae / Doldenblütler

0,15–1 m ⁴ VII–IX

BOTANIK Distelartige Staude, Blätter graugrün, 1–2fach fiederspaltig mit stachelig gezähnten Abschnitten. Kleine

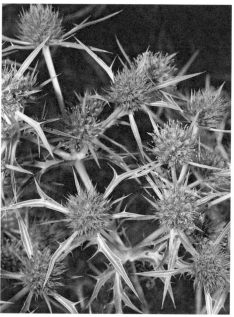

Feld-Mannstreu

weißliche Blüten in 1–1,5 cm breiten, köpfchenartig zusammengezogenen Dolden, von 5–7 schmal linealen, stechenden Hochblättern umgeben, in sparrigen Blütenständen.

VORKOMMEN Magerrasen, Unkrautfluren. Mittelmeergebiet bis Mitteleuropa, SW-Asien.

DROGEN Mannstreuwurzel(-kraut) – Eryngii radix (herba).

WIRKSTOFFE Triterpensaponine, Rosmarinsäure, Chlorogensäure, Flavonoide.

ANWENDUNG Der Wurzel werden gewisse krampf- und schleimlösende, dem Kraut vor allem harntreibende Eigenschaften nachgesagt, Belege für die Wirksamkeit liegen aber nicht vor.

Flachblättrige Mannstreu

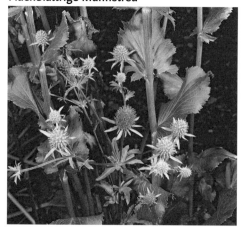

Anwendung erfolgt ausschließlich in der Volksheilkunde u. a. bei Husten und Keuchhusten, Entzündungen der Harnwege und, besonders noch in den Mittelmeerländern, als Hilfe beim Abstillen. Ähnlich genutzt werden die **Flachblättrige Mannstreu** *E. planum* L. (Mittel-, O- und SO-Europa) und die Stranddistel *E. maritimum* L. (Mittelmeer- und Atlantikküsten W- und N-Europas), beide blaublütig und oberwärts blau überlaufen. Homöopathische Zubereitungen stammen von *E. yuccifolium* MICHX. (*E. aquaticum* L.) aus N-Amerika. Sie werden bei Schleimhautreizungen der Atem- und Harnwege eingesetzt.

Erysimum cheiri (L.) CRANTZ
(*Cheiranthus cheiri* L.)

Goldlack

Brassicaceae / Kreuzblütler

0,2–0,9 m ♃ V–VI ☠

BOTANIK Aufrechter Halbstrauch mit länglich-lanzettlichen, behaarten Blättern. Blüten wohlriechend, die 4 Kronblätter 20–25 mm lang, goldgelb, bei Kulturformen auch bis orangerot oder braunviolett. Aufrecht-abstehende Schoten.

VORKOMMEN Heimat östliches Mittelmeergebiet, in Mitteleuropa in verschiedenen Sorten als Zierpflanze kultiviert und verwildert.

DROGEN Cheiranthus cheiri (HAB), frische oberirdische Teile vor der Blüte stehender Pflanzen. Goldlacksamen(-kraut) – Cheiranthi cheiri semen (herba).

WIRKSTOFFE Vor allem in den Samen herzwirksame Cardenolidglykoside wie Cheirotoxin (ein Strophanthidinglykosid), Erysimosid oder Cheirosid A; Glucosinolate (Senfölglykoside) wie Glucocheirolin, Glucoiberin; in den Blüten ätherisches Öl u. a. mit Linalool und Anthranilsäuremethylester (duftend).

ANWENDUNG Die Drogen selbst und ihre herzwirksamen Eigenschaften werden heute nicht mehr genutzt, zu unsicher ist der Gehalt an giftigen Glykosiden. Extrakte sind noch in wenigen Fertigpräparaten gegen Galle- und Leberleiden im Handel. Überwiegende Anwen-

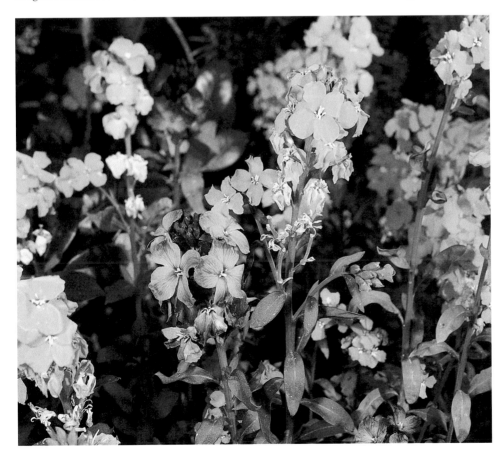

Goldlack

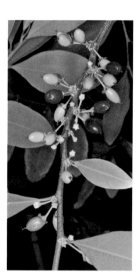

Fruchtender Zweig vom
Kolumbianischen Koka-
strauch *Erythroxylon novo-*
granatense. Die Art ist
E. coca sehr ähnlich, hat
aber etwas spitzere Blätter.

dung erfolgt in homöopathischer Verdünnung, z. B. bei Weisheitszahnschmerz.
Weitere *Erysimum*-Arten enthalten Cardenolidglykoside und gehören damit zu
den Giftpflanzen. Extrakte aus *Erysimum*
diffusum EHRH., dem **Grauen Schöterich**
(heimisch in Zentral- und SO-Europa),
nutzte man zeitweise gegen leichte Herzschwäche, die Art auch zur Darstellung
von Helveticosid (Erysimin, k-Strophan-
thidindigitoxosid).

Erythroxylon coca LAM.

Kokastrauch
Erythroxylaceae / Kokastrauchgewächse
2–5 m ♄ VII–IX

BOTANIK Kleiner, reich verzweigter
Baum, in Kulturen meist strauchförmig,
mit rötlicher Rinde. Blätter immergrün,
schmal verkehrt eiförmig. Weißliche,
5-zählige Blüten in kleinen Büscheln in
den Blattachseln. Steinfrüchte etwa 1 cm
groß, eiförmig und einsamig.
VORKOMMEN Nur als Kulturpflanze in
verschiedenen Varietäten bekannt. Heimat S-Amerika.

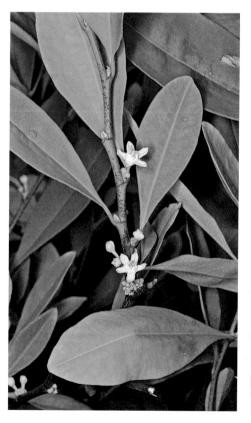

Kokastrauch

DROGEN Kokablätter – Cocae folium, die
getrockneten Laubblätter. Auch das nah
verwandte *E. novogranatense* (MORRIS)
HIERON. wird verwendet.
WIRKSTOFFE Ecgonin-Alkaloide mit dem
Hauptalkaloid Cocain, daneben Cinna-
moylcocain und Truxilline; Derivate des
Tropins wie Tropacocain; Pyrrolidin-
alkaloide wie Hygrin und Cuskhygrin;
Gerbstoffe, Flavonoide, geringe Mengen
ätherisches Öl mit Methylsalicylat.
ANWENDUNG Das Alkaloid Cocain bzw.
das im Arzneibuch aufgeführte Cocain-
hydrochlorid (PhEur) hat örtlich starke
schmerzstillende Wirkung. Die Substanz
wird nur noch sehr begrenzt eingesetzt,
z. B. bei chirurgischen Eingriffen am
Auge. Sie unterliegt den strengen Bestim-
mungen des Betäubungsmittelgesetzes,
da sie außer der lokalanästhetischen eine
zentral stimulierende Wirkung hat, die
(meist geschnupft oder aufgelöst ge-
spritzt, als Koks oder Schnee) den Anwender in eine euphorische Stimmung mit
Steigerung der allgemeinen Leistungsfähigkeit versetzt und bald zur Sucht führt
(Cocainismus). Das gewohnheitsmäßige
Kauen der Kokablätter durch mehrere
Millionen Menschen in S-Amerika wird
als Cocaismus bezeichnet. Die Blattmasse
wird vor dem „Auskauen" mit gebranntem Kalk oder Asche aus dem Gänsefuß-
gewächs *Chenopodium quinoa* WILLD.
(Quinoa, Reismelde) versetzt (Kokabissen), wobei das Cocain zu dem weniger
Sucht erzeugenden Ekgonin umgewandelt wird. Der Koka-Kauer erfährt eine
gewisse Anregung, verbesserte körperliche und geistige Leistungsfähigkeit sowie
ein vermindertes Hungergefühl. Nach
Langzeitgebrauch zeigen sich gesundheitliche Beeinträchtigungen wie mangelnde
Konzentrationsfähigkeit, Unterernährung
und Anfälligkeit für Krankheiten durch
zu geringe Nahrungsaufnahme.

Ein Teeaufguss aus Kokablättern hilft in den
Anbauregionen bei Kopfschmerzen, Übelkeit
und Schwächegefühl durch Aufenthalt in
ungewohnter Höhe. Coca-Cola® und ver-
gleichbare Getränke enthalten cocainfreie
Blattextrakte, die mit ihren ätherischen
Ölen das Aroma geben. Die anregende Wir-
kung ist allein auf den Coffeingehalt der Ko-
lanuss zurückzuführen.

Eschscholzia californica CHAM.

Kalifornischer Mohn

Papaveraceae / Mohngewächse

0,3–0,5 m ⊙ ⊙ VI–X

BOTANIK Kahle, blaugrüne Pflanze mit fein zerteilten Blättern. 4 gelbe bis orange-rote Kronblätter, etwa 2 cm lang, die 2 verwachsenen Kelchblätter sich zu Beginn der Blütenentfaltung mützenför-mig abhebend („Schlafmützchen").

VORKOMMEN Heimat südwestl. N-Amerika, heute in wärmeren Gegenden weltweit eingebürgert. Zierpflanze (auch gefüllte Sorten).

DROGEN Kalifornisches Mohnkraut, Eschscholzienkraut – Eschscholziae herba, das getrocknete, blühende Kraut. Eschscholzia californica (hom).

WIRKSTOFFE Benzylisochinolin-Alkaloide wie Californidin, Eschscholzin, Protopin, Cryptopin und Allocryptopin; Flavonoide wie Rutosid.

ANWENDUNG Der Pflanze werden krampflosende, schmerzstillende, angst-lösende und schlaffördernde Wirkungen zugeschrieben. Die Art lässt an den Schlaf-Mohn denken, enthält aber keine vergleich-baren betäubenden oder berauschenden Inhaltsstoffe. Die Droge selbst wird wenig genutzt, man findet sie in Fertigpräpara-ten (in der Regel zusammen mit weiteren pflanzlichen Beruhigungsmitteln), die man gegen Schlafstörungen, nervöse Übererreg-barkeit und depressive Verstimmungen einsetzt, außerdem in kombinierten Mit-teln gegen Leber- und Gallenerkrankun-gen. Homöopathische Zubereitungen gibt man bei Einschlafschwierigkeiten von Kindern und Erwachsenen.

Eucalyptus globulus LABILL.

Gewöhnlicher Eukalyptus, Gewöhnlicher Fieberbaum

Myrtaceae / Myrtengewächse

Bis 40 m ♄ II–VII

BOTANIK Hoher, raschwüchsiger Baum, Borke sich in Streifen ablösend. Jugend-blätter gegenständig, sitzend, eilanzett-lich und blaugrün, Folgeblätter wechsel-ständig, gestielt, sichelförmig-lanzettlich, grün. Blüten einzeln, Kron- und Kelch-blätter in der Knospe verwachsen, sich mit einem Deckelchen öffnend, zahlrei-che weißliche Staubblätter. Über 1 cm große blaugraue Kapseln.

VORKOMMEN Seit dem 19. Jahrhundert im Mittelmeergebiet zur Trockenlegung von Sümpfen und als schnellwüchsiger Holzlieferant gepflanzt. Zierbaum. Hei-mat Tasmanien.

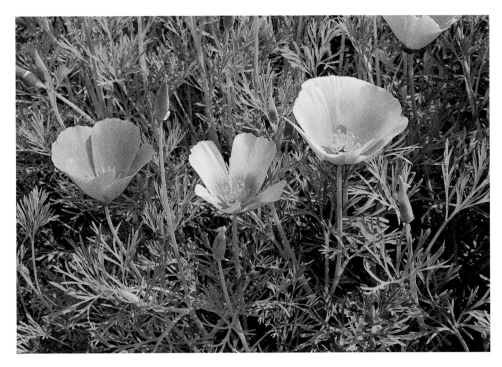

Kalifornischer Mohn

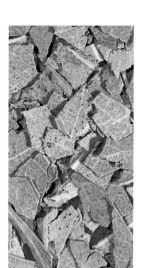

Eucalyptusblätter riechen beim Zerreiben aromatisch nach Cineol. Die derben Blattstücke tragen dunkelbraune Korkwarzen, im durchscheinenden Licht erkennt man Exkretbehälter.

TEEBEREITUNG *1 TL Eucalyptusblätter je Tasse mit heißem Wasser übergießen, 10 bis 15 min ziehen lassen. 3-mal täglich 1 Tasse trinken oder vom Öl 2–4 Tropfen in ein Glas warmes Wasser oder auf 1 Stück Würfelzucker geben und einnehmen. Zur Inhalation die Dämpfe des Tees einatmen oder vom Öl 3–4 Tropfen auf heißes Wasser geben und inhalieren oder einige Tropfen auf Brust und Rücken verreiben (darf keinesfalls bei Säuglingen und Kleinkindern im Bereich von Hals und Gesicht speziell der Nase aufgetragen werden und nicht zur Inhalation verwendet werden). Bei rheumatischen Beschwerden 5–8 Tropfen Öl auf den schmerzenden Stellen verreiben. (Eucalyptusblätter oder -öl dürfen innerlich nicht bei entzündlichen Erkrankungen im Magen-Darm-Bereich sowie der Gallenwege oder bei schweren Lebererkrankungen angewendet werden. Die Wirkung anderer Arzneimittel kann abgeschwächt werden. In seltenen Fällen kann es zu Übelkeit, Erbrechen und Durchfällen kommen.)*

DROGEN Eucalyptusblätter – Eucalypti folium (PhEur), die getrockneten (Folge-) Blätter älterer Bäume (ausschließlich von *E. globulus*). Eucalyptus globulus, Eucalyptus (HAB). Eucalyptusöl – Eucalypti aetheroleum (PhEur), Oleum Eucalypti, das ätherische Öl aus den frischen Blättern oder Zweigspitzen, auch von anderen cineolreichen Arten wie *E. fruticetorum* F. MUELL., *E. smithii* R. BAK. oder *E. viridis* R. BAK.

WIRKSTOFFE Ätherisches Öl mit mindestens 70 % Cineol (Eucalyptol) als Hauptkomponente, Pinen, Cymen, Limonen, Geraniol und weiteren Monoterpenen; Piperiton oder Phellandren dürfen als schleimhautreizende Substanzen nur in Spuren enthalten sein; Phloroglucinderivate wie Euglobale; Gerbstoffe (Ellagitannine), Proanthocyanidine, Phenolcarbonsäuren, Flavonoide, Triterpene.

ANWENDUNG Eucalyptusblätter werden als Droge eher selten gebraucht, vor allem die Volksheilkunde verwendet sie bei Bronchitis und Asthma, auf Grund des Gerbstoffgehaltes auch bei Rachenent-

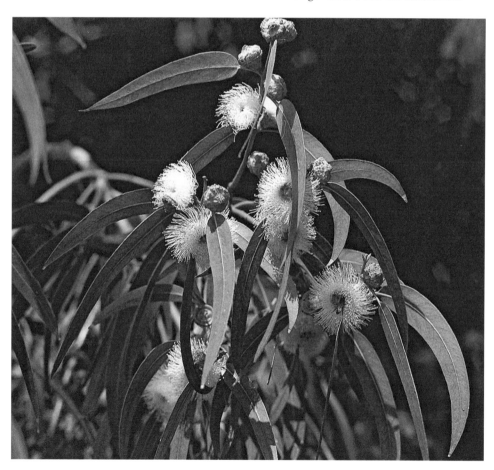

Gewöhnlicher Eukalyptus

zündungen, als Magen-Darm-Mittel und bei Blasenerkrankungen. Neuerdings wurden für einige der in den Blättern enthaltenen Phloroglucinderivate im Laborversuch entzündungshemmende, antibakterielle und antivirale Eigenschaften nachgewiesen. Ob diese Verbindungen für die Wirksamkeit über die des ätherischen Öls hinaus Bedeutung haben, ist noch nicht geklärt. Homöopathische Zubereitungen aus den Blättern gibt man bei Entzündungen der Atemwege, der Nieren und der ableitenden Harnwege. Sehr viel häufiger verwendet man das reine ätherische Öl sowie das daraus gewonnene Cineol. Nach Einnahme wird es zum Teil über die Lunge ausgeschieden und wirkt dort schleimlösend, auswurffördernd, schwach krampflösend und antibakteriell. Eingesetzt wird es bei Erkältungskrankheiten und Asthma auch in Form von Inhalationen, in Nasensalben, Einreibungen und Badekonzentraten, Letztere wegen der lokal durchblutungsfördernden Wirkung auch gegen rheumatische Beschwerden.

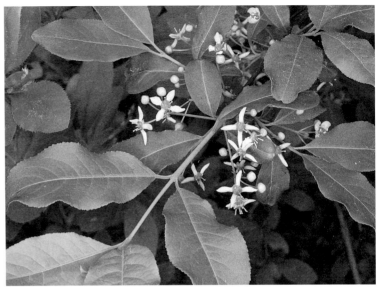

Europäisches Pfaffenhütchen

Euonymus europaea L.

Europäisches Pfaffenhütchen

Celastraceae / Spindelbaumgewächse

2–6 m ♄ V–VII ☠

BOTANIK Strauch mit grünen, 4-kantigen, bisweilen geflügelten jungen Zweigen und gegenständigen, eilanzettlichen, fein gezähnten Blättern. Blüten 4-zählig, Kronblätter grünlich weiß, schmal, 3–5 mm lang. Fruchtkapsel rosarot, die weißlichen Samen umhüllt von einem orangeroten Samenmantel.
VORKOMMEN Gebüsche, Laubwälder. Europa, Kleinasien.
DROGEN Euonymus europaea, Evonymus europaea (HAB), die frischen, reifen Früchte. Euonymi fructus – Pfaffenhütchenfrüchte.
WIRKSTOFFE In allen Pflanzenteilen herzwirksame Glykoside (Cardenolide), darunter vor allem Evonosid mit dem Aglykon Digitoxigenin; in den Samen auch Alkaloide wie Evonin, fettes Öl.
ANWENDUNG Im Homöopathischen Arzneibuch sind die Früchte monographiert, ihre Zubereitungen kommen aber eher selten zur Anwendung, z. B. bei

Kopfschmerzen auf Grund von Lebererkrankungen. Auch frische Rinde der Zweige und Wurzeln des in N-Amerika heimischen **Dunkelpurpurroten Pfaffenhütchens** *Euonymus atropurpurea* JACQ wird in der Homöopathie in diesem Sinne eingesetzt. Schul- und auch Volksmedizin verwenden die Pflanze heute nicht mehr, zu unsicher und risikoreich ist der Gehalt an giftigen Herzglykosiden. Früher dienten Abkochungen der Früchte u. a. als harntreibendes Mittel, gepulvert wurden sie gegen Krätzemilben und Läuse genutzt, wobei die Wirkung wohl auf die Alkaloide zurückzuführen war. Das fette Öl war zeitweise in Präparaten zur Wundbehandlung enthalten.

Eupatorium perfoliatum L.

Durchwachsenblättriger Wasserdost

Asteraceae / Korbblütler

1–1,5 m ⟁ VIII–IX

BOTANIK Kräftige, abstehend behaarte Staude mit gegenständigen, lanzettlichen, lang zugespitzten, stängelumfassend sitzenden Blättern, ihre Oberseite stark runzelig, die Unterseite behaart. Blüten weiß, zu 10–16 in Köpfchen, die endständige, schirmförmige Gesamtblütenstände bilden.
VORKOMMEN Feuchte Standorte. Östl. N-Amerika.

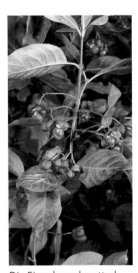

Die Einnahme der attraktiven **Pfaffenhütchenfrüchte** führt zu Vergiftungserscheinungen, die oft erst nach mehreren Stunden auftreten und auch schwerwiegend sein können.

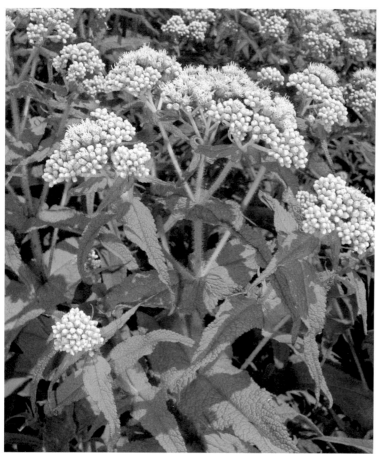

Durchwachsenblätt-
riger Wasserdost

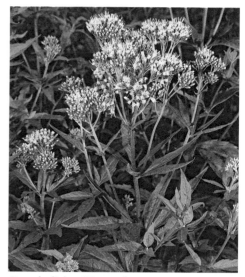

Gewöhnlicher Wasserdost

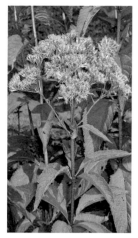

Vom **Purpurroten Was-
serdost** *Eupatorium purpureum* L. sind im HAB die
frischen unterirdischen
Teile aufgeführt. Zu den
homöopathischen Anwen-
dungsgebieten gehören
Entzündungen der ablei-
tenden Harnwege (Heimat
östl. N-Amerika).

DROGEN Eupatorium perfoliatum
(HAB), die frischen, zu Beginn der Blüte
gesammelten oberirdischen Teile.
WIRKSTOFFE Flavonoide, u. a. Eupatorin,
Rutosid, Hyperosid; Polysaccharide
(Heteroglykane), bitter schmeckende
Sesquiterpenlactone wie Eufoliatin,
Euperfolin und Euperfolid, Phytosterole,
geringe Mengen ätherisches Öl.
ANWENDUNG Der Durchwachsenblätt-
rige Wasserdost oder Wasserhanf ist von
den drei medizinisch genutzten Arten
die am häufigsten verwendete. Sie wurde
schon von den Indianern N-Amerikas traditionell als Bittermittel und schweißtreibendes Mittel bei fieberhaften Erkrankungen eingesetzt, bevor sie Eingang in die
homöopathischen Arzneibücher fand.
Für die Polysaccharide konnten starke
immunstimulierende Eigenschaften festgestellt werden. Homöopathische Präparate nutzen vielfach diese Wirkung, insbesondere bei grippeähnlichen fieberhaften
Infekten, daneben bei fieberhaften Erkrankungen des Leber-Galle-Systems und
bei Rheumatismus. In der Droge wurden

bisher keine Pyrrolizidinalkaloide nachgewiesen.
Gewöhnlicher Wasserdost *Eupatorium
cannabinum* L. ist die einzige in Europa
heimische Art der Gattung. Das Kraut
(Wasserhanfkraut, Kunigundenkraut –
Eupatorii cannabini herba) wurde in der
Volksheilkunde lange als harntreibendes,
abführendes und die Gallenabsonderung
anregendes Mittel genutzt. Da in der
Droge inzwischen leberschädigende und
Krebs auslösende Pyrrolizidinalkaloide
nachgewiesen wurden, sollte in höherer
Dosierung (z. B. als Tee) keine Anwendung mehr erfolgen. Ansonsten enthält
die Art ähnliche Wirkstoffe wie *E. perfoliatum* und ist in homöopathischer Verdün-
nung in einigen Fertigarzneimitteln zur
Steigerung der Immunabwehr enthalten.
Wasserdost-Arten können durch ihren
Gehalt an Sesquiterpenlactonen allergische Reaktionen hervorrufen.

Euphorbia cyparissias L.

Zypressen-Wolfsmilch
Euphorbiaceae / Wolfsmilchgewächse
0,1–0,5 m ⁴ IV–VI ☙

BOTANIK Niedrige Staude mit Milchsaft,
Blätter wechselständig, lineal-lanzettlich
und ganzrandig. Blütenstand endständig,
doldenartig, 10–20-strahlig, darunter
nicht blühende Seitentriebe. Hochblatt-
hülle der Scheinblüten gelb, zuletzt rot
überlaufen, Drüsen sichelförmig.

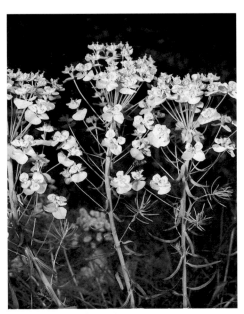

Zypressen-Wolfsmilch

VORKOMMEN Rasen, Weiden, Wegränder. Europa.
DROGEN Euphorbia cyparissias (HAB), die ganze frische blühende Pflanze.
WIRKSTOFFE Besonders im Milchsaft und in den Samen giftige Diterpenester vom Ingenan-Typ.
ANWENDUNG Der Milchsaft der Zypressen-Wolfsmilch ist in der Volksheilkunde allgemein als Warzenmittel bekannt. Der Erfolg der Behandlung ist zweifelhaft, die Anwendung nicht ungefährlich und damit nicht zu empfehlen. Besonders vor dem Kontakt des Milchsaftes mit den Augen sollte man sich hüten. Die Einnahme des eingedickten Milchsaftes als Brech- und Abführmittel (Scammonium europaeum) ist nicht mehr gebräuchlich, nicht selten kam es dabei zu Vergiftungen. Homöopathische Zubereitungen finden heute noch bei akuten Hauterkrankungen Verwendung.

Insgesamt ist beim Hantieren mit heimischen und ausländischen Euphorbien, die als Zimmer- oder Gartenpflanzen gehalten werden, Vorsicht geboten und der Kontakt mit dem Milchsaft zu vermeiden Außer den starken haut- und schleimhautreizenden Eigenschaften wurden für die Diterpenester cocarcinogene Wirkungen festgestellt, d.h., sie verstärken die Wirkung Krebs auslösender Substanzen.

Euphorbia resinifera BERG

Harzbildende Wolfsmilch

Euphorbiaceae / Wolfsmilchgewächse

0,2–1,5(–2) m ⌗ VI–VII ▽ ⚸

BOTANIK Stammsukkulente Pflanze, bis 2 m im Durchmesser. Zahlreiche dicht stehende, aufrechte Triebe, regelmäßig mit 4 Kanten, an denen paarweise kurze Dornen sitzen, darüber an den Enden der Zweige jeweils 3 Scheinblüten.
VORKOMMEN Zentral-Marokko, in einem begrenzten Gebiet in ausgedehnten Beständen.
DROGEN Euphorbium (HAB), der nach dem Einschneiden der Äste austretende, an der Luft erhärtete Milchsaft.
WIRKSTOFFE Diterpenester vom Ingenan-Typ.
ANWENDUNG Homöopathische Zubereitungen aus dem Milchsaft werden relativ häufig verordnet, z. B. bei akuten Entzündungen der Haut, Entzündungen der Atemwege und Bindehautentzündungen. Die Schulmedizin kannte früher die Verwendung als Abführmittel und bei Regelstörungen, in Pflastern als Hautreizmittel (verbreitet genutzt wurde z. B. das Immerwährende Spanischfliegenpflaster)

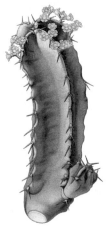

Die Scheinblüten der **Harzbildenden Wolfsmilch** *Euphorbia resinifera* haben 5 auffällige goldgelbe Drüsen.

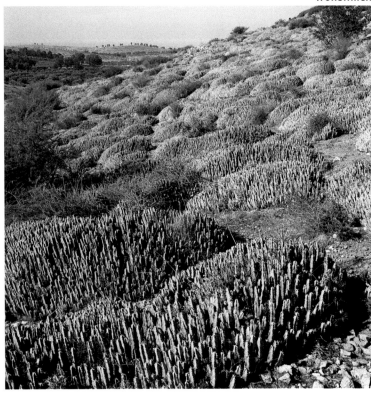

Harzbildende Wolfsmilch

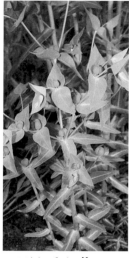

Im Milchsaft der **Kreuz-blättrigen Wolfsmilch**
E. lathyris L., die man im Garten hält, um Wühl-mäuse zu vertreiben, wur-den ebenfalls giftige Diter-penester nachgewiesen. Homöopathische Zuberei-tungen der Samen gibt man u. a. bei Hautentzün-dungen und Krampfhus-ten.

u. a. gegen Rheuma. Heute beschränkt sich der Einsatz auf die Tiermedizin. Zur Giftwirkung des Milchsaftes siehe bei *Euphorbia cyparissias.*

Euphrasia officinalis L. ssp. *rostkoviana* (HAYNE) TOWNS.

Großer Augentrost

Scrophulariaceae / Rachenblütler

0,1–0,3 m ☉ VI–IX

BOTANIK Drüsig behaarte Pflanze mit eiförmigen Blättern, die mittleren am Rand jederseits mit 3–6 spitzen, aber grannenlosen Zähnen. Blütenkrone 2-lip-pig, 8–14 mm lang, weiß mit gelber Röhre und gelbem Fleck auf der Unter-lippe, violett geadert.

VORKOMMEN Wiesen, Weiden, Flach-moore. In weiten Teilen Europas häufig, im Süden seltener.

DROGEN Augentrostkraut – Euphrasiae herba (DAC), die getrockneten, während der Blütezeit geernteten, oberirdischen Teile, auch von anderen Augentrost-Arten wie *E. stricta* WOLFF. Euphrasia, Euphra-sia officinalis (HAB), die ganze frische Pflanze.

WIRKSTOFFE Iridoidglykoside wie Aucu-bin, Euphrosid und Catalpol; Favonoide, Phenolcarbonsäuren, Lignane, geringe Mengen ätherisches Öl.

ANWENDUNG Augentrostkraut ist eine Droge der Volksmedizin und der Homöo-pathie. Anwendungsgebiete sind gleicher-maßen Husten und Heiserkeit, insbeson-dere aber Entzündungen der Augenbinde-haut und des Lidrandes infolge von Katarrhen und Übermüdung der Augen durch Überanstrengung. Gegen die inner-liche Verwendung als Tee bestehen keine Bedenken, derselbe äußerlich in Form von Waschungen, Umschlägen oder Bädern am Auge angewendet wird aus hygieni-schen Gründen nicht empfohlen, da die Zubereitungen nicht schwebstoff- und keimfrei sind. Gegen sterile Zubereitun-gen der Industrie ist nichts einzuwenden. Worauf die angebliche Wirkung bei Augen-leiden beruht, konnte bisher nicht geklärt werden. Möglicherweise geht sie auf die Signaturenlehre zurück: In der Augen-trostblüte sah man eine gewisse Ähnlich-keit mit dem Auge (samt Wimpern).

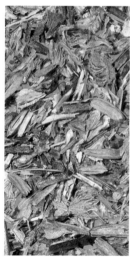

Augentrostkraut
schmeckt schwach bitter. Zu erkennen sind Blatt-stückchen mit langen, spit-zen Zähnen.

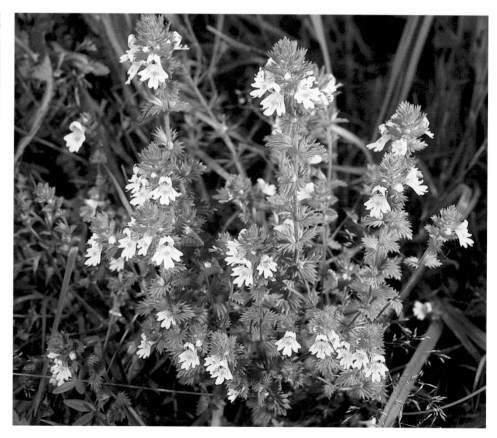

Großer Augentrost

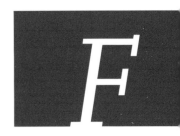

Fabiana imbricata RUIZ & PAV.

Fabianastrauch, Pichi-Pichi

Solanaceae / Nachtschattengewächse

2–3(–6) m ♄ V–VII ☠

BOTANIK Hoher, immergrüner Strauch, Zweige dicht bedeckt mit 2–3 mm langen, lanzettlichen Blättchen, insgesamt an *Erica*-Arten erinnernd. Blüten einzeln, zahlreich, aufrecht entlang der Zweigenden, Krone weiß, auch violett überlaufen, 1,5–2 cm lang, schmal trichterförmig, mit 5 kleinen, umgerollten Zipfeln. Frucht eine 2-klappige, eiförmige Kapsel.

VORKOMMEN Trockengebiete in einigen Ländern S-Amerikas, insbesondere Chile.

DROGEN Fabianakraut, Pichi-Pichi-Kraut – Fabianae imbricatae herba, die getrockneten dünnen Zweige und Blätter. Fabiana imbricata, Pichi-Pichi (HAB).

WIRKSTOFFE Ätherisches Öl u. a. mit Fabianol, Alkaloide wie Fabianin, Scopoletin (Hydroxycumarin), aromatisches Harz.

ANWENDUNG In Europa verwendet man heute nur homöopathische Zubereitungen, meist unter dem alten Namen Pichi-Pichi. Zu ihren Anwendungsgebieten gehören vor allem chronische Blasen- und Prostataentzündungen, Steinleiden und auch Bandscheibenschäden. Noch zu Anfang des letzten Jahrhunderts wurde das Kraut wie in der südamerikanischen Volksmedizin als harntreibendes Mittel bei Blasen- und Nierenleiden eingesetzt. Bekannt ist die Verwendung der getrockneten Sprosse als Räuchermittel bei religiösen Zeremonien in den Heimatländern der Art.

Fagopyrum esculentum MOENCH

Echter Buchweizen

Polygonaceae / Knöterichgewächse

0,2–0,6 m ⊙ VII–X

BOTANIK Aufrechte, oft rot überlaufene Pflanze. Blätter dreieckig-spießförmig, so lang wie breit oder länger. Blütenhüllblätter weiß bis blassrosa, 3–4 mm lang. Nussfrüchte mit 3 scharfen, ganzrandigen Kanten, in der Form an Bucheckern erinnernd, woher auch der Name stammt.

VORKOMMEN Alte Kulturpflanze, in Mitteleuropa zurzeit selten angebaut. Heimat Zentralasien.

DROGEN Buchweizenkraut – Fagopyri esculenti herba, die frischen, zur Blütezeit geernteten, oberirdischen Teile. Fagopyrum esculentum, Fagopyrum (HAB).

WIRKSTOFFE Flavonoidglykoside wie Rutin (Rutosid PhEur) bis zu 8 %, in geringerer Menge Quercitrin und Hyperosid; das Naphthodianthron Fagopyrin, eine stark photosensibilisierende Verbindung, Phenolcarbonsäuren.

Links: **Fabianastrauch**
Rechts: **Echter Buchweizen**

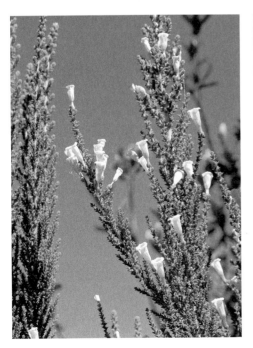

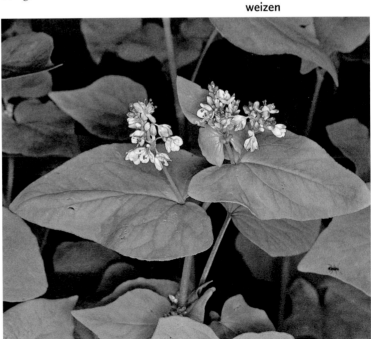

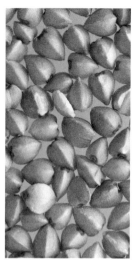

Die Samen des **Buchweizens** enthalten kein Fagopyrin. Sie waren früher Getreideersatz und galten als „Nahrungsmittel für arme Leute". Inzwischen hat die Naturkostküche das glutenfreie Buchweizenmehl wieder entdeckt.

ANWENDUNG Echter Buchweizen wurde erst spät, nämlich in den 1970er-Jahren, als Arzneipflanze entdeckt, nachdem man den hohen Rutingehalt analysiert hatte und die Gewinnung dieses Wirkstoffes aus der Pflanze lohnend wurde. Hauptanwendungsgebiet ist die unterstützende Behandlung bei chronischer Venenschwäche. Rutin schränkt die Kapillarbrüchigkeit ein, senkt die Durchlässigkeit der Kapillarwände, verbessert die Mikrozirkulation und wirkt einer Wasserablagerung im Gewebe entgegen. Außerdem wurden starke antioxidative Eigenschaften nachgewiesen, die sich bei weiteren Indikationen als günstig erweisen könnten. Der Gehalt an photosensibilisierendem Fagopyrin ist für den Einsatz der Droge nicht relevant, da diese Substanz nicht in wässrige Extrakte wie Teeaufgüsse übergeht und auch handelsübliche Zubereitungen mit standardisiertem Gehalt an Rutin frei davon sind. Homöopathische Zubereitungen werden u. a. bei Kopfschmerzen sowie Haut- und Lebererkrankungen mit Juckreiz gegeben.

Fagus sylvatica L.

Rotbuche

Fagaceae / Buchengewächse

Bis 40 m ♄ IV–V

BOTANIK Hoher, sommergrüner Baum mit breit lanzettlichen, am Rand unregelmäßig gewellten Blättern, in der Jugend abstehend seidig behaart. Männliche Blüten in gestielten, hängenden, kugelförmigen Kätzchen, weibliche zu zweien aufrecht an kürzerem Stiel, von einem später verholzenden, weichstacheligen Fruchtbecher umgeben. 3-kantige Nüsschen.

VORKOMMEN Waldbildend in Mittel- und W-Europa, Gebirge S-Europas.

DROGEN Buchenteer, Buchenholzteer – Fagi pix, Oleum Fagi empyreumaticum (ÖAB), durch trockene Destillation aus dem Holz gewonnenes, dickflüssiges, dunkelbraunes Öl. Kreosotum (HAB), durch Destillation aus dem Buchenholzteer gewonnen. Carbo vegetabilis (HAB), ausgeglühte Kohle von Rotbuchen- oder Birkenholz.

WIRKSTOFFE Phenole, Kresole, Kreosot, Guajakol.

ANWENDUNG Der für das Landschaftsbild Mitteleuropas wichtigste Laubbaum hat in der Schulmedizin eher geringe Bedeutung. Den charakteristisch riechenden Buchenholzteer setzte man früher in juckreizstillenden und entzündungshemmenden Salben bei Hauterkrankungen ein und gab ihn auch bei rheumatischen Beschwerden. Dagegen ist Kreosotum heute noch in der Homöopathie in vielen Anwendungsgebieten gebräuchlich, z. B. bei Entzündungen der Haut, der Schleimhäute, der Atemwege, des Magen-Darm-Traktes, der Harn- und Geschlechtsorgane. Auch Zubereitungen der Holzkohle werden häufig genutzt, z. B. bei Krampf-

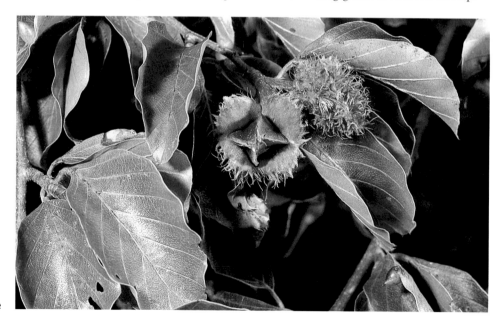

Rotbuche

aderleiden, Entzündungen der Atemwege, Heiserkeit, Schwäche der Verdauungsorgane oder Herz- und Kreislaufschwäche. Die Giftigkeit der Buchenfrüchte (Bucheckern) wird unterschiedlich beurteilt. Weder die Anzahl der verspeisten Früchte noch der Stoff, der die auftretenden Magen-Darm-Beschwerden auslösen könnte, ist sicher bekannt. Von dem Verzehr größerer Mengen sollte man absehen. Das gereinigte fette Öl ist ungiftig und kann als Speiseöl verwendet werden.

Ferula assa-foetida L.

Stink-Asant

Apiaceae / Doldenblütler

1–2(–3) m   ⌐4   III–IV

BOTANIK Kräftige Staude, die fleischige Wurzel bis 15 cm dick. Grundblätter 2–3fach, Stängelblätter bis 4fach fiederschnittig, unterseits fein flaumig behaart. Der kompakte Blütenstand aus zahlreichen zusammengesetzten, 20–30-strahligen Dolden ohne Hülle und Hüllchen. Gelbe Blüten, in den Seitendolden nur männliche, in der Hauptdolde zwittrige, aus denen je 2 ovale, abgeflachte Teilfrüchte hervorgehen. Identität und Synonymik dieser Sippe sind nicht ausreichend geklärt.
VORKOMMEN Iran.
DROGEN Stinkasant, Teufelsdreck – Asa foetida, das durch Einschnitte im oberen Wurzelbereich ausgetretene, an der Luft erhärtete Gummiharz. Die Droge kann auch von der weißblütigen, in SW-Asien weiter verbreiteten *F. foetida* REGEL stammen. Asa foetida (HAB).
WIRKSTOFFE Im Gummiharz ätherisches Öl mit schwefelhaltigen organischen Verbindungen (u. a. Alkayldisulfide), die den widerlichen, an Knoblauch erinnernden Geruch hervorrufen; Sesquiterpencumarinether, Schleimstoffe.
ANWENDUNG Wohl nur psychische Wirkung hatte die Droge mit dem eigenartigen, unangenehmen Geruch und Geschmack als Mittel gegen „Hysterie und Nervosität", denn der Geschmack wie „Teufelsdreck" reichte den Erkrankten angeblich als einmalige Einnahme zur Genesung. In orientalischen Ländern (besonders Indien) wird Asa foetida heute vor allem als Gewürz und zur Behand-

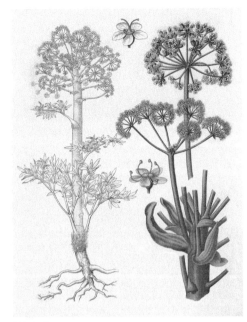

Stink-Asant

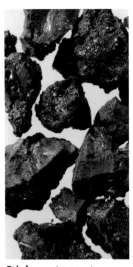

Stinkasant ist in der europäischen Küche als Gewürz wenig gebräuchlich. Der Geruch ist durchdringend knoblauchartig, der Geschmack zuerst scharf, anschließend bitter.

lung von Blähungen und anderen Verdauungsbeschwerden sowie Atemwegserkrankungen (das ätherische Öl wird wie das von Knoblauch teilweise über die Lungen ausgeschieden) verwendet. In Mitteleuropa sind homöopathische Zubereitungen als Asa foetida ein durchaus häufig verordnetes Mittel. Als Anwendungsgebiete werden u. a. chronische Entzündungen der Atemwege, nervöse Störungen der Verdauungswege sowie Hautgeschwüre angegeben.

Ferula gummosa BOISS.
(*F. galbaniflua* BOISS. & BUHSE)

Galbanum

Apiaceae / Doldenblütler

0,7–1 m   ⌐4   VI–VII

BOTANIK Blätter der aufrechten, behaarten Staude bis zu 4fach fiederschnittig, Endabschnitte nur 1 mm breit. Die gelben Blüten in zusammengesetzten 10–20-strahligen Dolden ohne Hülle und Hüllchen. Ovale, abgeflachte Teilfrüchte.
VORKOMMEN SW-Asien.
DROGEN Galbensaft, Muttergummi – Galbanum, das aus Einschnitten in den oberen Wurzelbereich und den Stängel gewonnene, eingetrocknete Gummiharz. Auch verwandte *Ferula*-Arten kommen als Stammpflanze in Frage.

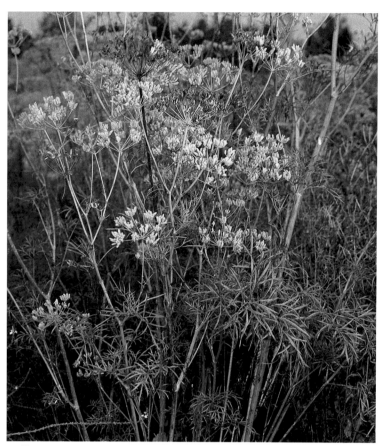

Galbanum

Ficus carica L.

Echter Feigenbaum

Moraceae / Maulbeergewächse

2–10 m ♄ VI–IX

BOTANIK Sommergrüner, Milchsaft führender Baum oder Strauch mit großen, meist 3–5-lappigen Blättern. Männliche und weibliche Blüten unsichtbar an den Innenwänden fleischiger, birnenförmiger Gebilde, die sich zu den essbaren Feigen entwickeln. Die Bestäubung erfolgt kompliziert durch Gallwespen, bei Kulturrassen entstehen die Feigen ohne Befruchtung, botanisch sind sie Fruchtstände.

VORKOMMEN Felspflanze. Als Fruchtbaum im Mittelmeergebiet und weiter kultiviert.

DROGEN Feigen – Caricae (pseudofructus) (Helv), die reifen, getrockneten Fruchtstände.

WIRKSTOFFE 50 % Invertzucker, Pektine, Fruchtsäuren, Mineralstoffe, Vitamine. Im Milchsaft Furanocumarine wie Psoralen und Bergapten sowie die Protease Ficin.

ANWENDUNG Feigen sind ein mildes Abführmittel, das durch Behinderung der Flüssigkeitsresorption aus dem Darm wirksam ist. Meist werden die Früchte mit weiteren, stärker wirkenden Drogen wie Sennesblättern kombiniert, gelegentlich werden sie auch ähnlich wie Tama-

Echter Feigenbaum

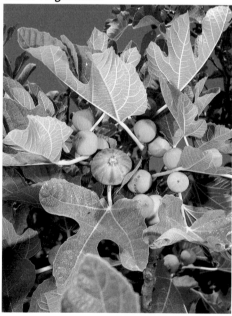

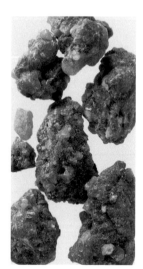

In der Bibel wird neben Weihrauch auch **Galbanum** als Räucherwerk erwähnt. Es muss schon zu damaliger Zeit in das alte Israel eingeführt worden sein.

WIRKSTOFFE Harze, überwiegend mit Galbaresensäure und Galbanumsäure, ätherisches Öl mit Pinen, Myrcen, Cadinen, Guajazulen; Schleimstoffe. Geruchsträger sind Undecatriene (Galbanole), keine Disulfide wie bei *F. assa-foetida* (s. vorige Seite).

ANWENDUNG Galbanum verwendete man früher in Form von Pflastern zur unspezifischen Hautreiztherapie, bei Erkältungskrankheiten und vor allem bei Verdauungsstörungen mit Blähungen. Als Gewürz mit eigentümlichem Geruch und aromatisch-bitterem Geschmack ist es in Europa in Vergessenheit geraten, in den USA ist es als Geschmacksverstärker in Lebensmitteln gebräuchlich. Herrenparfüme enthalten nicht selten Galbanum. Die unterirdischen Organe der Moschuswurzel, Sumbulwurzel *Ferula moschata* (REINSCH) KOZO-POLJ. (Heimat Zentralasien) werden noch gelegentlich in der Homöopathie genutzt. Zu den Anwendungsgebieten gehören z. B. nervöse Herzbeschwerden. Das ätherische Öl hat einen moschusartigen Geruch, man setzt es dementsprechend in der Parfümerie ein.

rindenmus (s. *Tamarindus indica*) nur als „Hilfsstoff" bzw. Geschmackskorrigens in den Beipackzetteln von Arzneimitteln aufgeführt, denn die Wirksamkeit gilt als wissenschaftlich nicht ausreichend belegt. Frisch oder getrocknet sind Feigen Nahrungs- und Stärkungsmittel, geröstet auch Bestandteil von Kaffeesurrogaten (Karlsbader Kaffeegewürz). Der Milchsaft (in Blättern und unreifen Feigen) enthält das Eiweiß spaltende Enzym Ficin, das zur Bestimmung des Rhesusfaktors und zum Weichmachen von Fleisch herangezogen wird.

Filipendula ulmaria (L.) Maxim. (*Spiraea ulmaria* L.)

Echtes Mädesüß

Rosaceae / Rosengewächse

0,5–2 m ⚃ VI–VIII

BOTANIK Aufrechte Staude mit unterbrochen gefiederten, unterseits grünen oder auch grau- bis weißfilzigen Blättern, Fiedern eiförmig, doppelt gesägt, zu 3–11, das endständige tief 3-lappig und größer als die anderen. Schirmrispen aus zahlreichen gelblich weißen, duftenden, 5–6-zähligen Blüten, Kronblätter 2–5 mm lang.

VORKOMMEN Hochstaudenfluren, feuchte Wiesen, Flussufer. Europa, Asien.

Echtes Mädesüß

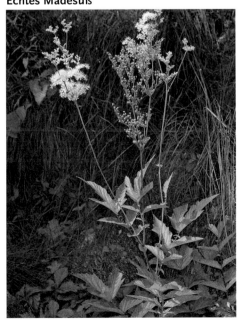

DROGEN Mädesüßblüten, Spierblumen – Filipendulae ulmariae herba (PhEur), die getrockneten Blütenstände (auch die gerebelten Blüten oder das Kraut). Filipendula ulmaria, Spiraea ulmaria (HAB).

WIRKSTOFFE Phenolglykoside wie Monotropitin und Spiraein, aus denen beim Trocknen in geringer Menge ätherisches Öl mit Salicylaldehyd und Methylsalicylat freigesetzt wird; Flavonoide wie Spiraeosid, Gerbstoffe (Ellagitannine).

ANWENDUNG Mädesüßblüten haben schweiß- und harntreibende Eigenschaften. Der Gehalt an Salicylsäureverbindungen, die ähnlich dem Aspirin wirken könnten, ist jedoch gering, so dass man eine entzündungshemmende Wirkung bezweifelt. So wird die Droge nur zu Schwitzkuren empfohlen, wie man sie gern unterstützend bei beginnenden Erkältungen nutzt. Der Einsatz bei rheumatischen Erkrankungen und Gicht zur Erhöhung der Harnmenge ist in der Volksheilkunde bekannt. Anwendungsgebiete in der Homöopathie sind z. B. Rheumatismus und Schleimhautentzündungen.

TEEBEREITUNG 2 TL Mädesüßblüten je Tasse mit kochendem Wasser übergießen, 10 min ziehen lassen. 3-mal täglich 1 Tasse möglichst heiß trinken. (Nicht bei bekannter Überempfindlichkeit gegen Salicylate anwenden; bei höherer Dosierung sind Übelkeit und Magenbeschwerden möglich.)

Foeniculum vulgare Mill. ssp. *vulgare*

Garten-Fenchel

Apiaceae / Doldenblütler

0,5–2 m ☉ ⚃ VII–X

BOTANIK Kahle, blaugrüne Staude. Blätter 2–3fach gefiedert mit schmalen, feinen Abschnitten. Die flache bis eingesenkte Blütendolde aus 12–25 meist ungleich lang gestielten Döldchen, ohne Hülle und Hüllchen. Blüten gelb, die 5 Kronblätter eingerollt. Früchte 5–12 mm lang, meist in 2 Teilfrüchte mit je 5 deutlichen, ungeflügelten Rippen zerfallen.

VORKOMMEN In verschiedenen Sorten weltweit kultiviert, die Wildform ssp. *piperitum* (Ucria) Cout. ist im Mittelmeergebiet heimisch.

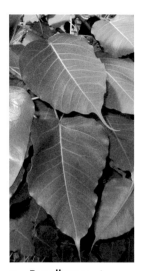

Der **Pepulbaum** oder Bobaum *Ficus religiosa* L. (heimisch in Indien und Ceylon) wird im Buddhismus verehrt und in Tempelanlagen häufig gepflanzt. Homöopathische Zubereitungen aus den frischen Zweigen und Blättern gibt man u. a. bei hellroten Schleimhautblutungen.

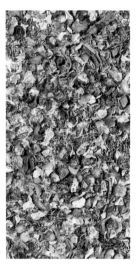

Mädesüssblüten werden in Teemischungen oft in Kombination mit weiteren schweißtreibenden Drogen wie Holunder- und Lindenblüten verwendet.

Garten-Fenchel

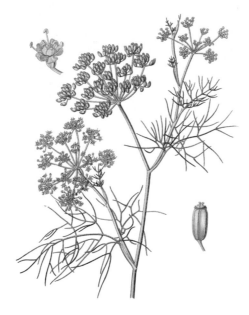

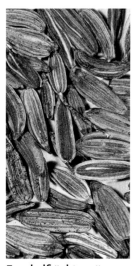

Fenchelfrüchte sollten kurz vor Gebrauch gequetscht oder angestoßen werden, z. B. in einem Mörser, um das ätherische Öl zu erschließen. Aus gepulverter Droge wie in Filterbeuteln verflüchtigt sich das ätherische Öl rasch.

DROGEN Bitterer Fenchel – Foeniculi amari fructus (PhEur), die getrockneten Früchte der var. *vulgare* mit würzig-scharfem Geschmack. Hieraus Bitterfenchelöl – Foeniculi amari aetheroleum (PhEur), das ätherische Öl. Foeniculum vulgare, Foeniculum (HAB). Süßer Fenchel, Gewürz-Fenchel – Foeniculi dulcis fructus (PhEur), die getrockneten Früchte der var. *dulce* (MILL.) BATT. & THELL. mit anisähnlichem, milderem Geschmack.

WIRKSTOFFE Ätherisches Öl u. a. mit Anethol und Fenchon, Estragol (Methylchavicol), Pinen, Limonen. Im Öl des Bitteren Fenchels wesentlich mehr Fenchon und weniger Anethol als im Öl des Süßen Fenchels. Geringe Mengen Cumarine und Furanocumarine, Flavonoide.

ANWENDUNG Das ätherische Öl als Hauptinhaltsstoff der Droge hat vielfältige Eigenschaften: Schleimlösende, auswurffördernde, krampflösende, blähungstreibende, die Magen-Darm-Motilität fördernde sowie antibakterielle Wirkungen wurden nachgewiesen. Für medizinische Zwecke wird vor allem Bitterer Fenchel verwendet. Als schleimlösender Bestandteil ist er in vielen Hustentees und -säften enthalten, in Form von Fenchelhonig wird er gern für Kleinkinder verwendet. Als Tee hat er bei leichten Verdauungsstörungen der Säuglinge Bedeutung wie auch als Zusatz zu Abführmitteln, um eventuell auftretenden Blähungen und Krämpfen im Magen-Darm-Bereich vor-

zubeugen. In der Volksheilkunde gilt der Tee als Milch bildend bei stillenden Frauen. Äußerlich angewendet sollen fenchelhaltige Augenwässer Ermüdungserscheinungen der Augen günstig beeinflussen (bisher ohne wissenschaftliche Begründung). Häufig wird Fenchel bzw. Fenchelöl nur als Geschmackskorrigens oder als Gewürz Backwaren oder Likören (var. *dulce*) zugesetzt. Die Anwendungsgebiete homöopathischer Zubereitungen sind nicht ausreichend belegt. In neuerer Zeit erregte der Estragolgehalt im ätherischen Öl Aufmerksamkcit. Für dic Substanz (nicht für die Droge!) liegen Hinweise auf eine Krebs auslösende und das Erbgut verändernde Wirkung vor. Die Konzentration von Estragol wurde im Arzneibuch auf maximal 5 % beschränkt. Bei bestimmungsgemäßem Gebrauch von Zubereitungen aus Fenchelfrüchten, d. h. nicht über mehrere Wochen oder in extremer Menge (literweise), bestehen keine gesundheitlichen Bedenken. Reines Fenchelöl sollte nicht länger als 2 Wochen eingenommen werden; Schwangere, Säuglinge und Kleinkinder sollten das Öl nicht anwenden.

TEEBEREITUNG *1 TL Bitterfenchel je Tasse mit kochendem Wasser übergießen, 10 bis 15 min ziehen lassen. 2–3-mal täglich 1 Tasse frisch bereitet warm zwischen den Mahlzeiten trinken, bei Katarrhen der Atemwege mit Honig gesüßt. Für Säuglinge und Kleinkinder ist der Tee auch zum Verdünnen von Milch oder Brei geeignet. (In Einzelfällen kann es zu allergischen Reaktionen der Haut und der Atemwege kommen.)*

Fragaria vesca L.

Wald-Erdbeere

Rosaceae / Rosengewächse

0,1–0,2 m ⸱4⸱ V–VI

BOTANIK Pflanze mit langen oberirdischen Ausläufern. Blätter in Rosetten, 3-zählig gefiedert, am Rand gekerbtgesägt, unterseits seidenhaarig. Blütenstiele angedrückt behaart, Blüten 5-zählig, weiß, Krone 10–15 mm breit. Die reifen roten Scheinfrüchte lösen sich leicht vom abstehenden Fruchtkelch.

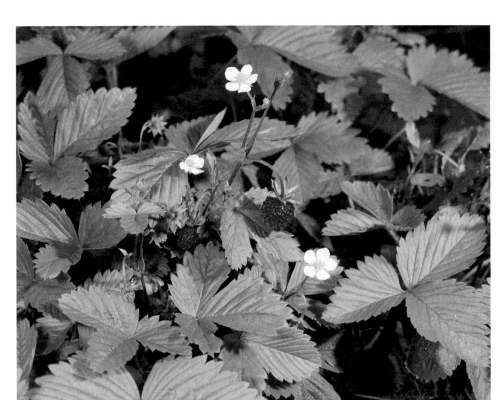

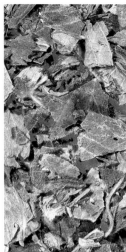

Erdbeerblätter finden sich überwiegend in Hausteemischungen aus dem Lebensmittelbereich, gelegentlich auch als Fülldroge ohne spezifische Wirkung in Arzneitees.

Wald-Erdbeere

VORKOMMEN Säume, Gebüsche, lichte Wälder. Europa, Asien.

DROGEN Erdbeerblätter – Fragariae folium (DAC), die getrockneten Blätter. Die Blätter weiterer heimischer Erdbeer-Arten (*F. moschata* DUCH. und *F. viridis* DUCH.), auch die der Garten-Erdbeere, werden als gleichwertig angesehen. Fragaria vesca (hom), die reifen Früchte.

WIRKSTOFFE Gerbstoffe (Ellagitannine und oligomere Proanthocyanidine), Flavonoide, Kaffeesäurederivate, ätherisches Öl in Spuren.

ANWENDUNG Auf Grund des Gerbstoffgehaltes haben Erdbeerblätter milde adstringierende Eigenschaften, die in der Volksheilkunde bei leichten Durchfallerkrankungen und zum Gurgeln bei entzündeten Mundschleimhäuten noch gelegentlich genutzt werden. Für weitere zahlreiche Anwendungsgebiete wie Erkrankungen der Leber und der Harnwege, Katarrhe der Atemwege oder Nervosität gibt es bisher keine Wirksamkeitsnachweise. Auch die getrockneten Früchte werden gelegentlich Teemischungen beigegeben. Homöopathische Zubereitungen aus den frischen Früchten werden u. a. bei Nesselsucht eingesetzt.

TEEBEREITUNG *1 TL Erdbeerblätter je Tasse mit kochendem Wasser übergießen, 5–10 min ziehen lassen. Mehrmals täglich 1 Tasse trinken bzw. lauwarm zum Spülen oder Gurgeln verwenden. (Bei bestehender Allergie gegen Erdbeerfrüchte sind Überempfindlichkeitsreaktionen nicht auszuschließen.)*

Frangula alnus MILL.
(*Rhamnus frangula* L.)

Faulbaum

Rhamnaceae / Kreuzdorngewächse

1–3(–7) m ♄ V–VI ☠

BOTANIK Hoher Strauch oder kleiner Baum, dornenlos, Rinde mit grauweißen Korkwarzen. Blätter wechselständig, rundlich-eiförmig, ganzrandig, mit beiderseits 7–12 bogig verlaufenden Seitennerven. 5-zählige, kleine weiße Blüten in blattachselständigen Trugdolden. Beerenartige, zuletzt schwarzviolette Steinfrüchte.

VORKOMMEN Feuchte, lichte Wälder, Moore. Europa, N-Afrika, Asien, eingeführt in N-Amerika.

Faulbaumrinde wird vor der Verwendung mindestens 1 Jahr gelagert oder unter Luftzutritt und Erwärmen künstlich gealtert, um Nebenwirkungen zu verhindern.

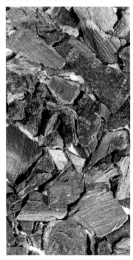

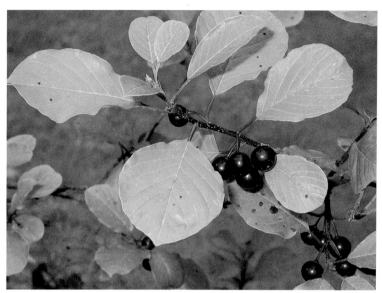

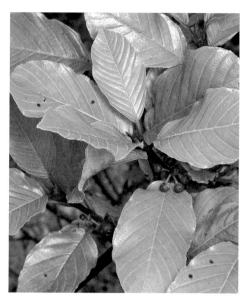

Links: **Faulbaum**
Rechts: **Amerikanischer Faulbaum**

DROGEN Faulbaumrinde – Frangulae cortex (PhEur), die getrocknete Rinde der Stämme und Zweige. Rhamnus frangula, Frangula (HAB), die frische Rinde.

WIRKSTOFFE In frischem Zustand die Magenschleimhaut reizende, Erbrechen und blutige Durchfälle hervorrufende Anthron- und Dianthronglykoside, die beim Lagern zu den besser verträglichen Anthrachinonglykosiden wie Glucofranguline und Franguline oxidieren; Frangulaemodin, Cyclopeptidalkaloide, Naphthalenderivate, Gerbstoffe.

ANWENDUNG Faulbaumrinde gehört zu den dickdarmwirksamen Abführmitteln, die wie Amerikanische Faulbaumrinde, Kreuzdornbeeren, Rhabarberwurzel oder Aloe als Wirkstoffe Anthranoide enthalten. Diese Drogen sind heute nur noch zur kurzfristigen, höchstens 1–2 Wochen dauernden Anwendung als Abführmittel bei Stuhlverstopfung zugelassen. Auch die als wirksam angesehene Dosis hat man verringert. Nach längerer Einnahme ist mit Störungen im Elektrolythaushalt zu rechnen, insbesondere können Kaliumverluste auftreten. Von der Einnahme zur so genannten Blutreinigung oder Gewichtsabnahme, wie in der Volksheilkunde üblich, wird wegen der vorhandenen Risiken abgeraten. Über die möglicherweise Krebs auslösenden Eigenschaften nach Langzeiteinnahme wird immer noch kontrovers diskutiert. Homöopathische Zubereitungen gibt man bei Verdauungsschwäche mit Neigung zu Durchfall. Die verführerischen, zunächst gelben bis

roten, später schwarzvioletten Früchte trifft man oft in verschiedenen Reifegraden gleichzeitig an der Pflanze an. Schon der Verzehr weniger Früchte kann Übelkeit, Erbrechen, Koliken, blutige Durchfälle, ja sogar Kollapszustände auslösen.

TEEBEREITUNG *Wegen der kleinen, schwer messbaren Menge (einen knappen halben TL Faulbaumrinde) besser Teebeutel aus der Apotheke verwenden, mit kochendem Wasser übergießen und 10–15 min ziehen lassen. Frisch bereitet vor dem Schlafengehen trinken. Die Wirkung setzt nach 8–12 Stunden ein. Bei krampfartigen Magen-Darm-Beschwerden ist eine Dosisreduktion angezeigt, gegebenenfalls ist ¹/₂ Tasse Teeaufguss ausreichend. (Nicht anwenden während der Schwangerschaft und Stillzeit und bei Kindern unter 10 Jahren, bei akut-entzündlichen Erkrankungen des Darms, Schmerzen unbekannter Ursache im Bauchraum oder Darmverschluss. Die vorübergehende Rotbraunfärbung des Harns sowie Pigmenteinlagerungen in die Darmschleimhaut sind harmlos.)*

Der **Amerikanische Faulbaum**, Cascara sagrada *Frangula purshiana* J. G. COOPER (*Rhamnus purshianus* DC) ist insgesamt höher, oft baumförmig und unterscheidet sich u. a. durch größere Blätter mit mehr Seitennerven und grünliche Blüten (westliches N-Amerika). Er liefert Cascararinde, Amerikanische Faulbaumrinde –

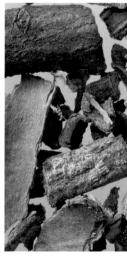

Cascararinde, Amerikanische Faulbaumrinde

Rhamni purshianae cortex (PhEur), die vom Stamm und den Ästen geschälte und wie Faulbaumrinde gelagerte oder künstlich gealterte Rinde. Sie enthält ein Gemisch von Hydroxyanthranoidverbindungen, als Hauptkomponente die Cascaroside A+B (Glykoside der Aloine A+B). Anwendung wie Faulbaumrinde als Abführmittel bei Stuhlverstopfung (mit allen Nebenwirkungen und Risiken wie bei *Frangula alnus*). Die Wirkung ist stärker und ähnelt der von Aloe. Für die Anwendung empfehlen sich auch hier Aufgussbeutel.

Fraxinus excelsior L.

Gewöhnliche Esche

Oleaceae / Ölbaumgewächse

Bis 40 m ♄ IV–V

BOTANIK Hoher, sommergrüner Baum mit schwarzen Blattknospen. Blätter mit 9–13 sitzenden, lanzettlichen, fein gesägten Fiederblättern. Blüten ohne Kelch und Krone in reichblütigen Rispen, vor den Blättern entwickelt. Zungenförmig geflügelte, dünn gestielte, hängende Früchte.
VORKOMMEN Laubwälder, besonders Auwälder. Europa, Kleinasien bis zum Kaukasus.

Gewöhnliche Esche

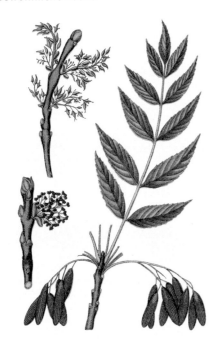

DROGEN Eschenblätter – Fraxini folium, die getrockneten Laubblätter. Eschenrinde – Fraxini cortex, die Rinde jüngerer Zweige. Fraxinus excelsior (hom).
WIRKSTOFFE Flavonoide, Gerbstoffe, Iridoide, Schleimstoffe, Triterpene, Sterole, Mannitol. In der Rinde auch Hydroxycumarine.
ANWENDUNG Eschenblätter finden heute nur noch in der Volksheilkunde als leichtes harntreibendes Mittel bei rheumatischen Erkrankungen und Steinleiden Verwendung, auch eine gewisse abführende Wirkung (möglich durch das Mannitol) wird genutzt. Eschenrinde galt früher als fiebersenkend. Für die Wirksamkeit der Drogen bei den beanspruchten Anwendungsgebieten gibt es bisher keine ausreichenden Belege, im Tierversuch konnten aber gewisse entzündungshemmende und schmerzstillende Effekte der frischen Rinde festgestellt werden. Homöopathische Zubereitungen gibt man u. a. bei Weichteilrheumatismus.

Fraxinus ornus L.

Manna-Esche, Blumen-Esche

Oleaceae / Ölbaumgewächse

6–15 m ♄ IV–V

BOTANIK Niedriger, sommergrüner Baum mit gegenständigen, gefiederten Blättern, die 5–9 Blättchen deutlich gestielt und unregelmäßig gesägt. Duftende Blüten in aufrechten, später überhängenden Rispen, Kronblätter weiß, linealisch, am Grund paarweise verwachsen, 5–6 mm lang. Zungenförmig geflügelte, hängende Früchte.
VORKOMMEN Laubmischwälder. S-Europa, Kleinasien, auf Sizilien auch kultiviert.
DROGEN Manna – Manna (DAC, ÖAB), der durch Einschnitte in die Rinde gewonnene, an der Luft eingetrocknete Saft 8–10 Jahre alter Bäume.
WIRKSTOFFE Bis 90 % Mannitol (PhEur, Mannit), Stachyose u. a. Zucker; in Spuren Fraxin.
ANWENDUNG Manna ist ein mildes Abführmittel und kann z. B. bei Hämorrhoiden und Darmfissuren oder anderen Erkrankungen, bei denen eine Darmentleerung mit weichem Stuhl erwünscht ist, verwendet werden. Beliebt war die Droge

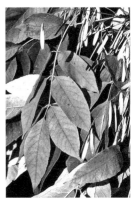

Die frische Rinde der **Weiß-Esche** *Fraxinus americana* L. (Heimat im östlichen N-Amerika) wird in der Homöopathie z. B. bei Gebärmuttererkrankungen eingesetzt. Die Art unterscheidet sich von *F. excelsior* u. a. durch nur 5–9 gestielte, unterseits weißliche Blättchen.

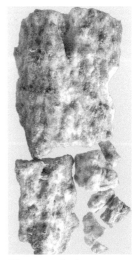

Manna in der besten Qualität „canellata" bildet rinnenförmige weißliche Stücke, die ihre Form durch den am Baum erstarrten Saft erhalten haben. Sie sind in Wasser löslich, riechen honigartig und schmecken süß.

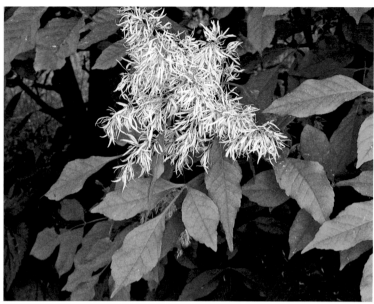

Manna-Esche

Blasentang

Fucaceae / Braunalgen

0,1–0,8 m ⼁

BOTANIK Oliv bis gelbbrauner, bandförmiger, gabelig verzweigter Vegetationskörper mit Mittelrippe und paarweise angeordneten Schwimmblasen. Fortpflanzungsorgane in Anschwellungen an den Zweigenden.

VORKOMMEN An Felsen in der Gezeitenzone, oft angespült; Atlantikküste, Nordsee, Ostsee.

DROGEN Tang – Fucus (PhEur), der getrocknete Thallus, auch vom Sägetang *F. serratus* L. und dem Knotentang *Ascophyllum nodosum* (L.) LE JOL. Fucus vesiculosus (hom).

WIRKSTOFFE Jod in Form anorganischer Salze oder organisch u. a. an Proteine gebunden wie Dijodtyrosin; Polysaccharide, darunter Alginsäure, Laminarin, Fucane wie die Fucoidane; Polyphenole, u. a. Fucole.

ANWENDUNG Die Wirkung der Droge beruht auf dem Jodgehalt, der zu einer vermehrten Bildung von Schilddrüsenhormonen führt. Fucus wurde daher früher bei Schilddrüsenunterfunktion eingesetzt. Heute stehen mit den reinen, genau dosierbaren Hormonen bessere Therapiemöglichkeiten zur Verfügung. Noch immer angeboten werden fucushaltige Schlankheits- und Entfettungsmittel, einige auch zur äußerlichen Anwen-

früher in der Kinderpraxis in Form von Mannasirup, einer 10 %igen Lösung in Zuckersirup. Auch Schwedenkräutermischungen enthalten oft Manna. Wirkstoff ist der süß schmeckende Zuckeralkohol Mannitol. Er wird kaum aus dem Darm resorbiert, sondern hält dort Wasser zurück, vermehrt dadurch den Darminhalt und regt somit die Peristaltik an. Als „osmotisches Abführmittel" darf Manna langfristig nur nach Rücksprache mit dem Arzt eingenommen werden. Intravenös verabreicht führt Mannitol zu einer starken Diurese, wie sie z. B. bei Vergiftungen und drohendem Nierenversagen erwünscht ist. Darüber hinaus hat die Substanz gewisse Bedeutung als Zuckeraustauschstoff für Diabetiker, da sie unabhängig vom Insulin abgebaut wird, und als Füll- und Bindemittel für Tabletten und Kapseln. Heute gewinnt man Mannitol meist durch Hydrierung von Glucose oder Invertzucker.

Der schwankende Jodgehalt im **Tang** kann bei der Anwendung zu verschiedenen Komplikationen im Hormonhaushalt der Schilddrüse führen.

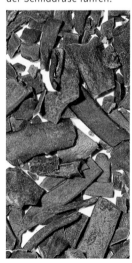

Die Identität des biblischen **Manna** *bleibt rätselhaft. Man hielt es zeitweise für die zuckerhaltigen Ausscheidungen eines Insektes, das von den Zweigen der Nil-Tamariske Tamarix nilotica (EHRENB.) BGE. var. mannifera lebt. Auch die Bruchstücke der Mannaflechte Lecanora esculenta (PALL.) EVERSM. wurden dafür gehalten. Manna ist auch der volkstümliche Name für die Früchte der Röhrenkassie Cassia fistula L.*

Blasentang

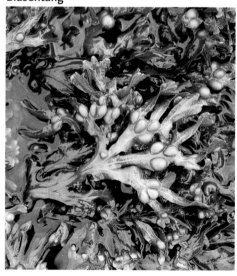

dung als Badezusatz, die über die Aktivierung der Schilddrüsentätigkeit den Stoffwechsel steigern und damit eine Gewichtsabnahme fördern sollen. Der Jodgehalt der Droge ist stark wechselnd und kann, genügend hoch, zu Symptomen wie Herzklopfen, Unruhe und Schlaflosigkeit und zur Verschlimmerung und Auslösung einer Schilddrüsenüberfunktion führen, geringere Mengen sollen andererseits unwirksam sein, da sie den Schilddrüsenstoffwechsel nicht beeinflussen. Die Einnahme gilt angesichts der Risiken als nicht empfehlenswert. Während die Alginsäure (PhEur), vorwiegend aus *Laminaria*-Arten und *Ascophyllum nodosum* gewonnen, schon lange als Hilfs- und Zusatzstoff in der pharmazeutischen Technologie genutzt und auch therapeutisch eingesetzt wird, gibt es über die Fucoidane neuere Erkenntnisse. Man entdeckte antithrombotische, blutgerinnungshemmende Effekte, die möglicherweise als Alternative zu den gebräuchlichen Heparinpräparaten in der Thromboseprophylaxe von Nutzen sein können. In der Homöopathie gibt man Zubereitungen aus der Alge bei Über- sowie Unterfunktion der Schilddrüse (in verschiedenen Potenzen) und bei Drüsenschwellungen.

Fumaria officinalis L.

Gewöhnlicher Erdrauch

Papaveraceae / Mohngewächse

0,1–0,3 m ⊙ IV–X

BOTANIK Zierliche, blaugrün bereifte, kahle Pflanze ohne Milchsaft. Blätter doppelt fein gefiedert. Blüten in Trauben zu 20–40, mit rosaroter, an der Spitze dunkelroter, gesporner, 6–9 mm langer Krone. Schmaler als diese die gezähnten, bald abfallenden Kelchblätter. Fast kugelige, trocken runzelige Früchte.

VORKOMMEN Äcker, Gärten, Schuttplätze. Europa bis Zentralasien.

DROGEN Erdrauchkraut – Fumariae herba (DAB), die getrockneten blühenden oberirdischen Teile. Fumaria officinalis (HAB).

WIRKSTOFFE Benzylisochinolinalkaloide wie Scoulerin, Protopin (Fumarin) und Fumaricin, teilweise an Fumarsäure gebunden; Caffeoyläpfelsäure, Flavonoide.

ANWENDUNG Erdrauchkraut verwendet man bei krampfartigen Beschwerden im oberen Verdauungstrakt, insbesondere im Bereich der Gallenblase und -wege. Für die Droge werden dabei neben krampflösenden auch regulierende Eigenschaften auf den Gallenfluss sowohl bei zu niedriger als auch überhöhter Gallenabsonderung angegeben. Abführende Effekte wurden schon immer in der Volksheilkunde bei Verstopfung genutzt, eine gewisse harntreibende Wirkung bei chronischen Hauterkrankungen. Diese Anwendung wurde von der Schulmedizin aufgegriffen und führte zum Einsatz synthetisch hergestellter Ester der Fumarsäure in der Therapie der Psoriasis (unter ärztlicher Aufsicht). Homöopathische Verdünnungen gibt man z. B. bei chronischem, juckendem Ekzem auf Grund von Leberstörungen.

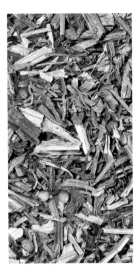

Erdrauchkraut kann bei andauernden Beschwerden über einen Zeitraum von mehreren Wochen angewendet werden.

TEEBEREITUNG *1–2 TL Erdrauchkraut je Tasse mit kochendem Wasser übergießen, 10 min ziehen lassen; noch warm 3-mal täglich 1 Tasse ½ Stunde vor den Mahlzeiten trinken.*

Gewöhnlicher Erdrauch

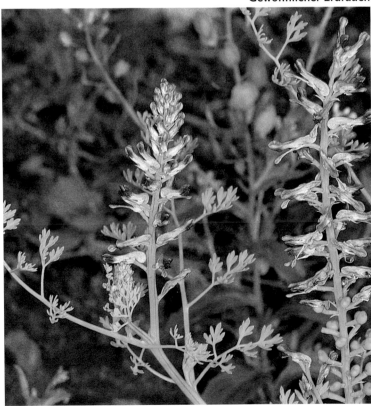

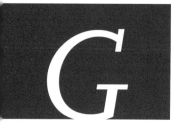

Galanthus woronowii A. Los.

Kaukasisches Schneeglöckchen

Amaryllidaceae / Narzissengewächse

0,1–0,25 m ⏃ II–III ☙

BOTANIK Zwiebelpflanze mit 2 hellgrünen, bis 1,5 cm breiten Blättern. Blüten einzeln, die 3 äußeren Blütenhüllblätter 2 cm lang, ganz weiß, die 3 inneren etwa halb so lang, an der Spitze herzförmig und grün.

VORKOMMEN Feuchte Laubmischwälder im Kaukasus, weiter verbreitet als Zierpflanze.

DROGEN Schneeglöckchenzwiebel – Galanthi bulbus. Galanthus nivalis (hom), die frische blühende Pflanze von *G. nivalis* L. (S- und Mitteleuropa, SW-Asien).

WIRKSTOFFE Galant(h)amin und weitere giftige Amaryllidaceen-Alkaloide wie Lycorin, Haemanthamin oder Nartazin. Galant(h)amin wird aus den Zwiebeln verschiedener Schneeglöckchen-Arten gewonnen, erstmals aus *G. woronowii*.

ANWENDUNG Das Alkaloid Galantamin erhielt die Zulassung zur symptomatischen Behandlung leichter bis mittelgradiger Demenz vom Alzheimer-Typ. Lernvermögen, Gedächtnis und Stimmung sollen verbessert werden, Angstgefühle und Aggressionen abnehmen, die Bewältigung von Alltagsfunktionen stabilisiert und insgesamt ein Fortschreiten der Erkrankung in manchen Fällen verlangsamt werden. Galantamin greift in den Acetylcholin-Stoffwechsel ein. Es hemmt ein Enzym, die Acetylcholinesterase, das normalerweise das für Aufmerksamkeit und Gedächtnis wichtige Acetylcholin abbaut. Dadurch wird die Konzentration dieses Neurotransmitters im Gehirn erhöht, außerdem wird die Empfindlichkeit bestimmter Rezeptoren für Acetylcholin verstärkt. 1953 wurde das Alkaloid erstmals isoliert. Anfangs verwendete man es z. B. zur Aufhebung der durch Curare-Verbindungen bei Operationen ausgelösten Muskelentspannung, bei Magen-, Darm- und Blasenatonie sowie krankhafter Muskelschwäche. In der Homöopathie wird das auch in Mitteleuropa heimische Gewöhnliche Schneeglöckchen *G. nivalis* u. a. als Herzmittel eingesetzt.

Bis vor wenigen Jahren stammte das Galantamin allein aus natürlichen Quellen, z. B. auch aus den Zwiebeln der **Sommer-Knotenblume** *Leucojum aestivum* L., die im Mittelmeergebiet und in SW-Asien verbreitet vorkommt (Blütenhüllblätter alle gleich lang), wie auch von der bekannten und leicht kultivierbaren **Osterglocke** oder **Gelben Narzisse** *Narcissus pseudonarcissus* L. Inzwischen ist die Galantamin-Synthese in industriellem Maßstab möglich.

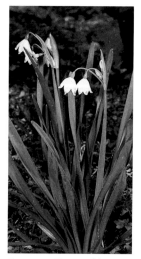

Sommer-Knotenblume
Leucojum aestivum

Kaukasisches Schneeglöckchen

Galega officinalis L.

Geißraute

Fabaceae / Schmetterlingsblütler

0,3–1,5 m ⏃ VI–VIII

BOTANIK Kräftige Staude, Blätter mit 9–17 eiförmig-lanzettlichen, bespitzten Fiedern. In den Achseln gestielte, dichte Trauben aus weißen oder hellvioletten, etwa 12 mm langen Blüten. Hülsen aufrecht-abstehend.

VORKOMMEN Brachflächen, Straßenränder, Flussufer, selten noch angebaut und gelegentlich verwildert. Heimat östliches Mittelmeergebiet.

DROGEN Geißrautenkraut – Galegae herba, die getrockneten blühenden oberirdischen Teile. Galega officinalis ex semine siccato (HAB), aus den getrockneten, reifen Samen.

WIRKSTOFFE Galegin (Isoamylenguanidin); in geringen Mengen das Chinazolinalkaloid Peganin; Flavonoide, Gerbstoffe, Chromsalze, Lectine.

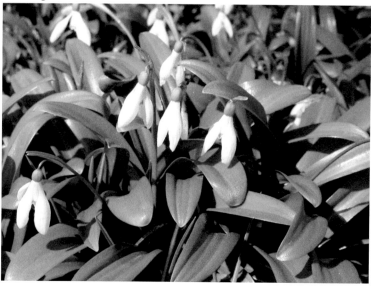

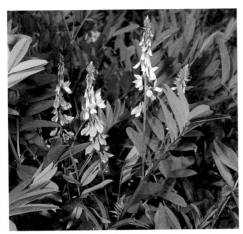

Geißraute

ANWENDUNG Geißrautenkraut gilt in der Volksheilkunde als „pflanzliches Anti-diabetikum". Für das Guanidinderivat Galegin („Glukokinin") wurde im Tierversuch eine leichte blutzuckersenkende Wirkung nachgewiesen, wie sie auch bei synthetisch hergestellten Guanidinderivaten vorhanden ist und zeitweise therapeutisch genutzt wurde (verbunden mit erheblichen Nebenwirkungen). Auch der Gehalt an Chromsalzen soll eventuell für gewisse antidiabetische Eigenschaften verantwortlich sein. Da die Wirksamkeit der Droge bisher nicht ausreichend belegt werden konnte und andererseits die Toxizität der Guanidinderivate bekannt ist, wird die Anwendung auch nur zur unterstützenden Behandlung der Zuckerkrankheit abgelehnt. Die in der Volksheilkunde bekannten harntreibenden und die Milchbildung bei stillenden Frauen fördernden Eigenschaften werden kaum noch genutzt, Letztere noch gelegentlich in homöopathischen Zubereitungen.

Galeopsis segetum NECK.
(*G. ochroleuca* LAM.)

Gelber Hohlzahn

Lamiaceae / Lippenblütler

0,1–0,4 m ☉ VII–VIII

BOTANIK Weich behaarte Pflanze mit eiförmig-lanzettlichen, stumpf gezähnten Blättern. Blüten zu 4–8 in Scheinquirlen, Krone 2,5–3,5 cm lang, blassgelb, die Unterlippe mit großem, dunkler gelbem Fleck und 2 hohlen, zahnartigen Höckern.

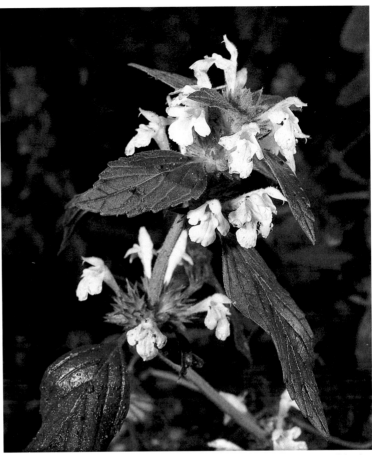

Gelber Hohlzahn

VORKOMMEN Steinschutt, Äcker, Wegränder. W- und Mitteleuropa.

DROGEN Hohlzahnkraut – Galeopsidis herba, die getrockneten oberirdischen Teile der blühenden Pflanze. Galeopsis segetum, Galeopsis (hom).

WIRKSTOFFE Kieselsäure, zum Teil als wasserlösliche Silikate, Iridoide, darunter Harpagid und Antirrhinosid; Lamiaceen-Gerbstoffe, Saponine, Flavonoide.

ANWENDUNG Die Droge hat heute nur noch historische Bedeutung. Früher stand sie (auf Grund des Kieselsäuregehaltes wie auch Schachtelhalmkraut oder Vogel-knöterichkraut) als Heilmittel bei Lungenerkrankungen, besonders Lungentuberkulose, in hohem Ansehen. Der Nachweis für eine derartige Wirkung konnte bisher nicht erbracht werden. Schwache auswurffördernde und adstringierende Eigenschaften durch den Saponin- bzw. Gerbstoffgehalt erklären die Anwendung allenfalls bei leichten Katarrhen der Atemwege. Milzerkrankungen gehören zu den Anwendungsgebieten homöopathischer Zubereitungen.

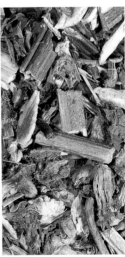

Hohlzahnkraut war früher als Blankenheimer Tee oder Liebersches Kraut bekannt.

Galinsoga parviflora Cav.

Kleinblütiges Knopfkraut

Asteraceae / Korbblütler

0,1–0,6 m ☉ VI–X

BOTANIK Vom Grund an verzweigte Pflanze mit kahlem oder nur oben behaartem Stängel. Blätter gegenständig, eiförmig-lanzettlich, fein gezähnt. Blütenköpfchen 6–7 mm breit, ihre 5(–7) weißen Zungenblüten winzig.

VORKOMMEN Äcker, Gärten, Schuttplätze. Heimat S-Amerika, heute fast weltweit verbreitet.

DROGEN Galinsoga parviflora (hom), die frischen oberirdischen Teile blühender Pflanzen.

WIRKSTOFFE Kaum untersucht.

ANWENDUNG Die Art wird ausschließlich homöopathisch genutzt. Zu den Anwendungsgebieten gehört der grippale Infekt.

Kleinblütiges Knopfkraut

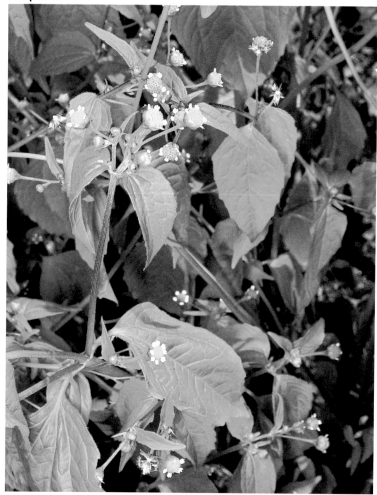

Galipea officinalis Hancock
(*Cusparia officinalis* (Willd.) Engl.)

Angosturabaum

Rutaceae / Rautengewächse

4–6 m ♄ I–XII

BOTANIK Kleiner Baum mit glatter, grauer Rinde. Blätter wechselständig, glänzend, 3-zählig, Blättchen eiförmig zugespitzt, mit tabakartigem Geruch. Blüten weiß, stark duftend, 5-zählig, in endständigen, rispigen Blütenständen.

VORKOMMEN Tropisches S-Amerika.

DROGEN (Echte) Angosturarinde – Angosturae cortex, die getrocknete Zweigrinde. Galipea officinalis, Angustura (HAB).

WIRKSTOFFE Chinolinalkaloide wie Cusparin und Galipin; ätherisches Öl mit Sesquiterpenen wie Galipol (verantwortlich für das Aroma); als Bitterstoff das Iridoid Angosturin.

ANWENDUNG Angosturarinde gehört durch das gleichzeitige Vorkommen von ätherischem Öl und mehreren bitter schmeckenden Wirkstoffen zu den Amara aromatica. Hauptsächlich wird die Droge noch in der Likörindustrie (Angosturabitter) genutzt. In der Schulmedizin gilt sie als obsolet, wird aber in der Volksheilkunde gelegentlich noch bei Verdauungsstörungen auf Grund zu geringer Magen-

Angosturabaum

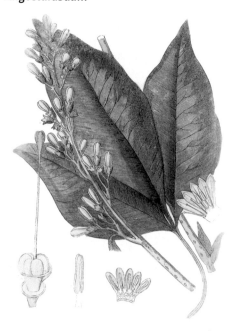

saftsekretion und als appetitanregendes Mittel verwendet. Größere Bedeutung hat „Angustura" heute in der Homöopathie. Man gibt entsprechende Zubereitungen bei Muskelrheumatismus und Muskelkrämpfen. Die Rinde von *Cusparia febrifuga* HUMB. gilt als Verfälschung.

Galium aparine L.

Kletten-Labkraut, Klebkraut

Rubiaceae / Rötegewächse

0,3–2 m ⊙ V–X

BOTANIK Stängel schlaff, 4-kantig, wie die wirtelig zu 6–8 stehenden Blätter durch Stachelborsten sehr rau, überall haftend und klimmend. Blüten 4-zählig, Krone weiß, unter 2 mm breit, kurz verwachsen. Frucht mit hakigen Borsten klettend.

VORKOMMEN Stickstoffreiche Unkrautfluren, Hecken, Auwälder. Fast weltweit verbreitet.

DROGEN Klettenlabkraut – Galii aparinis herba. Galium aparine (HAB), das frische blühende Kraut.

WIRKSTOFFE Iridoidglykoside wie Asperulosid und Monotropein; geringe Mengen verschiedener Alkaloide wie Protopin und Harmin; Anthracenderivate.

ANWENDUNG Das Kraut, früher innerlich und äußerlich in der Volksheilkunde gegen Hautleiden verwendet, kam in den letzten Jahren wieder in den Ruf, gegen verschiedene Krebserkrankungen wirksam zu sein. Dafür liegen bis heute keine Beweise vor, die Schulmedizin verwendet das Klettenlabkraut nicht. Gebräuchlich sind aber homöopathische Zubereitungen. Als Anwendungsgebiete werden Nierensteinleiden und Geschwüre, besonders der Zunge, angegeben.

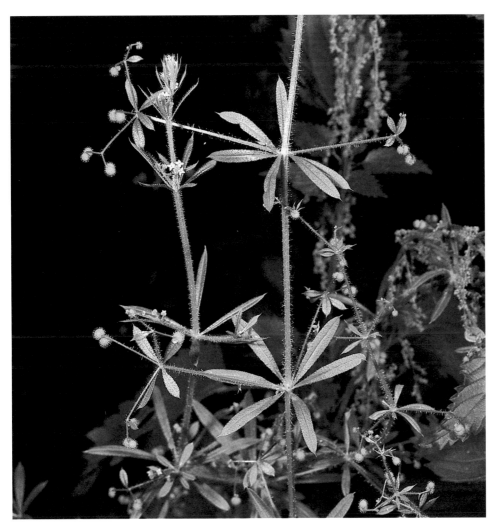

Kletten-Labkraut

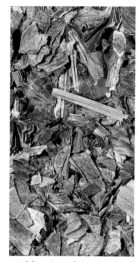

Waldmeisterkraut kann als aromatisierender Zusatz in gemischten Tees verschiedener Indikation enthalten sein.

Galium odoratum (L.) SCOP.
(*Asperula odorata* L.)

Waldmeister

Rubiaceae / Rötegewächse

0,1–0,3 m ⁴ IV–V

BOTANIK Kahle, aufrechte Pflanze mit 4-kantigem, glattem, immer unverzweigtem Stängel. Blätter wirtelig zu 6–8 stehend. Blütenkrone weiß, trichterförmig, bis zur Mitte 4-lappig, etwa 5 mm breit.
VORKOMMEN Buchen- und Laubmischwälder. Europa, Asien.
DROGEN Waldmeisterkraut – Asperulae herba, Galii odorati herba, die getrockneten, kurz vor der Blüte gesammelten oberirdischen Teile. Galium odoratum, Asperula odorata (HAB).
WIRKSTOFFE In der frischen Pflanze geruchloses Melilotosid (Hydroxyzimtsäureglucosid), aus dem beim Trocknungsprozess das duftende Cumarin freigesetzt wird; Asperulosid, Monotropein und weitere Iridoidglykoside; Phenolcarbonsäuren.
ANWENDUNG Für Cumarin konnten im Tierversuch für hohe Dosen gefäßstabilisierende, entzündungshemmende und antiödematöse Wirkungen nachgewiesen werden, die aber für Waldmeisterkraut bisher nicht belegt werden konnten. Drogenextrakte sind noch in wenigen Fertigpräparaten enthalten, die gegen Durchblutungsstörungen, Venenschwäche und

Hämorrhoiden angeboten werden. Die Volksheilkunde setzt andere Schwerpunkte, sie nutzt gewisse krampflösende und beruhigende Eigenschaften bei Schmerzen im Magen-Darm-Bereich und bei Unruhe und Schlaflosigkeit in Teezubereitungen. Das angebliche Risiko von Leberschäden wurde für den Menschen nicht bestätigt. Dennoch wird von der Langzeitanwendung der Droge als Tee abgeraten. In der Homöopathie spielt der Waldmeister im Gegensatz zum Kletten-Labkraut *Galium aparine* keine große Rolle.

Cumarin kann bei zu reichlichem Genuss von Waldmeisterzubereitungen Benommenheit und Kopfschmerzen auslösen. So wird empfohlen, zur Herstellung von Waldmeisterbowle die angewelkten Pflanzen, nicht mehr als 3 Stängel auf 1 l Wein, nur in einem Sieb zu übergießen und nicht länger ziehen zu lassen. Dabei dürfte der Höchstgehalt an Cumarin von 5 mg pro Liter nicht überschritten werden, der auch für die gewerbliche Herstellung von Waldmeisterbowlen gilt.

Galium verum L.

Echtes Labkraut,
Gelbes Labkraut

Rubiaceae / Rötegewächse

0,2–1 m ⁴ V–IX

BOTANIK Pflanze mit wirtelig zu 8–12 stehenden, nadelförmigen, stachelspitzigen Blättern. Blüten 4-zählig, gelb, Krone am Grund kurz verwachsen, 2–3 mm breit.
VORKOMMEN Trockene bis wechselfeuchte Rasen, Wegränder. Europa, Vorderasien, N-Amerika.
DROGEN Echtes Labkraut – Galii lutei herba (DAC), das getrocknete, zur Blütezeit gesammelte Kraut. Galium verum (hom).
WIRKSTOFFE Flavonoide, Iridoidglykoside wie Asperulosid und Monotropein; Chlorogensäure, Anthrachinonderivate in Spuren, im frischen Kraut ein dem Labenzym ähnliches Protein, das Milch zum Gerinnen bringt.

Waldmeister

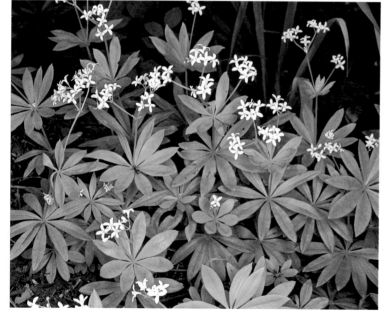

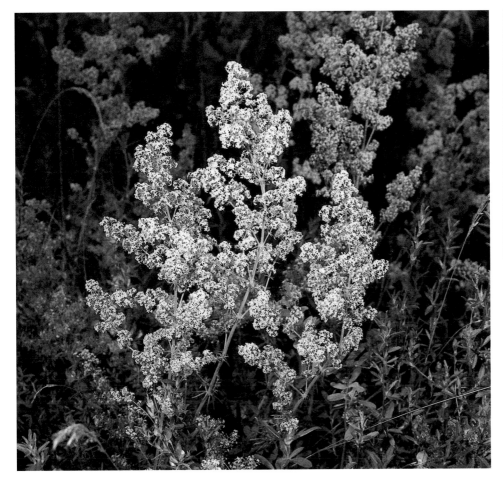

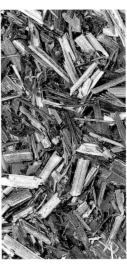

In der Droge des **Echten Labkrautes** überwiegen Stängelstücke neben nadelförmigen Blättern und wenigen Blüten.

Echtes Labkraut

ANWENDUNG Echtes Labkraut wird vor allem in der Volksmedizin genutzt. Im Vordergrund stehen die harntreibenden Eigenschaften des Krautes, das man als Tee bei geschwollenen Knöcheln und Katarrhen der Harnwege gibt, auch äußerlich ist es noch gelegentlich bei schlecht heilenden Wunden in Gebrauch. Bisher gibt es keine Belege für die Wirksamkeit bei diesen Indikationen. Das frische Kraut wurde früher bei der Käseherstellung verwendet.

Galphimia glauca (POIR.) CAV.
(*Thryallis glauca* (POIR.) O. KUNTZE)

Thryallis

Malpighiaceae / Malpighiengewächse

1–3 m ♄ XII–II

BOTANIK Immergrüner Strauch, die blaugrünen, gegenständigen Blätter lanzettlich, ganzrandig, bis 5 cm lang. Blüten 3 cm im Durchmesser, mit 5 gelben, gena-gelten Kronblättern, in endständigen, vielzähligen Trauben. Frucht eine 3-teilige Kapsel.

VORKOMMEN Tropisches Mittelamerika von Mexiko bis Guatemala, auch als Zierstrauch kultiviert.

Thryallis

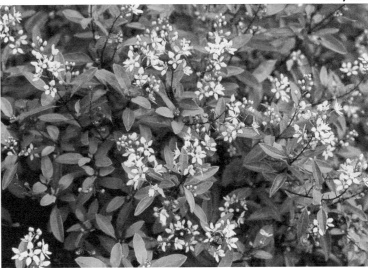

DROGEN Thryallis glauca (HAB), die getrockneten Blätter und Blütenstände.
WIRKSTOFFE Tetragalloylchinasäure, Triterpenoide wie Galphimin B.
ANWENDUNG Die in der Volksheilkunde Mexikos u. a. gegen Magen-Darm-Beschwerden, als Beruhigungsmittel und gegen Heuschnupfen eingesetzte Art ist erst seit 1980 in Europa als Pflanze mit antiallergischem Potential bekannt. Im Tierversuch konnte die von Allergenen ausgelöste Verengung der Bronchien gehemmt werden. Man verwendet derzeit homöopathische Zubereitungen z. B. bei allergisch bedingtem Schnupfen mit Bindehautentzündung und asthmatischen Symptomen sowie bei allergisch ausgelösten Erkrankungen der Haut.

Garcinia hanburyi HOOK. f.
(*G. morella* DESROUSS. var. *pedicellata* HAUB.)

Garcinie

Clusiaceae (*Hypericaceae*) / Johanniskrautgewächse

Bis 15 m ♄ II

BOTANIK Immergrüner, 2-häusiger Baum mit ausgebreiteten Ästen und orangebrauner, dicker Rinde. Blätter gegenständig, eiförmig-lanzettlich zugespitzt. Blüten 4-zählig, gelblich grün, in kleinen Büscheln, die männlichen kurz gestielt, die weiblichen sitzend. Beerenartige fleischige Früchte.
VORKOMMEN Feuchte Wälder. SO-Asien.
DROGEN Gutti – Gummigutt, ein Gummiharz, das durch Einschnitte in die Rinde des Baumes gewonnen wird. Weitere *Garcinia*-Arten werden zur Drogengewinnung herangezogen. Garcinia, Gutti (HAB).
WIRKSTOFFE Harz (70–75 %) aus Benzophenonen und Xanthonen, u. a. Gambogasäure (Guttisäure); Schleimstoffe.
ANWENDUNG Gutti ist ein starkes Abführmittel, dessen Wirkung schon im Dünndarm einsetzt und bei geringer Überdosierung zu heftigen Leibschmerzen, Krämpfen und Erbrechen führt. Wegen der Giftigkeit wird es heute in der Schulmedizin nicht mehr verwendet, nur noch homöopathische Zubereitungen kommen zum Einsatz. Zu den Anwendungsgebieten gehören Magenschmerzen, Durchfälle und Schleimhautreizungen an Atemwegen und Augen. Extrakte aus den Früchten der Mangostane *Garcinia mangostana* L., deren saftiger, wohlschmeckender Samenmantel Asien-Reisenden bekannt ist, werden neuerdings als äußerst fragwürdiges Schlankheitsmittel angeboten. Durch einen hohen Gehalt an Hydroxycitronensäure soll über die Hemmung eines Enzyms die „Fettverbrennung" stimuliert werden.

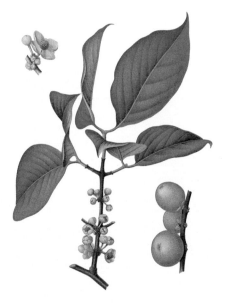

Garcinie

Gaultheria procumbens L.

Amerikanisches Wintergrün, Niederliegende Scheinbeere

Ericaceae / Heidekrautgewächse

0,05–0,15 m ♄ VI–IX

BOTANIK Immergrüner Zwergstrauch mit ober- oder unterirdisch kriechenden Stängeln, aufrechte Triebe am Ende mit einigen breit lanzettlichen, am Rand schwach gesägten Blättern. Blüten mit weißer, krugförmiger, 5-zipfeliger Krone. Rote Scheinbeeren.
VORKOMMEN Berg-Nadelwälder. Östl. N-Amerika.
DROGEN Wintergrünblätter, Gaultheriablätter – Gaultheriae (procumbentis) folium. Gaultheria procumbens (hom). Wintergrünöl, Gaultheriaöl – Gaultheriae

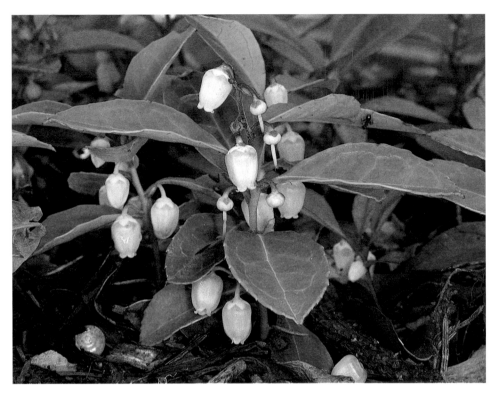

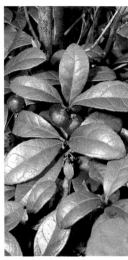

Die Früchte des **Ameri-
kanischen Wintergrüns**
sind Scheinbeeren aus
5-fächrigen Kapseln, um-
geben von den fleischig
werdenden Kelchblättern.

**Amerikanisches
Wintergrün**

aetheroleum (HAB), das aus den Blättern
gewonnene ätherische Öl.

WIRKSTOFFE In den Blättern Arbutin,
ätherisches Öl, bis zu 99 % mit Monotro-
pitosid (Gaultherin, Methylsalicylat-Prim-
verosid, geruchlos), aus dem im Körper
der Wirkstoff Methylsalicylat freigesetzt
wird; daneben weitere geruchsbestim-
mende Substanzen wie Oenanthalkohol
und Oenanthester.

ANWENDUNG Die Blätter waren als Teeaufguss (Kanadischer Tee) während des
amerikanischen Unabhängigkeitskrieges
ein beliebtes Getränk als Ersatz für
Schwarzen Tee. Auch heute wird in den
USA Gaultheriaöl gern zum Aromatisieren von Süßigkeiten, Kaugummi und
Zahnpasten sowie von Bier (root beer)
benutzt. Medizinisch war das ätherische
Öl wegen seines hohen Gehaltes an
Methylsalicylat geschätzt, durch die Synthese dieser Substanz wurde aber die
Bedeutung geschmälert. Gaultheriaöl findet man noch als hautreizenden, durchblutungsfördernden Bestandteil von Einreibungen und auch Bädern, die man
gegen rheumatische Erkrankungen und
Neuralgien verwendet. Von dem innerlichen Gebrauch des reinen Öls wird
wegen seiner Giftigkeit abgeraten.
Homöopathische Zubereitungen aus

den Blättern oder dem Öl werden außer
bei Rheuma auch bei Entzündungen der
Harnwege und bei Gastritis gegeben. Bei
Überempfindlichkeit gegen Salicylate
sollte *Gaultheria procumbens* nicht angewendet werden.

Als **Wintergrünöl** *wird nicht nur das ätherische Öl aus den Blättern von Gaultheria
procumbens bezeichnet, sondern auch das
Öl aus der Rinde von Betula lenta L., der
Zucker-Birke, einer nordamerikanischen
Art. Den Wirkstoff Methylsalicylat kann
man inzwischen billig synthetisch herstellen,
es fehlen aber die Duftkomponenten der
jeweiligen natürlichen Öle.*

Gelidium spec.

Agartang
Gelidiaceae / Rotalgen

0,1–0,2 m 4

BOTANIK Steife, dunkelrote, unregelmäßig flache, mehrfach verzweigte Rotalgen.
An der Basis ein kriechendes System von
Fäden, aus denen einzelne bäumchenar-
tige Gebilde herauswachsen.

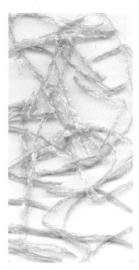

Agar wird durch Auskochen der Algen gewonnen und kommt gereinigt, in Fäden geschnitten, grob zermahlen oder als Pulver in den Handel.

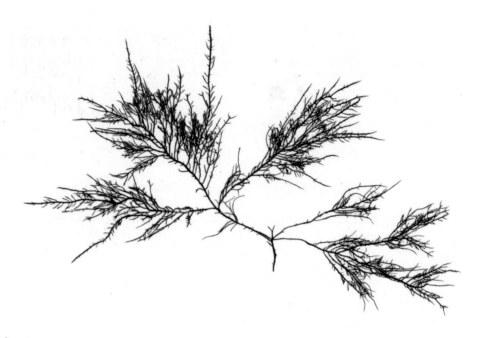

Agartang

VORKOMMEN Pazifischer, Indischer und Atlantischer Ozean.

DROGEN Agar – Agar (PhEur) kann von verschiedenen Rotalgen stammen, besonders *Gelidium*-Arten sind die wichtigsten Lieferanten: *G. amansii* LAM., *G. cartilagineum* GAILL. u. a. Arten sowie weitere Gattungen.

WIRKSTOFFE Polysaccharide aus Galactose und Anhydrogalactose mit den Komponenten Agarose und Agaropektin (teilweise Veresterung mit Schwefelsäure).

ANWENDUNG Agar quillt unter Zugabe von kaltem Wasser stark und löst sich erst in 80° heißem Wasser. Medizinisch wird Agar vor allem als mildes Abführmittel verwendet. Von Verdauungsenzymen nicht angegriffen, quillt er im Darm und führt durch den Volumenreiz zur Anregung der Peristaltik. Als Füllmittel in kalorienarmen Diätetika vermindert er die Nahrungsaufnahme durch Entstehung eines Sättigungsgefühls. In der pharmazeutischen Technologie hat er durch seine emulgierenden und stabilisierenden Eigenschaften Bedeutung bei der Herstellung von fettfreien Salbengrundlagen, Emulsionen und Zäpfchen sowie als Tablettensprengmittel. In der Lebensmittelindustrie ist er ein wichtiges Geliermittel. Viel verwendet wird er außerdem in Nährlösungen für die Kultur von Mikroorganismen.

Gelsemium sempervirens (L.) J. ST.-HIL.

Gelber Jasmin, Giftjasmin

Loganiaceae / Brechnussgewächse

Bis 5 m lang ♄ III–X ☠

BOTANIK Windender oder kriechender Strauch mit waagrechtem Wurzelstock. Blätter immergrün, gegenständig, schmal eiförmig bis lanzettlich. Blüten einzeln oder zu mehreren in den Blattachseln, Krone gelb, trichterförmig, bis 4 cm lang, mit 5-lappigem, ausgebreitetem Saum.

VORKOMMEN Trockene Wälder und Gebüsche. Südl. N-Amerika, Mittelamerika.

DROGEN Gelsemiumwurzelstock – Gelsemii rhizoma. Gelsemium sempervirens, Gelsemium (HAB), die frischen unterirdischen Teile.

WIRKSTOFFE Mehrere Indolalkaloide, darunter Gelsemin, Sempervirin und Gelsemicin; Hydroxycumarine wie Scopoletin; ätherisches Öl, Iridoidglykoside, Hydroxy-pregnan-diole (Zellgifte).

ANWENDUNG Der Gelbe Jasmin ist nicht mit den für die Gewinnung von duftenden ätherischen Ölen herangezogenen Jasmin-Arten, *Jasminum* spec., verwandt. Die Art ist im Gegenteil stark giftig, selbst über Vergiftungsfälle durch den Blütenhonig wurde berichtet. Die schmerzstillende Wirkung der Droge durch die Alka-

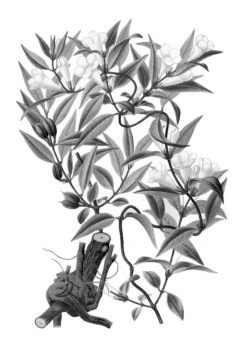

Gelber Jasmin

loide Gelsemin und Sempervirin nutzte
man früher bei Neuralgien und rheumatischen Schmerzen, bei geringster Überdosierung kam es aber nicht selten zu Vergiftungserscheinungen sogar mit tödlichem Ausgang. Heute verwendet man
praktisch nur noch homöopathische Zubereitungen. Sie sind gebräuchlich bei
Kopfschmerzen, Migräne, Neuralgien
und rheumatischen Schmerzen, nervösen
Störungen, beginnender Grippe und fieberhaften Infekten im Kindesalter.

Genista tinctoria L.

Färber-Ginster

Fabaceae / Schmetterlingsblütler

0,2–0,8 m ♄ VI–VIII

BOTANIK Aufrechter, kahler oder behaarter Halbstrauch mit dornenlosen, gefurchten, grünen Ästen. Blätter ungeteilt,
lanzettlich, dunkelgrün. Schmetterlingsblüten mit gelber, kahler, 8–16 mm langer
Krone in endständigen Trauben. Linealische Hülsen.
VORKOMMEN Magerrasen, Moorwiesen,
lichte Wälder. Europa, W-Asien.
DROGEN Färberginsterkraut – Genistae
(tinctoriae) herba, die getrockneten, zur
Blütezeit geernteten Zweige (DAC).
Genista tinctoria (HAB).

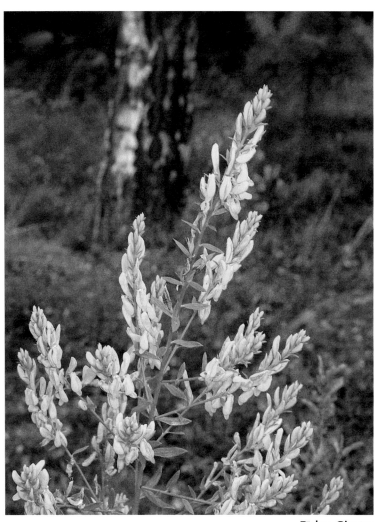

Färber-Ginster

WIRKSTOFFE Chinolizidinalkaloide wie
Cytisin, Methylcytisin, Anagyrin; Flavonoide; Isoflavone wie Genistein (Trihydroxyisoflavon); Gerbstoffe und ätherisches Öl in geringen Mengen.
ANWENDUNG Färberginsterkraut wirkt
harntreibend und wird daher zur unterstützenden Behandlung von Erkrankungen eingesetzt, bei denen eine erhöhte
Harnmenge erwünscht ist, z. B. bei Nierengrieß oder zur Vorbeugung von Harnsteinen. In der Volksheilkunde gilt die
Droge als wirksam bei Rheuma und Gicht
und wird auch als Abführmittel verwendet.
Der Gehalt an Genistein, einem Phyto-
Östrogen, das an den Östrogen-Rezeptor
von Brustkrebszellen bindet, hat die in
der Vergangenheit nur noch selten genutzte Pflanze wieder interessant gemacht:
Über eine möglicherweise vorbeugende
Wirkung dieses Isoflavons bei der Entstehung von Brustkrebs wird diskutiert

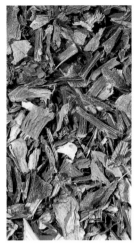

Färberginsterkraut enthält oft die ganzen Schmetterlingsblüten neben Blattstücken und Stängelteilen.

(s. auch Sojabohne *Glycine max*), ebenso über potentiell schützende Eigenschaften bei der Entstehung von Osteoporose. In der Homöopathie gehören Kopfschmerzen, Verdauungsschwäche und Hautausschläge zu den Anwendungsgebieten. Die Blüten wurden früher zum Gelbfärben genutzt.

TEEBEREITUNG *1 knappen TL Färberginsterkraut je Tasse mit kochendem Wasser übergießen, 10 min ziehen lassen; zur Erhöhung der Harnmenge bis zu 3-mal täglich 1 Tasse trinken. (Nicht anwenden während der Schwangerschaft oder bei Bluthochdruck. Bei höherer Dosierung können Durchfälle auftreten.)*

Gentiana lutea L.

Gelber Enzian

Gentianaceae / Enziangewächse

0,5–1,2 m   ⅃   VI–VIII   ▽

BOTANIK Stattliche Pflanze mit kräftigem Wurzelstock. Die gegenständigen, am Stängel sitzenden Blätter breit lanzettlich, 5–7-nervig, in ihren Achseln 3–10 etwa 1 cm lang gestielte Blüten. Krone gelb, weit trichterförmig, mit 5–6 nur am Grund verwachsenen Zipfeln. Kelch einseitig tief geschlitzt.

VORKOMMEN Weiden, Magerrasen, Staudenfluren der Gebirge Mittel- und S-Europas.

DROGEN Enzianwurzel – Gentianae radix (PhEur), die getrockneten unterirdischen Organe. Nur diese Art ist heute für pharmazeutische Zwecke zugelassen. *Gentiana lutea* (HAB).

WIRKSTOFFE Stark bitter schmeckende Secoiridoidglykoside wie Gentiopikrosid (Gentiopikrin), Swertiamarin, Swerosid und Amarogentin (der bitterste bisher bekannte Naturstoff und wertbestimmend für die Droge); Xanthonderivate wie Gentisin; verschiedene Zucker, neben Glucose, Fructose und Saccharose die bitter schmeckende Gentianose und Gentiobiose; ätherisches Öl, Pektine, Phytosterole.

ANWENDUNG Enzianwurzel ist die am häufigsten verwendete Bitterstoffdroge und gleichzeitig die (unter den heimischen Drogen) mit dem höchsten Bitterwert. Durch Reizung der Geschmacksnerven kommt es reflektorisch zur Anregung der Speichel- und Magensaftsekretion, daneben konnte auch eine unmittelbare Stimulation der Säuresekretion im Magen beobachtet werde. Außerdem wird die Gallensekretion günstig beeinflusst. So wirkt die Droge als Tee oder ihre Extrakte in vielen, oft mit weiteren Bitterstoffdrogen kombinierten Fertigarzneimitteln und nicht zuletzt in Magenbittern gegen Verdauungsbeschwerden mit Appetitlosigkeit, Übelkeit, Völlegefühl und Blähungen, sofern diese auf mangelnde Magensaftbildung zurückzuführen sind. Als Bestandteil von Tonika zeigt sie eine all-

Gelber Enzian

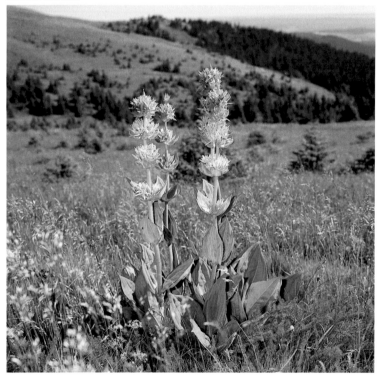

TEEBEREITUNG *Knapp ½ TL Enzianwurzel je Tasse mit kochendem Wasser übergießen, 10–15 min ziehen lassen. 1 Tasse mäßig warm zur Anregung des Appetits ½ Stunde vor den Hauptmahlzeiten ungesüßt trinken, bei Verdauungsbeschwerden danach. Von der Tinktur (aus der Apotheke) nimmt man 20–30 Tropfen in ½ Glas Wasser. (Nicht anwenden bei Magen- und Darmgeschwüren. Bei bitterstoffempfindlichen Personen kann es zu Kopfschmerzen kommen.)*

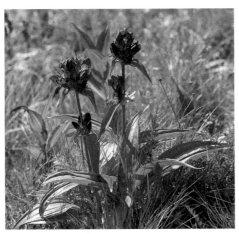

Purpurroter Enzian

gemein kräftigende Wirkung. Die Volksheilkunde nutzte die Wurzel früher auch
gegen Fieber und bei Wurmbefall. Homöopathische Zubereitungen sind bei Verdauungsbeschwerden gebräuchlich.
Der **Purpurrote Enzian** *Gentiana purpurea*
L. war früher mit weiteren „großen"
Enzian-Arten wie *G. punctata* L., *G. pannonica* Scop. und *G. asclepiadea* L. (letztere nur im Arzneibuch der DDR) ebenfalls offizinell. Die Hauptmenge der geernteten Enzianwurzeln diente aber nie
medizinischen Zwecken, sondern zur
Herstellung von Enzianschnaps und Bitterlikören. Der Gehalt an vergärbaren
Zuckern ist hoch: Man überlässt die frischen Wurzeln zunächst einem Gärungs-
prozess, bei dem Aromastoffe gebildet,
die Bitterstoffe dagegen weitgehend zer-
setzt werden. Diese sind außerdem bei
der nachfolgenden Destillation nicht
flüchtig, so dass der Schnaps nur wenig
bitter ist. Das ätherische Öl soll ihm den
eigenen Geschmack verleihen. Durch
Raubbau wurden die Bestände stark
geschädigt.

Geranium robertianum L.

Stinkender Storchschnabel

Geraniaceae / Storchschnabelgewächse

0,1–0,5 m ☉–☉ V–X

BOTANIK Pflanze unangenehm riechend,
oft rot überlaufen und drüsig behaart.
Blätter mit 3–5 gestielten, doppelt fiederspaltigen Abschnitten. Blüten meist zu
zweit, mit begrannten Kelch- und 9 bis
12 mm langen purpurroten Kronblättern,

Staubbeutel rotbraun. Früchte geschnäbelt.
VORKOMMEN Feuchte Wälder, Hecken,
Schuttfluren. Gemäßigtes Europa, Asien,
N-Afrika, N-Amerika, weiter verschleppt.
DROGEN Ruprechtskraut – Geranii
robertiani herba, Ruperti herba, die
getrockneten oberirdischen Teile. Geranium robertianum (HAB).
WIRKSTOFFE Ellagitannine wie Geraniin
und Isogeraniin; Flavonoide, in der frischen Pflanze ätherisches Öl mit unangenehmem Geruch.
ANWENDUNG Zubereitungen aus Ruprechtskraut hatten früher in der Volksheilkunde gewisse Bedeutung bei der
Behandlung leichter Durchfälle, Magen-
und Darmentzündungen und innerer
Blutungen. Auch bei Leber- und Galleerkrankungen wurden sie verwendet,
zum Spülen und Gurgeln bei Entzündungen im Mund- und Rachenraum und auch
äußerlich bei Geschwüren, Hautausschlägen und schlecht heilenden Wunden.
Einige Indikationen können mit der adstringierenden und entzündungshemmenden Wirkung der Gerbstoffe erklärt
werden. Die homöopathischen Anwendungsgebiete sind vergleichbar.
Das Homöopathikum Geranium odoratissimum stammt von *Pelargonium odoratissimum*. Ebenso wird Geranium-Öl, Geranii aetheroleum, ein ätherisches Öl mit
rosenartigem Duft, aus *Pelargonium*-Arten
gewonnen.

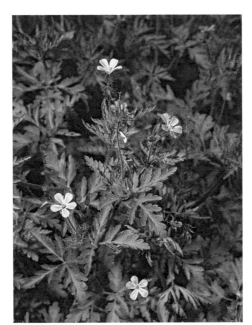

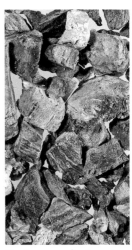

Enzianwurzel schmeckt
stark bitter. Die Droge
stammt ausschließlich aus
Kulturen von *Gentiana
lutea*. Durch den Anbau
besteht keine Verwechs-
lungsgefahr mehr mit dem
giftigen Weißen Germer
(s. *Veratrum album*).

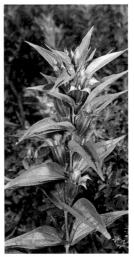

Die Wurzeln des **Schwal-
benwurz-Enzian** *Genti-
ana asclepiadea* L. werden
als weniger wertvoll be-
trachtet und gelten als Verfälschung, da sie keine bitteren Secoiridoidglykoside
mit Swerosid als Grund-
körper enthalten.

**Stinkender
Storchschnabel**

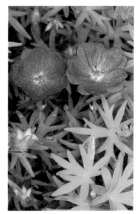

Kraut und Wurzel des heimischen **Blutroten Storchschnabels** *Geranium sanguineum* L. wurden wie Ruprechtskraut genutzt. Die Wirksamkeit ist bei beiden Arten für die angegebenen Einsatzgebiete nicht wissenschaftlich belegt.

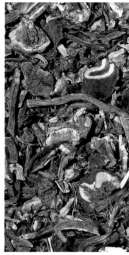

Nelkenwurzel riecht beim Zerreiben deutlich nach Nelkenöl, das man von den Gewürznelken kennt (s. bei *Syzygium aromaticum*). Daher stammt auch der alte Drogenname Caryophyllatae radix.

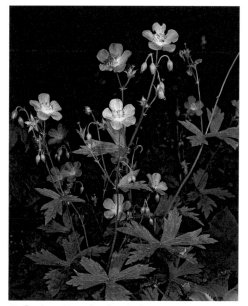

Gefleckter Storchschnabel

Der **Gefleckte Storchschnabel** *Geranium maculatum* L. aus N-Amerika ist in Europa eine Pflanze der Homöopathie. Zu den Anwendungsgebieten der Zubereitungen aus dem frischen Wurzelstock gehören Blutungen aus verschiedenen Organen und chronische Durchfälle.

Geum urbanum L.

Echte Nelkenwurz

Rosaceae / Rosengewächse

0,2–0,8 m   ⚥   V–X

BOTANIK Staude mit unterbrochen gefiederten Blättern, Endlappen groß, gezähnt, oft 3–5-teilig. Blüten 5-zählig, Kelch mit Außenkelch und 3–7 mm langen, gelben Kronblättern. Fruchtgriffel hakig gekrümmt.
VORKOMMEN Unkrautfluren, feuchte Laubwälder, in Siedlungsnähe. Europa, W-Asien.
DROGEN Nelkenwurzel, Benediktenwurzel – Gei urbani radix, Caryophyllatae radix, die getrockneten Wurzeln und Wurzelstöcke. Geum urbanum (e rhizomate recente, ethanol. Decoctum) (HAB).
WIRKSTOFFE Gerbstoffe, vorwiegend Gallotannine; ätherisches Öl mit hohem Gehalt an Eugenol, das beim Trocknen der Pflanze aus dem Glykosid Gein entsteht, Myrtanal und Myrtanol. Zuckerkomponente ist die Vicianose, ein Di-

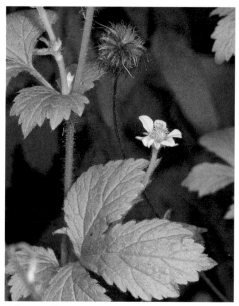

Echte Nelkenwurz

saccharid aus Glucose und Arabinose; mehrere freie Zucker.
ANWENDUNG Die Droge wird heute noch gelegentlich in der Volksheilkunde genutzt. Im Vordergrund steht die Gerbstoffwirkung, die durch die antiseptischen Eigenschaften des Eugenols unterstützt wird. Anwendung erfolgt bei Durchfall, Verdauungsbeschwerden, als Gurgelmittel bei Entzündungen von Zahnfleisch, Mund- und Rachenschleimhaut, als Badezusatz bei Frostbeulen und Hämorrhoiden, bei Hauterkrankungen als Umschlag oder Waschung. Nelkenwurz dient auch zum Aromatisieren von Likören (Benediktiner) sowie in der Kos-

Bach-Nelkenwurz

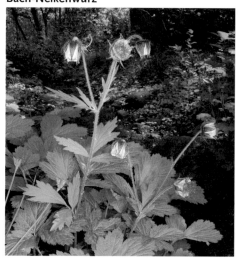

metik als Zusatz in Zahnpasten und Mundwässern. Homöopathische Zubereitungen werden bei Entzündungen der Harnblase und Harnröhre sowie bei übermäßiger Schweißabsonderung gegeben. Die **Bach-Nelkenwurz** *Geum rivale* L. mit der Droge Gei rivali radix, Caryophyllatae (aquaticae) radix, wird in der Volksheilkunde noch gelegentlich wie Echte Nelkenwurz verwendet. Der Gerbstoffgehalt ist etwa entsprechend, der von keimtötendem Eugenol im ätherischen Öl nur sehr gering. Als Geum rivale (hom) wird in der Homöopathie die frische blühende Pflanze eingesetzt.

Ginkgo biloba L.

Ginkgo

Ginkgoaceae / Ginkgogewächse

Bis 30 m ♄ IV–VI

BOTANIK 2-häusiger, sommergrüner, zu den Nacktsamern gehörender Baum. Blätter ledrig, fächerförmig gabelnervig, ± tief eingeschnitten bis 2-lappig. Reife Samen 2–3 cm groß, mit fleischiger, später faulender, unangenehm riechender äußerer Samenschale. Weibliche Bäume werden daher nur selten gepflanzt.

VORKOMMEN Seit 1730 als Parkbaum, heute auch zur Drogengewinnung kultiviert. Heimat China.

DROGEN Ginkgoblätter – Ginkgo folium (PhEur), die Blätter zur Herstellung eines definierten Trockenextraktes: Ginkgo extractum siccum normatum (DAB), eingestellt auf bestimmte Wirkstoffgruppen. Ginkgo biloba, Ginkgo (HAB).

WIRKSTOFFE Flavonoide (Quercetin, Kämpferol), Biflavonoide (Ginkgetin, Amentoflavon, Bilobetin), Diterpenlactone (Ginkgolide A, B und C), Sesquiterpene (Bilobalid), Proanthocyanidine, Ginkgolsäuren (Alkyl- und Alkenylphenole).

ANWENDUNG Zur Anwendung kommen in der Regel Fertigpräparate mit Spezialextrakten, die zur symptomatischen Behandlung der Alzheimer-Demenz und anderer altersbedingter Hirnleistungsstörungen zugelassen wurden, z. B. zur Steigerung der Gedächtnisleistung, des Lernvermögens, der Aufmerksamkeits- und Konzentrationsfähigkeit, für eine verbesserte Bewegungskoordination sowie bei depressiver Verstimmung, Hör- und Seh-

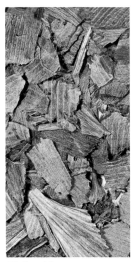

Ginkgoblätter sind im Handel erhältlich, ein Tee kann die angegebenen Wirkungen aber keinesfalls erbringen.

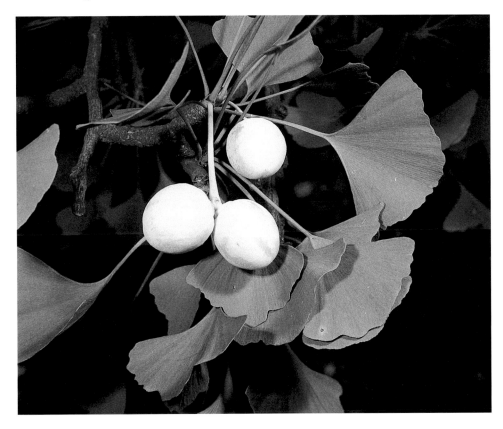

Ginkgo

störungen. Als weitere Indikationen gelten die periphere arterielle Verschlusskrankheit zur Verlängerung der schmerzfreien Gehstrecke, gefäßbedingter Schwindel und Ohrgeräusche (Tinnitus). Die Flavonoide, Ginkgolide und das Bilabolid werden nach derzeitigen Erkenntnissen als wirksamkeitsbestimmende Inhaltsstoffe angegeben. Die stark hautreizenden, auch Allergien auslösenden Ginkgolsäuren wurden aus den Extrakten weitgehend entfernt. Insgesamt gibt es neben vielen positiven Ergebnissen immer wieder Zweifel am therapeutischen Wert der Präparate. Als Gegenanzeigen führt man besonders die gleichzeitige Einnahme von blutgerinnungshemmenden Substanzen an, da die Blutungsneigung erhöht wird: 2 Tage vor einer geplanten Operation sollten Arzneimittel mit *Ginkgo biloba* abgesetzt werden. Homöopathische Zubereitungen gibt man bei Mandelentzündung, Kopfschmerz und Schreibkrämpfen. In der traditionellen chinesischen Medizin werden nicht die Blätter, sondern die Samen vor allem gegen Asthma verwendet. Geröstet gelten sie bis heute in China als Delikatesse.

Glechoma hederacea L.

Efeublättriger Gundermann, Gundelrebe

Lamiaceae / Lippenblütler

0,1–0,4 m   ⟨4⟩   IV–VI

BOTANIK Pflanze mit langen, wurzelnden Ausläufern und aufrechten, blütentragenden Trieben. Blätter nieren- bis herzförmig, grob gekerbt. Blüten zu 2–4(–6) einseitswendig in den Blattachseln, Krone blauviolett, 10–22 mm lang.

VORKOMMEN Feuchte Wälder, Hecken, Wiesen. Europa und Asien, weiter verschleppt.

DROGEN Gundermannkraut, Gundelrebenkraut – Hederae terrestris herba (DAC), Glechomae hederaceae herba, die getrockneten oberirdischen Teile blühender Pflanzen. Glechoma hederacea (hom).

WIRKSTOFFE Ätherisches Öl mit Menthon, Pulegon und Pinocarvon, Sesquiterpenen wie Glechomafuran; Rosmarinsäure u. a. Phenolcarbonsäuren, Triterpenoide, Flavonoide.

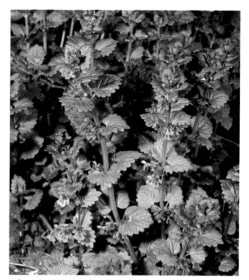

Efeublättriger Gundermann

ANWENDUNG Gundelrebenkraut ist im Deutschen Arzneimittel-Codex aufgeführt, wird aber heute in der Schulmedizin kaum mehr eingesetzt. Die Volksmedizin kennt dagegen viele Anwendungen, z. B. innerlich bei Magen- und Darmkatarrhen mit leichtem Durchfall und bei Erkrankungen der Atemwege, äußerlich Waschungen bei Hauterkrankungen und schlecht heilenden Wunden. Gewisse entzündungshemmende Effekte werden auf den Gehalt an Flavonoiden und die Triterpenoide zurückgeführt, genauere Untersuchungen über die Wirksamkeit liegen aber bisher nicht vor. Homöopathische Zubereitungen werden u. a. bei Hämorrhoiden und Durchfall verordnet. Die jungen Blätter gibt man gern als Beigabe in Salate oder Suppen, größere Mengen sind aber nicht empfehlenswert, auch wenn bisher keine Vergiftungserscheinungen bei Menschen bekannt wurden. Für Tiere, besonders Pferde, ist die frische Pflanze giftig.

Glycine max (L.) MERR. (*G. hispida* (MOENCH) MAXIM.)

Sojabohne

Fabaceae / Schmetterlingsblütler

0,3–1(–2) m   ⊙   VII–VIII

BOTANIK Dicht rotbraun behaarte Pflanze mit lang gestielten, 3-zähligen Blättern, einer Busch-Bohne ähnlich. Blüten sehr kurz gestielt, zu 5–8, mit weißlicher bis

blassvioletter, 6–8 mm langer Krone,
die aus dem Kelch nur wenig herausragt.
4–8 cm lange, rauhaarige, hängende
Früchte mit 2–4 Samen.

VORKOMMEN Als Futter- und Gemüsepflanze bzw. zur Ölgewinnung angebaut,
wahrscheinlich von der in Ostasien beheimateten, sehr ähnlichen Wildform *G. soja*
SIEB. & ZUCC. abstammend.

DROGEN Gereinigtes Sojaöl – Sojae
oleum raffinatum (PhEur), das gereinigte
fette Öl aus den Samen beider Arten.
Außerdem Hydriertes Sojaöl (PhEur) und
Partiell hydriertes Sojaöl (DAB, ÖAB).
Entöltes Sojalecithin – Sojae lecithinum
desoleatum (DAB), Lecithinum vegetabile
(ex Soja).

WIRKSTOFFE Fettes Öl (18–25 %), überwiegend mit Glyceriden der Linol-, Öl-
und Linolensäure, nur wenig Stearin-
und Palmitinsäure, im Gehärteten Sojaöl
dagegen hauptsächlich Glyceride der
Stearin- und Palmitinsäure. Bei der Gewinnung des Öls fällt als Nebenprodukt
Sojalecithin an, ein Gemisch aus Phos-
phatiden (Phospholipiden), insbesondere
Phosphatidylcholin. Eiweiß (35–50 %)
mit reichlich essentiellen Aminosäuren;
Kohlenhydrate; Isoflavone wie Genistein,
Daidzein, Formononetin und Cumesterol;
Triterpensaponine, Lectine, Sterole, Vitamin E.

ANWENDUNG Sojaöl steht bei der Welt-
produktion pflanzlicher Öle für Nahrungszwecke (als Speiseöl und Rohstoff
für die Margarineproduktion) an erster
Stelle. Pharmazeutisch verwendet man
Emulsionen mit Sojaöl als intravenöse
Infusionen zur künstlichen Ernährung,
außerdem in Badezusätzen gegen trockene Haut. Sojalecithin findet breite
Nutzung als Lösungsvermittler zwischen
wasser- und fettlöslichen Verbindungen,
z. B. als Ausgangsmaterial für Liposomen,
bei der Herstellung von Salben, aber auch
in der Lebensmittelindustrie (Schokolade,
Backwaren). Bekannt ist die traditionelle
Anwendung in Kräftigungsmitteln und
als „Nervennahrung" bei Konzentrations-
mangel. Wegen seiner lipidsenkenden
Eigenschaften wird es auch zur Unterstützung diätetischer Maßnahmen bei
leichteren Formen von Fettstoffwechsel-
störungen, insbesondere erhöhten Cholesterinwerten, herangezogen und auch
bei Lebererkrankungen und zur Prophylaxe von Gallensteinen eingesetzt. Die
Isoflavone der Sojabohne sind in jüngerer
Zeit im Gespräch: Die als Phyto-Östro-
gene angesehenen Verbindungen sollen
verschiedenste hormonabhängige Beschwerden, z. B. in den Wechseljahren,
und das Risiko der Entstehung von Osteoporose, Herz-Kreislauf-Erkrankungen

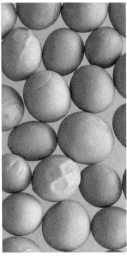

Reife **Sojabohnen** können
erst nach längerem Wäs-
sern und Kochen gegessen
werden.

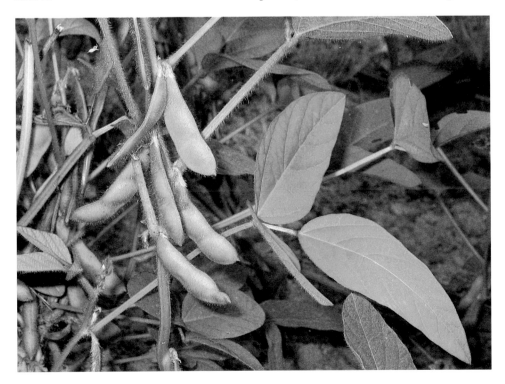

Sojabohne

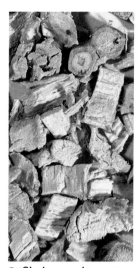

Süßholzwurzel ist nicht immer als Wirkstoff, sondern wegen des süßen Geschmacks auch in Teemischungen unterschiedlicher Indikationen enthalten.

Kahles Süßholz

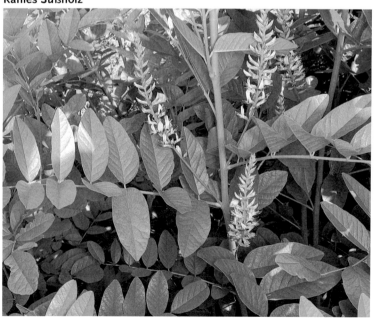

Kahles Süßholz

und einigen Krebsarten, besonders Brustkrebs, vermindern (s. auch Rotklee *Trifolium pratense*). Eine endgültige Bewertung dieser Pflanzeninhaltsstoffe steht noch aus. Man verweist u. a. auf die sojareiche Ernährung in asiatischen Ländern, wo diese Erkrankungen seltener auftreten. 9 % der täglichen Eiweißaufnahme müsste für diesen Effekt aus Soja stammen!

Glycyrrhiza glabra L.

Kahles Süßholz

Fabaceae / Schmetterlingsblütler

0,5–1 m ⁂ V–IX

BOTANIK Staude mit holzigem, innen gelbem, süß schmeckendem Wurzelstock. Blätter mit 9–17 unterseits drüsig-klebrigen Fiedern. Rosaviolette, 8–12 mm lange Blüten in aufrechten, 8–15 cm langen, relativ lockeren Trauben. Früchte kahl oder drüsig-borstig.

VORKOMMEN Heimat östl. Mittelmeergebiet, SW-Asien, weiter kultiviert und verwildert.

DROGEN Süßholzwurzel – Liquiritiae radix (PhEur), die ungeschälten oder geschälten (sine cortice), getrockneten Wurzeln und Ausläufer. Glycyrrhiza glabra (hom). Süßholzsaft, Lakritze – Liquiritiae succus, hergestellt durch Auskochen der Wurzeln mit Wasser und Eindampfen des Extraktes.

TEEBEREITUNG *(Zur Behandlung von Atemwegserkrankungen und entzündlichen Erkrankungen im Magen-Darm-Bereich) 1 gehäuften TL Süßholzwurzel je Tasse mit kochendem Wasser übergießen, 10–15 min ziehen lassen; 2–3-mal täglich 1 Tasse nach den Mahlzeiten trinken. (Nicht länger als 4–6 Wochen ohne ärztlichen Rat anwenden und während dieser Zeit auf kaliumreiche Kost, wie Bananen und Aprikosen, achten. Bei längerem Gebrauch kann es zu vermehrter Wassereinlagerung und zu Blutdruckanstieg kommen. Nicht anwenden bei Lebererkrankungen, Bluthochdruck, schwerer Nierenfunktionsschwäche, Kaliummangel, während der Schwangerschaft.)*

WIRKSTOFFE Triterpensaponine mit dem Hauptwirkstoff Glycyrrhizin (Kalium- und Calciumsalze der Glycyrrhizinsäure), kommt vor allem in der Wurzelrinde vor und ist 50-mal süßer als Rohrzucker; Flavonoide wie Liquiritin und Isoliquiritin bzw. deren Aglykone; Isoflavone wie Formononetin und das Isoflavan Licoricidin; Cumarine, Phytosterole, Polysaccharide.

ANWENDUNG Die Triterpensaponine wirken schleimverflüssigend und auswurffördernd. Süßholzwurzel ist daher ein häufiger Bestandteil in Hustentees, der Süßholzsaft oder Auszüge in entsprechenden Fertigpräparaten. Günstig wirkt sich die schleimhautschützende und entzündungshemmende Eigenschaft bei Magengeschwüren und Magenschleimhautentzündungen aus, die durch Beeinflussung des Steroidstoffwechsels zustande kommt: Die Glycyrrhetinsäure, das Aglykon der Glycyrrhizinsäure, soll durch Hemmung eines Enzyms die Ausscheidung von körpereigenen Corticosteroiden verzögern. Diese als indirekte corticoide Wirkung bezeichnete Eigenschaft führt allerdings bei längerer, hoch dosierter Einnahme auch zu entsprechenden Nebenwirkungen durch Veränderungen im Mineralstoffwechsel mit Ödembildung und erhöhtem Blutdruck. In Japan werden die antiviralen Eigenschaften der Glycyrrhizinsäure parenteral zur Behandlung chronischer Leberentzündungen eingesetzt. Eine darüber hinaus vorhandene krampflösende Wirkung wird vor allem den Flavonoiden zugeschrieben. Für das Isoflavan Licoricidin wurden neuerdings entzündungshemmende, antiasthmatische und antiallergische Effekte erkannt, die in der traditionellen asiatischen Medizin schon lange genutzt werden. Lakritzprodukte als Genussmittel können nach regelmäßigem, reichlichem Verzehr ebenfalls unerwünschte Wirkungen verursachen. Für diesen Zweck wurde ein Höchstgehalt von 200 mg Glycyrrhizin auf 100 g Lakritzzubereitung festgelegt. Pro Tag sollten davon nicht mehr als 100 mg entsprechend 50 g konsumiert werden.

Gossypium herbaceum L.

Krautige Baumwolle

Malvaceae / Malvengewächse

1–1,5 m 4 VI–VIII

BOTANIK Pflanze nur am Grund verholzt, kahl bis spärlich behaart, Blätter handförmig, 3–7-lappig. Blüten mit 3 kurz gezähnten Außenkelchblättern und 5-zähliger, gelber, am Grunde purpurroter Krone. Lang und dicht behaarte Samen.

VORKOMMEN Vom Mittelmeergebiet bis Asien und Zentralafrika verbreitet angebaut. Heimat Pakistan.

DROGEN Beide abgebildeten Baumwoll-Arten sowie *G. arboreum* L. und *G. barbadense* L. werden verwendet: Verbandwatte aus Baumwolle – Lanugo gossypii absorbens (PhEur), Gossypium depuratum, die gereinigten, entfetteten und gebleichten Haare der Samenschale. Hydriertes Baumwollsaatöl – Gossypii oleum hydrogenatum (PhEur), das gereinigte, gehärtete Öl der Samen. Gossypium herbaceum (hom), die frische innere Wurzelrinde.

WIRKSTOFFE In den Samenhaaren etwa 90 % Cellulose. Im Samenöl Glyceride mit Öl-, Palmitin-, Linol- und Linolensäure, Vitamin E, außerdem das giftige Triterpen Gossypol. In der Wurzelrinde ebenfalls Gossypol.

ANWENDUNG Die Samenhaare können durch Kapillarkräfte und chemische Bindung in kürzester Zeit über das 20fache ihres Gewichtes an Wasser aufnehmen und eignen sich daher zur Herstellung von Verbandstoffen wie Verbandwatte (auch mit arzneilichen Zusätzen, wie blutstillende Watte) oder Verbandmull. Baumwollsamenöl fällt in großer Menge bei der Baumwollgewinnung an. Es ist, vom giftigen Gossypol befreit, durch den hohen Linolsäureanteil für die Margarineherstellung von Bedeutung und wird auch pharmazeutisch genutzt, z. B. als Vitamin-E-Lieferant. Von Interesse ist das Gossypol, da es Beweglichkeit und Neubildung von Spermien beim Mann reversibel einschränkt und damit empfängnisverhütende Wirkung zeigt. Homöopathische Zubereitungen aus der Wurzelrinde von *G. herbaceum* L. kommen u. a. beim praemenstruellen Syndrom, bei Menstruationsbeschwerden und Schwangerschaftserbrechen zur Anwendung.

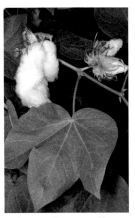

Behaarte Baumwolle
G. hirsutum L. ist fein behaart (Außenkelchblätter mit langen Zähnen, Kronblätter gelb. In S-Europa sowie N- und S-Amerika verbreitet kultiviert, Heimat Peru).

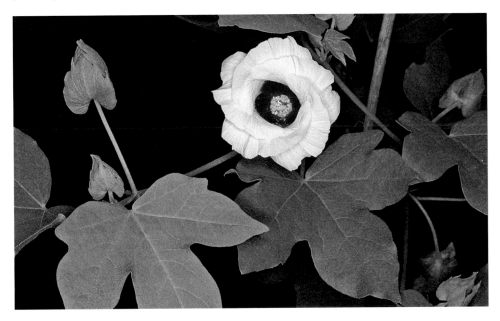

Krautige Baumwolle

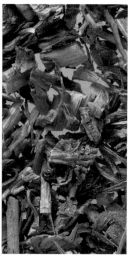

Der Extrakt aus **Grindelia-kraut** ist in Fertigpräparaten meist mit weiteren Pflanzenauszügen wie aus Primelwurzel oder Bibernellwurzel kombiniert enthalten.

Links:
Gottesgnadenkraut
Rechts:
Kräftige Grindelie

Gratiola officinalis L.

Gottesgnadenkraut

Scrophulariaceae / Rachenblütler

0,2–0,4 m ⍗ VI–VIII ☠ ▽

BOTANIK Blätter kreuzgegenständig sitzend, schmal eiförmig-lanzettlich, entfernt gesägt und drüsig punktiert. Blüten gestielt, einzeln in den Blattachseln, mit weißer, rötlich geaderter, etwa 15 mm langer Krone.

VORKOMMEN Verlandungsgesellschaften und andere Feuchtstandorte. Europa, Asien.

DROGEN Gottesgnadenkraut – Gratiolae herba, die getrockneten oberirdischen Teile. Gratiola officinalis, Gratiola (HAB). Gratiola officinalis e radice, ethanol. Decoctum (HAB), aus den Wurzeln.

WIRKSTOFFE Cucurbitacine und ihre Glykoside (Gratiosid, Elaterinid u. a.), Saponine.

ANWENDUNG Gottesgnadenkraut gehört zu den stark wirkenden Abführmitteln („Drastika"). Wegen seiner Giftigkeit wird es in der Schulmedizin nicht mehr genutzt. Die Cucurbitacine können schon in therapeutischen Dosen schwere Nebenwirkungen wie blutige Durchfälle, Krämpfe und Nierenreizung hervorrufen, Störung der Herz- und Atemtätigkeit mit Todesfolge bei Abtreibungsversuchen. Gebräuchlich sind heute noch homöopathische Zubereitungen, die man u. a. bei Entzündungen des Magen-Darm-Traktes einsetzt.

Grindelia robusta NUTT.

Kräftige Grindelie

Asteraceae / Korbblütler

0,5–1,2 m ⍗ VII–IX

BOTANIK Aufrechte Staude, Blätter grob gezähnt, obere auch ganzrandig, sitzend. Blütenköpfe 3–5 cm groß, Hüllblätter zahlreich, harzig, pfriemlich und zurückgeschlagen, Zungenblüten gelb.

VORKOMMEN Trockene Gebüsche in Küstennähe. Südwestl. N-Amerika.

DROGEN Grindeliakraut – Grindeliae herba, die getrockneten, zur Blütezeit geernteten Stängelspitzen und Blätter. Auch *Grindelia squarrosa* (PURSH) DUN. mit kleineren Blütenköpfen wird zur Drogengewinnung herangezogen. Grindelia robusta (HAB).

WIRKSTOFFE Ätherisches Öl, Harz mit Diterpensäuren wie Grindeliasäure, Triterpensaponine, Polyine, Chlorogensäure,

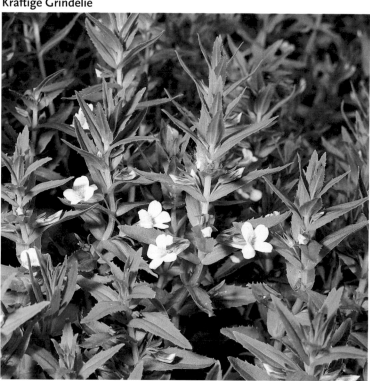

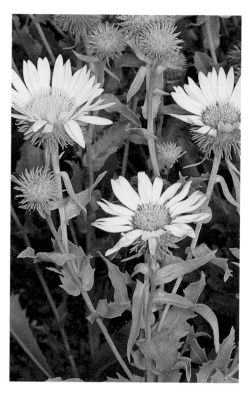

Kaffeesäure und weitere Phenolcarbon-säuren, Flavonoide.

ANWENDUNG Grindeliakraut hat auswurf-fördernde und leichte krampflösende Eigenschaften, im Laborversuch wurden auch antibakterielle Wirkungen nachge-wiesen. Man verwendet die ehemals offi-zinelle Droge derzeit nur selten als Tee-aufguss bei Katarrhen der oberen Luftwege und leichten asthmatischen Beschwerden. Größere Bedeutung hat Grindelia neuer-dings in der Homöopathie: Man gibt sie bei Bronchitis, Asthma und Emphysem mit schwer löslichem Schleim. Eine anti-allergische Wirkung wird diskutiert.

Guajacum officinale L.

Guajakholzbaum, Pockholz

Zygophyllaceae / Jochblattgewächse

9–13 m ♄ VII–VIII ▽

BOTANIK Kleiner immergrüner Baum mit gegenständigen, 2–3-paarig gefieder-ten Blättern. Blüten hellblau, 5-zählig, bis 2,5 cm breit, doldig in den Blattachseln. Frucht eine 2-fächrige, rundlich-zusam-mengedrückte, aufrechte Kapsel.

VORKOMMEN Nördl. S-Amerika, Mittel-amerika bis nach Florida.

DROGEN Guajakholz, Franzosenholz, Pockholz – Guajaci lignum, das getrock-nete Kern- und Splintholz. Guajakharz – Guajaci resina, das aus dem Kernholz gewonnene Harz. Guajacum (HAB).

WIRKSTOFFE Im Splintholz Triterpen-saponine; im Harz Lignane, darunter Guajaconsäure und Guajaretsäure; ätheri-sches Öl mit dem Sesquiterpen Guajol.

ANWENDUNG Franzosenholz, wie das Guajakholz früher auch genannt wurde, hatte den Ruf, gegen Syphilis wirksam zu sein und war daher vor der Entdeckung des Salvarsans (1910) ein viel verwendetes und bekanntes Mittel. Spezielle Wirk-stoffe gegen den Erreger konnten aller-dings bisher nicht nachgewiesen werden. Über eventuelle immunstimulierende Eigenschaften der Triterpensaponine, die eine Besserung der Erkrankung gebracht haben könnten, wird diskutiert. Heute verwendet man die Droge, die eine milde harntreibende Wirkung hat, nur noch zur unterstützenden Behandlung rheumati-scher Beschwerden und Hautleiden (z. B. im „Holztee" Species Lignorum). Aus dem Guajol des ätherischen Öls gewinnt man Guajazulen, das ähnlich dem (teureren) Chamazulen aus dem ätherischen Öl der Kamille entzündungshemmende Wirkung zeigt. Guajakharz hat große Bedeutung in

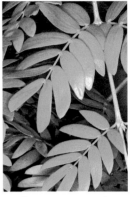

Für die Drogen ist auch *Guajacum sanctum* L. als Stammpflanze zugelassen (Blattfiedern schmaler, in 5–6 Paaren).

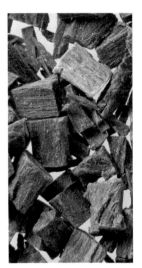

Guajakholz ist sehr hart und schwerer als Wasser. Das dunkle Kernholz, durch unterschiedlich starke Harzeinlagerungen konzentrisch geringelt, ist von einer schmaleren, hel-leren Schicht Splintholz umgeben.

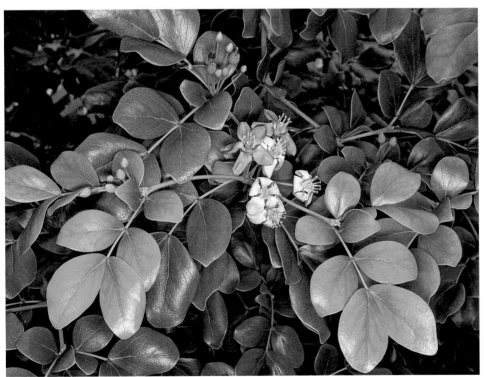

Guajakholzbaum

der medizinischen Diagnostik zum Nachweis von verborgenem Blut im Stuhl (Haemokkult-Test). Er beruht auf der Oxidation der Guajaconsäure zu Guajakblau durch Katalyse des roten Blutfarbstoffs Hämoglobin. In der Lebensmittelindustrie wird Guajakharz allgemein als Antioxidationsmittel zur Verbesserung der Haltbarkeit tierischer Fette verwendet. Homöopathische Zubereitungen aus dem Harz gibt man bei Mandel- und Rachenentzündungen, Reizhusten und Gelenkrheuma.

Gypsophila paniculata L.

Schleierkraut,
Rispiges Gipskraut

Caryophyllaceae / Nelkengewächse

0,6–1 m ⁴ VI–IX

BOTANIK Staude mit kräftiger Wurzel und blaugrünen, lanzettlichen, zugespitzten Blättern. Sparrig verzweigte, rispige Blütenstände, Blüten 5-zählig, Kronblätter weiß, 3–4 mm, etwa doppelt so lang wie die durch breite Hautsäume verbundenen Kelchblätter.

VORKOMMEN Sandtrockenrasen, Schutt. Heimat O-Europa bis W-Sibirien, auch Zierpflanze.

DROGEN Weiße Seifenwurzel – Saponariae albae radix, die getrockneten unterirdischen Teile, auch von anderen *Gypsophila*-Arten, die in O-Europa oder im Mittelmeergebiet vorkommen, wie *G. arrostii* Guss., *G. fastigiata* L., *G. perfoliata* L. oder *G. struthium* L.

WIRKSTOFFE Bis zu 20 % eines Gemisches aus Triterpensaponinen mit Gypsosid A als Hauptglykosid (als Aglykon Gypsogenin).

ANWENDUNG Das Saponingemisch der Weißen Seifenwurzel, als Gypsophila-Saponin oder Saponinum album im Handel, hat starke auswurffördernde Eigenschaften und ist Wirkstoff einiger Fertigpräparate, die man bei Katarrhen der oberen Luftwege einsetzt. Die Droge selbst wird nur selten in der Volksheilkunde verwendet, ebenfalls als Hustenmittel, äußerlich auch bei chronischen Hauterkrankungen.

Als Rote Seifenwurzel werden die unterirdischen Organe vom **Gewöhnlichen Seifenkraut** *Saponaria officinalis* L. bezeichnet.

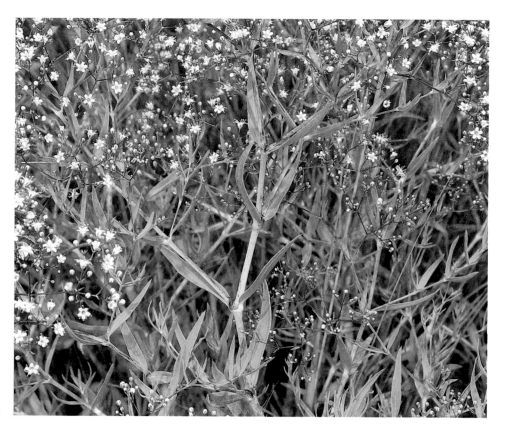

Schleierkraut

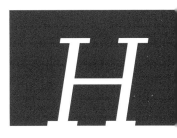

Hamamelis virginiana L.

Virginische Zaubernuss,
Virginischer Zauberstrauch

Hamamelidaceae / Zaubernussgewächse

2–7(–10) m ♄ IX–XII

BOTANIK Sommergrüner Strauch oder kleiner Baum mit breit elliptischen bis verkehrt eiförmigen, buchtig gekerbten Blättern. Blüten 4-zählig, mit schmalen, fast fädlichen, 1–2 cm langen, gelben Kronblättern, vor oder nach dem Laubfall im Spätherbst erscheinend. Frucht eine holzige, 2-samige Kapsel.

VORKOMMEN Laubwälder im östl. N-Amerika, in Europa als Zierstrauch.

DROGEN Hamamelisblätter – Hamamelidis folium (PhEur), die getrockneten Blätter. Hamamelisrinde – Hamamelidis cortex (DAC), die getrocknete Rinde der Stämme und Zweige. Hamamelis virginiana, Hamamelis (HAB), die frische Rinde der Wurzeln und Zweige. Eigene Monographien im HAB haben die getrocknete Zweigrinde, die frische Zweigrinde mit Zweigspitzen und die frischen Blätter.

WIRKSTOFFE Etwa 10 % Gerbstoffe, in den Blättern überwiegend Catechingerbstoffe (oligomere Proanthocyanidine), in der Rinde überwiegend Gallotannine, darunter vor allem Hamamelitannin (Digalloylhamamelose). In den Blättern außerdem Kaffeesäure, Flavonoide, ätherisches Öl mit Safrol und Ionon.

ANWENDUNG Im Vordergrund steht die Wirkung der Gerbstoffe, die den Drogenzubereitungen adstringierende, entzündungshemmende, wundheilungsför-

Virginische Zaubernuss

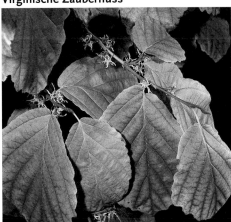

dernde, juckreizmindernde und lokal blutstillende Eigenschaften verleihen. Anwendungsgebiete sind vor allem kleine Schnittverletzungen, lokale Entzündungen der Haut und Schleimhäute, Wundsein bei Säuglingen, trockene, spröde Haut, Krampfaderbeschwerden, Analfissuren und -ekzeme, Hämorrhoiden, versuchsweise Neurodermitis. In der Volksheilkunde ist der Tee zur Behandlung von Durchfallerkrankungen bekannt. Eine Vielzahl von Fertigarzneimitteln ist im Handel, neben Extraktpräparaten, die vor allem die Gerbstoffe enthalten, auch solche mit (gerbstofffreien) Wasserdampfdestillaten der frischen Blätter und frischen Rinde. Ihre Wirkung beruht auf dem Gehalt an ätherischem Öl. Das als Hamameliswasser bezeichnete Produkt wird auch in vielen Kosmetika genutzt. In der Homöopathie verwendet man ebenfalls Hamamelis. Entsprechende Zubereitungen gibt man bei Krampfaderleiden, Hämorrhoiden, Haut- und Schleimhautblutungen.

TEEBEREITUNG *1 TL Hamamelisrinde mit kaltem Wasser ansetzen, 10–15 min kochen lassen, noch warm abseihen. Oder: 1 TL Hamamelisblätter mit kochendem Wasser übergießen, 10 min ziehen lassen. Unterstützend bei akuten Durchfallerkrankungen 2–3-mal täglich 1 Tasse zwischen den Mahlzeiten trinken (bei empfindlichen Personen können Magenreizungen auftreten; bei länger als 3–4 Tage andauernden Durchfällen sollte ein Arzt aufgesucht werden; nicht anwenden bei bekannter Leberschädigung). Bei Entzündung von Mundschleimhaut und Zahnfleisch mit dem Tee mehrmals täglich spülen. Die Zubereitungen sind auch für Sitzbäder (bei Hämorrhoiden) oder Umschläge (bei Hauterkrankungen) geeignet.*

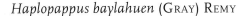

Haplopappus baylahuen (GRAY) REMY

Baylahuén

Asteraceae / Korbblütler

0,5 m ♄

BOTANIK Aromatisch duftender Zwergstrauch mit ledrig glänzenden, verkehrt eiförmigen, etwas stängelumfassend sitzenden, grob gezähnten Blättern. Blüten-

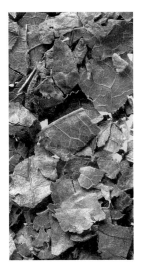

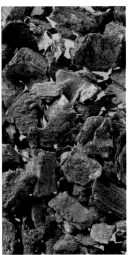

Hamamelisblätter (oben) und **Hamamelisrinde** (unten) werden gelegentlich durch entsprechende Teile der Haselnuss verfälscht (s. *Corylus avellana*).

Links: Blattbüschel von
Baylahuén
Rechts: **Kriechende
Teufelskralle**

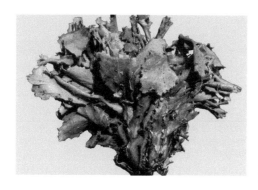

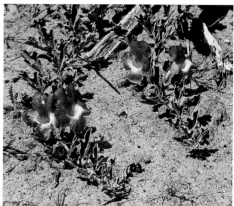

köpfe einzeln, bis 3 cm im Durchmesser,
Zungenblüten gelb, Hüllkelchblätter
4-reihig, die äußeren blattartig.

VORKOMMEN Hochgebirgssteppen
Chiles.

DROGEN Haplopappus baylahuen,
Haplopappus (HAB), die getrockneten
Blätter.

WIRKSTOFFE Etwa 20 % Harz, ätherisches Öl, Cumarine (Prenyletin, Aesculetin u. a.), Flavonoide, Anthrachinone.

ANWENDUNG Aus der Tradition der indianischen Medizin heraus wird die Art
heute noch häufig in der Volksmedizin
Chiles zur Förderung der Leber- und Gallenfunktion und auch bei Höhenkrank-
heit verwendet. Die Inhaltsstoffe sind
noch unvollständig untersucht, Harze
und Anthrachinone könnten für die
Leber-Galle-Wirkung verantwortlich sein.
In Europa ist Haplopappus nur aus der
Homöopathie bekannt: Man gibt entsprechende Zubereitungen bei Erschöpfungszuständen mit niedrigem Blutdruck und
bei Kreislauflabilität.

VORKOMMEN Halbwüsten SW-Afrikas.
Durch die steigende Nachfrage ist die Art
gefährdet, man bemüht sich um eine
maßvolle Wildsammlung. Neuerdings
gibt es Erfolg versprechende Anbauversu-
che im Gebiet der Kalahari.

DROGEN Teufelskrallenwurzel – Harpagophyti radix (PhEur), die zerkleinerten
und getrockneten sekundären Speicherwurzeln (Knollen der Seitenwurzeln). In
der Droge sind häufig auch die Knollen
von *H. zeyheri* DECNE. enthalten, die als
gleichwertig angesehen werden, auch
wenn sie im Arzneibuch nicht zugelassen
sind. Harpagophytum procumbens, Harpagophytum (HAB).

WIRKSTOFFE (Bitter schmeckende) Iridoidglykoside mit Harpagosid (Zimtsäureester des Harpagids) als Hauptkomponente,
daneben Procumbid, Harpagid und Cu-
maroylharpagid (v. a. in *H. zeyheri*); Phenyl-
ethanolderivate, insbesondere Acetosid;
Flavonoide (Kämpferol, Luteolin), wasserlösliche Kohlenhydrate, z. B. Stachyose.

Teufelskrallenwurzel
wird erst seit den 1950er-
Jahren in Europa als Arz-
neipflanze genutzt. Der Tee
schmeckt sehr bitter.

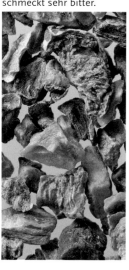

Harpagophytum procumbens
(BURCH.) DC.

Kriechende Teufelskralle

Pedaliaceae / Sesamgewächse

Bis 1,5 m kriechend ⚃ VIII–X

BOTANIK Flach kriechende Staude mit
weit verzweigtem Wurzelsystem aus Pri-
mär- und dicken Speicherwurzeln. Blätter
fleischig, gelappt. Rotviolette, trichterförmige Blüten bilden verholzte, mit kräftigen Widerhaken versehene, bis 12 cm
große, kletternde Früchte. Unsere heimischen Teufelskrallen *Phyteuma* spec.
haben nichts mit *Harpagophytum* zu tun,
sie gehören zur Familie der Glockenblu-
mengewächse.

Frucht der **Kriechenden Teufelskralle**

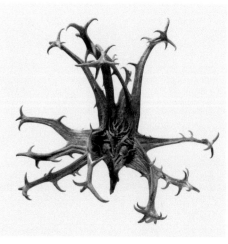

ANWENDUNG Zunächst ist Teufelskrallenwurzel ein Bittermittel, das die Magensaftsekretion anregt und das man daher
bei Appetitlosigkeit und Verdauungsbeschwerden einsetzen kann (wenn nicht
Magengeschwüre oder Gallensteinleiden
dagegen sprechen). Allgemein bekannt
geworden ist die Droge aber wegen ihrer
entzündungshemmenden und schmerzlindernden Eigenschaften und möglicherweise auch knorpelprotektiven Wirkung.
Man verwendet sie zur unterstützenden
Therapie bei abnutzungsbedingten
Erkrankungen des Bewegungsapparates,
z. B. bei chronischen, unspezifischen
Rückenschmerzen, Gelenkbeschwerden
und Sehnenscheidenentzündung. Das
Harpagosid gilt als Hauptwirkstoff, daneben müssen aber weitere, noch nicht
identifizierte Inhaltsstoffe an der Wirkung beteiligt sein (z. B. das Acetosid),
da man mit Gesamtauszügen bisher die
besten Ergebnisse erzielt hat. Genügend
hoch dosierte Extraktpräparate können
nach 3-wöchiger Einnahme ihre optimale
Wirkung zeigen. Als Anwendungsgebiet
in der Homöopathie wird chronischer
Rheumatismus angegeben.

Harungana madagascariensis
LAM. ex POIR. (*Haronga madagascariensis* CHOISY)

Harongabaum

Clusiaceae (*Hypericaceae*) / Johanniskrautgewächse

4–8(–10) m ♄

BOTANIK Immergrüner Baum oder
Strauch. Blätter gegenständig, gestielt,
eiförmig-lanzettlich, 10–20 cm lang, oberseits dunkelgrün, unterseits rostbraun
behaart. Kleine, 5-zählige, weiße Blüten
in endständigen, zusammengesetzten,
scheindoldigen Blütenständen.
VORKOMMEN Trockenwälder, Savannen.
Madagaskar, tropisches O-Afrika, als Neo-
phyt auf Pazifikinseln, Australien.
DROGEN Harongarinde und -blätter –
Harunganae madagascariensis cortex et
folium, getrocknete Rinde mit Blättern.
Harungana madagascariensis, Haronga
(HAB), Zweigrinde und Blätter im Verhältnis 2:1.
WIRKSTOFFE In der Rinde Dihydroxy-
anthracenderivate wie Harunganin und

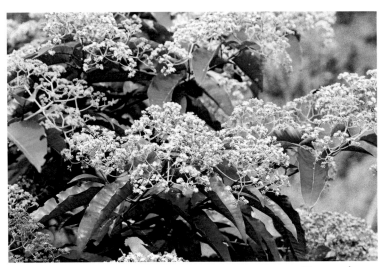

Harongabaum

Madagascin, in den Blättern dimere Di-
hydroxyanthracenderivate wie Hypericin
und Pseudohypericin; Flavonoide, Gerbstoffe, Phytosterole.
ANWENDUNG Haronga-Extrakte führen
zu einer Steigerung der Bauchspeichel-
drüsensekretion, auch Magensaft- und
Gallenproduktion werden stimuliert. Man
gibt sie in Form von Fertigpräparaten bei
Verdauungsbeschwerden mit Blähungen
und Völlegefühl, die besonders auf eine
verminderte Bauspeicheldrüsenfunktion
zurückgehen. Eine abführende Wirkung
der enthaltenen Anthracenderivate ist auf
Grund der niedrigen Dosierung, wie man
sie auch in homöopathischen Zubereitungen mit gleicher Indikation antrifft, nicht
gegeben. Die Droge ist relativ neu im
europäischen Arzneischatz, wegen fehlender Langzeitstudien empfiehlt man
derzeit (unter Beachtung einiger Gegenanzeigen), die Einnahme nicht länger als
2 Monate ohne Pause fortzuführen.

Hedera helix L.

Efeu

Araliaceae / Efeugewächse

Bis 20 m ♄ IX–X ☠

BOTANIK Immergrüne, kräftige Stämme
bildende, mit Haftwurzeln kletternde
Pflanze. Blätter an nicht blühenden
Sprossen 3–5-lappig, an blühenden Trieben ungeteilt, eirhombisch, zugespitzt.
Blüten 5-zählig, unscheinbar, in halbku-
gelförmigen Dolden, im Frühjahr blauschwarze Beeren.

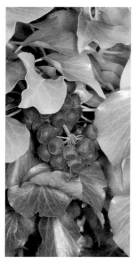

Der Verzehr von **Efeu-
früchten** kann auf Grund
des Saponingehaltes zu
ernsten Vergiftungen füh-
ren. Durch den bitter-krat-
zigen Geschmack reizen
sie aber kaum zur Auf-
nahme größerer Mengen.

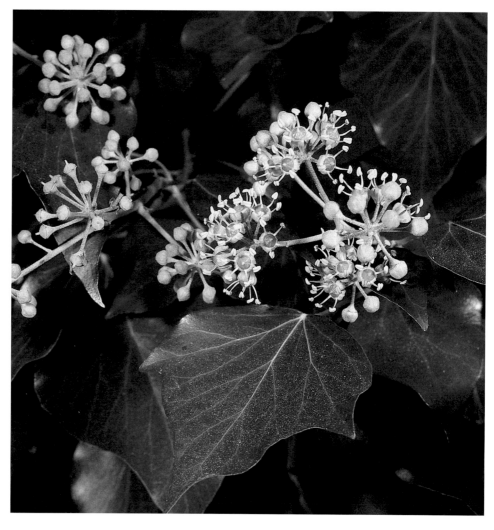

Efeu

VORKOMMEN Laubwälder, Felsen, Mauern, in vielen Kulturformen gepflanzt.
Europa, SW-Asien.

DROGEN Efeublätter – Hederae helicis
folium (DAC), die (gelappten) Blätter der
nicht blühenden Sprosse. Hedera helix
(HAB), die frischen unverholzten Sprosse.

WIRKSTOFFE Triterpensaponine mit
Hederacosid C als Hauptsaponin (mit
2 Zuckerresten), das durch glykosidische
Spaltung leicht in α-Hederin (mit
1 Zuckerrest) übergeht. Aglyka sind He-
deragenin, Oleanolsäure und Bayogenin;
Flavonoide, Kaffeesäurederivate, Polyine
wie Falcarinol und geringe Mengen
ätherisches Öl in den frischen Blättern.

ANWENDUNG Efeublätter haben auf
Grund ihres Saponingehaltes auswurffördernde, schleimverflüssigende und
krampflösende Eigenschaften. Man nutzt
sie bei Katarrhen der Atemwege und bei
chronisch-entzündlichen Bronchialerkrankungen, begleitend auch bei
Keuchhusten. Die Droge selbst ist kaum
gebräuchlich, denn sie verursacht möglicherweise Reizerscheinungen im
Magen-Darm-Bereich. Zahlreiche Fertigpräparate sind auf dem Markt, die auch
teilweise für Kinder geeignet sind. Früher
wurden Abkochungen von Efeublättern in
der Volksheilkunde auch äußerlich bei
parasitären Hauterkrankungen und
rheumatischen Beschwerden eingesetzt.
Dabei kam es nicht selten zu allergischen
Reaktionen, die auf das Falcarinol zurückgeführt werden können. Beim Zurück-
schneiden der Pflanze sollte daher der
Hautkontakt mit dem Saft der Blätter ver-
mieden werden. Homöopathische Zubereitungen gibt man u. a. bei Entzündungen der Atemwege, Erkrankungen der
Verdauungsorgane, Schilddrüsenüberfunktion, rheumatischen Erkrankungen
und Nervenschmerzen.

Helianthus annuus L.

Gewöhnliche Sonnenblume

Asteraceae / Korbblütler

1–3 m ⊙ VII–X

BOTANIK Hohe, kräftige, meist unverzweigte Pflanze, Blätter fast alle wechselständig, mit großer, breit herzförmiger,
unregelmäßig gesägter Spreite. Blütenköpfe bis 40 cm im Durchmesser, nickend, mit 6–10 cm langen, gelben Zun-
gen- und braunen Röhrenblüten auf flachem Blütenstandsboden.

VORKOMMEN Zier- und Kulturpflanze
mit vielen Sorten, unbeständig verwildert.
Heimat N-Amerika, Mexiko.

DROGEN Sonnenblumenblütenblätter –
Helianthi annui flos, die getrockneten
Zungenblüten. Raffiniertes Sonnenblumenöl – Helianthi annui oleum raffinatum (PhEur), das durch mechanisches
Auspressen oder Extraktion gewonnene
und anschließend gereinigte fette Öl der
Samen. Helianthus annuus (HAB), die
(ungeschälten) reifen Früchte.

WIRKSTOFFE In den Zungenblüten
Diterpene, Triterpensaponine, Flavonoide, Carotinoide; im fetten Öl Triglyceride
mit hohem Linolsäure- und Ölsäureanteil,
Phytosterole.

ANWENDUNG Die gelben Zungenblüten
werden in der Volksheilkunde gelegentlich wie Arnikablüten oder Ringelblumenblüten zur Wundbehandlung genutzt, können diese in der Wirkung aber
keinesfalls ersetzen. Extrakte sind auch in
Präparaten gegen Venenerkrankungen
enthalten. Das Öl ist auf Grund seines
Gehaltes an ungesättigten Fettsäuren ein
wertvolles Speiseöl und als diätetisches
Nahrungsmittel geeignet. In Wund- und
Heilsalben sowie Massageölen pflegt es
trockene, schuppige Haut. In der Homöopathie werden die ganzen reifen Samen
(mit der Samenschale) eingesetzt, zu den
Anwendungsgebieten gehören u. a. Fieberanfälle und Verdauungsstörungen.

Helianthus tuberosus L.

Knollige Sonnenblume, Topinambur

Asteraceae / Korbblütler

1–3 m ♃ VIII–X

BOTANIK Staude mit fleischigen Sprossknollen, je nach Sorte mit gelber, brauner
oder roter Schale. Untere bis mittlere Blätter gegenständig, mit eiförmiger, zuge-

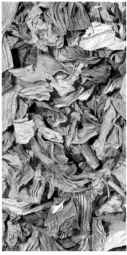

**Sonnenblumenblüten-
blätter** findet man gelegentlich wegen ihrer schönen gelben Farbe als
Schmuckdroge in Teemi-
schungen verschiedener
Indikation.

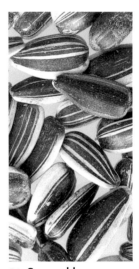

Die **Sonnenblumen-
früchte** werden zur Ölgewinnung verwendet. Für
Speisezwecke sind ölsäure-
reiche Öle im Handel, das
Arzneibuchöl zeichnet sich
durch einen hohen Linol-
säuregehalt aus.

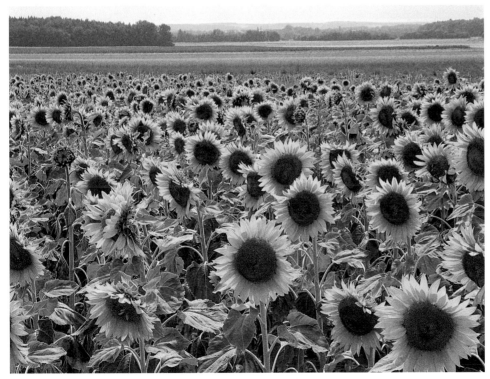

Gewöhnliche
Sonnenblume

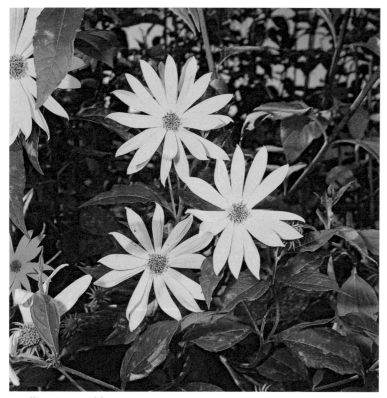

Knollige Sonnenblume

spitzter Spreite. Blütenköpfe 4–14 cm im Durchmesser, aufrecht, mit 3–4 cm langen, gelben Zungen- und gelben Röhrenblüten auf gewölbtem Kopfboden.

VORKOMMEN Flussufer, Schuttplätze, Bahndämme. In Mittel- und O-Europa aus Anbau gebietsweise eingebürgert. Heimat N-Amerika.

DROGEN Helianthus tuberosus (HAB), die frischen, im Spätherbst geernteten Knollen.

WIRKSTOFFE Inulin, Aminosäuren, Vitamine und Mineralstoffe, keine Stärke.

ANWENDUNG Wegen des hohen Gehaltes an Inulin sind die Sprossknollen (Topinambur), die wie Kartoffeln als Gemüse gegessen werden, als Diabetikernahrung gut geeignet. Nach Einnahme gelangt der größte Teil des Inulins unverdaut in den Dickdarm und wird dort durch Mikroorganismen abgebaut. Dabei kommt es zur Vermehrung körpereigener Bifido-Bakterien, die für eine gesunde Darmflora von Bedeutung sind. Die Aufnahme größerer Mengen kann zu Blähungen führen. Homöopathische Zubereitungen kennt man als „Appetitregulator" bei Übergewicht, Blähungen und Stuhlverstopfung, begleitend bei der Behandlung von Zuckerkrankheit.

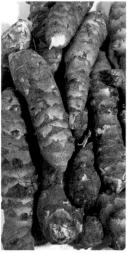

Topinambur wird zur Gewinnung von Inulin, einem Polysaccharid, das aus Fructose-Molekülen aufgebaut ist, herangezogen.

Helichrysum arenarium (L.) MOENCH
(*Gnaphalium arenarium* L.)

Sand-Strohblume

Asteraceae / Korbblütler

0,1–0,5 m 4 VI–IX ▽

BOTANIK Aromatische, grauweiß filzige Pflanze mit schmalen, länglich-eiförmigen Blättern. Die 6–7 mm breiten, in dichten Trugdolden angeordneten Blütenköpfchen aus orangegelben Röhrenblüten und Hüllkelchblättern mit trockenhäutigen, zitronengelben Anhängseln.

VORKOMMEN Sandtrockenrasen, Kiefernwälder. O- bis Mitteleuropa.

DROGEN Ruhrkrautblüten, Gelbe Katzenpfötchenblüten – Helichrysi flos (DAC, Helv), Stoechados citrinae flos, Gnaphalii arenarii flos, die kurz vor dem Aufblühen gesammelten, getrockneten Blütenstände. Gnaphalium arenarium (hom).

WIRKSTOFFE Flavonoide, darunter intensiv gelb gefärbte Chalkone wie Isosalipurpursid, bitter schmeckendes Naringenin mit den Glykosiden Helichrysin A und B, ätherisches Öl, Phthalide, Hydrocumarine, Sesquiterpenbitterstoffe, Pyronderivate wie Arenol; Arenarin: ein Komplex noch nicht identifizierter antibakteriell wirkender Verbindungen.

ANWENDUNG Gelbe Katzenpfötchenblüten sind in der Volksheilkunde als Mittel gegen Gallenbeschwerden bekannt und beliebt. Sie regen die Gallenabsonderung schwach an und sollen auch die Magensaft- und Bauchspeicheldrüsen-Sekretion positiv beeinflussen, darüber hinaus werden ihnen leichte krampflösende sowie

Sand-Strohblume

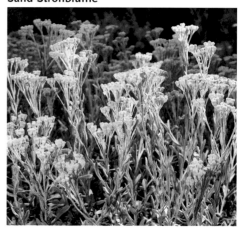

harntreibende Eigenschaften zugesprochen. In Leber-Galle-Tees sind sie regelmäßig enthalten und dienen zur unterstützenden Behandlung von Verdauungsstörungen und nicht entzündlichen Gallenblasenbeschwerden. Anwendung in der Homöopathie erfolgt u. a. bei Ischiasschmerzen.

Als Weiße oder Rosa Katzenpfötchen, Antennariae dioicae flos, werden die getrockneten Blütenstände von *Antennaria dioica* bezeichnet.

TEEBEREITUNG *2 TL Gelbe Katzenpfötchenblüten je Tasse mit kochendem Wasser übergießen, 10 min ziehen lassen. Mehrmals täglich 1 Tasse frisch bereitet mäßig warm trinken. (Nicht anwenden bei Verschluss der Gallenwege, bei Gallensteinen nur nach Rücksprache mit dem Arzt.)*

Helleborus niger L.

Schwarze Nieswurz, Christrose

Ranunculaceae / Hahnenfußgewächse

0,1–0,3 m ⏄ (XII)–II–IV ☠ ▽

BOTANIK Staude mit grundständigen, überwinternden, fußförmig 7–9-teiligen Blättern. Blüten meist einzeln am unverzweigten Stängel, 5–11 cm breit, Hüllblätter weiß bis rosa, später grünlich, ± ausgebreitet.

VORKOMMEN Buchen- und Kiefern-Trockenwälder. O- und S-Alpen, Apennin, Zierpflanze.

DROGEN Nieswurzwurzelstock – Hellebori rhizoma, der getrocknete Wurzelstock, auch von *H. viridis* L., der Grünen Nieswurz. Helleborus niger, Helleborus (hom).

WIRKSTOFFE In beiden Arten Helleborin (ein Gemisch von Steroidsaponinen), Alkaloide wie Celliamin; herzwirksame Glykoside vom Bufadienolid-Typ wie Hellebrin (in *H. niger* wohl nur in Spuren); in den oberirdischen Teilen auch Protoanemonin.

ANWENDUNG Die Droge war früher u. a. als Herzmittel in Gebrauch, wird in der Schulmedizin heute aber nicht mehr verwendet. Neben der unberechenbaren Wirkung der Herzglykoside führen die Saponine zu einer starken Reizung der

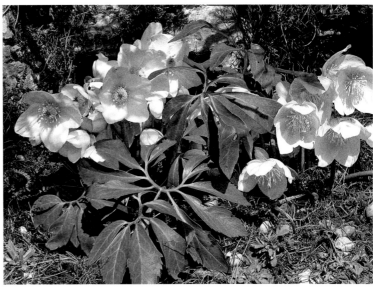

Schwarze Nieswurz

Schleimhäute mit heftigem Erbrechen und Darmentzündung. Auch im Schnupftabak (als niesenerregender Bestandteil) darf die Nieswurz nicht mehr enthalten sein. Homöopathische Zubereitungen aus den unterirdischen Teilen der Schwarzen Nieswurz werden dagegen noch häufig genutzt, z. B. bei akuten Durchfallerkrankungen, Nierenentzündung, Hirnhautentzündung und Gemütsleiden.

Als „Weiße Nieswurz" wird gebietsweise der Weiße Germer *Veratrum album* bezeichnet.

Die **Grüne Nieswurz** *Helleborus viridis* L., wird heute ebenfalls (wenn auch seltener) ausschließlich in homöopathischer Zubereitung genutzt. Zu den Anwendungsgebieten gehört Durchfall. Die Pflanze hat meist 2 nicht überwinternde, grundständige, fußförmig 7–13-teilige Blätter, einen

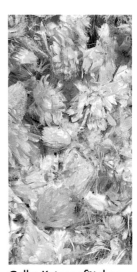

Gelbe Katzenpfötchenblüten sind außer in Leber- und Galletees als Schönungsdroge auch in Teemischungen unterschiedlicher Wirkungsrichtung enthalten.

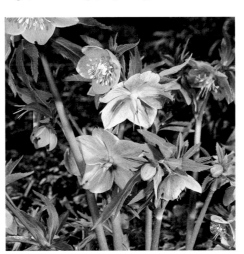

Grüne Nieswurz

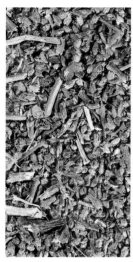

Bruchkraut duftet angenehm cumarinartig. Gelegentlich ist es noch Bestandteil von Blasen- und Nierentees.

Links:
Leberblümchen
Rechts:
Kahles Bruchkraut

verzweigten Stängel und 2–3 nickende, 4–7 cm große Blüten aus grünen, sich mit den Rändern deckenden Hüllblättern (lichte Bergwälder, Gebüsche, auch gepflanzt und verwildert, Mitteleuropa).

Hepatica nobilis SCHREB.
(*Anemone hepatica* L.)

Leberblümchen

Ranunculaceae / Hahnenfußgewächse

0,05–0,2 m ⁴ III–IV ☒ ▽

BOTANIK Pflanze mit kurzem Wurzelstock, Blätter grundständig, lang gestielt, herzförmig 3-lappig, sich nach der Blüte entwickelnd und überwinternd. Blüten einzeln, 1,5–2,5 cm breit, mit 5–10 blauen Hüllblättern und 3 ganzrandigen, kelchartigen Hochblättern.
VORKOMMEN Laubwälder. Europa (fehlt im Westen).
DROGEN Leberblümchenkraut – Hepaticae nobilis herba, die oberirdischen Teile. Hepatica nobilis, Hepatica triloba (hom), die frischen Blätter.
WIRKSTOFFE Protoanemonin, Flavonoide, Saponine.
ANWENDUNG Wohl nur auf Grund der Signaturenlehre – man verglich die 3-lap-

pigen Blätter mit der Leber – verwendete man früher das Kraut gegen Leber- und Gallenbeschwerden. Heute sind die frischen Blätter noch in homöopathischer Zubereitung bei Rachenkatarrhen, Bronchitis und Lebererkrankungen gebräuchlich. Wie Küchenschellen (s. *Pulsatilla*) und *Anemone*-Arten sind die frischen Pflanzen giftig und wirken bei längerem Kontakt haut- und schleimhautreizend, nach Einnahme kommt es zu Reizungen im Magen-Darm-Trakt, der Niere und der ableitenden Harnwege.

Herniaria glabra L.

Kahles Bruchkraut

Caryophyllaceae / Nelkengewächse

0,05–0,15 m ⊙ ⁴ VI–X

BOTANIK Hellgrüne, flach dem Boden anliegende, ausgebreitet verzweigte, spärlich behaarte Pflanze. Blätter eiförmig bis lanzettlich, in den Achseln mit Knäueln unscheinbarer, gelblich grüner Blüten, ihre Hüllblätter vorn stumpf, kürzer als die Frucht.
VORKOMMEN Offene, sandige oder kiesige Standorte. Gemäßigtes Europa, N-Afrika, W-Asien.

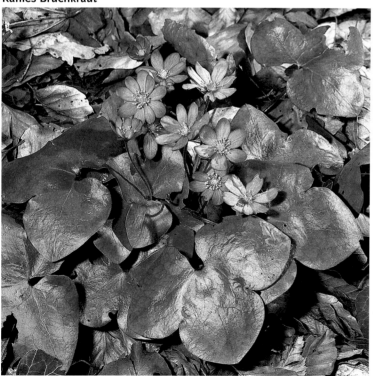

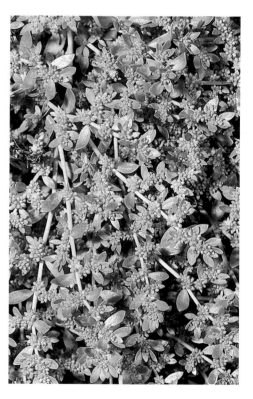

DROGEN Bruchkraut – Herniariae herba (DAC, ÖAB), die getrockneten, während der Blütezeit gesammelten oberirdischen Teile von *H. glabra* und *H. hirsuta*. Herniaria glabra (HAB), nur von dieser Art.

WIRKSTOFFE Triterpensaponine (Herniariasaponine 1 bis 7 mit den Aglykonen Medicagensäure, Gypsogensäure u. a.), Flavonoide, Hydroxycumarine wie Herniarin und Umbelliferon, geringe Mengen Gerbstoffe.

ANWENDUNG Der Droge werden gewisse harntreibende und eventuell auch krampflösende Wirkungen zugesprochen, die durch den Gehalt an Saponinen, Flavonoiden und Cumarinen plausibel wären, jedoch bisher nicht ausreichend belegt werden konnten. Man verwendet Bruchkraut u. a. bei chronischem Blasenkatarrh und vorbeugend gegen Steinbildungen, in der Volksheilkunde wird die Droge auch als „Blutreinigungsmittel" und bei Atemwegserkrankungen eingesetzt. Zu den Anwendungsgebieten in der Homöopathie gehören ebenfalls Nierensteinleiden.

Das **Behaarte Bruchkraut** *H. hirsuta* L. ist als Stammpflanze ebenfalls zugelassen. Es unterscheidet sich durch graugrüne, abstehende Behaarung und Blütenhüllblätter mit Stachelspitze, die so lang sind wie die Frucht oder länger (in wärmeren Gebieten S- und Mitteleuropas bis Pakistan, O-Afrika).

Hibiscus sabdariffa L.

Afrikanische Malve, Sabdariff-Eibisch

Malvaceae / Malvengewächse

1–2(–5) m ⊙ VIII–X

BOTANIK Krautige, strauchartige Pflanze mit rötlichen Stängeln und dunkelgrünen, meist tief in 3–5 schmale Lappen geteilten Blättern. Blüte 5-zählig, Kronblätter gelblich mit purpurrotem Grund, Kelch bei der Fruchtreife fleischig und tief dunkelrot werdend, umgeben von bis zu 12 lanzettlichen, grünen Außenkelchblättern.

VORKOMMEN Heimat: tropisches Afrika, heute weltweit in den Tropen kultiviert.

DROGEN Hibiscusblüten – Hibisci sabdariffae flos (PhEur), die zur Fruchtzeit geernteten, getrockneten fleischigen Kelche und Außenkelche der Sorte *ruber*. Hibiscus sabdariffa, Sabdariffa (HAB).

WIRKSTOFFE 15–30 % Pflanzensäuren, vor allem Citronensäure und Hibiscus-

Links:
Behaartes Bruchkraut
Rechts:
Afrikanische Malve

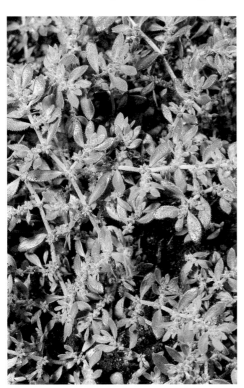

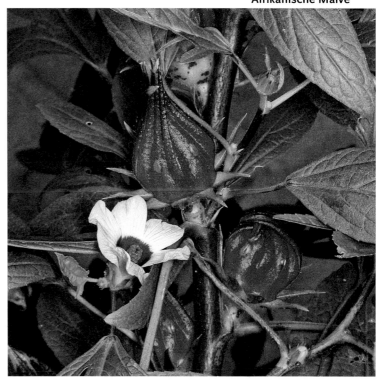

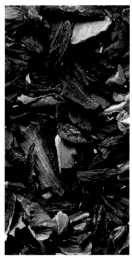

Hibiscusblüten sind botanisch die Kelche und Außenkelche der Art. In Arzneitees verschiedener Wirkungsrichtungen sind sie wegen der schönen Farbe der Droge und des Aufgusses und auch wegen ihres guten Geschmacks enthalten.

säure (Allohydroxycitronensäurelacton), Äpfelsäure, Weinsäure; Anthocyane (u. a. Delphinidinglucoside), Flavonoide (u. a. Gossypetin), Schleimpolysaccharide, Pektine, Phytosterole, geringe Mengen ätherisches Öl.

ANWENDUNG Die auch als Malventee bezeichnete Droge (s. aber *Malva sylvestris*) liefert in erster Linie ein erfrischendes, coffeinfreies Getränk mit angenehm säuerlichem Geschmack und ansprechender roter Farbe (durch die Anthocyane). In Teemischungen verwendet man sie daher gern als Schönungsdroge und Geschmackskorrigens. Den Fruchtsäuren spricht man eine milde abführende Wirkung zu, sofern der Tee in größeren Mengen getrunken wird. Die Indikationen der Volksmedizin, Appetitlosigkeit, Erkältungen, Katarrhe der Atemwege, Magen- oder sogar Kreislaufbeschwerden, finden keine Erklärung in den Inhaltsstoffen. Auch die Homöopathie kennt neuerdings Sabdariffa: Zu den Anwendungsgebieten gehören Krampfaderleiden.

TEEBEREITUNG *1 knappen TL Hibiscusblüten je Tasse mit kochendem Wasser übergießen und 5–10 min ziehen lassen. Geeignet für längerfristigen Gebrauch in „Früchtetees", besonders in Mischung mit Hagebuttenschalen und Apfelstücken, wenn die Säure nicht stört.*

Hippophae rhamnoides L.

Sanddorn

Elaeagnaceae / Ölweidengewächse

2–3(–6) m ♄ III–V ▽

BOTANIK Dorniger, 2-häusiger Strauch, auch kleiner Baum. Blätter lineal-lanzettlich, unterseits durch Schildhaare silbergrau bis kupferrot glänzend. Unscheinbare 4-zählige Blüten in kurzen Trauben, vor den Blättern entwickelt. Frucht eine gelbe bis orangerote, 7–8 mm große Scheinbeere.

VORKOMMEN Schotterauen der Gebirgsflüsse, Küstendünen, häufig auch Zierpflanze. Europa, Asien.

DROGEN Sanddornbeeren – Hippophae rhamnoides fructus, die frischen reifen

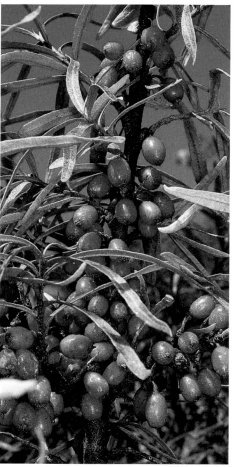

Sanddorn

Früchte. Sanddornkernöl – Hippophae rhamnoides oleum.

WIRKSTOFFE Viel Vitamin C und weitere Vitamine, Carotinoide, v. a. Lycopin, Flavonoide, Fruchtsäuren wie Äpfelsäure und Chinasäure, Zuckeralkohole, besonders in den Samen, aber auch im Fruchtfleisch fettes Öl.

ANWENDUNG Sanddornfrüchte verwendet man nur verarbeitet in Form von Säften und Extrakten. Auf Grund ihres hohen Vitamin-Gehaltes schätzt man diese bei Anfälligkeit für Erkältungskrankheiten, bei fieberhaften Infekten sowie in der Rekonvaleszenz. Das fette Öl hat wundheilungsfördernde Eigenschaften, die in O-Europa schon lange bei Strahlenschäden (durch Röntgenstrahlen, Sonnenbrand) und zur Wundbehandlung genutzt werden. Der versuchsweise Einsatz bei Neurodermitis war nicht überzeugend. In Mitteleuropa ist Sanddornkernöl neuerdings in zahlreichen Kosmetikprodukten enthalten.

Hordeum vulgare L.

Saat-Gerste

Poaceae / Süßgräser

0,5–1,5 m ⊙ V–VI

BOTANIK Gras mit sichelförmig stängelumfassenden, kahlen Blattöhrchen. Reife Ähren nickend, Ährchen einblütig, jeweils in Dreiergruppen, 4- oder 6-zeilig, bei 2-zeiliger Gerste nur die mittleren Ährchen fertil. Deck- und Vorspelze fest mit den Früchten verwachsen (Ausnahme Nacktgerste), Deckspelzen bis 15 cm lang begrannt.

VORKOMMEN Kulturpflanze. Heimat wohl Vorderasien.

DROGEN Malzextrakt – Malti extractum, der wässrige Auszug aus Malz, den angekeimten, getrockneten Gerstenfrüchten.

WIRKSTOFFE Bis 70% Maltose, Dextrin, B-Vitamine, Aminosäuren, Amylase, Mineralstoffe.

ANWENDUNG Die Bedeutung der Gerste als Arzneipflanze ist bescheiden, in der Volksheilkunde sind aber einige Anwendungen noch nicht ganz in Vergessenheit geraten, so z. B. die von Gerstenschleim aus den entspelzten und polierten Körnern (Graupen), der eine beruhigende Wirkung auf das Verdauungssystem bei Durchfallerkrankungen oder Magen-Darm-Entzündungen hat. Malzextrakt kann als Schleimlöser bei Katarrhen der Atemwege hilfreich sein (Malzbonbons!) und wird auch als Kräftigungsmittel für Kleinkinder eingesetzt; teilweise ist er nur wegen des angenehmen Geschmacks in Arznei- und Lebensmitteln enthalten. Gerstenmalz (aus Zweizeiliger Gerste mit geringerem Eiweiß-, aber höherem Stärkegehalt als in der Mehrzeiligen Gerste) ist Hauptrohstoff in der Bierbrauerei. Aus den Körnern der Nacktgerste (die Spelzen sind nicht mit der Fruchtwand verwachsen) gewinnt man durch Rösten Malzkaffee.

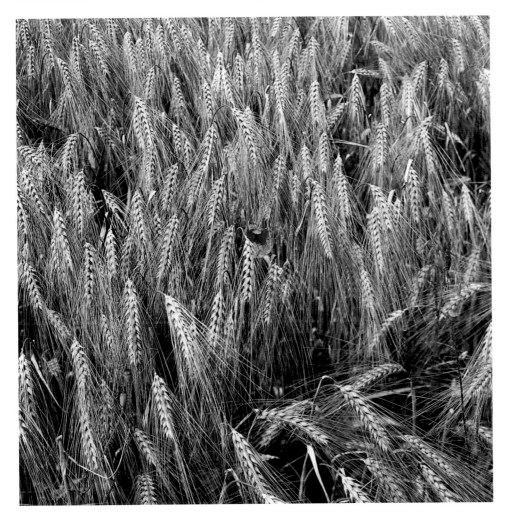

Saat-Gerste

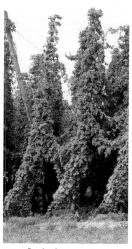

Hopfenkultur in der
Hallertau

Humulus lupulus L.

Hopfen

Cannabaceae / Hanfgewächse

3–6(–12) m ♃ VII–VIII

BOTANIK 2-häusige Schlingpflanze mit
Klimmhaaren. Blätter gegenständig, aus
herzförmigem Grund tief 3–7-lappig.
Männliche Blüten in lockeren Rispen,
weibliche in kleinen Scheinähren, aus
denen sich durch Vergrößerung von blü-
tenbedeckenden, auf der Innenseite dicht
mit Drüsen besetzten Blättern die „Hopfenzapfen" entwickeln.
VORKOMMEN Auwälder und -gebüsche.
S- und Mitteleuropa, SW-Asien, N-Amerika. In Kulturen nur weibliche Pflanzen.
DROGEN Hopfenzapfen, Hopfenblüten –
Lupuli flos (PhEur), Lupuli strobulus, die
getrockneten weiblichen Blütenstände.
Humulus lupulus, Lupulus (HAB). Hopfendrüsen, Hopfenmehl – Lupuli glan-

dula (ÖAB), die abgesiebten Drüsenhaare,
ein goldgelbes, etwas klebriges Pulver.
Lupulinum (hom).
WIRKSTOFFE In den Drüsenhaaren Harz
mit Hopfenbitterstoffen (Hopfenbitter-
säuren) wie Humulonen, Lupulonen und
anderen Acylphlorogl7/uciden; Methylbutenol; ätherisches Öl (derzeit sind etwa 200
Komponenten bekannt) mit Mono- und
Sesquiterpenen wie Myrcen, Humulen
und Caryophyllen; Gerbstoffe (Proanthocyanidine); Flavonoide wie das drogen-
spezifische Chalkon Xanthohumol.
ANWENDUNG Hopfenzapfen verwendet
man erfolgreich als mildes Beruhigungsmittel und Einschlafhilfe. Welche Inhaltsstoffe für die Wirkung verantwortlich
sind, ist bisher noch nicht befriedigend
geklärt. An erster Stelle sind die Bitterstoffe zu nennen. Bei der Lagerung und
Verarbeitung der Droge entsteht aus
ihnen durch Oxidation Methylbutenol,
das möglicherweise für die beruhigende

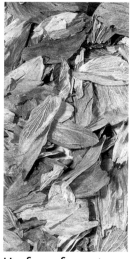

Hopfenzapfen werden
häufig mit weiteren beruhigend wirkenden Drogen
kombiniert wie Baldrian-
wurzel und Melisse. Außer
Tees und Extraktpräparaten
werden auch „Hopfenkis-
sen" zur Förderung des
Schlafs angeboten.

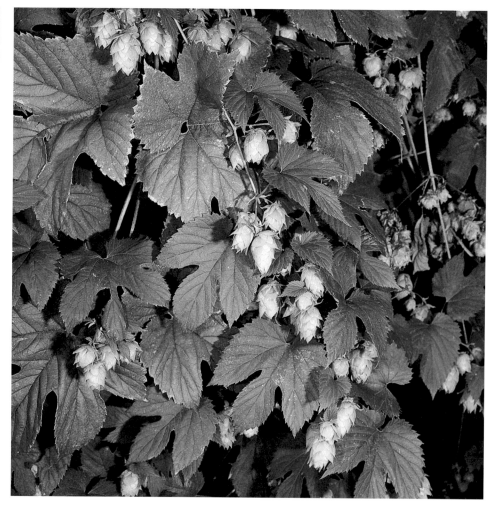

Hopfen

Wirkung von Bedeutung ist und auch nach Einnahme von Hopfenpräparaten im Organismus metabolisch gebildet werden könnte. Bitterstoffe stimulieren außerdem die Magensaftsekretion, so dass die Droge in der Volksheilkunde auch bei Appetitlosigkeit und Verdauungsproblemen Verwendung findet. Ihre antibakteriellen Eigenschaften haben für die Haltbarkeit des Bieres Bedeutung. Das charakteristische Aroma der Hopfenzapfen beruht dagegen auf dem Gehalt an ätherischem Öl. Homöopathische Zubereitungen kommen ebenfalls in erster Linie bei Nervosität und Schlafstörungen zur Anwendung. Frische Hopfenzapfen können bei Kontakt mit der Haut allergische Reaktionen hervorrufen (Hopfenpflückerkrankheit).

TEEBEREITUNG *1–2 TL Hopfenzapfen je Tasse mit heißem Wasser übergießen, 10 bis 15 min ziehen lassen. 2–3-mal täglich und vor dem Schlafengehen 1 Tasse frisch bereitet trinken.*

Hydrangea arborescens L.

Wald-Hortensie

Hydrangeaceae / Hortensiengewächse

1,5–3 m ♄ VI–IX

BOTANIK Formenreiche Art mit vielen Kultursorten. Strauch mit gegenständigen, gestielten, eiförmig zugespitzten, am Rand fein gesägten Blättern. Blüten unscheinbar, zahlreich in großen Schirmrispen, an deren Rand oft einzelne oder viele sterile Blüten mit 3–5 kronblattartigen Kelchblättern.
VORKOMMEN Feuchte Wälder, Flusstäler. Östl. N-Amerika.
DROGEN Hydrangea arborescens (hom), die frische Wurzel.
WIRKSTOFFE Saponine, Blausäure abspaltende Glykoside wie Hydrangin, Isocumarinderivate wie Hydrangenol, ätherisches Öl, Flavonoide; noch wenig bekannt.
ANWENDUNG Die Nutzung der Art stammt aus der Indianermedizin und späteren Volksheilkunde Nordamerikas. In Europa werden ausschließlich homöopathische Zubereitungen eingesetzt, auch

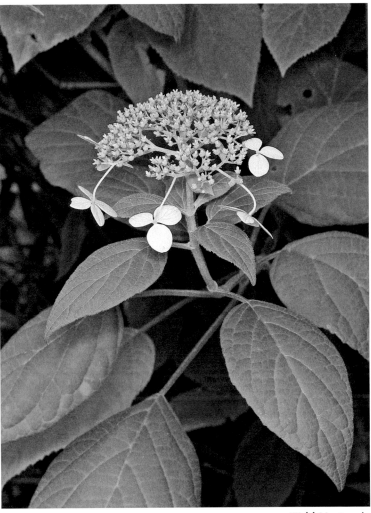

Wald-Hortensie

wenn der Wirkungsbereich übereinstimmt, z. B. Entzündungen der Harnblase und Nierensteinleiden. Für das Hydrangenol wurde eine gewisse Sensibilisierungspotenz nachgewiesen.

Hydrastis canadensis L.

Kanadische Gelbwurz

Ranunculaceae / Hahnenfußgewächse

0,15–0,3(–0,5) m ⁴ IV–V ☠

BOTANIK Niedrige Staude mit knollig verdicktem Wurzelstock. Behaarte Stängel tragen 2 handförmig geteilte, am Rand einfach oder doppelt gesägte Blätter, die sich bis zur Fruchtreife bis auf 25 cm im Durchmesser vergrößern. Die kurz gestielte einzige Blüte mit 3 hinfälligen Kelchblättern und zahlreichen weißen Staubblättern, ohne Kronblätter.

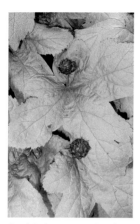

Der himbeerartige Frucht-
stand der **Kanadischen
Gelbwurz** wird aus vielen
Fruchtblättern gebildet.

Kanadische Gelbwurz

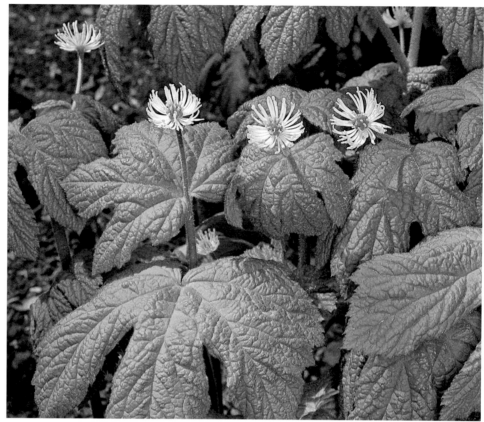

VORKOMMEN Feuchte Wälder. Westl.
N-Amerika.

DROGEN Hydrastiswurzel, Gelb-
wurz(wurzelstock) – Hydrastis rhizoma
(PhEur), die getrockneten unterirdischen
Teile. Hydrastis canadensis, Hydrastis
(HAB).

WIRKSTOFFE Benzylisochinolin-Alka-
loide, vor allem Hydrastin, daneben
Berberin (färbt den Speichel gelb) und
Canadin.

ANWENDUNG Hydrastiswurzel hat wie
Mutterkornalkaloide (s. bei Roggen *Secale
cereale*) eine kontraktionssteigernde Wirkung auf die Gebärmutter, so dass man
die Droge früher bei Blutungen nach der
Geburt einsetzte. Heute gilt diese Anwendung als veraltet. Extrakte (in Fertigpräparaten) nutzt man noch gelegentlich zum
Auftragen auf entzündete Mundschleimhäute, Prothesendruckstellen, Zahnex-
traktionswunden oder Lippenherpes.
Homöopathische Zubereitungen sind
dagegen noch aktuell: Man gibt Hydrastis
bei Schleimhautkatarrhen der Atemwege
sowie Entzündungen und Koliken des
Leber-Galle-Systems und des Magen-
Darm-Kanals.

Hyoscyamus niger L.

Schwarzes Bilsenkraut

Solanaceae / Nachtschattengewächse

0,2–0,8 m ☉ ☉ VI–IX ☙

BOTANIK Pflanze klebrig-zottig behaart
mit eiförmigen, buchtig gezähnten Blättern. Blütenstände einseitswendig, beblättert, Krone 2–3 cm lang, weit trichterförmig, fast radiär, schmutzig gelb, im
Schlund und die Adern violett. Frucht
eine stachellose Deckelkapsel.

VORKOMMEN Schuttplätze, Wegränder,
an Mauern. Europa, Asien, N-Afrika, weiter verschleppt.

DROGEN Hyoscyamusblätter, Bilsenkrautblätter – Hyoscyami folium (PhEur),
getrocknete Blätter und blühende Zweigspitzen gelegentlich mit Früchten. Hyoscyamus niger, Hyoscyamus (HAB).

WIRKSTOFFE Tropanalkaloide mit Hyoscyamin und Scopolamin als Hauptalka-
loide; Cumarine, Flavonoide.

ANWENDUNG Bilsenkraut enthält wie
die Tollkirsche (s. *Atropa belladonna*) Tropanalkaloide und gehört damit zur Arz-
neigruppe der Parasympatholytica. Der

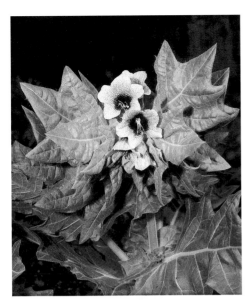

Schwarzes Bilsenkraut

Gesamtalkaloidgehalt liegt aber wesentlich niedriger, der Scopalaminanteil im Verhältnis höher. Die Droge wird praktisch nicht mehr verwendet, selbst das im Arzneibuch aufgeführte Eingestellte Hyoscyamuspulver (PhEur) ist nur noch in wenigen kombinierten Fertigpräparaten enthalten, die als beruhigende, sekretionshemmende und krampflösende Mittel noch gelegentlich bei Bronchialasthma und Spasmen im Magen-Darm-Bereich eingesetzt werden. Gebräuchlich sind heute eine Vielzahl homöopathischer Zubereitungen. Zu ihren Anwendungsgebieten gehören z. B. Unruhe, Schlafstörungen, spastische Zustände der Atemwege und der Verdauungsorgane. Bilsenkrautöl (Hyoscyami oleum), ein Auszug der Blätter mit Erdnussöl, wird noch bisweilen als schmerzstillende Einreibung bei Rheuma und Nervenschmerzen und zur Narbenbehandlung genutzt. Bilsenkraut ist eines der ältesten Schmerz- und Schlafmittel, das man bei operativen Eingriffen einsetzte. Wegen der halluzinogenen Wirkung war es im Mittelalter Bestandteil von Hexensalben und Liebesträken. Die Art gehört zu den starken Giftpflanzen, bei unkontrollierter Einnahme, z. B. der Blätter als Tee oder der Samen durch Jugendliche, muss mit schwersten Vergiftungen gerechnet werden. Zur Gewinnung von Hyoscyamin wird vor allem das Ägyptische Bilsenkraut *H. muticus* L. herangezogen, das einen viel höheren Alkaloidgehalt hat.

Hypericum perforatum L.

Tüpfel-Johanniskraut, Tüpfel-Hartheu

Clusiaceae (*Hypericaceae*) / Johanniskrautgewächse

0,3–1 m 4 VI–VIII

BOTANIK Aufrechte Pflanze, nur bei dieser Art Stängel durchgehend mit 2 Längsleisten, Blätter länglich bis eiförmig, durchscheinend getüpfelt. Blüten in Trugdolden, mit gelben, am Rand schwarz punktierten, bis 13 mm langen Kronblättern, Kelchblätter fein zugespitzt.

VORKOMMEN Wegränder, Magerrasen, Gebüsche. Europa, Asien.

DROGEN Johanniskraut – Hyperici herba (PhEur), die getrockneten blühenden oberirdischen Teile. Hypericum perfora-

Tüpfel-Johanniskraut

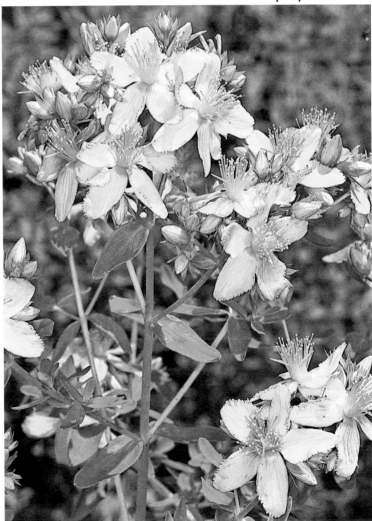

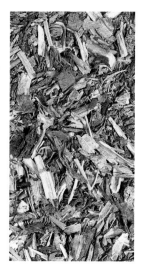

Johanniskraut ist in nicht apothekenpflichtigen Präparaten meist unterdosiert und nur als traditionelles Arzneimittel zugelassen. Diese sind wie der Tee nicht zur Behandlung von Depressionen geeignet.

tum, Hypericum (HAB), die ganze frische, blühende Pflanze.

WIRKSTOFFE Hypericine (Naphthodianthrone), Hyperforin (Phloroglucinderivat), Flavonoide wie Rutosid, Hyperosid und die Biflavone Biapigenin und Amentoflavon; oligomere Procyanidine und weitere Catechingerbstoffe, Xanthone, geringe Mengen ätherisches Öl.

ANWENDUNG Johanniskraut gibt es heute in zahlreichen Fertigpräparaten, die zur kurmäßigen Behandlung von leichten (bis mittelschweren) vorübergehenden depressiven Störungen angeboten werden. Die Wirksamkeit bei dieser Indikation gilt für ausreichend hoch dosierte (500–800 mg Extrakt), qualitativ hochwertige Präparate als belegt, die Diskussion über das Wirkprinzip ist aber noch nicht abgeschlossen. Offensichtlich sind mehrere Inhaltsstoffe beteiligt, deren Bewertung noch aussteht. Im Mittelpunkt sieht man zurzeit das Hyperforin, das die neuronale Aufnahme der Neurotransmitter Serotonin, Dopamin und Noradrenalin hemmen kann und darüber hinaus auch die der Aminosäuretransmitter Gamma-Aminobuttersäure und L-Glutamat. Einige Flavonoide scheinen ebenfalls zur antidepressiven Wirksamkeit beizutragen. Die photosensibilisierend wirkenden Hypericine sollen dagegen nach derzeitiger Meinung nicht von Bedeutung sein. In der Volksheilkunde wird Johanniskraut auf Grund des Gerbstoffgehaltes auch bei Durchfallerkrankungen verwendet. Neuerdings wurden bei Neurodermitis Erfolge mit einer Creme gesehen, die hyperforinreichen Johanniskraut-Extrakt enthält. Außerdem wird Johannisöl (Oleum Hyperici), ein Auszug der frischen Blüten mit Olivenöl, äußerlich bei rheumatischen Schmerzen, als Wundheilmittel, bei Verbrennungen und bei Hauterkrankungen eingesetzt. Homöopathische Zubereitungen gibt man bei Nervenschmerzen nach Verletzungen.

Nach der Einnahme von Johanniskrautpräparaten wurde bei gleichzeitiger Anwendung bestimmter Arzneistoffe eine Abschwächung der Wirksamkeit derselben beobachtet, z. B. bei gerinnungshemmenden Mitteln vom Cumarintyp, Ciclosporinen, Digoxin, trizyklischen Antidepressiva, in Einzelfällen auch bei weiteren Mitteln. Bei hellhäutigen Personen mit bekannter Lichtüberempfindlichkeit

kann es nach Einwirkung starker Sonnenstrahlung zu Hautrötungen (Photodermatosen) kommen.

TEEBEREITUNG *Zur unterstützenden Behandlung von nervöser Unruhe und Schlafstörungen 1–2 TL Johanniskraut je Tasse mit kochendem Wasser übergießen, 10 min ziehen lassen. Über mindestens 6 Wochen regelmäßig morgens und abends je 1–2 Tassen frisch bereitet trinken (Gegenanzeigen s. oben).*

Hypoxis hemerocallidea FISCH. & C. A. MEY (*H. rooperi* MOORE)

Taglilien-Hypoxis, Afrikanische Kartoffel

Hypoxidaceae / Hypoxisgewächse

0,15–0,2 m ♃ X–IV

BOTANIK Staude mit kräftiger, kartoffelartiger Wurzelstockknolle. Blätter lineal, behaart, bis 40 cm lang. Blütenstängel verzweigt, bis 8 leuchtend gelbe, sternförmige, 3–4 cm große Blüten mit 6 Blütenhüllblättern.

VORKOMMEN Offenes Grasland. S-Afrika.

DROGEN Hypoxisknollen – Hypoxidis tuber, die Knollen des Wurzelstocks.

Taglilien-Hypoxis

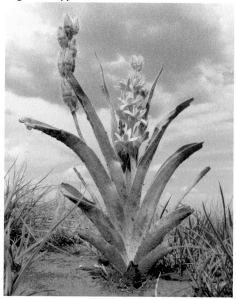

WIRKSTOFFE Ein Phytosterolgemisch mit β-Sitosterol und β-Sitosterolglucosid (Sitosterolin); Lignane, u. a. Hypoxosid.

Anwendung Die Anwendung von Hypoxisknollen stammt aus der Volksmedizin S-Afrikas, wo die Droge traditionell gegen rheumatische Erkrankungen, Blasenentzündungen und Prostatabeschwerden in Gebrauch war, bevor sie Ende der 1960er-Jahre in Europa bekannt wurde. Hier nutzte man seitdem die isolierten Phytosterole ausschließlich in Form von Fertigpräparaten zur Linderung von Beschwerden, wie sie bei gutartiger Vergrößerung der Prostata auftreten; die Vergrößerung selbst wird dabei nicht behoben. Die Wirkung wird den Sitosterolen über eine Hemmung der 5α-Reductase und Aromatase zugeschrieben, auch eine Hemmung der Prostaglandin-Biosynthese wird vermutet. Die Wirksamkeit der Präparate wird kritisch gesehen. Die Sitosterole in den betreffenden Arzneimitteln stammen inzwischen aus preiswerteren heimischen Quellen, nämlich Kiefern- und Fichten-Arten, die Phytosterol (PhEur) mit einem Mindestgehalt von 70 % β-Sitosterol liefern. Hypoxisknollen hatten daher nur eine kurze Gastrolle in Europa.

Hyssopus officinalis L.

Ysop

Lamiaceae / Lippenblütler

0,2–0,6 m 4 VII–X

BOTANIK Aromatisch duftender Halbstrauch, Blätter schmal lanzettlich, dicht mit Öldrüsen besetzt. Einseitswendige, ährenartige Blütenstände, Blüten zahlreich, mit blauer, violetter oder weißer, 7–12 mm langer Krone.

VORKOMMEN Garigues, Felsfluren. Mittelmeergebiet, W-Asien, nördlich der Alpen seit dem Mittelalter als Heil-, Gewürz- und Zierpflanze angebaut.

DROGEN Ysopkraut – Hyssopi herba, die getrockneten blühenden oberirdischen Teile.

WIRKSTOFFE Ätherisches Öl mit Pinocamphon und Isopinocamphon als Hauptbestandteile, Pinocarvon, Limonen und Pinen, Flavonoide wie Diosmin, Lamiaceen-Gerbstoffe wie Rosmarinsäure, Marrubiin u. a. diterpenoide Bitterstoffe, Triterpene.

ANWENDUNG Ätherisches Öl und Gerbstoffe geben der Droge leichte entzündungshemmende, auswurffördernde, blähungswidrige und auch krampflösende Eigenschaften. In der Volksheilkunde verwendet man sie wie Salbei, z. B. zum Gurgeln bei Heiserkeit sowie bei Rachen- und Zahnfleischentzündungen, zu Waschungen und auch innerlich bei übermäßiger Schweißabsonderung. Außerdem wird Ysopkraut noch gelegentlich bei Husten und Verdauungsstörungen eingesetzt. Für die Wirksamkeit gibt es bisher keine ausreichenden Belege. Von der Anwendung höherer Dosen über längere Zeit und speziell des ätherischen Öls mit dem neurotoxisch wirkenden Pinocamphon sollte man Abstand nehmen: Nach der Einnahme von 10–30 Tropfen über mehrere Tage (2–3 Tropfen bei Kindern) wurden Vergiftungserscheinungen mit Krämpfen beobachtet. In Teemischungen ist eine Beigabe von bis zu 5 % Ysopkraut als Geschmackskorrigens erlaubt.

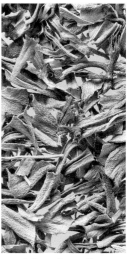

Der Gebrauch von **Ysopkraut** als Gewürz ist unbedenklich. Es schmeckt intensiv würzig, leicht bitter und kampferartig und trägt zur Verdauung fetter Speisen bei.

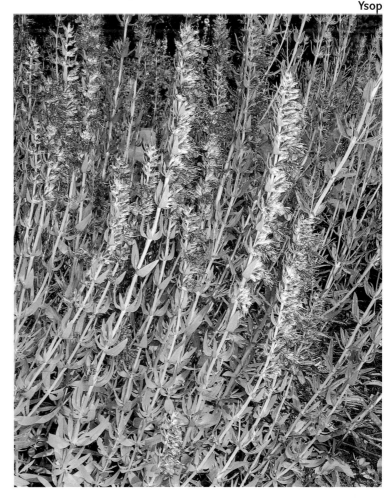

Ysop

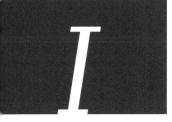

Iberis amara L.

Bittere Schleifenblume

Brassicaceae / Kreuzblütler

0,1–0,4 m ☉☉ V–VIII (☠)

BOTANIK Aufrechte, meist verzweigte Pflanze, Blätter alle stängelständig, länglich mit beiderseits 2–4 Zähnen. Blütenstand zunächst schirmförmig, später traubig verlängert. Blüten 4-zählig, Kronblätter meist weiß, randständige doppelt so lang wie die inneren. Schötchen abgeflacht, kreisrund, Flügel in spitze Ecken auslaufend.

VORKOMMEN Getreideunkraut, Ruderalfluren. W-Europa, in Mitteleuropa selten, auch Zierpflanze.

DROGEN Schleifenblumenkraut – Iberidis herba, die ganze frische blühende Pflanze mit Samenansatz. Iberis amara (HAB), die reifen, getrockneten Samen.

WIRKSTOFFE Glucosinolate (Senfölglykoside) wie Glucoiberin, Glucocheirolin, Glucoibervirin; Amine wie Methylsulfinylpropylamin, in Spuren stark bittere Cucurbitacine (früherer Bitterstoff Ibamarin), Flavonoide.

ANWENDUNG Die als schwach giftig anzusehende Schleifenblume hat auf Grund des bitteren Geschmacks anregende Wirkung auf die Magen- und wohl auch Gallensaftsekretion. Die Glucosinolate fördern eine Tonuserhöhung und Motilitätssteigerung im Magen-Darm-Bereich, auch krampflösende, blähungswidrige und entzündungshemmende Eigenschaften wurden beobachtet. Das Kraut selbst ist nicht gebräuchlich, aber Frischpflanzenauszüge gelten als wesentlicher Bestandteil einiger Fertigpräparate, die daneben Auszüge weiterer pflanzlicher Magen-Darm-Mittel wie aus Angelikawurzel, Kamillenblüten und Kümmel enthalten. Indikationen sind funktionelle und motilitätsbedingte Magen-Darm-Störungen wie Reizmagen und Reizdarm, krampfartige Beschwerden, Schleimhautentzündungen und Magengeschwüre, Verdauungsbeschwerden mit Druck- und Völlegefühl, Übelkeit. In der Homöopathie nutzt man die Samen. Sie haben in der Pflanze den höchsten Gehalt an Cucurbitacinen. Zu den Anwendungsgebieten gehören Herzschwäche und Herzrhythmusstörungen, „Herzkräftigung" nach akuten Erkrankungen und Operationen.

Ilex paraguariensis A. Sᴛ.-Hɪʟ.

Matebaum, Matestrauch

Aquifoliaceae / Stechpalmengewächse

6–12(–20) m ♄ X–XI

BOTANIK Immergrüner, 2-häusiger Baum oder Strauch, Blätter wechselständig, ledrig, verkehrt eiförmig-länglich, am Rand schwach gekerbt-gesägt. Blüten zu 1–3 in den Blattachseln, 4(–5)-zählig, mit kleinen weißlichen, elliptischen Kronblättern. Rote, 4-fächrige Steinfrüchte.

VORKOMMEN Feuchte Wälder im SO von S-Amerika, in Kulturen strauchartig gehalten.

DROGEN Geröstete Mateblätter – Mate folium tostum (DAC). Grüne Mateblätter – Mate folium viride (DAC). Die Blätter werden, um ein Schwarzwerden durch Enzyme zu verhindern, kurz über offenem Feuer erhitzt, dann getrocknet und geschnitten. Geröstete Blätter erhält man durch nochmaliges Erhitzen, Durchfeuchtung mit Wasser und Lagerung über 3–4 Tage.

WIRKSTOFFE Purinalkaloide wie Coffein, wenig Theobromin und Spuren von Theophyllin; Caffeoylchinasäuren (Chlorogensäuren), keine echten Gerbstoffe; Flavo-

Bittere Schleifenblume

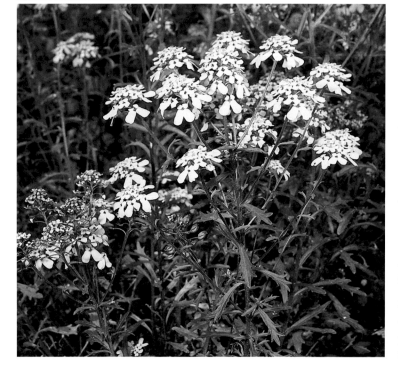

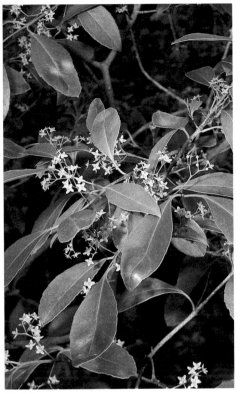

Matebaum

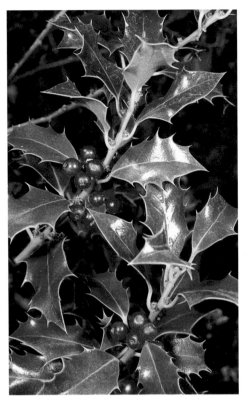

Stechpalme

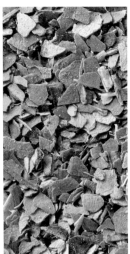

Grüne Mateblätter: Wie beim Schwarzen Tee ist die anregende Wirkung bei nur kurz gezogenem Tee stärker. Die gerösteten schwärzlichen Blätter sind im Geschmack milder.

noide, Triterpensaponine (so genannte Matesaponine), Vitamine, Mineralstoffe, ätherisches Öl in Spuren.

ANWENDUNG Mate ist überwiegend ein Genussmittel, das durch seinen Coffeingehalt (0,3–2,4 %) bei geistiger und körperlicher Erschöpfung eine anregende Wirkung ausübt. Der Coffeingehalt eines Teeaufgusses beträgt etwa 30–45 mg pro Tasse (bei Kaffee durchschnittlich 80 mg). Da die Coffeoylchinasäuren mit den Purinderivaten Komplexe bilden, ist mit einer gewissen verzögerten Wirkung des Coffeins zu rechnen. Der etwas rauchige und bittere Geschmack ist für den Europäer gewöhnungsbedürftig, in den Herkunftsländern ist Mate Nationalgetränk und wird dort teilweise in exzessiven Mengen (bis 35 g täglich) genossen. Es besteht dabei der Verdacht, dass Mate in diesen hohen Dosen die Entstehung von Krebs in Mund, Rachen, Speiseröhre und Kehlkopf begünstigen könnte. Als Arzneimittel ist die Droge seltener in Gebrauch, wegen der harntreibenden Wirkung des Coffeins findet man sie gelegentlich in Teemischungen, die man bei leichten Harnwegsinfektionen gibt, ebenso Extrakte in Fertigpräparaten. In der Laienpresse

wird Mate-Tee als Schlankmacher angepriesen. Er verringert Hunger- und Durstgefühl und soll damit „auf natürliche Weise" das Abnehmen erleichtern.

TEEBEREITUNG *1 TL Mateblätter (schwarz oder grün) je Tasse mit heißem, nicht mehr kochendem Wasser übergießen, 5–10 min ziehen lassen. Morgens und mittags bis zu 2 Tassen trinken.*

Die heimische **Stechpalme** *Ilex aquifolium* L. enthält keine Purinalkaloide. Derzeit werden ausschließlich homöopathische Zubereitungen aus den getrockneten Blättern (Ilex aquifolium e foliis siccatis HAB) genutzt: Zu den Anwendungsgebieten gehören u. a. Gelenkleiden und Bindehautentzündung. Über die Giftigkeit der zum Probieren reizenden Früchte gibt es gegensätzliche Berichte. Meist kommt es nach der Einnahme nicht zu Vergiftungserscheinungen, andererseits sollen mehr als 2 Früchte (bei Kleinkindern) Erbrechen und Durchfall hervorrufen, in älterer Literatur wurden auch Todesfälle beschrieben.

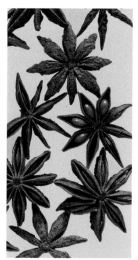

Sternanis ist überwiegend in Tees des Lebensmittelhandels enthalten, wie in „Winterteemischungen" und Glühweingewürzen, seltener in Arzneitees.

Sternanis

Illicium verum Hook. f.

Sternanis

Illiciaceae / Sternanisgewächse

8–15(–20) m ♄ VI, X–XI

BOTANIK Kleiner immergrüner Baum mit aromatischen, ganzrandigen, breit lanzettlichen, zugespitzten Blättern. Blüten 1–1,5 cm breit, mit 10–12 weißlichen bis rötlichen, spiralig angeordneten und überlappenden Hüllblättern. Rotbraune, korkig-holzige Sammelfrüchte aus meist 8 um ein Säulchen angeordneten, kahnförmigen Balgfrüchten, die zur Reifezeit an der nach oben gerichteten Bauchnaht aufspringen und einen glänzenden, kastanienbraunen Samen erkennen lassen.

VORKOMMEN Heimat S-China und N-Vietnam, Wildvorkommen sind jedoch nicht mehr bekannt. Kulturen im tropischen SO-Asien.

DROGEN Sternanis – Anisi stellati fructus (PhEur), die getrockneten Sammelfrüchte. Illicium verum, Anisum stellatum (hom).

WIRKSTOFFE Ätherisches Öl mit 80 bis 90 % Anethol und bis 6 % Methylchavicol (Estragol), Foeniculin, Anisaldehyd, außerdem mit Monoterpenen wie Limonen, Pinen und Linalool. Letztere fehlen im echten Anisöl. Darüber hinaus Flavonoide und geringe Mengen Veranisatine (Sesquiterpendilactone).

ANWENDUNG Sternanis hat wie echter Anis (s. *Pimpinella anisum*) schleimlösende, auswurffördernde und leichte krampflösende Eigenschaften und wird wie dieser, allerdings viel seltener, bei Katarrhen der Atemwege sowie bei Verdauungsbeschwerden mit Völlegefühl, Blähungen und leichten Krämpfen in Teemischungen eingesetzt. Medizinisch genutztes Anisöl, Anisi aetheroleum (PhEur), das in vielen Hustenmitteln enthalten ist, darf aus dem billigeren ätherischen Öl des Sternanis, Anisi stellati aetheroleum (PhEur), bestehen, auch wenn es in der Zusammensetzung nicht mit dem aus echtem Anis identisch ist. Auf den höheren Gehalt an Methylchavicol sei hingewiesen. Als Anwendungsgebiete der Homöopathie werden Bronchitis und Blähsucht genannt.

TEEBEREITUNG *1 TL des kurz vor Gebrauch zerstoßenen Sternanis mit kochendem Wasser übergießen, 10–15 min ziehen lassen; 1-mal täglich 1 Tasse trinken. (Die Anwendung als alleinige Teedroge ist allerdings kaum gebräuchlich.)*

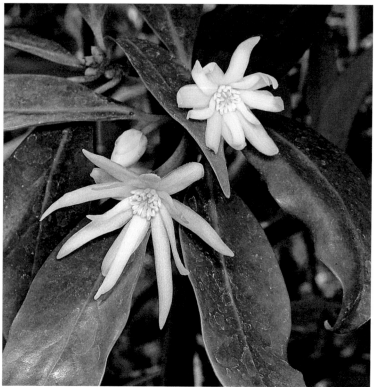

Inula helenium L.

Echter Alant, Helenenkraut

Asteraceae / Korbblütler

0,6–2,5 m ⁴ VII–VIII

BOTANIK Hohe, kräftige Staude mit breit lanzettlichen, unregelmäßig gezähnten, unterseits graufilzigen, bis 80 cm langen Blättern, obere halb stängelumfassend sitzend, untere in einen langen Stiel verschmälert. Blütenköpfe 6–7 cm breit, mit 3–4 cm langen, schmalen, gelben Zungen- und gelben Röhrenblüten.

VORKOMMEN Alte Zier- und Heilpflanze, gebietsweise verwildert und eingebürgert. Heimat S- und SO-Europa bis Zentralasien.

DROGEN Alantwurzelstock – Helenii rhizoma, die getrockneten unterirdischen Organe kultivierter 2–3-jähriger Pflanzen. Inula helenium (hom).

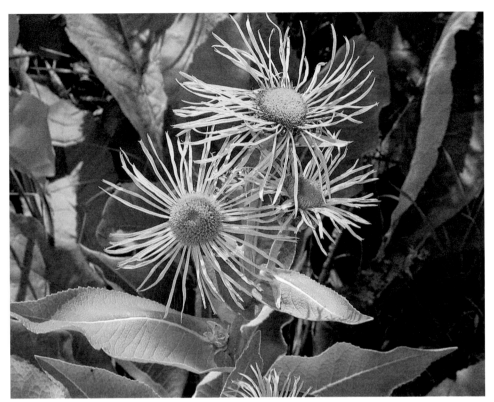

Echter Alant

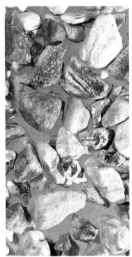

Alantwurzelstock enthält reichlich Inulin. Der Name des überwiegend aus Fructose-Molekülen aufgebauten und für Diabetiker wichtigen Polysaccharids leitet sich von dieser Pflanze ab.

WIRKSTOFFE Ätherisches Öl mit z. T. bitteren Sesquiterpenlactonen, darunter Alantolactone (Alantkampfer), Polyacetylene, Triterpene, Sterole, bis 45 % Inulin.
ANWENDUNG Alantwurzelstock und seine Zubereitungen waren früher ein geschätztes Mittel bei chronischen Hustenzuständen. Neben der auswurffördernden Wirkung wurden verdauungsfördernde, den Gallenfluss anregende Eigenschaften genutzt, auch die Anwendung bei Infektionen der Harnwege, Menstruationsbeschwerden und Wurmbefall sowie äußerlich bei Hauterkrankungen war in der Volksheilkunde bekannt. Die Alantolactone wirken reizend auf die Schleimhäute, so dass höhere Dosen zu Erbrechen, Durchfällen, Krämpfen und Lähmungserscheinungen führen, darüber hinaus sind allergische Reaktionen nach Kontakt mit der Droge nicht auszuschließen. Unter Berücksichtigung dieser Risiken und der bisher nicht ausreichend belegten Wirksamkeit wird die Anwendung heute nicht mehr befürwortet. In neueren Arzneibüchern ist Alantwurzelstock nicht mehr vertreten. Homöopathische Zubereitungen kommen noch bei chronischem Husten, Magengeschwüren oder Ausfluss zum Einsatz.

Ipomoea purga (WENDER.) HAYNE
(*Convolvulus jalapa* SCHIEDE,
Exogonium purga BENTH.)

Jalapenwinde

Convolvulaceae / Windengewächse

Bis 4 m aufsteigend ⏚ ☠

BOTANIK Windendes Kraut mit fleischiger, rübenartiger Wurzel, an unterirdischen Trieben auch knollige Nebenwurzeln. Stängel mit wechselständigen, lang gestielten, herzförmigen, unterseits oft purpurn überlaufenen Blättern. Blüten zu 2–3 an achselständigen Stielen, purpurrot, mit 5 cm langer Kronröhre und bis 7 cm breitem Saum.
VORKOMMEN Feuchte Bergwälder Mexikos.
DROGEN Jalapenwurzel – Jalapae tuber, die getrockneten Wurzelknollen. Ipomoea purga, Jalapa (hom). Jalapenharz – Jalapae resina, der Rückstand des alkoholischen Auszuges aus den Wurzelknollen.
WIRKSTOFFE Glykoretine (Esterglykoside von Hydroxyfettsäuren), Phytosterole, Cumarine, Mannit.
ANWENDUNG Die Anwendung der Wurzelknollen und ihrer Extrakte gilt heute als veraltet und wird nicht mehr empfoh-

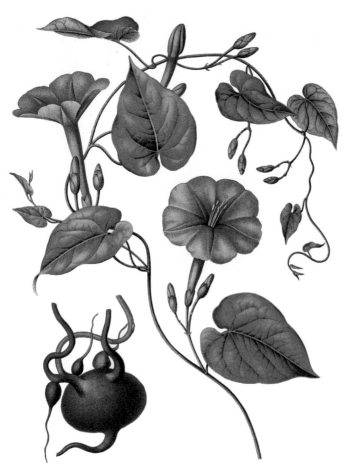

Jalapenwinde

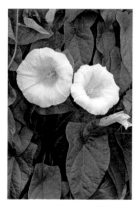

Die weit verbreitete **Zaunwinde** *Calystegia sepium*
(L.) R. BR. enthält ebenfalls
ein Harz, allerdings mit
geringerem Gehalt an Gly-
koretinen, das unter der
Bezeichnung Scammo-
nium germanicum früher
als Abführmittel verwendet
wurde.

len. Die Drogen gehören zu den „Drastika" (wie auch Podophyllin- und Kolo-
quintenextrakt), die innerhalb weniger
Stunden eine kräftig abführende Wirkung
auf Dünn- und Dickdarm ausüben. Schon
bei normaler Dosierung ist diese von
Übelkeit und krampfartigen Schmerzen
begleitet und führt zu hohem Wasserver-
lust. Geringe Überdosierung kann eine
schwere Gastroenteritis auslösen.

*Weitere Convolvulaceen-Harze waren früher
als Abführmittel gebräuchlich, so das Mexi-
kanische Skammoniumharz (Scammoniae
mexicanae resina) aus den Wurzeln von
Ipomoea orizabensis (*PELLET*) LED. oder
Brasilianisches Jalapenharz von Ipomoea
operculata MARTIN. Echtes Skammoniumharz (Scammoniae resina) gewann man
aus den Wurzeln der Purgierwinde Convolvulus scammonia L., die in SO-Europa und
Kleinasien heimisch ist.*

In der Homöopathie wird Jalapa noch
gelegentlich bei Durchfällen und nächtlichen Unruhezuständen bei Kindern
gegeben.

Iris germanica L.

Deutsche Schwertlilie

Iridaceae / Schwertliliengewächse

0,3–1,2 m 4 V–VI ▽

BOTANIK Staude mit dickem, kurzem
Wurzelstock. Grundblätter breit schwertförmig, kürzer als der runde, mehrblütige
Stängel. Tragblätter im oberen Teil tro-
ckenhäutig. Blüten etwa 10 cm breit, mit
3 äußeren zurückgebogenen, dunkel blau-
violetten, am Grund gelbbärtigen Blütenhüllblättern, die 3 inneren aufrecht, heller,
etwa gleich groß, Griffeläste kronblatt-
artig, oben am breitesten.

VORKOMMEN Aus Gärten und Kulturen
seit alters verwildert, besonders in
S-Europa. Heimat wohl östliches Mittelmeergebiet.

DROGEN Veilchenwurzel, Zahnwurzel –
Iridis rhizoma, der geschälte, getrocknete
Wurzelstock, auch von der Florentiner
Schwertlilie *I. florentina* L. und der Blas-
sen Schwertlilie *I. pallida* LAM. Iris germa-
nica (hom), Iris florentina (hom).

WIRKSTOFFE Ätherisches Öl von butter-
artiger Konsistenz („Irisbutter"), Myristinsäure, Iridale und Cycloiridale (Triterpene),
die nach dem Trocknen und Lagern veil-
chenartig duftende Irone bilden; aromatische Aldehyde und Ketone, Sesquiterpene, Naphthalin, Xanthone, Isoflavone,
bis 50 % Schleimstoffe und Stärke.

ANWENDUNG Veilchenwurzel ist aus
den Arzneibüchern schon seit längerem
verschwunden, obwohl sie als auswurf-
fördernder und reizlindernder Bestandteil
noch in einigen Teemischungen gegen
Katarrhe der Atemwege z. B. im „Brust-
tee" wirksam ist. In Teemischungen mit
anderen Indikationen dient die Droge nur
der Geschmacksverbesserung. Zur Aromatisierung von Likören und Bitterschnäpsen sowie im Kosmetikbereich wird sie
noch häufiger genutzt. Auf die Verwendung des gedrechselten Wurzelstocks als
Beißwurzel für zahnende Kinder sollte
man verzichten, da die feuchte Oberfläche einen guten Nährboden für Mikroorganismen bildet.

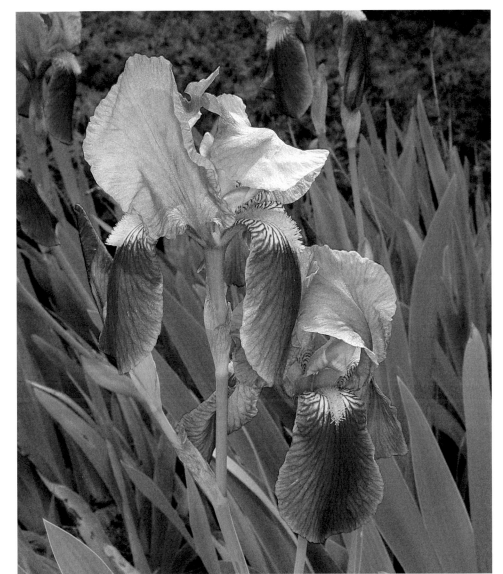

Deutsche Schwertlilie

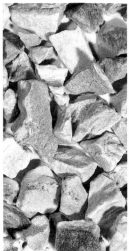

Der veilchenartige Geruch der echten **Veilchenwurzel** entwickelt sich erst bei der Lagerung der Droge. Auch der Wurzelstock des Märzveilchens (s. *Viola odorata*) wird bisweilen als Veilchenwurzel bezeichnet und gibt Anlass für Verwechslungen.

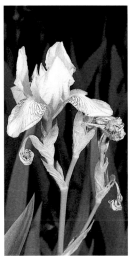

Florentiner Schwertlilie
Iris florentina

Die **Florentiner Schwertlilie** *I. florentina* L. wird auch als Varietät var. *florentina* (L.) DYKES zu *I. germanica* gestellt. Die Sippe mit weißlichen, bläulich überlaufenen Blüten wird in der Toskana feldmäßig angebaut und zur Gewinnung der Veilchenwurzel herangezogen.

Unter Iris (HAB) versteht man in der Homöopathie immer die frischen unterirdischen Teile der nordamerikanischen **Verschiedenfarbigen Schwerlilie** *I. versicolor* L. Sie ist die am häufigsten homöopathisch genutzte *Iris*-Art. Zu den Anwendungsgebieten gehören z. B. Migräne, Schmerzen der Gesichtsnerven, des Ischias oder nach Gürtelrosenerkrankungen, Entzündungen der Magenschleimhaut und der Bauchspeicheldrüse.

Auch *I. germanica* und *I. florentina* werden gelegentlich in homöopathischer Zubereitung eingesetzt, die Anwendungsgebiete sind ähnlich.

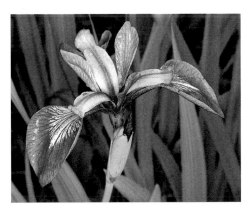

Verschiedenfarbige Schwerlilie

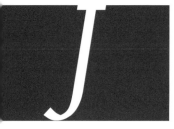

Jateorhiza palmata (LAM.) MIERS
(*J. columba* (ROXB.) OLIV.)

Kolombo

Menispermaceae / Mondsamengewächse

Bis 15 m ♃

BOTANIK Liane mit kräftigem, knolligem Wurzelstock und rübenförmig verdickten Wurzeln, Triebe einjährig, wie die ganze Pflanze drüsig behaart. Blätter handförmig, 5–7-lappig, obere 3-lappig, bis 30 cm im Durchmesser. Kleine, grüne, 6-zählige Blüten in zusammengesetzten Trauben, männliche und weibliche auf verschiedenen Pflanzen.

VORKOMMEN Tropisches O-Afrika, Madagaskar.

DROGEN Kolombowurzel – Colombo radix, die vor dem Trocknen in Scheiben geschnittenen verdickten Teile der Wurzel. Jateorhiza palmata, Columbo (HAB).

Kolombo

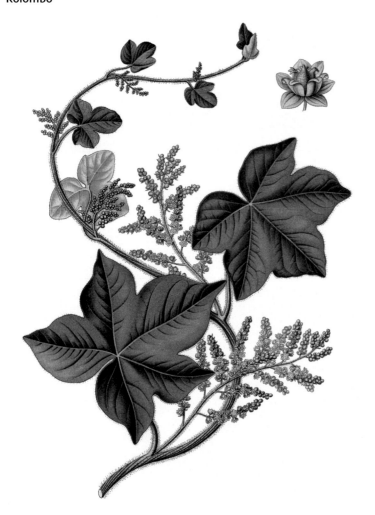

WIRKSTOFFE Benzylisochinolinalkaloide vom Protoberberin-Typ, vor allem Palmatin, daneben Jatrorrhizin (=Jateorhizin) und Columbamin; Diterpenbitterstoffe wie Columbin, Hydronaphthalinderivate, etwas ätherisches Öl mit Thymol, Schleimstoffe.

ANWENDUNG Kolombowurzel war früher ein viel verwendetes Bittermittel, das man vor allem bei Verdauungsstörungen mit Durchfall und Appetitlosigkeit einsetzte. Beruhigende, krampf- und schmerzstillende Eigenschaften werden der Droge zugeschrieben, speziell das Palmatin soll eine morphinähnliche Ruhigstellung des Darms bewirken. Neuere Untersuchungen über die in Europa heute kaum noch genutzte, in höheren Dosen giftige Droge liegen nicht vor. Auch homöopathische Zubereitungen sind eher selten in Gebrauch, obwohl Jateorhiza palmata in das neue homöopathische Arzneibuch übernommen wurde.

Jatropha curcas L.

Purgiernuss

Euphorbiaceae / Wolfsmilchgewächse

3–5 m ⊙♃ VI–XI ☠

BOTANIK Einjähriger Strauch oder kurz ausdauernder, kleiner Baum, Blätter wechselständig, eiförmig bis 3–5-lappig, lang gestielt. Blüten gelb bis grünlich, männliche zahlreich, trugdoldig angeordnet, mit 10 Staubblättern, weibliche bilden eine 2,5–4 cm lange Kapsel, reif mit 3 glatten schwarzen, bohnenförmigen Samen.

VORKOMMEN Tropisches S-Amerika, heute in allen wärmeren Gegenden angebaut und eingebürgert.

DROGEN Purgierstrauchsamen – Jatrophae semen, Ricini majoris semen, die getrockneten reifen Samen. Purgiernussöl –Jatrophae oleum, das fette Öl der Samen. Jatropha curcas (hom).

WIRKSTOFFE 40% fettes Öl aus Glyceriden der Palmitin-, Myristin- und Curcanolsäure; Curcin, ein giftiges Polypeptid, das beim Erhitzen über 50°C unwirksam wird und dem Ricin in Rizinussamen ähnlich ist; Diterpenester (Curcusone) vom Tiglian-Typ.

ANWENDUNG Purgiernussöl wurde früher wie Crotonöl (s. *Croton eluteria*) als

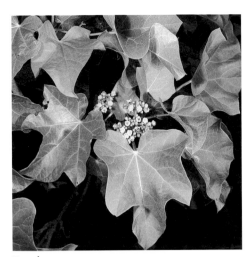

Purgiernuss

drastisches Abführmittel genutzt. Wegen der großen Giftigkeit des Polypeptids Curcin ist die Anwendung heute nicht mehr zu vertreten. Die gerösteten Samen sollen ungiftig sein und essbar, da die Substanz durch Erhitzen zerstört wird. Erhalten bleiben dürften die Krebs fördernden Eigenschaften der Diterpenester. Die ganzen reifen Samen sind wie Rizinussamen noch gelegentlich in homöopathischer Zubereitung in Gebrauch, z. B. bei akutem Durchfall und Brechdurchfall. Die Pflanze enthält in allen Teilen einen ätzenden Milchsaft, der Entzündungen auf Haut und Schleimhäuten hervorruft.

Juglans regia L.

Echte Walnuss

Juglandaceae / Walnussgewächse

10–25 m ♄ IV–V

BOTANIK Ausladender Baum, Blätter lang gestielt, mit 7–9 elliptischen, ganzrandigen Fiederblättchen, das endständige am größten. Männliche Blüten in hängenden Kätzchen, weibliche an derselben Pflanze zu 2–3 an den Zweigenden. „Walnüsse" sind Steinfrüchte, umgeben von einer glatten, grünen, später braunen, fleischigen Schale.

VORKOMMEN Heimat Balkanhalbinsel, SW-Asien bis China. Weiter kultiviert und gebietsweise eingebürgert.

DROGEN Walnussblätter – Juglandis folium (DAC), die getrockneten, von der Spindel befreiten Fiederblätter. Juglans regia, Juglans (hom), frische, grüne

Fruchtschalen und Blätter zu gleichen Teilen.

WIRKSTOFFE Reichlich Gerbstoffe (Ellagitannine), Flavonoide, Phenolcarbonsäuren, geringe Mengen ätherisches Öl, reichlich Ascorbinsäure; besonders in den Fruchtschalen Naphthochinonderivate als Glykoside wie Juglon und Hydrojuglon, die die Haut färben.

ANWENDUNG Im Vordergrund steht die Gerbstoffwirkung der (getrockneten) Blattdroge. Diese enthält (wenn überhaupt) im Gegensatz zu den frischen Blättern nur in Spuren Juglon. Man verwendet sie überwiegend äußerlich zu Waschungen, Umschlägen und Teilbädern bei leichten, oberflächlichen Hautentzündungen wie bei Akne oder Ekzemen und bei übermäßiger Schweißabsonderung an Händen oder Füßen. In der Volksheilkunde nutzt man sie darüber hinaus auch gelegentlich innerlich bei chronischen Ekzemen sowie Magen-Darm-Katarrhen. Die getrockneten Fruchtschalen nimmt

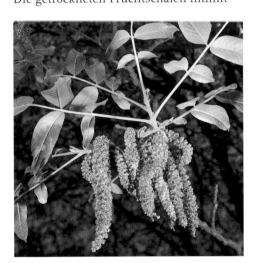

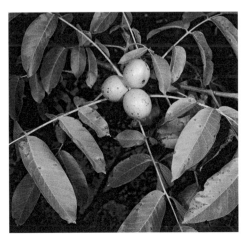

Echte Walnuss
Oben: Blütenkätzchen
Unten: Früchte

Die Samen der **Purgiernuss** sind wie Rizinussamen stark giftig.

Links: **Graue Walnuss**
Rechts: **Gewöhnlicher Wacholder**

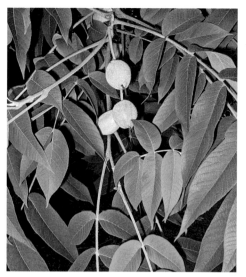

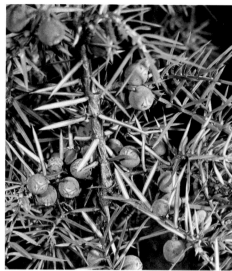

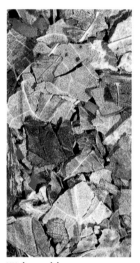

Walnussblätter werden am besten nur äußerlich angewendet.

man gern zum Braunfärben von Haut und Haar. Da über den Juglongehalt zu wenig bekannt ist und für diese Verbindung gewisse zellschädigende Eigenschaften nachgewiesen wurden, wird von regelmäßiger Anwendung abgeraten. Durch kaltes Pressen der Kerne erhält man Walnussöl mit Triglyceriden u. a. der Linol-, Linolen- und Ölsäure als wertvolles Speiseöl. Homöopathische Zubereitungen werden häufig genutzt, man gibt sie vor allem bei eitrigen Hautausschlägen, Leberbeschwerden, Kopfschmerzen und Lymphknotenentzündungen.
Die **Graue Walnuss**, Butternussbaum, *Juglans cinerea* L., ist in Wäldern N-Amerikas heimisch. Die frische innere Rinde von Ästen, Stämmen und Wurzeln wird homöopathisch wie „Juglans" aus der Echten Walnuss genutzt.

ZUBEREITUNG *2–3 TL Walnussblätter mit 100 ml kaltem Wasser (oder nach Bedarf ein Vielfaches davon) übergießen, kurz aufkochen und 15 min ziehen lassen. Den Aufguss mehrmals täglich für Umschläge, Waschungen oder Teilbäder verwenden.*

Juniperus communis L. ssp. *communis*

Gewöhnlicher Wacholder

Cupressaceae / Zypressengewächse

3–6(–12) m ♄ IV–V ▽

BOTANIK Säulenförmiger Strauch oder niedriger Baum, Blätter immer nadelför-

mig in 3-zähligen Wirteln abstehend, mit blauweißem Streifen auf der Oberseite. Beerenzapfen 4–9 mm, schwarzblau.
VORKOMMEN Heiden, Magerrasen, lichte Nadelwälder. Europa, NW-Asien, weitere Unterarten in der ganzen nördlichen Hemisphäre, als Ziergehölz in zahlreichen Sorten.
DROGEN Wacholderbeeren – Juniperi pseudo-fructus (PhEur), die getrockneten reifen Beerenzapfen der ssp. *communis*. Juniperus communis (HAB). Wacholderöl – Juniperi aetheroleum (PhEur), das ätherische Öl der Beerenzapfen. Wacholderholz – Juniperi lignum, das getrocknete Ast-, Stamm- und Wurzelholz.
WIRKSTOFFE In den Beerenzapfen ätherisches Öl mit Terpinen-4-ol als Hauptwirkstoff, Pinen, Sabinen, Myrcen und weiteren Monoterpenen, Sesquiterpenen wie Caryophyllen; Flavonoide, Catechingerbstoffe, Invertzucker. Im Holz ätherisches Öl vorwiegend mit Sesquiterpenen wie Thujopsen, Cadinen und Tropolone, ungewöhnliche Diterpene wie Sugiol, Xanthoperol; Lignane, u. a. Podophyllotoxin, Catechingerbstoffe.
ANWENDUNG Wacholderbeeren und ihr ätherisches Öl wirken harntreibend. Man verwendet sie zur Durchspülungstherapie bei Infekten der ableitenden Harnwege, besonders in der Volksmedizin auch bei rheumatischen Erkrankungen sowie als „Blutreinigungs- und Entfettungsmittel". Unterschiedlich beurteilt wird, ob die Wirkung, die durch eine Reizung und damit verbundene Mehrdurchblutung des Nierengewebes hervorgerufen werden

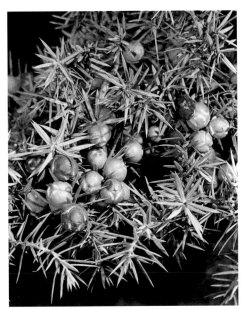

Stech-Wacholder

soll, bei längerer Anwendung oder zu hoher Dosierung mit einer Schädigung desselben verbunden sein könnte. Man fordert daher, für den pharmazeutischen innerlichen Gebrauch Öle zu bevorzugen, die reich an dem Terpenalkohol Terpinen-4-ol sind und gleichzeitig arm an nierenreizenden Pinenen, um dieses Risiko auszuschließen. Empfohlen für die Selbstmedikation wird derzeit nur der auf wenige Wochen beschränkte Einsatz bei Verdauungsproblemen mit leichten Krämpfen im Magen-Darm-Bereich, Völlegefühl, Aufstoßen und Sodbrennen. Das Kauen einiger Beeren soll unangenehmen Mundgeruch beseitigen. Das ätherische Öl findet sich auf Grund seiner hautreizenden Eigenschaften auch in Einreibungen und Badezusätzen gegen rheumatische Beschwerden, ebenso das ätherische Öl aus dem Holz (Juniperi e ligno aetheroleum) mit abweichender Zusammensetzung. Der hohe Zuckergehalt der Beerenzapfen ermöglicht die Vergärung mit anschlie-

TEEBEREITUNG *Bei Verdauungsstörungen 1 TL Wacholderbeeren zerdrücken und mit kochendem Wasser übergießen, 5 min ziehen lassen. 1–3-mal täglich 1 Tasse trinken. (Nicht länger als 4–6 Wochen ohne ärztliche Rücksprache anwenden, überhaupt nicht während der Schwangerschaft oder bei entzündlichen Nierenerkrankungen.)*

ßender Destillation. Für die Herstellung von Wacholderschnäpsen (Steinhäger, Gin, Genever u. a.) sowie als Gewürz benötigt man Wacholderbeeren in größeren Mengen als für medizinische Zwecke.

Der **Stech-Wacholder** des Mittelmeergebietes *Juniperus oxycedrus* L. mit rotbraunen Früchten, war früher im Deutschen Arzneibuch mit dem Wacholderteer (Kadeöl, Pix Juniperi, Oleum Juniperi empyreumaticum) vertreten. Die durch trockene Destillation von Holz und Zweigen gewonnene schwarzbraune Flüssigkeit mit durchdringendem Geruch verwendet man heute noch selten gegen rheumatische Beschwerden, chronische Hautleiden und in Haarwaschmitteln gegen fettige Kopfhaut und Schuppenbildung.

Juniperus sabina L.

Sadebaum, Stink-Wacholder

Cupressaceae / Zypressengewächse

1–3(–12) m ♄ IV–V ☠ ▽

BOTANIK Niederliegender Strauch, Kulturformen auch aufrecht. Blätter schuppenartig, anliegend und herablaufend, beim Zerreiben unangenehm riechend,

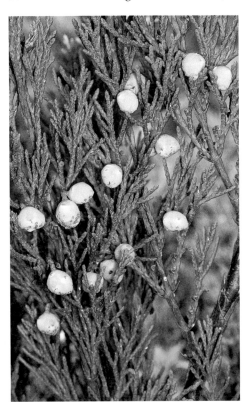

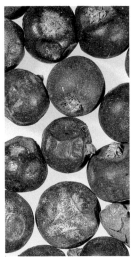

Wacholderbeeren schmecken süßlich und aromatisch-würzig. Erst im 2. Jahr nach der Befruchtung sind die Beerenzapfen blauschwarz und reif. Das Sammeln ist erlaubt, auch wenn der Wacholder als Art seit langem unter Naturschutz steht.

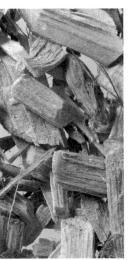

Wacholderholz wird nur noch selten in der Volksheilkunde bei rheumatischen Beschwerden und als „Blutreinigungsmittel" genutzt.

Sadebaum

nur an jungen Trieben nadelförmig und abstehend. Beerenzapfen dunkelblau, weißlich bereift, etwa 5 mm groß.

VORKOMMEN Trockene Felsen. Gebirge Mittel- und S-Europas; N-Afrika, Asien. Ziergehölz.

DROGEN Sadebaumspitzen – Sabinae summitates, die getrockneten jüngsten Zweigspitzen. Juniperus sabina, Sabina (HAB).

WIRKSTOFFE Ätherisches Öl vor allem mit Sabinen, Sabinylacetat, Thujon, Myrcen und Terpinen-4-ol; Podophyllotoxine und weitere Lignane.

ANWENDUNG Die Droge und in besonderem Maß das ätherische Öl als Hauptwirkstoff haben eine deutliche Reizwirkung auf die Haut und nach Einnahme auch auf die Schleimhäute im Magen-Darm-Trakt. Außerdem erzeugen sie eine starke Blutfülle in den Beckenorganen. Das Öl ist so giftig, dass schon die Einnahme weniger Tropfen lebensgefährlich ist. Die missbräuchliche Anwendung von Sadebaumspitzen oder Früchten als Abtreibungsmittel führte nicht selten zum Tod. Vor der innerlichen Verwendung wird daher gewarnt. Den toxischen Podophyllotoxinen spricht man eine antivirale und antineoplastische Wirkung zu, so dass Drogenzubereitungen in Salbenform noch gelegentlich zur Behandlung von Feigwarzen herangezogen werden. Gebräuchlich sind homöopathische Verdünnungen, man gibt sie bei Warzen, Menstruationsstörungen, Reizzuständen der Blase und rheumatischen Beschwerden.

Justicia adhatoda L.
(*Adhatoda vasica* NEES)

Indische Justizie, Malabar-Nuss

Acanthaceae / Akanthusgewächse

2–3 m ♄ III–IV

BOTANIK Immergrüner Strauch, Blätter glänzend, eiförmig-lanzettlich, etwas gewellt, bis 20 cm lang. An den Zweigenden dichte, ährenförmige Blütenstände mit weißen, 2-lippigen Blüten, Unterlippe fein violett gezeichnet.

VORKOMMEN S-Asien, vor allem Indien, als Zierpflanze in wärmeren Gegenden verbreitet.

DROGEN Adhatoda vasica (HAB), die frischen Blätter. Adhatoda-vasica-Blätter – Adhatodae folium.

WIRKSTOFFE Chinazolinalkaloide, u. a. Vasicin (Peganin), unangenehm riechendes ätherisches Öl, hoher Gehalt an Mineralstoffen.

ANWENDUNG Die Nutzung der Droge bei Erkrankungen der Atmungsorgane stammt ursprünglich aus der ayurvedischen Medizin. Blattextrakte zeigten bronchiengefäßerweiternde, auswurffördernde und krampflösende Eigenschaften. Vasicin wurde als wirksamkeitsbestimmender Inhaltstoff gefunden. Ausgehend von der chemischen Struktur dieses Alkaloids wurden Anfang der 1960er-Jahre die heute viel gebräuchlichen Schleimlöser Bromhexin und später Ambroxol synthetisiert. Die Pflanze selbst wird in Europa nur homöopathisch genutzt, entsprechende Zubereitungen der frischen Blätter gibt man bei akuten Entzündungen der Atemwege und bei Heuschnupfen.

Indische Justizie

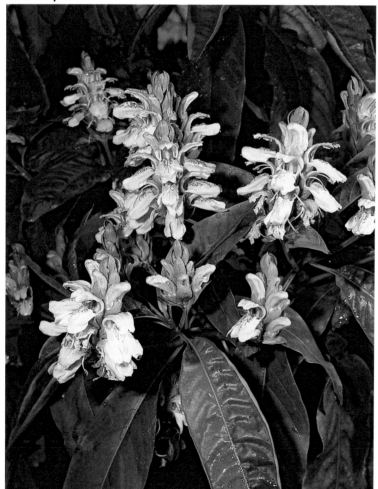

Kalanchoe daigremontiana Raym.-Hamet & Perrier (*Bryophyllum daigremontianum* (Raym.-Hamet & Perrier) Berger)

Brutblatt, Keimzumpe

Crassulaceae / Dickblattgewächse

0,3–1 m ♃ XII–II ☠

BOTANIK Aufrechte, kahle Pflanze mit gekreuzt gegenständigen, lanzettlichen, unterseits braun-purpurn marmorierten, sukkulenten Blättern. In jeder Kerbe der Blattzähne eine Brutknospe, aus der wieder eine junge Pflanze entstehen kann. Blüten 4-zählig, hängend, Krone gräulich violett, 1,6–2 cm lang, röhrig verwachsen, in rispigen Blütenständen.
VORKOMMEN Heimat Madagaskar, als Zierpflanze kultiviert und verwildert.
DROGEN Kalanchoe, Bryophyllum (Rh) (HAB), die frischen, im 1. Vegetationsjahr geernteten Blätter, auch von *K. pinnata* (Lam.) Pers.
WIRKSTOFFE Herzwirksame Bufadienolide wie Bersaldegeninorthoacetat, Daigremontianin, Bryotoxine; Flavonoide, Anthocyane, Gerbstoffe, Pflanzensäuren wie Isocitronensäure, Äpfelsäure, Weinsäure.
ANWENDUNG Kalanchoe ist in der anthroposophischen Therapierichtung ein wichtiges Mittel. Aus seiner übermäßigen Vervielfältigung heraus wurde es gegen hysterische Krankheitsbilder eingeführt. Heute verwendet man Zubereitungen der beiden Arten z. B. bei funktionellen Störungen und Entzündungen im Bereich des Stoffwechselsystems, bei Unruhe und Erregungszuständen, Schmerzzuständen und bei vorzeitiger Wehentätigkeit. Äußerlich angewendet zeigt Bryophyllum wundheilende, blutstillende und entzündungshemmende Eigenschaften. Die Art ist durch ihren Gehalt an Bufadienoliden giftig, das Bersaldegeninorthoacetat hat digitalisähnliche Eigenschaften und wirkt außerdem stark sedativ, in höheren Dosen zentral erregend. In einigen Gebieten Australiens ist die Art eingebürgert und führt dort nicht selten zu Vergiftungen von Weidetieren.

Brutblatt

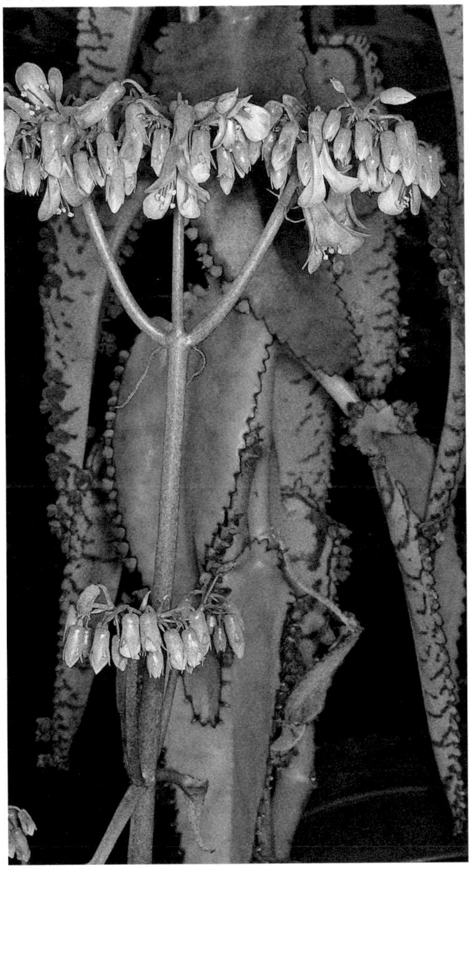

Kalmia latifolia L.

Amerikanischer Berglorbeer

Ericaceae / Heidekrautgewächse

2–5(–9) m ♄ V–VI ☠

BOTANIK Strauch mit immergrünen, breit lanzettlichen, lorbeerartigen Blättern, auf die sich der amerikanische Name „mountain laurel" bezieht. Blütenkrone rosa bis weißlich, 5-zählig, breit becherförmig, mit kleinen Vertiefungen, in die 10 Staubblätter zunächst eingesenkt sind. Reichblütige Scheindolden an den Zweigenden.
VORKOMMEN Eichen- und Kiefernwälder. Östl. N-Amerika, als Zierpflanze auch in Europa.
DROGEN Kalmia latifolia, Kalmia (HAB), die frischen Blätter. Kalmiae folium – Amerikanische Lorbeerblätter.
WIRKSTOFFE Diterpene wie Grayanotoxine (Grayanotoxin I = Andromedotoxin) und Kalmiatoxine; Phlorizinderivate, Flavonoide, Catechingerbstoffe.
ANWENDUNG Die Pflanze enthält mit den Grayanotoxinen stark giftige Substanzen, die zu Blutdruckabfall, später Herzversagen und Atemstillstand führen können. Die Blätter sind daher als Droge mit

K

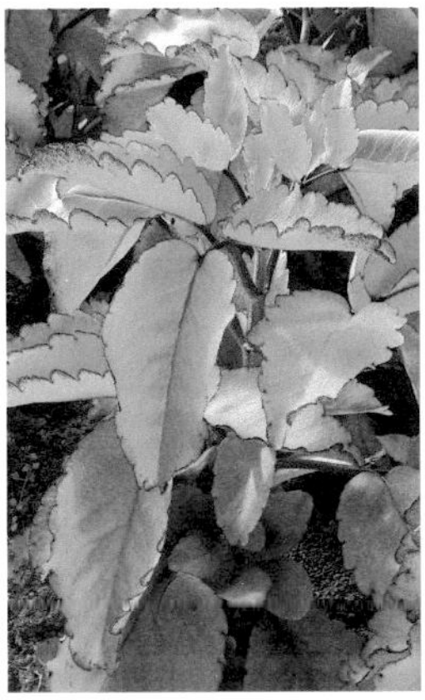

Das **Gefiederte Brutblatt** *Kalanchoe pinnata* wird ebenfalls verwendet.

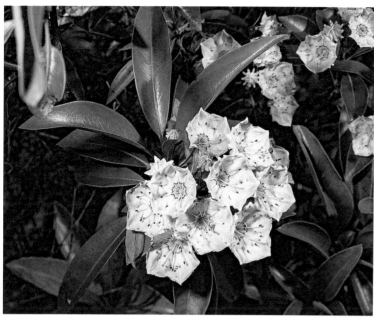

**Amerikanischer
Berglorbeer**

Knautia arvensis (L.) COULT.

Acker-Witwenblume

Dipsacaceae / Kardengewächse

0,3–1 m ☉–⚅ V–IX

BOTANIK Pflanze abstehend behaart, auch drüsenhaarig. Blätter gegenständig, graugrün, die unteren eine Rosette bildend und oft ungeteilt, die oberen meist fiederteilig. Blüten blauviolett, 4-zipfelig, in lang gestielten, 2–4 cm breiten, flachen Köpfchen ohne Spreublätter. Randblüten vergrößert, mit ungleichen Zipfeln.

VORKOMMEN Wiesen, Halbtrockenrasen, Wegränder. Europa, W-Asien, weiter verschleppt.

DROGEN Ackerwitwenblumenkraut – Knautiae arvensis herba. Knautia arvensis (HAB), die frischen oberirdischen Teile blühender Pflanzen.

WIRKSTOFFE Triterpensaponine wie Knautiosid, Iridoide wie Dipsacan, Flavonoide, Gerbstoffe.

ANWENDUNG Ausschließlich in der Volksheilkunde nutzte man früher das Kraut und gelegentlich die Wurzel bei chronischen Hautleiden, gegen Husten,

ihrer ungenauen Dosierbarkeit nicht gebräuchlich. Homöopathische Zubereitungen werden dagegen häufig verwendet, z. B. bei Herzbeschwerden mit Bezug zum rheumatischen Formenkreis und bei Nervenschmerzen.

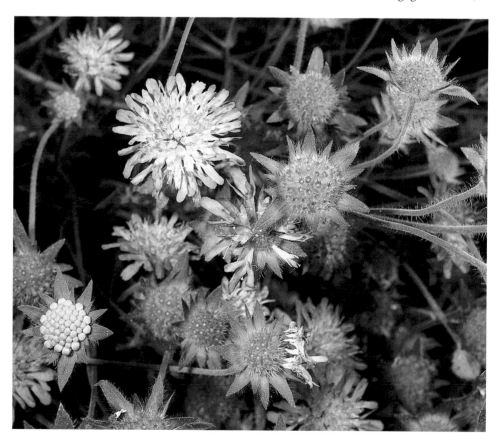

Acker-Witwenblume

Halsentzündungen und Blasenkatarrhe. Die Schulmedizin verwendet die Pflanze bis heute nicht, die Wirksamkeit bei den genannten Indikationen ist nicht belegt. Dagegen kennt die Homöopathie Entzündungen der Atemwege und Verdauungsschwäche als Anwendungsgebiete.

Krameria lappacea (DOMB.) BURD. & SIMP. (*K. triandra* RUIZ & PAV.)

Ratanhia

Krameriaceae / Kramergewächse

0,3–1 m ♄ IX–XI

BOTANIK Halbstrauch mit kräftiger Hauptwurzel und meterlangen Nebenwurzeln. Zweige niederliegend, ausgebreitet, Blätter dick, eiförmig-lanzettlich, zugespitzt, seidig behaart. Blüten 4-zählig, die größeren Kelchblätter außen grün, innen wie die kleineren Kronblätter rot, 3 Staubblätter. Als Halbschmarotzer schwer kultivierbar.

VORKOMMEN Zentrale Anden, von Peru bis Bolivien.

DROGEN Ratanhiawurzel – Ratanhiae radix (PhEur), die getrockneten unterirdischen Teile. Krameria triandra, Ratanhia (HAB).

WIRKSTOFFE 10–15 % Catechingerbstoffe (oligomere Proanthocyanidine), Gerbstoffrote (Phlobaphene, bei der Lagerung durch Kondensation und Oxidation entstandene, dunkelrot gefärbte (Ratanhiarot), unlösliche und unwirksame Produkte der Gerbstoffe), Neolignane und Norneolignane; Ratanhiaphenole (Benzofuranderivate), Methyltyrosin.

ANWENDUNG Ratanhiawurzel ist eine klassische Gerbstoffdroge mit stark adstringierender (zusammenziehender) Wirkung. Für antimikrobielle Eigenschaften sind außerdem die Lignane verantwortlich. Ausgehend von der Beobachtung, dass Indianerfrauen Südamerikas Wurzelstücke als „natürliche" Zahnbürste verwendeten und Aufgüsse als blutstillendes Mittel genutzt wurden, kam die Droge vor etwa 200 Jahren nach Europa. Man verwendet sie heute noch zur lokalen Behandlung leichter Entzündungen des Zahnfleisches und der Mundschleimhaut sowie bei Prothesendruckstellen in Form von Teeaufgüssen oder (besser) als Tinktur. In Fertigpräparaten für diese Indikationen wird Letztere oft mit Myrrhentinktur kombiniert und ist auch Bestandteil von Mundwässern, Zahnpasten und Mundsprays. Die innerliche Anwendung bei Durchfallerkrankungen gilt als veraltet. Die Homöopathie nutzt Ratanhia häufig, z. B. bei Hämorrhoiden und Analfissuren mit brennenden Schmerzen und bei blutenden Schleimhäuten.

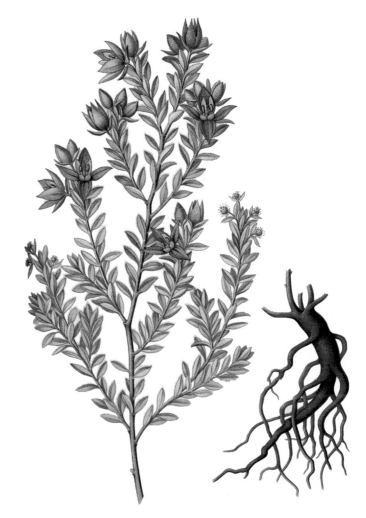

Ratanhia

ZUBEREITUNG *Knapp ½ TL Ratanhiawurzel mit kochendem Wasser übergießen, 10–15 min ziehen lassen. 2–3-mal täglich mit dem Aufguss spülen oder gurgeln. Von der Tinktur nimmt man 40 Tropfen auf ½ Glas warmes Wasser, die unverdünnte Tinktur zum Pinseln der betroffenen Stellen. (Ohne ärztlichen Rat nicht länger als 2 Wochen anwenden.)*

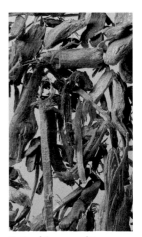

Ratanhiawurzel hat einen stark zusammenziehenden, schwach bitteren Geschmack. Über Papier gezogen hinterlässt sie braune Striche durch den Gehalt an Ratanhiarot.

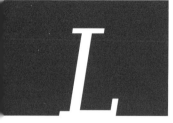

Laburnum anagyroides MED.
(*Cytisus laburnum* L.)

Gewöhnlicher Goldregen

Fabaceae / Schmetterlingsblütler

Bis 8 m ♄ V–VI ☠

BOTANIK Hoher Strauch oder kleiner Baum, gestielte Blätter mit 3 fast sitzenden, elliptischen, unterseits anliegend behaarten Blättchen. Bis 30 cm lange, hängende Blütentrauben mit etwa 2 cm großen, goldgelben Schmetterlingsblüten. 4–6 cm lange, mehrsamige Hülsen.

VORKOMMEN Gebirge in S- und SO-Europa. Zierstrauch, gebietsweise verwildert.

DROGEN Laburnum anagyroides, Cytisus laburnum (HAB), gleiche Teile frischer Blätter und Blüten.

WIRKSTOFFE In allen Teilen der Pflanze, besonders aber in den reifen Samen die Chinolizidinalkaloide Cytisin und Methylcytisin, in geringen Mengen auch Pyrrolizidinalkaloide wie Laburnin.

ANWENDUNG Arzneiliche Nutzung erfolgt heute nur noch in der Homöopathie. Zu den Anwendungsgebieten entsprechender Zubereitungen gehören u. a. nervös-depressive Zustände, Magen-Darm-Erkrankungen, Schwindel und

Gewöhnlicher Goldregen

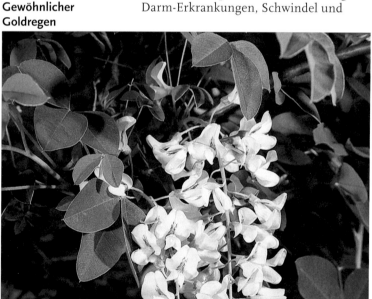

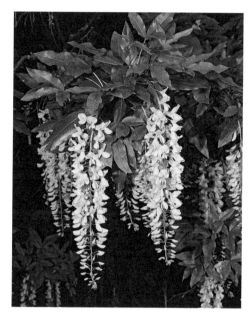

Waterers Goldregen

Hirnhautentzündungen. Früher gebrauchte man Extrakte als Brech- und Abführmittel, ferner bei Nervenschmerzen und Asthma, in O-Europa setzte man das Cytisin auch als Raucherentwöhnungsmittel ein. Dieses Alkaloid zeigt ähnliche Wirkung wie das Nicotin, so dass die Blätter in Notzeiten als nicht ungefährlicher Tabakersatz geraucht wurden. Goldregen-Arten verursachen immer wieder Vergiftungen, insbesondere der häufig gepflanzte **Waterers Goldregen** *Laburnum × watereri* (KIRCH.) DIPP., die Hybride aus *L. anagyroides* und *A. alpinum* (MILL.) BERCHT. & PRESL. Kinder sind beim Spielen durch Aufnahme der bohnen- bzw. erbsenähnlichen Früchte und Samen, Kauen auf den Zweigen oder den süß schmeckenden Wurzeln und auch Lutschen an den Blüten gefährdet. Auch über die Verwechslung der Blüten mit ungefährlichen Robinienblüten als Würzmittel wird berichtet.

Lactuca virosa L.

Gift-Lattich, Stink-Salat

Asteraceae / Korbblütler

0,6–2 m ☉ ☉ VII–IX ☠

BOTANIK Hohe, aufrechte, Milchsaft führende Pflanze mit unangenehmem Geruch. Blätter meist waagerecht stehend, ungeteilt eilänglich oder buchtig gelappt,

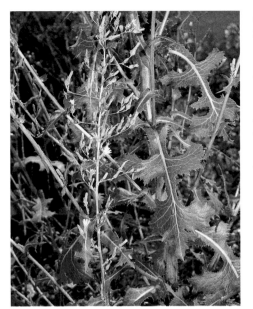

Gift-Lattich

fein dornig gezähnt, blaugrün, unterseits auf den Nerven borstig. Zahlreiche Köpfchen aus hellgelben Zungenblüten in sparrigen, rispigen Blütenständen.

VORKOMMEN Heimat W- und S-Europa, N-Afrika, weiter aus ehemaligen Kulturen verwildert.

DROGEN Deutsches Lactucarium – Lactucarium germanicum, der eingetrocknete Milchsaft. Lactuca virosa, Lactuca (hom), die frische, zur Blütezeit gesammelte ganze Pflanze.

WIRKSTOFFE Im Milchsaft Bitterstoffe vom Sesquiterpenlacton-Typ wie Lactucin und Lactucopikrin, Triterpenalkohole wie Lactucerol.

ANWENDUNG Deutsches Lactucarium hat als Arzneimittel heute nur noch historische Bedeutung, jedoch gibt es Anzeichen, dass der eingetrocknete Milchsaft über das Internet als „legale" Rauschdroge zunehmend Aufmerksamkeit erregt. Die schmerzstillenden, beruhigenden und den Hustenreiz dämpfenden Eigenschaften sind lange bekannt, so dass man die Droge als Husten- und Schlafmittel und auch als Opium-Ersatz nutzte. Bei Überdosierung wie auch nach Genuss der Blätter als Salat kam es nicht selten zu schweren Vergiftungen. Als Wirkstoff werden die bitteren Sesquiterpenlactone angesehen, die auch für das Auftreten von allergischen Ekzemen verantwortlich sind. Zurzeit werden nur homöopathische Zubereitungen in einer Konzentration ab D4

eingesetzt. Sie werden aus der ganzen frischen Pflanze gewonnen und z. B. bei Krampfhusten, nervösen Störungen, Verstimmungszuständen und bei Verdauungsschwäche gegeben.

Mit dem Milchsaft des **Garten-Lattich**, Kopfsalat *Lactuca sativa* L. var. *capitata* L. versuchte man früher ebenfalls, eine berauschende Wirkung zu erzielen. Der Gehalt an Sesquiterpenlactonen ist aber viel zu gering für derartige Effekte. Die frischen oberirdischen Teile blühender Pflanzen werden noch selten in homöopathischer Zubereitung, z. B. bei Impotenz eingesetzt. Die Art ist in erster Linie als Mineralstoff- und Vitaminlieferant anzusehen.

Laminaria digitata (HUDS.) LAMOUR.

Fingertang

Laminariaceae / Braunalgen

1,5 m 4

BOTANIK Mit einem verzweigten Haftorgan auf Felsen sitzender, in Stiel und „Blatt" gegliederter, gelb- bis olivbrauner Tang. Stiel kräftig, biegsam, rund, bis 4 cm im Durchmesser, das blattartige Organ in mehrere breitlineale, handförmig angeordnete Abschnitte gegliedert.

VORKOMMEN Felsen bis 6 m Tiefe, Küsten der Nordsee und des N-Atlantiks.

DROGEN Laminariastiele – Laminariae stipites, der getrocknete mittlere stängelartige Teil des Thallus.

WIRKSTOFFE 15–40 % Alginsäure (PhEur), bestehend aus einer Kette von glykosidisch verknüpfter Mannuronsäure und Guluronsäure; Laminarin, Mannitol, Jod, Brom.

ANWENDUNG Zusammen mit weiteren Braunalgen wie *L. hyperborea* (GUNN.) FOLIE und *Macrocystis*-Arten dient der Fingertang als Ausgangsmaterial zur Gewinnung von Alginsäure und ihren Salzen. Alginsäure selbst ist in kaltem Wasser unlöslich, kann aber die 200 bis 300fache Menge an Wasser durch Quellung aufnehmen und ist nur sehr beschränkt verdaulich. Ihre Salze haben jeweils unterschiedliche Eigenschaften. Man verwendet sie z. B. in Magenmitteln gegen Sodbrennen zur Bildung einer säurebindenden Schutzschicht oder in Schlankheitsmitteln, die im Magen auf-

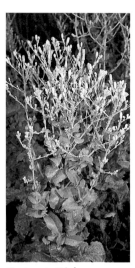

Garten-Lattich *Lactuca sativa* var. *capitata* ist vermutlich aus *L. serriola* L. in Kultur entstanden.

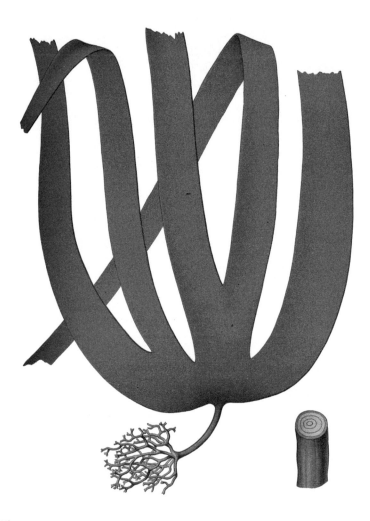

Fingertang

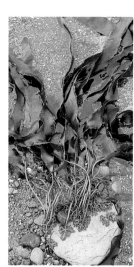

Auch aus dem **Zuckertang** *Laminaria saccharina* (L.) Lamour. gewinnt man Alginsäure.

Lamium album L.

Weiße Taubnessel

Lamiaceae / Lippenblütler

0,2–0,5 m ⏀ IV–X

BOTANIK Aufrechte Pflanze mit „nessel-artigen", herzeiförmig zugespitzten, gekerbt-gesägten Blättern. Blüten in Scheinquirlen, Krone 2 cm lang, schmutzig weiß, Kelch 5-zähnig, am Grund meist mit violetten Flecken.

VORKOMMEN Feuchte Unkrautfluren, Gebüsche, in weiten Teilen Europas und Asiens.

DROGEN Weiße Taubnesselblüten – Lamii albi flos (DAC), die getrockneten Blütenkronen mit anhaftenden Staubblättern. Weißes Taubnesselkraut – Lamii albi herba (DAC), die getrockneten, während der Blütezeit gesammelten oberirdischen Teile. Lamium album (HAB), die frischen Blätter und Blüten.

WIRKSTOFFE Iridoid- und Secoiridoidglykoside wie Lamalbid, Flavonoide wie Rutosid und Tilirosid, Lamiaceen-Gerbstoffe (Rosmarinsäure, Chlorogensäure), Schleimstoffe, wenig ätherisches Öl, Triterpensaponine (?).

Weiße Taubnessel

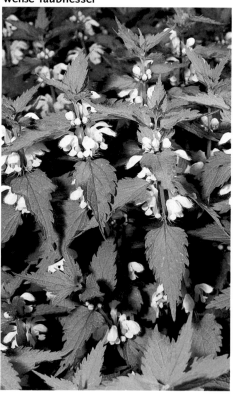

quellen und ein Sättigungsgefühl erzeugen. In Wundauflagen fördern Alginate die Heilung durch Bildung eines Wundgels. In der pharmazeutischen Technologie dienen sie zur Viskositätserhöhung und damit Stabilisierung von Emulsionen, als Tablettensprengmittel und zur Herstellung von Retardzubereitungen. In der Lebensmittelindustrie werden sie hauptsächlich als Dickungsmittel eingesetzt, z. B. für Eiscreme und Mayonnaise. Die Verwendung der zylindrischen Stiele als Quellstifte gehört der Vergangenheit an. Wegen ihrer hohen Quellfähigkeit (um das 5fache ihres Volumens) nutzte man sie zur Erweiterung von Wundkanälen und Körperhöhlen, nicht selten missbräuchlich auch als Abtreibungsmittel. Die Anwendung von Zubereitungen zur Behandlung von Schilddrüsenerkrankungen über den Jodgehalt gilt ebenfalls als veraltet.

ANWENDUNG In der Volksheilkunde sind Blüten wie auch das Kraut innerlich als Tee oder in Form von Waschungen bzw. als Sitzbad ein verbreitetes Mittel gegen Weißfluss und unregelmäßige und schmerzhafte Periode. Die Wirksamkeit bei diesen Indikationen konnte bisher nicht ausreichend belegt werden, jedoch sind auch keine Risiken bekannt, wenn abgeklärt ist, dass die Beschwerden keine ernstere Ursache haben. Schleim- und Gerbstoffgehalt sowie die entzündungshemmend wirkenden Iridoide könnten die Anwendung bei Beschwerden im Magen-Darm-Bereich wie bei Schleimhautreizungen, Katarrhen der Atemwege, leichteren Entzündungen der Mund- und Rachenschleimhaut sowie bei oberflächlichen Hautentzündungen erklären. Zu den Anwendungsgebieten in der Homöopathie gehört ebenfalls genitaler Ausfluss.

TEEBEREITUNG *2 TL Weiße Taubnesselblüten je Tasse mit heißem Wasser übergießen, 5 min ziehen lassen. Mehrmals täglich 1 Tasse frisch bereitet warm zwischen den Mahlzeiten trinken, oder mit dem Aufguss gurgeln. Für Spülungen oder Sitzbäder 5 EL mit ¹/₂ l heißem Wasser übergießen.*

Larix decidua MILL. (*L. europaea* DC.)

Europäische Lärche

Pinaceae / Kieferngewächse

20–30(–50) m ♄ IV–VI

BOTANIK Sommergrüner Baum mit hellgrünen Nadelblättern zu 30–40 büschelig an Kurztrieben, sich im Herbst goldgelb verfärbend. Zapfen eiförmig, 2,5–4 cm lang, mit eng anliegenden Samenschuppen.

VORKOMMEN In den Alpen bis zur Baumgrenze, in tieferen Lagen häufig gepflanzt.

DROGEN Lärchenterpentin, Venezianisches Terpentin – Terebinthina laricina, Resina Laricis (Helv, HAB), der durch Anbohren der Stämme gewonnene Balsam.

WIRKSTOFFE Ätherisches Öl mit Pinen, Borneol und Caren; Harzsäuren, vor allem Laricinolsäure.

ANWENDUNG Lärchenterpentin wirkt wie gewöhnliches Terpentin (s. *Pinus pinaster*) hautreizend und antiseptisch, kommt aber seltener zur Anwendung. Man nutzt es in Form von Salben, Emulsionen, Pflastern oder Badezusätzen z. B. gegen Furunkel, Abszesse und rheumatische Beschwerden, für die Inhalation geeignete Zubereitungen auch bei Atemwegs-

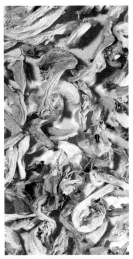

Weiße Taubnesselblüten sind ebenso wie das Kraut in verschiedenen Nerven- und Schlaftees enthalten.

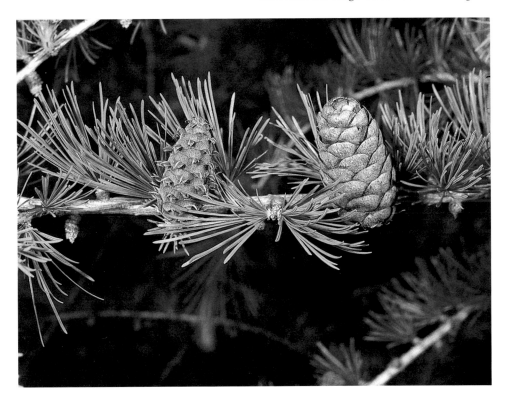

Europäische Lärche

erkrankungen. Häufiger ist die technische Nutzung für Lacke und Klebemittel. Zu den homöopathischen Anwendungsgebieten gehören Augenerkrankungen.

Larrea tridentata (Sessé & Moc.) Cov. (*L. divaricata* Cav.)

Kreosotbusch

Zygophyllaceae / Jochblattgewächse

1–3(–4) m ♄ IV–V

BOTANIK Immergrüner, aromatisch riechender, klebriger Strauch. Blätter gegenständig, aus einem Paar schief lanzettlicher, bis 1 cm langer Blättchen bestehend. Blüten einzeln, gestielt, 5-zählig, Kronblätter gelb, 5–8 mm lang. Frucht kugelig, abstehend weißhaarig.

VORKOMMEN Bestandbildend in den Halbwüsten im südwestl. N-Amerika.

DROGEN Larrea-divaricata-Zweigspitzen, Kreosotbuschtee, Chaparral-Tea – Larreae divaricatae herba, Palo ondo herba, die getrockneten Blätter und Zweigspitzen (oft mit Früchten).

Kreosotbusch

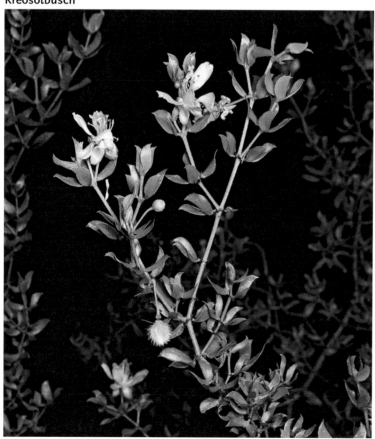

WIRKSTOFFE Lignane mit der Hauptkomponente Nordihydroguajaretsäure, Flavonoide, Triterpene.

ANWENDUNG Die Droge mit kreosotartigem Geruch hat in Mexiko und den USA viele Anwendungsgebiete. Bis nach Europa gelangte der Ruf des Kreosotbuschtees als Radikalfänger vor allem über das Internet: Zubereitungen sollen Alterungsprozesse des Organismus und der Haut verzögern und auch Krebsleiden möglicherweise positiv beeinflussen. Klinische Prüfungen konnten diese Effekte nicht bestätigen. Die Nordihydroguajaretsäure hat in der Tat starke antioxidative Eigenschaften, so dass die Substanz zur Haltbarmachung oxidationsempfindlicher Arzneimittel wie Vitamin A und Vitamin E geeignet ist und auch das Ranzigwerden von Fetten in Salben und Emulsionen verhindert. In Lebensmitteln wie Schweineschmalz ist die Verbindung in Deutschland nicht mehr zugelassen. Vor der Einnahme von Zubereitungen aus Kreosotbuschtee oder der gepulverten Droge in Kapseln muss deutlich gewarnt werden, da der Gebrauch mit Leberentzündungen bis hin zum Leberversagen in Zusammenhang gebracht wird.

Laurus nobilis L.

Lorbeerbaum

Lauraceae / Lorbeergewächse

2–20 m ♄ III–IV

BOTANIK Immergrüner, 2-häusiger Baum oder Strauch, Blätter aromatisch, wechselständig, länglich-lanzettlich, am Rand etwas gewellt. Blütenhülle 4-zählig, gelblich. Fleischige, zuletzt blauschwarze Steinfrüchte.

VORKOMMEN Schattig-feuchte Wälder. Mittelmeergebiet, in Mitteleuropa Kübelpflanze.

DROGEN Lorbeeren – Lauri fructus, die getrockneten reifen Früchte. Daraus durch Auspressen gewonnen: Lorbeeröl – Lauri oleum mit fettem und ätherischem Öl. Lorbeerblätter – Lauri folium, die getrockneten Blätter. Laurus nobilis (hom).

WIRKSTOFFE Im fetten Öl Glyceride der Laurin-, Myristicin- und Ölsäure; im ätherischen Öl (auch in den Blättern enthalten) vor allem Cineol, daneben Linalool,

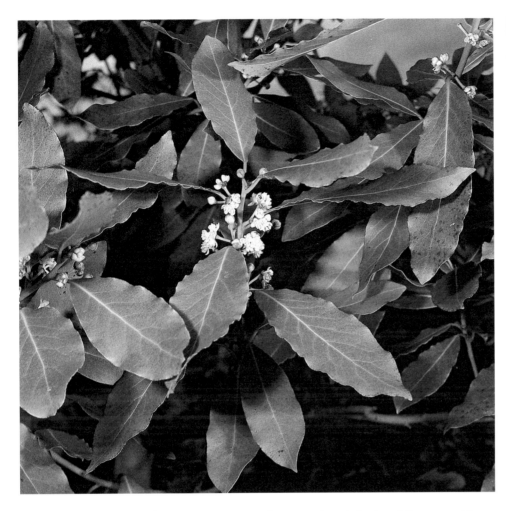

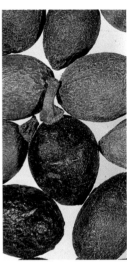

Aus **Lorbeerfrüchten**
erhält man durch Auspres-
sen Lorbeeröl (Lorbeer-
butter), ein salbenartiges
Gemisch aus fettem und
ätherischem Öl. Es löst
relativ häufig allergische
Reaktionen aus.

Lorbeerbaum

Cymen, Phellandren und weitere Monoterpene, Sesquiterpenlactone wie Costu-
nolid, Isochinolinalkaloide.
ANWENDUNG Zubereitungen aus Lorbeerblättern oder -früchten, die bereits im
Altertum geschätzt waren, sind in modernen Arzneibüchern nicht mehr aufgeführt. Die Blätter mit appetit- und verdauungsfördernder Wirkung sind als Gewürz
jedoch nach wie vor aktuell, ihre Zubereitungen in Fertigpräparaten gegen
Magenbeschwerden aber kaum noch im
Handel. Das ätherische Öl hat hautreizende Wirkung und wird bisweilen noch
äußerlich bei rheumatischen Beschwerden eingesetzt, das Lorbeeröl der Früchte
bis heute in Furunkelsalben, häufiger
noch in der Tiermedizin als Euter- und
Schnakenschutzsalbe. Zu beachten ist der
Gehalt an Sesquiterpenlactonen, die nicht
selten zu allergischen Hautreaktionen
führen. Besonders Personen mit einer
Korbblütlerallergie sollten auf Einreibungen mit Lorbeeröl verzichten und auch

den Kontakt mit Lorbeerblättern meiden.
Homöopathische Zubereitungen gibt
man bei Schwangerschaftsbeschwerden
und Menstruationsstörungen.

Lavandula angustifolia MILL.
(*L. officinalis* CHAIX, *L. vera* DC.)

Echter Lavendel

Lamiaceae / Lippenblütler

0,2–1 m ♄ VI–VIII

BOTANIK Niedriger, stark duftender
Strauch. Blätter lineal-lanzettlich, am
Rand ± umgerollt, jung weißfilzig, später
verkahlend und grün. Lang gestielte,
dichte, ährenartige Blütenstände mit breit
eiförmigen, zugespitzten, stark genervten
Tragblättern. Krone 10–12 mm lang, blauviolett, Kelch etwa 5 mm, grauviolett.
VORKOMMEN Garigues, Felsfluren. S-
Europa, weiter als Zier-, Duft- und Heilpflanze kultiviert.

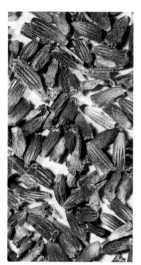

Lavendelblüten sind in Tees bisweilen nur als Schönungsdroge und zur Verbesserung des Aromas enthalten.

Echter Lavendel

DROGEN Lavendelblüten – Lavandulae flos (PhEur), die vor völliger Entfaltung mit dem Kelch gesammelten, getrockneten Blüten. Lavendelöl – Lavandulae aetheroleum (PhEur), das ätherische Öl. Lavandula angustifolia, Lavandula (HAB).
WIRKSTOFFE Ätherisches Öl mit den Hauptbestandteilen Linalylacetat und Linalool, Lamiaceen-Gerbstoffe wie Rosmarinsäure, Hydroxycumarine.
ANWENDUNG Lavendelblüten haben leichte beruhigende, blähungswidrige und galletreibende Eigenschaften. Man verwendet sie bei Unruhe, nervöser Erschöpfung, Einschlafstörungen und Migräne; auch bei nervösen Magen-Darm- und Gallenbeschwerden finden sie Beachtung. Die beruhigende Wirkung wird auch in der Aromatherapie genutzt und beruht wohl auf der Einatmung des verdunstenden Linalylacetats. Bei Einreibungen steht jedoch die hautreizende Wirkung im Vordergrund. Man verwendet entsprechende Zubereitungen gegen rheumatische Erkrankungen und als Badezusatz bei funktionellen Kreislaufstörungen, wegen der antibakteriellen Wirkung ist das Öl auch in Gurgellösungen enthalten. Die Insekten abweisenden Effekte nutzt man am besten in einer Mischung mit Alkohol, auch das Lavendelblütensäckchen zwischen Wäsche gelegt verfolgt diesen Zweck. In großer Menge wird Lavendelöl in der Kosmetikindustrie verarbeitet. Homöopathische Zubereitungen sind kaum gebräuchlich.

TEEBEREITUNG *1–2 TL Lavendelblüten je Tasse mit heißem Wasser übergießen, 10 min ziehen lassen. 2–3-mal täglich, besonders vor dem Schlafengehen, 1 Tasse frisch bereitet trinken. Zur Bereitung eines Lavendelbades 50–100 g Droge auf 1–2 l Wasser nehmen. Die Flüssigkeit dem Badewasser zusetzen. Badedauer 15 min, $\frac{1}{2}$–1 Stunde vor dem Schlafengehen.*

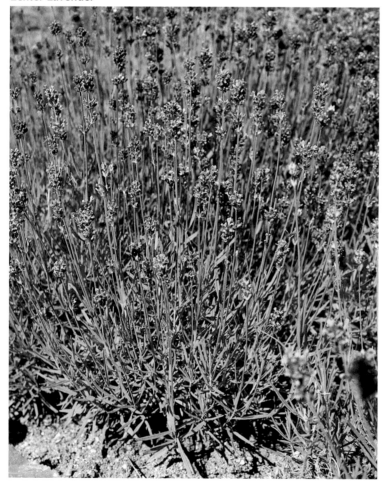

Lavandula latifolia MEDIK.
(*L. spica* auct. non L.)

Spik-Lavendel, Großer Lavendel

Lamiaceae / Lippenblütler

Bis 1 m ♄ VII–IX

BOTANIK Ähnlich *L. angustifolia*, aber Pflanze mit campherartigem Geruch. Blätter breiter, weißfilzig, zuletzt graugrün. Tragblätter der Blüten lanzettlich, ohne deutliche Seitennerven. Krone 8–10 mm lang, blauviolett.
VORKOMMEN Immergrüne Gebüsche. S-Europa, östlich bis zur Balkanhalbinsel; Zierstrauch.
DROGEN Spiköl – Spicae aetheroleum, das ätherische Öl der Blüten.
WIRKSTOFFE 30 % Cineol, viel weniger Linalool und Linalacetat als im ätherischen Öl von *L. angustifolia*.
ANWENDUNG Nur das ätherische Öl wird verwendet. Man nutzt es vor allem als schleimlösendes und auswurfförderndes Mittel bei Katarrhen der Atemwege, seltener ist es wie (Echtes) Lavendelöl auch in Präparaten gegen Gallenbeschwerden und in Einreibungen gegen rheumatische Erkrankungen enthalten. Lavandinöl wird aus der Hybride zwischen Echtem und Spik-Lavendel L. ×

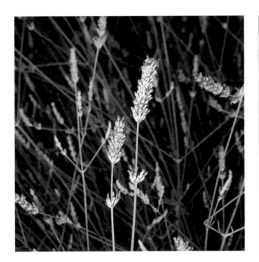 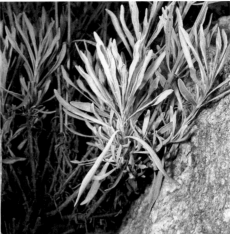

Spik-Lavendel
Links: Blütenstände
Rechts: Blattrosetten

intermedia LOIS. destilliert. Es hat einen höheren Camphergehalt und wird fast ausschließlich in der Parfüm- bzw. Kosmetikindustrie verarbeitet.

Ledum palustre L. (*Rhododendron tomentosum* HARMAJA)

Sumpfporst

Ericaceae / Heidekrautgewächse

1–1,5 m ♄ V–VI ⚔ ▽

BOTANIK Immergrüner, stark duftender Strauch. Blätter ledrig, lineal-lanzettlich, unterseits rotbraun filzig. Blüten mit 5 freien, weißen Kronblättern in endständigen, doldenartigen Blütenständen.
VORKOMMEN Hochmoore, Moorwälder. 3 Unterarten im nördl. Europa, in Asien und N-Amerika.
DROGEN Sumpfporstkraut – Ledi palustris herba, das getrocknete blühende Kraut. Ledum palustre, Ledum (HAB), die getrockneten Zweigspitzen.
WIRKSTOFFE Ätherisches Öl mit den Sesquiterpenalkoholen Ledol (Porstkampfer) und Palustrol als Hauptkomponenten, Catechingerbstoffe, Flavonoide.
ANWENDUNG Sumpfporstkraut war früher bei Erkrankungen der Atemwege, speziell Keuchhusten, und außerdem bei Rheuma ein gebräuchliches Mittel. Heute rät man von der Einnahme ab, da höhere Dosen und insbesondere das ätherische Öl zu heftigen Reizungen im Magen-Darm-Kanal und zu Nierenschädigungen führen können. Missbräuchliche Anwendung z. B. als Abtreibungsmittel oder zur Erzeugung rauschartiger Zustände führte

in der Vergangenheit zu schwerwiegenden Vergiftungen. Die Germanen nutzten die Droge als Zusatz beim Bierbrauen, um die berauschende Wirkung, die mit aggressivem Verhalten einhergeht („Berserkerwut"), zu erhöhen. Durchaus gebräuchlich sind heute noch homöopathische Zubereitungen, die innerlich oder äußerlich ebenfalls bei Entzündungen der Atemwege, darüber hinaus auch bei Gelenkbeschwerden, Insektenstichen oder Hautausschlägen gegeben werden. Die getrockneten Zweige mit campherartigem Geruch halten Motten und anderes Getier von Kleidungsstücken fern („Mottenkraut").

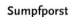

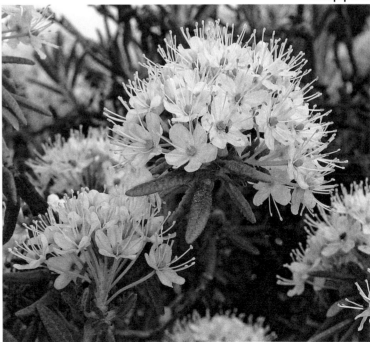

Sumpfporst

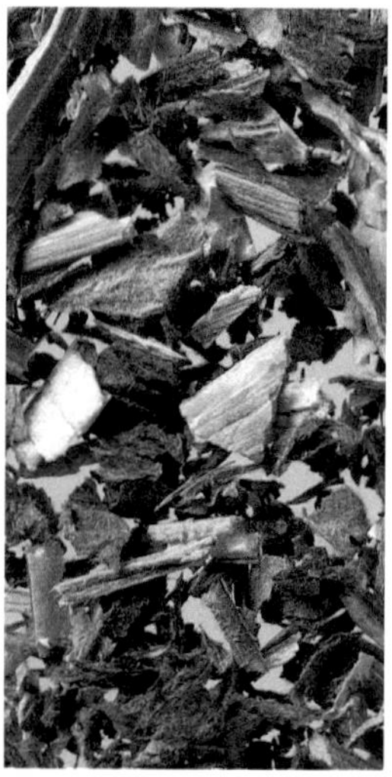

Herzgespannkraut ist in Teemischungen und Extraktpräparaten meist mit weiteren pflanzlichen Mitteln kombiniert enthalten, z. B. mit Baldrianwurzel oder Wolfstrappkraut.

Links:
Kleine Wasserlinse
Rechts:
Echtes Herzgespann

Lemna minor L.

Kleine Wasserlinse

Lemnaceae / Wasserlinsengewächse

2–6 mm ♃ V–IX

BOTANIK Auf der Wasseroberfläche schwimmende, blattartige, 2–4(–7) mm große, beiderseits flache Sprossglieder, zu 2–3(–6) zusammenhängend, mit je 1 Wurzel auf der Unterseite. Winzige Blüten (selten) in einer Spalte am Rand.
VORKOMMEN Stehende und langsam fließende, nährstoffreiche Gewässer, fast weltweit verbreitet.
DROGEN Lemna minor (HAB), die ganze frische Pflanze.
WIRKSTOFFE Flavonoide, Polysaccharide (Apiogalakturonane), Fettsäuren mit prostaglandinähnlicher Struktur.
ANWENDUNG Die Kleine Wasserlinse ist heute noch in der Homöopathie ein wichtiges Mittel bei ödematösen Schwellungen in der Nase, Schleimhautpolypen sowie chronischem Schnupfen. In der Volksheilkunde galt die Pflanze als harntreibend, die Schulmedizin kennt sie bis heute nicht.

Leonurus cardiaca L.

Echtes Herzgespann, Löwenschwanz

Lamiaceae / Lippenblütler

0,5–2 m ♃ VI–IX

BOTANIK Hohe, ± behaarte Staude mit gegenständigen Blättern, die unteren handförmig 3–7-teilig, grob gezähnt, nach oben allmählich kleiner werdend. Beblätterte, ährenartige Blütenstände, Krone 2-lippig, schmutzig rosa, außen behaart, 8–12 mm lang, Kelch mit 5 stachelig begrannten, auswärts gekrümmten Zähnen.
VORKOMMEN Wegränder, Hecken, Schuttplätze, Gärten. Europa, Asien, weiter verschleppt.
DROGEN Herzgespannkraut – Leonuri cardiacae herba (PhEur), die getrockneten oberirdischen, nicht holzigen Teile. Leonurus cardiaca (HAB).
WIRKSTOFFE Diterpenbitterstoffe wie Leocardin, Iridoide, z. B. Ajugol (Leonurid), Betaine wie Stachydrin; Flavonoide, Kaffeesäurederivate, Triterpene, ätherisches Öl in Spuren.

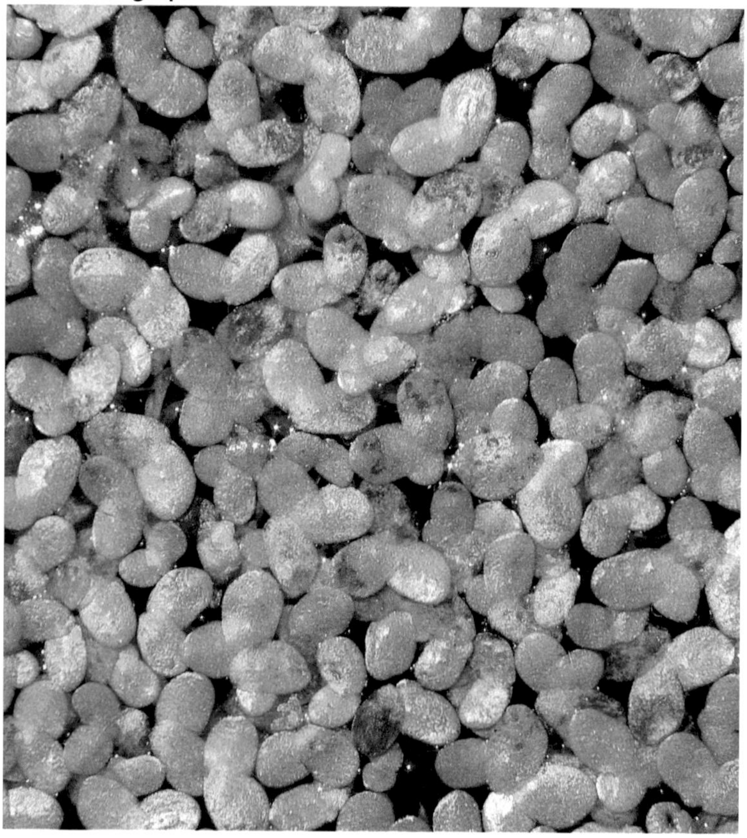

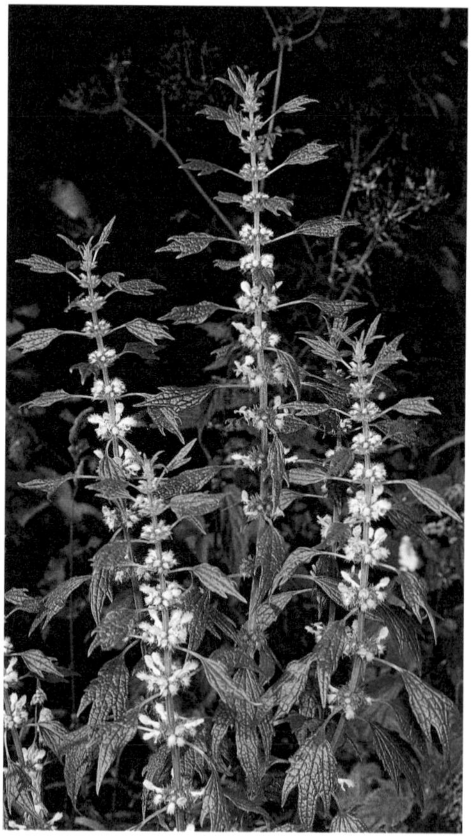

ANWENDUNG Der Droge werden schwach blutdrucksenkende, leichte beruhigende, krampflösende und uteruskontrahierende Eigenschaften zugeschrieben. In der Volksheilkunde wie auch in der Schulmedizin verwendet man Herzgespannkraut und seine Zubereitungen heute in der Regel nicht allein, sondern in Kombination mit weiteren pflanzlichen Mitteln. Zu den Anwendungsgebieten gehören vor allem nervöse Herzbeschwerden, Angstzustände mit starkem Herzklopfen und Beschwerden in den Wechseljahren mit Hitzewallungen. Besonders Patienten mit einer Überfunktion der Schilddrüse können von der unterstützenden Behandlung profitieren. Homöopathische Zubereitungen sind ebenfalls bei Herzbeschwerden auf Grund einer Schilddrüsenerkrankung gebräuchlich. Welche Inhaltsstoffe für die Wirkung ausschlaggebend sind, konnte bisher nicht geklärt werden.

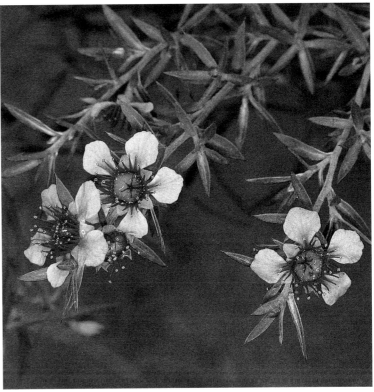

Südseemyrte

Leptospermum scoparium
J. R. & G. FORST.

Südseemyrte, Manuka

Myrtaceae / Myrtengewächse

2–8(–15) m ♄ VI–IX

BOTANIK Immergrüner Strauch oder kleiner Baum. Blätter schmal lanzettlich, fast nadelartig, mit aromatischem Geruch und bitter-herbem Geschmack, der beim Trocknen verloren geht. Blüten 5-zählig, Kronblätter weiß bis rosa, rundlich.

VORKOMMEN Neuseeland, von der Küste bis in alpine Regionen, formenreich. Als Zierpflanze weltweit in vielen Sorten kultiviert.

DROGEN Manukaöl, das durch Wasserdampfdestillation aus den frischen Blättern und Triebspitzen gewonnene Öl.

WIRKSTOFFE Im ätherischen Öl Monoterpene wie Pinen, Myrcen, Sabinen und Sesquiterpene wie Caryophyllen, Cubeben, Germacren, Sesquiterpenalkohole wie Eudesmol. In der Rinde Phloroglucinolderivate wie Flaveson, Leptospermon, Isoleptospermon.

ANWENDUNG Manukaöl ist relativ dickflüssig und hat einen eigenen honigartigen, etwas medizinischen Duft. Wie beim Teebaumöl (s. *Melaleuca alternifolia*) werden antimikrobielle und pilzhemmende Eigenschaften beschrieben, aus denen die meisten Anwendungen abzuleiten sind, wobei die Aktivität gegen grampositive Bakterien 20–30-mal höher sein soll. Produkte mit Manukaöl dürfen bisher nicht mit arzneilicher Zweckbestimmung in den Verkehr gebracht werden. Die Wirkungen (und Nebenwirkungen) sind noch nicht genügend untersucht und beruhen allein auf Anwendungsbeobachtungen und traditionellen Erfahrungen im Heimatland. Man sollte es keinesfalls unverdünnt auf die Haut aufbringen, sondern nur mit einem Pflanzenöl gemischt, und auch nicht innerlich verwenden. Das Allergierisiko wird bei Manukaöl niedriger eingeschätzt als bei Teebaumöl, da der Gehalt an Cineol sehr niedrig liegt. Hauptsächlich sind es bisher Produkte der Naturkosmetik, die Manukaöl enthalten, wie Gesichtswässer, Shampoos, Köperöle, Deodorante, Fußbalsame und Desinfektionsmittel. Die Rinde wird in Neuseeland gegen vielfältige Beschwerden verwendet, z. B. bei Durchfall, Entzündungen im Magen-Darm-Bereich, Fieber und Erkältungen. Phloroglucinolderivate wie das Leptospermon sind auch im Wurmfarn (s. *Dryopteris filix-mas*) enthalten.

Lespedeza thunbergii (DC.) NAKAI
(*L. sieboldii* MIQ.)

Thunbergs Buschklee

Fabaceae / Schmetterlingsblütler

1–1,5 m ♄ VII–IX

BOTANIK Triebe des Halbstrauches im Winter zurückfrierend, Blätter 3-zählig, Blättchen eiförmig-lanzettlich, mit aufgesetzter Spitze. Die Schmetterlingsblüten in reichen achselständigen Trauben, rotviolett, bis 1,5 cm lang, beim Verblühen bläulich.

VORKOMMEN O-Asien, in NO-Amerika verwildert.

DROGEN Lespedeza thunbergii (HAB), die frischen oberirdischen Teile blühender Pflanzen.

WIRKSTOFFE Flavonoide, Proanthocyanidine; noch wenig untersucht.

ANWENDUNG Die Art ist in Europa nur aus der Homöopathie bekannt. Zu den Anwendungsgebieten gehören Nierenschwäche und chronische Nierenentzündung. Der Kopfige Buschklee *Lespedeza capitata* MICHX. (Heimat N-Amerika) wird ähnlich genutzt, bisweilen aber auch allopathisch. Man gibt Fertigpräparate begleitend bei Nierenerkrankungen, die mit Ausscheidungsstörungen harnpflichtiger Substanzen einhergehen. Die Wirksamkeit wird kontrovers diskutiert. Die vorhandenen harntreibenden Effekte werden auf die Flavonoide zurückgeführt. Beide Arten sind bei uns nicht als Tee gebräuchlich.

Levisticum officinale KOCH

Liebstöckel, Maggikraut

Apiaceae / Doldenblütler

1–2 m ♃ VII–VIII

BOTANIK Kräftige, aromatische Staude mit wechselständigen, 2–3fach gefiederten Blättern, Abschnitte rhombisch, vorn

Links:
Thunbergs Buschklee
Rechts: **Liebstöckel**

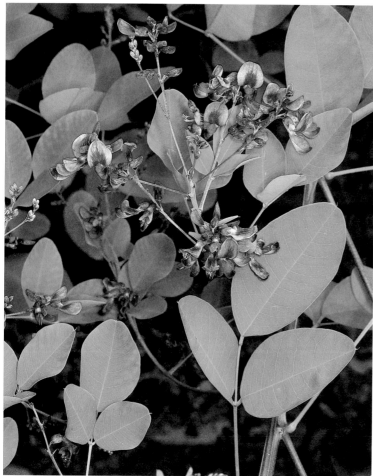

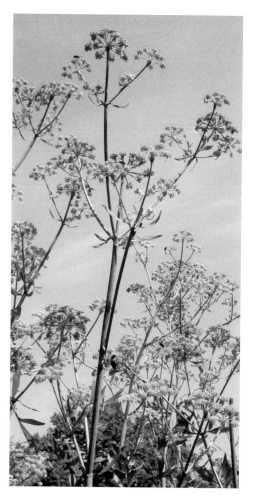

grob gesägt. Blütendolden aus 10–20 Döldchen, zahlreiche Hüll- und Hüllchenblätter mit weißem Hautrand. Blüten gelb, Früchte oval, wenig abgeflacht, 5–8 mm lang, gerippt, Randrippen geflügelt.

VORKOMMEN In Europa und weiter kultiviert, selten verwildert. Heimat SW-Asien.

DROGEN Liebstöckelwurzel, Maggiwurzel – Levistici radix (PhEur), die getrockneten unterirdischen Organe der 2–3-jährigen Pflanzen. Levisticum officinale, ethanol. Decoctum (HAB).

WIRKSTOFFE Im ätherischen Öl bis zu 70 % Alkylphthalide wie Butylphthalid und Ligustilid (verantwortlich für den typischen Maggi-Geruch), daneben Phellandren, Citronellal, Pinen und weitere Terpene; Hydroxycumarine und Furanocumarine wie Bergapten und Psoralen; in der frischen Wurzel das Polyacetylen Falcarindiol.

ANWENDUNG Liebstöckelwurzel hat harntreibende, krampflösende und verdauungsfördernde Eigenschaften, die überwiegend den Alkylphthaliden zugeordnet werden können. Zugleich sind lokal reizende Effekte vorhanden, so dass bei der Anwendung einige Gegenanzeigen zu beachten sind. Man setzt die Droge zur Durchspülungstherapie bei Harnwegsinfekten und zur Vorbeugung von Nierengrieß ein, außerdem bei Verdauungsbeschwerden mit Sodbrennen, Völlegefühl und Aufstoßen (u. a. auch in Kräuterschnäpsen). In der Volksheilkunde ist Liebstöckel darüber hinaus bei Menstruationsstörungen und als schleimlösendes Mittel bei Husten bekannt. Die Furanocumarine sind nur schwer wasserlöslich und daher im Teeaufguss kaum vorhanden, so dass keine phototoxische Wirkung zu erwarten ist. Zu den homöopathischen Anwendungsgebieten gehört Mittelohrentzündung.

TEEBEREITUNG *1–2 TL Liebstöckelwurzel je Tasse mit kochendem Wasser übergießen, 10 min ziehen lassen. 2–3-mal täglich 1 Tasse zwischen den Mahlzeiten trinken. (Nicht anwenden bei Ödemen infolge eingeschränkter Herz- oder Nierenfunktion, entzündlichen Erkrankungen des Nierenparenchyms sowie während der Schwangerschaft.)*

Lilium lancifolium THUNB.
(*L. tigrinum* KER-GAWL.)

Tigerlilie
Liliaceae / Liliengewächse

1–2 m ⚃ VII–IX ▽

BOTANIK Geophyt mit weißer, essbarer Zwiebel. Hohe unverzweigte Stängel mit wechselständigen, lanzettlichen Blättern, in den Achseln der oberen Blätter schwarzbraune Bulbillen. Blüten traubig angeordnet, nickend, bis 15 cm im Durchmesser, mit 6 orangeroten, schwarzpurpurn gesprenkelten, nach oben gekrümmten Hüllblättern.

VORKOMMEN In O-Asien weit verbreitet, dort als Nutzpflanze, weltweit als Zierpflanze in vielen Sorten und Hybriden kultiviert.

DROGEN Lilium lancifolium, Lilium tigrinum (HAB), die frische blühende Pflanze ohne Zwiebel.

WIRKSTOFFE Steroidalkaloide, Saponine.

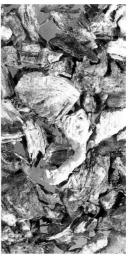

Liebstöckelwurzeln
und -blätter riechen und schmecken nach Maggiwürze, sind in dieser aber nicht enthalten.

Tigerlilie

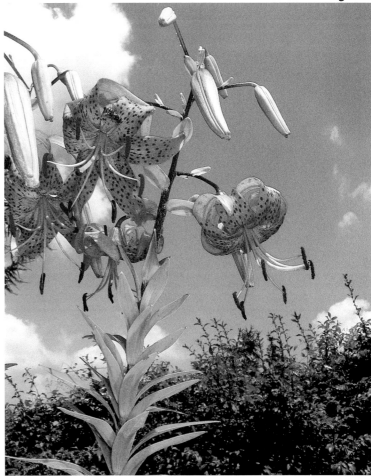

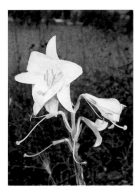

Madonnenlilie

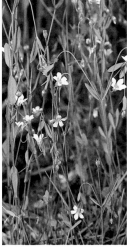

Der zarte **Purgier-Lein**
Linum catharticum hat
nickende Blütenknospen.
Die Kronblätter sind weiß
und nur 4–5 mm lang.

Echter Lein

ANWENDUNG In Europa wird die
Pflanze arzneilich ausschließlich in der
Homöopathie genutzt. Meist unter dem
Namen Lilium tigrinum verwendet man
entsprechende Zubereitungen z. B. bei
nervösen Herz- und Kreislaufbeschwerden im Klimakterium, Verstimmungszuständen, Beschwerden bei Gebärmuttersenkung und bei schmerzhafter Monatsblutung. In der asiatischen Volksmedizin
werden nicht die oberirdischen Teile der
Pflanze, sondern die Zwiebeln u. a. gegen
Husten eingesetzt.

Auch die weißblütige **Madonnenlilie**,
Bauernlilie *Lilium candidum* L. wird, wenn
auch viel seltener, in homöopathischer
Zubereitung gegeben. Zu den Anwendungsgebieten gehören ebenfalls Erkrankungen der weiblichen Geschlechtsorgane (Heimat Vorderasien, seit der Antike
im Mittelmeerraum, heute weltweit als
Zierpflanze kultiviert).

Linum usitatissimum L.

Echter Lein, Flachs

Linaceae / Leingewächse

0,3–1,5 m ⊙ VI–VIII

BOTANIK Aufrechte, kahle Pflanze mit
lineal-lanzettlichen, 3-nervigen Blättern.
Blüten 5-zählig, Kronblätter 12–15 mm
lang, himmelblau, Kelchblätter am Rand
fein gewimpert, nicht drüsig. Frucht eine
6–9 mm große, kugelige, 10-fächrige
Kapsel mit glänzenden, länglich-eiförmi-

gen, flach gedrückten, braunen bis röt-
lich braunen Samen. Neuerdings gibt es
Züchtungen mit pigmentfreien, hellen
Samen, die einen besonders hohen
Schleimgehalt haben.

VORKOMMEN Schon seit vorgeschicht-
licher Zeit als Öl- oder Faserpflanze kultiviert. Wildform ist wahrscheinlich die
mediterrane, 2-jährige oder ausdauernde
Art *L. bienne* MILL.

DROGEN Leinsamen – Lini semen
(PhEur), die getrockneten reifen Samen.
Leinöl – Lini oleum (DAC, ÖAB, Helv),
das aus den reifen Samen durch kaltes
Pressen gewonnene Öl. Linum usitatis-
simum (hom), die frische blühende
Pflanze.

WIRKSTOFFE Bis 10 % Schleimstoffe,
Rohfasern und weitere Ballaststoffe (ins-
gesamt etwa 25 %), bis 40 % fettes Öl
aus Glyceriden der Linol-, Linolen- und
Ölsäure, die Blausäure abspaltenden
Glykoside Linustatin und Neolinustatin,
Lignanglykoside, bis 25 % Proteine, Ste-
role, Triterpene.

ANWENDUNG Leinsamen gehört auf
Grund des hohen Schleimgehaltes zu den
Quellstoff-Abführmitteln. Ihr Quellungsvermögen, unterstützt durch einen hohen
Rohfaseranteil, bewirkt eine Volumenzunahme im Darm und damit einen Dehnungsreiz, der die Darmperistaltik anregt
und die Passage des Darminhaltes beschleunigt. Man verwendet die Droge bei
Verstopfung unzerkleinert oder nur leicht
gequetscht (nicht geschrotet), da die Wirkstoffe in der Samenschale lokalisiert sind
und man die Kalorienbelastung durch das
fette Öl in der Regel vermeiden will, das
sich im Inneren der Samen befindet. Die
Wirkung tritt nach 18–24 Stunden ein,
bei chronischer Verstopfung eventuell
erst nach 2–3 Tagen. Daneben verwendet
man Leinsamen auch zur Reizminderung
bei entzündlichen Prozessen des Verdau-
ungsapparates und, auf Grund des hohen
Wasserbindungsvermögens, bei Durchfällen in Form von Schleimzubereitungen.
Außerdem ist bekannt, dass Leinsamen
den Lipidspiegel senkt. Giftige Wirkungen durch freigesetzte Blausäure sind
auch bei Langzeitanwendung nicht zu
befürchten, da das für die Glykosidspal-
tung verantwortliche Enzym durch die
Magensäure zerstört wird.
Leinsamenpulver oder bei der Ölgewinnung anfallende Pressrückstände (Semi-

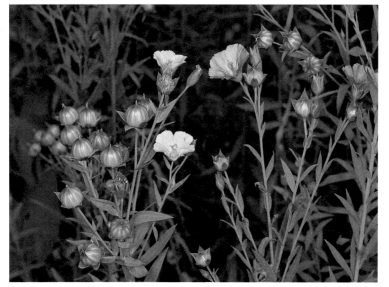

ZUBEREITUNG *Bei (chronischer) Verstopfung von dem unzerkleinerten oder leicht zerdrückten Leinsamen 2–3-mal täglich 1 EL voll mit jeweils 150 ml Flüssigkeit (keine Milch) einnehmen. Das Nachtrinken von jeweils einem weiteren Glas Flüssigkeit wird empfohlen.*
Bei Entzündungen im Magen-Darm-Trakt den Leinsamen vorgequollen als Schleim verwenden. Hierzu 1 EL zerkleinerten oder ganzen Leinsamen mit 150 ml kaltem Wasser übergießen und unter gelegentlichem Umrühren 20–30 min stehen lassen. Die Flüssigkeit durch Mull geben und am besten etwas angewärmt 2–3-mal täglich trinken. (Nicht anwenden bei Darmverschluss, Verengungen der Speiseröhre und im Magen-Darm-Bereich. Zur Einnahme von Arzneimitteln sollte ein Abstand von ½–1 Stunde eingehalten werden, da die Resorption derselben verzögert werden könnte. Gleichzeitig ist immer auf eine genügend hohe Flüssigkeitszufuhr zu achten. Bei unklaren Beschwerden ist ärztlicher Rat einzuholen). Für die äußerliche Anwendung bei lokalen Entzündungen (feucht-heiße Breiumschläge) nimmt man 30–50 g Leinsamenmehl.

nis lini placenta) werden zu heißen Breiumschlägen (Kataplasmen) bei Drüsenschwellungen und Geschwüren genutzt. Das auch als Nahrungsmittel und Diätetikum wegen der mehrfach ungesättigten Fettsäuren wertvolle Öl ist außerdem in Salben zur Behandlung von Hauterkrankungen enthalten, wegen seiner schnell trocknenden Eigenschaften wird es aber hauptsächlich für technische Zwecke (Farben, Linoleum) genutzt. Neuerdings haben die Lignanglykoside Aufmerksamkeit erregt: Im Tierversuch konnten vor Tumoren schützende Effekte nachgewiesen werden. Nur noch gelegentlich verwendet man die frische blühende Pflanze in der Homöopathie. Zu den Anwendungsgebieten gehören u. a. Heuschnupfen und Harnblasenreizung.
Purgier-Lein, Wiesen-Lein *Linum catharticum* L. enthält keine Schleimstoffe, aber giftige Lignane (Podophyllotoxine). Die abführende, harntreibende und in höheren Dosen brechenerregende Wirkung des Krautes (Purgierleinkraut – Lini cathartici herba) nutzte man früher in der Volksheilkunde. Als Anwendungsgebiete in der Homöopathie werden u. a. Durchfallerkrankungen, Periodenstörungen und Bronchitis angegeben.

Lippia triphylla (L'HÉR.) KUNTZE
(L. citriodora (ORT.) H. B. K., *Aloysia triphylla* (L'HÉR.) BRITT.)

Zitronenstrauch, Echte Verbene

Verbenaceae / Eisenkrautgewächse

1–2,5(–6) m ♄ VIII–IX

BOTANIK Hoher Strauch, Blätter lanzettlich, lang zugespitzt, meist in Quirlen zu dritt, beim Zerreiben nach Zitrone duftend. Blüten mit kleiner weißer oder blasslila, schwach 2-lippiger Krone in endständigen, dünnen, zu Rispen vereinigten Ähren.
VORKOMMEN Heimat S-Amerika, seit dem 17. Jahrhundert in Europa als Zier- und Teepflanze bekannt. Kulturen im Mittelmeergebiet, in Mitteleuropa Kübelpflanze.
DROGEN (Echtes) Verbenenkraut, Zitronenstrauchtee – Verbenae odoratae folium, Lippiae triphyllae folium, die getrockneten Laubblätter mit Stängelteilen.

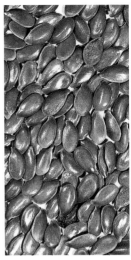

Schleimstoffe und Rohfasern der **Leinsamen** sind in der Samenschale lokalisiert. Beim Einlegen in Wasser bildet sich eine dicke Schleimhülle. Die Samen quellen auf das 4–8fache ihres Volumens.

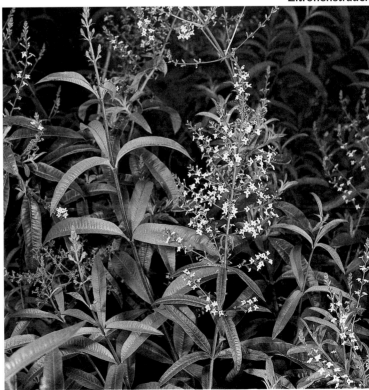

Zitronenstrauch

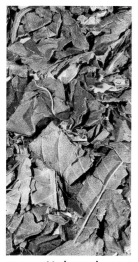

(Echtes) **Verbenenkraut**
ist in Mischung mit Pfeffer-
minze als Haustee geeig-
net.

WIRKSTOFFE Reichlich ätherisches Öl
mit Geranial, Neral, Citronellal, Limonen,
Cineol und weiteren Mono- und Sesquiterpenen, Hydroxyzimtsäurederivate wie
Verbascosid, das Iridoidglykosid Verbenalin nur in Spuren, Flavonoide.
ANWENDUNG Die Droge wird schon länger in Frankreich bei Verdauungsbeschwerden, Nervosität und Schlaflosigkeit
eingesetzt und ist auch im französischen
Arzneibuch als Vervaine odorante aufgeführt. Für das ätherische Öl konnten
krampflösende und antibakterielle Wirkungen nachgewiesen werden. Bei uns
findet das aromatische Verbenenkraut
immer mehr Anhänger, oft ist es jedoch
nur wegen des erfrischenden Geschmacks
in Teemischungen enthalten. Die Parfümindustrie nutzt die Echte Verbene ebenfalls. Nicht verwechselt werden sollte sie
mit dem Eisenkraut *Verbena officinalis*, das
eine abweichende Zusammensetzung der
Wirkstoffe hat.

Liquidambar orientalis MILL.

Orientalischer Amberbaum, Storaxbaum

Hamamelidaceae / Zaubernussgewächse

10–20 m ♄ III–IV

BOTANIK Sommergrüner, platanenähn-
licher Baum mit lang gestielten, handförmig 5-lappigen, am Rand drüsig gesägten
Blättern. Blüten unscheinbar, in kugelige,
2,5–3 cm breiten Köpfchen, bei der
Fruchtreife verholzend.
VORKOMMEN Auwälder, Flussufer. Südl.
Vorderasien.
DROGEN Styrax (Storax) – Styrax crudus,
der durch Verwundung des Holzes gebildete Balsam. Gereinigter Styrax – Styrax
depuratus.
WIRKSTOFFE Ätherisches Öl mit Zimtsäure und ihren Estern, Vanillin, Styrol;
Harze (Storesine) mit Oleanolsäure.

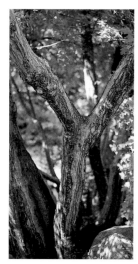

Stamm des **Orientali-
schen Amberbaumes**

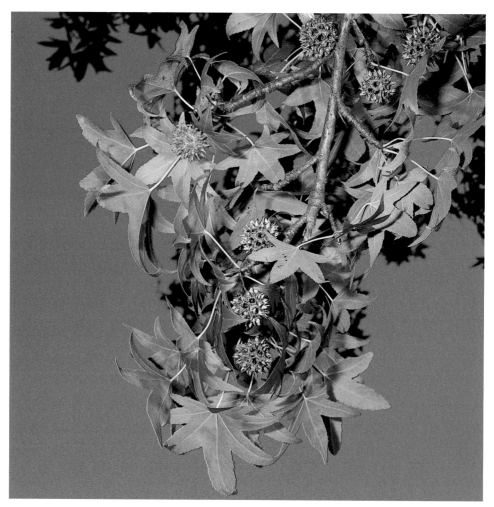

**Orientalischer
Amberbaum**

ANWENDUNG Der angenehm duftende Balsam wurde zuletzt nur noch in der Volksheilkunde als Mittel gegen Husten und Erkältungskrankheiten verwendet, häufiger noch äußerlich gegen Krätze. Als Heilmittel ist er heute weitgehend unbekannt. In der Kosmetik ist Styrax noch Bestandteil von Parfümen (mit „orientalischer Note") und dient außerdem als Aromatikum für Tabak, Getränke und Süßwaren. Der Ahornblättrige Amberbaum *Liquidambar styraciflua* L. (Heimat N- und Mittelamerika) liefert Amerikanischen Styrax mit ähnlichen Inhaltsstoffen. Während der Balsam von *Liquidambar*-Arten auch als „Flüssiger Styrax" bekannt ist, versteht man unter „Festem Styrax" das Harz von *Styrax officinalis*.

Lobaria pulmonaria (L.) HOFFM. (*Sticta pulmonaria* (L.) BIROLA)

Lungenflechte
Stictaceae / Flechten

0,1–0,4 m ♃ ▽

BOTANIK Rindenbewohnende, großblättrige, tief lappig zerteilte Flechte mit grob netzförmig-grubiger, grünlich brauner bis graugrüner Oberseite und hell filziger Unterseite. Selten randständige, braune Apothecien.
VORKOMMEN Luftfeuchte Bergwälder der nördlichen Hemisphäre, Afrika.

Gebietsweise starker Rückgang durch Luftverschmutzung.
DROGEN Lungenflechte – Pulmonariae arboreae herba. Lobaria pulmonaria, Sticta (HAB), der ganze, getrocknete Thallus.
WIRKSTOFFE Stictinsäure, Norstictinsäure, Gyrophorsäure und weitere Flechtensäuren; Schleimstoffe.
ANWENDUNG Als Sticta oder Sticta pulmonaria sind homöopathische Zubereitungen aus dem Flechtenthallus häufig verordnete Mittel. Zu den Anwendungsgebieten gehören akute Entzündungen der Atemwege, Schnupfen und trockener Reizhusten. Früher war diese Flechte in der Volksheilkunde ein beliebtes Mittel gegen Lungenleiden und Bronchialkatarrhe, worauf der Name hinweist.

Lobelia inflata L.

Aufgeblasene Lobelie
Lobeliaceae / Lobeliengewächse

0,2–1 m ☉ VI–X ☠

BOTANIK Aufrechte, im oberen Teil verzweigte Pflanze. Blätter wechselständig, kurz gestielt oder obere sitzend, eiförmig-lanzettlich, am Rand unregelmäßig fein gezähnt. Blüten in den Achseln von Tragblättern in endständigen Trauben, Krone 6–10 mm lang, hellblau, 2-lippig, Kelch bei der Fruchtreife aufgeblasen.

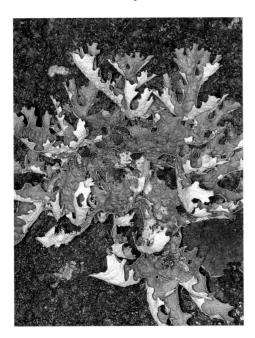

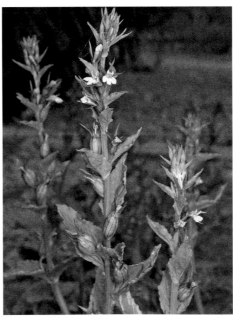

Links: **Lungenflechte**
Rechts: **Aufgeblasene Lobelie**

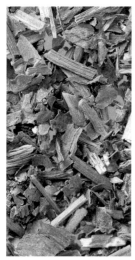

Lobelienkraut wurde in N-Amerika auch als Tabakersatz geraucht. In Gegenwart von Nicotin führt die Droge zu Brechreiz, so dass ein Widerwille gegen Tabak entsteht. Diese Tatsache nutzte man zeitweise als Hilfsmittel zur Raucherentwöhnung.

VORKOMMEN Offene Wälder. Östl. N-Amerika.

DROGEN Lobelienkraut – Lobeliae herba, die zum Ende der Blütezeit geernteten oberirdischen Teile. Lobelia inflata (HAB), die ganze frische blühende Pflanze.

WIRKSTOFFE Etwa 20 Piperidinalkaloide mit dem Hauptalkaloid Lobelin, Isolobinin und verwandten Verbindungen.

ANWENDUNG Intravenös oder intramuskulär gegeben regt reines Lobelin das Atemzentrum an, wird im Körper allerdings sehr schnell wieder abgebaut. Man verwendete es z. B. bei Kohlenmonoxid- und Schlafmittelvergiftungen. Eingenommen ist es unwirksam. Dass man die Droge bzw. ihre Zubereitungen lange Zeit (mit begrenztem Erfolg) als Asthmamittel einsetzte, ist wahrscheinlich auf das Isolobinin zurückzuführen, das eine verstärkte Sekretion der Bronchialschleimhäute bewirkt. Heute kennt man zuverlässigere Mittel bei dieser Indikation. Während die Wirkung von Lobelienkraut in niedriger Dosis als zugleich anregend und entspannend beschrieben wird, löst sie in höherer Dosis Brechreiz aus. In der Homöopathie sind Auszüge aus der frischen Pflanze heute noch häufig genutzte Mittel: Zu den Anwendungsgebieten gehören trockener Reizhusten mit Atemnot, Kreislauflabilität, Asthma, Schwangerschaftserbrechen.

Die **Blaue Kardinalsblume**, Virginische Lobelie *Lobelia siphilitica* L. mit kräftig blauen Blüten in dichten Blütenständen wird heute noch in homöopathischer Zubereitung verwendet. Man gibt diese bei Entzündungen der Atemorgane und erhöhter Erregbarkeit des vegetativen Nervensystems (Heimat östl. N-Amerika).

Lolium temulentum L.

Taumel-Lolch, Tollgerste

Poaceae / Süßgräser

0,3–0,9 m ☉ VI–VIII ⚘ ▽

BOTANIK Kahles Gras, nur mit blühenden Trieben. Ährchen 2-zeilig sitzend, mit der Schmalseite der rauen, zur Reifezeit nicht zerfallenden Achse zugekehrt. Nur 1 Hüllspelze (außer beim Endährchen), 5–9-nervig, mit 15–30 mm fast so lang wie das Ährchen oder länger, Deckspelzen mit oder ohne Granne.

VORKOMMEN Getreideunkraut. Mittelmeergebiet, in Deutschland ausgestorben, bisweilen Neueinschleppungen.

DROGEN Lolium temulentum (hom), die reifen, getrockneten Früchte.

WIRKSTOFFE Alkaloide wie Lolin (Temulin), Perlolin. Giftstoffe unbekannter Natur.

ANWENDUNG Der Taumel-Lolch ist in der Heilkunde ausschließlich ein Mittel

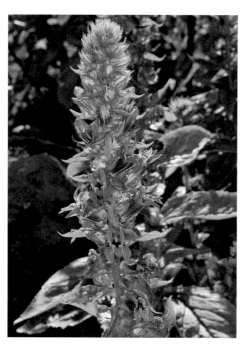

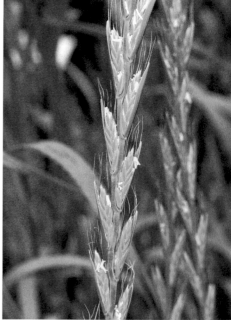

Links:
Blaue Kardinalsblume
Rechts: **Taumel-Lolch**

der Homöopathie. Zu den Anwendungsgebieten gehören z. B. Durchblutungsstörungen des Gehirns und Gangstörungen. Sie leiten sich aus den Vergiftungssymptomen ab, die sich in Schwindel und Taumeln, Verwirrtheit, Seh- und Sprachstörungen sowie Kopfschmerzen äußern. Zu Beginn dieses Jahrhunderts gab es Massenvergiftungen durch Verunreinigung des Getreides oder Leins mit den Früchten dieser Art. Über die Ursache der Giftigkeit herrscht Unklarheit.

Lophophora williamsii (LEM.) COULT. (*Anhalonium lewinii* HENN.)

Peyote-Kaktus, Peyotl

Cactaceae / Kakteen

5–7 cm ⁴ I–XII ☠ ▽

BOTANIK Kugelig-abgeflachter, im Alter sprossender, polsterbildender, fast dornenloser Kaktus mit dicker Rübenwurzel. Die 5–13 spiralig angeordneten Rippen durch Querfurchen in niedrige Höcker mit gelblich grauen, pinselartigen Schuppen geteilt. In Scheitelnähe mehrere rosa bis weißliche, bis 2,5 cm breite Blüten.
VORKOMMEN Halbwüsten von S-Texas bis N-Mexiko.
DROGEN Peyotestängel, Peyotekopf – Lophophora williamsii stipes, der quer abgeschnittene, getrocknete Spross, ohne Wurzel und Haarschopf. Dieses Mittelstück kommt in Scheiben geschnitten als Mescal buttoms in den Handel. Lophophora williamsii, Anhalonium (hom), die frische ganze Pflanze.
WIRKSTOFFE Alkaloide vom Phenylethylamin-Typ wie Mescalin und Hordenin; Alkaloide vom Tetrahydroisochinolin-Typ wie Pellotin, Anhalonidin, Anhalamin.
ANWENDUNG Der Peyote-Kaktus (mit intensiv bitterem Geschmack) wurde von den Azteken in Mexiko schon vor 3000 Jahren bei religiösen Ritualen verzehrt. Der Kult breitete sich über die USA bis nach Kanada aus und wird heute noch in einigen Eingeborenenkirchen im Rahmen ritueller Handlungen mit Auflagen geduldet. Mescalin als wirksamer Stoff hat halluzinogene Eigenschaften. Den Konsumenten wird das Gefühl gegeben, direkt mit ihrem Gott in Kontakt treten zu können, um ihm ihre Wünsche zu übermitteln. Auch als Heilmittel gegen zahllose Er-

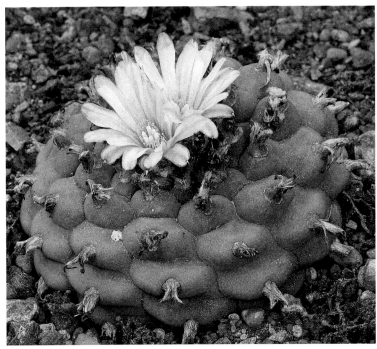

Peyote-Kaktus

krankungen wurden Mescal buttoms verwendet, im Vordergrund stehen heute noch schmerzstillende Einreibungen bei rheumatischen Beschwerden. Wegen des Suchtpotentials untersteht Mescalin als nicht verkehrsfähige Verbindung dem Betäubungsmittelgesetz und damit darf auch der Kaktus bei uns nicht gehandelt werden. Homöopathische Zubereitungen können ab der Verdünnung D4 eingesetzt werden. Dem Arzneimittelbild entsprechend gibt man sie bei Erkrankungen mit Übersteigerung der Sinneswahrnehmung, Persönlichkeitsspaltung und Nervenschmerzen.

Lophophytum leandri EICHL.

Steinblüte, Flor de Piedra

Balanophoraceae / Kolbenträgergewächse

0,1–0,3 m ⁴

BOTANIK Niedrige, blattgrünlose Schmarotzerpflanze auf den Wurzeln von Leguminosen-Gehölzen. Knolliger, bis faustgroßer Wurzelstock, wie die ganze Pflanze mit schuppenförmigen Blättern bedeckt. Blütenstand zylindrisch-kegelförmig, oben gelblich weiß mit unscheinbaren männlichen, unten mit weiblichen Blüten. Abgebildet ist das ähnliche *L. mirabile* SCHOTT & ENDL.

len bei Lebererkrankungen und Verdauungsbeschwerden bekannt.

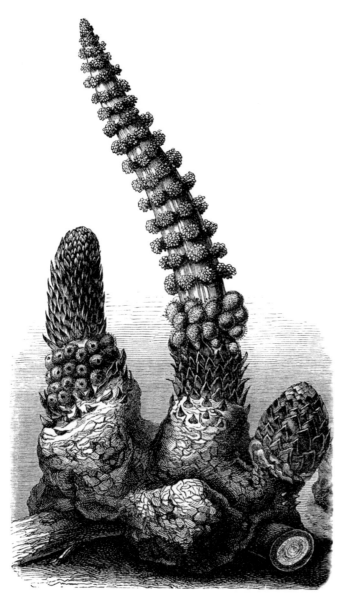

Steinblüte

VORKOMMEN Schattige, feuchte Wälder, S-Amerika.

DROGEN Lophophytum leandri, Flor de piedra (HAB), die getrocknete ganze Pflanze.

WIRKSTOFFE Flavonoide wie Eriodictyol und Naringin; Catechingerbstoffe, Bitterstoffe (?).

ANWENDUNG Unter dem Namen Flor de piedra wird diese merkwürdige Schmarotzerpflanze in homöopathischer Zubereitung durchaus häufig genutzt. Zu den Anwendungsgebieten gehören chronische Leberstörungen und Schilddrüsenüberfunktion. Bei der einheimischen Bevölkerung sind die getrockneten Knol-

Luffa operculata (L.) COGN.
(*L. purgans* MART.)

Luffa

Cucurbitaceae / Kürbisgewächse

Bis 10 m lang ⊙ I–XII

BOTANIK Rankenpflanze mit herzförmigen, 3–5-lappigen Blättern. Blüten blassgelb, 5-zählig, bis 2 cm im Durchmesser, getrenntgeschlechtig, Früchte länglichoval, 6–10 cm, mit stacheltragenden Längsrippen.

VORKOMMEN An Flussläufen in S- und Mittelamerika.

DROGEN Luffa operculata, Momordica (HAB), die getrockneten reifen Früchte mit Schale.

WIRKSTOFFE Cucurbitacine, Triterpensaponine, Kaffeesäure, Flavonoide.

ANWENDUNG In Kolumbien hatte man beobachtet, dass Indios durch Einführen von Luffa-operculata-Schwämmchen, dem Gefäßbündelnetz der Art, in die Nase einen „Heilschnupfen" erzeugten, der Schleim und Borken beseitigte und gleichzeitig vorbeugend gegen weitere Erkältungskrankheiten wirkte. Inzwischen ist auch in Europa die modifizierte lokale Anwendung mit einer Abkochung

Luffa-operculata-Schwämmchen

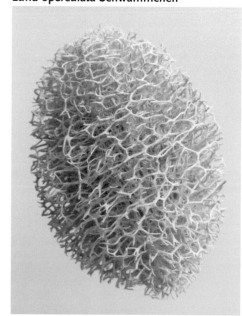

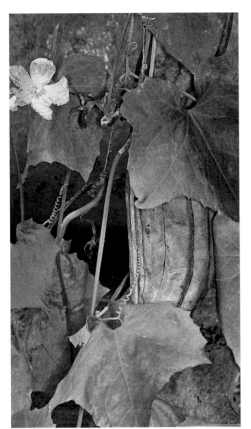

Schwammgurke

der Schwämmchen zur Reinigung von
Nase und Nebenhöhlen, Vorbeugung
eines Sekretstaus bei Schnupfen und bei
Neigung zu häufigen Erkältungskrankheiten bekannt geworden. Die Cucurbitacine
sollen dabei für die sekretauslösende
Reizwirkung verantwortlich sein. Allerdings ist die Anwendung und richtige
Dosierung noch wenig erprobt und Wirkung und Nebenwirkungen wenig bekannt, so dass die Nutzung von offizieller
Seite nicht befürwortet wird. In die
Homöopathie wurde die Art erst 1960
eingeführt und wird seitdem in entsprechender Zubereitung sehr erfolgreich u. a.
bei Heuschnupfen, akutem und chronischem Schnupfen und trockenen Reizzuständen der Nasennebenhöhlen gegeben.
Die verwandte **Schwammgurke** *Luffa
cylindrica* (L.) ROEM. (*L. aegyptiaca* MILL.)
liefert den Luffa-Schwamm, das gebleich-
te Gefäßbündelnetz der bis zu 50 cm
langen, stachellosen Früchte. Er dient als
Putz- und Badeschwamm, zum Frottieren
oder zur Herstellung von Einlegesohlen.
Die Art wird in den Tropen weltweit kultiviert.

Lycopersicon esculentum MILL.
(*Solanum lycopersicum* L.)

Tomate

Solanaceae / Nachtschattengewächse

0,4–1,5 m ⊙ VII–X

BOTANIK Stark riechende, drüsig-borsti-
ge Pflanze mit unterbrochen gefiederten
Blättern. Blüten gelb, Krone mit kurzer
Röhre und 5–7 spitzen Zipfeln. Die saftigen Beerenfrüchte je nach Sorte unterschiedlich in Form, Größe, Farbe und
Geschmack.

VORKOMMEN Kulturpflanze, in Mitteleuropa erst seit dem 19. Jahrhundert
genutzt, unbeständig verwildert. Heimat
nördliches S-Amerika, Karibik.

DROGEN Das Carotinoid Lycopin, isoliert
aus den reifen Früchten. Lycopersicon

Tomate

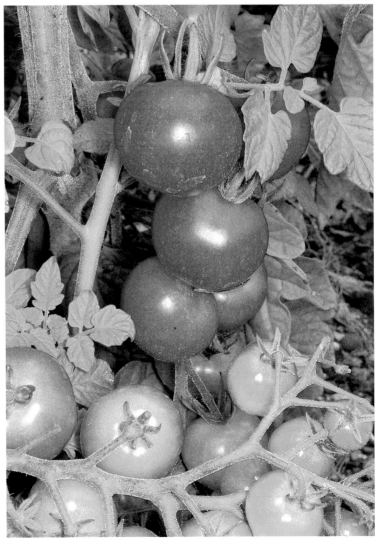

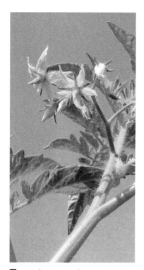

Tomaten wurden in Europa zunächst nur als Zierpflanzen gehalten.

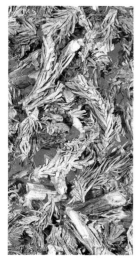

Bärlappkraut wird ausschließlich in der Volksheilkunde verwendet.

esculentum, Solanum lycopersicum (hom), das frische, zur Blütezeit gesammelte Kraut.

WIRKSTOFFE In den reifen Früchten Carotinoide, vor allem Lycopin. In den grünen Pflanzenteilen Steroidalkaloidglykoside wie Tomatin und Solanin.

ANWENDUNG Präparate mit Lycopin sind seit einiger Zeit als Nahrungsergänzungsmittel auf dem Markt. Dem roten Farbstoff der Früchte werden ausgeprägte antioxidative Eigenschaften zugesprochen, die zu einer Inaktivierung freier Radikale im Organismus führen. Damit soll der reichliche Verzehr von Tomaten, in noch höherem Maße ihrer Zubereitungen (durch Erhitzen und Fettzugabe steigt die Bioverfügbarkeit des Lycopins) und laut Werbung vor allem die Einnahme des isolierten Lycopins das Risiko vermindern, an verschiedenen Krebsarten zu erkranken. Auch gegen Herz-Kreislauf-Erkrankungen soll eine gewisse schützende Wirkung vorhanden sein. Die Untersuchungen über die Wirkung des Lycopins stehen jedoch noch am Anfang. Man bemüht sich inzwischen um die Züchtung lycopinreicher Tomatensorten. Nur wenige

weitere Früchte enthalten die Verbindung in größerem Umfang, wie Aprikosen, Grapefruit oder Wassermelonen. Die nur in den grünen Pflanzenteilen vorhandenen Steroidalkaloide können in höheren Dosen zu Vergiftungserscheinungen führen. Von dem Verzehr nicht ausgereifter Tomaten in größerer Menge wird daher abgeraten. Die Homöopathie verwendet das Kraut bei Entzündungen der Atemwege, Muskel- und Nervenschmerzen.

Lycopodium clavatum L.

Keulen-Bärlapp

Lycopodiaceae / Bärlappgewächse

0,05–0,3 m   4   Sporen VII–VIII   ▽   ⚘

BOTANIK Weit kriechende, rundum dicht beblätterte Sprosse mit bogig aufsteigenden Seitenzweigen. Blätter schmal, mit 2–4 mm langer, weißer Haarspitze. Sporangienähren zu 2–3 auf hohem, locker beblättertem Stängel.

VORKOMMEN Nadelwälder, Heiden, Magerrasen. Kühlere Zonen der nördlichen Hemisphäre.

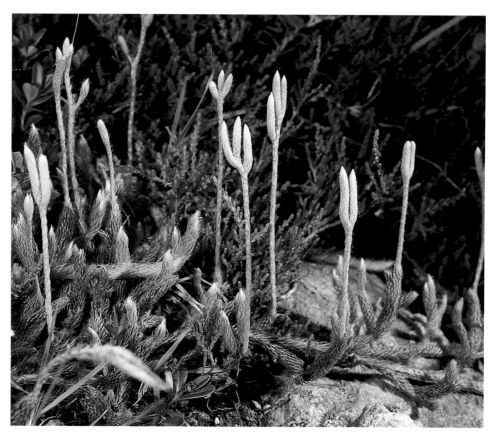

Keulen-Bärlapp

DROGEN Bärlappsporen – Lycopodium (ÖAB), die reifen Sporen. Lycopodium clavatum, Lycopodium (HAB). Bärlappkraut – Lycopodii herba, das getrocknete Kraut.

WIRKSTOFFE Im Kraut über 100 Alkaloide verschiedener Struktur, Hauptalkaloid ist das Lycopodin, abgeleitet von Piperidinalkaloiden; Flavonoide, Triterpene wie Onocerin, Sterole. In den Sporen fettes Öl, Polyterpene wie Sporonin, Spuren von Alkaloiden.

ANWENDUNG Bärlappkraut hat in der Schulmedizin keine Bedeutung, wird aber in der Volksmedizin immer noch als harntreibendes Mittel geschätzt. Man verwendet es z. B. bei Nieren- und Blasenleiden, Rheuma und Menstruationsbeschwerden. Da die Wirksamkeit nicht belegt ist und der Einsatz auf Grund der zum Teil toxischen Alkaloide besonders bei längerem Gebrauch nicht unbedenklich erscheint, wird von der Anwendung abgeraten. Die Sporen gelten als indifferent und wurden früher als Wundstreupuder und Gleitmittel genutzt, hauptsächlich aber zur Bestäubung der in den Apotheken hergestellten Pillen, um das Zusammenkleben zu verhindern. Da sie mit Wasser nicht benetzbar sind, wurden sie auch Hexenmehl genannt. Die Anwendungsgebiete der Sporen in der Homöopathie sind äußerst vielfältig: An erster Stelle stehen chronische Leber- und Gallenleiden, aber auch bei Entzündungen der Atemorgane, Harnorgane und weiblichen Geschlechtsorgane sowie bei Folgen von Infektionskrankheiten werden homöopathische Zubereitungen gegeben.

Lycopus europaeus L.

Ufer-Wolfstrapp

Lamiaceae / Lippenblütler

0,2–1 m ⏦ VII–IX

BOTANIK Aufrechte Pflanze mit gekreuzt gegenständigen, breit lanzettlichen, grob gezähnten bis fiederlappigen Blättern. Blüten zahlreich in den oberen Blattachseln, Krone 4–6 mm lang, fast regelmäßig 4-spaltig, weiß, die unteren 3 Kronzipfel mit roten Punkten. Kelch mit 5 langen, stechenden Zähnen.

VORKOMMEN Feuchte Standorte, Ufer, Gräben, Röhrichte. Europa, Asien, N-Afrika.

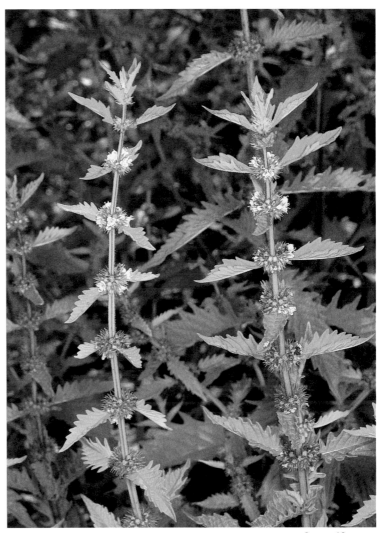

Ufer-Wolfstrapp

DROGEN Wolfstrappkraut – Lycopi herba, das kurz vor der Blüte gesammelte, getrocknete Kraut. Lycopus europaeus (HAB), das frische blühende Kraut.

WIRKSTOFFE Phenolcarbonsäuren: Hydroxyzimtsäurederivate wie Kaffeesäure, Rosmarinsäure und Lithospermsäure; Flavonoide, Diterpene, ätherisches Öl in Spuren.

ANWENDUNG Zubereitungen aus Wolfstrappkraut hemmen die Aktivität der Schilddrüse und eignen sich zur Behandlung leichterer Fälle von Schilddrüsenüberfunktion und den vegetativ-nervösen Begleiterscheinungen. Neben dieser antithyreotropen Wirkung konnte auch eine antigonadotrope Wirkung nachgewiesen werden. Sie führt zur Senkung des Prolactinspiegels, so dass der Einsatz beim prämenstruellen Syndrom mit Spannungsgefühl und Schmerzhaftigkeit der

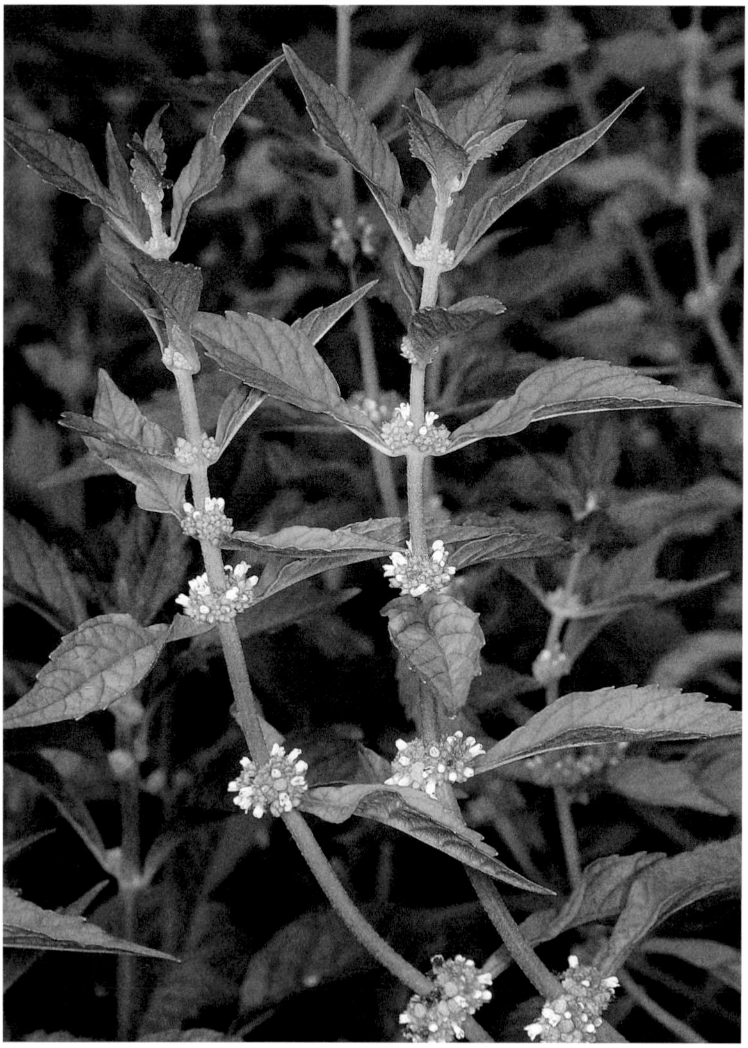

Virginischer Wolfstrapp

Brustdrüse einleuchtet. Die Anwendung erfolgt in der Regel in Form von Fertigpräparaten, die häufig auch Extrakte aus Herzgespannkraut und/oder Baldrianwurzel enthalten. Als wirksame Inhaltsstoffe werden Oxidationsprodukte der Phenolcarbonsäuren und die Flavonoide angesehen, mit dem Gesamtextrakt wurden aber bisher die besten Ergebnisse erzielt. Plötzliches Absetzen von Lycopus-Präparaten kann zur Verstärkung des Beschwerdekomplexes führen, Diagnoseverfahren mit Radioisotopen werden gestört. Der in N-Amerika heimische **Virginische Wolfstrapp** *Lycopus virginicus* MIXCH. (HAB) enthält die gleichen Wirkstoffe wie *L. europaeus* und wird wie dieser verwendet. Die Homöopathie bevorzugt die amerikanische Art. Zu den Anwendungsgebieten gehört Herzklopfen, besonders bei Schilddrüsenüberfunktion.

Lysimachia nummularia L.

Pfennigkraut

Primulaceae / Primelgewächse

0,1–0,6 m weit kriechend ♃ VI–VII

BOTANIK Niederliegende Pflanze mit gegenständigen, rundlichen Blättern, an den Knoten wurzelnd. Blüten 5-zählig, Kronblätter gelb, nur am Grund verwachsen, 9–16 mm lang, Kelchblätter zerstreut rot punktiert.

VORKOMMEN Feuchte Wiesen, Grabenränder, Waldwege. Europa, weiter verschleppt.

DROGEN Pfennigkraut – Lysimachiae herba, die ganze blühende, getrocknete Pflanze. Lysimachia nummularia (hom).

WIRKSTOFFE Nach älteren Angaben Flavonoide, Triterpensaponine, Gerbstoffe.

ANWENDUNG Die Pflanze hat heute noch ihren Stellenwert in der anthroposophischen Therapierichtung, wo sie bei akuten und chronischen Ekzemen vorwiegend im Kindesalter innerlich wie äußerlich eingesetzt wird. In der Schulmedizin ist das Pfennigkraut unbekannt, in der Volksheilkunde wird es bisweilen noch als Hustenmittel verwendet, was auf Grund des Saponingehaltes plausibel ist, außerdem gegen rheumatische Beschwerden und Durchfälle, äußerlich als Wundheilmittel und bei Ekzemen. Die Wirksamkeit konnte für diese Indikationen bisher nicht ausreichend belegt werden.

Pfennigkraut

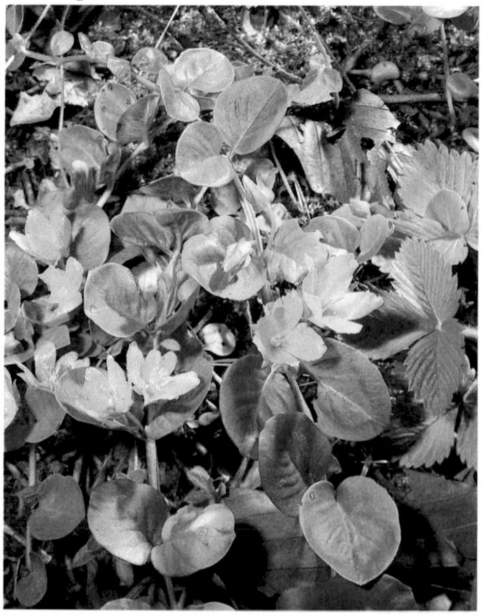

Lythrum salicaria L.

Blut-Weiderich

Lythraceae / Weiderichgewächse

0,5–1,5 m 4 VI–IX

BOTANIK Aufrechte Staude mit eilanzettlichen Blättern in 3-zähligen Quirlen oder gegenständig sitzend, die oberen auch wechselständig. Blüten zu mehreren in den Achseln von Hochblättern, in ährigen, über 10 cm langen Blütenständen, mit jeweils 6 rotvioletten, etwa 1 cm langen Kronblättern und langem, zylindrischem Achsenbecher.

VORKOMMEN Feuchtwiesen, an Gewässern. Europa, Asien, N-Afrika, weiter verschleppt.

DROGEN Blutweiderichkraut – Lythri herba (PhEur), Lysimachiae purpureae herba, Salicariae herba, die getrockneten, zur Blütezeit gesammelten oberirdischen Teile. Lythrum salicaria (hom).

WIRKSTOFFE 5–12 % Gerbstoffe (vorwiegend Gallotannine), Phenolcarbonsäuren wie Chlorogensäure, Flavonoide, darunter vor allem Glykosylflavone, in geringen Mengen ätherisches Öl.

ANWENDUNG Blutweiderichkraut ist ein vor allem in Frankreich und dem übrigen W-Europa viel verwendetes Mittel gegen Durchfallerkrankungen und wird dort in der Volksheilkunde auch bei akuten und chronischen Entzündungen der Magen- und Darmschleimhaut eingesetzt. Die Drogenmonographie wurde erst kürzlich aus dem Französischen in das Europäische Arzneibuch übernommen, doch schon seit der Antike wurde über das Kraut berichtet, das selbst bei Ruhr- und Typhusepidemien wertvolle Dienste geleistet haben soll. Der hohe Gerbstoffgehalt erklärt nur zum Teil die Wirksamkeit wie auch bei der äußerlichen Nutzung als Wundheilmittel, bei Hämorrhoiden und Ekzemen.

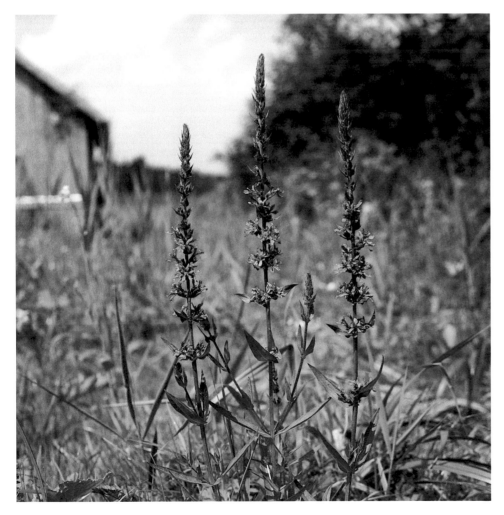

Blut-Weiderich

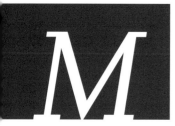

Macadamia ternifolia F. MUELL.
(*M. integrifolia* MAID. & BETSCHE)

Macadamianussbaum

Proteaceae / Silberbaumgewächse

15–20 m ♃ VI–III

BOTANIK Immergrüner Baum, die länglich-lanzettlichen Blätter bis zu 20 cm lang und meist ganzrandig, in Wirteln zu dritt stehend. Kleine gelblich weiße Blüten in langen, hängenden Trauben. Steinfrüchte 2–3 cm groß, kugelig, glatt, mit kleiner ausgezogener Spitze. Die Macadamianuss stammt auch von *M. tetraphylla* L. JOHNSON mit linealen, fein dornig gezähnten Blättern und raueren Früchten.

VORKOMMEN Küstenregenwälder O-Australiens, auch in anderen tropischen Ländern kultiviert.

DROGEN Makadamiaöl – Macadamiae oleum (DAC), das durch Pressen gewonnene, eventuell gereinigte und stabilisierte, fette Öl der Samen.

WIRKSTOFFE Im Nusskern 50–80 % fettes Öl mit überwiegend einfach ungesättigten Fettsäuren wie Ölsäure (53–64 %) und Palmitoleinsäure (16–25 %), der Gehalt an Linolsäure ist gering.

ANWENDUNG Makadamia ist mit Abstand die teuerste „Nuss". Von der faserigen grünbraunen Hülle befreit, kommt sie in der kugeligen, hellbraunen Steinschale auf den Markt, die so hart ist,

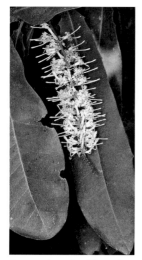

Die Trauben des **Macadamianussbaumes** werden aus bis zu 250 Einzelblüten gebildet.

dass man einen speziellen Nussknacker benötigt, um sie zu öffnen. Häufiger angeboten werden die weißlichen Kerne geröstet und leicht gesalzen oder mit Schokolade umhüllt. Makadamiaöl ist hochwertig und bestem Olivenöl gleichwertig. Es wurde vor wenigen Jahren in den Deutschen Arzneimittel-Codex aufgenommen, da es immer häufiger zur Herstellung von Haut- und Körperpflegemitteln und auch medizinischen Salben verwendet wird. Es verteilt sich sehr gut auf der Haut und dringt leicht in sie ein.

Mahonia aquifolium (PURSH) NUTT.
(*Berberis aquifolium* PURSH)

Gewöhnliche Mahonie

Berberidaceae / Sauerdorngewächse

1–2 m ♄ IV–VI

BOTANIK Immergrüner, aufrechter, dornloser Strauch mit unpaarig gefiederten Blättern, die 5–9 Blättchen ledrig und stark glänzend, ± gewellt, eiförmig, am Rand fein stachelig gezähnt. Blüten gelb, 6-zählig, in dichten, aufrechten Trauben. Blaue, bereifte Beeren.

VORKOMMEN Zierstrauch, zuweilen verwildert. Heimat westl. N-Amerika.

DROGEN Mahonia aquifolium, Berberis aquifolium (HAB), die getrocknete Ast- und Zweigrinde sowie Zweigspitzen.

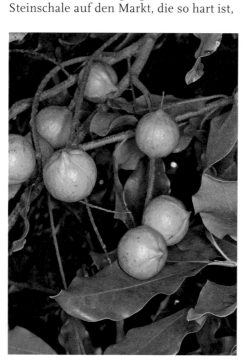

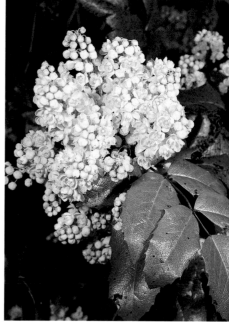

Links: Früchte des **Macadamianussbaumes**
Rechts: **Gewöhnliche Mahonie**

WIRKSTOFFE Vor allem in der Wurzel und der oberirdischen Rinde Isochinolinalkaloide wie Berberin, Berbamin, Oxyacanthin und Palmatin.

ANWENDUNG Für alkoholische Rindenextrakte der Gewöhnlichen Mahonie konnte man bei äußerlicher Anwendung eine Schuppen ablösende, vermehrter Schuppenbildung entgegenwirkende sowie eine entzündungshemmende und antimikrobielle Wirksamkeit nachweisen. Die Droge selbst ist nicht gebräuchlich, man nutzt homöopathische Zubereitungen, insbesondere die Urtinktur (das heißt alkoholische Gesamtextrakte in relativ hoher Konzentration) in Salben vor allem zur Langzeit- und Intervalltherapie der Schuppenflechte. Auch Neurodermitis und Akne werden als Indikationen diskutiert. Zu den homöopathischen Anwendungsgebieten gehören trockene Hautausschläge, Leber- und Gallenleiden.

Malpighia punicifolia L.
(*M. glabra* MILLSP., non L.)

Barbadoskirsche, Acerola

Malpighiaceae / Malpighigewächse

2–5(–6) m ♄ IV–X

BOTANIK Immergrüner Strauch mit gegenständigen, eiförmig-länglichen, ganzrandigen Blättern. Blüten einzeln oder zu mehreren in den Blattachseln, auch endständig, mit genagelten, etwas gefransten, rosavioletten Kronblättern. Früchte kirschenartig, leuchtend rot, mit 3 schwachen Kerben, 3-samig.

VORKOMMEN Heimat Westindische Inseln, heute in verschiedenen Teilen der Tropen kultiviert.

DROGEN Barbadoskirsche, Acerolafrucht – Malpighiae fructus.

WIRKSTOFFE Vitamin C sowie A- und B-Vitamine, Fruchtsäuren, Zucker.

ANWENDUNG Barbadoskirschen haben einen ungewöhnlich hohen Gehalt an Vitamin C, nämlich 1000–2000 mg und mehr (die Angaben schwanken beträchtlich) in 100 g Fruchtfleisch und waren einige Zeit die Früchte mit dem höchsten bekannten Vitamin-C-Gehalt. Inzwischen hält aber die brasilianische Camu-Camu-Frucht (von *Myrciaria dubia* (H. B. & K.) McVAUGH, einer *Myrtaceae*) den Rekord weit darüber. Die Hagebutte enthält

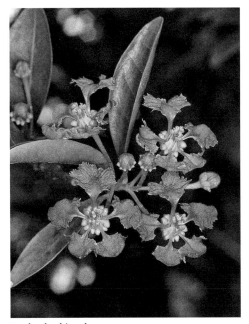

Barbadoskirsche

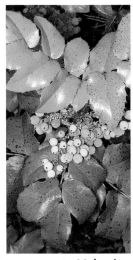

Die Beeren der **Mahonie** enthalten nur sehr geringe Mengen Alkaloide und gelten wie die der Gewöhnlichen Berberitze als harmlos.

1250 mg Vitamin C im essbaren Anteil, in der Zitrone sind es nur 53 mg in 100 g. Die Früchte werden als natürliche Vitamin-C-Quelle in verschiedensten Zubereitungen genutzt, auch getrocknet und als Pulver in Tablettenform gegeben, z. B. zur Vorbeugung von Erkältungskrankheiten. Frischextrakte und Fruchtsaftkonzentrate werden zur Vitaminisierung und Geschmacksverbesserung anderer Fruchtsäften, wie Apfelsaft, zugesetzt.

Malus domestica BORKH.

Apfelbaum

Rosaceae / Rosengewächse

2–10 m ♄ V

BOTANIK Breit ausladender Baum, junge Zweige filzig. Blätter gekerbt-gesägt, breit elliptisch, besonders unterseits bleibend dicht filzig behaart, und mit deutlich hervortretenden Nerven. Blüten in wenigblütigen Doldentrauben, 5-zählig, Kronblätter weiß, unten rot überlaufen, 1,5–2,5 cm lang.

VORKOMMEN Alte Kulturpflanze, in zahlreichen Sorten im gemäßigten Klima verbreitet.

DROGEN Unreife Äpfel – Mali sylvestris immaturi fructus. Pektin – Pectinum (ÖAB). Apfelschalen – Piri mali fructus cortex, die getrockneten Fruchtschalen.

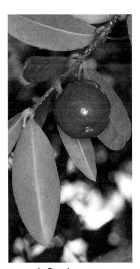

Acerolafrüchte sind sehr saftig, sauer, dünnschalig und wenig haltbar. Sie sind roh oder als Kompott, Gelee, Marmelade oder Saft genießbar.

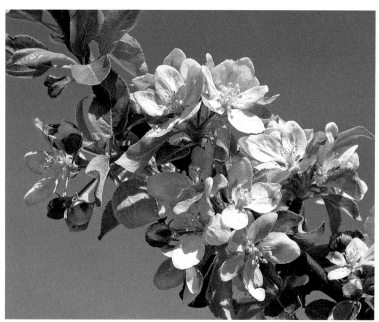

Apfelbaum

Malva sylvestris L.

Wilde Malve

Malvaceae / Malvengewächse

0,3–1,2 m ⊙–⌇ VI–IX

BOTANIK Stängel niederliegend bis aufsteigend, Blätter gekerbt, zu ¹/₃ oder bis über die Hälfte handförmig 3–7-lappig. Blüten mit jeweils 3 freien Außenkelchblättern zu 2–6 in den Blattachseln, Kronblätter rosaviolett, dunkler geadert, mit 20–25 mm 3–4-mal so lang wie der Kelch.

VORKOMMEN Trockene Unkrautfluren. Europa, Asien, N-Afrika, fast weltweit verschleppt.

DROGEN Malvenblätter, Käsepappelblätter – Malvae folium (DAC, ÖAB, Helv), die getrockneten Laubblätter, auch von *M. neglecta*. Malvenblüten, Käsepappelblüten – Malvae sylvestris flos (PhEur), die getrockneten Blüten von *M. sylvestris* oder ihren kultivierten Varietäten wie der im südlichen Mittelmeergebiet heimischen var. *mauritiana* (L.) BOISS. Malva sylvestris, ethanol. Infusum (HAB).

WIRKSTOFFE Schleimpolysaccharide (Galacturonorhamnane und Arabinogalactane), Flavonoide, darunter Flavonoidsulfate, geringe Mengen Gerbstoffe, nur in den Blüten Anthocyane.

ANWENDUNG Blüten- und Blattdroge haben auf Grund ihres Schleimreichtums vor allem reizlindernde Wirkung; der (geringe) Gerbstoffgehalt steuert gewisse adstringierende Effekte bei. Man verwendet sie bei Schleimhautentzündungen von Magen und Darm, bei Katarrhen der oberen Atemwege, zum Spülen und Gurgeln bei Reizungen im Mund- und Rachenraum und (nur in der Volksheilkunde) zu Bädern und Umschlägen bei entzündlichen Ekzemen und Geschwüren.

Im Lebensmittelhandel versteht man unter „Malventee" in der Regel Hibiscusblüten (s. *Hibiscus sabdariffa*). Die Droge Malvae arboreae flos stammt dagegen von *Alcea rosea*.

WIRKSTOFFE Reichlich Pektin (ein Polysaccharid), Catechingerbstoffe, Kaffeesäurederivate, Fruchtsäuren, Zucker, Vitamine, Mineralsalze, in den Samen blausäurehaltige Glykoside.

ANWENDUNG Frische geriebene Äpfel oder Apfelpulver in Form von Fertigpräparaten werden besonders in der Kinderheilkunde bei leichten Durchfallerkrankungen oder Magen-Darm-Entzündungen eingesetzt. Die Wirksamkeit ist durch die Pektine bedingt, die ein hohes Quell- und Wasserbindungsvermögen aufweisen und dadurch zur Eindickung des Stuhls führen. Außer der mild stopfenden Wirkung sind schleimhautschützende, die körpereigene Darmflora begünstigende und blutgerinnungsfördernde Eigenschaften der Pektine bekannt, die man u. a. aus Apfeltrester gewinnt. In hohen Dosen verzögern sie die Resorption von Nahrungsmitteln und damit den für Diabetiker zu beachtenden Anstieg der Blutglukose nach den Mahlzeiten. Pektinpräparate werden auch als Lipidsenker und zur Gewichtsreduktion angeboten. Auf Grund der Quellwirkung soll durch Erzeugung eines Sättigungsgefühls eine Reduzierung der Nahrungsaufnahme erfolgen. In der pharmazeutischen Technologie werden Pektine als Tablettensprengmittel und zur Herstellung von Retardformen genutzt. Die Schalen reifer Äpfel finden sich in Haustees, in Arzneitees gelegentlich als geschmacksverbessernde Beimischung.

TEEBEREITUNG *1 EL Malvenblüten oder 2 TL Malvenblätter je Tasse kalt ansetzen, kurz aufkochen; oder mit kochendem Wasser übergießen, jeweils 10 min ziehen lassen. Mehrmals täglich 1 Tasse trinken bzw. zum Spülen oder Gurgeln verwenden.*

Wilde Malve

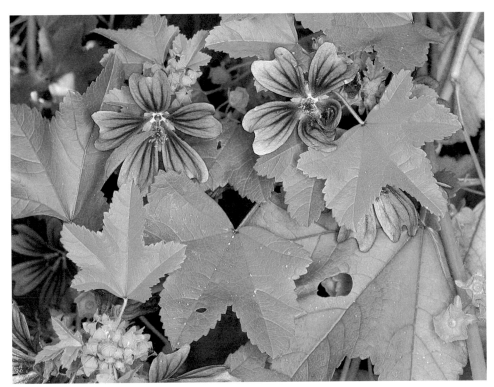

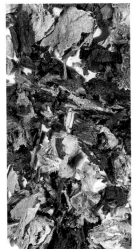

Die **Weg-Malve** *Malva neglecta* WALLR. hat nur schwach handförmig 5–7-lappige Blätter. Die hellrosa bis fast weiße, etwas dunkler geaderte Krone ist etwa doppelt so lang wie die Kelchblätter (Unkrautfluren, heute fast weltweit verschleppt). Die getrockneten Laubblätter dürfen für die Droge Malvenblätter – Malvae folium verwendet werden.

Weg-Malve

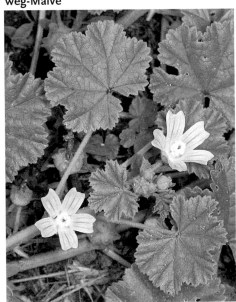

Mandragora autumnalis BERTOL.

Herbst-Alraune

Solanaceae / Nachtschattengewächse

0,1–0,2 m ⅃ IX–XI ☠

BOTANIK Staude mit einer großen, dem Boden anliegenden Rosette aus eiförmig-länglichen Blättern. In ihrer Mitte kurz gestielte 5-zählige Blüten, Krone violett, aufrecht glockenförmig, 3–4 cm lang. Frucht eine gelblich rote, eiförmige Beere. Ähnlich *M. officinarum* L. mit grünlich weißen Blüten (Frühlingsblüher, nur in N-Italien, W-Jugoslawien).
VORKOMMEN Brachland, Kulturland, Wegränder. Mittelmeergebiet.
DROGEN Alraunwurzel, Zauberwurzel – Mandragorae radix, die Wurzeln beider Arten. Mandragora e radice siccato (HAB), von beiden Arten; Mandragora (hom), aus den frischen Blättern von *M. officinarum*.
WIRKSTOFFE Tropanalkaloide wie Hyoscyamin, Scopolamin und Atropin.
ANWENDUNG In der auffallenden, dick rübenförmigen, oft zweigeteilten Wurzel, die tief im Boden sitzt und nur mühsam im Ganzen zu ernten ist, kann man bei gutem Willen eine menschliche Gestalt erkennen. Diesem „Alraunmännchen"

Malvenblüten werden als Schmuckdroge in Teemischungen verschiedener Indikation eingesetzt und auch zum Färben von Lebensmitteln verwendet.

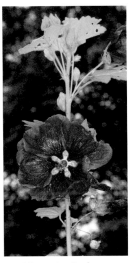

Die **Mauretanische Malve** *Malva sylvestris* var. *mauritiana* wird heute nicht als selbstständige Sippe betrachtet. Sie wird zur Drogengewinnung angebaut. Ihre dunkel blau-violetten Blüten liefern die „schönere" Droge.

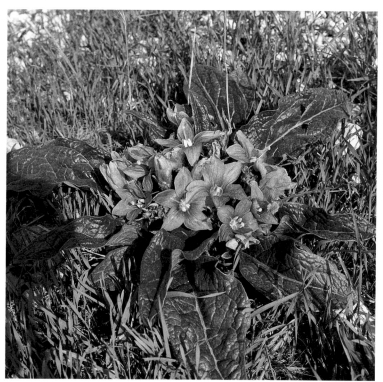

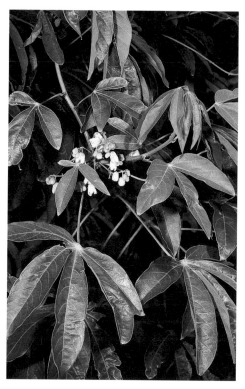

Links: **Herbst-Alraune**
Rechts: **Maniok**

Maniokknollen sind zylindrisch bis kegelförmig, 30–90 cm lang und bis 10 cm dick. Sie erreichen ein Gewicht von 2–4 kg.

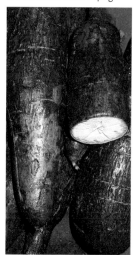

wurden magische Kräfte nachgesagt. In der Medizin spielte die Droge vor allem als Schlaf- und Schmerzmittel sowie als Heilmittel gegen Depressionen eine große Rolle. Heute wird die Alraunwurzel in der Schulmedizin nicht mehr verwendet, dafür umso häufiger in homöopathischen Zubereitungen. Man gibt sie z. B. bei Herz-Kreislauf-Beschwerden, Leber-Galle-Störungen, Ischiasschmerz und Kopfschmerz. Bei Verdünnungen aus den frischen Blättern stehen Bronchitis und psychomotorische Störungen im Vordergrund. Die Giftwirkung ist mit der der Tollkirsche zu vergleichen.

Manihot esculenta CRANTZ

Maniok, Cassava

Euphorbiaceae / Wolfsmilchgewächse

1–4 m ⍬ I–XII

BOTANIK Schwach verholzte, strauchartige Pflanze mit Wurzelknollen und Milchsaft in allen Organen. Blätter wechselständig, lang gestielt, fast gefingert 3–9-lappig eingeschnitten. 5-zählige, glockenförmige Blüten, eingeschlechtig in endständigen Rispen, die weiblichen im unteren Bereich.

VORKOMMEN Nur als Kulturpflanze bekannt, Heimat wohl im Amazonasgebiet, weltweit in Tropen und Subtropen in vielen Sorten kultiviert.

DROGEN Manihot(Maniok)-Stärke, Tapioka-Stärke – Manihot amylum, die Stärke der Wurzelknollen. Manihot utilissima, Manihot (hom), der Milchsaft der frischen Wurzelknolle.

WIRKSTOFFE In den frischen Knollen 20–40 % Stärke, etwas Zucker und Eiweiß, Mineralstoffe und Vitamine; in allen Pflanzenteilen das Blausäureglykosid Linamarin, in geringeren Mengen auch Lotaustralin.

ANWENDUNG In Europa verwendet man nur die Stärke. Wegen ihrer leichten Verdaulichkeit und reizlindernden Eigenschaften ist sie als Diätnährmittel bei Magen-Darm-Störungen geeignet. Daneben wird sie als Pudergrundlage und als Gleitmittel für medizinische Handschuhe genutzt. Die Knollen (Maniokwurzeln, Cassavawurzeln) sind in rohem Zustand giftig und müssen angemessen verarbeitet werden, um das Blausäureglykosid Linamarin zu entfernen, das heißt sie werden vor dem Verzehr zerrieben und gründlich gewässert, gekocht, gedämpft oder geröstet. Chronische Cyanidvergiftungen durch ungenügende Aufbereitung sind nicht selten, da die Knollen bzw. das Mehl die Nahrungsgrundlage für große Teile der Bevölkerung in Afrika, Asien und S-Amerika bilden.

Marrubium vulgare L.

Weißer Andorn

Lamiaceae / Lippenblütler

0,2–0,6 m ⚃ VI–IX

BOTANIK Pflanze aufrecht-aufsteigend, aromatisch. Blätter dicht graufilzig behaart, runzelig, rundlich-eiförmig, gekerbt-gesägt. Weißliche, 6–7 mm lange Lippenblüten in dichten, vielzähligen, entfernt stehenden Scheinquirlen, die 10 Kelchzähne zur Fruchtzeit hakig gekrümmt.
VORKOMMEN Heimat Mittelmeergebiet, weiter nördlich selten in Unkrautfluren.
DROGEN Andornkraut – Marrubii herba (DAC, ÖAB), die getrockneten Blätter und oberen Pflanzenteile. Marrubium vulgare, Marrubium album (HAB).
WIRKSTOFFE Marrubiin u. a. Diterpenbitterstoffe, Lamiaceen-Gerbstoffe (Chlorogen-, Kaffee- und Caffeoylchinasäure), Flavonoide, in geringer Menge ätherisches Öl, Cholin, Stachydrin und Betonicin.
ANWENDUNG Andornkraut ist in der Volksheilkunde seit alters ein bewährtes Mittel bei Appetitlosigkeit, Verdauungsbeschwerden mit Blähungen und Völlegefühl, Gallenbeschwerden sowie Bronchialkatarrhen. Äußerlich wurde es früher auch zur Wundheilung und bei Hautausschlägen verwendet. In der Schulmedizin

ist die Droge weniger anerkannt, obwohl man ihr als Bittermittel eine anregende Wirkung auf die Speichel-, Magensaft- und Gallensekretion bescheinigt, auch schleimlösende Eigenschaften werden angegeben. Zu den Anwendungsgebieten in der Homöopathie gehören Entzündungen der Atemwege.

TEEBEREITUNG *1–2 TL Andornkraut je Tasse mit kochendem Wasser übergießen, 5–10 min ziehen lassen. Jeweils vor den Mahlzeiten 1 Tasse ungesüßt trinken, bei Husten zwischen den Mahlzeiten mit Honig gesüßt. (Nicht anwenden bei Magen- und Darmgeschwüren.)*

Marsdenia cundurango REICHB. f. (M. reichenbachii TRIANA)

Kondurangostrauch

Asclepiadaceae / Schwalbenwurzgewächse

Bis 10 m ♄ ☙

BOTANIK Kräftige, kletternde, verholzte Liane mit gegenständigen, herzförmig-

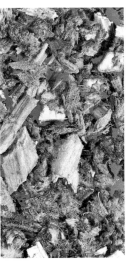
Andornkraut hat einen bitteren Geschmack. Charakteristisch für die Droge sind die Kelche mit hakig gekrümmten Zähnen.

Kondurangostrauch

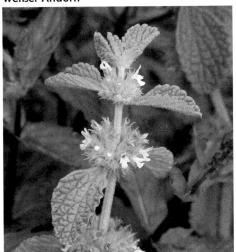
Weißer Andorn

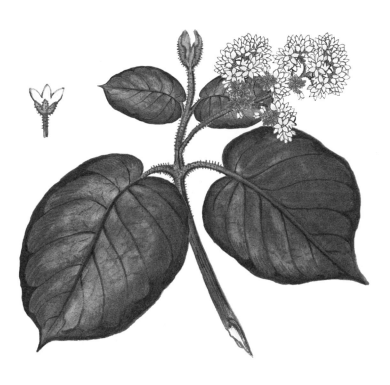

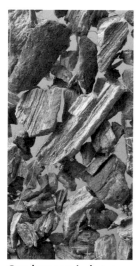

Condurangorinde hat einen süßlich-aromatischen Geruch und einen schwach bitteren Geschmack. (Die Löslichkeit der Wirkstoffe nimmt beim Erwärmen ab, so dass Teezubereitungen vor dem Abseihen abgekühlt sein sollten.)

länglichen, zugespitzten, stark behaarten Blättern. Blüten 5-zählig, mit ausgebreiteten Kronzipfeln. Samen mit Haarschopf in einer Balgfrucht.

VORKOMMEN Kolumbien bis Peru, auch in O-Afrika kultiviert.

DROGEN Condurangorinde (Condurangorinde) – Condurango cortex (DAC, ÖAB, Helv), die getrocknete Rinde der Zweige und jüngeren Stämme. Marsdenia cundurango, Condurango (HAB).

WIRKSTOFFE Bitter schmeckende Steroidesterglykoside (Pregnanglykoside, in ihrer Gesamtheit als Condurangine bezeichnet), Condurangamine, Flavonoide, Cumarinverbindungen, Kaffeesäurederivate, wenig ätherisches Öl.

ANWENDUNG Condurangorinde ist eine ausgesprochene Bitterstoffdroge, die Speichel- und Magensaftsekretion anregt und damit Verdauung und Appetit fördert. Sie ist als Droge derzeit kaum gebräuchlich, Extrakte sind jedoch noch in einigen kombinierten Fertigpräparaten aus der Gruppe der Magen-Darm-Mittel enthalten. Condurangowein ist als magenstärkendes Mittel auch in der Volksheilkunde bekannt. Bei Patienten mit Magenkrebs soll der Teeaufguss den Brechreiz

lindern, eine Wirkung auf die Erkrankung selbst darf damit aber nicht verbunden werden. Gewisse Antitumoraktivitäten wurden bisher nur im Tierversuch mit den ziemlich giftigen Reinglykosiden bestätigt, nicht mit Drogenextrakten. Die Homöopathie verwendet Condurango in entsprechenden Zubereitungen bei Entzündung und Verengung der Speiseröhre sowie bei Rhagaden an den Lippen und in den Mundwinkeln.

Matricaria recutita L.
(*Chamomilla recutita* (L.) RAUSCH.)

Echte Kamille

Asteraceae / Korbblütler

0,1–0,6 m ⊙ V–VIII

BOTANIK Aufrechte, verzweigte, stark aromatische Pflanze. Blätter fein 2–3fach fiederteilig. 10–25 mm breite Blütenköpfchen mit kegelförmigem, hohlem Blütenboden ohne Spreublätter, Zungenblüten weiß, bald zurückgeschlagen.

VORKOMMEN Getreideäcker, Ruderalstellen, fast weltweit kultiviert. Heimat östl. Mittelmeergebiet.

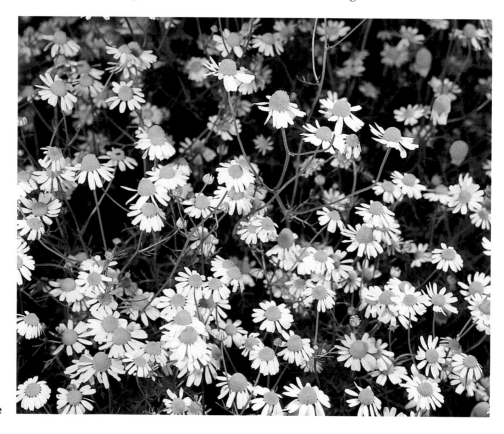

Echte Kamille

DROGEN Kamillenblüten – Matricariae flos (PhEur), Chamomillae flos, die getrockneten Blütenköpfchen. Matricariae aetheroleum und Matricariae extractum fluidum (PhEur) – Kamillenöl und Kamillenfluidextrakt. Chamomilla recutita, Chamomilla (HAB), die ganze frische Pflanze.

WIRKSTOFFE Beim ätherischen Öl werden zwei Typen unterschieden, der eine reich an Bisabololoxiden, der andere reich an α-Bisabolol (Levomenol), außerdem Guajanolide bzw. Proazulene und daraus entstehende Azulene und Spathulenol. Sesquiterpenlactone wie Matricin, von dem sich das Chamazulen und die Chamazulencarbonsäure ableiten, entstehen erst bei der Gewinnung des ätherischen Öls durch Wasserdampfdestillation; ferner En-In-Dicycloether (Spiroether), Flavonoide, vor allem Apigenin, Cumarine, Phenolcarbonsäuren, Polysaccharide.

ANWENDUNG Die Kamille ist der absolute Star unter den Heilpflanzen: Für ihre Zubereitungen werden entzündungshemmende, krampflösende, gegen Magengeschwüre schützende, beruhigende, wundheilungsfördernde, den Hautstoffwechsel anregende, antibakterielle und desodorierende Wirkungen angegeben. Für einzelne Inhaltsstoffe gibt es Zuordnungen zu bestimmten Eigenschaften, die Wirkung beruht aber wohl in hohem Maße auf dem Zusammenspiel mehrerer Wirkstoffe. Essentiell sind die Bisabolole, wobei die Bisabololoxide schwächer wirken als das α-Bisabolol, ferner Apigenin und Matricin mit Chamazulen und der Chamazulencarbonsäure. Man verwendet Kamillenblüten innerlich bei Erkrankungen im Magen-Darm-Bereich und bei Menstruationsbeschwerden (auch mit krampfartigen Erscheinungen), äußerlich bei Entzündungen der Haut und Schleimhäute einschließlich der Mundhöhle, des Nasen-Rachen-Raumes und der Atemwege sowie bei Erkrankungen im Anal- und Genitalbereich. Zahlreiche Anwendungsformen sind hier möglich, wie Inhalationen, Spülungen, Salben, Umschläge und Bäder. In S-Europa gilt Kamillentee als leichtes Beruhigungsmittel. Homöopathische Anwendungsgebiete sind außer verschiedenen Entzündungen auch heftige Schmerzzustände und reizbare Verstimmungszustände. In dem mit heißem Wasser hergestellten Teeaufguss bleiben

TEEBEREITUNG *1 gehäuften EL Kamillenblüten je Tasse mit kochendem Wasser übergießen, 5–10 min ziehen lassen; 3–4-mal täglich 1 Tasse frisch bereitet, ungesüßt und lauwarm schluckweise zwischen den Mahlzeiten trinken. Zum Spülen, Gurgeln und zur Bereitung von Umschlägen 2–3 EL auf 100 ml Wasser verwenden. Zur Bereitung eines Dampfbades 2 EL mit 1 l heißem Wasser übergießen, für Teilbäder 50 g auf 10 l Wasser nehmen. (Nicht anwenden bei bekannter Allergie gegen Korbblütler, allergische Reaktionen sind aber sehr selten. Den Tee wegen der Schwebstoffe nicht bei Entzündungen am Auge anwenden.)*

bis zu 85 % des ätherischen Öls im Rückstand, er enthält aber die wasserlöslichen Flavonoide und Schleimstoffe (Polysaccharide). Industriell hergestellte wässrig-alkoholische Extrakte enthalten neben den wasserlöslichen auch die alkohollöslichen Wirkstoffe wie die Bisabolole. Daher ist in manchen Fällen die Anwendung derartiger Fertigpräparate zu erwägen. Kamille in Aufgussbeuteln aus dem Lebensmittelhandel ist für arzneiliche Zwecke nicht brauchbar. Sie enthalten meist einen hohen Anteil Kraut, nur wenige Blüten und erreichen nicht den Mindestgehalt an Wirkstoffen.

Die **Strahlenlose Kamille** *Matricaria discoidea* DC. (*Chamomilla suaveolens* (PURSH) RYDB.) riecht ebenfalls kamillenähnlich

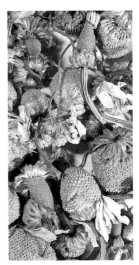

Kamillenblüten können bei Wildsammlung mit den Blüten der Stinkenden Hundskamille *Anthemis cotula* L. verwechselt werden, die aber am Geruch und an den Spreuhaaren auf gefülltem Blütenboden zu unterscheiden sind. Sie enthalten das Sesquiterpenlacton Anthecotulid, das häufiger zu Kontaktallergien führt.

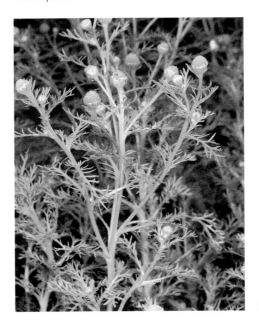

Strahlenlose Kamille

aromatisch. Sie wird bisweilen in der Volksheilkunde wie Echte Kamille z. B. gegen Blähungen verwendet, ihr fehlen jedoch die entzündungshemmenden und wundheilungsfördernden Eigenschaften (kein Chamazulen im ätherischen Öl). Gewisse krampflösende und wurmwidrige Effekte sollen vorhanden sein. Da die Pflanze bisher nur wenig untersucht ist und es bessere Alternativen für die angegebenen Wirkungen gibt, wird von der Anwendung abgeraten. Die Römische Kamille von *Chamaemelum nobile* (s. *Anthemis nobilis*) ist dagegen eine „echte" Arzneipflanze.

Melaleuca alternifolia MAID. & BETCHE

Teebaum

Myrtaceae / Myrtengewächse

4–7 m ♄ X–I

BOTANIK Kleiner Baum mit schmal lanzettlichen, wechselständigen Blättern.

Teebaum

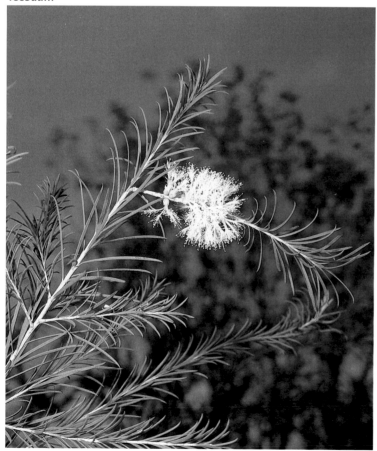

Blüten gelblich weiß, 5-zählig, Kronblätter winzig, aber 5 auffällige, bäumchenartig verzweigte Büschel aus weißen Staubblättern. Blütenstand ährenförmig, an der Spitze mit einem beblätterten Trieb weiterwachsend.

VORKOMMEN Feuchtgebiete SO-Australiens. Kulturen heute weltweit.

DROGEN Teebaumöl – Melaleucae (alternifoliae) aetheroleum (PhEur), das aus den frischen nadelartigen Blättern und Zweigspitzen destillierte ätherische Öl. Auch *M. linariifolia* SM., *M. dissitiflora* MUELL. u. a. *Melaleuca*-Arten mit terpinen-4-olreichem ätherischem Öl sind zugelassen, spielen aber derzeit zur Ölgewinnung keine größere Rolle.

WIRKSTOFFE Mono- und Sesquiterpene wie Pinen, Terpinen, Terpineol, Terpinen-4-ol, Cymen, Cineol, Caryophyllen, Cadinen. Für Cineol ist im Arzneibuch ein Höchstgehalt (15 %), für Terpinen-4-ol ein Mindestgehalt (30 %) vorgeschrieben.

ANWENDUNG Teebaumöl wurde traditionell von australischen Ureinwohnern genutzt, heute ist es in Mitteleuropa populär und ein großes Geschäft. Vielfältige Wirkungen bei zahlreichen Erkrankungen werden ihm zugeschrieben, die aber bisher, wenn überhaupt, nur im Laborversuch nachgewiesen werden konnten. Untersuchungen gibt es über antimikrobielle, fungizide und antivirale Effekte. Gute Erfolge erzielte man bei lokaler Anwendung gegen das Aknebakterium sowie bei Pilzerkrankungen der Nägel und bei Fußpilz. Weitere Indikationen der „neuen" Volksheilkunde, für die bisher keine ausreichenden Studien vorliegen, sind z. B. Erkältungskrankheiten, Hautentzündungen, Wunden, Muskelschmerzen, Sonnenbrand und Herpes, Linderung des Juckreizes nach Insektenstichen. Viele Kosmetika enthalten Teebaumöl. Auch hier werden die antibakteriellen Eigenschaften genutzt, wie in Mundpflegemitteln, Rasier- und Haarwässern, Haarshampoos gegen Schuppen und in Deodorants. Kontaktallergien treten relativ häufig auf. Das Öl darf nicht in die Augen gebracht und bei Säuglingen und Kleinkindern nicht im Gesicht aufgetragen werden. Von innerlicher Anwendung wird abgeraten.

Schon lange vor dem Aufschwung des Teebaumöls waren die Öle weiterer *Melaleuca*-Arten (mehrere der heutigen Arten

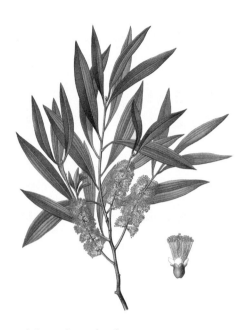

Melaleuca leucadendron

wurden als *M. leucadendron* bezeichnet,)
in Europa bekannt (schon seit 1726!) und
sogar in Arzneibüchern monographiert.
Dazu gehört das **Kajeputöl** von *M. leucadendra* (L.) L., einer in Australien heimischen Art, oder von der heute als eigene
Sippe betrachteten südostasiatischen
M. cajuputi POWELL (Cajeputi aetheroleum,
enthält 50–65 % Cineol). **Niaouliöl**, Niau-
liöl (Niaouli aetheroleum mit 35–65 %
Cineol) stammt von *M. viridiflora* SOLAND.,
Niaouliöl MQV von *M. quinquenervia* (CAV.)
BLAKE, beide aus Australien. Die Öle haben zwar eine ähnliche, aber doch abweichende chemische Zusammensetzung
und dadurch eigene Duftnoten. Sie sind
heute noch in einigen Nasenölen enthalten und in Zubereitungen mit durchblutungsfördernder Wirkung – häufig kombiniert mit weiteren ätherischen Ölen wie
Eucalyptusöl, Nelkenöl oder Rosmarinöl –
zur äußerlichen Anwendung bei rheumatischen und neuralgischen Beschwerden.
Niaouliöl wird auch bei Katarrhen der
oberen Luftwege verwendet. Terpinen-4-
ol, der Hauptwirkstoff des Teebaumöls,
ist in diesen Ölen nur bis 2 % enthalten,
der Cineolgehalt dagegen liegt in beiden
Ölen viel höher. Die Homöopathie kennt
die heute etwas in Vergessenheit gerate-
nen Öle als Cajeputum (aus den Blättern
von *M. cajuputi* und/oder *M. leucadendra*),
Anwendungsgebiete sind Krämpfe im
Bereich des Magen-Darm-Kanals.

Melia azadirachta L. (*Azadirachta
indica* JUSS., *Antelaea azadirachta*
(L.) ADEB.)

Niembaum,
Nimbaum, Neembaum

Meliaceae / Zedrachgewächse

10–15(–20) m ♄ III–VI

BOTANIK Immergrüner Baum mit gefiederten, bis 30 cm langen Blättern, Blättchen 10–12 cm, gesägt. Blüten weißlich,
5-zählig, in langen, hängenden Rispen.
Steinfrucht eiförmig-länglich, olivengroß,
weiß bis gelblich.

VORKOMMEN Indien, Sri Lanka, inzwischen in vielen tropischen Ländern als
Nutz- und Zierbaum kultiviert.

DROGEN Niemöl, Margosaöl, das fette
Öl der Samenkerne. Antelaea azadirachta,
Azadirachta indica (hom), die frische
junge Rinde.

WIRKSTOFFE Im Samenöl Limonoide
(tetrazyklische Triterpene) wie Azadirachtin, Nimbin, Salanin.

ANWENDUNG Extrakte aus Rinden,
Blättern und Früchten des Niembaumes
werden heute als biologische Schädlingsbekämpfungsmittel in großem Maße eingesetzt. Azadirachtin hat einen extrem
bitteren Geschmack, verhindert dadurch
die Nahrungsaufnahme von Insekten
oder Milben und hemmt gleichzeitig auf
längere Sicht ihre Entwicklung und Fort-
pflanzung. Dabei ist es für Säugetiere

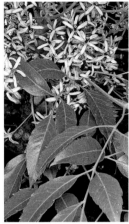

Der **Paternosterbaum**
Melia azedarach L. führt zu
Verwechslungen im
Namen und in der Bestim-
mung, solange er nicht
blüht, die Blätter sind aber
doppelt gefiedert, die
Kronblätter blass fliederfar-
ben (Heimat SW-Asien,
Zierbaum).

Niembaum

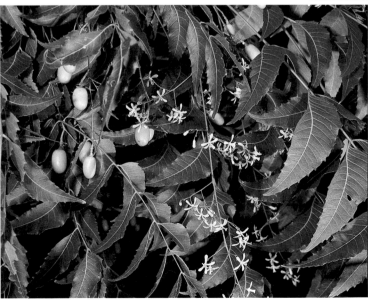

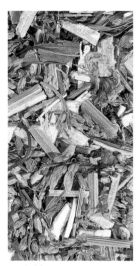

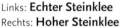

Steinklee ist in Tee-
mischungen in niedriger
Dosierung oft nur wegen
seines angenehmen Duftes
enthalten.

Links: **Echter Steinklee**
Rechts: **Hoher Steinklee**

ungiftig. Medizinische Nutzung finden
Zubereitungen aus dem fetten Öl der
Früchte. Man verwendet sie zum Besprü-
hen von Matratzen, um der Vermehrung
der Hausstaubmilbe Einhalt zu gebieten
und so Allergikern ungestörten Schlaf zu
ermöglichen. Homöopathische Zubereitungen aus der frischen jungen Rinde
gibt man bei Fieberzuständen und Rheumatismus.

Melilotus officinalis (L.) PALL.

Echter Steinklee
Fabaceae / Schmetterlingsblütler

0,3–1,2 m ⊙ VI–IX

BOTANIK Aufrechte Pflanze mit 3-zählig
gefiederten Blättern, Teilblättchen länglich, unregelmäßig gezähnt. Hängende
Blüten in einseitswendigen Trauben. Blüten gelb, Krone 5–7 mm lang, Fahne und
Flügel länger als das Schiffchen. Hülsen
kahl, rundlich-eiförmig, querrunzelig, mit
5–8 Samen.
VORKOMMEN Trockene Unkrautfluren,
Wegränder. Europa, Asien, weiter verschleppt.

DROGEN Steinklee – Meliloti herba
(DAC), die getrockneten Blätter und Blütenstände, auch von *M. altissimus*. Melilotus officinalis (HAB), nur von dieser Art.
WIRKSTOFFE Cumaringlykoside wie
Melilotosid, aus denen beim Trocknen
enzymatisch das nach Waldmeister duftende Cumarin abgespalten wird, Melilo-
tin (Dihydrocumarin), Hydroxycumarine,
Phenolcarbonsäuren, Flavonoide, Triterpensaponine, Schleim.
ANWENDUNG Den Cumarinverbindungen als Hauptinhaltsstoffen werden entzündungshemmende, antiödematöse, der
Kapillarbrüchigkeit und Gefäßdurchläs-
sigkeit entgegenwirkende, den Lymph-
fluss verbessernde und auch wundheilungsfördernde Eigenschaften bescheinigt. Da der Gehalt in der Pflanze stark
schwankt, werden besonders für die
innerliche Anwendung Fertigpräparate
mit standardisierten Extrakten bevorzugt,
die wirksam dosiert sind und gleichzeitig
eine Überdosierung vermeiden, die zu
Kopfschmerzen und Schwindel führen
kann. Man setzt sie gegen Venenerkrankungen mit Schmerzen und Schweregefühl in den Beinen, nächtlichen Wadenkrämpfen, Juckreiz und Schwellungen

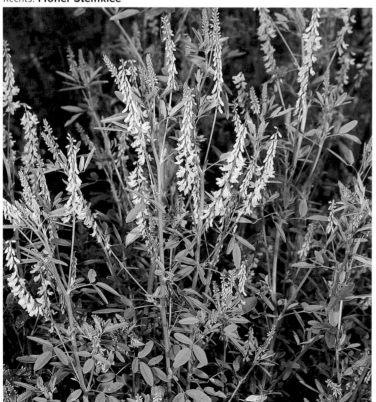

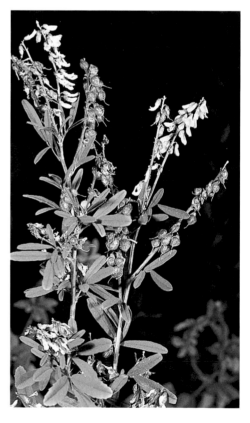

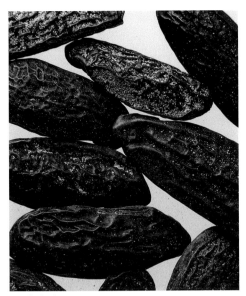

Tonkabohnen

sowie bei Hämorrhoiden ein. Äußerlich verwendet man Drogenzubereitungen in Form von Salben oder Umschlägen bei Verstauchungen, Prellungen und oberflächlichen Blutergüssen. Die Homöopathie nutzt nur den Echten Steinklee. Zu den Anwendungsgebieten gehören Kopfschmerzen, Migräne, Neigung zu Nasenbluten und ebenfalls Krampfaderleiden.

Hoher Steinklee *Melilotus altissimus* THUILL. unterscheidet sich in den Blüten (Flügel und Fahne sind etwa so lang wie das Schiffchen) und durch behaarte, netzrunzelige, 2-samige Hülsen vom Echten Steinklee (Bachufer, Gräben, weniger häufig, Europa, Asien).

Tonkabohnen (Fabae Tonco) nennt man die Samen der beiden baumförmigen Schmetterlingsblütler *Dipteryx odorata* (AUBL.) WILLD. und *D. oppositifolia* WILLD. (Heimat S-Amerika). Sie sind reich an Melilotosid und enthalten nach der Fermentation durch 24-stündiges Einlegen in Rum und anschließendes Trocknen 1–3(–10) % Cumarin, das zum Teil auf der Oberfläche sichtbar auskristallisiert. Die stark duftende Droge nimmt man zum Aromatisieren von Spirituosen und Tabak, neuerdings wird sie auch als Gewürz angeboten, sie ist allerdings für Nahrungszwecke in Deutschland nicht erlaubt (s. auch Waldmeister *Galium odoratum*). Cumarin wurde erstmals aus Tonkabohnen isoliert, der Begriff leitet sich aus dem früheren Gattungsnamen *Coumarouna* ab.

Melissa officinalis L.

Melisse, Zitronen-Melisse
Lamiaceae / Lippenblütler

0,3–0,9 m ♃ VI–VIII

BOTANIK Aufrechte, stark verzweigte Pflanze mit intensivem Zitronengeruch. Blätter eiförmig bis länglich, grob gekerbt-gesägt, unterseits fast kahl. Blüten zu 3–6 einseitig in den Blattachseln, etwa 1 cm lang, weißlich bis bläulich, Kelch glockig, 13-nervig.

VORKOMMEN Heimat östl. Mittelmeerraum, sonst angepflanzt und verwildert.

DROGEN Melissenblätter – Melissae folium (PhEur), die getrockneten Laubblätter. Melissa (HAB).

WIRKSTOFFE Ätherisches Öl mit Citral (aus Geranial und Neral bestehend) als Hauptkomponente und Geruchsträger, ferner Citronellal, Linalool, auch Sesquiterpene wie Caryophyllen und Germacren, fast 80 Komponenten sind bekannt; Lamiaceen-Gerbstoffe wie Rosmarinsäure, Flavonoide, Triterpensäuren.

ANWENDUNG Für den Hauptwirkstoff, das ätherische Öl, wurden beruhigende, leichte krampflösende, blähungstreibende und antibakterielle Wirkungen belegt. Zubereitungen der Droge verwendet man z. B. bei nervösen Magen- und Darmstörungen, nervösen Herzbeschwerden und leichteren Fällen von Schlaflosigkeit in entsprechenden Magen-, Nerven- und Schlaftees bzw. Fertigpräparaten meist in Kombination mit weiteren Drogen bzw. ihren Extrakten. Das ätherische Öl findet man in Beruhigungsbädern oder Einreibungen zur Behandlung von Nervenschmerzen und rheumatischen Erkrankungen. Da die Ausbeute an ätherischem Öl aus Melissenblättern gering ist, verwendet man stattdessen überwiegend das wesentlich billigere, ähnlich zusammengesetzte Citronellöl oder auch Lemongrasöl (beide gewonnen aus tropisch-asiatischen Gräsern s. *Cymbopogon*-Arten) sowie das ätherische Öl von *Eucalyptus citriodora* HOOK mit ebenfalls zitronenartigem Duft. Der in der Volksmedizin auch bei Erkältungskrankheiten und funktioneller Kreislaufschwäche geschätzte „Melissengeist" enthält etwa 80 % Alkohol (!) und stellt das alkoholische Destillat aus Melissenblättern zusammen mit anderen aromatischen Drogen wie Oran-

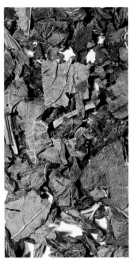

Melissenblätter haben einen aromatischen, an Zitrone erinnernden Geruch und Geschmack.

genschalen, Ingwerwurzel, Zimtrinde und Nelken dar. Karmelitergeist (Spiritus Melissae compositus) enthält eine Lösung aus mehreren ätherischen Ölen einschließlich Citronellöl, kein Melissenöl. Die virushemmenden Eigenschaften der Melisse, die man zur lokalen Behandlung von Herpes simplex nutzt, führt man auf den Gehalt an Lamiaceen-Gerbstoffen zurück. Diese sind in einer Teezubereitung nicht genügend konzentriert, so dass man auf Salben mit standardisierten Extrakten zurückgreift. In der Homöopathie wird die Melisse seltener verwendet, entsprechende Zubereitungen werden z. B. bei Regelstörungen gegeben.

TEEBEREITUNG *1–3 TL Melissenblätter je Tasse mit kochendem Wasser übergießen, 5 min ziehen lassen. Mehrmals täglich 1 Tasse frisch bereitet trinken.*

Melisse

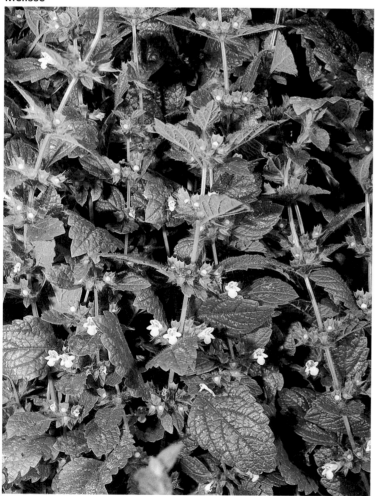

Mentha × piperita L.

Pfeffer-Minze

Lamiaceae / Lippenblütler

0,3–0,9 m ♃ VI–VIII

BOTANIK Aufrechte, ± kahle Pflanze, Stängel oft rotviolett überlaufen, wie alle *Mentha*-Arten stark aromatisch. Blätter deutlich gestielt, länglich-eiförmig, zugespitzt, mit gesägt-gezähntem Rand. Kleine rosalila Blüten in langen, ährenartigen Blütenständen, an Seitenzweigen kopfig. Hybride aus der Kreuzung der Wasser-Minze *Mentha aquatica* L. und der Ährigen Minze *M. spicata* L. Die Vermehrung kann nur vegetativ über die Ausläufer erfolgen.

VORKOMMEN Erst Ende des 17. Jahrhunderts aus England beschriebene Sippe, seitdem in vielen Sorten kultiviert, selten verwildert und eingebürgert.

DROGEN Pfefferminzblätter – Menthae piperitae folium (PhEur), die getrockneten Blätter. Mentha piperita (hom). Pfefferminzöl – Menthae piperitae aetheroleum (PhEur), das ätherische Öl.

WIRKSTOFFE Ätherisches Öl mit 30–55 % Menthol als Hauptkomponente, daneben Menthon, Menthylacetat, Menthofuran, Cineol, geringe Mengen Jasmon, das zum Aroma wesentlich beiträgt, höchstens 4 % Pulegon und 1 % Carvon; Lamiaceen-Gerbstoffe, besonders Rosmarinsäure, Flavonoide.

ANWENDUNG Pfeffer-Minze gehört zu den am häufigsten genutzten Arzneipflanzen. Sie wird in der Schul- wie in der Volksmedizin gleichermaßen geschätzt und hauptsächlich bei krampfartigen Beschwerden im Magen-Darm-Bereich sowie der Gallenblase und Gallenwege verwendet. Den Flavonoiden und Lamiaceen-Gerbstoffen wird ein gewisser Anteil an der Wirkung zugesprochen, vor allem ist es aber das ätherische Öl und dessen Hauptbestandteil Menthol, das im Verdauungstrakt krampflösende und blähungstreibende Effekte zeigt, Gallensekretion und Gallenfluss anregt und auch die Bronchialsekretion fördert. Auf Haut und Schleimhäuten ruft es Kältegefühl und Herabsetzung der Schmerzempfindlichkeit hervor und wirkt desinfizierend. Man verwendet es daher auch in schmerzlindernden Einreibungen gegen rheumatische Beschwerden, Juckreiz, bei Kopf-

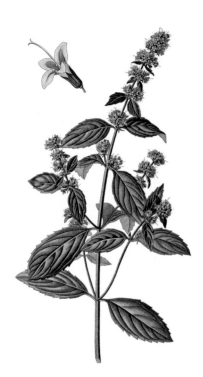

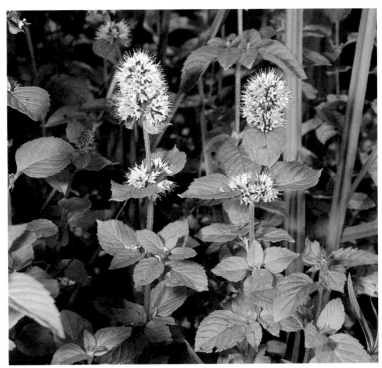

Links:
Pfeffer-Minze
Rechts:
Wasser-Minze

schmerzen und Erkältungskrankheiten, zu Inhalationen bei Katarrhen der Atemwege, in Mund- und Zahnpflegemitteln, häufig auch nur als Geruchs- oder Geschmackskorrigens wegen seiner kühlenden, erfrischenden Wirkung. Pfefferminztee zeigt auch bei längerem Gebrauch keine schädliche Wirkung. In der hohen Dosierung als Arzneitee sollte er aber der Linderung von Beschwerden überlassen bleiben. Über „Minzöl" siehe bei *Mentha*

TEEBEREITUNG *1 El Pfefferminzblätter je Tasse mit kochendem Wasser übergießen, 5–10 min ziehen lassen. 2–4-mal täglich 1 Tasse frisch bereitet trinken. Auch Pfefferminzöl (nicht zu verwechseln mit Minzöl) kann verwendet werden. Man nimmt 2 bis 3-mal täglich 3–4 Tropfen auf Zucker oder in einem Glas warmem Wasser ein. Zur Inhalation gibt man 3–4 Tropfen in heißes Wasser, zur äußerlichen Anwendung reibt man einige Tropfen in die betreffenden Hautpartien ein. (Bei Gallensteinen nur nach Rücksprache mit dem Arzt verwenden, nicht bei Verschluss der Gallenwege, Gallenblasenentzündungen und schweren Leberschäden. Bei Säuglingen und Kleinkindern Pfefferminzöl nicht im Bereich des Gesichts, speziell der Nase, auftragen.)*

sachalinensis. Homöopathische Zubereitungen werden noch gelegentlich bei Bronchitis gegeben, insgesamt haben Minze-Arten aber nur geringe Bedeutung in der Homöopathie.
Die Blätter der **Wasser-Minze** *Mentha aquatica* L. werden in der Volksheilkunde gelegentlich wie Pfefferminzblätter genutzt. Das ätherische Öl hat eine abweichende Zusammensetzung: Menthofuran ist Hauptkomponente (20–90 %), Menthol hat nur einen geringen Anteil. Eine Wirkung wie bei Pfeffer-Minze ist daher nicht zu erwarten. Die Anwendung als Arzneitee wird nicht empfohlen.

Mentha pulegium L.

Polei-Minze

Lamiaceae / Lippenblütler

0,1–0,5 m 4 VI–IX &

BOTANIK Niederliegend-aufsteigende, aromatisch duftende, ± kahle Pflanze. Blätter oval, ganzrandig oder grob gezähnt. Blüten rosa, 5–7 mm lang, in entfernten Scheinquirlen in den Achseln der oberen Blattpaare. Nur bei dieser *Mentha*-Art oberer Kelchzahn größer als die übrigen, Kelch dadurch 2-lippig, zur Fruchtzeit durch einen Haarkranz verschlossen.

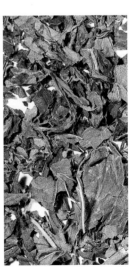

Pfefferminzblätter sind mit niedrigem Anteil in vielen Teemischungen nur als Geschmackskorrigens zu bewerten, nicht als Arzneidroge.

Polei-Minze

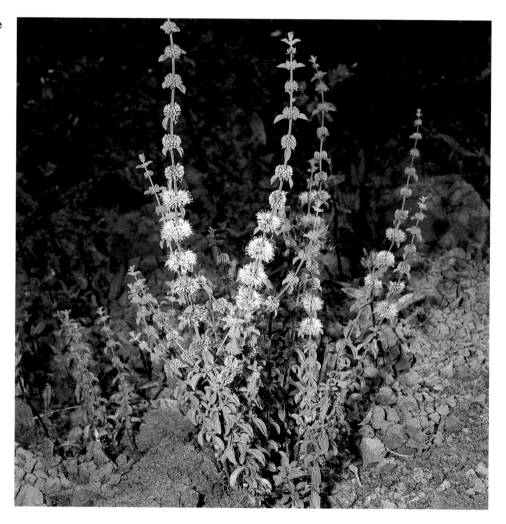

VORKOMMEN Feuchte Standorte. Europa, SW-Asien, N-Afrika.
DROGEN Poleiminzenkraut – Pulegii herba. Mentha pulegium (hom).
WIRKSTOFFE Ätherisches Öl mit 15–90% Pulegon als Hauptbestandteil, daneben Menthon und Piperiton, Menthol; Lamiaceen-Gerbstoffe, Flavonoide.
ANWENDUNG Poleiminzenkraut wurde früher in der Volksheilkunde vor allem gegen Verdauungsbeschwerden mit Blähungen und Koliken, Leber- und Gallenbeschwerden und beim Ausbleiben der Monatsblutung verwendet. Da inzwischen leberschädigende Wirkungen auf Grund des Pulegongehaltes bekannt wurden, rät man heute vom Gebrauch der Droge als Tee ab (vor allem während der Schwangerschaft), lediglich die Anwendung als Gewürz ist vertretbar. Vergiftungsfälle mit tödlichem Ausgang wurden nach missbräuchlicher Verwendung des ätherischen Öls als Abtreibungsmittel wiederholt beschrieben. Ihren lateinischen Namen erhielt die Pflanze von pulex (lat.) = Floh. Das Öl zeigt gewisse insektizide Wirkung und soll Flöhe vertreiben können. In der Homöopathie wird die Art nur selten verwendet.

Mentha sachalinensis (BRIQ.) KUDÔ (*M. arvensis* L. var. *piperascens* HOLMES)

Japanische Minze
Lamiaceae / Lippenblütler

0,5–1 m ⌁ VII–IX

BOTANIK Aufrechte, wenig verzweigte, abstehend behaarte, aromatische Pflanze. Blätter kurz gestielt, oval bis lanzettlich, stumpf gesägt. Blüten mit 4–6 mm langer, rosa oder violetter Krone und weit herausragenden Staubblättern in Scheinquirlen in den Achseln der oberen Blattpaare.

VORKOMMEN Feuchte Standorte. O-Asien. Die in der pharmazeutischen Literatur auch genannte *M. arvensis* L. ssp. *haplocalyx* BRIQ. wird heute als eigene Art (*Mentha canadensis* L., Heimat O-Asien, N-Amerika) betrachtet.

DROGEN Minzöl – Menthae arvensis aetheroleum partim mentholi privum (PhEur), das ätherische Öl aus dem frischen blühenden Kraut, bei dem ein Teil des ursprünglichen Menthol-Gehaltes von 80–90 % durch Ausfrieren abgetrennt wurde.

WIRKSTOFFE Menthol (in Arzneibuchware etwa 50 %), Menthon, Isomenthon, Limonen, Menthylacetat, höchstens 2,5 % Pulegon und 2 % Carvon.

ANWENDUNG Minzöl erfreut sich inzwischen unter dem Namen Japanisches oder Chinesisches Heilpflanzenöl großer Beliebtheit und kann als Mittel der „modernen Volksheilkunde" bezeichnet werden. Wie Pfefferminzöl setzt man es gegen vielfältige Beschwerden ein, z. B. innerlich bei krampfartigen Magen-Darm- und Gallestörungen, bei Erkältungserkrankungen zum Gurgeln und Inhalieren und als schmerzstillende Einreibung bei Muskel- und Nervenschmerzen. Minzöl ist nicht so aromatisch wie Pfefferminzöl, Geruch und Geschmack sind etwas bitter und streng. Die in Mitteleuropa heimische **Acker-Minze** *M. arvensis* L. hat einen hohen Pulegongehalt und wird höchstens zum Würzen, nie als Teedroge verwendet.

ZUBEREITUNG *Zum Einnehmen 1–3-mal täglich 2 Tropfen Minzöl auf Zucker oder in einem Glas warmem Wasser einnehmen; zur Inhalation 3–4 Tropfen in heißes Wasser geben, für die äußerliche Anwendung einige Tropfen in die betreffenden Hautpartien einreiben. (Gegenanzeigen bei Einnahme sind Gallensteinleiden, Verschluss der Gallenwege, bei empfindlichen Personen sind Magenbeschwerden möglich. Bei Säuglingen und Kleinkindern nicht im Bereich des Gesichts, speziell der Nase, auftragen.)*

Japanische Minze

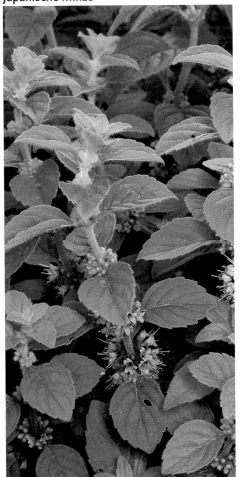

Mentha spicata L. var. *crispa* (BENTH.) DAN.

Krause Ährige Minze, Grüne Ross-Minze

Lamiaceae / Lippenblütler

0,3–1 m ⑳ VII–IX

BOTANIK Aufrechte, stark verzweigte Pflanze, Blätter kahl oder nur auf den Nerven behaart, ± sitzend, länglich-eiförmig bis lanzettlich, meist unterhalb der Mitte am breitesten, beiderseits grün, bei der var. *crispa* kraus und zerschlitzt gezähnt. Blüten klein, blassviolett oder weißlich, in langen, endständigen, ährenartigen Blütenständen.

VORKOMMEN Als Gewürz- und Heilpflanze kultiviert und eingebürgert. Heimat nicht sicher bekannt.

DROGEN Krauseminzblätter, Spearmintblätter – Menthae crispae folium, die getrockneten Laubblätter. Krauseminzöl, Spearmint oil – Menthae crispae aetheroleum (DAC), das ätherische Öl aus den oberirdischen Teilen verschiedener krausblättriger Minzen, auch von *M. aquatica*

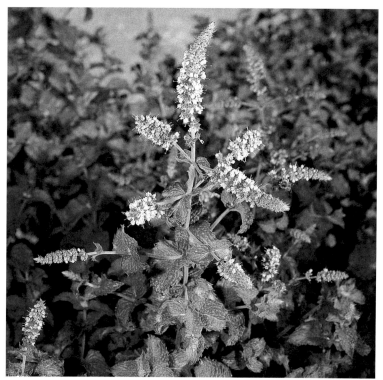

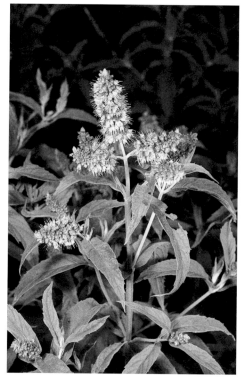

Links: **Krause Ährige
Minze**
Rechts: **Langblättrige
Minze**

var. *crispa* und *M. longifolia* var. *crispa*, die
alle ein ätherisches Öl mit hohem Carvon-
Anteil liefern.

WIRKSTOFFE Ätherisches Öl mit typischem Krauseminzgeruch, der von dem
Hauptbestandteil Carvon (der DAC fordert mind. 55 %) und Dihydrocuminyl-
acetat gebildet wird; Limonen und weitere
Monoterpene. Die Zusammensetzung
wechselt je nach Herkunft stark, Menthol
ist jedoch nie enthalten; Lamiaceen-Gerbstoffe, Flavonoide.

ANWENDUNG Die appetitanregenden,
verdauungsfördernden und blähungstrei-
benden Eigenschaften der Krauseminzblätter werden noch gelegentlich in
Magen-Darm-Tees genutzt, in Fertigpräparaten auch das ätherische Öl, dem man
eine gute antimikrobielle Wirkung bescheinigt. Man verwendet es gern zu
Inhalationen bei Erkältungserkrankungen
sowie in Einreibungen gegen rheumatische Schmerzen. In großen Mengen benötigt man es zum Aromatisieren von
Mundwässern und Zahnpasten und vor
allem bei der Kaugummiherstellung. Da
das Öl kein Menthol enthält, ist seine
Wirkung mit Pfefferminzöl nicht vergleichbar.

Die **Langblättrige Minze**, Ross-Minze
Mentha longifolia (L.) HUDS. ist anliegend

grau- bis weißfilzig behaart, ihre Blätter
sind in oder über der Mitte am breitesten.
Das ätherische Öl enthält meist Piperiton-
oxid als Hauptbestandteil, aber auch Carvon oder Linalool können in höherer Konzentration vorliegen. Die Droge, Rossminzenkraut (Menthae longifoliae herba),
wird ausschließlich in der Volksheilkunde
genutzt, z. B. bei Beschwerden im Magen-
Darm-Bereich und gegen Kopfschmerzen.
Die Anwendung als Arzneitee wird nicht
empfohlen.

Mentzelia cordifolia DOMBEY
(*M. grandiflora* G. DON)

Herzblättrige Mentzelia,
Anguraté

Loasaceae / Blumennesselgewächse

0,3–1,5 m ♄ I–VI(–XII)

BOTANIK Regengrüner Halbstrauch,
dicht mit rauen Haaren besetzt. Blätter
bis ca. 5 cm lang, meist seicht gelappt und
am Rand gesägt. Blüten 5-zählig, leuchtend gelb, in rispigen Blütenständen,
Kapsel dicht behaart, sich mit drei Klappen an der Spitze öffnend. Samen graugrün, unregelmäßig geformt.

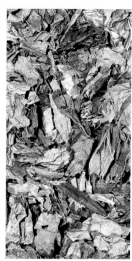

Krauseminzblätter
schmecken aromatisch-
kümmelartig, nicht küh-
lend wie Pfefferminzblätter.

VORKOMMEN Peruanische Anden in 1500–3000(–3500) m Höhe.

DROGEN Anguraté, Mentzeliakraut – Mentzeliae herba, die getrockneten Stängel und Zweigspitzen sowie (wenig) Wurzelteile. Verwendet wird nur die peruanische Droge aus einem relativ eng umgrenzten Gebiet.

WIRKSTOFFE Bitter schmeckende Iridoide wie Mentzelosid, Mentzefoliol, Chlorodentziol u. a.; Flavonoide, vor allem Quercetin und Kämpferol, Hydoxycumarine wie Scopoletin.

ANWENDUNG Anguraté mit stark bitterem Geschmack, bisher nur in Form eines Fertigtees im Handel, wird gegen funktionelle Oberbauchbeschwerden angeboten, wie bei Magen-Darm-Katarrhen, Blähungen, Übelkeit, Völlegefühl, Krämpfen, Magenübersäuerung, leichterer Magenschleimhautentzündung und auch nervösen Magenleiden. Die Wirkung des „Magentee aus Peru" wird als entzündungshemmend und krampflösend, regulierend auf die Säureproduktion und möglicherweise auch schleimhautschützend beschrieben. Die aus der peruanischen Volksmedizin stammende Art fand erst seit den 1950er-Jahren in Europa Beachtung. Die Beurteilung der Droge ist noch nicht abgeschlossen.

Menyanthes trifoliata L.

Fieberklee, Bitterklee

Menyanthaceae / Fieberkleegewächse

0,1–0,3 m ⟨4⟩ V–VI ▽

BOTANIK Pflanze mit weit kriechendem Wurzelstock und grundständigen, lang gestielten, 3-zähligen Blättern. Blüten in dichter Traube, die 5 Kronblätter weiß, am Grund verwachsen, innen bärtig.

VORKOMMEN Sumpfwiesen, Moore. Durch fast ganz Europa, Asien und N-Amerika.

DROGEN Bitterkleeblätter – Menyanthidis trifoliatae folium (PhEur), Trifolii fibrini folium, die getrockneten Laubblätter der blühenden Pflanze. Menyanthes (hom), die frische ganze Pflanze.

WIRKSTOFFE Bitter schmeckende Secoiridoidglykoside wie Dihydrofoliamenthin und Iridoidglykoside wie Loganin; Monoterpenalkaloide wie Gentianin entstehen wohl erst bei der Aufarbeitung der Droge; Flavonoide, Cumarine, Phenolcarbonsäuren, Gerbstoffe.

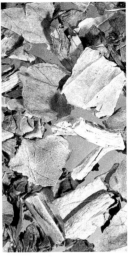

Bitterkleeblätter sind u. a. an den Verzweigungen der 3-zähligen Blätter zu erkennen.

Links: **Herzblättrige Mentzelia**
Rechts: **Fieberklee**

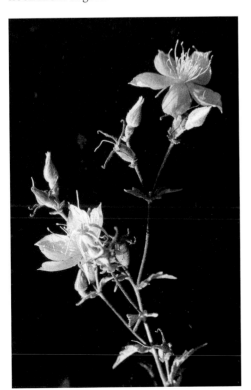

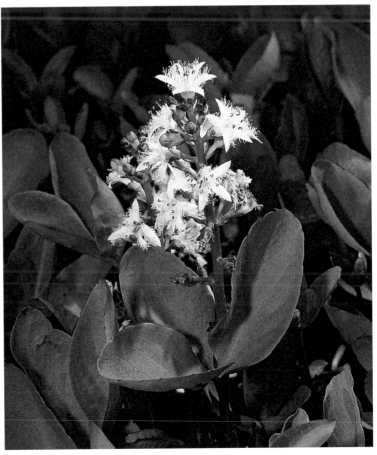

ANWENDUNG Als Bittermittel fördert die Droge Speichel- und Magensaftsekretion. Sie wird entsprechend bei Appetitlosigkeit und Verdauungsstörungen mit Völlegefühl sowie Blähungen eingesetzt. Auch in bitteren Kräuterlikören und Schnäpsen sind Auszüge gelegentlich enthalten. Bitterkleeblätter sind wesentlich weniger bitter als Enzianwurzel, aber mindestens so bitter wie Tausendgüldenkraut und werden überwiegend in Teemischungen verwendet. Die früher übliche Einnahme gegen Fieber kann auf Grund der Inhaltsstoffe nicht nachvollzogen werden. Zu den Anwendungsgebieten in der Homöopathie gehören jedoch Fieberanfälle, Muskel- und Kopfschmerzen.

TEEBEREITUNG *1 TL Bitterkleeblätter je Tasse mit kochendem Wasser übergießen, 5–10 min ziehen lassen. Jeweils 1 Tasse mäßig warm $\frac{1}{2}$ Stunde vor den Hauptmahlzeiten ungesüßt und schluckweise trinken. (Nicht anwenden bei Magen- und Darmgeschwüren.)*

Mercurialis perennis L.

Wald-Bingelkraut

Euphorbiaceae / Wolfsmilchgewächse

0,1–0,4 m ♃ IV–V ☿

BOTANIK Aufrechte, unverzweigte, 2-häusige Pflanze. Blätter nur in der oberen Stängelhälfte, lanzettlich, stumpf gesägt. Männliche unscheinbare Blüten in dünnen Scheinähren, weibliche zu 1–2 lang gestielt.

VORKOMMEN Buchen- und Laubmischwälder. Gemäßigtes Europa, SW-Asien.

DROGEN Bingelkraut, „Böser Heinrich" – Mercurialis herba, das frische Kraut von *M. perennis* oder *M. annua*. Mercurialis perennis ferm 34 c (HAB). Mercurialis annua (hom).

WIRKSTOFFE Saponine, Flavonoide, Methylamin, Pyridonderivate wie Hermidin, die den Harn rot färben; geringe Mengen cyanogener Glykoside (wohl nur in den Wurzeln).

ANWENDUNG Früher war frisches Bingelkraut in der Volksheilkunde ein viel genutztes, stark harntreibendes und abführendes Mittel; getrocknet soll es wir-

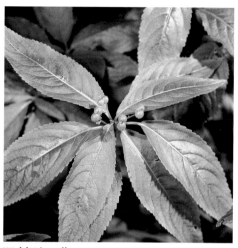

Wald-Bingelkraut

kungslos sein. Wegen der Giftigkeit, die sich zunächst in heftigen Durchfällen äußert und die man auf die Saponine zurückführt, nutzt man es heute ausschließlich in homöopathischer Verdünnung. Zu den Anwendungsgebieten gehören seltene oder ausbleibende Regelblutungen, in der anthroposophischen Therapierichtung auch schlecht heilende Wunden und Ekzeme.

Vom **Einjährigen Bingelkraut** *Mercurialis annua* L. gibt man homöopathische Zubereitungen bei Rheuma und Erkältungskrankheiten. Diese Art unterscheidet sich durch einjährige, über die ganze Länge beblätterte Stängel und fast sitzende weibliche Blüten (heute fast weltweit verbreitet, Heimat wohl im Mittelmeerraum).

Einjähriges Bingelkraut

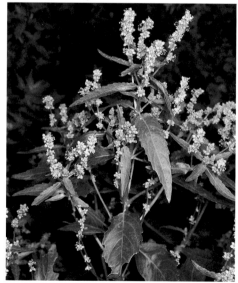

Mimosa pudica L.

Mimose, Sinnpflanze

Mimosaceae / Mimosengewächse

0,3–0,9 m ♄ I–XII ☠

BOTANIK Niederliegend-aufsteigender, stark verzweigter, behaarter Halbstrauch mit kurzen, paarig angeordneten Dornen und doppelt gefiederten Blättern, die nach Reiz (z. B. Berührung) und in der Dämmerung an drei verschiedenen Gelenken einklappen. Blüten winzig, in großer Zahl in lang gestielten, kugeligen, 1–2 cm breiten Köpfchen, die durch die herausragenden Staubblätter rosaviolett aussehen. Frucht eine kurze Gliederhülse mit giftigen Samen.

VORKOMMEN Tropisches S-Amerika, heute in entsprechenden Klimazonen weltweit eingebürgert; aggressives Unkraut.

DROGEN Mimosa pudica (hom), die frischen Laubblätter.

WIRKSTOFFE Norepinephrin (Noradrenalin), Turgorin (ein schwefelhaltiges Glykosid der Gallussäure), Triterpensaponine, Gerbstoffe.

Mimose

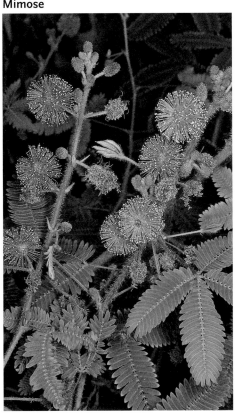

ANWENDUNG Die Art findet in Europa ausschließlich homöopathische Verwendung, z. B. bei akuten und chronischen rheumatischen Beschwerden. In der Volksheilkunde sind die Einsatzbereiche sehr vielfältig und je nach Land ganz unterschiedlich, erwähnenswert ist der Gebrauch auch als Beruhigungs- und Schlafmittel, der wohl aus den Schlafbewegungen der Blätter abgeleitet wurde. Die Mimosen des Blumenhandels mit gelben, kleineren Köpfchen stammen dagegen von *Acacia*-Arten.

Momordica balsamina L.

Balsamapfel, Wunderapfel

Cucurbitaceae / Kürbisgewächse

Bis 5 m kletternd ⊙ V–IX ☠

BOTANIK Mit Ranken kletternde, abstehend behaarte Pflanze. Blätter bis 12 cm groß, handförmig 5–7-lappig, ihre Abschnitte buchtig gezähnt. Blüten gelb, ausgebreitet 5-zipfelig. Die an beiden Enden zugespitzte, höckerige Frucht zur Reifezeit gelb bis orangefarben, mit vielen braunen Samen, die von einem roten Arillus umgeben sind.

VORKOMMEN Heimat wohl SO-Asien, in Afrika und weltweit in den Tropen kultiviert, gebietsweise verwildert.

DROGEN Momordica balsamina (HAB), die frischen, kurz vor der Reife geernteten Früchte.

WIRKSTOFFE In den reifen Früchten das Alkaloid Momordicin, Cucurbitacine, Xanthophyll und Lycopin, in den Samen fettes Öl.

ANWENDUNG In der europäischen Heilkunde ist die giftige Pflanze nur aus der Homöopathie bekannt. Entsprechende Zubereitungen aus den fast reifen Früchten gibt man bei Verdauungsstörungen mit Blähungen und Koliken sowie bei Durchfallerkrankungen. Während die reifen, stark bitteren Früchte in der Volksheilkunde tropischer Länder als drastisches Abführmittel und Brechmittel, in niedrigen Dosen auch als Magenmittel genutzt werden, wird das Fruchtfleisch der unreifen Früchte gekocht als Gemüse gegessen. Abkochungen von Wurzeln und Blättern dieser Art wie auch von der **Balsambirne** *Momordica charantia* L., mit längeren, wulstig-knotigen Früchten, wer-

Balsamapfel
Links: Blüten
Rechts: Frucht

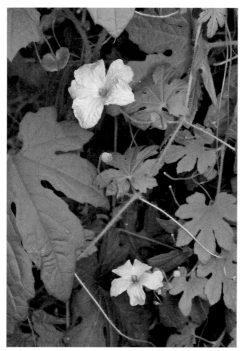

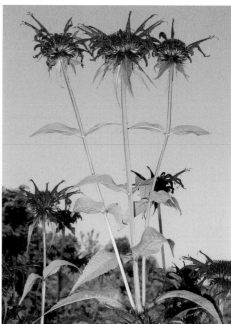

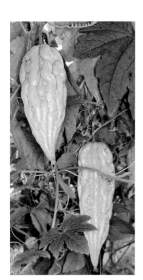

Die **Balsambirne** ist auch unter dem Namen Bitter Melon bekannt.

den in vielen Ländern als Antidiabetikum eingesetzt. Mit Fruchtextrakten in Kapselform konnte inzwischen bei nicht insulinpflichtigen Diabetikern eine blutzuckersenkende Wirkung nachgewiesen werden, die man dem Charantin zuschreibt, einem Phytosterolin. *Momordica operculata* s. bei *Luffa operculata*.

Monarda didyma L.

Goldmelisse, Indianernessel
Lamiaceae / Lippenblütler

0,5–0,9 m ♃ VII–IX

BOTANIK Aufrechte, behaarte, aromatische Staude, Blätter deutlich gestielt, eiförmig-lanzettlich, scharf gesägt. Blüten in endständigem, kopfigem Scheinquirl, mit außen behaarter, scharlachroter, 2-lippiger, 4–6 cm langer Krone und 2 herausragenden Staubblättern, Kelch 15-nervig.
VORKOMMEN Zierpflanze. Heimat N-Amerika.
DROGEN Goldmelissenkraut, Oswego-Tee – Monardae didymae herba, das getrocknete Kraut. Monarda didyma (hom), die frische blühende Pflanze.
WIRKSTOFFE Ätherisches Öl mit Linalool und Linalylacetat als Hauptkomponenten, weiterhin Limonen, Pinen, Ocimen, Thymol und Carvacrol; Bitterstoffe, Lamia-

ceen-Gerbstoffe wie Rosmarinsäure, Flavonoide, Triterpene.
ANWENDUNG Die Goldmelisse wird in ihrer nordamerikanischen Heimat und auch in Europa seit einigen Jahren als Teepflanze genutzt. Mit ihrem aromatischen, leicht bitteren Geschmack gilt sie als hilfreich bei Appetitlosigkeit, Verdauungsstörungen und Menstruationsbe-

Goldmelisse

schwerden. Die Wirkung ist noch unzureichend untersucht. Von den in den letzten Jahren in Gärten und Anlagen als Zierpflanzen häufiger kultivierten Monarden ist die Goldmelisse mit ihren scharlachroten Blüten wohl die auffälligste, aber nicht die häufigste. Es existieren zahlreiche Hybriden und Sorten sowie weitere Arten mit eher violetten Blüten wie *M. fistulosa* L. oder *M. citriodora* Cerv., die alle stark aromatisch riechen und zum Würzen genutzt werden.

Morinda citrifolia L.

Noni-Pflanze,
Zitronenblättrige Morinda

Rubiaceae / Rötegewächse

3–8 m ♄ VI–IX

BOTANIK Immergrüner Strauch oder kleiner Baum, Blätter gegenständig, glänzend, eiförmig-elliptisch, bis 30 cm lang. Kleine weiße, trichterförmige, 5-zählige Blüten in kugeligen Köpfchen, aus denen bis hühnereigroße, weißliche, fleischige Sammelfrüchte entstehen, die reif unangenehm ranzig-käsig riechen.

VORKOMMEN Heimisch in N-Australien, heute auch in S- und SO-Asien und den Küstengebieten Mittelamerikas verbreitet und kultiviert.

DROGEN Noni-Früchte, daraus Presssäfte und Extrakte.

WIRKSTOFFE In den Früchten Iridoide wie Asperulosid; kurzkettige Fettsäuren, darunter Decansäuren, die für den unangenehmen Geruch verantwortlich sein können, ätherisches Öl mit Capron- und Caprylsäure, Trisaccharid-Fettsäureester, eine polysaccharidreiche Substanzklasse, die als Noni-PPT bezeichnet wird; wie in anderen Früchten Mineralstoffe, Vitamine, Carotinoide, Flavonoide; über die von Herstellern als wirksam angegebene Substanz Xeronin ist in seriöser wissenschaftlicher Literatur nichts Näheres bekannt. Anthrachinonderivate wurden bisher nur in der Stammrinde und den Wurzeln nachgewiesen.

ANWENDUNG Traditionell ist in den Heimatländern der Pflanze hauptsächlich die

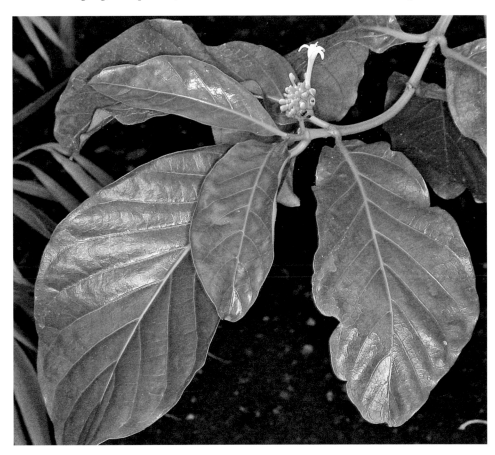

Noni-Pflanze

Anwendung der Wurzeln, der Stammrinde und der Blätter gegen unterschiedliche Krankheiten bekannt. Seit einigen Jahren werden Noni-Presssäfte und weitere Zubereitungen aus der Frucht in der Laienpresse als wahres Wundermittel angepriesen, sollen sie doch (zu hohen Preisen) bei regelmäßigem Genuss vor Krebs schützen, bei Übergewicht, Bluthochdruck, Diabetes, bei Herzerkrankungen oder Schlaganfall und Impotenz sowie gegen „Altersbeschwerden" wirksam sein. Bis heute konnten die nachgesagten Wirkungen nicht bewiesen werden. Inzwischen sind Noni-haltige Fruchtsaftgetränke auch in Deutschland verkehrsfähig, die Produkte dürfen jedoch nicht mit arzneilichen Botschaften beworben werden. Solange weitere Studien auch über die gesundheitliche Unbedenklichkeit fehlen, wird die Verwendung nicht befürwortet.

Mucuna pruriens (L.) DC.
(*Dolichos pruriens* L.)

Juckbohne
Fabaceae / Schmetterlingsblütler

3–18 m ☉ IX–XI ☠

BOTANIK Einjährige, windend kletternde Pflanze mit 3-zähligen, lang gestielten Blättern, Blättchen breit eiförmig, die beiden seitlichen ungleichmäßig. Tiefviolette Schmetterlingsblüten in hängenden Trau-

ben, die Hülsen 10–12 cm lang, gebogen und dicht behaart, Samen schwarz.

VORKOMMEN Heimat wohl SO-Asien, heute in tropischen Regionen weltweit verbreitet.

DROGEN Mucuna pruriens, Dolichos pruriens (HAB), die getrockneten Haare der Früchte.

WIRKSTOFFE Mucunain, ein proteolytisches Enzym.

ANWENDUNG Die Haare der Fruchthülsen führen, auf die Haut gebracht, zu Entzündungen mit starkem Juckreiz und Brennen. Diese Tatsache wird im Sinne der Homöopathie genutzt, indem man entsprechende Zubereitungen (in der Regel unter dem alten Namen Dolichos pruriens) bei unerträglichem Juckreiz verschiedener Ursache, vor allem aber als Begleitsymptom von Leberstörungen einsetzt. Nicht risikofrei ist die volkstümliche Nutzung der Haare in Indien z. B. gegen Eingeweidewürmer wie auch die äußerliche Verwendung bei rheumatischen Erkrankungen.

Myosotis arvensis (L.) HILL.

Acker-Vergissmeinnicht
Boraginaceae / Raublattgewächse

0,1–0,6 m ☉–☉ IV–IX

BOTANIK Vom Grund an verzweigte, grau borstig behaarte Pflanze mit spateligen Blättern. Blütenstand traubig, blattlos, mit hellblauen, 2–3 mm breiten, trichterförmigen Blüten. Fruchtstiel 2 bis 3-mal so lang wie der abstehend behaarte Kelch.

VORKOMMEN Äcker, Wegränder. Europa, N-Afrika, Asien, N-Amerika (eingeschleppt).

DROGEN Myosotis arvensis (HAB), die frischen, zur Blütezeit geernteten oberirdischen Teile.

WIRKSTOFFE Bisher kaum untersucht. Angegeben werden Rosmarinsäure und auch toxische Pyrrolizidinalkaloide (?).

ANWENDUNG Das Acker-Vergissmeinnicht hat in der Schulmedizin keine Bedeutung, ist in der Homöopathie aber ein häufig gebrauchtes Mittel und wurde vor kurzem auch in das gültige homöopathische Arzneibuch aufgenommen. Entsprechende Zubereitungen verwendet man z. B. bei chronischen Atemwegsin-

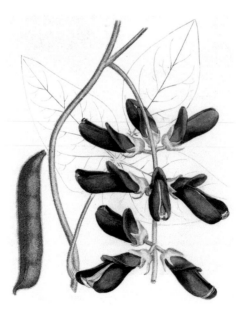

Juckbohne

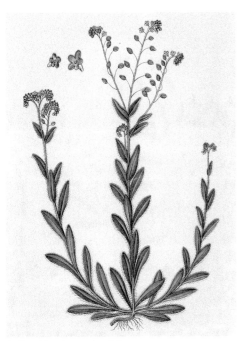

Acker-Vergissmeinnicht

fekten und Nachtschweiß, in Kombinationspräparaten u. a. bei Infektanfälligkeit. Eine Gefährdung durch die vermutlich vorhandenen Alkaloide besteht bei homöopathischer Dosierung nicht.

Myristica fragrans HOUTT.

Muskatnussbaum

Myristicaceae / Muskatnussgewächse

5–13(–20) m ♄

BOTANIK Immergrüner, meist 2-häusiger Baum mit eiförmig-länglichen, zugespitzten, glänzenden Blättern. Glockenförmige, 5-zipfelige, gelbe Blüten, männliche zu mehreren in rispigen Blütenständen, weibliche zu 1–3. Frucht eine gelbe, kugelige, bis 5 cm große Kapsel.

VORKOMMEN Heimat Molukken, in SO-Asien und anderen tropischen Gebieten kultiviert.

DROGEN Muskatnuss, Muskatsame – Myristicae semen, der vom Samenmantel und der Samenschale befreite Samenkern. Myristica fragrans, Nux moschata (HAB). Muskatöl, Muskatnussöl – Myristicae fragrantis aetheroleum (PhEur), das ätherische Öl der Samen. Macis, Muskatblüte – Myristicae arillus, der rote, nach dem Trocknen gelbe Samenmantel. Muskatbutter – Myristicae oleum expressum,

Oleum Nucistae (Oleum Nusticae), das aus dem Samenkern durch Heißpressung gewonnene salbenartige Gemisch aus ätherischem und fettem Öl.

WIRKSTOFFE In der Muskatnuss bis 16 % ätherisches Öl, überwiegend aus Monoterpenen wie Sabinen, Pinen, Limonen, Phellandren und Myrcen sowie Terpenalkoholen. Charakteristische Phenylpropanderivate, vor allem Myristicin, daneben Elemicin, Safrol, Eugenol und Methyleugenol; Lignane, Triterpenalkohole; im fetten Öl Triglyceride u. a. mit Myristin- und Laurinsäure.

ANWENDUNG Muskatnuss und Muskatblüte, beide mit brennend würzigem Geschmack, werden heute überwiegend als Gewürz verwendet, seltener noch als Arzneimittel in Kräftigungsmitteln und in Präparaten gegen Verdauungsbeschwerden (u. a. in Schwedenkräutermischungen). Das ätherische Öl wird wegen seiner krampflösenden Wirkung bei Blähungen und Magenkrämpfen genutzt, gelegentlich ist es in hautreizenden Einreibungen gegen Erkältungen und Rheuma enthalten. Die arzneiliche Anwendung der Droge wird negativ bewertet. Gegen den Gebrauch als Gewürz in üblichen Dosen (in der Schwangerschaft mit Vorsicht) bestehen keine Bedenken. Vor grö-

Muskatnussbaum

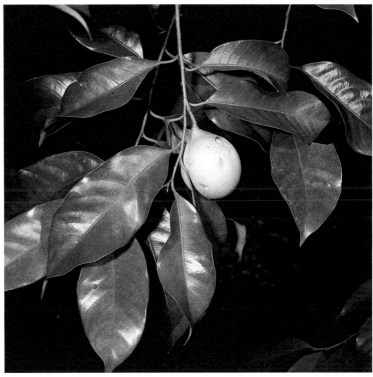

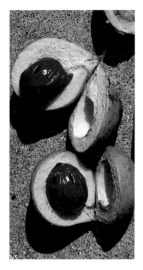

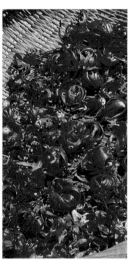

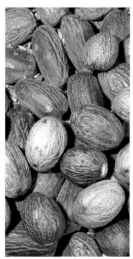

Muskatfrüchte (oben),
Macis, Muskatblüte
(Mitte) und **Muskatnuss**
(unten).

ßeren Mengen (schon ab 5 g, das entspricht einer kleinen Muskatnuss) wird gewarnt: Insbesondere in Kombination mit Alkohol kann es außer zu körperlichen Beschwerden zu Bewusstseinsveränderungen mit Halluzinationen, Euphorie und Angstzuständen kommen. Auch eine abortive Wirkung ist vorhanden. Verantwortlich sind die Phenylpropane Myristicin, Elemicin und Safrol, von denen man annimmt, dass sie im Körper zu amphetamin- oder mescalin-ähnlichen Verbindungen umgewandelt werden. Für Safrol und Methyleugenol wurden leberschädigende und Krebs auslösende Effekte festgestellt. In der Homöopathie wird Nux moschata häufig bei nervösen körperlichen Beschwerden, Wahrnehmungsschwäche und Verdauungsstörungen mit starken Blähungen eingesetzt.
Muskatfrüchte mit lederartigem, derbem Fruchtfleisch spalten sich bei der Reife in 2 Hälften. Man sieht den Samen mit leuchtend rotem, zerschlitztem Samenmantel (**Macis**, Muskatblüte). Von diesem befreit, werden die Samen mehrere Wochen lang getrocknet, bis sich die Samenschale vom Samenkern löst. Die **Muskatnuss** ist der vom Samenmantel und der Samenschale befreite Samenkern.
Der **Talgmuskatnussbaum** *Myristica sebifera* Sw. (*Virola sebifera* AUBL.) hat viel kleinere Früchte als der Muskatnussbaum. Man gewinnt aus ihnen ein talgartiges Fett, das man in den Heimatländern der Art (tropisches S-Amerika) arzneilich gegen Rheuma nutzt, vor allem aber zur Seifen- und Kerzenproduktion. Für die Homöopathie interessant ist der frische rote Saft, der bei Verletzung der Rinde austritt. In homöopathischer Verdünnung stellt er ein viel verwendetes Mittel zum Ausheilen von Eiterungen dar und wird bei Abszessen auch als „homöopathisches Messer" bezeichnet.

Myroxylon balsamum (L.) HARMS var.
pereirae (ROYLE) HARMS (*M. pereirae*
(ROYLE) KLOTZSCH)

Perubalsambaum
Fabaceae / Schmetterlingsblütler

Bis 20 m ♄ I–XII

BOTANIK Immergrüner Baum, Zweigrinde mit zahlreichen weißlichen Lenti-

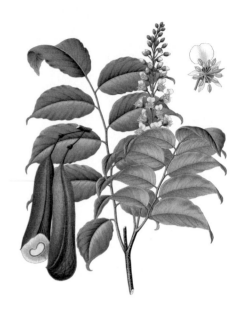

Perubalsambaum

zellen. Blätter glänzend, wechselständig, unpaarig gefiedert, die 7–11 Fiederchen ebenfalls wechselständig. Blüten in langen, lockeren Trauben, Kronblätter weißlich, das obere rundlich und genagelt, viel größer als die 4 übrigen, schmal lanzettlichen. Braune, am unteren Ende verdickte Hülsen mit 1 Samen.
VORKOMMEN Mittelamerika, insbesondere San Salvador, Export der Droge früher über einen Hafen in Peru (daher der Name), als Zier- und Nutzpflanze heute weit kultiviert.
DROGEN Perubalsam – Balsamum peruvianum (PhEur), der durch Einschnitte in das Stammholz und vorsichtiges Ausschwelen austretende, mit Lappen aufgesaugte Balsam. Balsamum peruvianum (hom).
WIRKSTOFFE Estergemisch aus Benzylbenzoat und Benzylcinnamat; Sesquiterpenalkohole wie Nerolidol und Farnesol, Vanillin, bis zu 80 % Harz mit Estern der Benzoesäure und Zimtsäure mit höheren Alkoholen.
ANWENDUNG Perubalsam hat antibakterielle, entzündungshemmende und wundheilungsfördernde Eigenschaften, auch eine Wirkung gegen Hautparasiten ist erwiesen. Die wohlriechende, nach Vanille und Benzoe duftende, dunkelbraune, dickflüssige Masse wird heute noch in Salben (5–20 %ig) bei infizierten und schlecht heilenden Wunden einge-

setzt, bei Verbrennungen, Frostbeulen und Hämorrhoiden. Gegen Krätzemilben verwendet man heute Benzylbenzoat als Reinsubstanz. Allergische Hautreaktionen auf Perubalsam sind nicht selten, daher sollte die Anwendung auf eine Woche beschränkt bleiben und bei entsprechend disponierten Patienten nicht durchgeführt werden. Die Einnahme bei Husten und Rheuma ist veraltet, in homöopathischer Zubereitung aber noch bei Schleimhautkatarrhen der Atemwege und Harnorgane gebräuchlich. Ferner findet man Perubalsam in Mundwässern, Parfüms oder Deodorants.

Von dem in S-Amerika beheimateten **Tolubalsambaum** *Myroxylon balsamum* (L.) HARMS var. *balsamum* stammt Tolubalsam (Balsamum tolutanum PhEur). Er wirkt schleimlösend und auswurffördernd und war früher häufig, heute seltener in Hustenmitteln enthalten. Die Inhaltsstoffe sind wie beim Perubalsam zu bewerten.

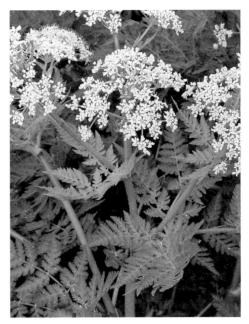

Wohlriechende Süßdolde

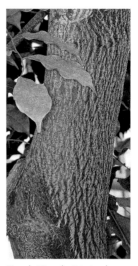

Durch Einschnitte in den Stamm des **Perubalsambaumes** *Myroxylon balsamum* var. *pereirae* gewinnt man Perubalsam.

Myrrhis odorata (L.) SCOP.

Wohlriechende Süßdolde, Aniskerbel

Apiaceae / Doldenblütler

0,6–1,2 m ⁴ V–VII

BOTANIK Anisartig duftende Pflanze mit 2–4fach fiederschnittigen, unterseits borstig-zottigen Blättern. Dolden aus zahlreichen weich behaarten Strahlen ohne Hülle, Hüllchenblätter 5–7, fast ganz weißhäutig und gewimpert. Blüten 5-zählig, weiß, Früchte mit 5 scharfen, borstig behaarten Kanten.

VORKOMMEN Bergwiesen, Hochstaudenfluren. Heimat Westalpen, Apennin, Pyrenäen, weiter nördlich aus Anbau verwildert und eingebürgert.

DROGEN Myrrhis odorata (HAB), die frischen oberirdischen Teile blühender Pflanzen.

WIRKSTOFFE Ätherisches Öl mit Anethol als Hauptkomponente, ca. 2,5 % Methylchavicol (Estragol), Limonen; Flavonoide.

ANWENDUNG Die medizinische Nutzung liegt heute wohl allein in der Homöopathie. Anwendungsgebiete sind z. B. Hämorrhoiden und Krampfaderbeschwerden. In der Volksheilkunde kannte

man das Myrrhenkraut als schleimlösend, verdauungsfördernd und blähungswidrig, was von den Inhaltsstoffen her nachvollziehbar ist. Man schätzte die aromatische Pflanze z. B. als „Blutreinigungsmittel", bei Husten und auch als Gewürz für Suppen und Eintöpfe, herzhafte und süße (Obst-)Salate. Die Wurzel soll ihre „magenstärkende" Wirkung am besten in Branntwein eingelegt entfalten. Wegen des Gehaltes an Methylchavicol sollte die Droge weder als Gewürz noch als Heilmittel im Übermaß verwendet werden.

Myrtillocactus geometrizans (MART.) CONSOLE

Geometrischer Heidelbeerkaktus

Cactaceae / Kakteen

Bis (4–)6 m ♄ ▽

BOTANIK Säulenkaktus mit kurzem Stamm und zahlreichen aufsteigenden, 6–10 cm dicken, in der Jugend blau bereiften Trieben. Die 5–6 Rippen mit 1–7 cm langen Mittelstacheln. Blüten zu 5–9, weißlich, 2,5 cm breit. Frucht eine bläulich rote, süß schmeckende, heidelbeerartige Beere.

VORKOMMEN Halbwüsten von Mexiko und Guatemala.

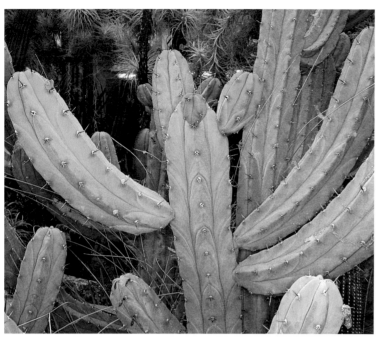

**Geometrischer
Heidelbeerkaktus**

DROGEN Myrtillocactus geometrizans, Myrtillocactus (HAB), die frischen Sprosse.

WIRKSTOFFE Triterpene wie Oleanolsäure, Cochalsäure; Saponine.

ANWENDUNG In Europa ist die Anwendung der frischen Sprosse in homöopathischer Zubereitung bekannt. Zu den Anwendungsgebieten gehören Durchblutungsstörungen der Herzkranzgefäße mit krampfartigen, stechenden Schmerzen, Zustand nach Herzinfarkt und Wetterfühligkeit.

Myrtus communis L.

Echte Myrte

Myrtaceae / Myrtengewächse

1–5 m ♄ VI–VIII

BOTANIK Immergrüner, kahler Strauch mit eilanzettlichen, zugespitzten, drüsig punktierten Blättern, diese gegenständig oder zu dritt. Blüten 5-zählig, weiß, mit zahlreichen Staubfäden, bis 3 cm breit. Blauschwarze Beeren mit bleibenden Kelchzipfeln.

VORKOMMEN Immergrüne Gebüsche und Wälder, Mittelmeergebiet, auch Zierstrauch.

DROGEN Myrtenblätter – Myrti folium, die getrockneten Blätter. Myrtenöl – Myrti aetheroleum, das aus den Blättern und Zweigen destillierte ätherische Öl. Myrtus communis (HAB), die frischen blühenden Zweige.

WIRKSTOFFE In den Blättern ätherisches Öl u. a. mit Pinen, Cineol, Limonen, Myrtenol und Linalool; Acylphloroglucinole wie Myrtocommulon, Gerbstoffe.

ANWENDUNG Die Droge selbst wird nur noch selten in der Volksheilkunde verwendet, z. B. bei Bronchialkatarrhen, Durchfällen und zur Anregung des Appetits. Die Nutzung der aromatischen Blätter als Gewürz wie auch der Früchte (in Likören) ist im Mittelmeergebiet weiter verbreitet. Die Schulmedizin verwendet heute überwiegend nur das Myrtol, die aus dem ätherischen Öl gewonnene, bei 160–180 °C siedende Fraktion. Diese enthält als Hauptkomponenten Limonen, Cineol und Pinen. Angeboten in dünndarmlöslichen, auf die Wirkstoffe standardisierten Kapseln wird Myrtol bei akuten und chronischen Entzündungen der Bronchialschleimhäute sowie der Nebenhöhlen eingesetzt. Zum Teil wird es über die Atemluft ausgeschieden und gibt dieser einen angenehm frischen Geruch. Die Wirkung wird als antimikrobiell, schleimverflüssigend und auswurffördernd, schleimhautabschwellend sowie erweiternd auf die Bronchien beschrieben. Auch in der Homöopathie gehört Bronchitis zu den Anwendungsgebieten.

Echte Myrte

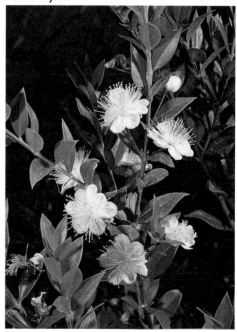

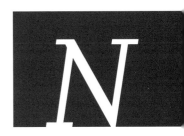

Nardostachys grandiflora DC.
(N. jatamansi (D. Don) DC.)

Indische Narde

Valerianaceae / Baldriangewächse

0,1–0,6 m 4 VI–VII

BOTANIK Aufrechte Staude mit langem, kräftigem Wurzelstock. Blätter überwiegend grundständig, länglich-spatelförmig, Stängelblätter gegenständig, sitzend. Blüten 5-zipfelig mit langer Kronröhre, rosa oder bläulich, in dichten Scheindolden.

VORKOMMEN Subalpines und alpines Grasland im Himalaja.

DROGEN Indische Nardenwurzel – Nardostachys jatamansi rhizoma, die getrockneten Rhizome mit Wurzeln.

WIRKSTOFFE Ätherisches Öl mit Sesquiterpenen wie Valeranon (Jatamanson), Jatamansin, Nardol, Jatamol A und B.

ANWENDUNG Die Droge hat baldrianähnliche Wirkung und wird als leichtes Beruhigungsmittel bei nervösen Erregungszuständen, Einschlafstörungen und krampfartigen Beschwerden im Magen-Darm-Bereich verwendet, in Indien gilt sie als voller Ersatz für die Baldrianwurzel. In Europa ist sie weniger bekannt und konnte sich auch als zeitweiliger Bestandteil einiger Fertigpräparate nicht durchsetzen. Baldrianöl und Indisches Nardenöl haben verwandte Inhaltsstoffe,

Letzteres enthält aber keine Valepotriate, dafür ist der Duft sehr attraktiv. Nardenöl ist kostbar und wird in der Kosmetikindustrie verwendet. Als Narde wird auch der Spiklavendel *Lavandula latifolia* bezeichnet, als Amerikanische Narde *Aralia racemosa*.

Nasturtium officinale R. Br.

Gewöhnliche Brunnenkresse

Brassicaceae / Kreuzblütler

0,3–0,9 m 4 V–VIII

BOTANIK Niederliegend-aufsteigende Pflanze mit überwinternden Blättern, Fiedern breit eiförmig. Blüten 4-zählig, Kronblätter weiß, 4–6 mm lang. Schoten mit gewölbten Klappen. Von *Cardamine amara* durch den kantigen, hohlen Stängel und gelbe Staubbeutel unterschieden.

VORKOMMEN Bach- und Quellfluren mit fließendem, klarem Wasser. Fast weltweit verbreitet.

DROGEN Brunnenkressekraut – Nasturtii herba, das frische oder getrocknete Kraut. Nasturtium officinale, Nasturtium aquaticum (HAB).

WIRKSTOFFE Glucosinolate (Senfölglykoside), vor allem Gluconasturtiin, Phenylethylsenföl freisetzend; Flavonoide, reichlich Vitamin C.

Links: **Indische Narde**
Rechts: **Gewöhnliche Brunnenkresse**

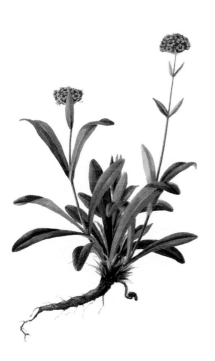

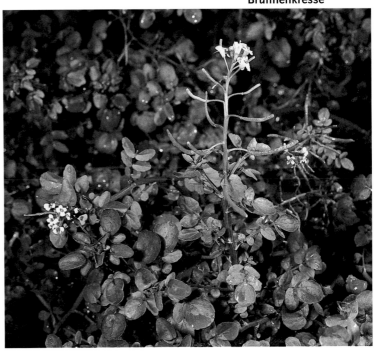

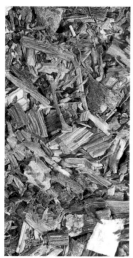

Brunnenkressekraut
ist noch gelegentlich in so
genannten Stoffwechsel-
tees und Leber- und
Gallentees enthalten.

ANWENDUNG Besonders das frische
Kraut hat harntreibende und verdauungsanregende sowie schwache antibiotische
Eigenschaften, eine geringe galletreibende Wirkung wird vermutet. Scharf
und etwas bitter im Geschmack, nutzt
man die Triebspitzen gern als Beigabe zu
Salaten und Suppen sowie als Gewürzkraut bei Frühjahrskuren. Man kennt den
hohen Vitamin-C-Gehalt aus der früheren
Verwendung gegen Skorbut. Katarrhe der
Atemwege, entzündliche Erkrankungen
der Harnwege, rheumatische Beschwerden, Hauterkrankungen und Entzündungen im Mund gehören zu den Anwendungsgebieten der Volksheilkunde. Angeboten werden Frischpflanzen-Presssäfte
sowie Extrakte in entsprechenden Zubereitungen, z. B. auch in Bleichcremes
gegen Pigmentanomalien der Haut. Übermäßige Verwendung besonders der frischen Pflanze oder der Säfte kann durch
die schleimhautreizende Wirkung der
Senföle zu Magen-Darm-Beschwerden
und Nierenreizung führen. Bei Vorliegen
derartiger Beschwerden und bei Kindern
unter 4 Jahren sollte die Anwendung vollständig unterbleiben. Die Homöopathie
gebraucht die Brunnenkresse gemäß dem
Arzneimittelbild bei Reizzuständen der
ableitenden Harnwege.

Bitteres Schaumkraut

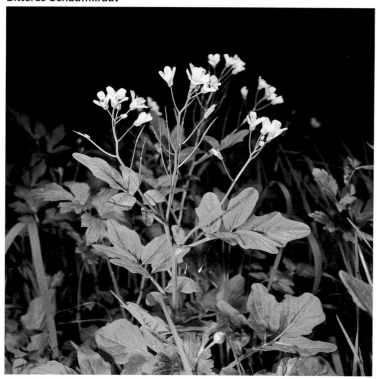

Das **Bittere Schaumkraut** *Cardamine
amara* L. war früher als Herba Nasturtii
majoris offizinell, wird heute aber nur
noch selten in der Volksheilkunde wie die
Gewöhnliche Brunnenkresse eingesetzt.
Ebenso zu bewerten ist das **Wiesen-
Schaumkraut** *Cardamine pratensis* L., das
allenfalls noch als Beigabe zu Salaten
gebraucht wird. In der Homöopathie wird
die Verwendung der Art als Zusatzmittel
bei Zuckerkrankheit angegeben.

Nepeta cataria L.

Echte Katzenminze

Lamiaceae / Lippenblütler

0,4–1,2 m 4 VII–IX

BOTANIK Aufrechte, aromatische Pflanze
mit herzeiförmigen, grob gekerbt-gesägten, unterseits grauhaarigen Blättern. Blüten in ährig gehäuften Scheinquirlen, mit
2-lippiger, 7–10 mm langer, gelblich weißer oder rosa Krone, Kelch mit 5 lang
zugespitzten Zähnen.
VORKOMMEN Wegränder, Schuttplätze.
SO-Europa, W-Asien, in Mitteleuropa eingebürgert.
DROGEN Echtes Katzenkraut – Nepetae
catariae herba, die getrockneten oberirdischen Teile.
WIRKSTOFFE Ätherisches Öl mit Nepetalacton als Hauptbestandteil, ferner
Nepetasäure, Citral, Citronellol, Limonen
u. a., das Alkaloid Actinidin mit psycho-
aktiver Wirkung.
ANWENDUNG Katzenminze war früher
eine in der Volksmedizin viel gebrauchte
Pflanze. Man gab den Tee z. B. bei Erkältungserkrankungen, Verdauungsbeschwerden und Schlaflosigkeit, heute ist
die Bedeutung der Droge eher gering.
Dem ätherischen Öl widmet man inzwischen Aufmerksamkeit: Dass Nepetalacton stark anlockend auf Katzen wirkt, ist
lange bekannt; neu ist die Erkenntnis,
dass der Duft dieser Verbindung Stech-
mücken, Fliegen und Kakerlaken ver-
treibt, weshalb Präparate mit Katzenmin-
zenöl zur Abwehr dieser Tiere im Handel
zu erwarten sind.
Die zitronenartig duftenden Blätter der
Zitronen-Katzenminze, Katzenmelisse
Nepeta cataria var. *citriodora* (BLACK.)
BALB. werden als Melissae citriodorae
folium gehandelt. Sie ähneln im Ausse-

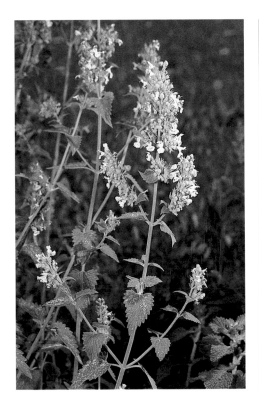

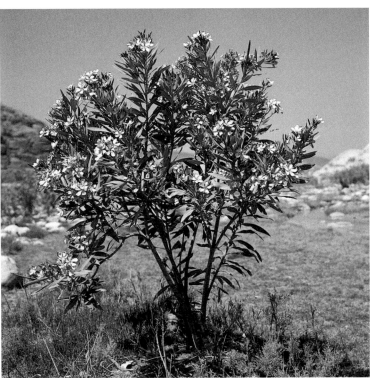

Links:
Echte Katzenminze
Rechts:
Oleander

hen Melissenblättern, das ätherische Öl ist aber anders zusammengesetzt. Hauptkomponente ist Citral, Nepetalacton ist nur in geringer Menge enthalten. Junge Blätter und Triebspitzen werden als Gewürz verwendet.

Nerium oleander L.

Oleander, Rosenlorbeer
Apocynaceae / Hundsgiftgewächse

1–4 m ♄ VII–IX ☠

BOTANIK Nahezu kahler, Milchsaft führender Strauch, auch baumförmig, mit ledrigen, lanzettlichen, oft zu dritt quirlständigen Blättern. Blüten trugdoldig an den Zweigenden, Krone rosa, selten weiß, bei Gartenformen auch gefüllt, 3–4 cm breit. 8–18 cm lange, rötlich braune Früchte, Samen mit langem, braunem Haarschopf.

VORKOMMEN Flussufer, in zeitweilig trockenen Bachbetten im Mittelmeergebiet. Als Zierpflanze kultiviert, in Mitteleuropa nur als Kübelpflanze.

DROGEN Oleanderblätter – Oleandri folium, Nerii folium, die vor der Blüte gesammelten, getrockneten Blätter. Nerium oleander, Oleander (HAB).

WIRKSTOFFE Herzwirksame Cardenolidglykoside wie Oleandrin (Folinerin), Pregnanglykoside, Flavonoide.

ANWENDUNG Oleander gehört zu den Pflanzen mit digitalisähnlicher Wirkung, die man früher häufig bei verminderter Herzleistung einsetzte. Die Droge selbst ist nicht mehr in Gebrauch (und aus den Arzneibüchern verschwunden), auch standardisierte Extrakte sind nur noch in Kombination mit Extrakten weiterer herzwirksamer Drogen wie aus Maiglöckchenblättern, Adoniskraut oder der Meerzwiebel in wenigen Fertigpräparaten enthalten. Die Wirkung von Oleanderblättern ist schwächer als die von Fingerhutblättern, setzt aber rascher ein und ist weniger anhaltend, der harntreibende Effekt ist höher, vermutlich durch den Gehalt an Flavonoiden. Durch Überdosierung der Präparate oder die keinesfalls zu empfehlende Einnahme von Teeaufgüssen der Blätter bzw. von Pflanzenteilen durch Kinder kommt es zu ernsten Vergiftungen. Bekannt wurde auch ein Fall, bei dem Oleanderblätter mit Eukalyptusblättern verwechselt wurden. In der Homöopathie wird Oleander ebenfalls als Herzmittel eingesetzt, daneben auch bei nässenden Ekzemen, Darmkatarrhen oder Rheumatismus.

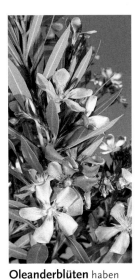

Oleanderblüten haben die für die Familie der Hundsgiftgewächse charakteristischen, in der Knospe gedrehten Blüten mit 5 schief abgeschnittenen, radförmig ausgebreiteten Zipfeln, im Schlund zerschlitzte Anhängsel.

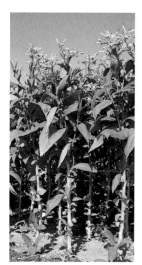

Tabakkultur im Oberrheingebiet

Nicotiana tabacum L.

Virginischer Tabak

Solanaceae / Nachtschattengewächse

0,8–2 m ⊙ VI–IX ☠

BOTANIK Aufrechte, unverzweigte, drüsig behaarte Pflanze mit großen, eilanzettlichen, sitzenden Blättern, die unteren am Stängel herablaufend. Blüten rispig an den Zweigenden, Krone etwa 4 cm lang, weit aus dem Kelch herausragend, eng trichterförmig, mit 5 zugespitzten, abstehenden Zipfeln, rosa, gegen den Grund gelbgrün. Kelchzähne ungleich, länger als breit.

VORKOMMEN In vielen Sorten weltweit kultiviert und gelegentlich verwildert. In Europa im 16. Jahrhundert zunächst als Zierpflanze eingeführt. Heimat tropisches Amerika, heute nur noch in Kultur bekannt.

DROGEN Tabakblätter – Nicotianae folium, die unfermentierten Blätter. Nicotiana tabacum, Nicotiana (HAB).

WIRKSTOFFE Nicotin und weitere Pyridinalkaloide.

ANWENDUNG Tabakblätter als Arzneidroge, wie man sie früher zu Klistieren bei hartnäckiger Verstopfung und Würmern verwendete, sind veraltet; als Ausgangsstoff für therapeutisch wichtige Substanzen wie Nicotinsäure oder Nicotinsäureamid oder zur Gewinnung des Reinalkaloids Nicotin haben sie nach wie vor Bedeutung. Nicotin wird zur Unterstützung der Tabakentwöhnung bzw. zur Linderung von Nicotinentzugssyndromen in Form von Nasensprays, transdermalen Pflastern und Kaugummis von mehreren Firmen angeboten. Die gesundheitlichen Risiken des Rauchens mit Gefäßschäden und erhöhtem Lungenkrebsrisiko sind genügend bekannt, dass 2–3 Zigaretten (entsprechend 40–60 mg Nicotin) eingenommen als tödliche Dosis für Erwachsene gelten, belegt die Giftigkeit des Alkaloids. Kleinkinder können bereits nach Einnahme einer Zigarettenkippe oder eines gebrauchten Nicotinpflasters lebensbedrohliche Vergiftungen erleiden. Nicotinhaltige Lösungen verwendet man als Insektizid, sie sind ebenfalls Ursache für Vergiftungen (besonders bei Gärt-

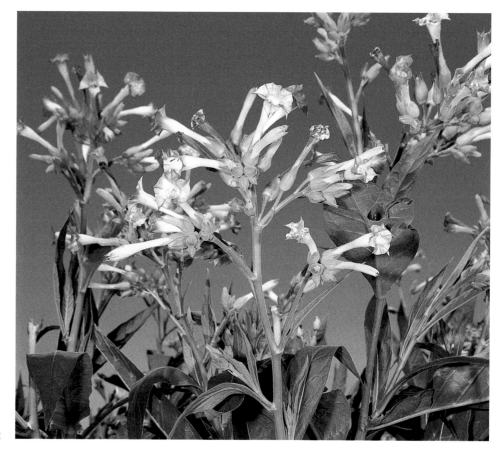

Virginischer Tabak

nern), da die Substanz auch über die Haut aufgenommen wird. Homöopathische Zubereitungen werden u. a. bei Kreislaufschwäche, Schwindel, Brechdurchfall und Angina pectoris eingesetzt.

Nigella sativa L.

Echter Schwarzkümmel

Ranunculaceae / Hahnenfußgewächse

0,2–0,4 m ⊙ VI–IX

BOTANIK Zierliche Pflanze, die 2–3fach fiederteiligen Blätter mit schmal linealen Zipfeln. Blüten nur aus 5 weißen bis bläulichen Hüllblättern, ohne Hochblätter. Balgfrüchte ganz verwachsen, drüsig rau, Griffel aufrecht.

VORKOMMEN Alte Kulturpflanze, in Mitteleuropa noch selten angebaut. Heimat W-Asien, N-Afrika.

DROGEN Schwarzkümmelsamen – Nigellae semen, die getrockneten Samen. Nigella sativa (hom).

WIRKSTOFFE Im fetten Öl (bis 40 %) Glyceride mit 50 % Linolsäure und 20–40 % Ölsäure, Palmitinsäure, geringe Mengen Gamma-Linolensäure, reichlich Tocopherole; ätherisches Öl mit Cymen, Pinen, Limonen, typisch ist der Gehalt an Thymochinon und seinen Oxidationsprodukten, z. B. Nigellon; in Spuren Pyrazolalkaloide wie Nigellidin und Isochinolinalkaloide; Triterpensaponine, Sterole.

ANWENDUNG Den Samen wurde in den letzten Jahren viel Aufmerksamkeit gewidmet. Durch den hohen Gehalt an zweifach ungesättigten Fettsäuren gilt ihr fettes Öl (Schwarzkümmelöl) als ernährungsphysiologisch wertvoll. Bei kalter Pressung gelangen auch kleine Mengen von ätherischem Öl in das fette Öl und verleihen diesem einen angenehm würzigen Geschmack. Bisher darf es nur als Nahrungsergänzungsmittel angeboten und damit nicht mit arzneilichen Indikationen beworben werden. Für die über die Presse verbreitete beanspruchte Wirksamkeit gegen Allergien, Haut- und Atemwegserkrankungen (Asthma), Tumore, Bakterien- und Pilzinfektionen sowie gegen Immunschwäche liegen bisher keine ausreichenden Studien vor; verschiedene Eigenschaften konnten bisher nur im Tierversuch bestätigt werden. Auf das Ergebnis weiterer Untersuchungen kann man gespannt sein. Eine zentrale Rolle für die Wirkung scheinen das Thymochinon und seine Oxidationsprodukte zu spielen. Traditionell gelten die Samen in Vorderasien und Ägypten als Allheilmittel. Die Volksheilkunde Mitteleuropas nutzte die Samen früher u. a. gegen Blähungen und zur Förderung der Milchbildung stillender Mütter.

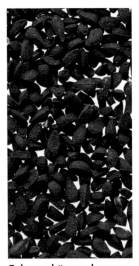

Schwarzkümmelsamen riechen beim Zerreiben pfeffrig aromatisch, ihr Geschmack ist würzig, später etwas scharf. Als Gewürz von türkischem Fladenbrot sind sie inzwischen auch in Mitteleuropa allgemein bekannt.

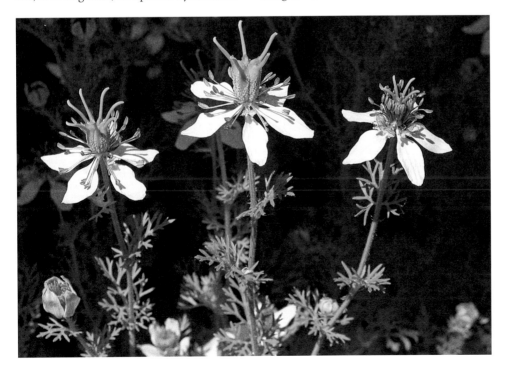

Echter Schwarzkümmel

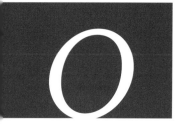

Ocimum basilicum L.

Basilikum

Lamiaceae / Lippenblütler

0,2–0,5 m ⊙ VI–IX

BOTANIK Aufrecht verzweigte, aromatische Pflanze mit eiförmig zugespitzten, ganzrandigen bis gezähnten, meist kahlen Blättern. Blütenstand locker ährig aus meist 6-zähligen Scheinquirlen, Lippenblüten weiß, gelblich oder rötlich, 7–15 mm lang.

VORKOMMEN Heimat Indien. In warmen Gebieten weltweit in vielen Sorten, zum Teil mit weinroten Blättern kultiviert, auch Zierpflanze.

DROGEN Basilikum(kraut), Basilienkraut – Basilici herba, das zur Blütezeit geerntete Kraut (DAC). Ocimum basilicum ex herba (HAB), vor der Blüte gesammelt.

WIRKSTOFFE Ätherisches Öl unterschiedlicher Zusammensetzung, in manchen Sorten bis zu 90 % Methylchavicol (Estragol), Linalool, Eugenol und Methyleugenol, Cineol u. a. Monoterpene; Lamiaceen-Gerbstoffe, Flavonoide.

ANWENDUNG Der Droge werden appetit- und verdauungsanregende, blähungstreibende, leicht krampflösende und die Milchsekretion fördernde Eigenschaften zugesprochen, die noch gelegentlich in der Volksheilkunde genutzt werden. Auch

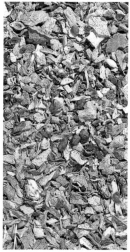

Basilikum verliert beim Trocknen viel von seinem aromatischen Geruch und würzigen Geschmack, der je nach Sorte zitronenartig, anisähnlich oder pfeffrig sein kann.

Erkrankungen der Harnwege und Entzündungen im Rachenraum (als Gurgelmittel) gehören zu den traditionellen Anwendungsgebieten. Da wissenschaftliche Beweise für die Wirksamkeit fehlen und es Hinweise über Erbgut schädigende und Krebs erregende Eigenschaften des Estragols und Methyleugenols gibt, wird der Gebrauch der Droge (und vor allem des reinen ätherischen Öls) als Arzneimittel für nicht vertretbar gehalten. Dies gilt insbesondere für Schwangere, Stillende, Säuglinge und Kleinkinder sowie für die Anwendung über längere Zeiträume. Die häufigste Verwendung ist die als Gewürzkraut. Bei gelegentlichem Einsatz in der Küche und als Geruchs- oder Geschmackskorrigens (bis zu 5 % in Zubereitungen) bestehen derzeit keine Bedenken. Homöopathische Zubereitungen werden bei Harnröhrenentzündungen gegeben.

Oenanthe aquatica (L.) POIR.
(*Phellandrium aquaticum* L.)

Wasserfenchel, Wasser-Rebendolde

Apiaceae / Doldenblütler

0,3–2 m ⊙ ⅄ VI–VIII

BOTANIK Kahle Sumpf- oder Wasserpflanze mit unten oft stark (bis 8 cm) verdicktem Stängel und Wurzelstock. Blätter 2–3fach gefiedert, Endabschnitte der Überwasserblätter eiförmig, Unterwasserblätter in fadenförmige Abschnitte zerteilt. Dolde ohne Hülle, aber mit zahlreichen Hüllchenblättern. Blüten 5-zählig, weiß, Früchte eiförmig-länglich.

VORKOMMEN Altwässer und Tümpel, fast ganz Europa, W-Asien.

DROGEN Oenanthe aquatica, Phellandrium (aquaticum) (HAB), die getrockneten reifen Früchte.

WIRKSTOFFE Ätherisches Öl mit Phellandren als Hauptbestandteil, Myristicin, Androl mit charakteristischem Geruch; Polyine, über deren Giftigkeit noch wenig bekannt ist; Lignane.

ANWENDUNG Heute werden nur noch homöopathische Zubereitungen unter dem Namen Phellandrium (aquaticum) genutzt. Zu ihren Anwendungsgebieten gehören Entzündungen der Atemwege

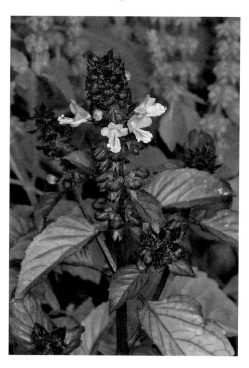

Basilikum

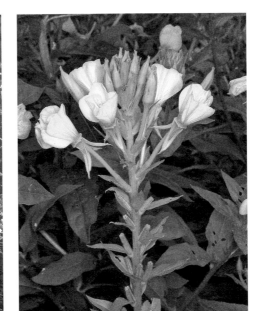

Links: **Wasserfenchel**
Rechts: **Gewöhnliche Nachtkerze**

und Brustschmerzen stillender Mütter. Die früher offizinellen Wasserfenchelfrüchte (Phellandri fructus) werden höchstens noch gelegentlich in der Volksheilkunde bei chronischem Bronchialkatarrh und Verdauungsbeschwerden eingesetzt. Bei Überdosierung wurden Schwindel und andere Nebenwirkungen beobachtet, so dass von dieser Verwendung abgeraten werden muss.

Die in SW-Europa heimische **Safran-Rebendolde** *Oenanthe crocata* L. gehört zu den gefährlichen Giftpflanzen mit Todesfolge nach dem Verzehr. Der Wurzelstock, der wie Pastinak schmeckt, enthält das Polyin Oenanthotoxin, ein Krampfgift. In der Homöopathie ist er in entsprechender Zubereitung ein häufig verwendetes Mittel bei Krampfleiden.

Oenothera biennis L. s. l.

Gewöhnliche Nachtkerze

Onagraceae / Nachtkerzengewächse

1–1,5(–2) m ☉ VI–IX

BOTANIK Hohe, aufrechte Pflanze, Stängel ± dicht drüsenhaarig, mit lanzettlichen Blättern. Blüten 4-zählig, gelb, Kronblätter mit 2–3 cm länger als die Staubblätter und diese wiederum länger als die Narben. Fruchtkapseln und Kelche grün, ohne rote Flecken.

VORKOMMEN Straßenböschungen, Brachland, in gemäßigten Gebieten fast weltweit verwildert. Heimat N-Amerika bis Mexiko.

DROGEN Raffiniertes Nachtkerzenöl – Oenotherae oleum raffinatum (DAC), das fette Öl der reifen Samen, besonders von *Oe. biennis* und *Oe. glazioviana*. Oenothera biennis (hom), die frischen, zur Blütezeit gesammelten oberirdischen Teile.

WIRKSTOFFE Triglyceride vor allem mit Linolsäure (66–76 %), Gamma-Linolensäure (Gamolensäue, 8–12 %), Ölsäure und Palmitinsäure.

ANWENDUNG Fertigpräparate mit Gamma-Linolensäure werden in den letzten Jahren zunehmend innerlich und äußerlich zur unterstützenden Behandlung bei atopischem Ekzem (Neurodermitis) eingesetzt. Die Symptome wie Juckreiz, Hautrötungen und -entzündungen werden in vielen Fällen durch Gaben von Gamma-Linolensäure positiv beeinflusst. Man nimmt an, dass bei den Erkrankten der Mangel eines Enzyms, das normalerweise Gamma-Linolensäure aus Linolsäure bildet, zum Krankheitsbild beiträgt. Ferner ist Nachtkerzenöl wegen seiner mehrfach ungesättigten Fettsäuren als diätetisches Lebensmittel in Gebrauch. Günstige Wirkungen werden u. a. bei erhöhten Blutfettwerten, prämenstruellem Syndrom und Hyperaktivität von Kindern angegeben. Die Wirksamkeit bei

Safran-Rebendolde

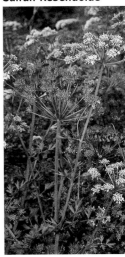

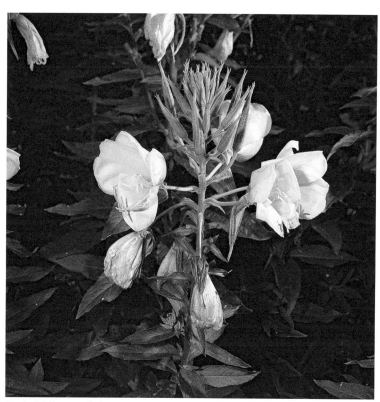

Rotkelchige Nachtkerze

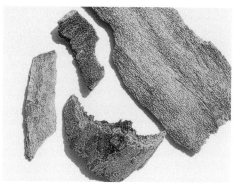

Okoubaka

WIRKSTOFFE Gerbstoffe, Phenolcarbon-säuren, Sterole, Aminosäuren. Nicht aus-reichend untersucht.

ANWENDUNG Okoubaka wurde erst in jüngerer Zeit in die Homöopathie einge-führt, hat aber doch schon Eingang in das neue Homöopathische Arzneibuch gefun-den. Gemäß dem homöopathischen Arz-neimittelbild verwendet man entspre-chende Zubereitungen bei Verdauungs-störungen mit Durchfall, Übelkeit und Erbrechen nach Verzehr verdorbener Speisen oder ungewohnter Nahrung, bei verzögerter Rekonvaleszenz mit Schwä-chezuständen nach durchstandenen Infektionskrankheiten sowie Antibiotika-gaben. Auch zur Vorbeugung bei Klima- und Ernährungsumstellung auf Fernrei-sen soll Okoubaka hilfreich sein.

diesen Indikationen ist umstritten. Zum homöopathischen Arzneimittelbild gehört Durchfall.

Die **Rotkelchige Nachtkerze** *Oe. glaziovi-ana* MICH. (*Oe. erythrosepala* BORB.), deren Samen ebenfalls zur Ölgewinnung herangezogen werden, unterscheidet sich durch 4–5,5 cm lange Kronblätter und Narben, die die Staubblätter weit überra-gen, sowie rot gestreifte Kelchblätter und Früchte.

Okoubaka aubrevillei PELLEGR. & NORMAND

Okoubaka

Santalaceae / Sandelholzgewächse

30–40 m ♄

BOTANIK Hoher, 2-häusiger Baum mit herabhängenden Ästen. Blätter wechsel-ständig, länglich-eiförmig, ganzrandig. 5-zählige, unscheinbare Blüten in rispen-förmigen Blütenständen. Große hän-gende, fleischige, gelbe Steinfrüchte.

VORKOMMEN Geschlossene Regen-wälder. W-Afrika.

DROGEN Okoubaka aubrevillei, Okou-baka (HAB), die getrocknete Astrinde.

Olea europaea L. ssp. *sativa* (LOUD.) ARC.

Ölbaum

Oleaceae / Ölbaumgewächse

Bis 15 m ♄ V–VI

BOTANIK Langsamwüchsiger, immer-grüner Baum mit kräftigem, knorrigem Stamm und gegenständigen, länglich-lanzettlichen, oberseits dunkelgrünen, unterseits silbrig schimmernden Blättern. Blütenkrone 4-lappig mit kurzer Röhre, gelblich weiß, 4–7 mm breit. Zunächst grüne, reif bräunlich rote bis schwarz-blaue Steinfrüchte.

VORKOMMEN Wichtigster Kulturbaum des Mittelmeerraumes, auch verwildert oder wild (ssp. *oleaster* (HOFFMANNS. & LINK) NEG.) in immergrünen Gebüschen, in entsprechenden Klimagebieten welt-weit angebaut.

DROGEN Olivenblätter – Oleae folium (PhEur), die getrockneten Blätter. Natives Olivenöl – Olivae oleum virginale (PhEur), das durch Kaltpressung der Früchte gewonnene fette Öl. Raffiniertes Olivenöl – Olivae oleum raffinatum (PhEur), das durch Extraktion und anschließende Raffination gewonnene Öl.
WIRKSTOFFE In den Blättern bitter schmeckende Secoiridoid-Verbindungen mit Oleuropein und dessen Abbauprodukten; im Öl vor allem Glyceride der Ölsäure (bis 83 %), der Palmitin- und der Linolsäure, Tocopherole, Sitosterol.
ANWENDUNG Die Blätter des Ölbaumes werden als Teedroge kaum genutzt, aber einige Fertigpräparate mit Blattextrakten werden gegen leichtere Formen des Bluthochdrucks und zur Vorbeugung einer Arterienverkalkung angeboten. Diese Anwendung stammt aus der Volksheilkunde, die Wirksamkeit wurde bisher in klinischen Prüfungen nicht belegt. Im Tierversuch konnten aber blutdruck- und cholesterinsenkende Wirkungen des Oleuropeins und seiner Abbauprodukte nachgewiesen werden. (Grüne) Speiseoliven enthalten sehr geringe Mengen dieser Verbindungen, da sie bei der Aufbereitung durch Einlegen in Natronlauge entbittert werden, so dass von ihrem Verzehr leider keine derartigen Wirkungen zu erwarten sind. Das Öl findet breite Verwendung als Arzneiträger für ölige Lösungen, in Salben sowie in Hautpflegemitteln. Innerlich wurde es früher in hoher Dosierung, die zu einer Gallenblasenkontraktion führt, auch zur Abtreibung von Gallensteinen versucht. Diese Anwendung ist veraltet und wegen möglicher Komplikationen wie Auslösung einer Gallenkolik nicht zu empfehlen. Bei normaler Nutzung in der Küche ist Olivenöl ein wertvolles Speiseöl.

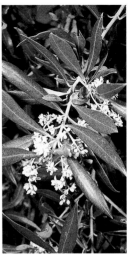

Die duftenden **Blüten** des Ölbaums öffnen sich erst spät, im Mai bis Anfang Juni.

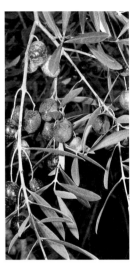

Reife, purpurne bis schwarzblaue **Oliven** werden von Dezember bis März geerntet.

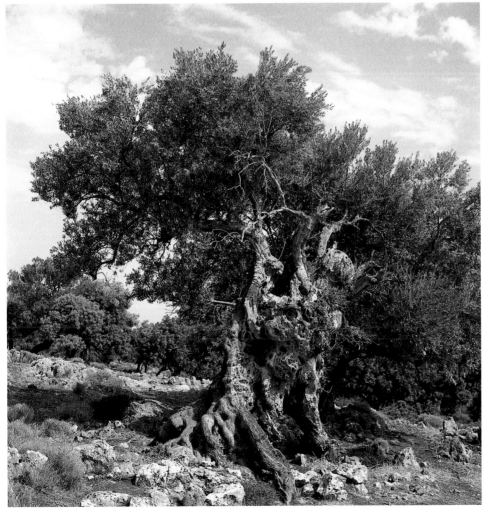

Ölbaum

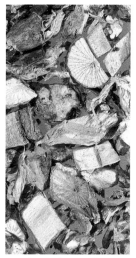

Hauhechelwurzel ist in zahlreichen Blasen- und Nierentees enthalten.

Dornige Hauhechel

Ononis spinosa L.

Dornige Hauhechel

Fabaceae / Schmetterlingsblütler

0,2–0,6 m ⁴ VI–IX

BOTANIK Aufrecht verzweigte, dornige Pflanze mit 1–2-reihig behaarten Stängeln. Blätter gezähnt, die unteren 3-zählig, mit spitzem bis abgerundetem mittlerem Blättchen, obere einfach. Schmetterlingsblüten mit rosa bis weißer, 10–20 mm langer Krone. Weichhaarige Hülsen, so lang wie der Kelch oder länger.

VORKOMMEN Trockenrasen, Weiden, Feuchtwiesen. Gemäßigtes Europa.

DROGEN Hauhechelwurzel – Ononidis radix (PhEur), die getrockneten Wurzelstöcke und Wurzeln. Ononis spinosa, auch als ethan. Decoctum (HAB), die zur Blütezeit geernteten frischen oberirdischen bzw. unterirdischen Teile.

WIRKSTOFFE Isoflavonoide (Formononetin, Ononin, Trifolirhizin, Genistein), Triterpene wie Onocerin (Onocol), ätherisches Öl mit Anethol, Carvon und Menthol, das Pterocarpanderivat Medicarpin, Spinonin, ein antibakteriell wirkendes Glykosid, Phytosterole, Lectine.

ANWENDUNG Zubereitungen aus Hauhechelwurzel wirken harntreibend und eignen sich zur Durchspülungstherapie bei entzündlichen Erkrankungen der ableitenden Harnwege und zur Vorbeugung und Behandlung von Harnsteinen. Die Volksheilkunde nutzt die Droge bei Gicht, rheumatischen Beschwerden und chronischen Hauterkrankungen. Auf welchen Inhaltsstoffen die Wirksamkeit beruht, ist nicht geklärt, zurzeit werden die Isoflavonoide als wirksamkeitsbestimmend angesehen. Als homöopathisches Anwendungsgebiet wird Wassersucht angegeben.

TEEBEREITUNG *2 TL Hauhechelwurzel je Tasse mit kochendem Wasser übergießen und etwa 30 min vor dem Abseihen warm halten. 2–3-mal täglich 1 Tasse zwischen den Mahlzeiten trinken. Nur wenige Tage anwenden, da die Wirksamkeit nachlässt. Nach einigen Tagen Pause kann der Tee erneut getrunken werden. Auf zusätzliche ausreichende Flüssigkeit ist zu achten. (Keine Durchspülungstherapie bei Wasseransammlungen (Ödemen) infolge eingeschränkter Herz- oder Nierentätigkeit.)*

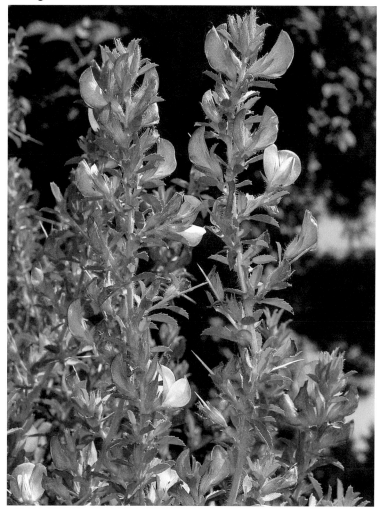

Opuntia ficus-indica (L.) MILL.
(*O. vulgaris* MILL.)

Echter Feigenkaktus

Cactaceae / Kakteen

2–5 m ♄ IV–VII

BOTANIK Aufrechte, verzweigte, fleischige Pflanze mit flachen, eilänglichen, 20–50 cm langen Stängelgliedern. In den Achseln hinfälliger Blättchen kleine Polster von gelben, widerhakigen Borsten und 0–2 kräftigen Dornen. Blüten 6–10 cm breit, mit zahlreichen gelben Blütenblättern gehäuft an den Rändern der Stängelglieder sitzend. Früchte essbar, gelb bis rot, mit eingesenktem Nabel, ebenfalls mit Borstenpolstern besetzt (Vorsicht

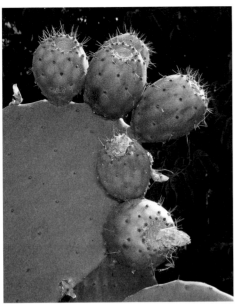

Echter Feigenkaktus

wirkungen z. B. auf die Nieren wurden noch nicht ausreichend abgeklärt. Diese Präparate sind bisher nicht als Arzneimittel zugelassen. Die Homöopathie setzt Zubereitungen aus frischen Stängeln und Blüten schon sehr lange ein. Zu den Anwendungsgebieten gehören mit Durchfällen verbundene Darmstörungen, Darmkoliken und Blähungen.

Als Wirtspflanze der **Cochenille-Schildlaus** *Dactylopius coccus* COSTA wird der Feigenkaktus noch gebietsweise kultiviert (z. B. auf der Kanareninsel Lanzarote). Die weiblichen Tiere liefern das Homöopathikum Coccus cacti, das man u. a. bei Hustenanfällen mit Erbrechen von zähem Schleim und bei Nieren- und Steinleiden einsetzt. Ihr karminroter Farbstoff wird noch als Lebensmittelfarbe u. a. in Spirituosen und Kosmetika verwendet.

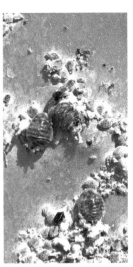

Cochenille-Schildläuse
auf einem Stängelglied des Echten Feigenkaktus.

beim Schälen!). Die Nomenklatur dieser Art ist stark wechselnd, nach Plants National Database (USA) sind die beiden angegebenen Namen synonym.

VORKOMMEN Trockengebiete N- und Mittelamerikas, im Mittelmeergebiet und weiter verwildert.

DROGEN Opuntia vulgaris (hom), die frischen Stängel und Blüten.

WIRKSTOFFE Polysaccharide aus Arabinose, Galactose, Rhamnose, Xylose und Galakturonsäure; Flavonoide, Sterole; in den Früchten freie Aminosäuren, v. a. Prolin und Taurin, Betalaine.

ANWENDUNG Verschiedene Arten der Gattung *Opuntia* werden in ihren Heimatländern als Nopal-Kaktus bezeichnet, ihre jungen Sprosse sind dort als „Nopalitos" ein beliebtes Gemüse. Der Blattbrei ist als Auflage bei rheumatischen Beschwerden gebräuchlich, der Presssaft bei Hautentzündungen und Sonnenbrand. Blütenextrakte werden neuerdings auch in Europa über das Internet angeboten, sie sollen bei Harninkontinenz, Blasen- und Prostatabeschwerden helfen. Produkte mit Extrakten der Nopal-Sprosse werden mit Blutzucker senkenden, erhöhte Cholesterinwerte regulierenden, die Magenschleimhaut schützenden, die Wundheilung beschleunigenden und weiteren Wirkungen beworben. Diese Angaben beruhen bisher weitgehend nur auf Tierversuchen, für den Menschen liegen keine ausreichenden Studien vor, Neben-

---

Orchis morio L.

Kleines Knabenkraut

Orchidaceae / Orchideen

0,1–0,3 m ♃ IV–VI ▽

BOTANIK Pflanze mit 2 länglich-eiförmigen, unterirdischen Knollen. Blätter länglich-oval, ungefleckt, obere den Stängel scheidenartig umfassend. Blüte etwa 13 mm, die Hüllblätter meist grün gestreift, helmförmig zusammenneigend. Lippe breiter als lang, schwach 3-lappig, mit dunklen Flecken in der helleren Mittelzone, der stumpfe Sporn waagerecht bis leicht aufwärts gerichtet.

VORKOMMEN Trockene Grasfluren, lichte Wälder. S- und Mitteleuropa, N-Afrika, W-Asien.

DROGEN Salepknollen – Salep tuber, die mit Wasser überbrühten und getrockneten Tochterknollen verschiedener Orchideen mit rundlichen, nicht handförmig geteilten Knollen.

WIRKSTOFFE Ca. 50 % Schleimstoffe (Salepmannan, vor allem aus Glucomannanen), Stärke, Eiweißstoffe.

ANWENDUNG Salepschleim ist der älteren Bevölkerung noch ein Begriff, in der modernen Medizin aber ohne Bedeutung. Auch der Naturschutz mag dazu beigetragen haben, dass das Interesse an der Droge nachgelassen hat. Der aus den gepulverten Knollen bereitete Schleim fand häufige Anwendung als schleimhaut-

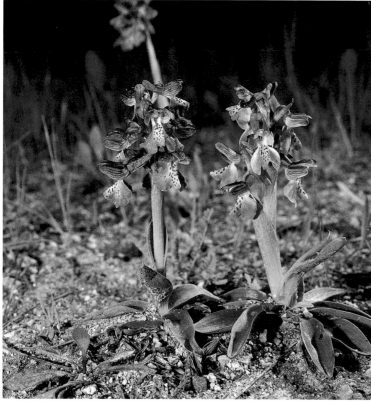

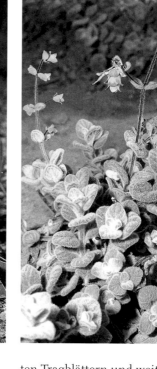

Links:
Kleines Knabenkraut
Rechts:
Kretischer Diptam

Der **Kretische Diptam**
wird auf Kreta heute im
Feldbau kultiviert.
An seinen natürlichen Fels-
standorten ist er an er-
reichbaren Stellen kaum
noch zu finden.

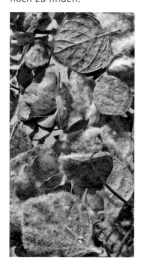

schützendes und reizmilderndes Mittel gegen Durchfall besonders bei Kindern, bei Verdauungsstörungen mit Sodbrennen, als Zusatz zu magenreizenden Arzneistoffen und zu Einläufen bei entzündetem Darm. Schleimstoffe und Stärke machen die Anwendung plausibel, ohne dass neue wissenschaftliche Nachweise vorliegen. In der Volksmedizin war Salepschleim als Kräftigungsmittel in Gebrauch und auch als Aphrodisiakum, was nach der Signaturenlehre wohl auf die hodenförmige Gestalt der Knollen zurückzuführen war und auch der Forderung der Arzneibücher nach rundlichen Knollen entsprach.

Origanum dictamnus L.

Kretischer Diptam, Diptamdost

Lamiaceae / Lippenblütler

0,1–0,2 m ♄ VI–IX

BOTANIK Kleiner, dicht weißwolliger, aromatischer Strauch mit breit eiförmigen bis rundlichen Blättern. Dichte, überhängende, ährenartigen Blütenstände mit großen, sich deckenden, auffällig purpurn gefärb-

ten Tragblättern und weit aus den Kelchen herausragenden, rosa Lippenblüten.
VORKOMMEN Felswände, Fels- und Schotterfluren, Kreta-Endemit. Als Gewürz- und Teepflanze außerhalb Kretas besonders in England kultiviert.
DROGEN Kretischer Diptam – Dictamni cretici herba, das getrocknete Kraut.
WIRKSTOFFE Ätherisches Öl mit Carvacrol, Cymen, Terpinen und Pulegon.
ANWENDUNG Die Droge galt in ihrer Heimat früher als Allheilmittel. Heute ist sie immer noch in der Volksheilkunde beliebt, als Tee vor allem bei Magen- und Darmstörungen, Menstruationsbeschwerden und als Gurgelmittel bei Entzündungen im Mund- und Rachenraum. Auch in Mitteleuropa kennt man inzwischen den etwas streng aromatisch schmeckenden Kretischen Diptam, den Touristen regelmäßig aus Kreta mitbringen. In England wird die Art als Küchenkraut und zum Würzen von Wermutweinen schon länger genutzt. Beachtenswert ist der Pulegon-Gehalt (s. *Mentha pulegium*). Unter dem deutschen Namen (Weißer) Diptam versteht man dagegen das giftige Rautengewächs *Dictamnus albus*. Es ist wegen seiner Giftigkeit nicht als Tee verwendbar.

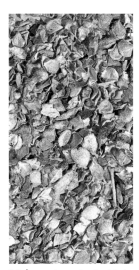

Origanum majorana L.
(*Majorana hortensis* MOENCH)

Majoran
Lamiaceae / Lippenblütler

0,2–0,6 m ☉ ☺ VII–IX

BOTANIK Aufrechte, grau behaarte, aromatische Pflanze mit ovalen Blättern. Blüten mit weißer bis rosa, etwa 4 mm langer Krone einzeln in den Achseln von dicht stehenden, rundlichen Hochblättern, endständige, köpfchenartige Blütenstände bildend.

VORKOMMEN Heimat N-Afrika, SW-Asien. Als Gewürzpflanze kultiviert, selten verwildert.

DROGEN Majorankraut – Majoranae herba, die getrockneten, von den Stängeln abgestreiften Blätter und Blüten. Origanum majorana (HAB).

WIRKSTOFFE Ätherisches Öl vor allem mit Sabinhydrat (40–80 %), Terpinen-4-ol und weiteren Monoterpenen, geringe Mengen Phenolglykoside (0,4–1 %) wie Arbutin, Methylarbutin und Hydrochinon, Flavonoide, Lamiaceen-Gerbstoffe wie Rosmarinsäure, Triterpene.

ANWENDUNG Majoran ist in erster Linie Gewürzkraut, als Arzneidroge wird er nur noch selten verwendet. Er wirkt schwach anregend auf die Magensaftsekretion, krampflösend und auch schleimlösend, so dass man ihn in der Volksheilkunde bisweilen bei Appetitlosigkeit, Verdauungsschwäche, Blähungen, Krämpfen im Magen-Darm-Bereich und bei Husten einsetzt. Für die Wirksamkeit liegen bisher keine wissenschaftlichen Belege vor. Wegen des Vorkommens (allerdings geringer Mengen) an Phenolglykosiden wird Majoran als Heilmittel nicht für einen längerfristigen Gebrauch empfohlen (s. Bärentraubenblätter *Arctostaphylos uva-ursi*). In Einreibungen und Bädern verwendet man Majoran-Extrakte oder das ätherische Öl gegen Erkältungskrankheiten, Nervenschmerzen und Rheuma. Vom Einsatz der Majoransalbe, die man früher gern gegen Schnupfen besonders bei Säuglingen und Kleinkindern verwendete, wird wegen bisher ungeklärter Risiken einer Depigmentation der Haut abgeraten. Als Anwendungsgebiet in der Homöopathie wird gesteigerte sexuelle Erregbarkeit angegeben.

Origanum vulgare L.

Echter Dost, Wilder Majoran
Lamiaceae / Lippenblütler

0,2–0,9 m ⁴ VII–X

BOTANIK Aufrechte, oft rot überlaufene, aromatisch duftende Pflanze. Blätter eiförmig, ± ganzrandig, drüsig punktiert. Blüten mit 4–7 mm langer, blassroter, seltener weißer Krone in den Achseln von purpurnen Tragblättern, köpfchenförmig

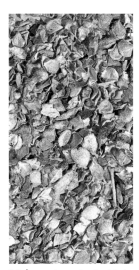

Majoran ist unbedenklich in der als Gewürz üblichen Dosierung. Er besitzt gute antioxidative Eigenschaften und verzögert damit das Ranzigwerden von Fetten, z. B. Schweineschmalz.

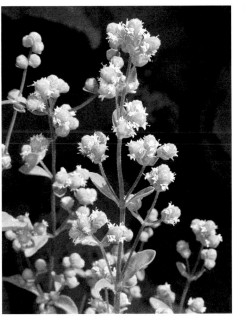

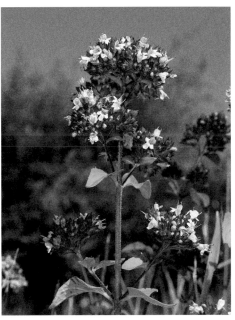

Links: **Majoran**
Rechts: **Echter Dost**

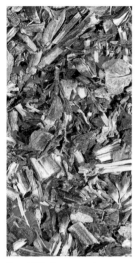

Aus Mitteleuropa stammendes **Dostenkraut** ist getrocknet nur wenig aromatisch. Als Gewürz eignet es sich kaum.

genähert, in doldig-rispigen Gesamtblütenständen. Die formenreiche Art wird heute in 6 Unterarten gegliedert, in Mitteleuropa wächst nur ssp. *vulgare*.

VORKOMMEN Trockene Wiesen, Säume, lichte Wälder. Europa, Asien.

DROGEN Dostenkraut – Origani vulgaris herba, die getrockneten oberirdischen Teile ohne dickere Stängelstücke. Origanum vulgare (HAB).

WIRKSTOFFE Ätherisches Öl mit Carvacrol als Hauptkomponente (40–70 %), ferner Pinen, Cymen, Myrcen, Thymol, je nach Herkunft ist die Zusammensetzung unterschiedlich; Lamiaceen-Gerbstoffe, Flavonoide, u. a. Naringin.

ANWENDUNG Die Droge, als Gewürzkraut „Oregano" bekannt, hat appetitanregende, blähungswidrige, die Gallenproduktion fördernde Wirkung, auch krampflösende Eigenschaften werden ihr nachgesagt. In der Volksheilkunde nutzt man sie gelegentlich bei Verdauungsstörungen, Erkältungskrankheiten, speziell auch bei Krampfhusten. Extrakte oder das ätherische Öl sind in Gurgelwässern und Badezusätzen enthalten. Die Schulmedizin verwendet die Pflanze nur selten, zumal die Wirksamkeit bei den angegebenen Indikationen bisher nicht belegt wurde. Als Anwendungsgebiet in der

Homöopathie werden nervöse Beschwerden und wie beim Majoran sexuelle Übererregbarkeit angegeben.

Das in Europa verwendete Pizza-Gewürz Oregano stammt in der Regel vom **Kretischen Dost** O. *vulgare* ssp. *viride* (BOISS.) HAYEK (*O. heracleoticum* L.), einer vom Mittelmeergebiet bis China verbreiteten Unterart. Für das Produkt „Oregano" werden als Stammpflanzen neben weiterer *Origanum*-Arten wie O. *onites* L. auch Arten aus anderen Gattungen genannt, wie *Thymus*, *Monarda* oder *Plectranthus*, die ein ähnliches Aroma besitzen.

Orthosiphon aristatus (BLUME) MIQ.

Katzenbart, Javatee

Lamiaceae / Lippenblütler

0,4–0,8(–2) m ⁴ VII–VIII

BOTANIK Ausdauernde Pflanze mit 4-kantigem Stängel, Blätter eiförmig-lanzettlich, gestielt, unregelmäßig grob gesägt-gezähnt, auf der Unterseite fein drüsig punktiert. Blüten traubig, in Wirteln angeordnet, Kronblätter weiß bis bläulich, Unterlippe vorgestreckt, Oberlippe zurückgeschlagen, 4 Staubblätter und der Griffel weit herausragend. O. *stamineus* BENTH. wird teilweise als synonym betrachtet.

VORKOMMEN Tropisches Asien, Anbau besonders in Indonesien.

DROGEN Orthosiphonblätter (PhEur), Koemis koetjing, Javatee, Indischer Nierentee – Orthosiphonis folium, die kurz vor der Blütezeit geernteten, getrockneten Laubblätter und Stängelspitzen.

WIRKSTOFFE Flavonoide, darunter besonders die lipophilen Flavone Sinensetin, Eupatorin, Salvigenin und Scutellareintetramethylether; ätherisches Öl überwiegend mit Sesquiterpenen wie Caryophyllen; Kaffeesäurederivate wie Rosmarinsäure und Dicaffeoyltartrat; Orthosiphole (Diterpenester); reichlich Kaliumsalze. Das Vorkommen von Saponinen ist fraglich.

ANWENDUNG Orthosiphonblätter haben harntreibende und (schwach) krampflösende Eigenschaften. Mit der Erhöhung der Harnmenge soll auch eine vermehrte Kochsalzausscheidung einhergehen. Für die Wirkung wird das Zusammenspiel von Flavonoiden, ätherischem Öl und

Kretischer Dost

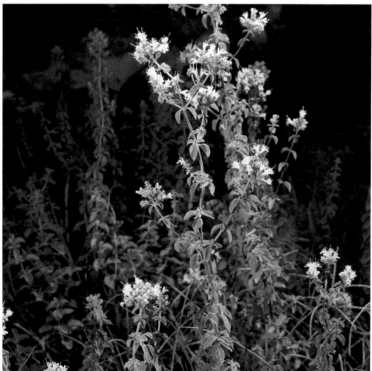

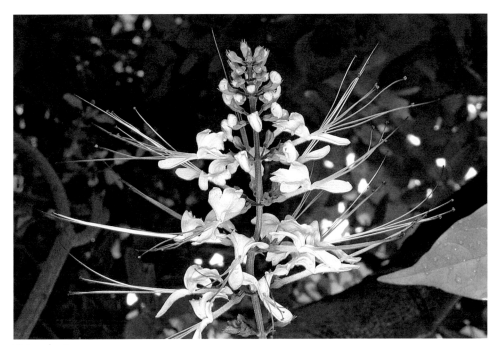

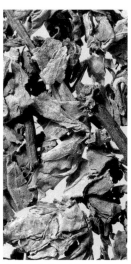

Orthosiphonblätter sind
Bestandteil zahlreicher Bla-
sen- und Nierentees, ihre
Extrakte sind in Fertigarzneimitteln enthalten.

Katzenbart

weiteren Verbindungen verantwortlich
gemacht; ob die Kaliumsalze dazu beitragen, ist umstritten. Anwendung findet die
Droge allein oder in gemischten Blasen-
und Nierentees zur Durchspülungstherapie bei bakteriellen und entzündlichen
Erkrankungen der Harnwege und zur
Vorbeugung von Nierengrieß. Auch
homöopathische Zubereitungen werden
gelegentlich genutzt. Zu den Anwendungsgebieten gehören Blasen- und
Nierensteine.

TEEBEREITUNG *2 TL Orthosiphonblätter
je Tasse mit kochendem Wasser übergießen,
10–15 min ziehen lassen. Mehrmals täglich
1 Tasse trinken. Auf ausreichende zusätzliche Flüssigkeitszufuhr ist zu achten. (Nicht
anwenden bei Ödemen infolge eingeschränkter Herz- und Nierentätigkeit.)*

Oryza sativa L.

Reis
Poaceae / Süßgräser

Bis 1,3 m ☉ VII–IX

BOTANIK Blätter des Grases mit langer
Blattscheide und 2-spaltigem Blatthäut-
chen. Blütenstand eine zusammengezo-

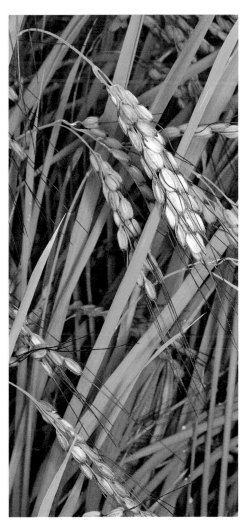

Reis

gene Rispe, nach der Blüte nickend. Ährchen 3-blütig, nur das oberste fertil.

VORKOMMEN Angebaut in den Tropen und Subtropen, auch in einigen Mittelmeerländern. Heimat nicht sicher bekannt.

DROGEN Reisstärke – Oryzae amylum (PhEur), die Stärke der Früchte.

WIRKSTOFFE In den Früchten neben Stärke Eiweißstoffe, lösliche Polysaccharide wie Galaktoarabinoxylan, Flavonoide, Sterole, Lectine, in den Keimlingen fettes Öl mit Linolsäure.

ANWENDUNG Die sehr kleinkörnige Reisstärke wird als Pudergrundlage geschätzt, da die Kühlwirkung durch die große Oberfläche entsprechend hoch ist. Reisschleim nutzt man wie Hafer- oder Gerstenschleim in der Volksheilkunde als Diätetikum bei Durchfallerkrankungen und Magen-Darm-Entzündung. Erwähnt werden sollen hier Red-Rice-Produkte, die im Internet und einigen Ländern zur Senkung des Cholesterinspiegels angeboten werden. Roter Reis entsteht durch Fermentation mit dem Schimmelpilz *Monascus purpureus* WENT. Neben rotem Farbstoff produziert dieser Pilz einen

Hemmstoff der Cholesterinsynthese, der identisch ist mit Lovastatin, das in Deutschland in verschreibungspflichtigen Arzneimitteln vertrieben wird. Bei gleichzeitiger Einnahme von Cholesterinsenkern anderer chemischer Herkunft befürchtet man das verstärkte Auftreten von Nebenwirkungen. Außerdem wurden toxische Verbindungen, die bei der Fermentation entstehen können, gefunden. Red-Rice-Produkte sind in Deutschland derzeit weder als Arzneimittel noch als Lebensmittelzusatzstoff zugelassen. Von ihrer Verwendung wird abgeraten.

Oxalis acetosella L.

Wald-Sauerklee

Oxalidaceae / Sauerkleegewächse

0,05–0,15 m 4 IV–V

BOTANIK Niedrige Pflanze mit kriechendem Wurzelstock und grundständigen, 3-zähligen, kleeblattartigen Blättern. Blüten einzeln, ihr Stiel nur mit 2 schuppenförmigen Vorblättern, 5 weiße, purpurn geaderte Kronblätter, 10–15 mm lang.

VORKOMMEN Schattige, feuchte Laub- und Nadelwälder der gemäßigten Breiten.

DROGEN Oxalis acetosella (HAB), die frischen oberirdischen Teile blühender Pflanzen. Auch die frischen Blätter, Oxalis acetosella e foliis (Rh), sind im HAB aufgeführt.

WIRKSTOFFE Oxalsäure und ihre Kaliumsalze, Vitamin C.

ANWENDUNG Oxalis ist ein bewährtes Mittel in der Homöopathie und der anthroposophischen Therapierichtung. Entsprechende Zubereitungen gibt man u. a. zur Anregung der Stoffwechseltätigkeit, bei Magen- und Darm-Störungen, Leber- und Galleerkrankungen oder Neigung zu Steinbildungen. Früher setzte man die Pflanze auf Grund ihres Vitamin-C-Reichtums bei Skorbut und Hauterkrankungen ein, heute kennt man risikoärmere Alternativen. Die Aufnahme von einzelnen frischen Blättern, z. B. als Zusatz zu Salaten, soll unbedenklich sein, bei größeren Mengen oder häufiger Zufuhr sind aber auf Grund der löslichen Oxalate besonders bei Kindern Reizerscheinungen im Magen-Darm-Trakt, Bildung von Nierensteinen und Nierenschädigungen möglich.

Wald-Sauerklee

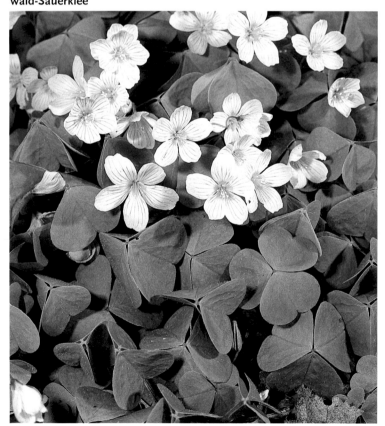

Paeonia officinalis L.

Echte Pfingstrose, Bauernrose

Paeoniaceae / Pfingstrosengewächse

0,3–1,2 m ⁴ V–VI ☠ ▽

BOTANIK Kräftige Staude mit knollig verdickten Wurzeln. Untere Blätter 2–3-mal 3-teilig gefiedert, unterseits anliegend behaart. Blüten einzeln, 7–12 cm breit, meist mit 8 dunkelroten Kronblättern, viele Gartenformen mit gefüllten Blüten aus umgewandelten Staubblättern. 2–3 Balgfrüchte mit glänzenden, zuletzt schwarzblauen Samen.

VORKOMMEN Laubmischwälder der Bergstufe. S-Europa, nordwärts bis in die Südalpen, Kleinasien. Gefüllte Formen als Zierpflanzen.

DROGEN Pfingstrosenblütenblätter – Paeoniae petalum (DAC), die getrockneten Kronblätter gefüllter, rotblütiger Gartenformen. Pfingstrosenwurzel – Paeoniae radix, die getrocknete Wurzel. Paeonia officinalis (HAB), die frischen unterirdischen Teile.

WIRKSTOFFE In den Blüten Anthocyanfarbstoffe wie Paeonin, Flavonoide; Gerbstoffe; in den Wurzeln Monoterpenesterglykoside wie Paeoniflorin, Gerbstoffe.

ANWENDUNG Die Anwendung der „Gichtrose", wie sie in der Volksheilkunde überliefert ist, gegen Gicht, Rheuma, Atemwegserkrankungen, Krampfanfälle und vor allem der Wurzeln bei Neuralgien, Migräne und zur Förderung der Menstruation gilt als veraltet, ebenso wie der Brauch, die hübschen, auf Schnüre gereihten Samen Kindern um den Hals zu legen, um sie vor epileptischen Anfällen zu schützen, oder ihnen durch Daraufbeißen das Zahnen zu erleichtern. Bisher konnte keine Wirksamkeit bei diesen Indikationen nachgewiesen werden; andererseits wurden nach der Einnahme von Blütenblättern, Wurzeln oder Samen in höherer Dosis Reizungen im Magen-Darm-Trakt beobachtet, so dass von der Anwendung abgeraten wird. In der Homöopathie sind Zubereitungen aus der Wurzel gebräuchlich, z. B. bei Analfissuren, Hämorrhoiden und Krampfadern.

Panax ginseng C. A. MEYER (*P. pseudoginseng* WALL.)

Echter Ginseng, Koreanischer Ginseng

Araliaceae / Efeugewächse

0,3–0,8 m ⁴

BOTANIK Staude mit lang gestielten, 5-zählig gefingerten Blättern in Wirteln. Blütenstand meist einfach mit 15–30 doldenartig angeordneten, 5-zähligen, grünlich gelben Blüten, rote, 2-samige Beeren. Wurzeln fleischig, von der Mitte an oft geteilt und mit etwas Fantasie von menschlicher Gestalt.

VORKOMMEN Selten noch in schattigen Gebirgswäldern von NO-China, Korea, in Asien weiter kultiviert. Neuerdings auch Kulturen in Walsrode (Niedersachsen).

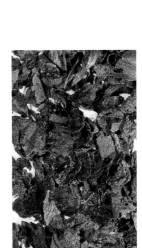

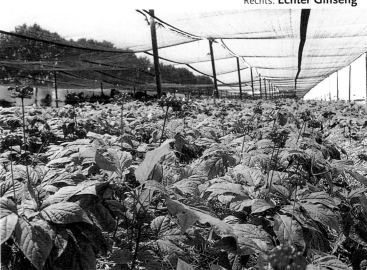

Gegen die Nutzung der **Pfingstrosenblütenblätter** als Schmuckdroge in Teemischungen oder zum Färben von Hustensirupen bestehen keine Bedenken.

Links: **Echte Pfingstrose**
Rechts: **Echter Ginseng**

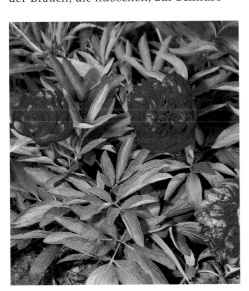

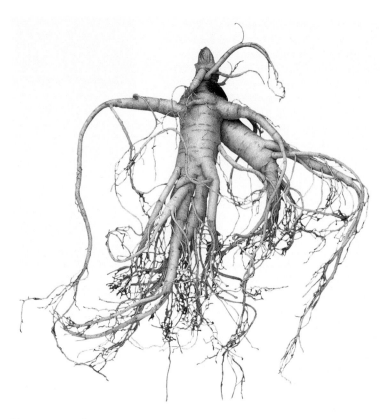

Ginsengwurzel

oder biologischer Art durch Erhöhung der körpereigenen Abwehr in die Lage zu versetzen, diese besser zu bewältigen. Für diese so genannte adaptogene Wirkung (s. *Eleutherococcus*), die von der naturwissenschaftlichen Medizin kontrovers diskutiert wird, werden vor allem die Ginsenoside (etwa 25 sind bekannt) verantwortlich gemacht. Sie haben zum Teil entgegengesetzte Wirkung, einige wirken blutdruckerhöhend und stimulierend, andere blutdrucksenkend und beruhigend, bisher ist aber kein isoliertes Ginsenosid in Gebrauch. Auch die Polyacetylene und die Polysaccharide tragen offensichtlich zur Gesamtwirkung bei. Beschrieben werden u. a. auch entzündungshemmende, blutzuckersenkende, immunmodulierende und vor Krebs schützende Wirkungen, die bisher nur im Tierversuch gefunden wurden. Man verwendet die geschnittene Droge als Tee oder besser Gesamtextrakte in standardisierten Zubereitungen, bei denen sich die einzelnen Wirkungen der Ginsenoside keinesfalls aufzuheben scheinen, sondern je nach Bedarf des Körpers in den Vordergrund treten. Eingesetzt wird Ginseng heute definitiv, um die Erholungsphase nach Krankheiten zu verkürzen, zur Steigerung der körperlichen und geistigen Leistungsfähigkeit, bei schneller Ermüdbarkeit, nachlassender Konzentrationsfähigkeit und Infektanfälligkeit. Die Droge muss dafür genügend hoch dosiert werden, was in Kombinationspräparaten

DROGEN Ginsengwurzel – Ginseng radix (PhEur), die gewaschenen, an der Sonne oder mit Wärme getrockneten Wurzeln 4–7-jähriger Pflanzen (Weißer Ginseng). Panax ginseng, Panax pseudoginseng, Ginseng (HAB).
WIRKSTOFFE 2–3 % Triterpensaponine, vor allem tetrazyklische Dammaranderivate oder pentazyklische Oleanolsäurederivate (insgesamt als Ginsenoside bezeichnet); Polysaccharide (Panaxane, Glykane bzw. Peptidoglykane), Polyacetylene wie Panaxynol und Panaxytriol, ätherisches Öl (verantwortlich für den eigenen Geruch der Droge).
ANWENDUNG Zubereitungen der Wurzel werden in der traditionellen Medizin Ostasiens seit Jahrtausenden als Mittel zur Steigerung der Lebenskraft und Erlangung eines hohen Alters sehr geschätzt. Der Gattungsname Panax bedeutet Allheilmittel. Seit dem 17. Jahrhundert ist die Droge in Europa bekannt und erfreut sich auch hier größter Beliebtheit. Ginseng wird weniger zur Heilung bestimmter organischer Erkrankungen eingenommen, sondern vorbeugend, um den Organismus bei auftretender Belastung mit Stressfaktoren physikalischer, chemischer

Rote Ginsengwurzel ist in Japan offizinell. Sie stammt von derselben Art wie Weißer Ginseng (Panax ginseng), die Wurzeln werden aber vor dem Trocknen 2–3 Stunden mit Wasserdampf von 120–130 °C behandelt. Dabei färben sie sich rotbraun und werden glasig hart. Der Ginsenosidgehalt liegt höher, da durch diese Prozedur die glykosidabbauenden Enzyme denaturiert werden. Als Amerikanischen Ginseng bezeichnet man die Wurzeln von Panax quinquefolius L., einer in N-Amerika heimischen Art. Sie werden noch gelegentlich in der Homöopathie verwendet. Die Wirkung wird als schwächer angegeben. Weitere Panax-Arten werden speziell in Japan angebaut und genutzt, ihr Wirkstoffspektrum ist nicht mit dem von P. ginseng identisch.

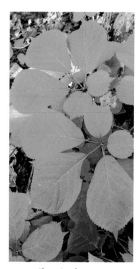

Amerikanischer Ginseng

nicht immer der Fall ist. Bei längerer und hoher Dosierung kann es zu Nervosität und Schlaflosigkeit, auch zu erhöhtem Blutdruck und Ödemen kommen. Nach 3 Monaten ist eine Einnahmepause angezeigt. Die Homöopathie verwendet Ginseng bei Rheumatismus und Schwäche.

Papaver rhoeas L.

Klatsch-Mohn

Papaveraceae / Mohngewächse

0,2–0,8 m ⊙ V–VII

BOTANIK Aufrechte, abstehend borstig behaarte Pflanze mit 1–2fach fiederteiligen Blättern. 4 leuchtend rote Kronblätter, etwa 4 cm lang, am Grund meist mit dunklem Fleck. Kapseln kahl, unten abgerundet, 1–2-mal so lang wie breit, mit 8–18 Narbenstrahlen.

VORKOMMEN Getreidefelder, Wegränder, offene Standorte. Heute fast weltweit verbreitet, Heimat Mittelmeergebiet.

DROGEN Klatschmohnblütenblätter – Rhoeados flos (PhEur), die getrockneten Kronblätter. Papaver rhoeas (HAB).

WIRKSTOFFE Anthocyanglykoside wie Mecocyanin und Cyanin, Schleimstoffe. Im Milchsaft Isochinolinalkaloide mit dem Hauptalkaloid Rhoeadin.

ANWENDUNG Die schönen roten Klatschmohnblütenblätter sind heute allein als Schmuckdroge ohne Anspruch auf Wirksamkeit in Teemischungen verschiedener Indikation enthalten. Früher nutzte man sie in Form eines Sirups gegen Husten und Heiserkeit und als Beruhigungsmittel für Kleinkinder. Da es keinen Beleg für die Wirksamkeit gibt, hat man diese Anwendung aufgegeben. Bei Kindern wurden Vergiftungen nach Aufnahme des frischen Krautes beschrieben, die Pflanze enthält jedoch keinesfalls Opiumalkaloide wie der Schlaf-Mohn. Homöopathische Zubereitungen werden noch selten bei Unruhe- und Erregungszuständen sowie Krämpfen innerer Organe gegeben.

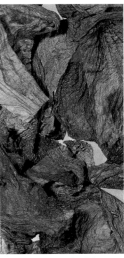

Für **Klatschmohnblütenblätter** gibt es heute keine medizinisch begründete Anwendung.

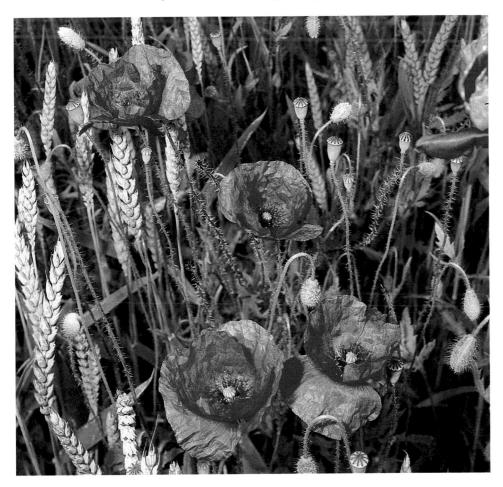

Klatsch-Mohn

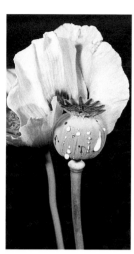

Unreife Mohnkapseln
des Schlaf-Mohns mit aus-
tretendem Milchsaft.

Schlaf-Mohn

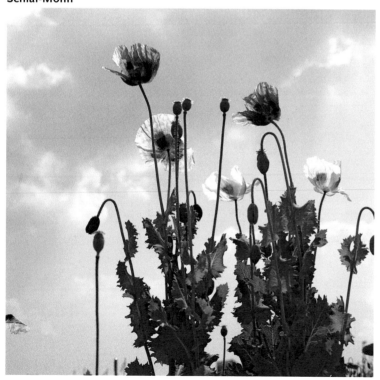

Papaver somniferum L.

Schlaf-Mohn

Papaveraceae / Mohngewächse

0,3–1,5 m ☉ VI–VIII ☠

BOTANIK Aufrechte, blaugrün bereifte, kahle, Milchsaft führende Pflanze mit länglich-eiförmigen, unregelmäßig tief gezähnten Blättern, die oberen stängelumfassend sitzend. 4 Kronblätter, violett bis weiß, am Grund mit dunklem Fleck, 3–6 cm lang. Kahle, ± kugelige Kapseln mit 5–12 Narbenstrahlen. Samen je nach Sorte weiß, grau oder dunkelviolett.

VORKOMMEN Weltweit in vielen Sorten als Ölpflanze kultiviert und verwildert. Der legale Mohnanbau zur Opiumgewinnung ist auf einige Balkanstaaten, Kirgisien, Türkei, Iran und Indien beschränkt.

DROGEN (Roh)opium – Opium crudum (PhEur), der aus angeritzten unreifen Früchten an der Luft getrocknete, zunächst weißliche, später bräunliche Milchsaft. Opium (hom). Opium unterliegt mitsamt seinen Zubereitungen dem Betäubungsmittelgesetz, ebenso homöopathische Verdünnungen bis D6. Unreife Mohnköpfe – Papaveris immaturi fructus, die von den Samen befreiten unreifen Früchte.

WIRKSTOFFE Im Milchsaft über 40 Isochinolinalkaloide mit dem Hauptalkaloid Morphin (3–23 %) sowie Codein und Thebain vom Morphinan-Typ; vom Benzylisochinolin-Typ die Alkaloide Papaverin, Noscapin (Narcotin) und Narcein. Alle liegen in der Regel an Pflanzensäuren gebunden vor, wie Mecon-, Fumar- und Milchsäure; Schleimstoffe, Harze. In den Samen fettes Öl mit Glyceriden der Linolsäure (60 %), Ölsäure (30 %) und Linolensäure (5 %), Palmitin- und Stearinsäure.

ANWENDUNG Das auf einen Morphingehalt von 10 % eingestellte, sonst aber die Gesamtalkaloide enthaltende Opium (Opii pulvis normatus PhEur) hat heute im Gegensatz zu früheren Zeiten in der Medizin keine große Bedeutung mehr. Man verwendet die daraus angefertigte Opiumtinktur noch selten zur Ruhigstellung des Darmes bei schweren Durchfällen, Operationen und schweren Schmerzzuständen. Die Gesamtwirkung ergibt sich aus den verschiedenartigen Eigenschaften der enthaltenen Alkaloide, sie ist deutlich von der des Morphins und der anderen Alkaloide zu trennen. Vor allem ist Opium Ausgangsmaterial zur Darstellung der Reinalkaloide, die dann in Fertigpräparaten mit unterschiedlicher Wirkung eingesetzt werden. Das der Betäubungsmittel-Verschreibungsverordnung unterliegende Morphin hat insbesondere schmerzstillende und euphorisierende Eigenschaften mit hohem Abhängigkeitspotential (nicht in der Schmerztherapie!), daneben schränkt es auch die Atemfunktion ein, verzögert die Magenentleerung und führt zur Verstopfung. Codein allein wirkt nicht ausreichend schmerzstillend, verstärkt aber die Wirkung anderer Schmerzmittel. Der Hauptanwendungsbereich liegt in der stark hustenreizstillenden Wirkung. Auch Noscapin dämpft den Hustenreiz. Papaverin wirkt dagegen erschlaffend auf die glatte Muskulatur und wird daher bei Krampfzuständen im Bereich des Magen-Darm-Kanals sowie der Gallen- und Harnwege genutzt. In homöopathischen Zubereitungen wird Opium ab D6 angeboten. Zu den Anwendungsgebieten gehören Nervenleiden, Arteriosklerose, Darmträgheit und Harninkontinenz. Der Einsatz einer Abkochung von Mohnköpfen gegen Husten und als Beruhigungsmittel für Säuglinge führte früher zu tödlichen Vergiftungen und wird heute entschieden abgelehnt. Wie die Stängel enthalten diese auch in unserem Klimagebiet geringe Mengen Alkaloide und können heute zur Morphingewinnung herangezogen werden. Ebenso sind unreife Samen alkaloidhaltig und daher giftig. Die reifen, praktisch alkaloidfreien Samen verwendet man in der Bäckerei und zur Herstellung des fetten Öls, das zu Salben und Linimenten, vor allem aber als Speiseöl genutzt wird. Den attraktiven **Arznei-Mohn** *Papaver bracteatum* LINDL. sieht man auch in Mitteleuropa gelegentlich als Zierpflanze. Die Blüten mit dunkelroten Kronblättern sind von 3–8 Hochblättern umgeben, die an der reifen Kapsel verbleiben. Die Art enthält als Hauptalkaloid im Milchsaft Thebain, das zur Partialsynthese von Codein herangezogen wird (Heimat Türkei, Iran, Kaukasusgebiet).

Parietaria officinalis L. (*P. erecta* MERT. & KOCH)

Aufrechtes Glaskraut

Urticaceae / Brennnesselgewächse

0,3–1 m ⁴ VII–IX

BOTANIK Aufrechte, kaum verzweigte Pflanze ohne Brennhaare, mit wechselständigen, ganzrandigen, eilanzettlichen, an beiden Enden verschmälerten Blättern, ohne Nebenblätter. Blütenstände dicht

Aufrechtes Glaskraut

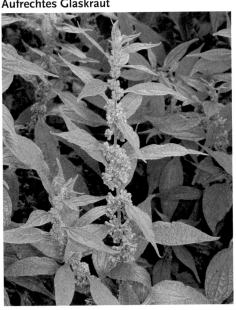

knäuelig in den Blattachseln, Blüten mit 4-teiliger Hülle. Schwarze, glänzende Nüsschen.

VORKOMMEN Schuttplätze, Mauern, Auwälder. Mittelmeergebiet, in Mitteleuropa eingebürgert.

DROGEN Glaskraut – Parietariae herba, die getrocknete ganze Pflanze.

WIRKSTOFFE Flavonoide, Kaffeesäurederivate, Bitterstoffe, viel Kaliumnitrat. Wenig untersucht.

ANWENDUNG Der Droge wird eine gewisse harntreibende Wirkung nachgesagt. Sie ist zwar noch in wenigen Teemischungen und Fertigpräparaten enthalten, hat darüber hinaus heute aber keine Bedeutung mehr. Früher verwendete man sie häufig bei Harnwegsinfektionen, zur Vorbeugung von Blasen- und Nierensteinen, bei rheumatischen Beschwerden, auch gegen Husten, die frischen Blätter zur Wundbehandlung. Die vielen eingebürgerten Vorkommen in Mitteleuropa zeugen vom Anbau der Pflanze zu Heilzwecken, außerdem diente sie angeblich zum Putzen von Glas und Geschirr!

Paris quadrifolia L.

Vierblättrige Einbeere

Trilliaceae (*Liliaceae* s. l.) / Dreiblattgewächse

0,1–0,4 m ⁴ V ☠

BOTANIK Aufrechte Stängel mit 4 breit eiförmigen, quirlständigen Blättern am Ende. In ihrer Mitte die 4-zählige Blüte aus lanzettlichen äußeren und schmalen inneren Hüllblättern. Frucht eine dunkelblaue Beere.

VORKOMMEN Feuchtere Laubmischwälder. Europa, W-Asien.

DROGEN Paris quadrifolia (HAB), die ganze frische fruchtende Pflanze.

WIRKSTOFFE Steroidsaponine, vor allem Pennogenintetraglykosid und Dehydrotrillenogenin.

ANWENDUNG Die Einbeere findet heute noch in der Homöopathie Verwendung, z. B. bei Kopfneuralgien, nervöser Erregung sowie Entzündung der Atemwege. Der Gebrauch des frischen Krautes in der Volksheilkunde zur Behandlung von Wunden und Augenerkrankungen gehört der Vergangenheit an. Die ganze Pflanze ist auf Grund des Gehaltes an Steroid-

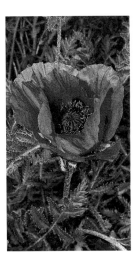

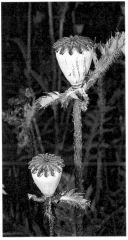

Arznei-Mohn *Papaver bracteatum*
Oben: Blüte
Unten: Kapseln

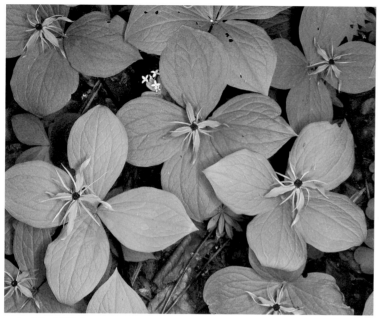

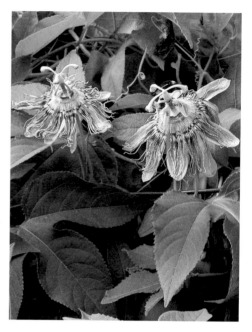

Links: **Vierblättrige Einbeere**
Rechts: **Fleischfarbene Passionsblume**

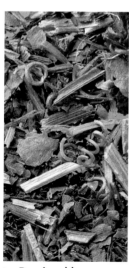

Im **Passionsblumenkraut** fallen Teile der dünnen, spiralig gedrehten Ranken auf.

saponinen als giftig anzusehen. Durch Verwechslung mit Heidelbeeren ist nach dem Genuss einer größeren Anzahl der Früchte mit Vergiftungserscheinungen wie Kopfschmerzen, Schwindel und Magen-Darm-Beschwerden zu rechnen.

Passiflora incarnata L.

Fleischfarbene Passionsblume

Passifloraceae / Passionsblumengewächse

Bis 10 m ⑃ VII–IX

BOTANIK Kletterpflanze mit lang gestielten, tief 3-lappigen Blättern. Blüten einzeln, 3–5 cm groß, weißliche Kronblätter mit zahlreichen etwa gleich langen, fädlichen, rosa bis purpurnen Nebenkronblättern. Frucht essbar wie von 50–60 der über 400 Arten.

VORKOMMEN Trockene Böden, südöstl. N-Amerika.

DROGEN Passionsblumenkraut – Passiflorae herba (PhEur), die getrockneten oberirdischen Teile. Passiflora incarnata (HAB).

WIRKSTOFFE Flavonoide, vor allem Glykosylflavone des Apigenins und Luteolins wie Schaftosid, Vicenin, Isoorientinglykosid und Isovitexinglykosid; Glykoproteine wie Prolin; in geringer Menge das cyanogene Glykosid Gynocardin, Zucker, ätherisches Öl in Spuren.

ANWENDUNG Passionsblumenkraut findet vielfach Verwendung bei nervöser Unruhe, leichten Einschlafstörungen und nervös bedingten Beschwerden im Magen-Darm-Bereich. Für die Einzeldroge konnte bisher keine Wirksamkeit belegt werden, auch die Frage nach den Wirkstoffen ist bisher nicht geklärt. Die Glykosylflavone werden als interessante Inhaltsstoffe angesehen. Harmanalkaloide, denen man früher gewisse Effekte zuschrieb, konnten in neuerer Zeit nicht nachgewiesen werden. In der Regel werden Passionsblumenkraut oder seine Extrakte in kombinierten Arzneimitteln eingesetzt, die daneben ähnlich wirkende Drogen wie Baldrianwurzel, Melissenblätter oder Hopfenzapfen enthalten. Die Homöopathie, über die diese Droge überhaupt erst aus den USA nach Europa gelangte, nutzt das frische Kraut ähnlich: Schlafstörungen, Unruhezustände und Krampfleiden gehören zu den Anwendungsgebieten. Passionsfrüchte stammen meist von *Passiflora edulis* SIMS., der gelb- oder violettfrüchtigen Maracuja. Essbar sind die Samenkerne samt den saftigen Samenmänteln (Arilli).

TEEBEREITUNG *1 TL Passionsblumenkraut je Tasse mit kochendem Wasser übergießen, 10 min ziehen lassen; 2–3-mal täglich und ½ Stunde vor dem Schlafengehen 1 Tasse frisch bereitet trinken.*

Paullinia cupana KUNTH.
(*P. sorbilis* MART.)

Guaranastrauch

Sapindaceae / Seifenbaumgewächse

Bis 12 m ♄ VII–VIII

BOTANIK Verholzte Liane mit 5-zählig gefiederten Blättern, Blättchen eiförmig, entfernt stumpf gesägt, Rhachis und Blattstiel geflügelt. Blüten unscheinbar, weiß, in langen Rispen mit kurzen Seitenästen. Die Art wird in zwei Unterarten gegliedert.

VORKOMMEN Regenwälder des Amazonasgebietes, auch kultiviert.

DROGEN Guaranasamen – Paulliniae cupanae semen tostum. Guaranapaste – Pasta Guarana, die aus den geschälten, getrockneten, gerösteten und gemahlenen Samen (genauer den Keimblättern) durch Zusatz von Wasser bereitete Paste, die in der Regel zu Stangen geformt in den Handel kommt. Guarana, Guaranapaste (hom).

WIRKSTOFFE Purinalkaloide mit dem Hauptalkaloid Coffein, geringe Mengen Theobromin und Theophyllin; Catechingerbstoffe (oligomere Proanthocyanidine), wenig ätherisches Öl.

Guaranastrauch

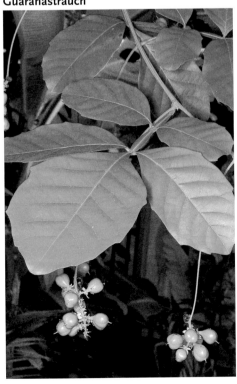

ANWENDUNG Guarana ist die coffeinreichste zurzeit bekannte Droge, der Coffeingehalt der Samen beträgt 4–6 %, bei der Kaffeebohne sind es nur 0,7–2,5 %. 3–5 g Guaranapulver entsprechen im Coffeingehalt 2 Tassen starkem Kaffee. Die Wirkung ist länger anhaltend, da das Coffein teilweise an Gerbstoffe gebunden vorliegt und nur langsam frei gesetzt wird (wie beim Tee). Guarana war noch im Ergänzungsbuch zum Deutschen Arzneibuch von 1941 aufgeführt, geriet dann aber bald in Vergessenheit, bis die Droge in den letzten Jahren im Lebensmittelhandel als „Muntermacher Guarana" in Form von Kapseln, Tabletten, Riegeln oder Erfrischungsgetränken wieder auftauchte. Guarana ist eine Droge mit allen positiven Wirkungen des Coffeins, die man zur kurzfristigen Behebung von Ermüdungserscheinungen, Verbesserung der geistigen Leistungsfähigkeit und zur Unterdrückung des Hungergefühls nutzen kann; aber auch seine Nebenwirkungen sind zu beachten, wie Ruhelosigkeit, Herzklopfen und Magen-Darm-Beschwerden. Die harntreibende Wirkung des Coffeins ist bei Guarana ebenfalls vorhanden, der Gerbstoffgehalt macht die Anwendung bei leichten Durchfallerkrankungen plausibel. Zu den homöopathischen Anwendungsgebieten gehören nervöse Erschöpfung und Kopfschmerzen.

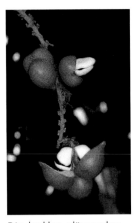

Die dunklen, glänzenden **Guaranasamen** sind von einem weißen Arillus umgeben und lassen die zur Reifezeit roten, 3-teilig aufspringenden Früchte wie Augen erscheinen.

Pausinystalia johimbe (SCHUM.)
PIERRE

Yohimbe, Liebesbaum

Rubiaceae / Rötegewächse

9–30 m ♄ I–XII ☠

BOTANIK Immergrüner Baum mit graubrauner Rinde. Blätter gegenständig, fast sitzend, länglich verkehrt eiförmig mit feiner Spitze, sehr groß, bis 50 cm lang. Blüten meist 5-zählig, weißlich, jeder Kronlappen mit 8–20 mm langem, linealem Anhängsel.

VORKOMMEN Regenwälder W-Afrikas.

DROGEN Yohimbe(he)rinde, Potenzrinde – Yohimbe(he) cortex, die getrocknete Stamm- und Zweigrinde. Yohimbinhydrochlorid – Yohimbinum hydrochloricum (DAC, ÖAB).

WIRKSTOFFE Indolalkaloide, vor allem Yohimbin (Quebrachin); Gerbstoffe.

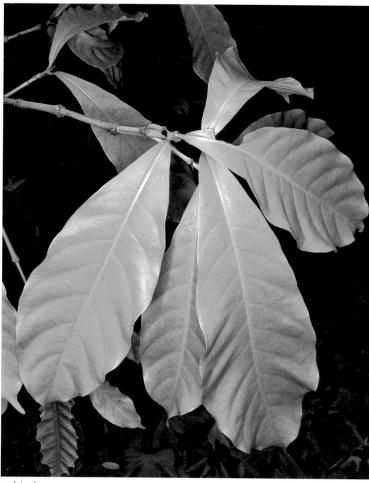

Yohimbe

Peganum harmala L.

Steppenraute

Zygophyllaceae / Jochblattgewächse

0,3–0,6(–1) m · 4 · III–VIII ·

BOTANIK Kahle, am Grund verholzte Pflanze mit gegenständigen, etwas fleischigen, tief und unregelmäßig fiederteiligen Blättern, an der Basis jeweils mit 2 borstlichen Nebenblättern. Blüten 5-zählig, Kronblätter weiß bis grünlich, 1–2 cm lang. Gestielte, kugelige Kapseln mit schwarzen Samen.

VORKOMMEN Ruderalfluren der Trockengebiete, Wegränder. Südl. Mittelmeergebiet, SW-Asien bis Tibet.

DROGEN Steppenrautensamen – Harmalae semen, die getrockneten Samen.

WIRKSTOFFE β-Carbolin-Alkaloide (Harmanalkaloide) wie Harmin, Harmalin u. a.; Chinazolinalkaloide wie Vasicin (Peganin), ätherisches Öl.

ANWENDUNG Die Samen werden in den Heimatländern der Art gegen eine große Anzahl von Krankheiten vor allem wegen ihrer krampflösenden und schmerzlindernden Eigenschaften genutzt und auch bei religiösen Ritualen als Räuchermittel eingesetzt. Das Reinalkaloid Harmin verwendete man zeitweilig in Mitteleuropa, um das Zittern bei der Parkinson-Krankheit zu dämpfen. Schon bald wurde es

Steppenraute

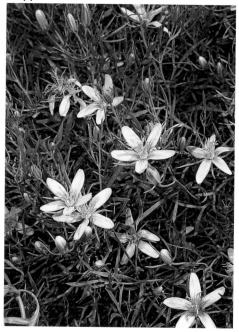

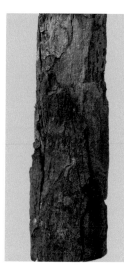

Die Einnahme von Zubereitungen aus **Yohimberinde** ist nicht problemlos, die Wirkungen sind nicht zweifelsfrei belegt.

ANWENDUNG Yohimbin fördert die Durchblutung der Unterleibsorgane. Die Droge selbst ist obsolet, man verwendet Extrakte (meist in Kombination mit anderen Mitteln, z. B. Potenzholz von *Ptychopetalum olacoides*) oder das isolierte Alkaloid als Yohimbinhydrochlorid (rezeptpflichtig) in Fertigpräparaten vor allem bei Potenzstörungen, daneben auch gelegentlich bei Harninkontinenz. Anzeigen in der Laienpresse, die entsprechende Mittel zur Steigerung der sexuellen Leistungsfähigkeit sowie bei allgemeiner Schwäche und Erschöpfungszuständen anbieten, werden kritisch gesehen: Die Wirkung ist nicht zweifelsfrei belegt und selbst in therapeutischen Dosen kann es zu Nebenwirkungen wie Erregungszuständen, Zittern, Schlaflosigkeit und Angst sowie zu Blutdruckerhöhung, Übelkeit und Erbrechen kommen, auch Leberschäden sind möglich. Die Homöopathie gibt entsprechende Zubereitungen aus Yohimbinhydrochlorid bei sexueller Übererregbarkeit.

aber durch wirkungsvollere und ungefährlichere Arzneimittel ersetzt. Es hemmt die körpereigene Monoaminooxidase (MAO), ein Enzym, das am Abbau bestimmter Neurotransmitter wie auch Serotonin beteiligt ist, was letztlich zu halluzinogenen Effekten beitragen kann. Um diese zu erzielen, werden Steppenrautensamen auch missbräuchlich konsumiert und führen dann nicht selten zu Vergiftungen mit Übelkeit, Erbrechen und verlangsamtem Herzschlag. Harmin ist identisch mit dem Alkaloid Banisterin der Ayahuascaliane *Banisteriopsis caapi* (SPRUCE) MORT., deren Rinde in S-Amerika als traditionelles Rauschmittel verwendet wird.

Pelargonium sidoides DC.

Umckaloabo

Geraniaceae / Storchschnabelgewächse

0,2–0,6 m ♃ in Kultur I–XII

BOTANIK Staude mit knollenförmigen Wurzeln und lang gestielten, drüsig behaarten, herzförmig-rundlichen Blättern. Blüten 5-zählig, zygomorph, dunkel- bis schwarzrot zu 3–12 in doldenartigen Blütenständen.

VORKOMMEN Grasland im östl. S-Afrika, in kleinem Umfang dort angebaut.

DROGEN Umckaloabo-Wurzel – Umckaloabo radix, die getrocknete Wurzel. Pelargonium reniforme, Umckaloabo (hom), die getrocknete Wurzelrinde.

WIRKSTOFFE Cumarine, vor allem Umckalin (Hydroxydimethoxycumarin), Scopoletin; Catechingerbstoffe und ihre Vorstufen wie Gallussäure und ihr Methylester, Flavan-3-ole, Proanthocyanidine; Flavonoide, Phytosterole, ätherisches Öl.

ANWENDUNG Umckaloabo ist in S-Afrika eine gegen Durchfall, Magen-Darm- und Leberbeschwerden sowie gegen Husten und nicht zuletzt gegen Tuberkulose traditionell genutzte Heilpflanze. Anfang des vorigen Jahrhunderts kam die Droge nach Europa und fand hier bis zum Einsatz von Antibiotika in den 1950er-Jahren Eingang in die begleitende Tuberkulose-Therapie. Inzwischen konnte man direkte antibakterielle Aktivitäten des Umckalin und auch der Gallussäurederivate nachweisen, für Letztere führt man außerdem immunstimulierende Eigenschaften an, die insbesondere viralen Infekten entgegenwirken können. Darüber hinaus wird ein verbesserter Schleimtransport aus den Bronchien angegeben, indem die Aktivität der Flimmerhärchen verstärkt wird. Die Droge selbst kommt nicht zum Einsatz, im Handel sind alkoholische Extrakte der Wurzeln in Form von Fertigarzneimitteln.

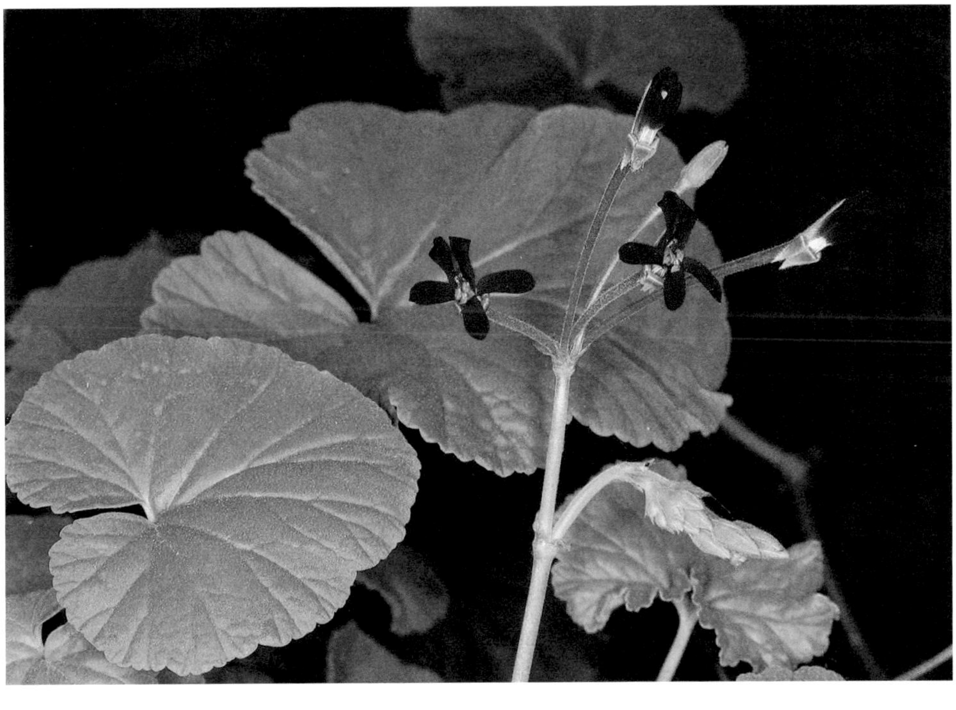

Umckaloabo

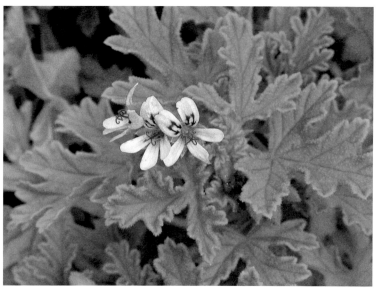

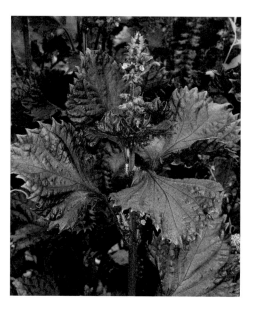

Links: **Rosen-Pelargonie**
Rechts: **Perilla**

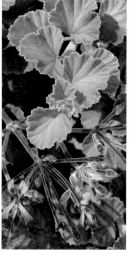

Das ebenfalls als
Umckaloabo bekannte
P. reniforme CURT. wird
wohl nicht mehr zur Dro-
gengewinnung herange-
zogen, da die Art nach
neueren Erkenntnissen
kein Umckalin enthält. Der
Blütenstand ist stärker
verzweigt, die Blüten sind
rotviolett.

Heutige Indikationen sind akute und
auch chronische Infektionen insbesondere der Atemwege und im Hals-Nasen-
Ohren-Bereich wie Bronchitis, Nasen-
nebenhöhlenentzündungen und Rachenentzündungen. Einige Anwendungsbeschränkungen wie bei Schwangerschaft
sind nach Herstellerangaben zu berück-
sichtigen.

Pelargonien, fälschlich oft Geranien
genannt, sind beliebte Zierpflanzen,
einige unter ihnen mit einem hohen
Gehalt an ätherischem Öl in den Blättern
und entsprechendem Duft. Die **Rosen-
Pelargonie** *Pelargonium graveolens* L'HER.
oder die Zitronen-Pelargonie *P. odoratissimum* (L.) L'HER. liefern „Geraniumöl,
Oleum Geranii", das in der Parfümindustrie viel verwendet wird. Das Öl der
Rosen-Pelargonie enthält neben Geraniol
und Citronellol als Hauptbestandteile auch
Phenylethylalkohol mit Rosenduft, so dass
es als Ersatz für das teure Rosenöl dient.

Perilla frutescens (L.) BRITT. (*P. ocy-
moides* L., *Ocimum frutescens* L.)

Perilla, Schwarznessel

Lamiaceae / Lippenblütler

0,3–0,5(–1) m ⊙ VI–VIII

BOTANIK Flaumig behaarte, aufrechte
Pflanze mit breit eiförmigen, gesägten bis
gezähnten, grünen, bei Varietäten auch
violetten oder krausen Blättern. Blüten in
bis 15 cm langen, ährenförmigen Blüten-

ständen, Krone 2-lippig, weiß bis hellviolett, etwa 4 mm lang. Bis 2 mm große,
bräunliche Klausenfrüchte. Unter dem
Namen „Schwarznessel" kennt man auch
Ballota nigra.

VORKOMMEN Heimisch in den Bergre-
gionen Chinas und N-Indiens, vor allem
in SO-Asien kultiviert.

DROGEN Perilla frutescens, Perilla ocy-
moides (HAB), die frischen oberirdischen
Teile. Perillablätter – Perillae folium, die
getrockneten Blätter oder die jungen
Triebe mit Blättern. Perillafrüchte – Perillae fructus, die getrockneten reifen
Früchte.

WIRKSTOFFE In den Blättern ätherisches
Öl mit je nach Herkunft stark wechselnder Zusammensetzung, u. a. mit Perilla-
Aldehyd, Myristicin und Dillapiol, wohl-
riechendem Rosenfuran, in den violetten
Varietäten Anthocyane, Monoterpengly-
koside, u. a. Perilloside; Kaffeesäurederivate; Flavonoide; in den Samen fettes Öl
mit α-Linolensäure (bis 65 %), Linolsäure
(13–20 %) und Ölsäure (4–22 %).

ANWENDUNG In Europa ist diese
Pflanze bisher vor allem in homöopathischen Zubereitungen bekannt geworden.
Zu den Anwendungsgebieten gehört die
Gicht als Störung des Harnsäurestoffwechsels. In China hat man dagegen
lange Erfahrungen mit Perillablättern,
z. B. bei der Behandlung von Erkältungen
und Kopfschmerzen, aber auch als Gewürz, das den Verderb von Speisen verhindern soll. Aus dem Perilla-Aldehyd des
ätherischen Öls gewinnt man Perillartin,

das die 2000fache Süßkraft von Zucker hat und in Japan als Süßungsmittel für bestimmte Produkte zugelassen ist. Für Blattextrakte (aus denen das stark allergen wirkende Perilla-Aldehyd entfernt sein sollte) werden antioxidative, tumorhemmende, entzündungshemmende, blutzuckersenkende und antiallergische Wirkungen angegeben, die aber noch einer wissenschaftlichen Prüfung bedürfen, bevor diese Art in den europäischen Arzneischatz aufgenommen werden kann. Inzwischen sind auch bei uns Kapseln mit Perillaöl als diätetisches Lebensmittel auf dem Mark. Das durch kaltes Auspressen der Samen gewonnene fette Öl hat einen außergewöhnlich hohen Gehalt an α-Linolensäure, einer ω-3-Fettsäure, die vom menschlichen Körper nicht selbst hergestellt werden kann, sondern mit der Nahrung zugeführt werden muss. Lebensnotwendig für zahlreiche Stoffwechselvorgänge, z. B. für den Fettstoffwechsel, werden ihr gesundheitsfördernde Effekte u. a. für Herz und Kreislauf nachgesagt.

Persea americana MILL.
(*P. gratissima* GAERTN f.)

Avocadobaum, Aguacate
Lauraceae / Lorbeergewächse

Bis 30 m ♄ III–IV

BOTANIK Immergrüner Baum, Blätter bis 25 cm lang, länglich-elliptisch, zugespitzt. Endständige Blütenstände in lockeren Rispen mit kleinen, gelblich grünen Blüten. Je nach Kultursorte eiförmige bis birnenförmige Früchte mit dunkelgrüner bis violetter, glatter oder rauer, lediger Schale, wohl schmeckendem, grünlich gelbem, öligem Fruchtfleisch und großem Samen („Avocadobirnen").

VORKOMMEN Ursprünglich in Mittelamerika, heute in vielen tropischen und subtropischen Ländern kultiviert.

DROGEN Avocadoöl – Avocado oleum (DAC), das aus dem Fruchtfleisch durch Auspressen gewonnene, gegebenenfalls raffinierte, fette Öl. Persea americana, Persea gratissima (HAB), die frischen Blätter.

WIRKSTOFFE Im Fruchtfleisch etwa 30 % fettes Öl mit Glyceriden der Ölsäure (70 %), Palmitin-, Linol- und Palmitolein-

säure; freie Fettsäuren, Phospholipide, Vitamine A und E, Carotinoide, Phytosterole. In den Blättern ätherisches Öl mit Estragol, Caryophyllen und Eugenol sowie Monoterpenen, u. a. Pinen, Cymol und Farnesen.

ANWENDUNG Avocadoöl ist in erster Linie in Hautpflegemitteln enthalten, aber auch in medizinischen Salben und öligen Lösungen macht man sich seine Eigenschaften zunutze. Es lässt sich leicht verteilen, dringt gut in die Haut ein und hält sie geschmeidig und feucht. Zubereitungen sind besonders für trockene, schuppige Haut geeignet. Das Öl ist in seiner Fettsäurenzusammensetzung dem Olivenöl ähnlich (der Gehalt an Palmitoleinsäure ist höher), es hat als Speiseöl aber kaum Bedeutung. In Mexiko verwendet man die Blätter traditionell u. a. bei Menstruationsstörungen und zur Empfängnisverhütung (nicht zu empfehlen). In der Homöopathie sind die Anwendungsgebiete (der Blattzubereitungen) nicht ausreichend belegt.

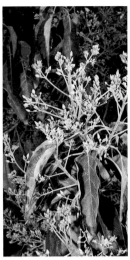

Die Blüten des **Avocadobaumes** sind zahlreich, nur wenige entwickeln sich zu Früchten.

Avocadobaum

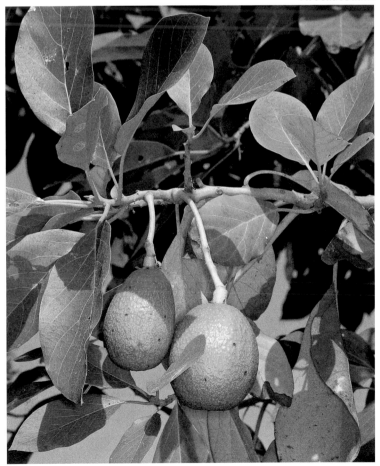

Petasites hybridus (L.) G. M. Sch.
(*P. officinalis* Moench)

Gewöhnliche Pestwurz

Asteraceae / Korbblütler

0,2–1 m 4 IV–V

BOTANIK Staude mit rundlichen, gezähnten, unterseits schwach spinnwebigen, bis 90 cm großen Blättern, Stiel oben gefurcht, erst zum Ende der Blütezeit treibend. Blüten alle röhrenförmig, purpurn, seltener weiß, in kleineren weiblichen und größeren männlichen Köpfchen. Blütenstand dicht walzlich.

VORKOMMEN Bach- und Flussufer, nährstoffreiche, feuchte Stellen. Europa, W-Asien.

DROGEN Pestwurzel, Pestwurzwurzelstock – Petasitidis radix (rhizoma), die unterirdischen Organe. Petasites hybridus, Petasites (HAB), die gegen Ende der Blütezeit geernteten oberirdischen Teile.

WIRKSTOFFE Sesquiterpenalkoholester wie Petasin, Isopetasin, Furanopetasin; toxische Pyrrolizidinalkaloide.

ANWENDUNG Für die Wurzelextrakte, speziell die Petasine, wurden krampflösende, schmerzstillende sowie die Leukotriensynthese und damit Entzündungen

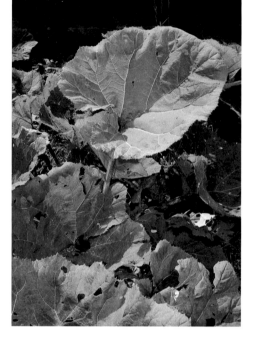

Gewöhnliche Pestwurz
Unten: Blütenstände
Rechts oben: Blätter

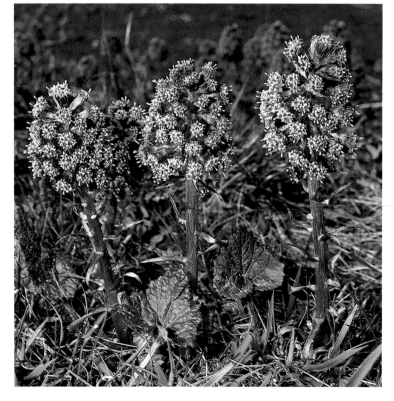

hemmende Wirkungen festgestellt. Die Entdeckung der leberschädigenden und möglicherweise Krebs erregenden Alkaloide schränkte den Einsatz der Pestwurz stark ein, so dass von der Anwendung der unkontrollierten Droge, sowohl von der Wurzel als auch von Blättern, zur Bereitung von Tee abgeraten werden muss. Durch Züchtung alkaloidarmer Sorten wurden Fertigpräparate entwickelt, bei denen auch gegen längerfristige Anwendung keine Bedenken bestehen. Man verwendet sie bei Krampf- und Schmerzzuständen im Bereich der ableitenden Harnwege und von Magen, Darm und Galle, bei Schmerzen während der Periode, zur Migräneprophylaxe, bei von der Wirbelsäule ausgehenden Schmerzen und, neuerdings, Spezial-Blattextrakte bei allergischem Schnupfen. Nach der Einnahme von Präparaten, die einen speziellen CO_2-Wurzelextrakt enthalten, wurden in jüngster Zeit einige wenige Fälle von Leberschädigungen beobachtet. Die verantwortlichen Inhaltsstoffe sind bisher nicht bekannt, da die Pyrrolizidinalkaloide während der Aufarbeitung weitgehend eliminiert wurden. Im Mittelalter setzte man vergeblich auf die schweißtreibende Wirkung der Droge bei der Behandlung der Pest (Name!). Zu den homöopathischen Anwendungsgebieten gehören Krämpfe der glatten Muskulatur.

Petroselinum crispum (MILL.) NYM.
(*P. sativum* HOFFM.)

Garten-Petersilie,
Echte Petersilie

Apiaceae / Doldenblütler

0,3–1 m ☉ VI–VIII

BOTANIK Pflanze mit charakteristischem, aromatischem Geruch und dünner (ssp. *crispum*, Blatt-Petersilie) oder fleischiger Wurzel (ssp. *tuberosum* (BERNH.) Soó, Wurzel-Petersilie). Blätter 2–3fach gefiedert mit 3-zähligen, 3-eckigen Abschnitten oder weiter zerteilt und auch kraus. Blütendolden mit wenigblättriger Hülle, 6–8-blättrigem Hüllchen und gelblich grünen 5-zähligen Blüten. Früchte grünlich grau, nur 2 mm lang, in 2 sichelförmige Teilfrüchtchen zerfallend, jedes mit 5 hellen, glatten Rippen.

VORKOMMEN Heute weltweit kultiviert. Heimat wohl SW-Asien und östl. Mittelmeergebiet.

DROGEN Petersilienfrüchte – Petroselini fructus, die getrockneten reifen Früchte. Petersilienwurzel – Petroselini radix (PhEur), die getrocknete Wurzel. Petroselinum crispum convar. crispum, Petroselinum (HAB), die frische ganze Pflanze.

WIRKSTOFFE Besonders in den Früchten ätherisches Öl (2–6 %), je nach Sorte mit verschiedenen Anteilen an Phenylpropanen wie Apiol, Myristicin und Allyltetramethoxybenzol sowie Pinen, Phellandren u. a. Monoterpenen; Flavonoide wie Apiin, Furanocumarine, fettes Öl mit Petrosilinsäure; in den Wurzeln auch Phthalide wie Ligustilid (Geruchsträger) und Polyine wie Falcarinol.

ANWENDUNG Das ätherische Öl bewirkt eine kräftige Anregung der Harnausscheidung, die vor allem auf die Reizwirkung der Phenylpropane auf das Nierenparenchym zurückgeführt wird. In höherer Dosierung erzeugt das Apiol eine gesteigerte Kontraktilität der glatten Muskulatur von Darm, Blase und vor allem der Gebärmutter. Petersilienfrüchte waren früher in der Volksheilkunde ein beliebtes Mittel zur Förderung der Verdauung, bei Beschwerden der Niere und ableitenden Harnwege und bei Menstruationsstörungen, darüber hinaus wurden sie wie auch das Öl selbst zu Abtreibungszwecken missbraucht und verursachten schwerwiegende Vergiftungen. Ihre Anwendung ist heute nicht mehr zu vertreten. Historisch ist auch die äußerliche Verwendung gegen Krätzemilben und Kopfläuse. Durch den geringeren Gehalt an ätheri-

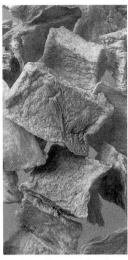

Die fleischigen **Petersilienwurzeln** der ssp. *tuberosum* sind ölärmer als die der ssp. *crispum*.

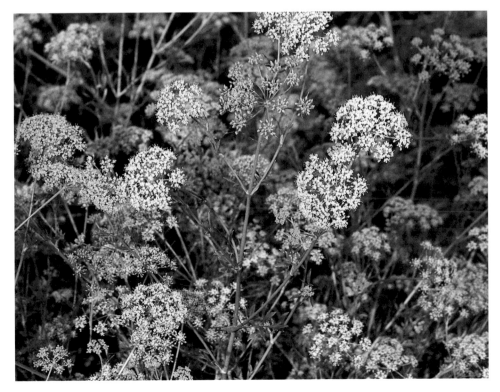

Garten-Petersilie

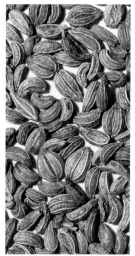

Petersilienfrüchte sollten in der volksheilkundlichen Anwendung durch die milder wirkende Petersilienwurzel ersetzt werden.

schem Öl sind Kraut- und Wurzeldroge in der Wirkung milder als die Früchte. Sie werden noch in der Volksheilkunde und auch in einigen Fertigpräparaten genutzt, z. B. bei Verdauungsbeschwerden, zur Durchspülungstherapie bei Erkrankungen der ableitenden Harnwege und zur Vorbeugung und Behandlung von Nierengrieß. Als Gegenanzeigen bei der Anwendung von Petersilie als Heilpflanze gelten generell entzündliche Nierenerkrankungen und Schwangerschaft. Auf dem Markt sind neuerdings Petersilienölkapseln, die ätherisches Öl mit geringem Apiolanteil enthalten. Sie sollen den unangenehmen Geruch vermindern, der nach dem Verzehr von Knoblauch entsteht. Zu den Anwendungsgebieten in der Homöopathie gehören Harnwegsentzündungen und Reizblase.

Um Verwechslungen mit der giftigen Hundspetersilie (s. *Aethusa cynapium*) zu vermeiden, baut man von der Garten-Petersilie gern krausblättrige Sorten an (ein weiterer Grund ist, dass sie dekorativ aussehen). Sichere Unterscheidungsmerkmale sind die matten Blattunterseiten, der würzige Geruch, die gelblich grünen statt weißen Blüten und das Fehlen der einseitig herabhängenden Hüllchen bei der Garten-Petersilie.

Peucedanum ostruthium (L.) KOCH (*Imperatoria ostruthium* L.)

Meisterwurz

Apiaceae / Doldenblütler

0,3–1 m ⳕ VI–VIII

BOTANIK Kräftige Staude mit doppelt 3-zählig gefiederten unteren Blättern, Teilblättchen eiförmig, grob gesägt, 4–7 cm breit. Hülle der bis zu 50-strahligen Dolde fehlend oder 1–2-blättrig, Blüten 5-zählig, weiß oder rosa. Früchte stark zusammengedrückt, rundlich, mit breiten Flügeln. Pflanze beim Zerreiben aromatisch riechend.

VORKOMMEN Bergwiesen, Hochstaudenfluren, Grün-Erlen-Gebüsche. Europa in den Gebirgen, sonst gelegentlich aus Anbau verwildert, auch in N-Amerika.

DROGEN Meisterwurzwurzelstock – Imperatoriae rhizoma, der getrocknete Wurzelstock ohne Wurzeln. Imperatoria ostruthium (hom).

WIRKSTOFFE Ätherisches Öl, Furanocumarine wie Imperatorin, Phthalide, Polyine.

ANWENDUNG Die Droge mit aromatisch-bitterem Geschmack war früher ein viel gebrauchtes Mittel bei verschiedensten Indikationen, z. B. Bronchitis, Gicht,

Links: **Garten-Petersilie** mit glatten und krausen Blättern
Rechts: **Meisterwurz**

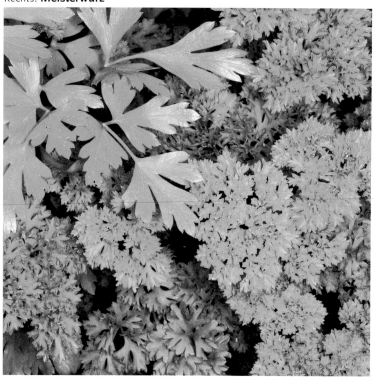

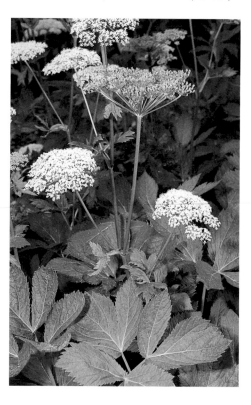

Rheuma, Menstruationsstörungen oder Fieber. Heute wird sie nur noch gelegentlich in der Volksmedizin wie die Echte Engelwurz genutzt und in wenigen Kombinationspräparaten mit appetit- und verdauungsanregender, außerdem wohl leicht beruhigender Wirkung angeboten. Häufiger ist sie Bestandteil von Bitterschnäpsen. Neuerdings konnten entzündungshemmende und fiebersenkende Effekte der lange Zeit wenig beachteten Droge im Tierversuch bestätigt werden. Bei hellhäutigen Personen ist durch die phototoxische Wirkung der Furanocumarine eine Steigerung der UV-Empfindlichkeit möglich.

Das Homöopathikum Peucedanum stammt nicht von *Peucedanum ostruthium*, sondern vom **Echten Haarstrang** *P. officinale* L. Von beiden Arten sind die Anwendungsgebiete nicht ausreichend belegt.

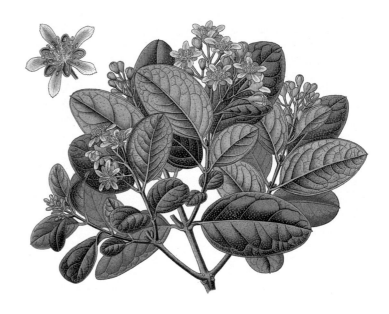

Boldo

Peumus boldus Mol.

Boldo

Monimiaceae / Monimiengewächse

Bis 6(–15) m ♄ I–XII

BOTANIK 2-häusiger Strauch oder kleiner Baum. Die gegenständigen, eiförmigen, 3–5 cm langen, ledrigen, an den Rändern umgerollten Blätter mit zahlreichen Büschelhaaren besetzt. 5-zählige, weißliche, rosa gezeichnete, duftende Blüten, 0,5–1 cm groß, in rispenförmigen Blütenständen.

VORKOMMEN Trockenvegetation von Chile.

DROGEN Boldoblätter – Boldi folium (PhEur), die getrockneten Laubblätter. Peumus boldus, Boldo (HAB).

WIRKSTOFFE Isochinolinalkaloide vorwiegend vom Morphinan-Typ wie Boldin, Isocorydin, Laurotetanin; ätherisches Öl u. a. mit Ascaridol, Cineol, Cymen, Eugenol, Pinen; Flavonoide.

ANWENDUNG Boldoblätter regen die Bildung und Freisetzung von Gallenflüssigkeit an, fördern die Magensaftsekretion und wirken krampflösend. Für Drogenauszüge bzw. Boldin wurden im Tierversuch auch entzündungshemmende, starke antioxidative, leber- und zellschützende Eigenschaften festgestellt. Bisher gibt man die Droge als Tee oder ihre Auszüge meist in kombinierten Fertigarznei-

mitteln (auch in homöopathischer Zubereitung) bei mit leichten Krämpfen verbundenen Verdauungsbeschwerden, wie sie insbesondere bei funktionellen Störungen des ableitenden Gallensystems auftreten. Nicht verwendet werden dürfen das reine ätherische Öl sowie Destillate aus Boldoblättern, die bis zu 40 % giftiges Ascaridol enthalten können (s. auch *Chenopodium ambrosioides*).

TEEBEREITUNG *1 TL Boldoblätter je Tasse mit kochendem Wasser übergießen, 10 min ziehen lassen; 2-mal täglich 1 Tasse trinken. (Gegenanzeigen sind Schwangerschaft, Verschluss der Gallenwege und schwere Lebererkrankungen, bei Gallensteinleiden ist ein Arzt zu befragen.)*

Phaseolus vulgaris L.

Garten-Bohne

Fabaceae / Schmetterlingsblütler

0,3–4 m ☉ VI–IX ☠

BOTANIK Niedrig buschige (var. *nanus* (L.) Asch., Busch-Bohne) oder windende (var. *vulgaris*, Stangen-Bohne) Pflanze mit lang gestielten, 3-zähligen Blättern. 10 bis 15 mm lange, weißliche bis hellviolette Schmetterlingsblüten in armblütigen Trauben. Hülsen glatt.

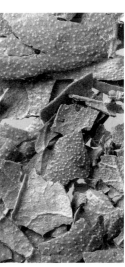

Boldoblätter riechen zitronig kampferartig und schmecken würzig aromatisch bis bitter. Charakteristisch sind kleine, behaarte, helle Höcker auf den Blattoberseiten.

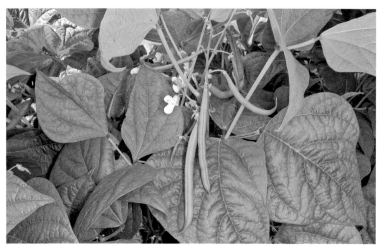

Garten-Bohne

VORKOMMEN In zahlreichen Sorten weltweit kultiviert. Heimat Mittel- und S-Amerika.

DROGEN Bohnenschalen, Samenfreie Gartenbohnenhülsen – Phaseoli pericarpium (DAC), Phaseoli fructus sine semine, die von den Samen befreiten, getrockneten Hülsen. Phaseolus vulgaris var. nanus e planta tota (hom), die ganze frische Pflanze.

WIRKSTOFFE Arginin u. a. Aminosäuren, Flavonoide, Mineralstoffe mit Kieselsäure und Chromsalzen.

ANWENDUNG Die Droge hat schwache harntreibende Eigenschaften und kann dementsprechend unterstützend bei Katarrhen der ableitenden Harnwege und zur Vorbeugung der Bildung von Harngrieß und Harnsteinen genutzt werden. Es ist nicht bekannt, auf welche Inhaltsstoffe die Wirkung zurückzuführen ist. Zur Behandlung leichterer Fälle von Zuckerkrankheit ist der Tee aus Bohnenhülsen in der Volksheilkunde in Gebrauch, Extrakte sind auch in einigen kombinierten Fertigpräparaten enthalten. Die Anwendung wird kritisch gesehen, die in älterer Literatur beschriebenen, für die Wirkung angeblich verantwortlichen Glukokinine konnten nicht bestätigt werden. Man diskutiert über die Beteiligung der Chromsalze und der Kieselsäure im Zusammenhang mit einer blutzuckersenkenden Wirkung. Zu den Anwendungsgebieten in der Homöopathie gehört u. a. Herzschwäche. Rohe Samen und rohe unreife Hülsen (Grüne Bohnen) sind giftig. Sie enthalten Lectine (früher als Phasin bezeichnet), die erst durch längeres Kochen zerstört werden.

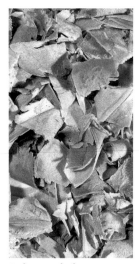

Bohnenschalen bestehen aus den getrockneten reifen, von den Samen befreiten Hülsen. Sie sind ungiftig.

TEEBEREITUNG *1 EL Bohnenschalen je Tasse mit Wasser übergießen und kurz aufkochen, 15 min ziehen lassen. 2–3-mal täglich 1 Tasse frisch bereitet zwischen den Mahlzeiten trinken.*

Physalis alkekengi L.

Judenkirsche, Lampionpflanze
Solanaceae / Nachtschattengewächse

0,3–0,6 m 4 V–VIII ☠

BOTANIK Aufrechte Pflanze mit weit kriechendem Wurzelstock. Blätter gestielt, die oberen gegenständig, eiförmig zugespitzt, ganzrandig oder geschweift gezähnt. Blüten mit 5-zipfeliger grünlich weißer Krone, der Kelch zur Fruchtzeit orangerot, lampionartig aufgeblasen, mit kirschgroßer, roter Beere.

VORKOMMEN Waldränder, Gebüsche, Schuttflächen, oft aus Gärten verwildert. Europa, Asien.

DROGEN Judenkirschen – Alkekengi fructus, Alkekengi baccae, die reifen Beeren. Physalis alkekengi (HAB).

WIRKSTOFFE In allen grünen Pflanzenteilen bittere Withanolide, in den unterirdischen Organen darüber hinaus Tropanalkaloide und deren Vorstufen, in den reifen Früchten Carotinoide.

ANWENDUNG Physalis alkekengi wurde in das neue Homöopathische Arzneibuch

Judenkirsche

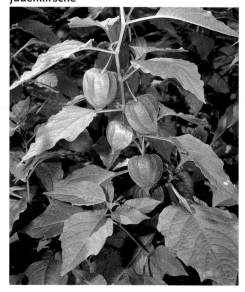

übernommen. Man verwendet (eher selten) entsprechende Zubereitungen der frischen reifen Früchte u. a. bei Nierensteinleiden. Die Volksheilkunde kennt mit Branntwein hergestellte Auszüge der Früchte als harntreibendes Mittel bei Rheuma, Gicht und ebenfalls bei Steinleiden. Die Schulmedizin empfiehlt die Pflanze nicht: Alle Teile sind giftig, nur bei den Früchten gibt es Zweifel; reife (!) Früchte sollen harmlos sein. Die wohlschmeckenden im Handel erhältlichen Kapstachelbeeren stammen von *Physalis peruviana* L.

Physostigma venenosum BALF.

Kalabarbohne

Fabaceae / Schmetterlingsblütler

Bis 15(–20) m ♄ III–V ☠

BOTANIK Hohe, windende Kletterpflanze mit 3-teiligen, bis 15 cm langen Blättern, Blättchen eiförmig zugespitzt. Blüten rosarot, 2 cm groß, in hängenden, zusammengesetzten Trauben. Die bis 16 cm langen Hülsen enthalten nur 2–3 große, dunkelbraune Samen.
VORKOMMEN Tropisches W-Afrika, eingebürgert in Indien und Brasilien.
DROGEN Kalabarnuss – Calabar semen, die reifen, getrockneten Samen. Physostigma venenosum, Calabar (hom). Physostigminsalicylat, -sulfat (PhEur). Physostigminum (hom).

Kalabarbohne

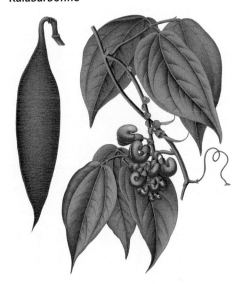

WIRKSTOFFE Indolalkaloide mit dem Hauptalkaloid Physostigmin (Eserin).
ANWENDUNG Das äußerst giftige Alkaloid Physostigmin ruft zunächst Erregung, dann Lähmung des Zentralnervensystems hervor, der Tod erfolgt durch Atemstillstand. 2–3 Kalabarbohnen bzw. 6–10 mg Physostigmin gelten als tödlich. In therapeutischen Dosen nutzt man heute noch Physostigminsalze in der Augenheilkunde zur Senkung des Augeninnendrucks beim Grünen Star (Glaukom), als Antidot bei Vergiftungen z. B. mit Atropin und zur Aufhebung der Wirkung von bestimmten Narkosemitteln (Curare). Erfolglos waren bisher Versuche, den Acetylcholinesterasehemmer bei der Alzheimerkrankheit einzusetzen, zu groß waren die Nebenwirkungen bei nur geringer Wirksamkeit. Die Homöopathie verwendet Calabar in entsprechender Zubereitung bei Augenmuskelkrämpfen und Bluthochdruck.

Kalabarbohnen *wurden früher in Nigeria zur Vollstreckung von „Gottesurteilen" benutzt. Starb der Angeklagte nach der Einnahme einer bestimmten Anzahl von Bohnen, galt dies als Schuldbeweis; erbrach er die giftigen Samen, war er unschuldig. Der Besitz dieser Gottesurteilsbohnen ist heute verboten.*

Phytolacca americana L.
(Ph. decandra L.)

Amerikanische Kermesbeere

Phytolaccaceae / Kermesbeerengewächse

1–3 m ⅘ VII–VIII ☠

BOTANIK Am Grund verholzte Staude mit langen, lanzettlichen Blättern. Weißliche, später purpurne Blüten mit einfacher, 2–4 mm langer Hülle in abstehenden, später hängenden Trauben. Früchte dunkelpurpurn, aus 10 verwachsenen Fruchtblättern.
VORKOMMEN Früher in Weinbaugebieten kultiviert, gelegentlich verwildert. Heimat N-Amerika.
DROGEN Phytolacca americana, Phytolacca (HAB), die frischen, im Herbst gesammelten Wurzeln. Phytolacca (americana) e baccis (HAB), die frischen reifen Früchte.

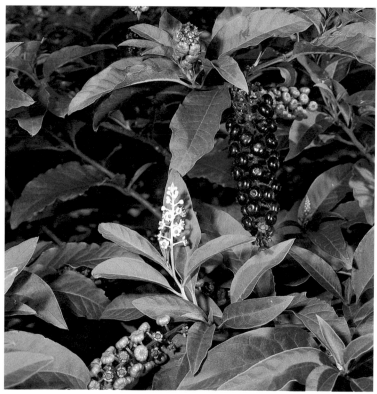

Amerikanische Kermesbeere

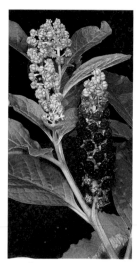

Häufig treten Verwechslungen mit der **Asiatischen Kermesbeere** *Ph. esculenta* VAN HOUTTE (*Ph. acinosa* auct. non ROXB.) auf. Diese unterscheidet sich u. a. durch Früchte mit jeweils 8 freien Teilfrüchten. Sie hat als Arzneipflanze in Europa keine Bedeutung.

WIRKSTOFFE Vor allem in Wurzeln und Samen Triterpensaponine (das Gemisch wird als Phytolaccatoxin bezeichnet), Lectine, Lignane; im Fruchtfleisch Betacyan-Farbstoffe wie Phytolaccanin.

ANWENDUNG Phytolacca ist ein viel gebrauchtes Mittel in der Homöopathie: Anwendungsgebiete entsprechender Zubereitungen sind z. B. hoch fieberhafte Infekte, Schleimhautentzündungen vor allem der Atmungsorgane, Brustdrüsenentzündung oder Erkrankungen des rheumatischen Formenkreises. Für die Wurzeln wurde eine immunstimulierende Wirkung nachgewiesen. Alle Pflanzenteile sind auf Grund der stark schleimhautreizenden Saponine und der Lektine giftig. So kommt es noch heute in N-Amerika durch die traditionelle Anwendung der Wurzel als Rheumamittel nicht selten zu Vergiftungen. Die Aufnahme weniger (unreifer?) Beeren kann für Kinder gefährlich sein. Die Giftstoffe befinden sich überwiegend in den Samen, während der Saft reifer Früchte (Kermesbeeren) dazu genutzt wurde, helle Rotweine dunkler zu färben. Letzteres ist heute verboten, es erklärt aber die Verbreitung der Art vor allem in den Weinbaugebieten Europas.

Picea abies (L.) KARST. (*P. excelsa* LINK, *Pinus abies* L.)

Gewöhnliche Fichte, Rottanne

Pinaceae / Kieferngewächse

30–60 m ♄ V–VI

BOTANIK Hoher, spitz pyramidenförmiger Nadelbaum mit rissiger, schuppiger, rotbrauner Borke. Nadeln ± 4-kantig, spitz, einzeln spiralig um die Zweige gestellt. Zapfen hängend, im Ganzen abfallend.

VORKOMMEN In Mitteleuropa von den Alpen und höheren Mittelgebirgen bis N-Europa und Sibirien waldbildend, darüber hinaus häufig kultiviert.

DROGEN Fichtennadelöl – Piceae aetheroleum (DAB), das ätherische Öl aus Nadeln, Zweigspitzen oder Ästen (kann auch von *Abies-* oder anderen *Picea*-Arten stammen). Fichtenspitzen, frische Fichtentriebe – Piceae turiones recentes (auch von *Abies alba*); der wässrige Auszug ergibt Fichtennadelextrakt. Pinus abies (hom), die frischen Sprosse.

WIRKSTOFFE Ätherisches Öl mit Bornylacetat, Borneol, Pinen, Myrcen, Santen u. a. Monoterpenen.

ANWENDUNG Das ätherische Öl verwendet man wie Edeltannenöl von *Abies alba* mit ähnlichen Eigenschaften bei Infekten der Atemwege und rheumatischen Beschwerden. Franzbranntweine wie auch geruchsverbessernde Raumsprays mit „Tannenduft" enthalten häufig Fichtennadelöl. Die jungen Sprosse nutzt man volkstümlich wie Kiefernsprosse von *Pinus sylvestris*.

Gewöhnliche Fichte

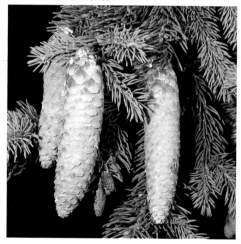

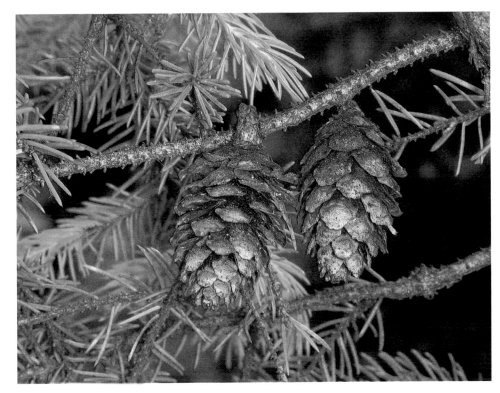

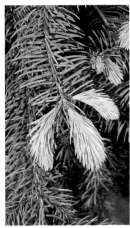

Frische Fichtentriebe
werden in der Volksmedizin noch gelegentlich zur Bereitung von Bädern gegen rheumatische Beschwerden genutzt.

Links:
Schwarz-Fichte
Rechts unten:
Paraguay-Jaborandi-strauch

Das Harz aus der Rinde der nordamerikanischen **Schwarz-Fichte** *Picea mariana* (MILL.) B. S. P. (*Picea nigra* (L.) Link), die an den sehr kleinen Zapfen gut zu unterscheiden ist, findet sich als Resina piceae bzw. Abies nigra im Homöopathischen Arzneibuch. Man verordnet es u. a. bei Magenschmerzen nach dem Essen.

Pilocarpus pennatifolius LEM.

Paraguay-Jaborandistrauch

Rutaceae / Rautengewächse

1,5–3 m ♄ ⚲

BOTANIK Immergrüner Strauch. Blätter unpaarig gefiedert, mit schmal geflügelter Rhachis, die ledrigen, eilänglichen Blättchen ganzrandig, an der Spitze ausgerandet, im durchfallenden Licht drüsig punktiert. Zahlreiche Blüten in 30–45 cm langen Trauben, (4–)5 Kronblätter, rotbraun, sternförmig ausgebreitet, ebenfalls drüsig punktiert, beim Zerreiben mit aromatischem Geruch.

VORKOMMEN Zentrales S-Amerika.

DROGEN Jaborandiblätter – Jaborandi folium, die getrockneten Fiederblätter. Ausgangsmaterial (zusammen mit den Blättchen weiterer *Pilocarpus*-Arten aus

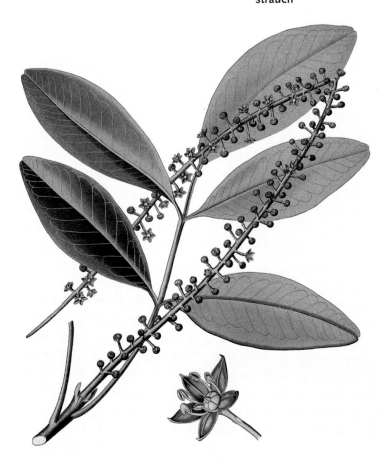

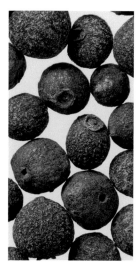

Piment, auch als Nelkenpfeffer, Gewürzkörner oder unter dem Namen Allgewürz bekannt, schmeckt gleichzeitig nach Nelken, Muskat, Zimt und scharf nach Pfeffer und erzeugt nach längerem Kauen auf der Zungenspitze ein leicht betäubendes Gefühl.

dem tropischen S-Amerika, insbesondere *P. microphyllus* STAPF und auch *P. jaborandi* HOLMES) für die Gewinnung von Pilocarpin, das als Hydrochlorid und Nitrat Eingang in die PhEur gefunden hat. Pilocarpus, Jaborandi (HAB).

WIRKSTOFFE Alkaloide vom Imidazoltyp, vor allem Pilocarpin, ätherisches Öl mit Limonen und Undecanon.

ANWENDUNG Pilocarpin regt vor allem die Sekretion der Schweißdrüsen an, aber auch die der Speichel-, Bronchial- und Tränendrüsen. Am Auge wirkt es pupillenverengend, erleichtert den Abfluss des Kammerwassers und normalisiert dadurch den Innendruck. Augentropfen mit Pilocarpin sind daher ein bewährtes Mittel beim Grünen Star. Die Kosmetikindustrie verwendet die Substanz in Haarwuchsmitteln. Innerliche Gaben des Alkaloids und der Droge, die einen stark schwankenden Alkaloidgehalt hat, sind nicht ungefährlich, denn schon in therapeutischen Dosen kann es zu schwersten Nebenwirkungen kommen. Von der Anwendung als schweißtreibendes Mittel gegen Grippe, Bronchitis, Vergiftungen und als harntreibendes Mittel, wie sie von Indianerstämmen S-Amerikas im vorigen Jahrhundert übernommen wurde, ist daher dringend abzuraten. In der Homöopathie ist Pilocarpus bei Augenbeschwerden und vermehrter Schweißbildung angezeigt.

Pimenta dioica (L.) MERR.
(*P. officinalis* LINDL.)

Pimentbaum, Nelkenpfeffer

Myrtaceae / Myrtengewächse

6–13 m ♄ IV–VI

BOTANIK Kleiner, 2-häusiger Baum, die immergrünen, drüsig punktierten Blätter bis 16 cm, länglich-lanzettlich, mit 12 bis 16 Paar deutlicher Seitennerven. Blüten mit 4 weißen Kronblättern, bis 1 cm breit, in großen, rispigen Blütenständen. Frucht kugelig, dunkelrot, 5–7 mm groß, mit 4-zähligem kurzem Kelchrest, getrocknet oft grau-braun.

VORKOMMEN Wälder, auch offene Standorte, von den Westindischen Inseln bis Mittelamerika, heute weiter kultiviert.

DROGEN Piment – Pimentae fructus, Amomi fructus, die ausgewachsenen,

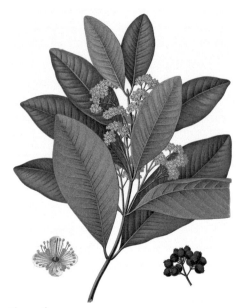

Pimentbaum

aber noch grün geernteten, getrockneten Früchte.

WIRKSTOFFE Ätherisches Öl u. a. mit Eugenol, Methyleugenol, Cineol, Caryophyllen, Myrcen; Gerbstoffe (Galloylglykoside), Flavonoide.

ANWENDUNG Piment ist ein in Mitteleuropa etwas in Vergessenheit geratenes Gewürz und als Arzneidroge obsolet. Als solche sollte der Nelkenpfeffer wegen des Gehaltes an Methyleugenol auch nicht mehr eingesetzt werden. Wie viele andere Gewürze hat er appetitanregende und verdauungsfördernde Eigenschaften. Extrakte zeigen auch eine gute bakterien- und pilzhemmende Wirkung. In der im Haushalt üblichen Menge kann Piment weiterhin als Gewürz, z. B. für Weihnachtsgebäck und Glühwein, für Fisch- und Fleischgerichte, gefahrlos verwendet werden.

Bayrumbaum

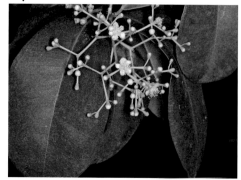

Vom **Bayrumbaum** *Pimenta racemosa* (MILL.) MOORE, heimisch in Jamaika, stammen Kronpimentfrüchte. Sie sind eiförmig und mit 12 mm größer als Piment, zur Reifezeit schwarz und weniger aromatisch. Auffällig ist der 5-zählige (!) Kelchrest. Unter dem Namen Bayöl (Pimentae acris aetheroleum, Myricae aetheroleum) wird das ätherische Öl der Blätter dieser Art gehandelt. Es hat antiseptische, lokal durchblutungsfördernde und schmerzstillende Eigenschaften. Man nutzt es noch gelegentlich in Einreibungen bei rheumatischen Beschwerden. Bekannter ist die Verwendung in Haarwässern unter der Bezeichnung Bayrum, in Rasierwässern und Parfüm. Bayöl darf nicht eingenommen werden.

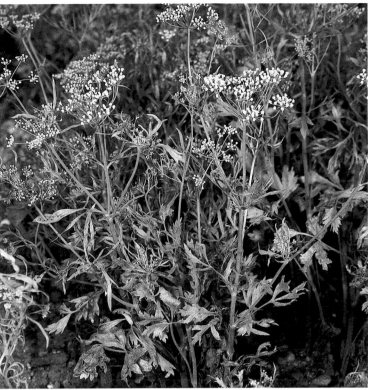

Anis

Pimpinella anisum L.

Anis

Apiaceae / Doldenblütler

0,3–0,6 m ⊙ VII–VIII

BOTANIK Aufrechte, fein behaarte Pflanze mit Anisgeruch, Stängel rund, gerillt. Grundblätter mit 3(–5) Fiedern, Stängelblätter nach oben zunehmend feiner zerteilt. Dolde ohne Hülle, wenige, fädliche Hüllchenblätter und 5-zählige weiße Blüten. Die graugrünen, birnenförmigen Früchte 3–5 mm lang, dicht und kurz behaart, mit Stielresten, Teilfrüchte jeweils mit 5 helleren Rippen.
VORKOMMEN Heimat wohl östl. Mittelmeergebiet, weiter häufig angebaut, selten verwildert.
DROGEN Anis – Anisi fructus (PhEur), die getrockneten Früchte. Anisöl – Anisi aetheroleum (PhEur), das ätherische Öl der reifen Früchte. (Im Arzneibuch zugelassen ist auch das preiswertere Öl aus den Früchten des Sternanis (s. *Illicium verum*). Pimpinella anisum, ethanol. Decoctum (HAB).
WIRKSTOFFE 1,5–5 % ätherisches Öl mit *trans*-Anethol als Hauptbestandteil und Geruchsträger (bis 95 %), Methylchavicol (Estragol, das isomer ist mit Anethol, bis 3 %) und Anisaldehyd; Kaffeesäurederivate, Flavonoide, Cumarine.
ANWENDUNG Die Droge wie auch das ätherische Öl als wirksamer Bestandteil haben schleimlösende und auswurffördernde Eigenschaften und sind folglich in zahlreichen Mitteln, die man bei Katarrhen der Atemwege verwendet, enthalten. Auch eine schwache krampflösende und blähungswidrige Wirkung ist vorhanden, die oft in der Kinderpraxis genutzt wird, in Abführmitteln manchmal auch vorbeugend gegen kolikartige Schmerzen. In der Volksheilkunde wird Anis stillenden Frauen zur Steigerung der Milchsekretion gegeben. Zu den Anwendungsgebieten in der Homöopathie gehören z. B. Nacken-

TEEBEREITUNG *Bei Katarrhen der Atemwege ½ TL der kurz vor Gebrauch gequetschten Anis-Früchte mit 1 Tasse kochendem Wasser übergießen, 10–15 min ziehen lassen. Morgens und/oder abends vor dem Schlafengehen 1 Tasse frisch bereitet trinken (mit Honig gesüßt). Bei Magen- und Darmbeschwerden mehrmals täglich 1 EL ungesüßt einnehmen. (Wegen des Gehaltes an Methylchavicol sollte der Tee nicht über mehrere Wochen und in extremen Mengen getrunken werden. Gegen den gelegentlichen Einsatz bei den angegebenen Beschwerden und in der Küche als Gewürz bestehen keine Bedenken. In Einzelfällen können allergische Reaktionen auftreten.)*

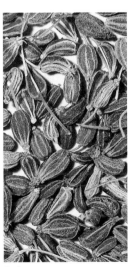

Anis ist ein beliebtes Gewürz für Brot und andere Backwaren; in zahlreichen Spirituosen ist das Öl geschmacksbestimmend (Ouzo, Raki, Pernod u. a.).

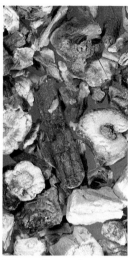

schmerzen und Hexenschuss. Das ätherische Öl, das auch gewisse antibakterielle Eigenschaften aufweist, findet man darüber hinaus in Mundwässern und Halstabletten, häufig ist es, wie auch die Früchte in Teemischungen, nur als Geschmacks-bzw. Geruchskorrigens enthalten.

Pimpinella saxifraga L.

Kleine Bibernelle

Apiaceae / Doldenblütler

0,2–0,6 m ⚥ VI–X

BOTANIK Aufrechte Pflanze mit rundem, fein gerilltem Stängel. Blätter ± behaart, graugrün und matt, die grundständigen einfach gefiedert, mit sitzenden, rundlich-eiförmigen Fiedern, Stängelblätter feiner zerteilt. Dolden meist ohne Hülle und Hüllchen, mit 5-zähligen, weißen Blüten. Früchte kahl, nur undeutlich gerippt.

VORKOMMEN Trockenrasen, lichte, trockene Wälder, durch ganz Europa bis Zentralasien.

DROGEN Bibernellwurzel – *Pimpinellae radix*, die getrockneten Wurzeln und Wurzelstöcke von *P. saxifraga* und *P. major*. Die käufliche Droge enthält oft die Wurzeln einer mediterranen Bibernellen-Art *P. peregrina* L., die auch angebaut wird und ähnliche Inhaltsstoffe führt. Man diskutiert, ob sie als Stammpflanze zugelassen werden sollte. Pimpinella, Pimpinella alba (hom).

WIRKSTOFFE Ätherisches Öl, als Hauptkomponente Tiglinsäure- oder Methylbuttersäureester des Epoxypseudoisoeugenols; Sesquiterpene wie Geijeren, Bisabolen, Dimethylazulen; Cumarine, wenig Furanocumarine, Kaffeesäureester, Polyine, Gerbstoffe, das Vorkommen von Saponinen ist fraglich.

ANWENDUNG Bibernellwurzeln haben mit Anis keine Gemeinsamkeiten, obwohl die Pflanzen zu derselben Gattung gehören. Ihre schleimlösenden und auswurffördernden, auch geringen entzündungshemmenden Eigenschaften beruhen ebenfalls auf ätherischem Öl, das aber völlig anders zusammengesetzt ist. Tee und alkoholische Auszüge bzw. Fertigpräparate verwendet man unterstützend bei Katarrhen der oberen Luftwege und als Gurgelmittel gegen entzündliche Erkrankungen im Mund- und Rachenraum. Die Volksheilkunde nutzt die Droge wie die Wurzeln mancher anderer Doldenblütler auch bei Verdauungsstörungen und als harntreibendes Mittel; wissenschaftliche Belege für die Wirksamkeit liegen hierfür aber nicht vor. Als Anwendungsgebiete in der Homöopathie werden u. a. Wirbelsäulenbeschwerden und Fieberzustände angegeben.

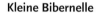

Bibernellwurzeln, zunächst würzig, dann brennend scharf im Geschmack, sind nicht selten in Bitterschnäpsen und Gewürzextrakten enthalten.

Kleine Bibernelle

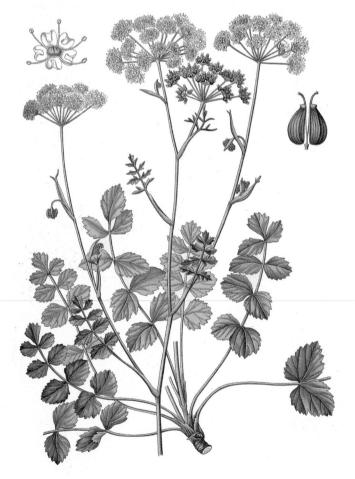

TEEBEREITUNG *1 TL Bibernellwurzel je Tasse mit kochendem Wasser übergießen, 10–15 min ziehen lassen; oder kalt ansetzen, zum Sieden erhitzen und 1 min lang kochen. Als Hustentee 3–4-mal täglich 1 Tasse (mit Honig gesüßt) trinken. Zum Gurgeln mehrmals täglich den ungesüßten Tee verwenden. Von der Tinktur (aus der Apotheke) nimmt man bei Husten 5–10 Tropfen auf Zucker, zum Gurgeln 30 Tropfen auf 1 Glas Wasser.*

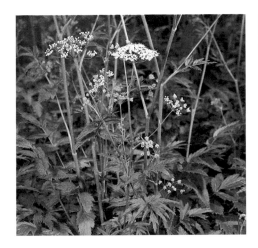

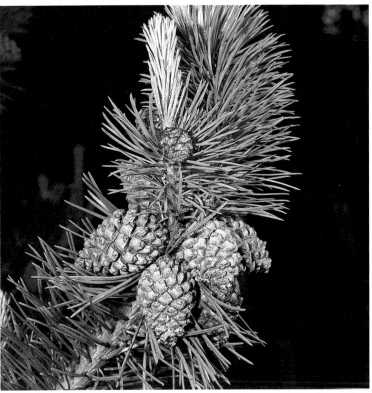

Die **Große Bibernelle** *P. major* (L.) Huds. wird ebenfalls zur Drogengewinnung herangezogen. Sie unterscheidet sich durch den kantig gefurchten Stängel, kahle, ± glänzende, einfach gefiederte Blätter mit meist kurz gestielten Blättchen und kahle Früchte mit hellen, hervortretenden Rippen (frische Wiesen, Staudenfluren der Bergstufe, in weiten Teilen Europas). Anlass zu Verwechslungen gibt der Kleine Wiesenknopf *Sanguisorba minor* Scop., ein als Gewürzkraut bekanntes Rosengewächs mit ähnlichen Blättern, das auch als Bibernelle bzw. richtiger als Pimpernell bezeichnet wird.

Links: **Große Bibernelle**
Rechts: **Latsche**

Pinus mugo Turra

Latsche, Legföhre
Pinaceae / Kieferngewächse

1–2(–5) m ♄ V–VI ▽

BOTANIK Strauch mit bogig aufsteigenden Ästen. Nadelblätter stumpflich, zu 2 an Kurztrieben, 2–5 cm lang. Rundliche, 2–7 cm große, aufrecht oder waagerecht stehende, fast sitzende Zapfen.

VORKOMMEN Subalpine Stufe und Moore der Mittelgebirge, Alpen und Karpaten. Die Drogen werden aus dem Anbau, derzeit im Allgäu, gewonnen.

DROGEN Latschenkiefernöl – Pini pumilionis aetheroleum (DAC, ÖAB, Helv), das ätherische Öl aus den frischen Nadeln und jüngeren Zweigspitzen. Das DAB unterscheidet nicht zwischen Latschenkiefernöl und Kiefernnadelöl, sondern kennt nur eine Monographie „Kiefernnadelöl" – Pini aetheroleum, das von beiden Arten stammen kann.

WIRKSTOFFE Mono- und Sesquiterpene wie Caren, Phellandren, Limonen und Pinen, Bornylacetat und Bornylformiat als Hauptgeruchsträger („Tannennadelduft"); Phenylpropane.

ANWENDUNG Latschenkiefernöl hat antimikrobielle, Auswurf und Schleimproduktion fördernde und lokal durchblutungsanregende Eigenschaften. Man verwendet es bei Katarrhen der oberen und unteren Luftwege wie Eukalyptusöl zur Inhalation, in Bronchialbalsamen und Schnupfentropfen, zu Einreibungen und als Badezusatz bei rheumatischen und neuralgischen Beschwerden. Ferner ist es in zahlreichen Körperpflegemitteln und in Raumsprays enthalten.

ZUBEREITUNG *Zum Inhalieren von „Kiefernnadelöl" 2–3 Tropfen in heißes Wasser geben und die Dämpfe einatmen. Zum Einreiben 5–10 Tropfen auf die entsprechenden Hautstellen 2–4-mal täglich auftragen und sorgfältig verreiben. (An Haut und Schleimhäuten können verstärkt Reizerscheinungen auftreten. Nicht anwenden bei Bronchialasthma und Keuchhusten; nicht bei Säuglingen und Kleinkindern.)*

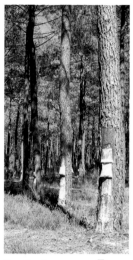

Zur Gewinnung von **Terpentin** werden die lebenden Stämme von Kiefern mit übereinander liegenden V-förmigen Einkerbungen versehen, am Scheitel des untersten Einschnittes wird ein Auffanggefäß befestigt.

Stern-Kiefer

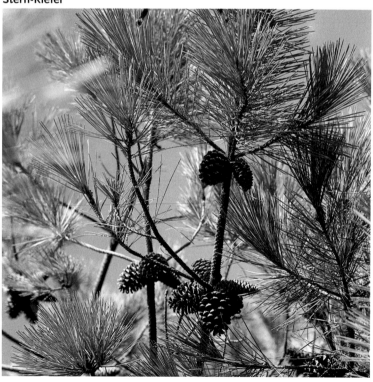

Pinus pinaster AIT.

Stern-Kiefer

Pinaceae / Kieferngewächse

Bis 40 m ♄ IV–VI

BOTANIK Kräftiger Baum mit 10–25 cm langen, 2 mm dicken Nadeln zu 2 an Kurztrieben. Zapfen 8–22 cm lang, kegelförmig, zu 3–8 sternförmig gestellt.

VORKOMMEN Auf kalkarmen Böden im westl. Mittelmeergebiet.

DROGEN Gereinigtes Terpentinöl –Terebinthinae aetheroleum ab pinum pinastrum (PhEur, hom), das gereinigte ätherische Öl aus dem Terpentin von *Pinus pinaster*. Unter Terpentin schlechthin versteht man den Balsam von Nadelholzarten, der bei Verwundung ausfließt. Durch Wasserdampfdestillation des Terpentins erhält man Terpentinöl, als Rückstand ein Harz: Colophonium, Terebinthinae resina (Helv). Terpentine haben je nach Baumart unterschiedliche chemische Zusammensetzung. Die heimische Wald-Kiefer *P. sylvestris* L. und die Schwarz-Kiefer *P. nigra* ARN. liefern Terpentinöl, das in der Regel nicht den Forderungen der Arzneibücher nach einem hohen Pinen-Gehalt entspricht (mindestens 90 % Pinene, höchstens 0,5 % Caren).

WIRKSTOFFE Im Terpentinöl überwiegend Pinene, daneben Phellandren, Limonen. Im Colophonium Harzsäuren, die sich von Diterpenen ableiten, und Reste ätherischen Öls.

ANWENDUNG Terpentinöl wird noch gelegentlich in Balsamen und zum Inhalieren verwendet, speziell bei chronischen Bronchialerkrankungen, die mit starker Schleimbildung einhergehen. Das Öl führt zur Einschränkung der Sekretion. Bei akuten Erkrankungen der Atemwege bevorzugt man heute Eukalyptus- oder Latschenkiefernöl. Häufiger ist Terpentinöl in hautreizenden, durchblutungsfördernden Einreibungen gegen rheumatische und neuralgische Beschwerden enthalten. Bei Einnahme höherer Dosen sind schwere Vergiftungen mit Nierenschäden möglich, ebenso durch Einatmen der Dämpfe oder nach äußerlicher, großflächiger Anwendung. Auch die Homöopathie nutzt Terpentinöl, u. a. bei Entzündungen des Darms und der Harnorgane. Colophonium (Geigenharz) findet man noch selten in hautreizenden Salben und Pflastern gegen Rheuma und Furunkeln.

Pinus sylvestris L.

Wald-Kiefer, Föhre

Pinaceae / Kieferngewächse

Bis 45 m ♄ V–VI

BOTANIK Hoher Baum mit 4–6 cm langen, zugespitzten Nadelblättern, zu 2 an Kurztrieben. Zapfen rundlich, kurz gestielt, bis 7 cm lang, reif hängend.

VORKOMMEN Auf Sand, Kalkfels oder Torfböden waldbildend. Europa, Asien.

DROGEN Kiefernsprosse – Pini turiones, die frischen oder getrockneten, zu Beginn des Frühjahrs gesammelten Langtriebe. Pinus sylvestris (HAB). Kiefernnadelöl – Pini aetheroleum (DAB), das ätherische Öl aus frischen Nadeln, Zweigspitzen oder Ästen, auch von anderen *Pinus*-Arten (s. *P. mugo*). Holzteer – Pix Pinaceae, Pix liquida (ÖAB, hom), der durch trockene Destillation des Holzes gewonnene Teer. Succinum (HAB).

WIRKSTOFFE In den Sprossen ätherisches Öl mit Monoterpenen wie Pinen, Caren, Camphen, Limonen und Myrcen, Bitterstoffe wie Pinicrin, Vitamin C. Im Holzteer Phenole, Kresole, Xylol, Naphthalin.

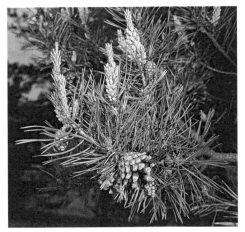

Wald-Kiefer

ANWENDUNG Kiefernsprosse werden in
der Volksheilkunde noch gelegentlich als
Badezusatz gegen rheumatische Beschwerden und Erschöpfungszustände
gesammelt und auch als Teeaufguss bzw.
Sirup bei Husten genutzt. Bequemer
anzuwenden sind Zubereitungen des
ätherischen Öls, das in seiner Zusammensetzung dem Latschenkiefernöl
ähnelt (s. *P. mugo*). Man empfiehlt es für
Inhalationen bei Atemwegserkrankungen,
durchblutungsfördernde Einreibungen
und Hautpflegemittel. Bänderschwäche
am oberen Sprunggelenk des Fußes,
chronischer Rheumatismus, Entzündungen der Atemwege, Ekzeme und Nesselsucht gehören zu den homöopathischen
Anwendungsgebieten. Den Holzteer
gebraucht man noch selten bei chronischen Hauterkrankungen, in der Homöopathie gibt man entsprechende Zubereitungen bei Reizzuständen der Hände und
Finger sowie bei Bronchitis. Succinum,
Bernstein, ist das fossile Harz von *Pinus*-
Arten und anderen Nadelhölzern. Auszüge werden noch gelegentlich in der
anthroposophischen Therapierichtung
verwendet.

Piper cubeba L. f.

Kubeben-Pfeffer

Piperaceae / Pfeffergewächse

Bis 6 m ♄ IV–VII

BOTANIK 2-häusiger Kletterstrauch mit
immergrünen, breit lanzettlichen, zugespitzten Blättern. Zahlreiche männliche
und gestielte weibliche unscheinbare Blü-

ten in etwa 5 cm langen, überhängenden,
ährenförmigen Blütenständen.
VORKOMMEN Regenwälder, Indonesien.
In tropischen Gebieten vielfach kultiviert.
DROGEN Kubebenfrüchte, Kubebenpfeffer – Cubebae fructus, die noch grün
geernteten, nach dem Trocknen schwarzbraunen Früchte mit den verbleibenden
Fruchtstielen. Piper cubeba, Cubeba (hom).
WIRKSTOFFE Ätherisches Öl mit den
Hauptkomponenten Cubeben, Cubebol,
Copaen und Caryophyllen; Lignanderi-
vate, besonders Cubebin.
ANWENDUNG Kubebenfrüchte werden
als Arzneidroge praktisch nicht mehr verwendet, die Volksheilkunde nutzt sie
noch selten bei Verdauungsstörungen,
Harnwegserkrankungen und Kopfschmerzen. Hohe Dosen verursachen
Magen-Darm-Beschwerden und eine Reizung der Harnwege. In europäischen
Haushalten ist Kubeben-Pfeffer, wegen
der Stielchen auch Schwanzpfeffer genannt, als Gewürz aus der Mode gekom-
men; fast regelmäßig trifft man ihn aber
noch in Gewürzmischungen für Pfeffer-
und Lebkuchen und in einigen Likören.
Homöopathische Zubereitungen gibt
man als Cubeba bei Schleimhautentzündungen der Harn- und Geschlechtsorgane
sowie der Atemwege.
Die nach Nelken duftenden Blätter des
Betel-Pfeffers *Piper betle* L. sind bei uns
nicht als Heilpflanze bekannt, aber als
Bestandteil des „Betelbissens" von Interesse, der im asiatischen Raum seit Jahrtausenden täglich von Millionen Men-

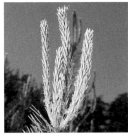

Kiefernsprosse werden
noch in der Volksmedizin
genutzt.

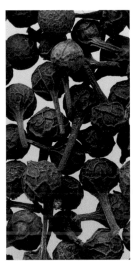

Kubebenpfeffer schmeckt
aromatisch-würzig, etwas
bitter, weniger scharf als
Schwarzer Pfeffer.

Kubeben-Pfeffer

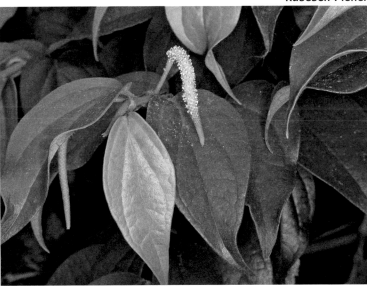

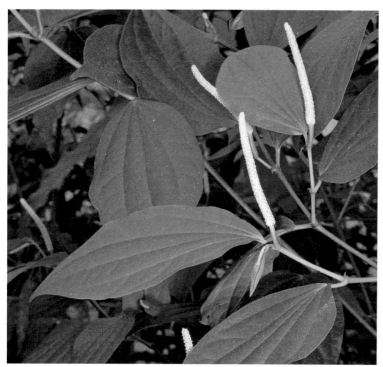

Betel-Pfeffer

schen als anregendes Genussmittel verwendet wird: In Scheiben geschnittene Samen der Arecapalme werden zusammen mit gebranntem Kalk, eventuell Tabak oder Gambir und aromatisierenden Zusätzen wie Zimt mit den frischen Blättern des Betel-Pfeffers umwickelt, in der Backe platziert und ausgesaugt. Der rot gefärbte Speichel wird ausgespuckt (siehe *Areca catechu*).

Piper methysticum FORST.

Kava-Kava, Rausch-Pfeffer

Piperaceae / Pfeffergewächse

1–4 m ♄

BOTANIK 2-häusiger Strauch mit kräftigem Wurzelstock und bis 30 cm großen, breit herzförmigen Blättern. Ährenförmige, aufrechte Blütenstände mit unscheinbaren Blüten, es sind nur männliche Pflanzen bekannt.
VORKOMMEN Nur in Kultur, Herkunft wohl Neuguinea. Die Wildpflanze ist möglicherweise *P. wichmannii* C. DC.
DROGEN Kava-Kava-Wurzelstock – Piperis methystici rhizoma, der getrocknete Wurzelstock mit Wurzeln, für die Extraktherstellung auch die unteren Stängelabschnitte. Piper methysticum (hom).

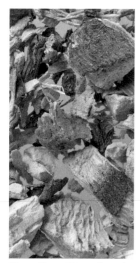

Kava-Kava-Wurzelstock
darf derzeit nur in homöopathischer Verdünnung ab D5 genutzt werden. Zu den Anwendungsgebieten gehören Erregungs- und Erschöpfungszustände, Magenübersäuerung sowie Harnröhrenschmerz.

WIRKSTOFFE Kavapyrone (Kavalactone) wie Kavain, Methysticin und deren Dihydroderivate, Yangonin; Flavonoide, darunter das Flavokain A, geringe Mengen ätherisches Öl.
ANWENDUNG Auf Kavapyrone standardisierte Fertigarzneimittel waren längere Zeit als „pflanzliche Psychopharmaka" auf dem Markt, die bei nervösen Angst-, Spannungs- und Unruhezuständen eingesetzt wurden, soweit diese nicht auf organischer oder psychotischer Ursache beruhten. In der Wirksamkeit waren sie mit den klassischen Benzodiazepinen vergleichbar und wurden als Alternative empfohlen, da sie keine Abhängigkeit entwickeln. Außer den schon lange bekannten, selten auftretenden Nebenwirkungen wie leichte Magenbeschwerden, Sehstörungen (Akkomodationsstörungen) und allergischen Hautreaktionen sind Verdachtsfälle schwerwiegender Leberschäden bekannt geworden, wobei aber unklar ist, ob alle Erkrankungen definitiv den Kava-Kava-Präparaten anzulasten sind. Die Zulassung Kava-Kava- und kavainhaltiger Arzneimittel, darunter auch homöopathische Zubereitungen bis einschließlich einer Endkonzentration von D4, wurde letztlich widerrufen (Juni 2002). Die Mitglieder der Kommission E beurteilen allerdings den bestimmungsgemäßen Gebrauch bei Berücksichtigung des Nutzen-Risiko-Verhältnisses unter Auflage der ärztlichen Verschreibungspflicht mit Überwachung der Leberwerte, Einhaltung bestimmter Tagesdosen und der Einnahmedauer als positiv.

Kava-Kava

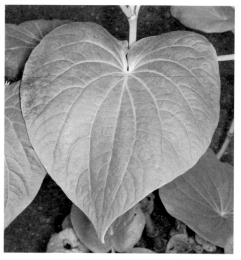

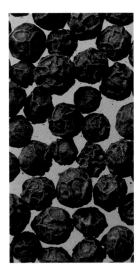

Piper nigrum L.

Schwarzer Pfeffer

Piperaceae / Pfeffergewächse

Bis 6(–15) m ♄ I–XII

BOTANIK Am Grund verholzte Kletterpflanze mit derben, immergrünen, breit eiförmigen, kurz zugespitzten Blättern. Bis 15 cm lange, ährenförmige, hängende Blütenstände, 30 bis 60 unscheinbare, zwittrige, sitzende Blüten tragend, aus denen einsamige, bei der Reife rote Steinfrüchte hervorgehen. Bei Kulturformen sind die Blüten oft eingeschlechtig.

VORKOMMEN Ursprünglich wohl in Regenwäldern Indiens, heute im tropischen Asien und weiter kultiviert.

DROGEN Schwarzer Pfeffer – Piperis nigri fructus, die ausgewachsenen, aber noch grünen, ungeschälten, getrockneten Früchte. Nach einer kurzen Behandlung mit kochendem Wasser werden sie in der Wärme getrocknet und verfärben sich dabei dunkel. Piper nigrum (hom).

WIRKSTOFFE Scharf schmeckende Säureamide, vor allem Piperin; ätherisches Öl (verantwortlich für das Aroma) mit Limonen, Sabinen, Caryophyllen, auch Safrol.

ANWENDUNG Der scharfe, brennende Geschmack des Pfeffers kommt über die Erregung von Wärme- und Schmerzrezeptoren zustande. Reflektorisch werden Speichel- und Magensaftsekretion vermehrt, ebenso die Verdauungsenzyme. Pfeffer hat daher eine deutliche appetitanregende und verdauungsfördernde Wirkung, die aber in Arzneimitteln außer in wenigen Tonika in Europa kaum noch eingesetzt wird. Insektizide Eigenschaften nutzte man früher in Form von pfefferhaltigen Salben gegen Krätze und Kopfläuse. Homöopathische Zubereitungen gibt man gelegentlich bei Schleimhautreizungen und Kopfschmerzen. Pfeffer ist heute hauptsächlich ein scharf-aromatisches Gewürz, und zwar das mengenmäßig am meisten gebrauchte der Welt. Man unterscheidet mehrere Handelsformen des **Pfeffers**, die unterschiedliche Reifestadien und Aufbereitungsformen der Früchte von *Piper nigrum* darstellen: Neben dem unreif geernteten **Schwarzen Pfeffer** wird **Weißer Pfeffer** verwendet, bei dem die äußeren Schichten der roten, vollreifen Früchte entfernt sind, sein Geschmack ist milder. **Grüner Pfeffer**, unreif geerntete, schnell getrocknete, gefriergetrocknete oder in essigsaurer Salzlake eingelegte Früchte. Roter Pfeffer, vollreif geerntete, gefriergetrocknete Früchte (selten im Handel), darf nicht mit Rosa (Rotem) Pfeffer, den Früchten des Peruanischen Pfefferbaums *Schinus molle* L. oder *Schinus terebinthifolius* RADDI, verwechselt werden.

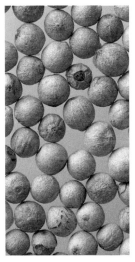

Schwarzer Pfeffer

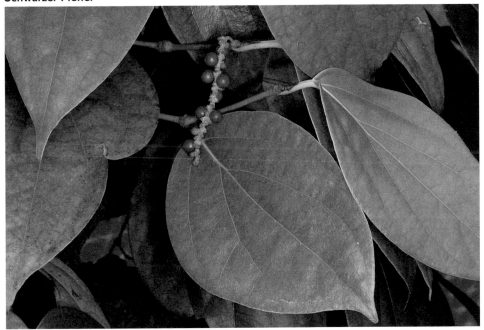

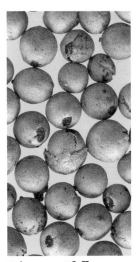

Schwarzer Pfeffer (oben), **Weißer Pfeffer** (Mitte) und **Grüner Pfeffer** (unten).

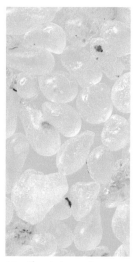

Pistacia lentiscus L.

Mastixstrauch

Anacardiaceae / Sumachgewächse

1–3(–8) m ♄ III–VI

BOTANIK Immergrüner Strauch oder kleiner Baum mit paarig gefiederten Blättern, Spindel breit geflügelt. Blütenstände knäuelig-traubig, 2-häusig, männliche auffällig durch dunkelrote Staubbeutel, weibliche grünlich. Etwa 4 mm große, rote, später schwarze Steinfrüchte.

VORKOMMEN Garigues, Macchien, Wälder. Im ganzen Mittelmeergebiet häufig.

DROGEN Mastix (PhEur), das durch Einschneiden der Rinde gewonnene Harz der var. *latifolia* Coss.

WIRKSTOFFE Harz mit Triterpenen wie Masticadienonsäure, Oleanolsäure, Tirucallol; ätherisches Öl mit Pinen, Myrcen und weiteren Monoterpenen.

ANWENDUNG Mastix hatte früher in Lösungen zum Fixieren von Wundverbänden (oder auch von Theaterbärten) gewisse pharmazeutische Bedeutung. Man verwendete es auch zu Zahnkitten, in Pflastern und Mundwässern, im östlichen Mittelmeergebiet heute noch bisweilen zum Harzen von Wein und als Kauharz, das den Atem frisch hält. Neuer-

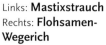

Mastix wird vor allem von kultivierten Bäumen auf der griechischen Insel Chios gewonnen.

Links: **Mastixstrauch**
Rechts: **Flohsamen-Wegerich**

dings wird es in so genannten „Wohlfühl-Räuchermischungen" angeboten, als Hauptbestandteil ist es in Mundspülungen zusammen mit zahlreichen ätherischen Ölen enthalten, die „das Austrocknen der Mundschleimhäute verhindern und so dem Schnarchen vorbeugen sollen"! Pistazien (Grüne Mandeln, gegessen werden die Keimblätter) stammen von der Echten Pistazie *Pistacia vera* L., einem sommergrünen Baum, der von der Türkei bis Zentralasien kultiviert wird.

Plantago afra L.
(*P. psyllium* L. 1762, non L. 1753)

Flohsamen-Wegerich

Plantaginaceae / Wegerichgewächse

0,1–0,4 m ☉ IV–VII

BOTANIK Verzweigte Pflanze mit gegenständigen Ästchen, wenigstens oben meist stark drüsig-flaumig behaart. Blätter gegenständig, lineal-lanzettlich. Kugelige bis eiförmige Blütenähren, lang gestielt, in den oberen Blattachseln. Tragblätter 3,5–8 mm lang, alle gleich groß, ohne Seitennerven.

VORKOMMEN Felder, Wegränder, Garigues. Mittelmeergebiet, SW-Asien.

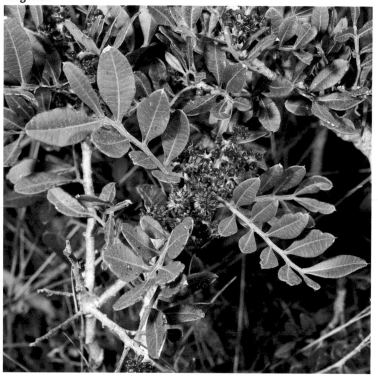

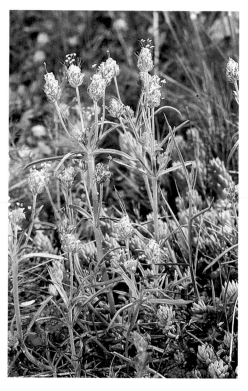

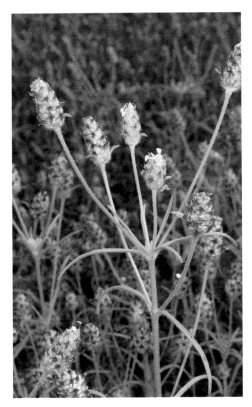

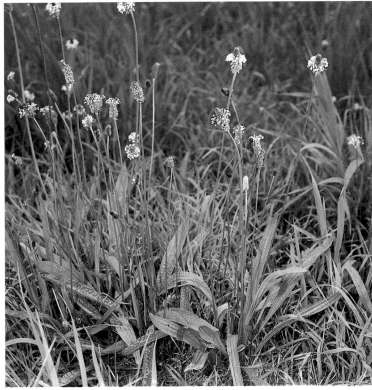

Links: **Sand-Wegerich**
Rechts: **Spitz-Wegerich**

DROGEN Flohsame – Psyllii semen (PhEur), die reifen Samen von *P. afra* und *P. arenaria*.

WIRKSTOFFE In der Epidermis der Samenschale 10–12 % Schleimstoffe, vorwiegend Arabinoxylane; Iridoidglykoside wie Aucubin, Eiweißstoffe, fettes Öl.

ANWENDUNG Flohsamen werden wie Indische Flohsamen von *Plantago ovata* verwendet. In Fertigpräparaten sind sie weniger häufig enthalten.

Der **Sand-Wegerich** *Plantago arenaria* W. & K. (*P. indica* L.) ist sehr ähnlich: Die 2 unteren Tragblätter sind mit 6–10 mm aber viel länger als die oberen und haben Seitennerven am breiten Grund (Mittelmeergebiet, Asien).

Plantago lanceolata L.

Spitz-Wegerich
Plantaginaceae / Wegerichgewächse

0,1–0,4 m ⁴ V–IX

BOTANIK Rosettenpflanze, Blätter alle grundständig, lineal-lanzettlich, mit 3 bis 7 parallelen Nerven. Blüten in 1–3 cm langer, eiförmiger bis walzlicher Ähre, deren Schaft gefurcht, länger als die Blätter.

Krone mit 4 bräunlichen Zipfeln. Staubblätter gelblich.

VORKOMMEN Wiesen, Trockenrasen, Ruderalfluren. Europa, Asien, weltweit verschleppt.

DROGEN Spitzwegerichblätter(-kraut) – Plantaginis lanceolatae folium (herba) (PhEur), die getrockneten Blätter (Kraut). Plantago lanceolata (hom).

WIRKSTOFFE Iridoidglykoside, vor allem Aucubin und Catalpol, daneben Asperulosid u. a.; Phenylethanoide wie Acetosid (Verbascosid), 2–6 % Schleimpolysaccharide (Glucomannane, Arabinogalactane, Rhamnogalacturonane), Flavonoide (Apigenin und Luteolin), Phenolcarbonsäuren (Kaffeesäure, Ferulasäure), Gerbstoffe; Kieselsäure, Kalium, Zink.

ANWENDUNG Spitzwegerichkraut hat sich besonders bei trockenem Reizhusten bewährt. Die den Hustenreiz dämpfenden Eigenschaften der Schleimpolysaccharide und die adstringierenden der Gerbstoffe werden ergänzt durch entzündungshemmende (Acetoside) und antibakteriell wirkende (Aucubin) Inhaltsstoffe. Das Abhusten des Bronchialsekrets wird dabei nicht behindert wie bei manchen chemischen Hustenblockern. Darüber hinaus konnten inzwischen krampflösende und

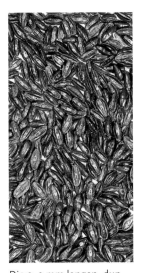

Die 2–3 mm langen, dunkel rotbraunen, glänzenden, „kahnförmigen" **Flohsamen** haben auf der Bauchseite eine Furche. In Wasser umgeben sie sich schnell mit einer farblosen Schleimschicht.

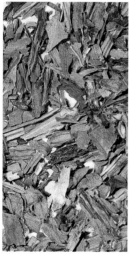

Spitzwegerichblätter, nicht sachgerecht getrocknet, färben sich durch Polymerisation der Iridoide dunkelbraun und verlieren damit einen Teil ihrer antibakteriellen Wirkung.

blutgerinnungsfördernde Effekte nachgewiesen werden. Auch bei Schleimhautentzündungen im Mund- und Rachenraum (zum Spülen und Gurgeln) und bei leichten entzündlichen Veränderungen der Haut (Umschläge) kann die Droge verwendet werden. In der Volksmedizin werden seit alters die frischen Blätter zur Wundversorgung und nach Insektenstichen genutzt. Auch die Samen finden hier noch auf Grund ihrer (allerdings geringen) Quellfähigkeit gelegentlich als Abführmittel Verwendung.

TEEBEREITUNG *2 TL Spitzwegerichblätter je Tasse mit kochendem Wasser übergießen, 10–15 min ziehen lassen; 3–4-mal täglich 1 Tasse möglichst frisch bereitet (mit Honig gesüßt) schluckweise trinken. Zum Spülen und Gurgeln sowie für Umschläge nimmt man den Kaltauszug: 2 TL je Tasse unter öfterem Umrühren 1–2 Stunden stehen lassen, 3–4-mal täglich verwenden.*

Zubereitungen aus den frischen oberirdischen Teilen des **Großen Wegerich** *Plantago major* L. bevorzugt man in der Homöopathie. Zu den Anwendungsgebieten gehören Wundschmerzen nach Zahnextraktionen, Mittelohrkatarrhe und Bettnässen. Als Hustenmittel ist Breitwegerichkraut weniger wirksam als Spitzwegerichkraut.

Plantago ovata FORSSK.
(*P. ispaghula* ROXB.)

Indischer Flohsamen-Wegerich
Plantaginaceae / Wegerichgewächse

0,05–0,2 m ☉ ☉ XII–IV

BOTANIK Pflanze mit grundständiger Rosette aus ± dicht silbrig behaarten, schmal linealen Blättern. Blütenschäfte diese nur wenig überragend, mit eiförmigen, dichten Ähren aus unscheinbaren 4-zähligen Blüten.

VORKOMMEN Trockene, sandige Standorte. Südl. Mittelmeergebiet bis SW-Asien, Kanaren.

DROGEN Indische Flohsamen, Ispaghula-Samen – Plantaginis ovatae semen (PhEur), die reifen Samen. Indische Flohsamenschalen – Plantaginis ovatae seminis tegumentum (PhEur), die Epidermis der Samen mit angrenzenden Schichten.

WIRKSTOFFE Schleimpolysaccharide (20–30 %), vorwiegend Arabinoxylane, die fast ausschließlich in der Epidermis der Samenschale lokalisiert sind; Iridoidglykoside wie Aucubin; Eiweißstoffe, fettes Öl.

ANWENDUNG Durch den hohen Schleimgehalt haben die Samen ein starkes Quellungsvermögen, das vergleichbar mit dem von *P. psyllium* ist, aber viel höher als bei *P. lanceolata*. Flohsamenschalen haben das 4fache Quellungsvermögen gegenüber den ganzen Samen.

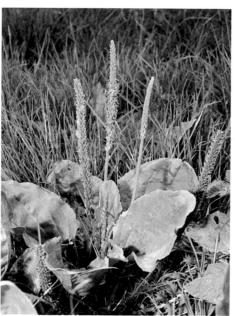

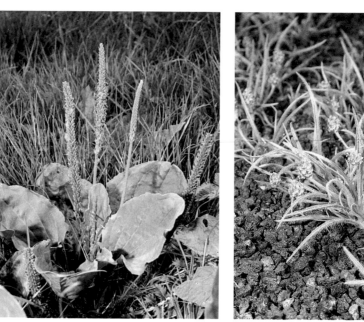

Links: **Großer Wegerich**
Rechts: **Indischer Flohsamen-Wegerich**

Zusammen mit reichlich Flüssigkeit werden diese Drogen als mildes Abführmittel besonders bei chronischer Darmträgheit eingesetzt oder bei Erkrankungen, bei denen eine erleichterte Darmentleerung mit weichem Stuhl erforderlich ist (z. B. bei Hämorrhoiden, Analfissuren, in der Schwangerschaft). Auf Grund der Volumenzunahme des Darminhaltes kommt es zu einem Dehnungsreiz, der zur Anregung der Darmperistaltik führt und die Darmpassage beschleunigt. Andererseits können Flohsamen auf Grund des hohen Wasserbindungsvermögens der Schleimstoffe unterstützend bei Durchfallerkrankungen und auch bei Reizdarm eingesetzt werden. Weiterhin kann die Einnahme bei grenzwertig erhöhten Cholesterinwerten sinnvoll sein. Die Anwendung zur Beeinflussung des Blutzuckerspiegels und eventuellen Reduktion des Insulinbedarfs gehört in die Hand des Arztes. Letztendlich kann die Nahrungsaufnahme durch ein gesteigertes Sättigungsgefühl in gewissem Rahmen vermindert werden, wie bei Schlankheitsmitteln, die auf der Basis von Quellstoffen wirken.

ZUBEREITUNG *1 TL Flohsamen oder Indische Flohsamen mit wenig Wasser (etwa 100 ml) leicht vorquellen. Morgens und abends oder auch mehrfach diese Menge unter Nachtrinken von jeweils mindestens 1–2 Glas Flüssigkeit einnehmen. (Nicht anwenden bei krankhaften Verengungen der Speiseröhre und im Magen-Darm-Trakt sowie bei schwer einstellbarer Zuckerkrankheit. Bei insulinpflichtigen Diabetikern kann eine Reduzierung der Insulindosis erforderlich sein. Nach der Einnahme von Arzneimitteln einen Abstand von $^1/_2$–1 Stunde einhalten, da deren Resorption beeinflusst werden kann.)*

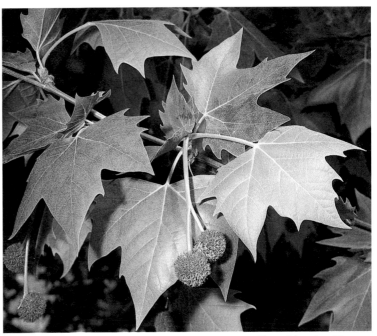

Ahornblättrige Platane

3–5-lappig, Mittellappen nur wenig länger als am Grund breit. Blüten unscheinbar, in kugelförmigen Köpfchen zu 2(3) an einer hängenden Achse. Die Art ist eine Hybride aus der nordamerikanischen *P. occidentalis* L. und der vom östlichen Mittelmeergebiet bis zum Himalaja vorkommenden *P. orientalis* L.

VORKOMMEN Park- und Straßenbaum, in Auen verwildert.

DROGEN Platanus (HAB), die frische Rinde junger Zweige von *P. × hispanica* und/oder *P. occidentalis*.

WIRKSTOFFE Triterpene wie Betulin, Plataninsäure, Polyphenole, β-Sitosterol, Gerbstoffe.

ANWENDUNG Für homöopathische Zubereitungen werden trocken-schuppige Hauterkrankungen und Erkrankungen des Augenlides als Anwendungsgebiete angegeben. In der Schulmedizin wird die Art nicht verwendet.

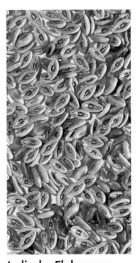

Indische Flohsamen
sind blassrosa oder beige, 1,5–3,5 mm lang und haben auf der konvexen Seite einen rötlich braunen Fleck; sie werden auch „Blondes Psyllium" genannt. In Wasser gelegt umgeben sie sich mit einer farblosen Schleimschicht.

Platanus × hispanica MILL.
(P. × acerifolia (AIT.) WILLD.)

Ahornblättrige Platane

Platanaceae / Platanengewächse

6–40 m ♄ V

BOTANIK Hoher, sommergrüner Baum, dessen graue Borke sich plattig ablöst. Blätter lang gestielt, am Grund gestutzt,

---

Podophyllum peltatum L.

Schildförmiges Fußblatt, Maiapfel

Berberidaceae / Berberitzengewächse

0,2–0,6 m ⌠ V ⚘

BOTANIK Staude mit kriechendem Wurzelstock, aus dem jährlich ein Blatt oder

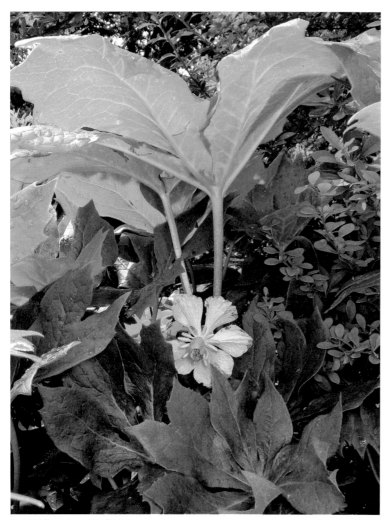

Schildförmiges Fußblatt

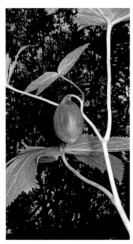

Indisches Fußblatt

ein Spross mit 2(–3) schildförmigen, 5 bis 9-lappigen, ganzrandigen oder schwach gezähnten Blättern entspringt. Einzelne, 3–5,5 cm große Blüten mit 6 Kelch- und 6–9 weißen Kronblättern. Frucht eine gelbe bis orangerote Beere.
VORKOMMEN Sommergrüne Wälder, feuchte Standorte im östl. N-Amerika.
DROGEN Podophyllwurzelstock, Fußblattwurzelstock – Podophylli (peltati) rhizoma (DAC), die getrockneten unterirdischen Teile. Podophyllum peltatum, Podophyllum (HAB). Podophyllumharz – Podophyllin(um) (DAC, ÖAB, Helv, hom), Podophylli resina, das aus den unterirdischen Teilen durch Extraktion mit Alkohol gewonnene Harz.
WIRKSTOFFE Lignane mit den Hauptkomponenten Podophyllotoxin, Desoxypodophyllotoxin und Peltatinen.
ANWENDUNG Podophyllin wirkt zellteilungshemmend. Man setzt es wie auch

das isolierte Podophyllotoxin lokal zur Behandlung von Feigwarzen ein, die durch einen Virus hervorgerufen werden. Die stark haut- und schleimhautreizenden Zubereitungen dürfen ausschließlich äußerlich auf sehr kleinen Hautarealen nach ärztlicher Anweisung unter sorgfältiger Abdeckung angrenzender Hautpartien angewendet werden. Die Drogen sind auf Grund des Gehaltes an Peltatinen auch drastisch wirkende Abführmittel. Von diesem Gebrauch wird wegen der Giftigkeit heute Abstand genommen. Schwangerschaft gilt wegen der fruchtschädigenden Wirkung als absolute Kontraindikation (auch bei äußerlicher Anwendung). Homöopathische Verdünnungen werden häufig bei Gallen- und Leberbeschwerden, Durchfällen verschiedener Ursache, Gebärmuttersenkung und Hämorrhoidalbeschwerden gegeben. Das im Himalajagebiet heimische **Indische Fußblatt** *Podophyllum hexandrum* ROYLE (*P. emodi* WALL.) unterscheidet sich u. a. durch 3–5-lappige, gekerbt-gezähnte Blätter. Seine Rhizome liefern Indisches Podophyllin, das kaum Peltatine, dafür aber reichlich Podophyllotoxine enthält. Diese werden extrahiert und für die halb synthetische Darstellung zytostatisch wirksamer Substanzen verwendet, die weniger giftig sind und zur Behandlung verschiedener Tumorerkrankungen herangezogen werden.

Polygala senega L.

Klapperschlangenwurzel, Virginische Schlangenwurzel

Polygalaceae / Kreuzblumengewächse

0,2–0,3 m ⚁ V–VI

BOTANIK Staude mit kopfigem Rhizom. Zahlreiche unverzweigte Triebe mit wechselständig sitzenden, lanzettlichen Blättern. Die endständigen Trauben aus weißlichen Blüten. 2 seitliche, kronblattartige Kelchblätter bilden die Flügel, von den 3 verwachsenen Kronblättern das untere mit gefranstem Anhängsel.
VORKOMMEN Offene Wälder, Prärien im östl. N-Amerika.
DROGEN Senegawurzel (PhEur) – Polygalae radix, Senegae radix, die getrockneten Wurzeln mit dem Wurzelkopf. Auch

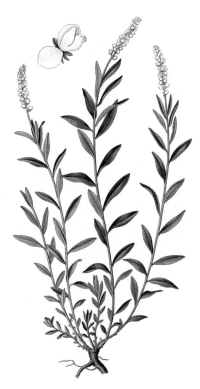

Klapperschlangenwurzel

die Wurzeln verwandter Arten, z. B. von
P. tenuifolia WILLD. (Heimat Japan,
Indien), sind zugelassen, soweit sie
gleichwertige Inhaltsstoffe haben. Polygala senega, Senega (HAB).

WIRKSTOFFE Triterpensaponine wie die
Senegine (in *P. tenuifolia* Onjisaponine)
mit dem Aglykon Presenegin; Oligosac-
charidester (Senegosen bzw. Tenuifolo-
sen); geringe Mengen Methylsalicylat mit
typischem Geruch, das beim Trocknen
entsteht.

ANWENDUNG Senegawurzel war früher
ein bekanntes Mittel, das man bei Katarrhen der Atemwege mit geringem oder
zähem Auswurf zur Lockerung und leichterem Abhusten des Bronchialschleimes
einsetzte. Wirkung zeigt dabei der hohe
Saponingehalt. In Mitteleuropa wurde die
Droge nach dem Ersten Weltkrieg weitgehend durch die heimische Primelwurzel
ersetzt, die ähnliche Wirkstoffe besitzt;
Extrakte in Form von Fertigarzneimitteln
sind noch heute im Handel. Bei längerer
Anwendung oder zu hoher Dosierung
kann es wie bei anderen Saponindrogen
zu Magen-Darm-Reizungen kommen. Die
Homöopathie verwendet Senega außer
bei Entzündungen der Atemorgane auch

bei Reizerscheinungen am Auge und bei
Harnblasenentzündungen.

Das heimische **Bittere Kreuzblümchen**
Polygala amara agg. hat heute als Heilpflanze nur noch geringe Bedeutung. Die
saponinhaltige Droge, Polygalae amarae
herba cum radicibus, ist viel schwächer
wirksam als Senegawurzel. Man verwendete sie ebenfalls gegen Husten, daneben
auf Grund des Bitterstoffgehaltes auch als
verdauungsförderndes Mittel. Traditionell
setzte man sie zur Steigerung der Milchsekretion bei stillenden Frauen ein (polygala bedeutet griechisch viel Milch).
Homöopathische Zubereitungen werden
noch gelegentlich bei Lungenkrankheiten
gegeben.

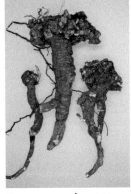

Senegawurzeln mit ihren dicken Rhizomköpfen gal-ten bei Indianerstämmen N-Amerikas außer bei Hus-ten auch bei Klapper-schlangenbissen als wirk-sam.

Polygonatum odoratum (MILL.)
DRUCE (*P. officinale* ALL.)

Wohlriechende Weißwurz, Salomonssiegel

Convallariaceae (*Liliaceae* s. l.) / Mai-glöckchengewächse

0,2–0,5 m ⚇ V–VI ⚘

BOTANIK Der weiße, fleischige Wurzelstock mit siegelartigen Stängelnarben
(Name). Blätter 2-zeilig am kantigen Stängel sitzend, oval lanzettlich. Weiße, grün
berandete, 6-zählige Blüten zu 1(–2) einseitswendig in den Blattachseln. Beeren
zuletzt blauschwarz.

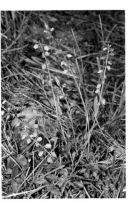

Das **Sumpf-Kreuzblüm-chen** *Polygala amarella* CRANTZ ist eine verbreitete Sippe der Artengruppe *Polygala amara* agg.

Wohlriechende Weißwurz

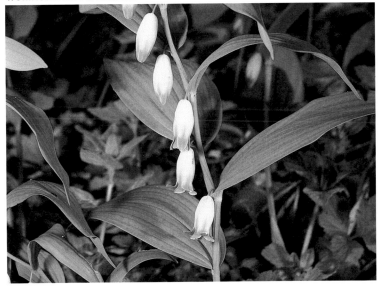

VORKOMMEN Lichte, trockene Wälder. Europa, gemäßigtes Asien bis Japan.
DROGEN Salomonssiegelwurzelstock – Polygonati rhizoma (Sigilli Salomonis rhizoma), der getrocknete Wurzelstock.
WIRKSTOFFE In allen Organen, besonders in den Samen Steroidsaponine; giftig sind auch Azetidin-2-carbonsäure und Chelidonsäure; weitere unbekannte Stoffe.
ANWENDUNG Die Droge ist heute ohne Bedeutung, nur in der Volksheilkunde wurde sie noch länger vor allem als Breiumschlag bei Prellungen und Blutergüssen genutzt. Fertigpräparate aus der anthroposophischen Therapierichtung sind noch aktuell: Entsprechende Zubereitungen werden in Salbenform u. a. bei Narbenwucherungen und Sommersprossen verwendet. Die Beeren der Wohlriechenden Weißwurz geben gelegentlich Anlass zu Vergiftungen mit Brechdurchfall. Sie enthalten aber trotz der Ähnlichkeit der Pflanze mit dem Maiglöckchen keine herzwirksamen Glykoside. Der hohe Saponingehalt der Samen ist möglicherweise die Ursache der Symptome.

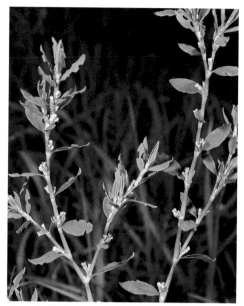

Gewöhnlicher Vogelknöterich

Polygonum aviculare L. s. l.

Gewöhnlicher Vogelknöterich

Polygonaceae / Knöterichgewächse

0,1–0,5 m ⊙ VI–X

BOTANIK Niederliegende oder aufsteigende verzweigte Pflanze. Blätter eiförmig-elliptisch, am Grund mit einer häutigen, silbrig glänzenden, abstehenden Nebenblattscheide. Blüten mit roter bis grünlich weißer, 2–3 mm langer, 5-teiliger Hülle zu 1–3 in den Blattachseln. Formenreiche Art.
VORKOMMEN Unkrautfluren, Äcker, Wege. Heute weltweit verschleppt.
DROGEN Vogelknöterichkraut – Polygoni avicularis herba (PhEur), die getrockneten, zur Blütezeit gesammelten oberirdischen Teile. Polygonum aviculare (HAB).
WIRKSTOFFE Kieselsäure (zum Teil wasserlöslich), Gerbstoffe (Gallotannine und Catechingerbstoffe), Flavonoide, insbesondere Avicularin; Cumarine, das Lignan Avicilin, Phenolcarbonsäuren, Schleimstoffe.
ANWENDUNG Vogelknöterichkraut gehört zu den klassischen Kieselsäuredro-

gen, denen man eine günstige Wirkung auf den Nachtschweiß bei Lungentuberkulose zuschrieb. Heute wird sie nur noch gelegentlich als Tee bei Katarrhen der Atemwege wegen ihrer (allerdings nur geringen) auswurffördernden Wirkung verwendet und ist in Teemischungen oder als Extrakt in entsprechenden Fertigpräparaten enthalten. Die auf den Gerbstoffgehalt zurückzuführenden adstringierenden Eigenschaften nutzt man noch zum Spülen und Gurgeln bei leichteren Entzündungen im Mund- und Rachenraum, auch die äußerliche Anwendung gegen Hautunreinheiten und zur Wundbehandlung kann damit erklärt werden. Die Volksheilkunde kannte das Kraut darüber hinaus als harntreibendes Mittel bei Blasen- und Nierenleiden sowie Rheuma und Gicht, wobei die Wirkung für diese Indikationen nicht belegt ist. Homöopathische Zubereitungen gibt man bei Rheumatismus der Finger.

Polygonum bistorta L.
(*Bistorta officinalis* DEL.)

Schlangen-Wiesenknöterich

Polygonaceae / Knöterichgewächse

0,3–1 m ⁴ V–VIII

BOTANIK Aufrechte, kahle Pflanze mit kräftigem, schlangenartig gewundenem Wurzelstock. Blätter länglich-eiförmig,

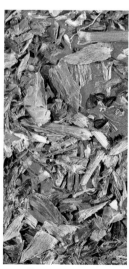

Vogelknöterichkraut ist eine Kieselsäuredroge.

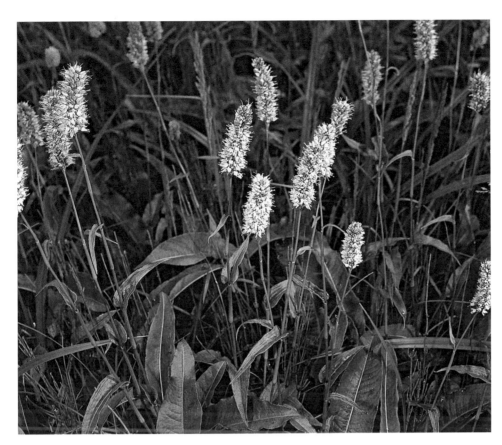

unterseits bläulich grün, die unteren plötzlich in den geflügelten Stiel verschmälert. Blüten in endständiger, dichter, 3–6 cm langer Scheinähre, mit etwa 3 mm langer, rosa Hülle.

VORKOMMEN Feuchte Wiesen, Bergwiesen, Hochstaudenfluren. Gemäßigtes Europa, Asien.

DROGEN Schlangenwurzel – Bistortae rhizoma, die getrockneten Wurzelstöcke mit den Wurzeln.

WIRKSTOFFE 15–20 % Gerbstoffe (überwiegend Catechingerbstoffe), bis 30 % Stärke, Spuren von Anthranoiden.

ANWENDUNG Schlangenwurzel wird heute ausschließlich in der Volksheilkunde verwendet, innerlich bei leichten Durchfallerkrankungen und Magen-Darm-Katarrhen, zum Spülen und Gurgeln bei Entzündungen im Mund- und Rachenraum sowie zu Umschlägen und Teilbädern bei Wunden und Geschwüren. Zur Gerbstoffwirkung treten bei dieser Art die einhüllenden und reizmildernden Eigenschaften der Stärke, trotzdem werden die relativ hohen Gerbstoffmengen von magenempfindlichen Personen nicht immer gut vertragen.

Polygonum hydropiper L.
(*Persicaria hydropiper* (L.) DEL.)

Wasserpfeffer, Pfefferknöterich

Polygonaceae / Knöterichgewächse

0,3–0,8 m ⊙ VII–IX

BOTANIK Aufrechte bis aufsteigende Pflanze mit scharfem, pfefferartigem Geschmack. Blätter lanzettlich, Nebenblattscheiden kahl, mit wenigen Wimpern. Blüten in lockeren, oft überhängenden Scheinähren. Blütenhülle 3–5 mm lang, rosa oder grünlich weiß, gelb drüsig punktiert.

VORKOMMEN Feuchte Waldwege, Äcker, Grabenränder. Gemäßigtes Europa, Asien.

DROGEN Wasserpfefferkraut – Polygoni hydropiperis herba, das zur Blütezeit gesammelte, getrocknete Kraut. Polygonum hydropiper, Hydropiper (hom).

WIRKSTOFFE Gerbstoffe, Flavonoide, ätherisches Öl mit Scharfstoffen, die als Polygoidal (Tadeonal) und verwandte Sesquiterpene identifiziert wurden.

ANWENDUNG Wasserpfefferkraut wurde in der Volksmedizin überwiegend bei zu

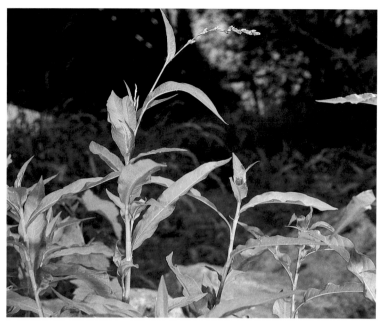

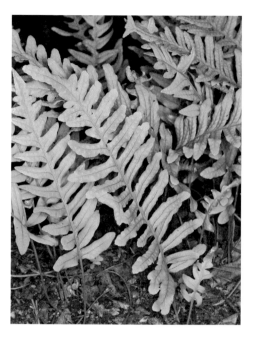

Links: **Wasserpfeffer**
Rechts: **Gewöhnlicher Tüpfelfarn**

starken Monatsblutungen und Hämorrhoidalblutungen sowie bei rheumatischen Beschwerden verwendet. Das scharf schmeckende frische Laub war auch als Pfefferersatz bekannt. Blutgerinnungsfördernde Eigenschaften konnten bestätigt werden, weiterführende Untersuchungen fehlen jedoch bisher, so dass von der Anwendung der Droge abgeraten wird. Die frische Pflanze wirkt stark reizend auf Haut und Schleimhäute. Homöopathische Verdünnungen kommen noch selten bei Krampfaderleiden zum Einsatz.

Die unter Naturschutz stehende **Hirschzunge** *Phyllitis scolopendrium* war früher auch Bestandteil schleimlösender Teemischungen.

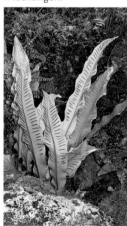

Polypodium vulgare L.

Gewöhnlicher Tüpfelfarn

Polypodiaceae / Tüpfelfarngewächse

0,1–0,4 m ⚇ Sporen VIII–IX

BOTANIK Wedel getrennt stehend, überwinternd, fast bis zur Mittelrippe einfach fiederschnittig, Abschnitte ganzrandig bis fein gesägt. Sporenbehälter in rundlichen Häufchen, ohne Schleier, in 2 Reihen auf der Unterseite.
VORKOMMEN Schattige Felsen, alte Baumstämme. Europa, Asien, N- und S-Amerika.
DROGEN Engelsüßwurzelstock – Polypodii rhizoma, der getrocknete, von Spreuschuppen, Wedelresten und Wurzeln befreite Wurzelstock.

WIRKSTOFFE Gerbstoffe, Flavonoide, Steroidhormone wie Ecdysteron, Steroidsaponine, darunter das süß schmeckende Osladin, Schleimstoffe, ätherisches Öl.
ANWENDUNG In der Volksheilkunde war die Droge früher als schleimlösendes und auswurfförderndes Mittel bei Erkrankungen der Atemwege bekannt, wofür wohl der Gehalt an Saponinen verantwortlich ist. In der anthroposophischen Therapierichtung werden entsprechende Zubereitungen heute noch bisweilen zusammen mit denen weiterer Farne wie der **Hirschzunge** *Phyllitis scolopendrium* (L.) NEWM. bei Störungen im Verdauungstrakt gegeben, z. B. bei Sodbrennen, Blähungen, Durchfällen oder Verstopfung. Osladin hat 3000-mal stärkere Süßkraft als Rohrzucker und gehört zu den süßesten Naturstoffen. Es ist im Engelsüßwurzelstock (daher der Name) nur in sehr geringer Konzentration enthalten und wird daraus bisher nicht isoliert.

Populus balsamifera L.

Balsam-Pappel

Salicaceae / Weidengewächse

15–30 m ♄ IV

BOTANIK 2-häusiger kräftiger Baum mit lang gestielten, eiförmigen, zugespitzten, fein stumpf gesägten, am Grund meist abgerundeten Blättern. Knospen bis 2,5 cm

Propolis *nennt man das von Bienen von den Knospen verschiedener Laubbäume, besonders auch Pappel-Arten, abgeschabte und in der Nähe der Fluglöcher abgelagerte Kittharz. Es findet in der Volksheilkunde bei den unterschiedlichsten Indikationen Verwendung, ohne dass bisher gesicherte Erkenntnisse über eventuelle Wirkstoffe vorliegen. Angenommen werden antimikrobielle, antivirale, fungizide, auch heilungsfördernde und entzündungshemmende Effekte. Diskutiert wird über eine immunstimulierende Wirkung beim Einsatz zur unterstützenden Behandlung von Hautverletzungen und bei Schleimhautentzündungen der Atemwege und der ableitenden Harnwege. Als Inhaltsstoffe werden Harze mit reichlich phenolischen Verbindungen wie Benzoesäure, Ferulasäure, Cumarsäure oder Zimtsäure angegeben; außerdem werden Flavonoide, ätherisches Öl, Fettsäuren, Polysaccharide und Blütenpollen genannt. Propolis ist nicht als Arzneimittel zugelassen, Kontaktallergien sind nicht selten.*

lang, stark klebrig und duftend. Blüten unscheinbar, in hängenden Kätzchen, Samen mit Haarschopf.

VORKOMMEN Ufergehölze, nördl. N-Amerika, als Park- und Straßenbaum auch weiter kultiviert.

DROGEN Pappelknospen – Populi gemma, die Laubknospen heimischer und fremdländischer, gepflanzter Pappel-Arten mit stark klebrigen Knospen, insbesondere *P. balsamifera*.

WIRKSTOFFE Ätherisches Öl mit Bisabolol, Caryophyllen; Flavonoide, auch Phenolglykoside wie bei *P. tremula*.

ANWENDUNG Die klebrigen Blattknospen mit aromatischem harzartigem Geruch werden für die Herstellung der

seit alters bekannten „Pappelsalbe" (Unguentum populi) verwendet. Als wundheilungsfördernde, entzündungshemmende, auch schmerzstillende Einreibung nutzt man diese inzwischen auch in einigen Fertigpräparaten bei oberflächlichen Hautverletzungen, äußeren Hämorrhoiden, Frostbeulen und Sonnenbrand (nicht bei Überempfindlichkeit gegen Salicylate). Die frischen Triebspitzen dieser Art verwendet auch die Homöopathie (als Populus candicans) u. a. bei Entzündungen der oberen Luftwege und Bläschenausschlag der Lippen.

Populus tremula L.

Zitter-Pappel

Salicaceae / Weidengewächse

5–20 m ♄ III–IV

BOTANIK 2-häusiger Baum mit lang gestielten, rundlichen, unregelmäßig stumpf gezähnten, beim leisesten Lufthauch zitternden Blättern, ihr Adernetz unterseits weißlich. Hängende, 5–10 cm lange Blütenkätzchen mit zottigen Tragblättern. Knospen schwach klebrig.

VORKOMMEN Waldränder, Schläge, Vorwälder. Europa, Asien.

DROGEN Pappelrinde und Blätter – Populi cortex et folium, die frische oder getrocknete Rinde junger Zweige und Blätter in verschiedenen Anteilen von salicinreichen Arten wie *P. tremula* und *P. tremuloides*.

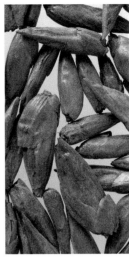

Die kegelförmigen, aromatischen **Pappelknospen** stammen meist von der Balsam-Pappel.

Links: **Balsam-Pappel**
Rechts: **Zitter-Pappel**

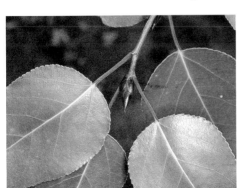

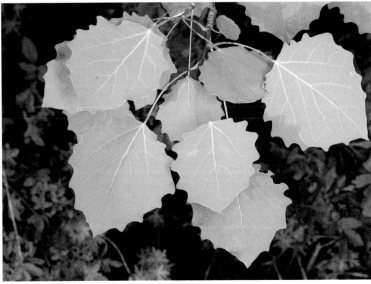

Links: **Amerikanische Zitterpappel**
Rechts: **Gänse-Fingerkraut**

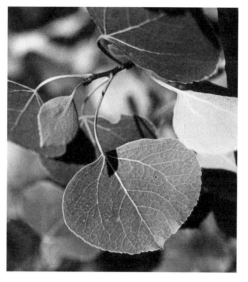

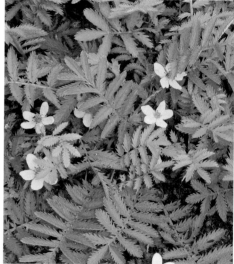

WIRKSTOFFE Salicylsäure liefernde Glykoside und Ester, vor allem Salicin, Salicortin und Tremulacin; Flavonoide.

ANWENDUNG Die Droge selbst ist nicht in Gebrauch, wird aber wie Weidenrinde als Bestandteil einiger Fertigarzneimittel in der Schmerz- und Rheumatherapie eingesetzt. Die Salicylsäureverbindungen bedingen die entzündungshemmenden, schmerzlindernden, krampflösenden und antibakteriellen Eigenschaften. Für einige Kombinationspräparate wurde eine günstige Wirkung bei Beschwerden auf Grund gutartiger Prostatavergrößerung festgestellt. Hierfür soll möglicherweise ein Gehalt an Zink-Lignanen von Bedeutung sein. (Nicht anwenden bei Überempfindlichkeit gegen Salicylate.)

Die Homöopathie verwendet überwiegend Zubereitungen der **Amerikanischen Zitterpappel** *P. tremuloides* MICHX. Zu den Anwendungsgebieten gehören Entzündungen und Entleerungsstörungen der Harnblase und Verdauungsschwäche. Die Art unterscheidet sich u. a. durch gleichmäßig fein gesägte Blätter.

Die Gerbstoffwirkung vom **Gänsefingerkraut** ist bedeutend geringer als die der verwandten Blutwurz *Potentilla erecta*.

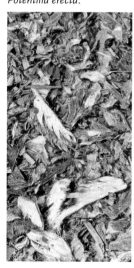

Potentilla anserina L.

Gänse-Fingerkraut

Rosaceae / Rosengewächse

0,1–0,3 m ⱴ V–VIII

BOTANIK Pflanze niederliegend und an den Knoten wurzelnd, Blattrosetten bildend. Blätter unterbrochen gefiedert, gesägt, unterseits silbrig-seidig behaart,

ebenso oberseits oder auch dunkelgrün und weniger behaart. Blüten mit 5 gelben Kronblättern, 2–3 cm breit.

VORKOMMEN Trittfluren, Wege. Gemäßigte und kalte Zonen der Nordhemisphäre, S-Australien.

DROGEN Gänsefingerkraut – Anserinae herba (DAC), die getrockneten Blätter und Blüten, kurz vor oder während der Blüte geerntet. Potentilla anserina (HAB).

WIRKSTOFFE Gerbstoffe, überwiegend Ellagitannine; Flavonoide, Anthocyanidine, Hydroxycumarine, Phenolcarbonsäuren, Polyprenole, Phytosterole.

ANWENDUNG Als Gerbstoffdroge verwendet man Gänsefingerkraut bei leichteren akuten Durchfallerkrankungen und zum Spülen und Gurgeln bei Entzündungen der Mund- und Rachenschleimhaut, äußerlich auch zu Waschungen bei schlecht heilenden Wunden. Traditionell werden der Droge außerdem krampfstillende Eigenschaften zugeschrieben, so dass sie häufig, auch in Fertigpräparaten, gegen schmerzhafte Monatsblutungen eingesetzt wird. Diese Wirkung ist umstritten und konnte bisher nicht ausreichend belegt werden, ein entsprechender Wirkstoff wurde nicht gefunden. In der Homöopathie gehören zu den Anwendungsgebieten ebenfalls Regelschmerzen und Krämpfe im Bereich des Magen-Darm-Kanals.

Die (mäßige) Gerbstoffwirkung weiterer Fingerkraut-Arten wird allein volksheilkundlich bei Durchfällen, Schleimhautentzündungen im Mund- und Rachenraum sowie bei schlecht heilenden Wunden genutzt, z. B. vom **Kriechenden**

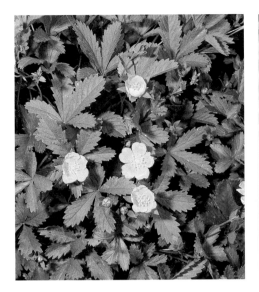

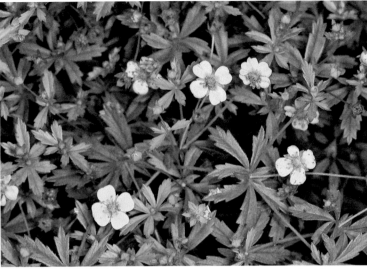

Links: **Kriechendes Fingerkraut**
Rechts: **Blutwurz**

Fingerkraut *Potentilla reptans* L. mit 5(–7)-zählig gefingerten, beiderseits grünen Blättern und 17–25 mm breiten Blüten. Ebenso wird das in den Alpen beheimatete **Gold-Fingerkraut** *Potentilla aurea* L. eingesetzt.

TEEBEREITUNG *1–2 TL Gänsefingerkraut je Tasse mit kochendem Wasser übergießen, 10 min ziehen lassen; mehrmals täglich 1 Tasse zwischen den Mahlzeiten frisch bereitet trinken bzw. mit dem lauwarmen Tee spülen oder gurgeln (Nebenwirkungen wie beim Tormentillwurzelstock).*

WIRKSTOFFE Catechingerbstoffe (15–20 %), die bei Lagerung in weniger lösliche Phlobaphene (Tormentillrot) übergehen; daneben Ellagitannine wie Agrimoniin und Pedunculagin, Triterpene, darunter Tormentosid mit Saponineigenschaften, Flavonoide, Phenolcarbonsäuren.

ANWENDUNG Der hohe Gerbstoffgehalt zeichnet die Droge aus: Sie ist ein wertvolles Adstringens, das innerlich bei unspezifischen akuten Durchfällen und leichten Entzündungen im Magen-Darm-Bereich verwendet werden kann. Auch Schleimhautentzündungen im Mund- und Rachenraum sowie Prothesendruck-

---

Potentilla erecta (L.) RÄUSCH. (*P. tormentilla* NECK.)

Blutwurz, Tormentill

Rosaceae / Rosengewächse

0,1–0,3 m 4 V–VIII

BOTANIK Pflanze mit kräftigem Wurzelstock und niederliegend-aufsteigendem, nicht wurzelndem Stängel. 3-zählig gefingerte Blätter mit großen Nebenblättern. Blüten mit 4 gelben Kronblättern, etwa 1 cm breit.

VORKOMMEN Streuwiesen, Magerrasen, Moore, lichte Wälder. N- und Mitteleuropa, N-Asien.

DROGEN Tormentillwurzelstock – Tormentillae rhizoma (PhEur), der getrocknete Wurzelstock (ohne Wurzeln). Potentilla erecta, Tormentilla (HAB).

TEEBEREITUNG *½ TL Tormentillwurzelstock je Tasse mit kochendem Wasser übergießen, 10–15 min ziehen lassen; oder mit kaltem Wasser ansetzen, kurz zum Sieden erhitzen und nach einigen Minuten abseihen; 2–3-mal täglich 1 Tasse zwischen den Mahlzeiten trinken. Zum Spülen und Gurgeln (möglichst alle 2 Stunden) den lauwarmen Tee verwenden oder 10 Tropfen der Tinktur (aus der Apotheke) auf 1 Glas Wasser, zum Pinseln des Zahnfleisches die unverdünnte Tinktur nehmen. (Bei empfindlichen Personen kann es wegen des hohen Gerbstoffgehaltes bei innerlicher Anwendung zu Magenbeschwerden kommen. Bei länger als 2 Tage anhaltenden oder mit Blutbeimengungen oder Fieber einhergehenden Durchfällen sollte ein Arzt aufgesucht werden.)*

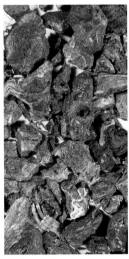

Frischer **Tormentillwurzelstock** verfärbt sich beim Anschneiden blutrot (daher der Name Blutwurz), getrocknet ist er dunkelrotbraun und zeigt gelbliche Wurzelnarben.

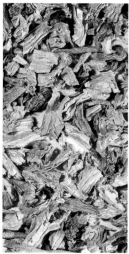

Schlüsselblumenblüten (ohne Kelche) enthalten kaum Saponine und sind Teemischungen manchmal nur zur Schönung beigegeben.

stellen gehören zu den Indikationen. In der Volksheilkunde nutzt man den Tee zu Waschungen bei schlecht heilenden Wunden und Hämorrhoiden. Für Drogenextrakte wurden inzwischen außer bakterien- und virenhemmenden Eigenschaften auch blutdrucksenkende, antiallergische und immunstimulierende Effekte nachgewiesen, die bisher noch keine therapeutische Verwendung gefunden haben. Homöopathische Zubereitungen werden u. a. zum Stillen von Blutungen gegeben.

Primula veris L. (*P. officinalis* (L.) Hill)

Echte Schlüsselblume, Wiesen-Primel

Primulaceae / Primelgewächse

0,1–0,3 m 4 IV–VI ▽

BOTANIK Pflanze mit grundständiger Rosette aus eiförmig-länglichen, plötzlich in den geflügelten Blattstiel verschmälerten, runzeligen Blättern. Blüten einseitswendig doldig auf langem Schaft, Krone glockig, dunkelgelb, im Schlund mit 5 rotgelben Flecken. Kelch doppelt so lang wie die Kapsel, bauchig abstehend.

VORKOMMEN Trockene bis wechselfeuchte Rasen. Durch weite Teile Europas, Asien.

DROGEN Primelwurzel – Primulae radix (PhEur), der getrocknete Wurzelstock mit den Wurzeln, auch von *P. elatior*. Schlüsselblumenblüten, Primelblüten, mit bzw. ohne Kelch – Primulae flos cum bzw. sine calycibus (DAC), die getrockneten Blüten. Primula veris (HAB), die frischen oberirdischen Teile.

WIRKSTOFFE Triterpensaponine (3–12 %), darunter besonders Primulasaponine 1 und 2; Phenolglykoside wie Primulaverosid, das nach enzymatischer Spaltung während des Trockenprozesses für den typischen, an Methylsalicylat erinnernden Geruch der Wurzeln verantwortlich ist. Die Blüten enthalten hauptsächlich im Kelch kleine Mengen Saponine (bis 2 %), in den Kronen Flavonoide, Carotinoide und Spuren von ätherischem Öl. In den oberirdischen Teilen der Pflanze sind geringe Mengen des Allergens Primin enthalten.

ANWENDUNG Auf Grund des hohen Saponingehaltes haben Primelwurzeln schleimlösende und auswurffördernde Wirkung und werden heute vor allem bei Erkrankungen der Atemwege eingesetzt. Auch harntreibende Eigenschaften werden der Droge zugeschrieben und in der Volksheilkunde gegen rheumatische Lei-

Echte Schlüsselblume

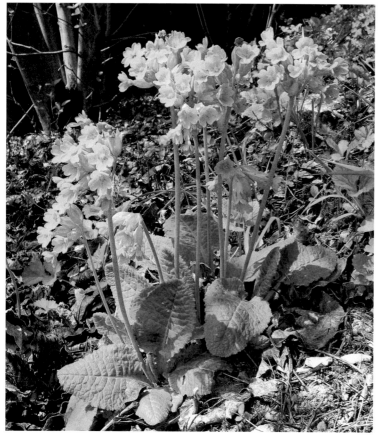

TEEBEREITUNG *Bei Katarrhen der Atemwege 1 Teelöffelspitze voll (nur 0,5 g!) Primelwurzeln je Tasse mit kochendem Wasser übergießen, 10–15 min ziehen lassen. 1 bis 3-mal täglich 1 Tasse heiß (mit Honig gesüßt) trinken. (Bei Überdosierung treten Übelkeit, Brechreiz und Durchfälle auf.) Von den Schlüsselblumenblüten (mit Kelchen) 1–2 TL je Tasse mit kochendem Wasser übergießen, 10 min ziehen lassen. Mehrmals täglich 1 Tasse heiß trinken. (Vereinzelt können Magenbeschweren und Übelkeit auftreten. Bei bekannter Allergie gegen Primeln sollte auf die Anwendung verzichtet werden.)*

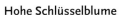

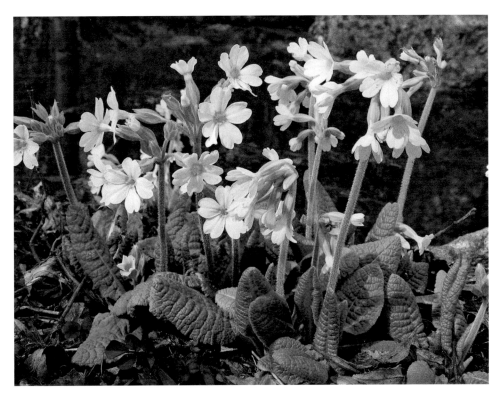

Hohe Schlüsselblume

den genutzt. Die niesenerregende Wirkung kennt man aus Schnupftabaken. Die honigartig duftenden Blüten (mit den Kelchen) mit milderer Saponinwirkung werden ebenfalls zur Förderung der Schleimsekretion und zur Reizlinderung bei Husten verwendet, volksmedizinisch auch bei Neuralgien und zur Nervenberuhigung. Zu den Anwendungsgebieten der Homöopathie gehören Kopfschmerzen und Hautausschläge.

Auch die **Hohe Schlüsselblume**, Wald-Primel, *Primula elatior* (L.) HILL liefert die Drogen. Sie unterscheidet sich durch die allmählich in den Blattstiel verschmälerte Spreite, eine blassgelbe Krone mit ausgebreitetem Saum und den eng anliegenden Kelch, der so lang wie die Kapsel ist (feuchte Laubwälder und Wiesen in Mittel- und S-Europa).

Die **Gift-Primel** *Primula obconica* HANCE, aus Zentralasien stammend und als Topfpflanze im Handel, ist Beispiel für eine Primel-Art mit hohem Allergierisiko. Auslösende Substanz ist das Benzochinonderivat Primin, das im Sekret der Drüsenhaare enthalten ist. Homöopathische Zubereitungen der ganzen frischen blühenden Pflanze werden bei Primelausschlag, Nesselsucht und nässenden Ekzemen eingesetzt.

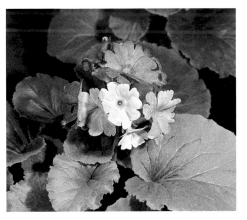

Gift-Primel

Primin *kann bei dafür empfindlichen Personen Primeldermatitis hervorrufen, eine oft heftige und hartnäckige Hautentzündung. Sie entsteht durch unmittelbaren Kontakt mit dem Drüsensekret beim Umgang mit den Pflanzen, kann aber auch durch den Staub abgestorbener Pflanzenteile hervorgerufen werden. Primin konnte in fast allen Primel-Arten nachgewiesen werden, auch in den heimischen. Die Menge ist allerdings so gering, dass nur Personen, die schon eine Primelallergie erworben haben, darauf reagieren können; für eine Sensibilisierung ist sie nicht ausreichend.*

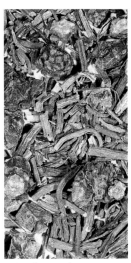

Primelwurzeln werden seltener als Einzeldroge verwendet, dagegen häufig in Teemischungen, z. B. zusammen mit Thymian.

Prunus africana (HOOK. f.) KALKM.
(*Pygeum africanum* Hook. f.)

Afrikanisches Stinkholz

Rosaceae / Rosengewächse

10–20(–30) m ♄ III–V ⚘ ▽

BOTANIK Immergrüner Baum, dessen Rinde, Holz und Blätter stark nach Bittermandel riechen. Blätter glänzend, eilanzettlich, zugespitzt, fein gesägt. Kleine, grünlich weiße Blüten in kurzen, achselständigen Trauben. Kirschartige, rote Steinfrüchte mit intensiv bitterem Geschmack.

VORKOMMEN Bergwälder im tropischen Afrika, Herkunftsländer vor allem Kamerun, Kenia und Madagaskar.

DROGEN Pygeumrinde – Pruni africanae cortex (PhEur), Pygei africani cortex, die getrocknete Stamm- und Astrinde.

WIRKSTOFFE Phytosterole wie β-Sitosterol, frei und als Glykosid; pentacyclische Triterpene wie Ursolsäure, Oleanolsäure, Crataegolinsäure; Alkohole wie Tetracosanol, Docosanol, Ferulasäureester; Triacontan und Nonacosan; gesättigte und ungesättigte Fettsäuren, Anthocyanidine, das Blausäureglykosid Amygdalin.

ANWENDUNG In den Heimatländern der Art wird die Rinde traditionell zur Behandlung von Malaria, Fieber sowie Bauchschmerzen und Blasenbeschwerden genutzt. Erst seit den 1980er-Jahren ist die Droge in Europa im Gespräch: Lipophile

Extrakte zeigen Erfolge bei Beschwerden wie sie bei gutartiger Vergrößerung der Prostata auftreten, z. B. bei vermehrtem nächtlichem Harndrang. Bisher sind entsprechende Fertigpräparate, meistens in Kombination mit Extrakten aus der Brennnesselwurzel oder aus Sägepalmenfrüchten, in einigen europäischen Ländern im Handel, in Deutschland gibt es aber bisher kein zugelassenes Arzneimittel.

Durch die zunehmende Nachfrage und daraus resultierende unsachgemäße und die Nachwuchsrate übersteigende Ernte der Rinde sind die Bestände der Art gefährdet. Sie wurde daher 1994 in den Anhang II des Washingtoner Artenschutzabkommens aufgenommen. Ein- und Ausfuhr unterliegen seitdem einer Genehmigungspflicht, um die nachhaltige Beerntung der Bäume zu unterstützen. Inzwischen gibt es Erfolg versprechende Kulturversuche.

Prunus armeniaca L.
(*Armeniaca vulgaris* LAM.)

Aprikose

Rosaceae / Rosengewächse

Bis 4 m ♄ III–IV

BOTANIK Kleiner Baum oder Strauch, Blätter herzeiförmig, zugespitzt, 1 bis 1,5-mal so lang wie breit, am Rand oft doppelt gesägt. Die fast sitzenden Blüten mit blassrosa bis weißen Kronblättern erscheinen vor der Blattentfaltung. Steinkern der saftigen, samtig behaarten Früchte glatt und scharfkantig.

VORKOMMEN In gemäßigt warmen Gebieten weltweit kultiviert. Heimat wohl O-Asien.

DROGEN Aprikosenkernöl – Pruni armeniacae oleum, Oleum Amygdalarum gallicum, das fette Öl der Samen.

WIRKSTOFFE Im fetten Öl hauptsächlich Glyceride der Ölsäure (bis 90 %), im Pressrückstand Blausäureglykoside wie Amygdalin.

ANWENDUNG Aprikosenkerne(-samen) haben einen hohen Amygdalingehalt und können zu schweren Blausäurevergiftungen führen, bei Kindern schon der Verzehr von wenigen Samen. Extrakte bzw. das reine Amygdalin waren zeitweise

Afrikanisches Stinkholz

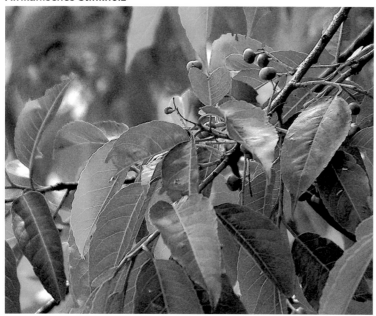

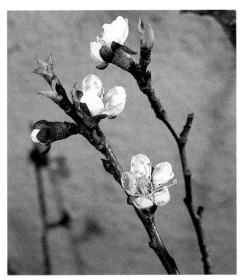

Aprikose

unter der Bezeichnung Vitamin B 17 in zweifelhaften Präparaten im Handel, die gegen Krebserkrankungen propagiert wurden. Die Verwendung des fetten Öls in Kosmetika, das auch zusammen mit Pfirsichkernol als Oleum persicarum angeboten wird, ist unbedenklich.

Die frische Rinde des **Pfirsichbaums** *Prunus persica* (L.) BATSCH findet noch gelegentlich in homöopathischer Zubereitung als Amygdalus persica e cortice bei Erbrechen von Kindern Verwendung. Pfirsichkerne haben wie Aprikosenkerne einen hohen Amygdalingehalt.

Die Fruchtstiele der **Sauer-Kirsche** *Prunus cerasus* L. (*Cerasus vulgaris* MILL.) enthalten Gerbstoffe und Flavonoide. Man verwendete sie früher gegen Durchfall und als harntreibendes Mittel, gelegentlich in Teemischungen wie in „Entfettungstees" (Stipites cerasorum, Pedunculi Cerasorum).

Kirschsirup dient noch als Geschmackskorrigens in einigen Arzneimitteln. Die getrockneten Früchte der **Kultur-Pflaume** *Prunus domestica* L., über Nacht in Wasser eingeweicht und morgens auf nüchternen Magen gegessen, wirken mild abführend, auch Pflaumenmus oder -extrakt haben leichte abführende Eigenschaften. In entsprechenden Fertigpräparaten, z. B. Früchtewürfeln, sind sie Arzneiträger und erleichtern durch ihren guten Geschmack die Einnahme.

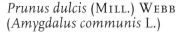

Prunus dulcis (MILL.) WEBB
(*Amygdalus communis* L.)

Mandelbaum

Rosaceae / Rosengewächse

2–8 m ♄ II–IV

BOTANIK Sommergrüner Baum oder Strauch, Blätter lanzettlich, 3–4-mal so lang wie breit, stumpf gesägt. Die vor den Blättern erscheinenden, kurz gestielten Blüten mit 5 rosaroten, vorn ausgerandeten Kronblättern. Früchte mit ledrigem Fruchtfleisch und löchrig-grubigem Steinkern mit dem essbaren Samen. Süße (var. *dulcis*) und Bittere Mandeln (var. *amara* (DC.) BUCHH.) unterscheiden sich äußerlich höchstens in der Größe: Letztere sind in der Regel etwas kleiner.

VORKOMMEN Heimat SW-Asien, in gemäßigt warmen Gebieten kultiviert und eingebürgert.

DROGEN Natives Mandelöl – Amygdalae oleum virginum, außerdem Raffiniertes Mandelöl – Amygdalae oleum raffinatum (PhEur), das kalt gepresste und anschließend gereinigte fette Öl der Süßen

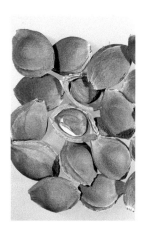

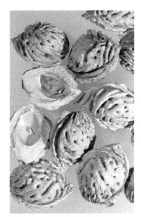

Die **Steinkerne** der Aprikose (oben) sind glatt, die des Pfirsichs (unten) stark gefurcht und grubig.

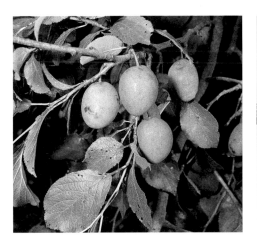

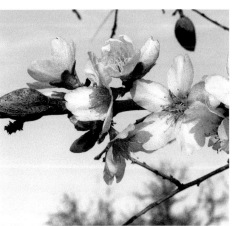

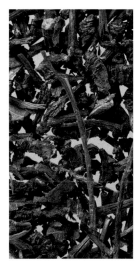

Kirschstiele der Sauer-Kirsche

Links: **Kultur-Pflaume**
Rechts: **Mandelbaum**

(Amygdalae dulces) und Bitteren Mandeln (Amygdalae amarae). Prunus dulcis var. amara, Amygdalae amarae (HAB), die getrockneten reifen Samen.

WIRKSTOFFE Im fetten Öl (über 50 %) vorwiegend Glyceride der Öl- und Linolsäure. In Bitteren Mandeln das Blausäureglykosid Amygdalin, aus dem beim Zerkauen durch ein Enzym giftige Blausäure frei wird. Das kalt gepresste Öl ist frei von Amygdalin; Schleimstoffe (Arabinogalactane), Eiweißstoffe.

ANWENDUNG Mandelöl, eines der teuersten Öle, verwendet man gelegentlich für ölige Injektionslösungen, die Hauptmenge aber in Hautpflegeprodukten und für Süßwaren (Marzipan), seltener auch als Speiseöl (es wird leicht ranzig). Der Pressrückstand von der Ölgewinnung liefert Mandelkleie (Farina Amygdalarum) zur Herstellung von Waschemulsionen und Gesichtsmasken gegen unreine Haut. Das zur Aromatisierung von Speisen und in der Parfümerie verwendete Bittermandelwasser enthält heute synthetisch hergestelltes Benzaldehydcyanhydrin. Seine arzneiliche Nutzung gegen Hustenreiz hat man weitgehend aufgegeben. Als Anwendungsgebiet für homöopathische Zubereitungen aus Bitteren Mandeln wird u. a. Mandelentzündung angegeben. Der Genuss größerer Mengen Bitterer Mandeln kann zu schweren Vergiftungen führen, schon 5–12 Stück können für Kinder tödlich sein (60 für Erwachsene).

Prunus laurocerasus L.

Kirschlorbeer

Rosaceae / Rosengewächse

2–4(–8) m ♄ IV–V ⚘

BOTANIK Immergrüner Strauch (übrige Arten sommergrün!) mit lanzettlichen, ganzrandigen bis schwach gesägten Blättern, am Rand meist etwas umgebogen, kahl, ledrig und glänzend. Blüten in aufrechten, 5–12 cm langen Trauben, Kronblätter nur 3 mm lang. Früchte etwa 8 mm, schwarz.

VORKOMMEN Heimat SW-Asien bis SO-Europa, als Zierstrauch in zahlreichen Kulturformen.

DROGEN Kirschlorbeerblätter – Pruni laurocerasi folium, die frischen Blätter und Zweigspitzen. Prunus laurocerasus, Laurocerasus (HAB).

WIRKSTOFFE Blausäureglykoside Prunasin (Blätter) und Amygdalin (Samen und Fruchtfleisch).

ANWENDUNG Durch Wasserdampfdestillation der frischen Blätter und Zweigspitzen gewann man früher Kirschlorbeerwasser (Aqua Laurocerasi), das wie Bittermandelwasser als leicht schmerzstillendes Mittel, gegen Hustenreiz und als Geschmackskorrigens verwendet wurde. Heute ist es wegen seiner Giftigkeit nicht mehr gebräuchlich. Homöopathische Zubereitungen aus den frischen Blättern werden nicht selten u. a. bei Herzschwäche, Reizhusten und Atemnot

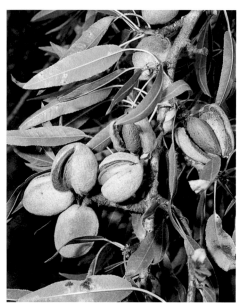

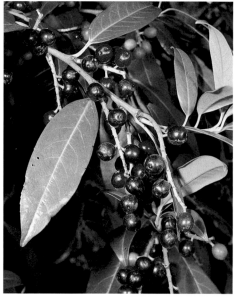

Links: **Mandelbaum**
Rechts: **Kirschlorbeer**
mit Früchten

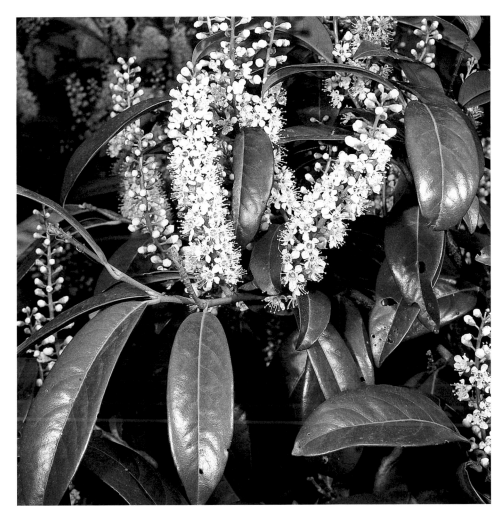

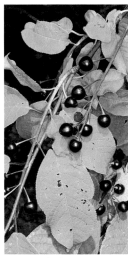

Gewöhnliche Traubenkirsche

Kirschlorbeer

gegeben. Blätter und Samen enthalten beachtliche Mengen Blausäureglykoside. Im Gegensatz zu anderen *Prunus*-Arten wurden auch im Fruchtfleisch kleine Mengen nachgewiesen, so dass der Verzehr der Früchte, besonders wenn die Steinkerne zerbissen wurden, zu Vergiftungen führte.

Die **Gewöhnliche Traubenkirsche** *Prunus padus* L. (*Padus avium* MILL.) liefert aus der frischen Rinde junger Zweige das Homöopathikum Prunus padus e cortice. Zu den Anwendungsgebieten gehören u. a. Kopfschmerzen und Herzbeschwerden. Die giftigen Blausäureglykoside sind besonders in der Rinde und den Samen lokalisiert, während das Fruchtfleisch frei davon und essbar ist. Nach Zerkauen der Steinkerne kann es aber zu Vergiftungen kommen. Das homöopathische Mittel Cerasus virginiana stammt von der verwandten **Spätblühenden Traubenkirsche** *Prunus serotina* EHRH., einer in N-Amerika beheimateten, in Europa gepflanzten und inzwischen gebietsweise verwilderten Art.

Prunus spinosa L.

Schlehdorn, Schwarzdorn

Rosaceae / Rosengewächse

Bis 4 m ♄ III–IV

BOTANIK Sparriger Strauch mit schwärzlicher Rinde, Zweige in Dornen endend. Blüten einzeln auf kurzen, kahlen Stielen, meist vor den verkehrt eiförmigen, fein gesägten, nur unterseits auf den Nerven etwas behaarten Blättern erscheinend. Kronblätter weiß, 5–8 mm lang. Dunkelblaue, bereifte Früchte, 10–15 mm im Durchmesser.

VORKOMMEN Gebüsche, Waldränder. In Europa weit verbreitet, W-Asien, N-Afrika.

Früchte des **Schlehdorns** werden am besten nach dem ersten Frost geerntet.

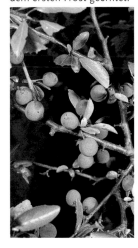

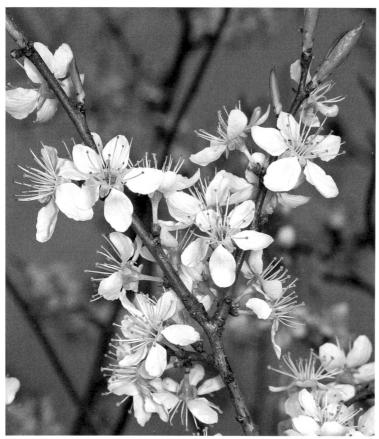

Schlehdorn

hend und sauer schmeckenden Früchte genutzt, z. B. gegen Rheuma, zur „Blutreinigung", gegen Verdauungsschwäche und zur Steigerung der allgemeinen Abwehrkräfte bei Erkältungskrankheiten und in der Rekonvaleszenz. Plausibel ist die Anwendung von verdünntem, ungesüßtem Saft oder Teeaufgüssen als Gurgelmittel bei leichten Entzündungen der Mund- und Rachenschleimhaut auf Grund des hohen Gerbstoffgehaltes.

Ptelea trifoliata L.

Lederstrauch, Hopfenstrauch

Rutaceae / Rautengewächse

2–6 m ♄ VI–VII

BOTANIK Strauch oder kleiner Baum mit lang gestielten, 3-zähligen Blättern. Weißliche, 4–5-zählige Blüten in doldenartigen Blütenständen. Frucht eine abgeflachte, rundliche, breit geflügelte, 2-samige Nuss, 2–2,5 cm im Durchmesser.

VORKOMMEN Wälder im östl. N-Amerika, in Mitteleuropa als Ziergehölz.

DROGEN Ptelea trifoliata (HAB), etwa zu gleichen Teilen frische Blätter und Rinde der jungen Zweige.

WIRKSTOFFE Furochinolinalkaloide wie Kokusaginin, Skimmianin und Ptelein, Furanocumarine wie Isopimpinellin.

ANWENDUNG In Europa werden ausschließlich homöopathische Zubereitungen genutzt. Zu den Anwendungsgebieten gehören z. B. Verdauungsschwäche und chronische Lebererkrankungen. Bei

DROGEN Schlehdornblüten – Pruni spinosae flos (DAC), Acaciae flos, die getrockneten Blüten. Prunus spinosa (HAB) und Prunus spinosa e summitatibus (HAB). Schlehdornfrüchte – Pruni spinosae fructus, die frischen oder getrockneten reifen Früchte.

WIRKSTOFFE Blüten: Flavonoide, in Spuren Blausäureglykoside (wohl nur in den frischen Blüten). Früchte: Gerbstoffe, Farbstoffe, Fruchtsäuren, Zucker, Vitamin C, in den Samen Blausäureglykoside.

ANWENDUNG Den Blüten werden schwach abführende und harntreibende Eigenschaften zugeschrieben, die in der Volksheilkunde gern gesehen werden, bisher wissenschaftlich aber nicht belegt werden konnten. Die Droge ist in Abführ-, Blasen- und Nierentees, auch in Hustenmitteln gelegentlich enthalten, zum Teil ist sie nur als Füll- bzw. Schmuckdroge Teemischungen beigegeben. Als Anwendungsgebiete in der Homöopathie werden Herzschwäche und Nervenschmerzen im Kopfbereich angegeben. Volkstümlich werden auch Saft, Mus, Schlehenwein oder -schnaps der stark zusammenzie-

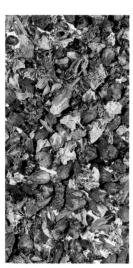

Schlehenblüten haben einen leicht bitteren Geschmack.

Lederstrauch

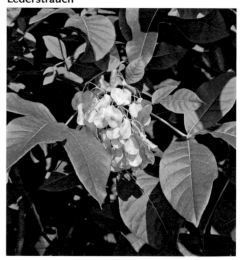

Kontakt mit der Pflanze und gleichzeitiger Sonneneinstrahlung kann es durch den Gehalt an Furanocumarinen zur Photodermatitis mit Hautrötungen und Entzündungen kommen.

Die ulmenähnlichen Früchte, die der Pflanze ihren wissenschaftlichen Namen gaben (griechisch ptelea = Ulme), wurden wegen ihres bitteren Geschmacks in N-Amerika bei der Bierherstellung als Hopfenersatz verwendet. Daher stammt der Name „Hopfenstrauch".

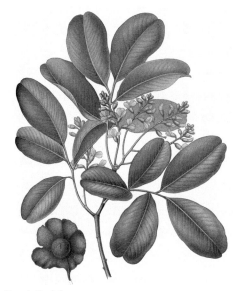

Sandelholzbaum

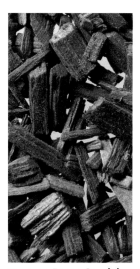

Heute ist **Rotes Sandelholz** wegen seiner schönen roten Farbe noch als Schmuckdroge in Teemischungen verschiedener Indikation ohne Anspruch auf medizinische Wirkung enthalten.

Pterocarpus santalinus L. f.

Sandelholzbaum, Roter Sandelbaum

Fabaceae / Schmetterlingsblütler

6–8 m ♄ ▽

BOTANIK Kleiner Baum, wollig behaart, mit 3(–5)-zählig gefiederten Blättern, Blättchen breit oval bis rundlich, mit eingezogener Spitze. Gelbe Schmetterlingsblüten in einfachen oder zusammengesetzten Trauben. Die gestielten, rundlichen Hülsen mit breitem Flügel, daher der lateinische Gattungsname „Flügelfrucht".

VORKOMMEN Östl. Indien, Sri Lanka, auch weiter kultiviert. Die Art fällt heute unter internationalen Artenschutz, die Droge darf nur noch aus Kulturen gewonnen werden.

DROGEN Rotes Sandelholz – Santali lignum rubrum (DAC), das von der Rinde und vom hellen Splintholz befreite, rote Kernholz des Stammes.

WIRKSTOFFE Rote Farbstoffe wie Santalin A und B (Derivate des Benzoxanthenons), wenig ätherisches Öl mit Cedrol und Pterocarpol, Isoflavone, Stilbenderivate, Cumarine.

ANWENDUNG Die Droge wurde früher bei Magen-Darm-Beschwerden verwendet und war außerdem in so genannten Blutreinigungstees gebräuchlich. Man schrieb ihr eine schwache harntreibende Wirkung zu, die in neuerer Zeit aber nicht bestätigt werden konnte. Heute ist Rotes Sandelholz nur noch als Schönungsdroge in Teemischungen zu bewerten. Wegen des eingeschränkten Handels ist die Droge nicht immer verfügbar und darf in diesem Fall durch die von **Afrikanischem Rotholz** *Pterocarpus castredii* WILLD. ersetzt werden (DAC). Weißes Sandelholz stammt von *Santalum album*.

Verwandt ist der als **Bastard-Teak** bezeichnete hohe Baum *Pterocarpus marsupium* ROXB., der durch Einschnitte in die Stammrinde (Malabar-)Kino liefert. Der erhärtete Saft wurde früher auf Grund seines hohen Gerbstoffgehaltes in Mund- und Gurgelwässern verwendet und auch innerlich z. B. gegen Darmblutungen eingesetzt. In Indien, der Heimat des Baumes, war schon lange eine antidiabetische Wirkung bekannt, die neuerdings mit den Inhaltsstoffen Marsupin (ein Benzofuranon) und Pterostilben in Tierversuchen bestätigt werden konnte.

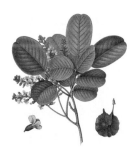

Bastard-Teak

Ptychopetalum olacoides BENTH.

Muira-puama-Baum

Olacaceae / Olaxgewächse

5–15(–20) m ♄

BOTANIK Kleiner kahler Baum mit länglich-lanzettlichen, zugespitzten Blättern. Kleine 5-zählige, weiße, duftende Blüten rispig in den Blattachseln. Steinfrucht eiförmig-länglich, bis 1,8 cm lang, reif schwarz-rot.

VORKOMMEN Regenwälder und Savannen des Amazonasgebietes.

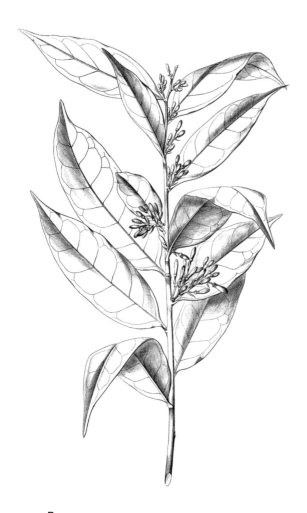

Muira-puama-Baum

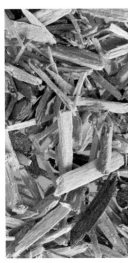

Potenzholz, Muira-
puama-Holz

DROGEN Potenzholz, Muira-puama-Holz
– Ptychopetali lignum, Muira-puama lig-
num, das getrocknete Stamm- und/oder
Wurzelholz. Ptychopetalum, Muira
puama (HAB). Auch *P. uncinatum*
ANSELM. wird verwendet, *Liriosma ovata*
MIERS gilt dagegen nicht mehr als
Stammpflanze.
WIRKSTOFFE Triterpensäureester wie
Behensäureester des Lupeols und weitere
Fettsäureester des β-Sitosterols; ätheri-
sches Öl.
ANWENDUNG Potenzholz hat in der
Volksheilkunde den Ruf, den Ge-
schlechtstrieb bzw. die Potenz anzuregen.
Die Droge selbst wird kaum mehr ver-
wendet, Extrakte sind aber in Fertigpräpa-
raten enthalten, die zur Behandlung von
allgemeinen Erschöpfungszuständen und
insbesondere zur „Stärkung der sexuellen
Leistungsfähigkeit" angeboten werden.
Auch die Homöopathie nutzt die Art als
Aphrodisiakum. Die Wirksamkeit wird in

Frage gestellt, da bisher keine in diese
Richtung wirkenden Inhaltsstoffe gefunden werden konnten.

Pulmonaria officinalis agg.

Geflecktes Lungenkraut
Boraginaceae / Raublattgewächse

0,1–0,3 m 4 III–V

BOTANIK Raue, locker borstig behaarte
Pflanze mit lang gestielten, zugespitzt
eiförmigen bis herzförmigen, deutlich
weiß gefleckten (Geflecktes Lungenkraut
P. officinalis L.) oder ungefleckten (Dunkles Lungenkraut *P. obscura* DUM.) Grund-
blättern. Blütenkrone 8–20 mm lang,
trichterförmig, bis über die Hälfte 5-teilig,
zuerst hellrot, später blauviolett.
VORKOMMEN Verbreitet in Laubwäldern.
Europa.
DROGEN Lungenkraut – Pulmonariae
herba (DAB), die getrockneten oberirdischen blühenden Teile beider Arten (im
Arzneibuch nicht unterschieden). Pulmonaria officinalis, Pulmonaria vulgaris
(HAB).
WIRKSTOFFE Schleimstoffe, vor allem
Polygalacturonane, Gerbstoffe, Flavonoide, Mineralstoffe, darunter lösliche und

Geflecktes Lungenkraut

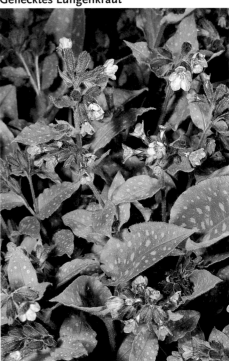

unlösliche Kieselsäure, Allantoin, Chlorogensäure, Rosmarinsäure.

ANWENDUNG Lungenkraut war früher ein bekanntes und geschätztes Mittel gegen Lungenerkrankungen. Man glaubte, dass sich der Kieselsäuregehalt vor allem auch bei Lungentuberkulose günstig auswirken würde, aber gleichermaßen könnte die Signaturenlehre, wonach die gefleckten Blätter Ähnlichkeit mit dem Lungengewebe haben sollen, für diese verbreitete Anwendung eine Rolle gespielt haben. Aus heutiger Sicht gibt es für diese Indikation keine Begründung mehr. Durch den Gehalt an Schleimstoffen werden der Droge noch reizlindernde und schwache auswurffördernde Eigenschaften zugesprochen, die in der Volksheilkunde gelegentlich bei Erkrankungen der Atemwege und bei Magen-Darm-Beschwerden eingesetzt werden. Die äußerliche Anwendung bei kleinen Verletzungen dürfte auf den Gehalt an Allantoin zurückzuführen sein. Risiken bei der Anwendung bestehen nicht, die für andere Raublattgewächse nachgewiesenen giftigen Pyrrolizidinalkaloide kommen im Lungenkraut nicht vor. Homöopathische Zubereitungen werden ebenfalls bei Bronchitis gegeben.

Pulsatilla pratensis (L.) MILL.

Wiesen-Küchenschelle

Ranunculaceae / Hahnenfußgewächse

0,1–0,5 m ⟂ IV–V ☠ ▽

BOTANIK Grundständige Blätter erst nach der Blüte erscheinend, 2–3fach gefiedert mit schmal linealen Abschnitten. Stängel mit 3, in lineale Zipfel zerteilten Hochblättern. Blüte bereits beim Aufblühen nickend, Hüllblätter 1,5–2,5 cm lang, stets ± zusammenneigend, purpurn oder schwarzviolett (ssp. *nigricans* (STOERK) ZAMELS, Foto).

VORKOMMEN Trockenrasen, lichte Kiefernwälder. Mittleres und östl. Europa.

DROGEN Pulsatilla pratensis, Pulsatilla (HAB), die zur Blütezeit gesammelte frische ganze Pflanze. Küchenschellenkraut – Pulsatillae herba, die getrockneten oberirdischen Teile, zusammen mit *P. vulgaris*.

WIRKSTOFFE In der frischen Pflanze das Glykosid Ranunculin. Beim Zerkleinern und während des Trocknens der Pflanze

wird es enzymatisch in stechend riechendes, flüchtiges Protoanemonin umgewandelt, das dann wiederum in unbekanntem Umfang über das dimere Anemonin in unwirksame Anemoninsäure übergeht; Triterpensaponine, Gerbstoffe.

ANWENDUNG Wie manches andere Hahnenfußgewächs sind Küchenschellen in frischem Zustand giftig. Protoanemonin ruft heftige Reizerscheinungen an Haut und Schleimhäuten mit Rötungen und Blasenbildung hervor, bei innerer Anwendung in höheren Dosen kommt es zu Reizungen im Magen-Darm-Trakt und der Harnwege. Die Substanz kann Missbildungen und Abort auslösen. Für homöopathische Zubereitungen nimmt man an, dass sie das Protoanemonin noch in geringer Menge enthalten. Für die Art wird in der Homöopathie ein breiter Wirkungsbereich in Anspruch genommen: Unregelmäßige Periodenblutungen, Verstimmungszustände, Entzündungen der Atemwege und der Harnwege, Neigung zu Erkältungen, Krampfaderleiden, Verdauungsschwäche, rheumatische Beschwerden oder Hautkrankheiten gehören nur zu den wichtigsten Anwendungsgebieten. Bei Regelstörungen gibt man auch homöopathische Zubereitungen aus den oberirdischen Teilen der **Finger-Küchenschelle** *P. patens* (L.) MILL.

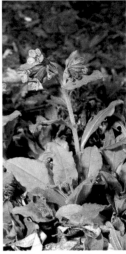

Dunkles Lungenkraut
Pulmonaria obscura mit ± ungefleckten Blättern wird ebenfalls verwendet.

Wiesen-Küchenschelle

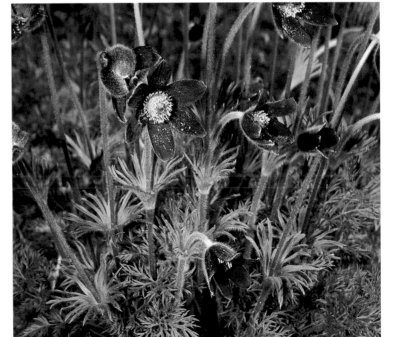

Gewöhnliche Küchenschelle

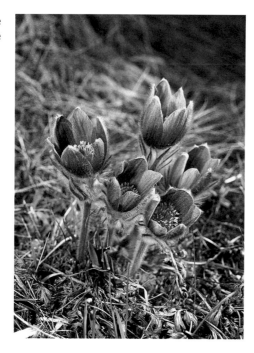

Die **Gewöhnliche Küchenschelle** *Pulsatilla vulgaris* Mɪʟʟ. erhielt im neuen HAB eine eigene Monographie. Bei dieser Art stehen gynäkologische Indikationen im Vordergrund. Besonders die anthroposophische Therapierichtung verwendet entsprechende Zubereitungen. Küchenschellenkraut, das aus den getrockneten oberirdischen Teilen beider Sippen besteht, zeigt keine Protoanemoninwirkung. Es wurde früher bei einer Vielzahl von Erkrankungen verwendet, in modernen Arzneibüchern ist es aber nicht mehr aufgeführt. *Pulsatilla vulgaris* ist auf Trockenrasen Mittel- und W-Europas zu finden: Die 3–4 cm langen Blüten stehen (bei sonnigem Wetter) aufrecht, die Hüllblätter sind ausgebreitet und überragen die Staubblätter um mehr als das Doppelte. *Anemone*-Arten wie das **Buschwindröschen** *Anemone nemorosa* L. haben heute in der Heilkunde keine Bedeutung mehr. Auch sie enthalten schleimhautreizendes Protoanemonin.

Punica granatum L.

Granatapfelbaum

Punicaceae / Granatapfelgewächse

2–7 m ♄ V–IX

BOTANIK Sommergrüner, kahler Strauch oder kleiner Baum mit gegenständigen, derben, oval-lanzettlichen Blättern. Blüten mit 5–7 zerknitterten, 2–3 cm langen Kronblättern, wie der fleischige Kelch und Achsenbecher leuchtend rot. Apfelförmige Früchte mit lederiger Schale, die Samen eingebettet in ein essbares, saftiges Gelee (daraus der Saft „Grenadine").

VORKOMMEN Frucht- und Zierbaum, teilweise mit gefüllten Blüten, eingebürgert in Hecken und Gebüschen im Mittelmeerraum. Heimat SW-Asien.

DROGEN Granat(apfelbaum)rinde – Granati cortex, die getrocknete Stamm- und Wurzelrinde. Punica granatum, Granatum (HAB), die frische Wurzelrinde.

WIRKSTOFFE Piperidinalkaloide wie Pseudopelletierin, Isopelletierin; hoher Gerbstoffgehalt (20–25 % Gallotannine).

ANWENDUNG Granatrinde gehört zu den klassischen Bandwurmmitteln. Isopelletierin lähmt die Muskulatur von Bandwürmern und auch anderen Wurmarten. Sie werden mit der nachfolgenden Gabe eines starken Abführmittels aus dem Darm entfernt. Wegen der häufigen Nebenwirkungen ist die Droge heute nicht mehr zu empfehlen, da es inzwischen verträglichere Mittel gibt. Die Alkaloide führen zu Blutdruckanstieg und bei Überdosierung zu Vergiftungserscheinungen mit Sehstörungen und Schwindel bis hin zu Todesfällen. Durch den hohen Gerbstoffgehalt kommt es leicht zu Magenreizungen, so dass man auch von der Anwendung gegen Durchfall und als Gurgelmittel bei Halsschmerzen Abstand nehmen sollte. Homöopathische Anwendungsgebiete sind z. B. Magen-Darm-Störungen und Schwindel.

Granatapfelbaum

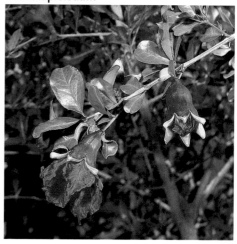

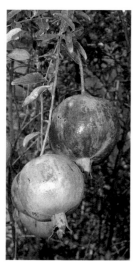

Der **Granatapfel** gilt wegen seines Kernreichtums als Symbol der Fruchtbarkeit.

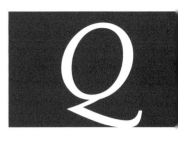

Quassia amara L.

Surinam-Bitterholzbaum

Simaroubaceae / Bitterholzgewächse

4–6 m ♄

BOTANIK Kleiner Baum oder Strauch, die meist 5-zählig gefiederten Blätter mit auffällig geflügelter Mittelrippe, Fiedern am Grund verschmälert, am Ende zugespitzt. Blüten in bis 30 cm langen Trauben, mit rotem Kelch und 5 roten, etwa 3 cm langen Kronblättern, die von den 10 Staubblättern überragt werden.

VORKOMMEN S-Amerika, als Zierpflanze in entsprechenden Klimagebieten weltweit kultiviert.

DROGEN Bitterholz, Fliegenholz – Quassiae lignum, das getrocknete Holz der Stämme und Äste, auch von *Picrasma excelsa*. Picrasma excelsa, Quassia amara (HAB).

WIRKSTOFFE Stark bitter schmeckende Diterpenlactone, die Quassinoide (Simaroubolide), darunter als Hauptkomponente Quassin; β-Carbolin-Alkaloide; Alkaloide vom Canthinon-Typ.

ANWENDUNG Als Bittermittel fördern Bitterholz und seine Zubereitungen die Speicheldrüsen- und Magensaftsekretion, auch der Gallenfluss dürfte angeregt werden. Heute gebraucht man die Droge nur noch selten, meist als Bestandteil von Teemischungen bei Verdauungsbeschwerden und zur Anregung des Appetits. Zu hohe Dosierung führt zu Magenreizun-

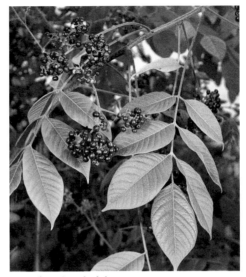

Jamaika-Bitterholzbaum

gen und Erbrechen. Homöopathische Verdünnungen nutzt man häufiger, z. B. bei Verdauungsschwäche nach Infektionskrankheiten und bei Lebererkrankungen. Einige traditionelle Verwendungen des Bitterholzes, wie gegen Würmer, Fieber und als Mittel gegen Insekten (der Name „Fliegenholz" weist darauf hin), konnten bei der Untersuchung der Eigenschaften einiger Quassinoide bestätigt werden. Dazu gehört auch die Wirkung gegen chloroquinresistente Formen von *Plasmodium falciparum*, dem Erreger der Malaria. Der **Jamaika-Bitterholzbaum** *Picrasma excelsa* (Sw.) PLANCH., heimisch in Mittelamerika, ist ein hoher Baum mit 5 bis 13-zählig gefiederten Blättern, Fiedern ganzrandig, eiförmig spitz. Rispenförmige Blütenstände mit kleinen 4–5-zähligen, gelblich weißen Blüten, aus denen zuletzt blauschwarze Früchte hervorgehen. Die Art liefert wie *Quassia amara* die Droge Bitterholz.

Surinam-Bitterholzbaum

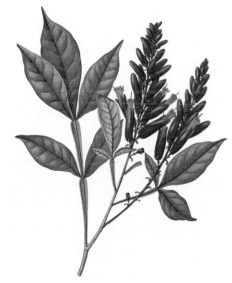

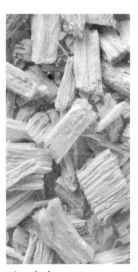

Bitterholz hat einen Bitterwert von 40 000 bis 50 000. Das bedeutet, dass der Extrakt von 1 g Droge in 40 000 ml Wasser eben noch als bitter empfunden wird. Der Inhaltsstoff Quassin hat einen Bitterwert von 17 Millionen.

Quercus petraea (MATT.) LIEBL. (*Qu. sessiliflora* SAL.)

Trauben-Eiche

Fagaceae / Buchengewächse

20–30(–40) m ♄ IV–V

BOTANIK Kräftiger Baum mit buchtig gelappten Blättern, diese am Grund keilförmig verschmälert, bisweilen etwas ausgerandet. Blattstiel 10–25 mm lang. Männliche Blüten in hängenden Kätz-

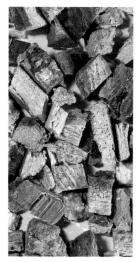

Eichenrinde ist eine Gerbstoffdroge.

chen, weibliche bis zu 5 sitzend wie auch die späteren Früchte.

VORKOMMEN Trockene Eichen- und Laubmischwälder. Europa.

DROGEN Eichenrinde – Quercus cortex (PhEur), die getrocknete borkenfreie Rinde junger Zweige und Stockausschläge von 3 Eichen-Arten: Trauben-, Stiel- und Flaum-Eiche. Quercus, ethanol. Decoctum (HAB).

WIRKSTOFFE Bis 20 % Gerbstoffe vom Catechin-Typ (vorwiegend oligomere Proanthocyanidine), zum Teil auch Ellagitannine; das Cyclitol Quercitol, Triterpene.

ANWENDUNG Im Vordergrund steht die adstringierende, austrocknende, den Heilungsprozess beschleunigende, blut- und juckreizstillende und auch antiseptische Wirkung der Gerbstoffe. Abkochungen der Eichenrinde verwendet man hauptsächlich äußerlich zu Bädern oder Umschlägen bei entzündlichen Hauterkrankungen, vermehrter Fußschweißbildung, Frostschäden, Hämorrhoiden und Analfissuren, zum Spülen und Gurgeln bei leichten Entzündungen im Mund- und Rachenraum. Innerlich nutzt man sie noch in niedriger Dosierung gelegentlich in Fertigpräparaten bei unspezifischen akuten Durchfallerkrankungen; gegen innere Blutungen hat man heute wirksamere Mittel zur Verfügung. In der anthroposophischen Therapierichtung wird Quercus äußerlich und innerlich entsprechend verwendet. Die gerösteten

ZUBEREITUNG *Für Spül- und Gurgellösungen sowie zur Bereitung von Umschlägen 2 EL Eichenrinde in $\frac{1}{2}$ l Wasser 15–20 min lang kochen, dann abgießen; für Teilbäder 5 EL auf 4–5 l Wasser nehmen. Mehrmals täglich mit der unverdünnten, lauwarmen Abkochung spülen bzw. gurgeln, Umschläge mehrmals täglich wechseln. Teilbäder 1-mal täglich 15–20 min bei Körpertemperatur anwenden. (Abkochungen nicht länger als 12 Stunden aufbewahren. Nicht bei großflächigen Hautschäden anwenden, insgesamt nicht länger als 2–3 Wochen.)*

Samen wurden früher vor allem als Kaffee-Ersatz genutzt, aber auch gegen Durchfall, Skrofulose und Rachitis in der Kinderpraxis verabreicht.

Blüten und Fruchtstand der **Stiel-Eiche** *Quercus robur* L. (*Qu. pedunculata* EHRH.) sind lang gestielt (Name), die am Grund herzförmigen Blätter mit deutlichen Öhrchen haben einen unter 1 cm langen Blattstiel (Laubwälder, häufig gepflanzt, fast ganz Europa).

Von der sehr ähnlichen **Gall-Eiche** *Quercus infectoria* OLIV. (östl. Mittelmeergebiet, SW-Asien) stammen Aleppogallen (Türkische Gallen), benannt nach ihrem früheren Ausfuhrhafen Aleppo. Sie entstehen als Gewebewucherung durch die Eiablage einer Gallwespe (*Andricus gallaetinctoriae* OLIV.) in die Sprossspitze. Die

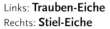

Links: **Trauben-Eiche**
Rechts: **Stiel-Eiche**

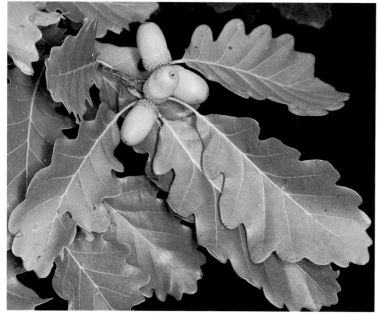

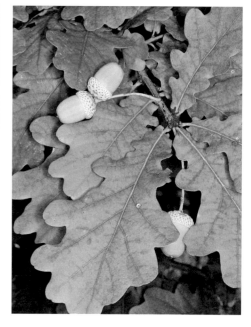

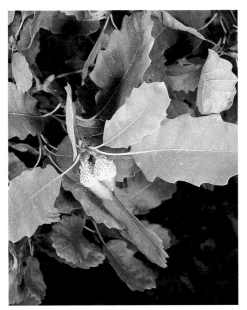

Gall-Eiche

kugeligen, mit Höckern versehenen, braunen Gebilde sind 1,5–2,5 cm groß und bestehen zu 60–70 % aus Gallotanninen. Früher verwendete man alkoholische Auszüge zur Behandlung von Hauterkrankungen, heute werden die Gallen noch zur industriellen Gewinnung von Tannin (Acidum tannicum PhEur) genutzt (s. auch Chinesische Gallen bei *Rhus chinensis*). Im Homöopathischen Arzneibuch sind Gallen als Gallae turcicae, Gallae, aufgeführt.

WIRKSTOFFE Triterpensaponine (etwa 10 %), vor allem Quillajasaponine mit dem Aglykon Quillajasäure, Phthalidglykoside, Gerbstoffe.

ANWENDUNG Seifenrinde ist eine typische Saponindroge, die man früher vielfach als schleimlösendes Hustenmittel verordnete. Heute ersetzt man sie durch andere Saponine enthaltende Mittel wie Primelwurzel, die weniger aggressiv auf die Schleimhäute im Magen-Darm-Bereich und auf die Nieren wirken. In der pharmazeutischen Technologie wird Seifenrinde noch gelegentlich als Lösungsvermittler z. B. zur Herstellung von Steinkohlenteerlösung (Lithanthracis picis liquor) eingesetzt. Mit Wasser schäumt sie auch noch in großer Verdünnung, so dass die „Waschrinde" von alters her als Waschmittel genutzt wurde. Heute sind Extrakte noch in Haarwaschmitteln (soll das Nachfetten der Haare verzögern), Zahnpulvern und Handwaschpasten zur Entfernung von Öl und Teer enthalten. Zukunftsweisende Anwendungen sind der Zusatz von geringen Mengen Quillajasaponinen in Impfstoffen, z. B. gegen Maul- und Klauenseuche, wo sie die Antikörperproduktion verstärken. Deacylierte Quillajasaponine, die keine schleimhautreizende Wirkung mehr haben, fördern die Aufnahme von Insulin und von Aminoglykosidantibiotika bei nasaler Applikation.

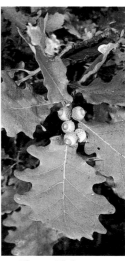

Die **Flaum-Eiche** *Qu. pubescens* WILLD. steht der Trauben-Eiche nahe. Blätter (die älteren nur unterseits) und die 5–12 mm langen Blattstiele weich behaart, Früchte fast sitzend (nördl. Mittelmeergebiet, bis Mitteleuropa ausstrahlend).

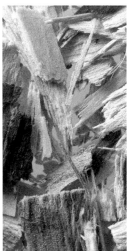

Vorsicht beim Hantieren mit **Seifenrinde**, der Staub reizt stark zum Niesen. An den Bruchflächen lassen sich mit bloßem Auge Calciumoxalatkristalle erkennen.

Quillaja saponaria MOLINA

Chilenischer Seifenbaum

Rosaceae / Rosengewächse

Bis 15 m ♄

BOTANIK Baum mit wechselständigen, ganzrandigen bis schwach gezähnten, ovalen, gewellten Blättern mit eingekrümmter Spitze. Etwa 1,5 cm große, 5-zählige, weiße Blüten in end- oder achselständigen, wenigblütigen Trauben. Die 5 freien Fruchtblätter zur Reifezeit sternförmig ausgebreitet.

VORKOMMEN Waldbildend in den Anden von Mittelchile, Bolivien bis Peru.

DROGEN Seifenrinde, Panamarinde – Quillajae cortex (DAC, ÖAB, Helv), die von Kork und Außenrinde weitgehend befreite, getrocknete Rinde der Äste und Stämme. Quillaja saponaria (hom).

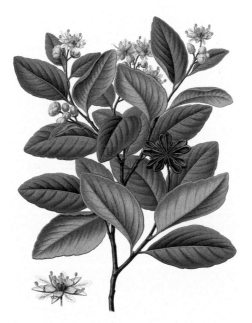

Chilenischer Seifenbaum

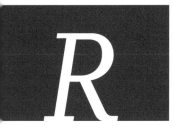

Ranunculus bulbosus L.

Knolliger Hahnenfuß

Ranunculaceae / Hahnenfußgewächse

0,1–0,5 m ⁴ V–VII ☠

BOTANIK Aufrecht verzweigte Pflanze, Stängel am Grund knollig verdickt. Grundblätter bis zur Mitte 3-teilig, stumpf gezähnt, behaart, Stängelblätter sitzend, mit schmaleren Abschnitten. Blüte auf gefurchtem Stiel, 5-zählig, gelb, 2–3 cm breit, Kelch zurückgeschlagen.

VORKOMMEN Trockenrasen und trockene Wiesen. Europa und W-Asien, weiter verschleppt.

DROGEN Ranunculus bulbosus (HAB), die ganze frische blühende Pflanze.

WIRKSTOFFE In der frischen Pflanze entsteht bei Verletzung aus glykosidischen Vorstufen (Ranunculin) stark haut- und schleimhautreizendes Protoanemonin, das in das unwirksame dimere Anemonin übergeht.

ANWENDUNG Bei äußerlichem Kontakt mit dem Saft der frischen Pflanze kommt es zu Rötungen mit Juckreiz und Bläschenbildung, nach Einnahme zu Brennen im Mund, Erbrechen, kolikartigen Leibschmerzen, Magen- und Darmentzündungen und Nierenreizung. Die getrocknete Pflanze ist wirkungslos. Während die Schulmedizin keine Hahnenfuß-Arten

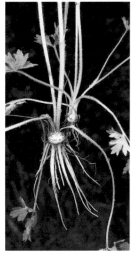

Der **Knollige Hahnenfuß** *Ranunculus bulbosus* hat seinen Namen von den am Grund knollig verdickten Stängeln.

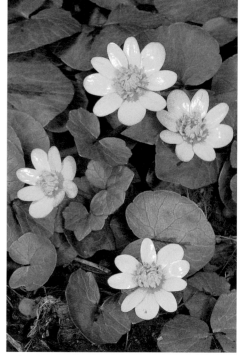

Scharbockskraut

Knolliger Hahnenfuß

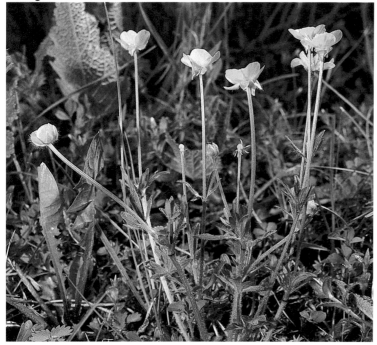

verwendet, sind homöopathische Zubereitungen durchaus gebräuchlich. Man nimmt an, dass sie geringe Mengen Protoanemonin enthalten. Speziell der Knollige Hahnenfuß wird z. B. bei Bläschenausschlag der Haut mit Brennen und Juckreiz, bei Gürtelrose sowie rheumatisch-neuralgischen Schmerzen im Brustbereich eingesetzt. Auch der **Gift-Hahnenfuß** *Ranunculus sceleratus* L. kommt in homöopathischer Verdünnung noch zur Anwendung.

Scharbockskraut, Feigwurz *Ranunculus ficaria* L. (*Ficaria verna* HUDS.) unterscheidet sich von Hahnenfuß-Arten u. a. durch 8–12 Kronblätter und Brutknöllchen in den Blattachseln. Die jungen Blätter, vor dem Blütenaustrieb geerntet, sollen nur wenig Protoanemonin enthalten, so dass sie als Beigabe zu Salaten oder Quark in mäßigen Mengen genossen als unbedenklich gelten. In der Volksmedizin nutzte man sie früher wegen des hohen Vitamin-C-Gehaltes gegen Skorbut (Name!), zu „Blutreinigungskuren" und gegen chronische Hautleiden, den Saft der Wurzelknöllchen gegen Feigwarzen und, wie auch homöopathische Zubereitungen, gegen Hämorrhoiden (Signaturenlehre?). Heute hat die Pflanze in der Heilkunde keine Bedeutung mehr.

Raphanus sativus L. var. *niger* (MILL.) KERNER

Garten-Rettich

Brassicaceae / Kreuzblütler

0,2–1 m ☉ ☉ V–VII

BOTANIK Aufrechte, rau behaarte Pflanze mit rüben- oder kugelförmig verdickter Wurzel. Grundblätter fiederteilig mit großem Endabschnitt. Blüten 4-zählig, Kronblätter weiß bis violett, dunkler geadert, Schoten dick, mit schwammiger Fruchtwand, zwischen den Samen nicht eingeschnürt.

VORKOMMEN Nur als Kulturpflanze in verschiedenen Sorten bekannt.

DROGEN Rettich – Raphani radix, die frische Wurzel. Raphanus sativus var. niger, Raphanus sativus (HAB). Als medizinisch besonders wertvoll gilt der außen schwarze, im Oktober und November geerntete Winterrettich.

WIRKSTOFFE Glucosinolate (Senfölglykoside) wie Glucoraphanin, Sulforaphen abspaltend; Vitamin C.

ANWENDUNG Frischer Rettich bzw. der Presssaft fördert die Gallen- und Magensaftsekretion und wirkt auch antimikrobiell. In der Volksheilkunde ist er bei Gallenbeschwerden (Gegenanzeige Gallensteine!) und bei Darmträgheit beliebt, aber auch als schleim- und krampflösendes Mittel bei Husten wird er traditionell eingesetzt. Hierzu kann der Saft mit Zucker oder Honig ausgezogen werden. Bei empfindlichen Personen sind nach Anwendung höherer Dosen Reizerscheinungen an der Magen- und Darmschleimhaut durch die Senföle möglich. Homöopathische Zubereitungen gibt man bei Verdauungsschwäche und fettiger Haut.

Garten-Rettich

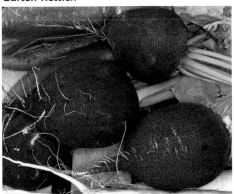

Rauvolfia serpentina (L.) BENTH.

Indische Schlangenwurzel

Apocynaceae / Hundsgiftgewächse

0,5–1 m ♄ II–X ☠ ▽

BOTANIK Kleiner, kahler Strauch, an den Enden der meist unverzweigten Triebe Blätter in Wirteln zu 3–5, länglich-eiförmig, zugespitzt, in den Blattstiel verschmälert. Blütenstände gestielt, weiße oder rötliche, 5-zählige Blüten mit 1–1,8 cm langer Kronröhre.

VORKOMMEN Tropisches Asien, vor allem Indien und Thailand. Die Droge stammt in der Regel aus Kulturen.

DROGEN Rauwolfiawurzel, Schlangenwurzel – Rauwolfiae radix (DAB), die getrocknete Wurzel. Rauwolfia serpentina, Rauwolfia (HAB). Reserpin (PhEur).

WIRKSTOFFE Bis 2 % Indolalkaloide (über 60 sind bekannt), pharmazeutisch

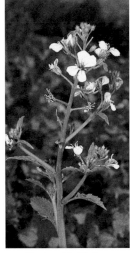

Der **Garten-Rettich** kommt in der Kultur nur selten zur Blüte.

Indische Schlangenwurzel

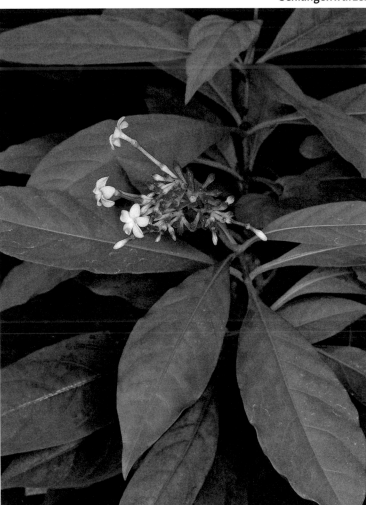

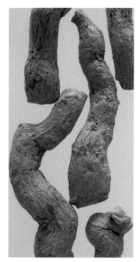

Die oft schlangenartig gewundene **Rauwolfiawurzel** wurde in der indischen Volksheilkunde gegen zahlreiche Erkrankungen verwendet, u. a. zur Behandlung von Schlangenbissen.

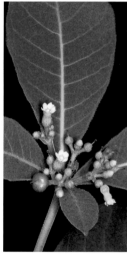

Die **Vierblättrige Rauwolfie** hat weiße Blüten mit nur 2–3 mm langer Kronröhre.

Links:
Vierblättrige Rauwolfie
Rechts:
Purgier-Kreuzdorn

von Bedeutung sind vor allem Reserpin, Ajmalin und Ajmalicin (Raubasin).

ANWENDUNG Die Droge hat blutdrucksenkende und gleichzeitig beruhigende Wirkung, die vor allem dem Reserpin zugeschrieben werden kann. Teezubereitungen sind nicht mehr gebräuchlich, auch (standardisierte) Gesamtextrakte und das isolierte Reserpin (beide rezeptpflichtig) haben bei der Behandlung von leichterem Bluthochdruck sowie Angstzuständen und Unruhegefühlen an Bedeutung eingebüßt. Wegen der Nebenwirkungen wie verstopfte Nase, depressive Verstimmung, Müdigkeit und Veränderung des Reaktionsvermögens verwendet man sie heute häufiger nur in geringer Dosierung zusammen mit weiteren blutdrucksenkenden Mitteln. Zu den Anwendungsgebieten homöopathischer Zubereitungen gehören Bluthochdruck, Verstimmungszustände und geistige Erschöpfung.

Zur industriellen Gewinnung der Alkaloide werden auch weitere Arten genutzt, z. B. die im tropischen Mittelamerika heimische **Vierblättrige Rauwolfie** *Rauvolfia tetraphylla* L. (*R. canescens* L.). Aus der Wurzel von *R. vomitoria* Afz. (wiederum heimisch im tropischen Afrika) isoliert man das Alkaloid Ajmalin. Es wird bei bestimmten Herzrhythmusstörungen ein

gesetzt. Ajmalicin (Raubasin) verwendet man (heute noch selten) bei Durchblutungsstörungen. Es kommt auch in den Wurzeln von *Catharanthus roseus* vor.

Die Gattung Rauvolfia wurde nach dem Augsburger Arzt und Botaniker Leonhart Rauwolff benannt. Die Schreibweise mit „v" entspricht der Erstveröffentlichung und ist damit korrekt. Bei pharmazeutischen Begriffen blieb man bisher beim „w".

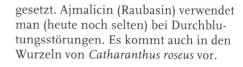

Rhamnus cathartica L.

Purgier-Kreuzdorn

Rhamnaceae / Kreuzdorngewächse

1–3 m ♄ V–VII ☠

BOTANIK Hoher Strauch, Zweige am Ende oft dornig. Die gegenständigen Blätter breit oval, fein gesägt, mit beiderseits 3–4 bogig verlaufenden Seitennerven. 4-zählige Blüten in blattachselständigen Trugdolden. Schwarze Steinfrüchte.

VORKOMMEN Hecken, Waldränder. Europa, N-Afrika, Asien, eingeführt in N-Amerika.

DROGEN Kreuzdornbeeren – Rhamni cathartica fructus (DAB), die reifen,

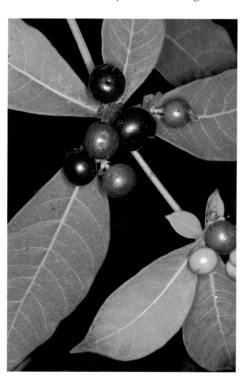

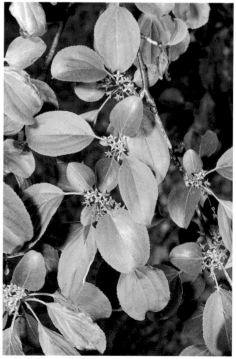

getrockneten Früchte. Rhamnus cathartica (hom).

WIRKSTOFFE Anthrachinonglykoside wie Glucofrangulin A, Frangula-Emodin u. a., Gerbstoffe (oligomere Proanthocyanidine), Flavonoide, Zucker, Vitamin C.

ANWENDUNG Kreuzdornbeeren wirken auf Grund des Gehaltes an Anthrachinonen abführend wie Faulbaumrinde, aber milder. Sie sollten wie diese nur kurzfristig bei Verstopfung eingenommen werden. Den Gebrauch der Beeren in der Volksheilkunde als „Blutreinigungsmittel" wie auch des Sirups (Sirupus Rhamni catharticae) in der Kinderpraxis empfiehlt man heute nicht mehr. Besonders bei Kleinkindern ist Vorsicht geboten. Erbrechen, starker Durchfall und Nierenreizung wurden nach dem Verzehr einer größeren Anzahl besonders der unreifen Früchte beobachtet. Homöopathische Zubereitungen werden bei Verdauungsschwäche eingesetzt.

TEEBEREITUNG *½ TL zerkleinerte Kreuzdornbeeren mit kochendem Wasser übergießen, 10–15 min ziehen lassen; 2-mal täglich 1 Tasse, gegebenenfalls nur 1 Tasse vor dem Schlafengehen trinken. Nebenwirkungen und Gegenanzeigen wie bei Faulbaumrinde (s. Frangula alnus).*

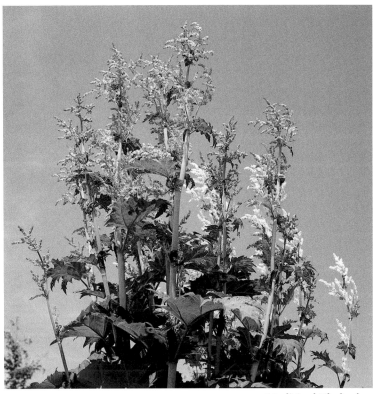

Medizinal-Rhabarber

Rheum palmatum L.

Medizinal-Rhabarber

Polygonaceae / Knöterichgewächse

1–2,5 m 4 V–VI

BOTANIK Kräftige hohe Pflanze mit rübenförmiger Wurzel und großen, handförmig gelappten Blättern, deren Abschnitte ungeteilt bis fiederspaltig sind. Blütenstand rispenförmig, beblättert, die 6 Blütenhüllblätter im Gegensatz zu *Rumex*-Arten zur Fruchtzeit alle gleich groß.

VORKOMMEN Als Arznei- und Zierpflanze auch in Mitteleuropa gelegentlich kultiviert. Heimat China.

DROGEN Rhabarberwurzel – Rhei radix (PhEur), die unterirdischen, getrockneten und geschälten Organe, auch vom Südchinesischen Rhabarber *Rheum officinale* BAILL. Rheum (HAB).

WIRKSTOFFE Anthrachinonglykoside mit den Aglykonen Rhein, Rheum-Emodin, Aloe-Emodin, Chrysophanol, Physcion u. a.; Dianthronglykoside wie die Sennoside, Gallotanningerbstoffe, Flavonoide, Phenylbutanone mit Lindleyin.

ANWENDUNG In niedriger Dosierung steht die stopfende Wirkung der Gerbstoffe im Vordergrund, so dass man Rhabarberwurzel bei Magen-Darm-Katarrhen verwenden kann. Durch ihren bitter-aromatischen Geschmack ist sie auch als appetitanregendes Mittel geeignet. In höheren Gaben überwiegt die Wirkung der Anthraderivate, so dass die Droge ein mildes, dickdarmwirksames Abführmittel darstellt, das man in der Regel in Kombinationspräparaten bei Verstopfung kurzfristig einsetzt. Andere Anwendungsgebiete wie Leber- und Galleerkrankungen werden nicht mehr empfohlen. Alkoholische Auszüge zeigen bei lokaler Anwendung (zusammen mit Salicylsäure) bei Entzündungen der Mundschleimhaut und des Zahnfleisches gute adstringierende, entzündungshemmende und auch schmerzlindernde Wirkung. Für homöopathische Zubereitungen werden als Wirkungsbereiche Durchfallerkrankungen, Verhaltensstörungen bei Kindern und

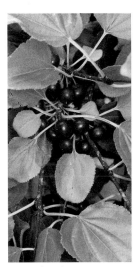

Kreuzdornbeeren können mit Faulbaumbeeren verwechselt werden. Sie sind anfangs grün bis gelblich, aber nie rot wie Faulbaumbeeren, bevor sie schwarz und reif werden.

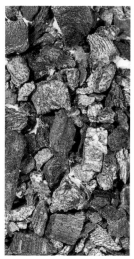

Kleine Dosen der aromatischen **Rhabarberwurzel** (0,05–0,5 g) regen den Appetit an.

auch Zahnungsbeschwerden angegeben. Die Wurzeln des **Speise-Rhabarbers** *Rheum rhabarbarum* L. mit nur geringem Anthranoidgehalt werden nicht als Abführmittel genutzt. Die im 18. Jahrhundert in Europa eingeführte Art dient mit ihren schmackhaften gekochten Blattstielen ausschließlich als Gemüsepflanze. Die Blätter selbst sind giftig.

TEEBEREITUNG *Zur kurzzeitigen Anwendung bei Verstopfung ½ gestrichenen TL Rhabarberwurzel je Tasse mit kochendem Wasser übergießen, 10–15 min ziehen lassen; abends vor dem Schlafengehen 1 Tasse trinken. Die Wirkung tritt nach 8–12 Stunden ein. Bei krampfartigen Magen-Darm-Beschwerden ist eine Dosisreduktion erforderlich. Die Gelb- oder Rotbraunfärbung des Harns ist harmlos. (Ohne Rücksprache mit dem Arzt nicht länger als 1–2 Wochen einnehmen. Nicht während der Schwangerschaft und Stillzeit, bei akut-entzündlichen Erkrankungen des Darms und Darmverschluss, Schmerzen unbekannter Ursache im Bauchraum und bei Kindern unter 10 Jahren.)*

Rheum rhaponticum L.

Rhapontik-Rhabarber, Sibirischer Rhabarber

Polygonaceae / Knöterichgewächse

1,2–2 m ♄ V–VI

BOTANIK Kräftige Staude mit ganzrandigen, rundlich-eiförmigen, am Rand etwas welligen Blättern. Blütenstand rispenförmig, nur unten beblättert, Fruchtstiel kürzer als die beiderseits ausgerandeten Nüsse.
VORKOMMEN S-Sibirien, in Europa und den USA gebietsweise kultiviert.
DROGEN Rhapontikwurzel – Rhei rhapontici radix, die getrockneten unterirdischen Teile.
WIRKSTOFFE Im Gegensatz zum Medizinal-Rhabarber nur in geringer Menge Anthranoide; Stilbenderivate wie das Glykosid Rhaponticosid (Rhaponticin).
ANWENDUNG Dem Rhaponticin werden östrogenartige Wirkungen zugesprochen. In rezeptpflichtigen Fertigarzneimitteln

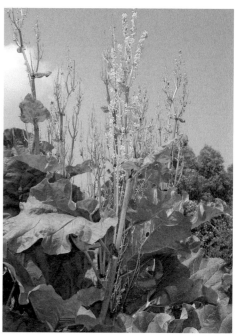

Rhapontik-Rhabarber

nutzt man standardisierte Drogenextrakte zur Follikelhormontherapie, z. B. bei klimakterischen Beschwerden, juvenilen Zyklusstörungen und Endometritis. Zu bedenken gilt, dass für Stilbenderivate (nicht speziell für Rhaponticin) erbgutschädigende und Krebs erregende Wirkungen bekannt wurden. Als Abführdroge wird diese Rhabarber-Art nicht verwendet und darf in der Droge „Rhabarberwurzel" auch nicht enthalten sein.

Rhododendron ferrugineum L.

Rostblättrige Alpenrose

Ericaceae / Heidekrautgewächse

0,3–1,2 m ♄ VI–VIII ▽

BOTANIK Immergrüner Strauch mit kahlen, ledrigen, spitz eiförmigen Blättern, am Rand umgerollt, oberseits dunkelgrün glänzend, unterseits später dicht mit rostbraunen Drüsenschuppen besetzt. An den Zweigenden doldig angeordnete Blüten, die rote, trichterförmige, 15 mm lange Krone etwa bis zur Hälfte 5-teilig.
VORKOMMEN Subalpine Gebüsche. Alpen, Pyrenäen.
DROGEN Rostfarbene Alpenrosenblätter – Rhododendri ferruginei folium, die getrockneten Blätter. Rhododendron ferrugineum (hom).

Rostblättrige Alpenrose

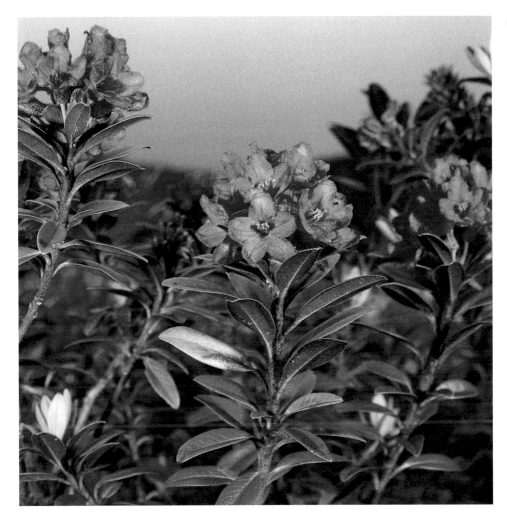

WIRKSTOFFE Grayanotoxin I (Acetylandromedol) und weitere Diterpene vom Andromedan-Typ; das bittere Phenolglykosid Rhododendrin, kein Arbutin.

ANWENDUNG Alpenrosenblätter wurden früher in der Volksheilkunde als harn- und schweißtreibendes Mittel u. a. bei rheumatischen Beschwerden, Gicht, Neuralgien und Steinleiden genutzt. Widersprüchlich sind die Angaben, ob die Art das giftige, blutdrucksenkende Diterpen Grayanotoxin enthält. Von der Anwendung wird wegen der möglichen Risiken vorsichtshalber abgeraten. Dies gilt nicht für homöopathische Zubereitungen von Rhododendron ferrugineum, die man z. B. bei Rheuma, Nervenschmerzen und Hodenentzündungen gibt.

Das homöopathische Mittel Rhododendron (HAB) wird aus den getrockneten beblätterten Zweigen der in NO-Asien bzw. in Nepal heimischen gelb blühenden Arten **Goldgelber Rhododendron** *Rh. au-*

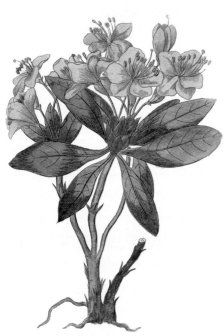

Links: **Goldgelber Rhododendron**

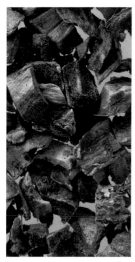

**Gewürzsumachwurzel-
rinde** enthält keine giftigen Urushiole, wie sie von
anderen *Rhus*-Arten
bekannt sind.

reum GEORGI (*Rh. chrysanthum* PALLAS)
und *Rh. campylocarpum* HOOK. gewonnen.
Es wird, allerdings viel häufiger, etwa für
die gleichen Anwendungsgebiete verordnet wie *Rh. ferrugineum*.

*Rhododendron-Arten werden in zahlreichen
Sorten in Europa kultiviert, dazu gehören
auch die als Azaleen bekannten Topfpflan-
zen. Viele von ihnen enthalten giftige Diterpene in unbekannter Menge in den Blättern,
Zweigen und auch im Nektar, so dass es
beim Saugen an den Blüten zu Vergiftungen
kommen kann. Vergiftungen durch grayano-
toxinhaltigen Honig sind seit der Antike
bekannt und wurden in neuerer Zeit wieder
aus der Türkei und N-Amerika beschrieben.*

Rhus aromatica AIT.

Gewürz-Sumach,
Duftender Sumach

Anacardiaceae / Sumachgewächse

1–2 m ♄ III–IV

BOTANIK Ungiftiger, aromatisch riechender Strauch mit 3-zählig gefiederten Blättern, Blättchen fast sitzend, grob gesägt,
das mittlere erheblich größer, im Herbst
wie bei vielen Sumach-Arten orange bis
rot gefärbt. Kleine, grünlich gelbe, 5-zäh-
lige Blüten in dichten, ährenartigen Blütenständen, vor den Blättern erscheinend.
Früchte kugelig, rot, fein behaart, etwa
6 mm groß.
VORKOMMEN Trockene, steinige Böden.
Atlantisches N-Amerika.
DROGEN Gewürzsumachwurzelrinde –
Rhois aromaticae radicis cortex, die

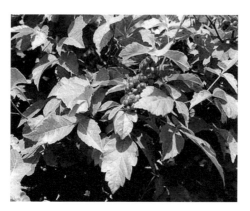

Gewürz-Sumach

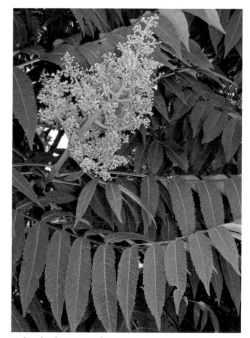

Scharlach-Sumach

getrocknete Wurzelrinde. Rhus aromatica
(hom).
WIRKSTOFFE Gerbstoffe (Gallussäurederivate), Phenolglykoside wie Orcinglyko-
sid, ätherisches Öl, Flavonoide, Triterpene, Fruchtsäuren, keine Urushiole.
ANWENDUNG Der Droge werden desinfizierende, entzündungshemmende sowie
reizreduzierende Eigenschaften zugeschrieben. Bisher ist sie in einigen Fertigarzneimitteln kombiniert mit weiteren
Heilpflanzen zur Behandlung der Reizblase und von entzündlichen Erkrankungen der ableitenden Harnwege auf dem
Markt. Auch homöopathische Zubereitungen werden bei Blasenschwäche gegeben.
In N-Amerika ist die Teeabkochung in der
Volksheilkunde gebräuchlich. Die sauer
schmeckenden Früchte können wie die
des Gerber-Sumachs *Rhus coriaria* L. als
Gewürz und zur Herstellung von sauren
Getränken verwendet werden.
Der **Scharlach-Sumach** *Rhus glabra* L.,
ebenfalls frei von giftigen Urushiolen, ist
mit dem in Mitteleuropa als Zierbaum
bekannten Essigbaum (Hirschkolben-
Sumach) *Rhus thyphina* L. verwandt. Die
Blätter sind 11–31-zählig gefiedert und
kahl. Die frische Stamm- und Astrinde
verwendet man in homöopathischer
Zubereitung u. a. bei Entzündungen der
Mundhöhle und bei Verdauungsschwäche
(Mexiko, N-Amerika).

Rhus chinensis MILL. (*Rh. semialata* MURR.)

Gallen-Sumach

Anacardiaceae / Sumachgewächse

Bis 8 m ♄ VIII–IX

BOTANIK Sommergrüner Strauch oder kleiner Baum, Blätter mit 7–13 grob gekerbt-gesägten Fiedern, Blattstiel und Mittelrippe deutlich geflügelt. Kleine 5-zählige Blüten mit weißlichen Kronblättern in großen, endständigen Rispen. Abgeflacht kugelige, orangerote, 5 mm große Früchte.

VORKOMMEN China, Japan.

DROGEN Chinesische oder Japanische Gallen, Zackengallen – Gallae chinenses et japonicae, Wucherungen, die an Zweigspitzen und Blattstielen durch Blattläuse verursacht werden.

WIRKSTOFFE Sehr hoher Tanningehalt (75–80 %).

ANWENDUNG Die Gallen selbst werden heute kaum mehr gebraucht, wohl aber die aus ihnen durch Extraktion gewonnene Gerbsäure Acidum tannicum, Tannin (PhEur). Ihre Wirkung gegen Durchfallerkrankungen ist seit alters bekannt. Um Reizungen der Magenwände vorzubeugen, verwendet man heute Tanninalbuminat (DAC), eine Tannin-Eiweiß-Verbindung, aus der die Gerbsäure nur langsam freigesetzt wird und so im unteren Verdauungstrakt noch Wirkung zei-

gen kann. Tannin wird auch aus Türkischen Gallen gewonnen (siehe *Quercus infectoria*).

Rhus toxicodendron L. (*Toxicodendron quercifolium* (MICHX.) GREENE)

Behaarter Gift-Sumach

Anacardiaceae / Sumachgewächse

Bis 1 m ♄ V–VI ☠

BOTANIK Kriechender oder bis 30 m hoch kletternder Strauch mit 3-zählig gefiederten Blättern, Fiedern breit rhombisch-eiförmig, zugespitzt, manchmal lappig gesägt, bis 10 cm lang. Blüten klein, 5-zählig, Kronblätter weißlich, in achselständigen Rispen. Kugelige, grünlich weiße, 5 mm große Früchte.

VORKOMMEN In Wäldern Nordamerikas weit verbreitet.

DROGEN Toxicodendron quercifolium, Rhus toxicodendron (HAB), die frischen jungen Triebe.

WIRKSTOFFE Im Milchsaft der Pflanze Urushiole, ein Gemisch von Alkylbrenzcatechinen.

ANWENDUNG Urushiole gehören zu den stärksten Kontaktallergenen, die die Natur zu bieten hat. Nach Berührung der Blätter, insbesondere nach Kontakt mit dem Milchsaft, kommt es zu starken Reizwirkungen auf der Haut mit Rötung, Jucken, Bläschenbildung und Entzündungen,

Links: **Gallen-Sumach**
Rechts: **Behaarter Gift-Sumach**

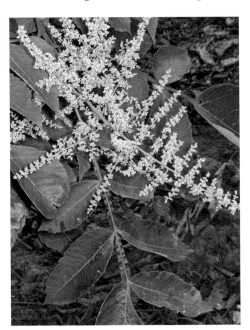

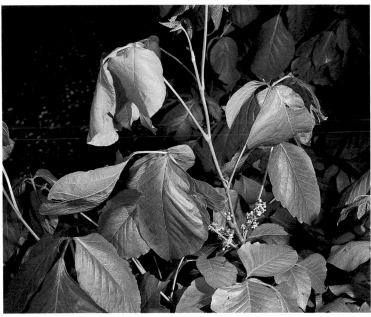

sogar Fieber kann auftreten. Besonders gefährlich ist der Kontakt mit den Augen, der den Verlust des Sehvermögens zur Folge haben kann. Innerlich, z. B. auch durch Überdosierung homöopathischer Präparate, kommt es zur heftigen Reizung der Schleimhäute im Magen-Darm-Trakt mit Koliken und blutigen Durchfällen. Giftsumachblätter, früher gegen rheumatische Erkrankungen eingesetzt, werden heute in der Schulmedizin nicht mehr verwendet, dagegen sind homöopathische Zubereitungen häufig gebrauchte Mittel. Zu ihren Anwendungsgebieten gehören fieberhafte Infektionskrankheiten, juckende Hauterkrankungen, Entzündungen der Atemwege und des Magen-Darm-Kanals, Kopf- und Nervenschmerzen sowie rheumatische Schmerzen, Unruhezustände.

Der **Kletternde Gift-Sumach** *Rhus radicans* L. steht *Rhus toxicodendron* nahe und enthält ebenfalls Urushiole. Zubereitungen aus den frischen unterirdischen Teilen gibt man z. B. bei juckenden Hauterkrankungen, rheumatischen Schmerzen und bei grippalem Infekt. *Rhus venenata* DC. (aus der frischen Stamm- und Zweigrinde und den Blättern) wird bei Hautausschlägen mit Juckreiz und Bläschenbildung sowie bei Durchfall verordnet.

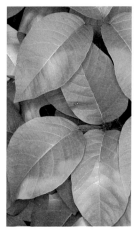

Kletternder Gift-Sumach *Rhus radicans*

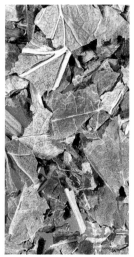

Schwarze Johannisbeer-blätter haben einen charakteristischen Geruch, der durch die gelblichen Drüsen auf der Unterseite bedingt ist.

Ribes nigrum L.

Schwarze Johannisbeere

Grossulariaceae / Stachelbeergewächse

1–2 m ♄ IV–V

BOTANIK Strauch mit handförmig 3–5-lappigen, doppelt gesägten Blättern. Blütentrauben hängend, Kelchblätter der 5-zähligen Blüten bräunlich, zurückgebogen, dicht behaart, doppelt so lang wie die aufrechten, grünlich weißen Kronblätter.

VORKOMMEN Bruch- und Auwälder, Nutzpflanze. Europa, Asien.

DROGEN Schwarze Johannisbeerblätter – Ribis nigri folium (DAC), die getrockneten, während oder kurz nach der Blüte geernteten Laubblätter (von kultivierten Sträuchern).

WIRKSTOFFE In den Blättern: Flavonoide, oligomere Proanthocyanidine, ätherisches Öl in Spuren, Phenolcarbonsäuren, Vitamin C. In den Früchten: Flavonoide, Anthocyane, Phenolcarbonsäuren, reich-

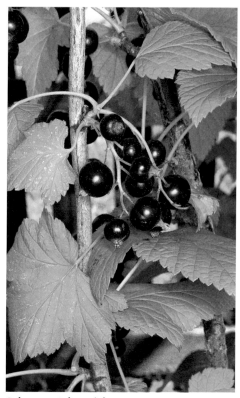

Schwarze Johannisbeere

lich Vitamin C, Fruchtsäuren, Invertzucker, Pektine. In den Samen fettes Öl mit Gamma-Linolensäure.

ANWENDUNG Vor allem die Volksheilkunde verwendet die Droge, um die Harnausscheidung zu fördern und damit rheumatische Erkrankungen positiv zu beeinflussen. Seltener wird sie auch gegen Durchfall und Krampfhusten genutzt. Als aromatische Beimischung sind Schwarze Johannisbeerblätter vor allem in Blasen- und Nierentees enthalten, daneben auch in Haustees ohne Anspruch auf Wirksamkeit. Die frischen, zerquetschten Blätter sollen bei Insektenstichen hilfreich sein. Den Aufguss der vitaminreichen Beeren oder den mit gleichen Teilen warmem Wasser verdünnten Saft nimmt man zum Gurgeln bei Entzündungen im Mund- und Rachenraum, den reinen Fruchtsaft trinkt man heiß bei beginnenden Erkältungskrankheiten, Husten und Heiserkeit. Das fette Öl der Samen enthält einen nennenswerten Anteil (18–20 %) an Gamma-Linolensäure, die bei der Behandlung von Neurodermitis und prämenstruellen Beschwerden eine Rolle spielt (s. Nachtkerze *Oenothera* und Borretsch *Borago*).

TEEBEREITUNG *Zur Erhöhung der Harn-menge 1–2 TL Schwarze Johannisbeerblätter je Tasse mit kochendem Wasser übergießen, 10 min ziehen lassen; mehrmals täglich 1 Tasse frisch bereitet zwischen den Mahlzeiten trinken. (Nicht bei Wasseransammlungen (Ödemen) infolge eingeschränkter Herz- oder Nierentätigkeit anwenden.)*

Ricinus communis L.

Rizinus

Euphorbiaceae / Wolfsmilchgewächse

0,5–4 m ☉ ☺ 4 II–IX ☙

BOTANIK Schnellwüchsige („Wunder-baum"), bis baumgroße Pflanze, Blätter handförmig gelappt. Blüten in aufrechten Rispen, unten männliche mit verzweigten gelben Staubblättern, darüber weibliche mit roten Narben. 3-fächrige stachelige Kapseln mit rotbraunen, grauweiß marmorierten Samen.

VORKOMMEN Heimat tropisches Afrika. Im Mittelmeergebiet und fast weltweit eingebürgert, auch Zierpflanze.

DROGEN Rizinussamen – Ricini semen. Durch Kaltpressung und Behandlung mit Wasserdampf gewinnt man Natives Rizinusöl – Ricini oleum virginale (PhEur). Außerdem sind Hydriertes Rizinusöl (PhEur) und Raffiniertes Rizinusöl (DAB), das mit Bleicherde behandelt wurde, in den Arzneibüchern aufgeführt. Ricinus

Rizinus

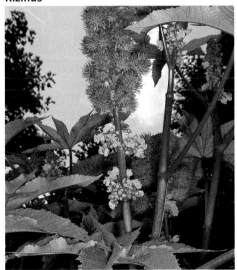

communis (hom), die kompletten reifen Samen.

WIRKSTOFFE Fettes Öl mit Triglyceriden der Ricinolsäure (Hydroxyölsäure). In den Samen außerdem Eiweißstoffe, darunter das hoch giftige Lectin Ricin, das aus arzneilich verwendetem Öl vollständig entfernt sein muss; das weniger giftige Pyridinalkaloid Ricinin, Vitamin E, Lipasen.

ANWENDUNG Die abführende Wirkung des Rizinusöls beruht wohl weitgehend auf der erst im Dünndarm enzymatisch freigesetzten Ricinolsäure. Sie soll die Synthese von Prostaglandinen stimulieren und damit eine vermehrte Sekretion von Wasser und Elektrolyten in den Darm bewirken und gleichzeitig die Resorption hemmen. Möglicherweise besteht auch ein Zusammenhang mit der verstärkten Freisetzung von Stickoxiden. Durch die Volumenvermehrung des Darminhaltes kommt es zu verstärkter Peristaltik und verkürzter Passagezeit, die ölige Beschaffenheit fördert letztlich die Gleitfähigkeit. Das auch in Kapseln erhältliche Öl wird bei akuter Verstopfung und als Darmreinigungsmittel vor Untersuchungen eingesetzt, für den Langzeitgebrauch bei chronischer Verstopfung ist es nicht geeignet. Wie bei Anthranoiddrogen, z.B. Faulbaumrinde, kann es zu Elektrolytverlusten mit den entsprechenden Auswirkungen kommen, auch Verdauungsstörungen und Appetitlosigkeit treten auf. In der Homöopathie gibt man Zubereitungen aus den ganzen Samen bei Gallensteinerkrankungen und Durchfällen. Rizinusöl zeichnet sich im Gegensatz zu anderen Ölen durch eine gute Löslichkeit in Alkohol aus und findet daher auch in Kosmetika wie Haarwässern Verwendung.

ZUBEREITUNG *1–2 EL Raffiniertes Rizinusöl auf nüchternen Magen einnehmen. Die Wirkung tritt nach 2–4 Stunden ein, bei geringeren Einnahmemengen später. Gekühlt und in Mischung mit Zitronensaft lässt sich das dickflüssige Öl leichter einnehmen. (Nicht länger als 1–2 Wochen anwenden, nicht bei akut-entzündlichen Darmerkrankungen, Bauchschmerzen unbekannter Ursache sowie Schwangerschaft. Rizinusöl ist nicht als Gegenmittel bei Vergiftungen geeignet, weil die Aufnahme des Giftes in den Körper beschleunigt werden kann.)*

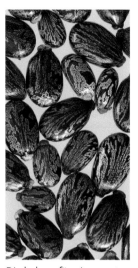

Die bohnenförmigen, rotbraun und grauweiß marmorierten **Rizinussamen** sehen sehr attraktiv aus. Die Einnahme von 6 Samen kann für ein Kind tödlich sein!

Robinia pseudacacia L.

Robinie, Falsche Akazie

Fabaceae / Schmetterlingsblütler

15–25 m ♄ V–VI ☠

BOTANIK Lichter Baum, Blätter mit 7–19 eiförmig-elliptischen Fiedern, Nebenblätter teilweise als Dornen ausgebildet. Weiße, wohlriechende, bis 2 cm lange Schmetterlingsblüten in hängenden Trauben. Hülsen glatt und flach.

VORKOMMEN Weltweit kultiviert und eingebürgert. Heimat südöstl. N-Amerika.

DROGEN Robinia pseudacacia (HAB), die frische Rinde junger Zweige.

WIRKSTOFFE Vor allem in der Rinde und den Samen verschiedene Lectine (früher als Robin benannt). In den Blüten ätherisches Öl.

ANWENDUNG Arzneiliche Anwendung der Art erfolgt allein in der Homöopathie, z. B. bei zu viel Magensäure und den damit verbundenen Störungen, Sodbrennen, saurem Aufstoßen, Durchfall sowie bei Migräne. Die (ungiftigen) duftenden Blüten nimmt man bisweilen noch zum Würzen. Nach Einnahme der Samen oder Kauen auf der Rinde durch Kinder, auch durch Einatmen des Staubes beim Drechseln des Holzes wurde über (schwerwiegende) Vergiftungen, ausgelöst durch die Lectine, berichtet.

Links: **Robinie**
Rechts: **Hunds-Rose**

Rosa canina L.

Hunds-Rose

Rosaceae / Rosengewächse

1–3(–5) m ♄ VI

BOTANIK Hoher Strauch mit überhängenden Ästen und gleichartigen, sichelförmig gekrümmten Stacheln. Blätter 5- und 7-zählig gefiedert, unterseits meist drüsenlos. Kelchblätter mit wenigen schmalen Fiedern, nach der Blüte zurückgeschlagen und vor der Fruchtreife abfallend. Die etwa 5 cm breiten, rosa Blüten an kahlen Stielen. Die Scheinfrüchte (Hagebutten) stellen die fleischigen Achsenbecher dar. Sie sind kahl, eiförmig bis kugelig und innen behaart. Die kantigen, hellen, steinharten Nüsschen sind die eigentlichen Früchte.

VORKOMMEN Hecken, Gebüsche, lichte Wälder. Europa bis Zentralasien.

DROGEN Hagebuttenschalen – Rosae pseudo-fructus (PhEur), Cynosbati fructus sine semine, die reifen, geöffneten, von Früchten und Haaren befreiten Scheinfrüchte verschiedener Arten der Gattung *Rosa* L. Die Droge „Hagebutten" – Rosae pseudo-fructus cum fructibus (DAC), Cynosbati fructus cum semine, beinhaltet die Scheinfrüchte mit den Früchten. Rosa canina (hom), die frischen Blumenblätter.

WIRKSTOFFE In Hagebuttenschalen Vitamine (besonders in den frischen Schein-

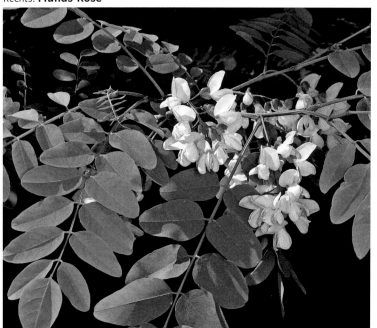

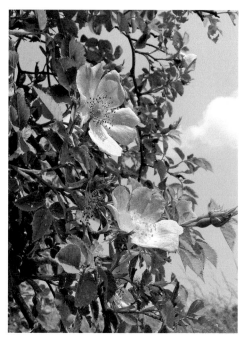

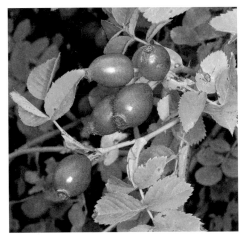

Hunds-Rose

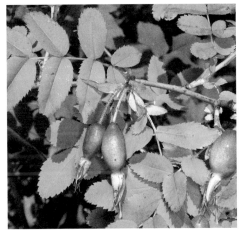

Alpen-Rose

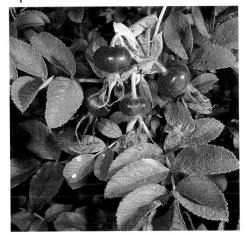

Kartoffel-Rose

nen als den Arzneidrogen. Zwar ist eine schwache harntreibende und mild abführende Wirkung auf Grund der Fruchtsäuren und Pektine vorhanden, die aber für eine therapeutische Anwendung nicht ausreichend erscheint. Auch als Vitamin-C-Spender sind nur die frischen Scheinfrüchte zu sehen, da der Gehalt beim Trocknen sehr schnell abnimmt. In Extrakten und auch in der Marmelade (Hegenmus) bleiben die Vitamine besser erhalten und sind in der Volksmedizin zur Vorbeugung und Behandlung von Erkältungserkrankungen beliebt. Das fette Öl der Früchte hat einen hohen Anteil an ungesättigten Fettsäuren und Vitamin A. Es soll einen positiven Einfluss auf die Narben- und Faltenrückbildung, insbesondere bei Aknenarben, haben.

Neben der **Hunds-Rose** gehören die **Alpen-Rose** *Rosa pendulina* L. (*R. alpina* L.) mit hängenden, schlank flaschenförmigen Früchten, die zur Reifezeit noch die ungefiederten, aufgerichteten Kelchblätter tragen (Gebirge in Mittel- und S-Europa), und die **Kartoffel-Rose** *Rosa rugosa* THUNB. mit abgeflacht kugeligen Früchten, die zur Reifezeit von ungefiederten, abstehenden Kelchblättern gekrönt sind (O-Asien, in Mitteleuropa sehr häufig kultiviert), zu den wichtigen Drogenlieferanten.

Rosa gallica L.

Essig-Rose

Rosaceae / Rosengewächse

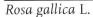

0,2–0,7 m ♄ VI–VII

BOTANIK Niedriger Strauch, Stacheln verschiedenartig, gerade und gekrümmt. Blätter meist nur 5-zählig. Rosarote Blüten, 5–7 cm breit, auf langen, dicht drüsigen Stielen, Kelchblätter gefiedert, nach der Blüte zurückgeschlagen, hinfällig. Reife Früchte kugelig, braunrot, mit Drüsen und Stachelborsten.

VORKOMMEN Lichte, trockene Wälder, Waldränder. S-Europa, südl. Mitteleuropa.

DROGEN Rosenblütenblätter – Rosae flos (DAC), die vor dem völligen Aufblühen geernteten Kronblätter meist von gefüllten Kultursorten.

WIRKSTOFFE Ätherisches Öl mit Citronellol, Geraniol, Nerol, Phenylethylalko-

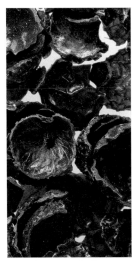

Hagebuttenschalen sind wegen ihres angenehmen süßsäuerlichen Geschmacks häufig in Haustees oder als geschmacksverbessernder Anteil in Arzneiteemischungen enthalten. Sie werden nicht selten zusammen mit Hibiscusblüten angeboten.

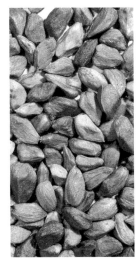

Hagebuttenfrüchte (-kerne), fälschlich als Samen bezeichnet, werden getrocknet als Kernlestee noch gelegentlich bei Blasen- und Nierenleiden, auch bei Steinleiden eingesetzt. Sie passieren den Magen-Darm-Trakt unversehrt, die Anwendung ist möglicherweise auf die Signaturenlehre zurückzuführen.

früchten viel Vitamin C), Pektine, Fruchtsäuren, Zucker, Carotinoide, Gerbstoffe, in geringen Mengen ätherisches Öl. In den Früchten (Kernen) fettes Öl, Proteine, Phospholipide.

ANWENDUNG Hagebuttenschalen sind eher dem Lebensmittelbereich zuzuord-

Essig-Rose

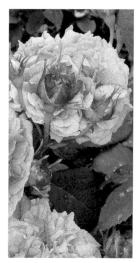

Auch die **Damaszener Rose** *Rosa × damascena* Mill. (angebaut in Bulgarien und der Türkei) stammt von der Essig-Rose ab und wird zur Gewinnung von Rosenblüten (blättern) und Rosenöl herangezogen.

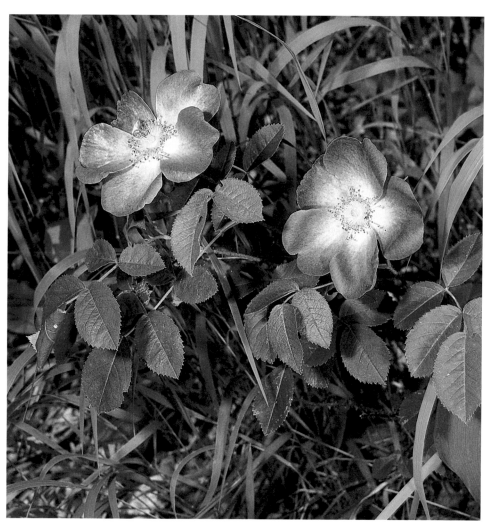

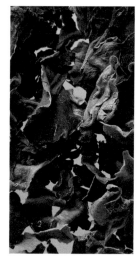

Rosenblütenblätter gewinnt man häufig auch von der Hundertblättrigen Rose, Provence-Rose, *Rosa × centifolia* L., einer *R. gallica*-Hybride, die seit dem 17. Jahrhundert in vielen Sorten kultiviert wird (Anbau heute in Frankreich, Italien und Marokko).

hol; geruchsbestimmend sind die in Spuren enthaltenen Rosenketone wie Damascenon und Damascon; Catechingerbstoffe.

ANWENDUNG Die Blütenblätter verwendete man früher auf Grund des Gerbstoffgehaltes gegen Durchfall, als Gurgelmittel und zu Bädern bei schlecht heilenden Wunden, heute sind sie wohl nur noch als Schmuckdroge in Teemischungen enthalten. Rosenöl (Rosae aetheroleum), das entzündungshemmende und bakterizide Wirkung hat, ist vor allem als Geruchs- bzw. Geschmackskorrigens für Arzneimittel, in Backwaren (als Rosenwasser) sowie in der Parfüm- und Kosmetikindustrie in Gebrauch. Der Preis ist hoch und Verfälschungen z. B. mit billigem Geraniumöl (siehe *Pelargonium*) daher nicht selten: Für 1 kg Rosenöl benötigt man 3,5–4 t Rosenblüten, die in etwa 800 Stunden geerntet werden.

Rosmarinus officinalis L.

Rosmarin
Lamiaceae / Lippenblütler

0,5–2 m ♄ I–XII

BOTANIK Immergrüner, stark duftender Strauch. Blätter schmal lineal, ihre Ränder nach unten umgerollt, oben kräftig grün, unterseits weißfilzig. Die 2-lippige Blütenkrone blau, blassblau oder rosa, 10–12 mm lang, mit 2 weit herausragenden Staubblättern.

VORKOMMEN Immergrüne Gebüsche. Mittelmeergebiet, weiter als Zier-, Gewürz- und Heilpflanze angebaut.

DROGEN Rosmarinblätter – Rosmarini folium (PhEur), die getrockneten Laubblätter. Rosmarinöl – Rosmarini aetheroleum (PhEur), das ätherische Öl aus Blättern und beblätterten Stängeln. Rosmarinus officinalis (HAB).

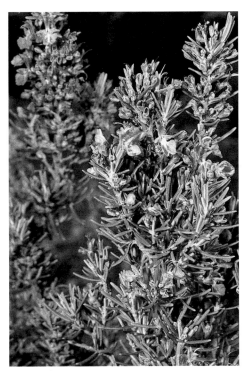

Rosmarin

WIRKSTOFFE Ätherisches Öl vor allem mit Cineol, Campher, Borneol, Bornylacetat und Pinen, als Geruchsträger Verbenon; bitter schmeckende Diterpenphenole wie Carnosolsäure und Rosmadial; Triterpensäuren, Lamiaceen-Gerbstoffe wie Rosmarinsäure, Flavonoide.

ANWENDUNG Für den innerlichen Gebrauch nimmt man Zubereitungen der Droge, die neben dem ätherischen Öl auch die Bitterstoffe enthalten. Durch vermehrte Sekretion der Verdauungssäfte gehören z. B. leichte, auch krampfartige Magen-, Darm- und Galle-Beschwerden, Verdauungsstörungen mit Völlegefühl, Blähungen und Appetitlosigkeit zu den Anwendungsgebieten. Auch bei Erschöpfungszuständen wie nach überstandenen Infektionskrankheiten und bei Kreislaufschwäche wird Rosmarin gern eingesetzt. Für äußerliche Anwendungen nutzt man überwiegend das ätherische Öl, das lokal durchblutungsfördernde und hautreizende Wirkung hat. Zahlreiche Zubereitungen gegen Muskel- und Gelenkrheumatismus, Nervenschmerzen und Durchblutungsstörungen enthalten Rosmarinöl, ebenso Bronchialbalsame, Gurgellösungen und belebende Badezusätze. Homöopathische Arzneimittel werden bei Magen-Darm-Störungen gegeben.

TEEBEREITUNG *1 TL Rosmarinblätter je Tasse mit heißem Wasser übergießen, 15 min ziehen lassen. 3–4-mal täglich 1 Tasse warm zwischen den Mahlzeiten trinken. Rosmarin zur Anregung des Kreislaufs: 20 g Droge in 1 l (Süd-)Wein 5–8 Tage lang unter gelegentlichem Umschütteln ausziehen, dann abfiltrieren. Morgens und mittags jeweils 1 Gläschen (40 ml) trinken. Für ein Rosmarinbad 50 g Droge mit 1 l Wasser zum Sieden erhitzen, dann 30 min bedeckt stehen lassen. Die abgeseihte Flüssigkeit dem Badewasser zusetzen. (Das Bad nicht am Abend nehmen, Rosmarin und Zubereitungen außer als Gewürz nicht während der Schwangerschaft anwenden.)*

Rubia tinctorum L.

Färberröte, Krapp
Rubiaceae / Rötegewächse

0,5 1 m ⁴ VI–VIII

BOTANIK Aufrechte oder aufsteigende Pflanze, Stängel an den 4 Kanten mit rückwärts gerichteten kleinen Stacheln. Spitze, lanzettliche Blätter zu 4–6 quirlständig. Blütenkrone gelb, 2–3 mm breit,

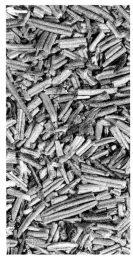

Rosmarinblätter haben durch den Gehalt an Carnosolsäure antioxidative Wirkung, so dass sie zum Konservieren von Fleisch und Fett genutzt werden können; als herbes, etwas bitteres Gewürzkraut sind sie im Haushalt und in der Likörindustrie beliebt.

Färberröte

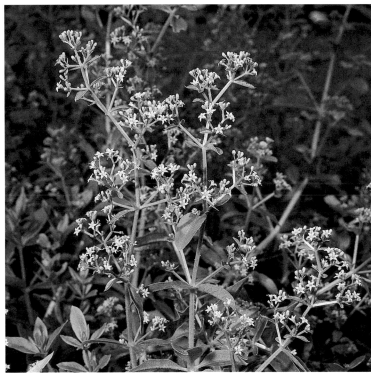

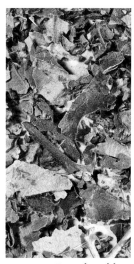

Die Droge **Brombeerblät-
ter** stammt von „schwach
behaarten" Arten, wodurch
sie sich optisch von den
unterseits weißfilzigen
Himbeerblättern unter-
scheidet. Die zahlreichen
in Frage kommenden Arten
sind sicher nicht alle auf
ihre Inhaltsstoffe hin
untersucht.

meist mit 5 Zipfeln. Kahle, schwärzliche,
beerenartige Früchte.

VORKOMMEN Vor allem in S-Europa früher kultiviert und verwildert. Heimat
wohl Vorderasien.

DROGEN Krappwurzel, Färberwurzel –
Rubiae tinctorum radix, der getrocknete
Wurzelstock. Rubia tinctorum (hom).

WIRKSTOFFE Anthranoide vom Rubia-
din-Typ wie Lucidin, Rubiadin, Alizarin
und Alizarinprimverosid (Ruberythrin-
säure); Asperulosid.

ANWENDUNG Die Anthranoide der
Krappwurzel können mit Calcium-Ionen
lösliche Komplexe bilden und damit der
Calciumoxalat-Kristallisation bzw. der
Entstehung von entsprechenden Harnsteinen in der Niere entgegenwirken.
Daneben werden der Droge entzündungshemmende und krampflösende Wirkungen zugesprochen. Die Krappwurzel war
in zahlreichen Zubereitungen (auch in
homöopathischer Verdünnung) im Handel, deren Zulassung aber inzwischen
widerrufen wurde: Besonders für Lucidin
und Rubiadin besteht der Verdacht auf
eine erbgutschädigende und Krebs auslösende Wirkung, so dass die Anwendung
nicht mehr vertretbar ist. Bis zur synthetischen Herstellung des Alizarins 1869
hatte die Art große Bedeutung als Farbstofflieferant.

Rubus fruticosus agg.

Brombeere

Rosaceae / Rosengewächse

Bis 3 m 4 VI–VII

BOTANIK Triebe verholzend, 2-jährig, mit
gleichartigen oder ungleichartigen Stacheln. Blätter 3–5(–7)-zählig gefingert,

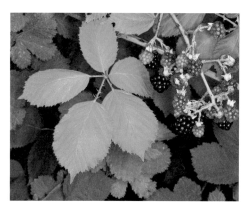

Brombeere

unterseits grün oder auch grauweiß
behaart. Blüten 5-zählig, mit weißen oder
rosa Kronblättern, die meist länger sind
als der Kelch. Schwarze Sammelfrüchte.
Formenreiche Artengruppe.

VORKOMMEN Wälder, Hecken, Schläge,
in der nördl. Hemisphäre weit verbreitet.

DROGEN Brombeerblätter – Rubi fruticosi folium (DAC), die getrockneten Blätter schwach behaarter Arten. Rubus fruticosus (HAB).

WIRKSTOFFE Gerbstoffe (Gallotannine
und dimere Ellagitannine), Flavonoide,
Fruchtsäuren wie Citronen- und Isocitronensäure.

ANWENDUNG Auf Grund des Gerbstoffgehaltes wird die Droge bei leichteren
Durchfallerkrankungen, zum Gurgeln bei
Entzündungen im Mund- und Rachenraum, auch zu Waschungen bei chronischen Hauterkrankungen verwendet.
Wegen des angenehmen Geschmacks
sind Brombeerblätter in Teemischungen
ganz unterschiedlicher Indikation enthalten und können auch als Bestandteil so
genannter Haustees über längere Zeit
gefahrlos getrunken werden. Fermentiert
erinnert der Geschmack wie bei fermentierten Himbeerblättern an Schwarzen
Tee. In der Homöopathie ist Rubus fruticosus kaum gebräuchlich.

*TEEBEREITUNG 2 TL Brombeerblätter je
Tasse mit kochendem Wasser übergießen,
10 min ziehen lassen. Mehrmals täglich
1 Tasse zwischen den Mahlzeiten trinken.
Zum Gurgeln und Spülen mehrmals täglich
den lauwarmen Teeaufguss verwenden. (Bei
länger als 2 Tage anhaltenden oder mit Blutbeimengungen oder Fieber einhergehenden
Durchfällen ist ein Arzt zu befragen.)*

Rubus idaeus L.

Himbeere

Rosaceae / Rosengewächse

1–2 m 4 V–VII

BOTANIK Halbstrauch mit verholzten,
2-jährigen, kurz bestachelten Trieben und
3–5-zählig gefiederten, unterseits regelmäßig weißfilzigen Blättern. Kronblätter
schmal, etwa 5 mm lang, kürzer als die
Kelchblätter. Rote Sammelfrüchte.

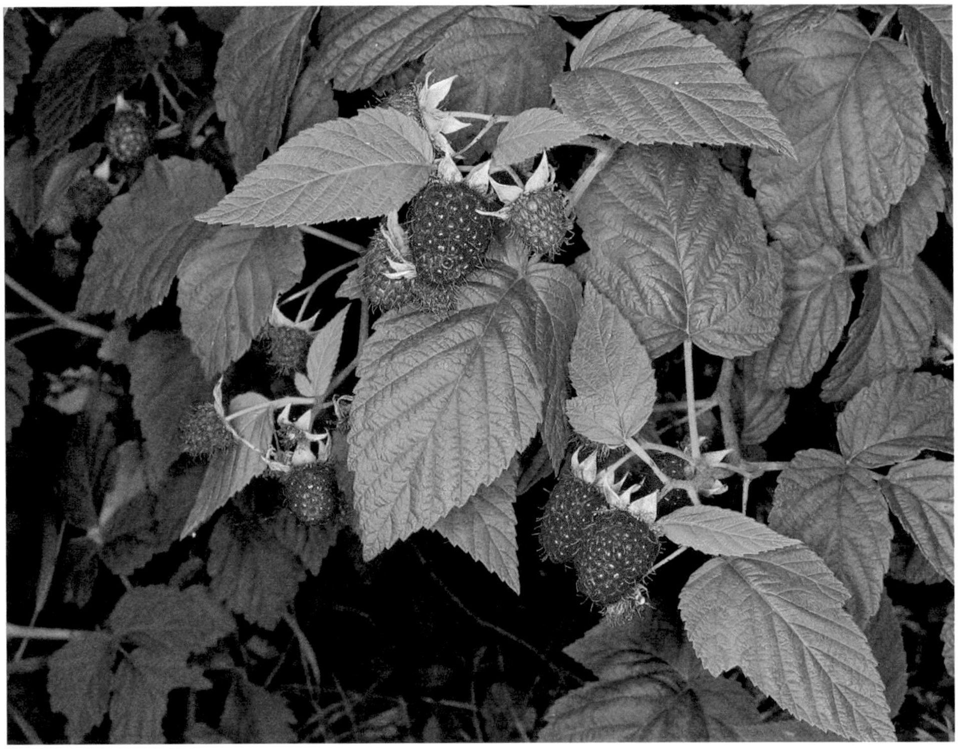

Himbeere

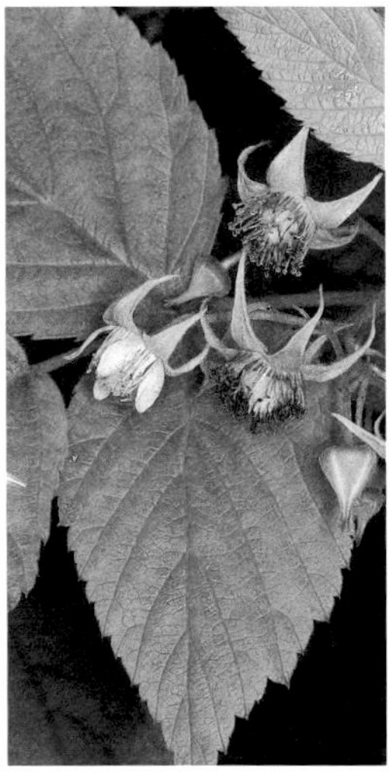

Die weißen Kronblätter der **Himbeere** fallen sehr schnell ab.

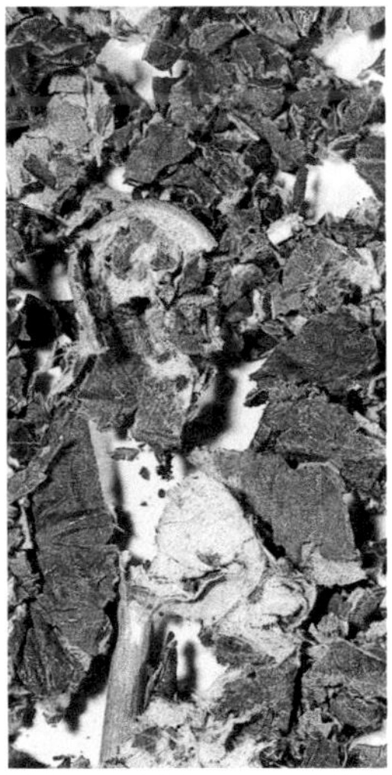

Himbeerblätter werden Teemischungen gern als Stabilisierungsdroge beigegeben: Die Haare der Blattunterseiten verhindern ein Entmischen der einzelnen Bestandteile.

VORKOMMEN Waldlichtungen, Waldränder, Schläge. Nördl. Hemisphäre.
DROGEN Himbeerblätter – Rubi idaei folium (DAC), die getrockneten Blätter. Himbeersirup – Rubi idaei sirupus, aus den frischen Früchten bereitet.
WIRKSTOFFE In den Blättern Gerbstoffe (Gallotannine und Ellagitannine), Flavonoide, Vitamin C. In den Früchten Mineralstoffe, Vitamine, Fruchtsäuren, Farbstoffglykoside, Aromastoffe aus etwa 100 Komponenten.
ANWENDUNG Die Blätter werden in der Volksheilkunde wie Brombeerblätter verwendet (s. *Rubus fruticosus*), so auf Grund des Gerbstoffgehaltes als Tee bei leichten Durchfallerkrankungen, zum Gurgeln bei Entzündungen im Mund- und Rachenraum, seltener auch zu Waschungen bei chronischen Hauterkrankungen. In neuerer Zeit werden sie als Tee oder für Sitzbäder in den letzten Schwangerschaftswochen zur Erleichterung der Geburt empfohlen. Hierfür gibt es von den Inhaltsstoffen her keine Erklärung, aber sicher ist der Einsatz ohne Nebenwirkungen. Fermentierte Himbeerblätter erinnern an den Geschmack von Schwarzem Tee, sie sind daher häufig in Hausteemischungen enthalten. Der Sirup dient der Geschmacksverbesserung und Färbung von Arzneisäften, seit alters wird er (verdünnt) gern als durstlöschendes Getränk bei Fieber gegeben.

Rumex acetosa L.

Großer Sauerampfer

Polygonaceae / Knöterichgewächse

0,3–1 m ♃ V–VII

BOTANIK Spreite der Grundblätter 2 bis 6-mal so lang wie breit, pfeil- oder spießförmig, etwas fleischig, sauer schmeckend. Blütenstand locker rispig mit einfachen Ästen, Blüten meist eingeschlechtig und 2-häusig, von 6 Hüllblättern die 3 inneren zur Fruchtzeit größer und mit kleiner Schwiele.
VORKOMMEN Wiesen, Unkrautgesellschaften. Nördl. Hemisphäre.
DROGEN Sauerampferkraut – Rumicis acetosae herba. Rumex acetosa (hom), die frischen unterirdischen Teile.
WIRKSTOFFE Im Kraut Kaliumhydrogenoxalat und freie Oxalsäure, Gerbstoffe, Flavonoide, Vitamin C; in den Wurzeln Anthranoide.
ANWENDUNG Die Pflanze gilt in der Volksmedizin als „blutreinigend". Dementsprechend verwendet man die jungen

Großer Sauerampfer

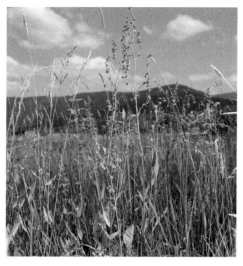

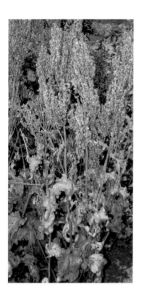

Zubereitungen aus dem **Garten-Sauerampfer** *R. rugosus* CAMPD. (*R. acetosa* L. var. *hortensis* DIERB.) werden speziell bei Entzündungen der Nasennebenhöhlen und der Atemwege verwendet. Die Art wird auch als Gemüsepflanze kultiviert und unterscheidet sich vom Großen Sauerampfer durch gedrungenere Blattspreiten und mehrfach verzweigte Äste im Blütenstand.

frischen Blätter gern zu Frühjahrskuren in Salaten und Suppen. Bei zu reichlichem Genuss sind Oxalatvergiftungen mit Nierenschädigung insbesondere bei Kindern denkbar. Außer harntreibenden und schleimlösenden Eigenschaften soll die Pflanze auch die Widerstandskraft bei Infekten stärken.

Das viel verwendete Homöopathikum „Rumex" wird aus den frischen unterirdischen Teilen von *Rumex crispus* L., dem **Krausen Ampfer**, gewonnen. Diese enthalten in geringer Menge abführend wirkende Anthranoide (siehe *Rheum palmatum*). Zu den Anwendungsgebieten gehören entzündliche Atemwegserkrankungen, Durchfälle und juckende Hautausschläge. Die krautigen Teile dieser Art enthalten Oxalate in einer Konzentration, die von dem Gebrauch in Salaten abraten lässt.

Ruscus aculeatus L.

Stechender Mäusedorn,
Stechmyrte

Ruscaceae (Liliaceae s. l.) / Mäusedorngewächse

0,1–0,8 m ♄ X, II–IV

BOTANIK 2-häusiger, immergrüner Halbstrauch mit 2-zeilig angeordneten, blattartig verbreiterten, stechenden Zweigen. Darauf sitzend die kleinen weißlichen Blüten in der Achsel eines winzigen Tragblattes. Glänzend rote Beeren.

VORKOMMEN Wälder und Gebüsche. Mittelmeergebiet, W-Europa, SW-Asien.

DROGEN Mäusedornrhizom – Rusci rhizoma (PhEur), die getrockneten unterirdischen Organe.

WIRKSTOFFE Steroidsaponine Ruscin und Ruscosid mit den Aglyka Neoruscogenin und Ruscogenin (als „Ruscogenine" bezeichnet), Triterpene, wenig ätherisches Öl.

ANWENDUNG Den Ruscogeninen werden kapillarabdichtende, den Venentonus erhöhende, entzündungshemmende und entwässernde Eigenschaften zugeschrieben. Die Droge selbst ist nicht gebräuchlich, aber zahlreiche Fertigpräparate enthalten standardisierte Extrakte oder isolierte Ruscogenine. Man verwendet sie zur unterstützenden Therapie bei chronisch venöser Insuffizienz mit Schmerzen und Schweregefühl in den Beinen, Schwellungen, Juckreiz und nächtlichen Wadenkrämpfen sowie bei Beschwerden durch Hämorrhoiden.

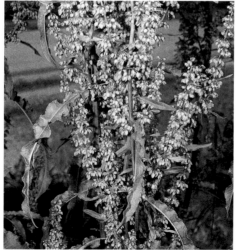

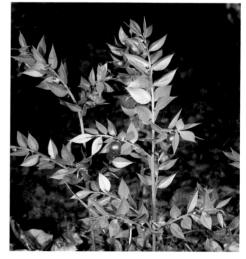

Links: **Krauser Ampfer**
Rechts: **Stechender Mäusedorn**

Ruta graveolens L.

Wein-Raute

Rutaceae / Rautengewächse

0,3–0,6 m ⁴ VI–VII ⚘

BOTANIK Am Grund verholzter, kahler, aromatischer Halbstrauch. Blätter blaugrün, doppelt gefiedert, mit ovalen, durch Öldrüsen durchscheinend punktierten Abschnitten. Blütenstand mit 4-zähligen gelben Seitenblüten und 5-zähliger Endblüte.

VORKOMMEN Heimat im östl. Mittelmeergebiet, in wärmeren Gebieten Europas als Heil- und Gewürzpflanze angebaut und verwildert.

DROGEN Rautenkraut – Rutae herba, die während der Blüte gesammelten und getrockneten krautigen Teile. Ruta graveolens, Ruta (HAB).

WIRKSTOFFE Ätherisches Öl mit Methylnonylketon oder Methylheptylketon als Hauptkomponente; Flavonoide, vor allem Rutin (Rutosid), verschiedene Cumarine, darunter die Furanocumarine Bergapten und Psoralen sowie Pyranocumarine, etwa 40 Alkaloide, darunter Chinoline, Chinazoline und Acridone.

ANWENDUNG Die Wein-Raute ist eine seit alters genutzte Heilpflanze, die in der Volksheilkunde im Laufe der Jahrhunderte eine Vielzahl von Anwendungen erfahren hat. Aus ihr wurde erstmals das Flavonoid Rutin (Rutosid) isoliert. Die krampflösenden, verdauungsfördernden, ödemhemmenden, menstruationsfördernden und auch antimikrobiellen Eigenschaften werden heute nur noch selten genutzt, z. B. bei Menstruationsstörungen und Verdauungsbeschwerden. Das Nebenwirkungsrisiko ist hoch, so dass man von der Anwendung generell abrät und Rautenkraut aus den Arzneibüchern gestrichen hat. Bei äußerlichem Kontakt mit der Pflanze und gleichzeitiger Sonneneinstrahlung kann es bei empfindlichen Personen zur Photosensibilisierung mit Hautentzündungen kommen, nach Einnahme auch in therapeutischen Dosen zu Magen- und Darmreizungen, Müdigkeit, Schwindel oder Krämpfen. Todesfälle wurden nach missbräuchlicher Anwendung des ätherischen Öls als Abtreibungsmittel bekannt. Neuere Forschungen befassten sich mit der angeblich günstigen Wirkung der Droge bei multipler Sklerose, die aber bisher nicht bestätigt werden konnte. Eine Anwendung bei dieser Erkrankung ist nicht zu verantworten. Allein bei der gelegentlichen Nutzung als Gewürz in sparsamer Dosierung bestehen (außer bei Schwangerschaft) keine Bedenken. Zu den Anwendungsgebieten in der Homöopathie gehören u. a. Prellungen, Verrenkungen, Krampfaderleiden und Rheumatismus.

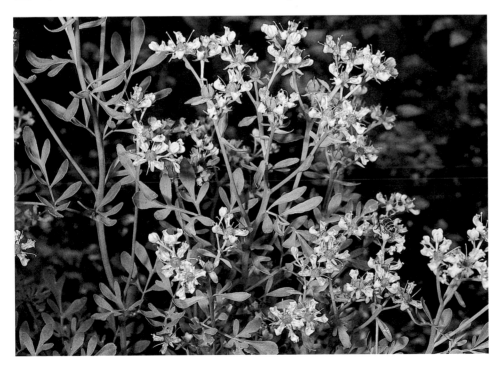

Wein-Raute

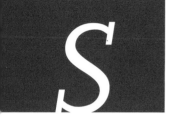

Salix daphnoides Vill.

Reif-Weide

Salicaceae / Weidengewächse

Bis 12 m ♄ III–IV

BOTANIK Strauch oder niedriger Baum, Zweige dick, braun bis purpurn, die älteren hechtblau bereift. Blätter lanzettlich, lang zugespitzt, Blattrand fein drüsig gesägt. Kätzchen bis 6 cm lang.

VORKOMMEN Gebüsche. S-Skandinavien, Baltikum, Alpenraum.

DROGEN Weidenrinde – Salicis cortex (PhEur), die getrocknete Rinde junger Zweige verschiedener Weiden-Arten, sofern ihre Rinde den geforderten Gesamt-Salicingehalt von mindestens 1,5 % aufweist. Salix purpurea (hom); Salix alba (hom).

WIRKSTOFFE Salicylalkoholderivate, überwiegend Salicin mit den Abkömmlingen Fragilin und Populin, Salicortin mit Acetylsalicortin und Tremulacin (Gesamt-Salicingehalt bis 4 %); Phenolcarbonsäuren, Flavonoide, Gerbstoffe.

ANWENDUNG Weidenrinde hat fiebersenkende, schmerzstillende und vor allem entzündungshemmende Eigenschaften. Man verwendet sie heute bei rheumatischen und auch anderen chronischen Schmerzen am besten in Fertigpräparaten, die auf einen bestimmten Salicingehalt standardisiert sind. Die traditionelle Nutzung bei fieberhaften grippalen Infekten oder leichten Kopfschmerzen hat inzwischen weniger Bedeutung. Da der Hauptwirkstoff, das Glykosid Salicin, erst nach der Magenpassage letztlich in der Leber zu der therapeutisch wirksamen Salicylsäure umgewandelt wird, hat die Droge die Vorzüge einer länger anhaltenden Wirkung und fehlender Nebenwirkungen, z. B. Blutungen im Magen-Darm-Trakt, wie sie nach Einnahme synthetisch hergestellter Acetylsalicylsäure gefürchtet sind. In ihrem Wirkungsansatz ist die Salicylsäure (im Gegensatz zur Acetylsalicylsäure) mit den modernen COX-2-Hemmern durchaus zu vergleichen. Möglicherweise tragen auch die Flavonoide synergistisch zu der schmerzstillenden Wirkung bei, da diese nicht allein durch den Salicingehalt erklärbar ist. Auch eine knorpelprotektive Wirkung wird diskutiert. Weidenrinde und ihre Präparate sind nicht zur Akuttherapie heftiger Schmerzen geeignet.

Reif-Weide
Links: männliche Kätzchen
Rechts: Blätter

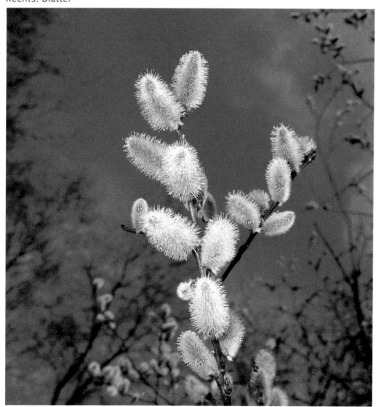

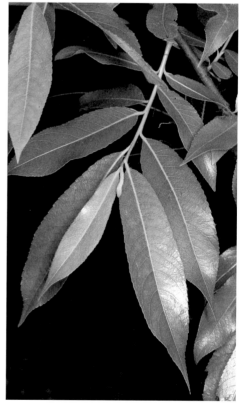

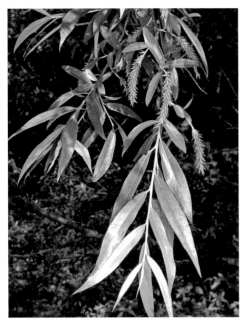

Silber-Weide

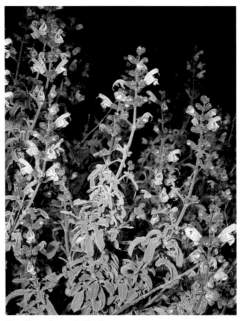

Dreilappiger Salbei

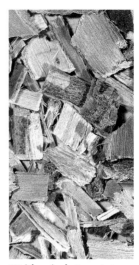

Weidenrinde kann bei bestehender Überempfindlichkeit gegen Salicylate zu allergischen Reaktionen führen. Für eventuelle Beschwerden im Magen-Darm-Trakt werden die Gerbstoffe verantwortlich gemacht.

Die Rinde der **Silber-Weide** *Salix alba* L. entspricht mit 0,5–1 % Salicin oft nicht den Anforderungen des Arzneibuches, ist in der Handelsdroge aber durchaus vertreten. (Blätter am ganzen Rand fein gesägt, unterseits anliegend seidig behaart.)

Salvia fruticosa MILL. (*S. triloba* L. f.)

Dreilappiger Salbei,
Griechischer Salbei

Lamiaceae / Lippenblütler

0,3–1,5 m ♄ III–VI

BOTANIK Strauch mit angedrückt graufilzig behaarten Zweigen. Blätter schmal eiförmig, einfach oder am Grund mit 2–4 Öhrchen, fein gekerbt. Blüten quirlig angeordnet, in verlängerten Blütenständen, Krone blauviolett bis rosa, 16–25 mm lang, Kelch 5–8 mm, mit etwa 2 mm langen Zähnen.
VORKOMMEN Macchien, Garigues. Nur im östl. Mittelmeergebiet heimisch.
DROGEN Griechische Salbeiblätter, Dreilappige Salbeiblätter – Salviae trilobae folium (PhEur), die getrockneten Blätter.
WIRKSTOFFE Ätherisches Öl (Griechisches Salbeiöl) mit Cineol (Eucalyptol) bis über 60 %, Thujon nur 5 %, Campher bis 15 %; weitere Mono- und Sesquiterpene,

Flavonoide, darunter das für die Droge charakteristische Salvigenin, Lamiaceen-Gerbstoffe wie Rosmarinsäure, Bitterstoffe vom Diterpen-Typ wie Carnosol, Triterpene wie Ursolsäure.
ANWENDUNG Das ätherische Öl des Griechischen Salbei weist eine andere Zusammensetzung als Dalmatinisches Salbeiöl (vom Echten Salbei) auf, hervorzuheben ist besonders der niedrigere Thujon-Gehalt. Der Tee wird traditionell wie vom Echten Salbei zum Gurgeln und Spülen bei Entzündungen der Schleimhäute im Mund- und Rachenraum genutzt, innerlich auch bei Magen-Darm-Beschwerden. Mit der Verwendung als schweißhemmendes Mittel liegen keine Erfahrungen vor.

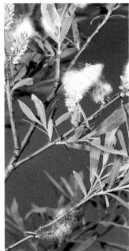

Die **Purpur-Weide** *Salix purpurea* L. hat einen hohen Salicingehalt (3–8,5 %). Homöopathische Zubereitungen aus der frischen Rinde gibt man bei Verdauungsstörungen und Schwindel. (Zweige gelbbraun bis rot, Blätter nur im oberen Teil fein gesägt.)

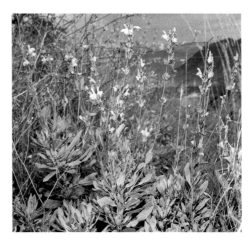

Lavendelblättriger Salbei

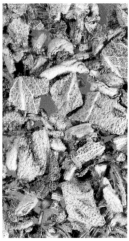

Salbeiblätter können als Gewürz die Haltbarkeit von Speisen verlängern. Die Wirkung wird den Phenol-glykosiden und den Diterpen-Bitterstoffen zugeschrieben.

Echter Salbei

Der **Lavendelblättrige Salbei** *Salvia lavandulifolia* VAHL ist in der Bergstufe des westlichen Mittelmeergebietes beheimatet. Er liefert Spanisches Salbeiöl (Salviae lavandulifoliae aetheroleum DAC), das Cineol und Campher enthält, aber praktisch frei von Thujon ist und als unbedenklich in Kosmetika, Zahnpflege- und auch Lebensmitteln gilt. Im arzneilich verwendeten Dalmatinischen Salbeiöl darf es nicht enthalten sein.

Salvia officinalis L.

Echter Salbei

Lamiaceae / Lippenblütler

0,2–0,7 m ♄ V–VII

BOTANIK Aromatischer Halbstrauch mit abstehend graufilzig behaarten Zweigen. Die dicklichen, runzeligen Blätter länglich-eiförmig, am Rand fein gekerbt, oberseits verkahlend. Blüten quirlig in lockeren, ährenförmigen Blütenständen, Krone meist hellviolett, 20–35 mm lang, Kelch 10–14 mm, mit 5–8 mm langen Zähnen. Pflanzen aus Kulturen in Mitteleuropa sind viel weniger behaart.

VORKOMMEN Verbreitet kultiviert, in warmen Gebieten verwildert. Heimat wohl Balkanhalbinsel.

DROGEN Salbeiblätter – Salviae officinalis folium (PhEur), die getrockneten Laubblätter der kurz vor der Blüte stehenden Pflanzen. Dalmatinisches Salbeiöl – Salviae officinalis aetheroleum (DAC), das ätherische Öl. Salvia officinalis (HAB).

WIRKSTOFFE Ätherisches Öl mit hohem Thujon-Gehalt (35–60 %) und geringerem Cineol- (Eucalyptol-) (6–16 %) und Campher-Anteil (14–37 %), daneben Borneol, Linalool und weitere Mono- und Sesquiterpene, Lamiaceen-Gerbstoffe wie Rosmarinsäure, Diterpen-Bitterstoffe wie Carnosol (Pikrosalvin), das beim Trocknen aus Carnosolsäure entsteht, Triterpene wie Ursolsäure, Phenolglykoside, Flavonoide.

ANWENDUNG Man verwendet Salbeiblätter vor allem zum Gurgeln und Spülen bei Entzündungen der Mund- und Rachenschleimhaut, bei Prothesendruckstellen und Zahnfleischentzündungen. Innerlich werden sie bei Verdauungsbeschwerden mit Völlegefühl, Blähungen, Durchfällen und auch leichteren Krämpfen im Magen-Darm-Bereich eingesetzt, darüber hinaus zur Einschränkung übermäßiger Schweißsekretion z. B. bei Nachtschweiß in der Rekonvaleszenz oder auch nervöser Ursache. In der Volksheilkunde nutzt man Salbei, um das Abstillen zu erleichtern. Neuerdings werden auch Salbeiblütenextrakte gehandelt. Frei von ätherischem Öl, sollen sie u. a. bei nervösen und körperlichen Erschöpfungszuständen und Appetitmangel zur Anwendung kommen. Homöopathische Verdünnungen werden ebenfalls bei Störung der Schweißbildung gegeben. Die Wirkung der Droge beruht hauptsächlich auf den bekannten antimikrobiellen, adstringierenden und schwach krampflösenden Eigenschaften des ätherischen Öls und der Gerbstoffe; der Ursolsäure spricht man entzündungshemmende Effekte bei äußerlicher Anwendung zu. Welcher Wirkstoff der schweißhemmenden Wirkung zugrunde liegt, die inzwischen auch klinisch nach-

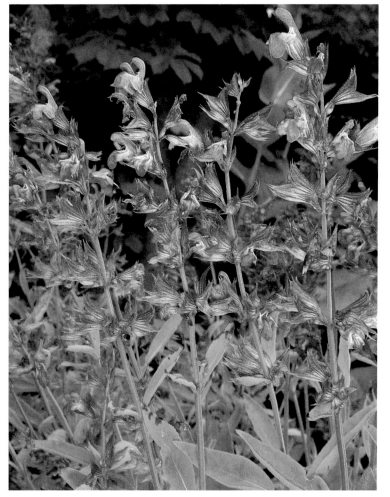

Echter Salbei

gewiesen werden konnte, ist dagegen bisher unklar. Nach Einnahme von reinem Salbeiöl oder alkoholischen Auszügen der Droge über längere Zeit oder bei Überdosierung kann es auf Grund des hohen Thujon-Gehalts zu schwerwiegenden Nebenwirkungen mit Krämpfen kommen. Schwangere dürfen diese Zubereitungen nicht einnehmen.

TEEBEREITUNG *Bei Schleimhautentzündungen im Mund- und Rachenraum 1–2 TL Salbeiblätter je Tasse mit kochendem Wasser übergießen, 10–15 min ziehen lassen. Mehrmals täglich mit dem lauwarmen Tee spülen oder gurgeln. Bei Verdauungsbeschwerden und bei vermehrter Schweißsekretion nur 1 TL je Tasse verwenden. 3–4-mal täglich 1 Tasse trinken. (Der Tee ist nicht für den Dauergebrauch geeignet, nicht in hohen Dosen anwenden.)*

Salvia sclarea L.

Muskateller-Salbei

Lamiaceae / Lippenblütler

0,3–1,2 m ☉ V–VIII

BOTANIK Kräftige, würzig-aromatisch duftende, locker grau behaarte Art, Stängel oben drüsig. Untere Blätter rosettig, breit eiförmig-herzförmig. Blüten in den Achseln von großen, weißlichen, violett überlaufenen Tragblättern, Krone blassblau, 20–30 mm.

VORKOMMEN In Mitteleuropa früher in Weinbaugebieten als Gewürz- und Heilpflanze kultiviert, verwildert. Heimat Mittelmeergebiet, SW-Asien.

DROGEN Muskatellersalbei – Sclareae herba, die blühenden Sprossspitzen. Muskatellersalbeiöl – Salviae sclareae aetheroleum (PhEur).

WIRKSTOFFE Ätherisches Öl mit Linalylacetat, daneben Linalool, Myrcen und Caryophyllen und als Diterpen Sclareol.

ANWENDUNG Muskatellersalbei wird in der Schulmedizin nicht verwendet, erfreut sich aber in der Volksheilkunde wieder zunehmender Beliebtheit. Man nutzt seine (bisher nicht wissenschaftlich belegten) verdauungsfördernden, krampflösenden, menstruationsfördernden und schmerzstillenden Eigenschaften bei Ver-

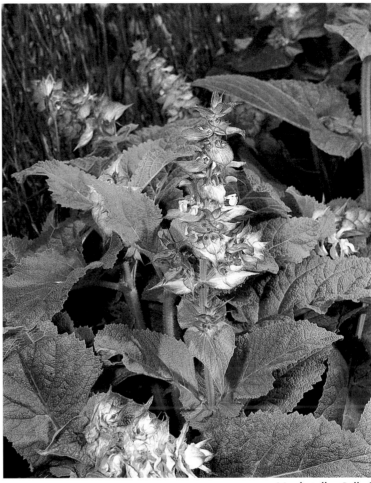

Muskateller-Salbei

dauungsbeschwerden und Menstruationsstörungen, die antibakterielle Wirkung zu Mundspülungen bei Zahnfleischentzündungen. Von der Einnahme der Zubereitungen über längere Zeiträume und während der Schwangerschaft wird abgeraten. In der Aromatherapie wird dem Muskatellersalbeiöl, das eine deutlich andere Zusammensetzung hat als die übrigen offizinellen Salbeiöle, eine gewisse euphorisierende Wirkung nachgesagt. Angebaut wurde die Art besonders im 19. Jahrhundert, um mit dem ätherischen Öl dem Wein eine der Muskatellertraube ähnliche Geschmacksnote zu verleihen und auch die berauschende Wirkung zu verstärken, was später verboten wurde. Heute werden noch Wermutweine und Liköre mit Muskatellersalbei aromatisiert. Der aus Mexiko stammende **Azteken-Salbei** *Salvia divinorum* EPL. & JÁTIVA ist wegen seiner starken psychoaktiven Wirkung in der Drogenszene bekannt. Wirkstoff ist das Diterpen Salvinorin A.

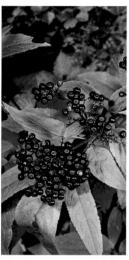

Die schwarzen Steinfrüchte des **Zwerg-Holunders** stehen in aufrechten Fruchtständen.

Sambucus ebulus L.

Zwerg-Holunder, Attich

Caprifoliaceae / Geißblattgewächse

0,5–2 m ⚁ VI–VIII ⚘

BOTANIK Widerlich riechende, kräftige Staude, Blätter mit 5–13 gesägten Fiedern. Blüten weiß, 5-zählig, in flachen Schirmrispen, Staubbeutel dunkelrot.

VORKOMMEN Waldränder, Lichtungen. Europa, im Norden fehlend, Kleinasien, N-Afrika.

DROGEN Attichwurzel, Zwergholunderwurzel – Ebuli radix, die getrocknete Wurzel. Sambucus ebulus (hom), die frischen reifen Beeren.

WIRKSTOFFE In Wurzeln und Früchten bittere Esteriridoidglykoside wie Ebulosid und Isoswerosid.

ANWENDUNG Abführende, harn- und schweißtreibende Eigenschaften werden der früher in der Volksmedizin genutzten Droge zugeschrieben. Heute rät man von ihrer Verwendung ab, da nach der Einnahme unkontrollierter Mengen mit heftigem Erbrechen und Durchfällen zu rechnen ist. Auch die Steinfrüchte gelten von alters her als giftig, besonders roh oder unreif sollten sie nicht verzehrt werden. Die Wirkung wird auf die Bitterstoffe

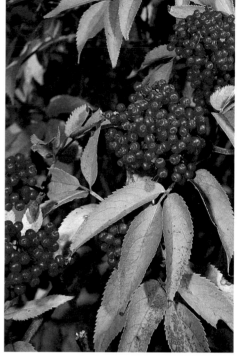

Trauben-Holunder

zurückgeführt, Blausäureglykoside wie im Schwarzen Holunder wurden nicht nachgewiesen. Einige Fertigpräparate enthalten homöopathische Zubereitungen. Die roten beerenartigen Früchte des heimischen **Trauben-Holunders** *Sambucus racemosa* L. gelten als schwach giftig. Die Übelkeit und Brechreiz auslösenden Inhaltsstoffe sind bisher nicht bekannt, aber wohl in den Steinkernen lokalisiert. Nach deren Entfernung können die Früchte zu Gelee oder Marmelade verarbeitet werden. Auch die Gewinnung eines fetten Öls aus den Samen ist möglich.

Sambucus nigra L.

Schwarzer Holunder

Caprifoliaceae / Geißblattgewächse

2–8 m ♄ VI–VIII

BOTANIK Hoher Strauch, bisweilen baumartig, das Mark der Äste rein weiß. Blätter mit 5–7(–9) gesägten Fiedern. Blüten weiß, 5-zählig, in flachen Schirmrispen, Staubbeutel gelb. Schwarzviolette Steinfrüchte in überhängenden Fruchtständen.

VORKOMMEN Waldränder, Kahlschläge, Hecken. Europa, Kleinasien.

Zwerg-Holunder

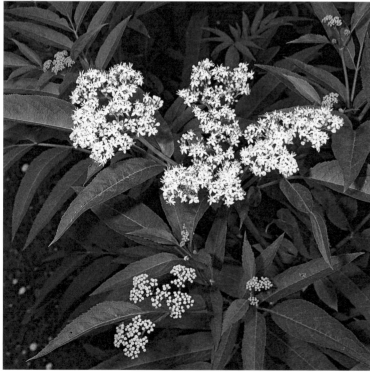

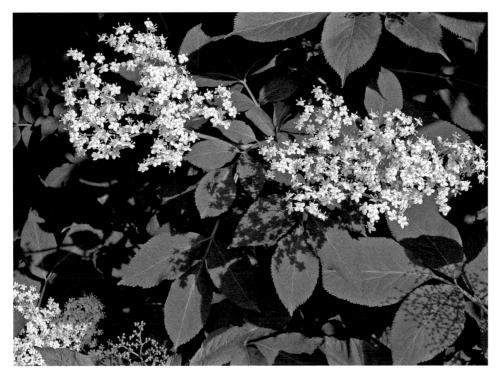

Schwarzer Holunder

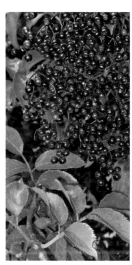

Rohe oder unreife **Holunderbeeren** sind giftig.

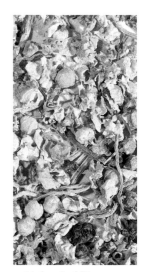

In **Holunderblüten** konnte bisher kein „schweißtreibender" Wirkstoff nachgewiesen werden. Man vermutet, dass allein die Zufuhr einer größeren Menge heißer Trinkflüssigkeit das Schwitzen auslöst.

DROGEN Holunderblüten – Sambuci flos (PhEur), die getrockneten, durch Sieben von den Stielen befreiten Blüten. Holunderbeeren, Fliederbeeren – Sambuci fructus. Holunderblätter – Sambuci folium. Sambucus nigra, Sambucus (HAB), zu gleichen Teilen frische Blätter und Blütenstände.

WIRKSTOFFE In den Blüten Flavonoide, vor allem Rutin und Isoquercitrin; ätherisches Öl, Chlorogensäure, Gerbstoffe, Schleimstoffe, das Blausäureglykosid Sambunigrin in Spuren. In den Früchten Flavonoide, Anthocyane wie Sambucin, ätherisches Öl, Vitamine, Fruchtsäuren, Zucker, in den Samen Blausäureglykoside wie Sambunigrin. Blätter und Rinde enthalten diese Glykoside in weit höherer Konzentration.

ANWENDUNG Die Blüten, als heißer Tee (Fliedertee) in größeren Mengen getrunken, gelten als schweißtreibendes Mittel und werden in der Volksheilkunde gern bei fieberhaften Erkältungskrankheiten eingesetzt, auch wenn die Wissenschaft bisher keinen diesbezüglichen Wirkstoff nachweisen konnte. Ferner werden harntreibende und die Bronchialsekretion vermehrende Eigenschaften angegeben, in Abführtees ist die Droge sicher nur als Geschmackskorrigens zu sehen. Äußerlich finden Holunderblüten Anwendung in Gurgelwässern und Bädern (Gerbstoffwirkung). Die vitamin- und mineralstoffreichen Früchte werden in Form von Saft oder Mus (d. h. gekocht!) volkstümlich bei Erkältungskrankheiten, auch bei Rheuma- und Nervenschmerzen und roh als Abführmittel genutzt. In größeren Mengen erzeugen sie roh (auch ungenügend erhitzt) oder unreif Übelkeit und Erbrechen. Diese Wirkung wird weniger den Blausäureglykosiden als noch unbekannten Inhaltsstoffen zugeschrieben. Blätter und Rinde werden trotz ihrer Giftigkeit noch gelegentlich in der Volksheilkunde gegen Wassereinlagerungen, Stuhlträgheit und Rheumatismus verwendet, wovon eindeutig abzuraten ist. Homöopathische Zubereitungen aus frischen Blättern und Blütenständen werden u. a. bei Entzündungen der Atemwege gegeben.

TEEBEREITUNG *2 TL Holunderblüten je Tasse mit kochendem Wasser übergießen, 5 min ziehen lassen. Mehrmals täglich, besonders abends, 1–2 Tassen frisch bereitet so heiß wie möglich trinken. Zur Vorbeugung von Erkältungskrankheiten jeweils 1 TL nehmen, den Tee 2-mal täglich über 2 Wochen mäßig warm trinken.*

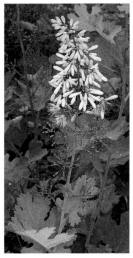

Zur Gewinnung des Alkaloids Sanguinarin wird heute der aus O-Asien stammende und gut kultivierbare **Federmohn** *Macleaya cordata* (WILLD.) R. BR. genutzt. Die Wildvorkommen der Kanadischen Blutwurz wurden stark dezimiert.

Links:
Kanadische Blutwurz
Rechts:
Großer Wiesenknopf

Sanguinaria canadensis L.

Kanadische Blutwurz

Papaveraceae / Mohngewächse

0,15–0,3 m ⚄ III–V ⚄

BOTANIK Kleine Staude mit kriechendem Wurzelstock, der wie der Stängel orangeroten Milchsaft enthält. Jede Pflanze mit einem 5–9-teilig gelappten, blaugrünen Blatt und einer bis 5 cm großen, weißen Blüte, 8–12 Kronblätter.
VORKOMMEN Artenreiche Wälder des atlantischen N-Amerika, südl. bis Florida.
DROGEN Kanadischer Blutwurzwurzelstock – Sanguinariae canadensis rhizoma. Sanguinaria canadensis, Sanguinaria (HAB), die im Herbst gesammelten, getrockneten unterirdischen Teile.
WIRKSTOFFE Isochinolinalkaloide verschiedener Typen, insbesondere Sanguinarin und Chelerythrin, Berberin, Coptisin und Protopin.
ANWENDUNG Die von den Indianern N-Amerikas vielseitig medizinisch genutzte (darunter sicher Indikationen im Sinne der Signaturenlehre auf Grund des roten Milchsaftes) und als Färbemittel (auch der Haut) verwendete Pflanze ist innerlich verabreicht giftig. Von ihrer Verwendung z. B. als Hustenmittel wird abgeraten. Heute gibt man Sanguinaria ausschließlich in homöopathischer Verdünnung, u. a. bei Migräne, Entzündungen der Atmungsorgane, Beschwerden im Klimakterium und bei Rheumatismus. Das

Alkaloid Sanguinarin hat antibakterielle und entzündungswidrige Eigenschaften, speziell hemmt es Kariesbakterien. In Form von Mundspülungen und Zahnpasten setzt man es daher zur Verhinderung von Zahnbelägen und den dadurch bedingten Entzündungen des Zahnfleisches sowie bei Mundgeruch ein. (Über die Droge „Blutwurz" siehe bei *Potentilla erecta*.)

Sanguisorba officinalis L.

Großer Wiesenknopf

Rosaceae / Rosengewächse

0,3–1,5 m ⚄ VI–IX

BOTANIK Blätter der Grundrosette unpaarig gefiedert, die kahlen Blättchen lang gestielt, eiförmig, unterseits blassgrün, auf jeder Seite mit mehr als 12 Zähnen. Blüten in dichten, eilänglichen Köpfchen, meist zwittrig, mit dunkel rotbraunem, 4-zipfeligem Kelch, ohne Kronblätter.
VORKOMMEN Feuchte Wiesen, Moorwiesen. Gemäßigtes Europa, Asien, N-Amerika.
DROGEN Wiesenknopfkraut – Sanguisorbae herba, das frische blühende Kraut. Sanguisorba officinalis (hom).

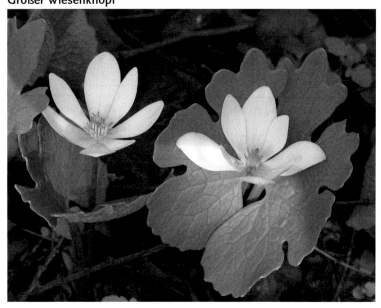

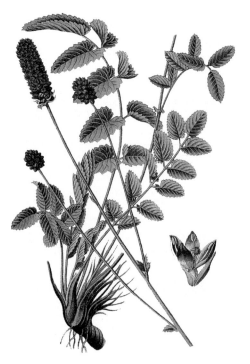

WIRKSTOFFE Gerbstoffe (Ellagitannine), Triterpenglykoside, darunter Sanguisorbin, Flavonoide wie Rutin.

ANWENDUNG Die Pflanze hatte früher auf Grund ihres hohen Gerbstoffgehaltes gewisse Bedeutung in der Volksheilkunde: Kraut und Wurzel wurden gegen Durchfall eingesetzt und galten auch als gutes blutstillendes Mittel, vor allem bei zu starker Monatsblutung. Zur Wundbehandlung nahm man das frische, zerquetschte Kraut. Der Name weist auf diese Verwendung hin: lat. sanguis = Blut, sorbere = aufsaugen. Homöopathische Zubereitungen nutzt man heute noch bei Krampfaderleiden, klimakterischen Blutungen und Durchfallerkrankungen. Die frischen jungen Blätter und Triebe verwendet man noch gelegentlich als Salatbeigabe oder Gemüse, vorgezogen werden hier aber in der Regel die würzig nussartig schmeckenden Blätter des **Kleinen Wiesenknopfes** oder Pimpernell *Sanguisorba minor* SCOP.

Sanicula europaea L.

Sanikel, Heildolde

Apiaceae / Doldenblütler

0,2–0,6 m ⚥ V–VI

BOTANIK Staude mit lang gestielten grundständigen Blättern, handförmig (3–)5-lappig, am Rand mit grannigen Zähnen. Blüten in endständiger Dolde aus 2–5 kopfigen Döldchen, mit 5 weißen oder rosa Kronblättern. Früchte mit hakenförmigen Stacheln.

VORKOMMEN Buchen- und Laubmischwälder. Europa, N-Afrika und W-Asien.

DROGEN Sanikelkraut – Saniculae herba, die zur Blütezeit gesammelten und getrockneten Grundblätter. Sanicula europaea (hom), das frische blühende Kraut.

WIRKSTOFFE Triterpensaponine, u. a. Acyl-Saniculoside mit Barrigenolen als Aglyka, Lamiaceen-Gerbstoffe wie Rosmarinsäure und Chlorogensäure, Flavonoide, organische Säuren. Keine Tannine und kein Allantoin wie bisweilen noch angegeben.

ANWENDUNG Sanikelkraut wurde früher sehr geschätzt, leitet sich doch auch der Name vom Lat. sanare = heilen ab. Vor allem als Wundheilmittel und bei Blutungen im Magen-Darm-Trakt war die Droge

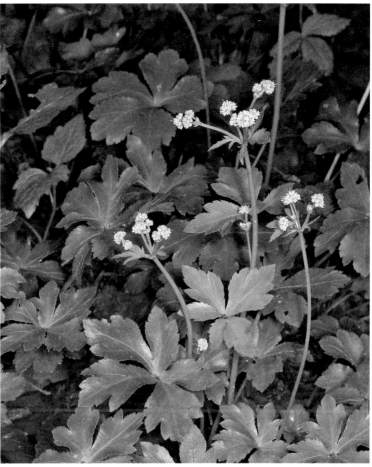

Sanikel

in Gebrauch, heute nutzt man überwiegend noch die auf Grund der Saponine vorhandene auswurffördernde Wirkung bei leichten Katarrhen der Atemwege. Zu den Anwendungsgebieten in der Homöopathie gehören Durchfallerkrankungen. Als Sanikel wird in einigen Gebieten Deutschlands auch die **Sterndolde** *Astrantia major* L. bezeichnet und in der Volksheilkunde ähnlich eingesetzt. Beide Doldenblütler enthalten Triterpensaponine und Flavonoide, die sich aber in ihrer Struktur und auch Wirkung voneinander unterscheiden.

Santalum album L.

(Weißer) Sandelholzbaum

Santalaceae / Sandelholzgewächse

Bis 10(–18) m ♄ III–VII, X–XII

BOTANIK Immergrüner, halb parasitischer Baum. Blätter gegenständig, kurz gestielt, eiförmig-lanzettlich oder fast

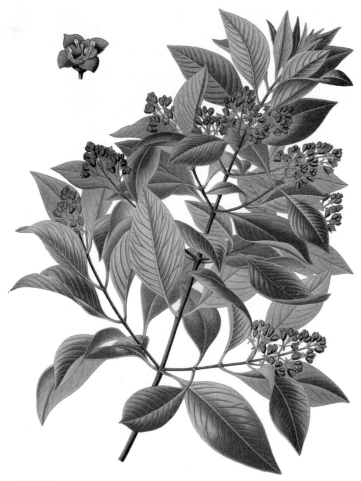

Sandelholzbaum

holz nutzt man daher (meist in Kombination mit weiteren harndesinfizierenden und harntreibenden Drogen) zur unterstützenden Therapie bei Infekten der ableitenden Harnwege. Bis zum Aufkommen der Sulfonamide war Sandelholz außerdem ein gefragtes Mittel bei Gonorrhö. Man beschränkt die Einnahme heute auf 6 Wochen, da es bei längerer Anwendung zu Nierenschäden kommen kann. Für isoliertes Sandelholzöl empfiehlt man Fertigarzneimittel in magensaftresistenter Zubereitung. In homöopathischer Verdünnung wird es u. a. bei Harnröhrenentzündungen eingesetzt. Rotes Sandelholz stammt von dem Schmetterlingsblütler *Pterocarpus santalinus.*

Saponaria officinalis L.

Gewöhnliches Seifenkraut
Caryophyllaceae / Nelkengewächse

0,3–0,8 m ♃ VI–IX

BOTANIK Staude mit unterirdischen Ausläufern. Blätter gegenständig, länglichlanzettlich, spitz, 3-nervig. Blüten 5-zählig, mit rosa oder weißen, gerundeten oder etwas ausgerandeten, 1–1,5 cm langen Kronblättern.
VORKOMMEN Schotterfluren der Flusstäler, Unkrautfluren. S- bis Mitteleuropa.
DROGEN Rote Seifenwurzel – Saponariae rubrae radix, die unterirdischen Organe. Saponaria officinalis, Saponaria (hom).
WIRKSTOFFE 2–8 % Triterpensaponine (Saponaroside A bis H, mit den Aglyka Quillajasäure und Gypsogenin).

Gewöhnliches Seifenkraut

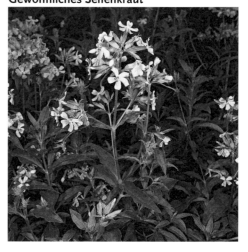

elliptisch, bis 9 cm lang. Blüten in end- oder seitenständigen Rispen, Blütenhülle braunrot, meist 4(–5)-zählig. Kugelige, schwarze Steinfrüchte.
VORKOMMEN In SO-Asien, besonders O-Indien, an unterschiedlichen Standorten, oft auch kultiviert.
DROGEN Weißes (Gelbes) Sandelholz – Santali albi (citrini) lignum, das getrocknete von Rinde und Splint befreite Kernholz des Stammes und der Zweige. Sandelöl, Ostindisches Sandelholzöl – Santali aetheroleum, das ätherische Öl. Santalum album (hom), das Holz und auch das Öl werden verwendet.
WIRKSTOFFE Ätherisches Öl mit den Sesquiterpenalkoholen α- und β-Santalol, Bergamotol, Gerbstoffe.
ANWENDUNG Die Droge gilt als antibakteriell und krampflösend. Die als Hauptwirkstoffe angesehenen Santalole werden über die Nieren mit dem Harn ausgeschieden und geben diesem gewisse antiseptische Eigenschaften. Weißes Sandel-

ANWENDUNG Rote Seifenwurzel hat schleimverflüssigende und auswurffördernde Wirkung, die auf dem Gehalt an Saponinen beruht. Früher wurde die Droge häufig bei Katarrhen der Atemwege eingesetzt, heute verwendet man an ihrer Stelle vielfach Primelwurzel oder andere saponinhaltige Drogen (vergleiche auch Weiße Seifenwurzel *Gypsophila paniculata*). Die Volksheilkunde nutzte außerdem die harntreibende Wirkung bei rheumatischen Beschwerden und chronischen Hautleiden. Bei höherer Dosierung sind Magenreizungen wie auch bei anderen Saponindrogen möglich. Zu den Anwendungsgebieten in der Homöopathie gehören Erkältungskrankheiten, Kopf- und Augenschmerzen.

Sarcopoterium spinosum (L.) SPACH
(*Poterium spinosum* L.)

Dornige Bibernelle

Rosaceae / Rosengewächse

0,3–0,6 m ♄ II–V

BOTANIK Niedriger, sparriger Kugelbusch mit blattlosen, dornigen, winkelig verzweigten Seitentrieben. Blätter bald abfallend, gefiedert, die schmalen, fein gesägten Blättchen unterseits stark behaart. Blüten in kleinen Köpfchen, die oberen meist weiblich, mit auffallenden, roten, fedrigen Narben, alle mit grünem, 4-zipfeligem Kelch, Kronblätter fehlend. Rötliche, beerenartige Früchte.

VORKOMMEN Garigues, oft in großen Beständen. Östl. Mittelmeergebiet.

DROGEN Dornbibernelle-Wurzelrinde – Poterii radicis cortex, die getrocknete Wurzelrinde.

WIRKSTOFFE Triterpensäurederivate wie Hydroxytormentillsäure, das Pseudosaponin Tormentosid, β-Sitosterol, Gerbstoffe, darunter Proanthocyanidine.

ANWENDUNG In einigen Mittelmeerländern werden Abkochungen der Wurzelrinde traditionell bei leichterem Altersdiabetes eingesetzt. In Mitteleuropa wird über die Droge immer wieder in der Laienpresse berichtet. Ihre Wirksamkeit konnte bisher aber nicht wissenschaftlich belegt werden, lediglich im Tierversuch wurde ein blutzuckersenkender Effekt bestätigt, ohne dass dieser einem der isolierten Inhaltsstoffe zugeordnet werden konnte. Möglicherweise sind die triterpenoiden Verbindungen wirksame Bestandteile. Die Homöopathie verwendet ent-

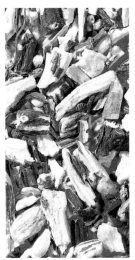

Rote Seifenwurzel hatte wegen ihres hohen Saponingehaltes auch im Haushalt Bedeutung, z. B. als Waschmittel für Wolle.

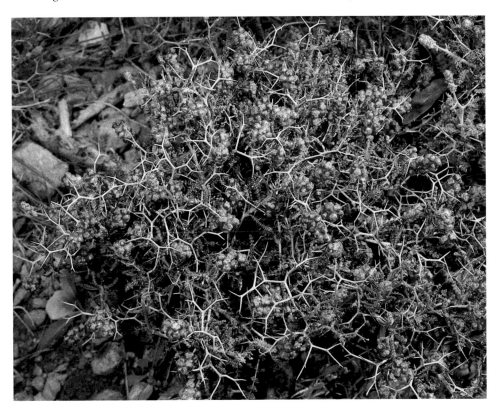

Dornige Bibernelle

sprechende Zubereitungen. Die Anwendung sollte nur mit ärztlicher Begleitung durchgeführt werden.

Sassafras albidum (Nutt.) Nees

Fenchelholzbaum

Lauraceae / Lorbeergewächse

Bis 35 m ♄ IV–V ⚭

BOTANIK Sommergrüner, 2-häusiger Baum mit sehr variablen, ganzrandigen, ± behaarten Blättern, diese eiförmig-elliptisch, ungeteilt oder 2–3-lappig. Kleine, gelbliche Blüten, duftend, vor oder mit den Blättern erscheinend, in rispigen, endständigen Blütenständen. Blaue, eiförmige Steinfrüchte.

VORKOMMEN Wälder, gestörte Flächen. Östl. N-Amerika.

DROGEN Sassafrasholz, Fenchelholz – Sassafras lignum, das Wurzelholz. Sassafras albidum, Sassafras (hom).

WIRKSTOFFE Ätherisches Öl mit etwa 80 % Safrol u. a. Phenylpropanoiden, Mono- und Sesquiterpenen, Lignane wie Sesamin.

Fenchelholzbaum

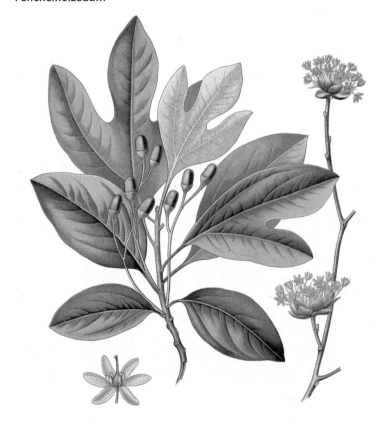

ANWENDUNG Sassafrasholz hatte früher den Ruf eines harn- und schweißtreibenden Mittels. Man nutzte die Droge mit aromatisch-süßlichem, an Fenchel erinnerndem Geruch und Geschmack zum Austreiben von Nierensteinen und besonders in der Volksheilkunde als „Blutreinigungsmittel", z. B. im so genannten Holztee zusammen mit Guajakholz, Hauhechelwurzel und Süßholz, gegen Hautausschläge oder rheumatische Beschwerden. Durch den hohen Safrolgehalt im ätherischen Öl führt die Anwendung nicht selten zu heftiger Nierenreizung bis hin zu Kollapszuständen und für das Safrol selbst wurden Krebs erregende Wirkungen im Tierversuch festgestellt. Heute dürfen alle Teile des Baumes, auch die Blätter, nicht mehr in den Verkehr gebracht werden, auch der Gebrauch des Öls zum Aromatisieren von Lebensmitteln ist nicht zu vertreten. Safrol gilt außerdem als potentielles Ausgangsmaterial für die Herstellung von Designerdrogen aus der Ecstasygruppe.

Satureja hortensis L.

Sommer-Bohnenkraut

Lamiaceae / Lippenblütler

0,1–0,3 m ☉ VII–IX

BOTANIK Aromatisch duftende, meist buschig verzweigte Pflanze mit schmal linealen Blättern. Lippenblüten zu 1–3 in den oberen Achseln, Krone etwa 5 mm lang, weißlich oder lila, Kelch innen kahl.

VORKOMMEN Heimat östl. Mittelmeergebiet, weiter in vielen Sorten kultiviert und gelegentlich verwildert.

DROGEN Bohnenkraut – Saturejae herba, die getrockneten oberirdischen Teile.

WIRKSTOFFE Ätherisches Öl mit Carvacrol und Cymen als Hauptkomponenten, ferner Terpinen, Myrcen, Pinen, Thymol u. a. Monoterpene, Lamiaceen-Gerbstoffe wie Rosmarinsäure und Chlorogensäure, Flavonoide, Sterole.

ANWENDUNG Als Heilpflanze findet Bohnenkraut heute nur noch in der Volksheilkunde Beachtung. Durch seine adstringierenden (durch die Gerbstoffe) und antiseptischen (durch das ätherische Öl) Eigenschaften können Teeaufgüsse bei akuten Verdauungsstörungen mit Blähungen, krampfartigen Beschwerden und

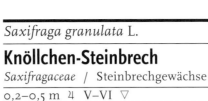

Sommer-Bohnenkraut

Durchfällen hilfreich sein, ebenso die Verwendung zum Gurgeln bei Halsentzündungen. Für wässrige Extrakte konnte im Laborversuch eine antivirale Wirkung nachgewiesen werden, die wohl auf dem Gehalt an Rosmarinsäure beruht.

Das **Winter-Bohnenkraut** (Berg-Bohnenkraut) *Satureja montana* L. mit ähnlicher Zusammensetzung des ätherischen Öls würzt weniger stark, kann aber gleichsinnig verwendet werden (Saturejae montanae herba). Der winterharte Zwergstrauch aus dem Mittelmeergebiet unterscheidet sich von dem einjährigen Sommer-Bohnenkraut durch ledrige, scharf zugespitzte Blätter, eine 6–14 mm lange Krone und den im Schlund behaarten Kelch.

Winter-Bohnenkraut

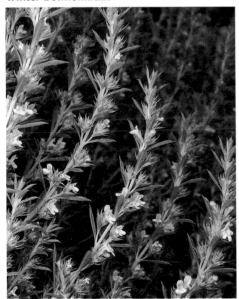

Saxifraga granulata L.

Knöllchen-Steinbrech

Saxifragaceae / Steinbrechgewächse

0,2–0,5 m 4 V–VI ▽

BOTANIK Pflanze mit Brutzwiebeln zwischen den untersten Rosettenblättern, diese lang gestielt, nierenförmig und tief gekerbt. Blüten weiß, 5-zählig, Kronblätter 10–18 mm lang.

VORKOMMEN In Wiesen weiter Teile Europas, im Süden nur in den Gebirgen.

DROGEN Steinbrechkraut – Saxifragae herba. Saxifraga granulata, Saxifraga (HAB).

WIRKSTOFFE Nach älteren Angaben Gerbstoffe, Bitterstoffe.

ANWENDUNG Saxifraga ist eine Droge des aktuellen homöopathischen Arzneibuches. Man gibt entsprechende Zubereitungen bei Grieß- und Steinleiden der Niere und Blase. Auch die Volksheilkunde kannte diese Verwendung von Steinbrechkraut, die nach heutiger Meinung wohl auf der Signaturenlehre beruhte.

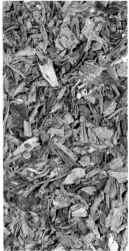

Die aromatisch-herb, etwas pfeffrig schmeckenden **Bohnenkraut**-Arten eignen sich besonders zum Würzen von Bohnengerichten.

Knöllchen-Steinbrech

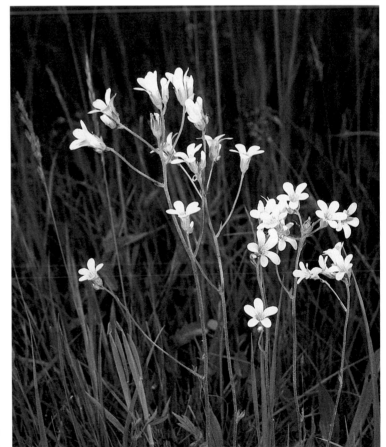

Schoenocaulon officinale
(CHAM. & SCHLECHT.) GRAY
(*Sabadilla officinalis* BRANDT)

Mexikanisches Läusekraut

Melanthiaceae (*Liliaceae* s. l.) /
Germergewächse

1–2 m ⁴ ⚠

BOTANIK Pflanze mit länglicher Zwiebel,
aus der mehrere, bis 1 m lange, schmale
Blätter hervorgehen und ein blattloser
Blütenschaft mit sehr langer, reicher
Traube. Blüten gelblich weiß und klein,
6-zählig, Samen schwarzbraun, bis
9 mm lang, an beiden Enden zugespitzt,
in 3-fächrigen Kapseln.
VORKOMMEN Mittelamerika bis Vene-
zuela, auch kultiviert.
DROGEN Sabadillsamen, Läusesamen –
Sabadillae semen, die getrockneten reifen
Samen. Schoenocaulon officinale, Sabadilla (HAB).
WIRKSTOFFE Steroidalkaloide, vor allem
Veratrin, ein Gemisch aus Cevadin und
Veratridin, beides Ester des Veracevins.
ANWENDUNG Die Alkaloide haben eine
starke insektizide Wirkung. In Form von
Sabadillessig nutzte man die Samen früher häufig zur Bekämpfung von Hautparasiten, vor allem Läusen, als schmerzstillendes Mittel, bei Neuralgien kamen Drogenauszüge in Form von Salben zum Einsatz. Auf Grund der großen Giftigkeit verzichtet man heute auf die Anwendung,
schon der Samenstaub reizt die Schleimhäute und löst heftigen Niesreiz aus
(s. auch Weißer Germer *Veratrum album*).
In der Homöopathie ist Sabadilla heute
noch ein viel gebrauchtes Mittel, z. B. bei
migräneartigen Kopfschmerzen, allergischem Schnupfen, grippalem Infekt,
Kreislaufschwäche, Entzündungen des
Magen-Darm-Kanals sowie bei rheumatischen Beschwerden.

Scopolia carniolica JACQ.

Krainer Tollkraut, Glockenbilsenkraut

Solanaceae / Nachtschattengewächse

0,2–0,6 m ⁴ IV–V ⚠

BOTANIK Kahle Staude mit verkehrt
eiförmig-länglichen, in den Stiel verschmälerten Blättern. Blüten nickend, an
langen Stielen in den Blattachseln, die
röhrig-glockige Krone 10–20 mm lang,
schwach 5-zipfelig, außen braunviolett,
innen gelblich grün.

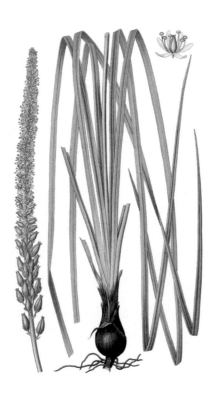

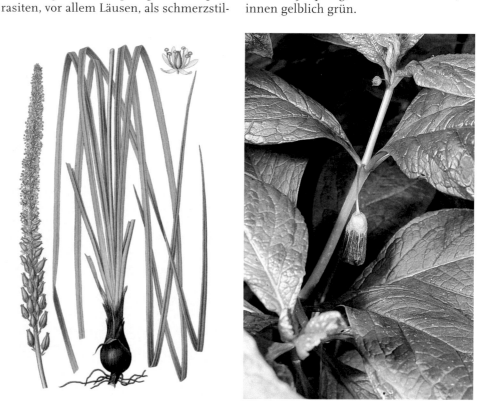

Links: **Mexikanisches Läusekraut**
Rechts: **Krainer Tollkraut**

VORKOMMEN Laubwälder SO-Europas, als Heil- und Zierpflanze kultiviert, selten verwildert und eingebürgert.

DROGEN Glockenbilsenkrautwurzelstock, Tollwurzel – Scopoliae rhizoma, der getrocknete Wurzelstock. Hyoscyamus scopolia (hom), aus dem frischen blühenden Kraut.

WIRKSTOFFE 0,2–0,5 % Tropanalkaloide, überwiegend Hyoscyamin, das beim Trocknen teilweise in Atropin übergeht, wenig Scopolamin, Hydroxycumarinderivate wie Scopoletin, Chlorogensäure.

ANWENDUNG Glockenbilsenkraut enthält wie die Tollkirsche *Atropa belladonna* Tropanalkaloide, wenn auch in schwächerer Konzentration. Das Hyoscyamin als Hauptwirkstoff zeigt krampflösende Effekte an der glatten Muskulatur innerer Organe, so dass man (verschreibungspflichtige) Fertigpräparate in der Regel mit standardisierten Extrakten gegen krampfartige Beschwerden im Bereich des Magen-Darm-Traktes, der Gallenwege und der ableitenden Harnwege einsetzt. Auf ihren Alkaloidgehalt nicht kontrollierbare Teezubereitungen aus den unterirdischen Organen oder auch den Blättern (von Jugendlichen immer wieder probiert) können zu gefährlichen Vergiftungen führen. Die Droge wird heute noch vor allem zur Gewinnung von Hyoscyamin bzw. Atropin herangezogen. Für homöopathische Zubereitungen aus dem frischen blühenden Kraut werden Geisteskrankheiten angegeben.

Scrophularia nodosa L.

Knotige Braunwurz

Scrophulariaceae / Rachenblütler

0,4–1,2 m ⊿ VI–IX

BOTANIK Staude mit knotigem, verdicktem Wurzelstock. Stängel 4-kantig, nicht geflügelt, Blätter völlig kahl, gegenständig, eiförmig-lanzettlich, untere am Grund herzförmig, scharf gesägt. Unscheinbare braunrote Blüten in endständigen, lockeren, rispenartigen Blütenständen. Krone 7–9 mm lang, mit bauchiger Röhre und kurzem, 2-lippigem Saum. Frucht eine kugelige Kapsel.

VORKOMMEN Wälder, Schlagfluren, Wegränder. Europa, Asien, N-Amerika (eingebürgert).

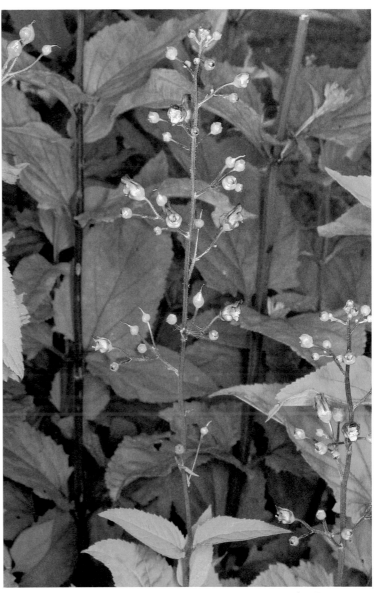

Knotige Braunwurz

DROGEN Braunwurzkraut(-wurzel) – Scrophulariae herba (radix). Scrophularia nodosa (HAB), die frischen oberirdischen Teile vor der Blüte.

WIRKSTOFFE Iridoide wie Aucubin und Harpagid; Flavonoide, Gerbstoffe.

ANWENDUNG Die in frischem Zustand unangenehm riechende Pflanze soll nach älteren Angaben harntreibende und schwach abführende Eigenschaften besitzen. Man nutzte sie in der Volksheilkunde vor allem äußerlich bei Hautleiden. Heute ist sie nur noch in homöopathischer Zubereitung gebräuchlich, z. B. bei Lymphdrüsenschwellungen, Infektanfälligkeit, Schwächezuständen oder Milchschorf.

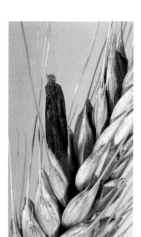

Früher war mit **Mutterkorn** verunreinigtes Mehl Anlass für Vergiftungen, die sich in Krämpfen oder Durchblutungsstörungen bis zum Absterben ganzer Gliedmaßen äußerten.

Saat-Roggen

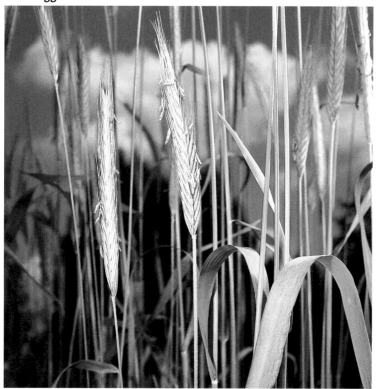

Secale cereale L.

Saat-Roggen

Poaceae / Süßgräser

0,5–1,5 m ☉ V–VI

BOTANIK Blau bereiftes Getreide, Blattspreite am Grund mit kahlem Öhrchen. Dichte, zur Reifezeit nickende, 4-kantige Ähren mit 2-blütigen Ährchen. Deckspelzen 4–8 cm lang begrannt.
VORKOMMEN Kulturpflanze. Heimat SW-Asien.
DROGEN Trockenextrakt aus Roggenpollen – Pollinis siccum extractum. Mutterkorn – Secale cornutum, die im Fruchtknotengewebe der reifenden Roggenkörner gewachsenen Dauerformen des Pilzes *Claviceps purpurea* (FRIES) TUL. (*Ascomycetes*). Secale cornutum (HAB).
WIRKSTOFFE In den Pollen Sterole, Aminosäuren, Fettsäuren. Im Mutterkorn über 30 Indol- und Peptidalkaloide, darunter Ergometrin und Ergotamin, Lysergsäureamide.
ANWENDUNG Roggenpollen bzw. ihre Extrakte fanden erst in jüngerer Zeit Eingang in die Phytotherapie. Man verwendet sie als Kräftigungsmittel mit gewissen immunstimulierenden Eigenschaften und bei Beschwerden, wie sie bei gutartiger Prostatavergrößerung auftreten. Wie bei anderen pflanzlichen Prostatamitteln lindern auch Roggenpollen nur die Beschwerden ohne die Vergrößerung der Prostata selbst zu beheben, so dass regelmäßige ärztliche Kontrollen empfohlen werden. Gesamtextrakte des Mutterkorns, früher u. a. zum Stillen von Gebärmutterblutungen verwendet, sind auf Grund der erheblichen Nebenwirkungen veraltet, nur die Reinalkaloide oder synthetisch veränderte Derivate sind noch in Gebrauch – Ergometrin bevorzugt in der Nachgeburtsperiode bei starken Blutungen, Ergotamin vor allem bei Migräne und Kreislaufstörungen. Secale cornutum in homöopathischer Zubereitung wird auch heute noch eingesetzt, z. B. bei peripheren Durchblutungsstörungen, Gebärmutter- und Muskelkrämpfen. Aus den im Mutterkorn enthaltenen Lysergsäureamiden wurde Lysergsäurediethylamid synthetisiert und 1943 eher zufällig dessen halluzinogenes Potential entdeckt. Die als LSD auch in der Drogenszene bekannte Substanz konnte die Erwartungen, bei der Therapie psychischer Erkrankungen als Arzneimittel hilfreich zu sein, nicht erfüllen.

Sedum acre L.

Scharfer Mauerpfeffer

Crassulaceae / Dickblattgewächse

0,05–0,15 m ♃ VI–VIII ☠

BOTANIK Rasen bildende, kahle Pflanze, ihre fleischigen, walzlich-eiförmigen, stumpfen, oben abgeflachten Blätter, am Grund ohne Sporn, in 4–6 Längsreihen angeordnet. Gelbe, 5-zählige Blüten mit zugespitzten, etwa 7 mm langen Kronblättern.
VORKOMMEN Felsen, Mauern, lückige Trockenrasen, Sandflächen. Europa, W-Asien.
DROGEN Mauerpfeffer – Sedi acris herba, die frische Pflanze. Sedum acre (HAB).
WIRKSTOFFE Piperidinalkaloide wie Sedacrin, Sedamin und Sedinin, Flavonoide, Gerbstoffe, Schleim.
ANWENDUNG Mauerpfeffer ist in der Homöopathie heute noch eine gebräuchliche Pflanze. Zu den Anwendungsgebie-

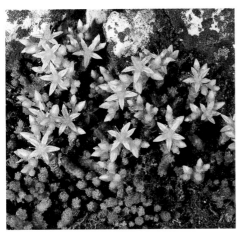

Scharfer Mauerpfeffer

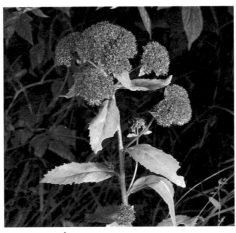

Purpur-Fetthenne

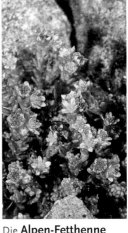

Die **Alpen-Fetthenne** *Sedum alpestre* VILL. (*S. repens* SCHLEICH.) enthält ebenfalls Piperidinalkaloide, aber in deutlich geringerer Konzentration. Die Art wird noch gelegentlich in homöopathischer Verdünnung z. B. bei Enddarmblutungen gegeben.

ten gehören z. B. Afterschmerzen durch Hämorrhoiden und Analfissuren. Mit seinem scharfen, pfefferartigen Geschmack gilt er als giftig. Beim Zerkauen ruft er Reizerscheinungen im Mund hervor, in größeren Mengen eingenommen Erbrechen und Durchfall. Die Volksheilkunde nutzte die Art früher u. a. gegen Bluthochdruck, Husten, Hämorrhoiden, Wunden und Verbrennungen – Indikationen, bei denen die Wirksamkeit bisher nicht wissenschaftlich belegt wurde. Für die Giftwirkung soll neben den Alkaloiden ein noch unerforschter Wirkstoff verantwortlich sein.

Sedum telephium L.

Purpur-Fetthenne

Crassulaceae / Dickblattgewächse

0,2–0,7 m ⌇ VII–IX

BOTANIK Kahle, aufrechte Pflanze ohne sterile Triebe. Blätter flach und fleischig, meist über 1 cm breit, gezähnt, die oberen mit keilförmig verschmälertem Grund sitzend. Blüten kurz gestielt, 5-zählig, mit purpurroter (ssp. *telephium*) oder rosa Krone (ssp. *fabaria* KIRSCHL.) in dichten Trugdolden. Auch *S. maximum* (L.) HOFFM. mit abgerundetem Blattgrund und gelblichen bis weißlich grünen Blüten gehört zu dieser Artengruppe und wurde wohl ähnlich genutzt.

VORKOMMEN Gebüschsäume, Felsfluren. Gemäßigtes Europa, Asien, N-Afrika.

DROGEN Fetthennenkraut – Sedi telephii herba, die zur Blütezeit gesammelten, frischen oder getrockneten oberirdischen

Teile. Sedum telephium (hom). Auch die rübenförmigen unterirdischen Organe werden verwendet.

WIRKSTOFFE Flavonoide, Arbutin und Hydrochinon, geringe Mengen Piperidinalkaloide; organische Säuren wie Äpfelsäure, Schleimstoffe.

ANWENDUNG Die Volksheilkunde kennt die Anwendung der frischen Blätter und des Presssaftes als wundheilendes und blutstillendes Mittel bei inneren und äußeren Verletzungen, Schwellungen und Hautausschlägen. Belege für die Wirksamkeit bei diesen Indikationen liegen bisher nicht vor. Homöopathische Zubereitungen sind noch gelegentlich bei Hämorrhoidalleiden und venösen Stauungen in Gebrauch.

Selenicereus grandiflorus (L.) BRITT. & ROSE. (*Cereus grandiflorus* (L.) MILL.)

Königin der Nacht, Schlangenkaktus

Cactaceae / Kaktusgewächse

Bis 5 m lang ⌇ VI–VII ⚘ ▽

BOTANIK Sukkulente, 5–8-rippige, kletternde Triebe mit Büscheln von 4–6 mm langen Dornen. Blüten groß, bis 30 cm lang und 20 cm breit, äußere Blütenblätter bräunlich gelb, innere weiß. Sie blühen, nach Vanille duftend, jeweils nur eine Nacht ab 9 Uhr abends einige Stunden lang.

VORKOMMEN Trockenwälder und -gebüsche. Kuba, Jamaika, in Mittelamerika und weltweit als Zierpflanze kultiviert.

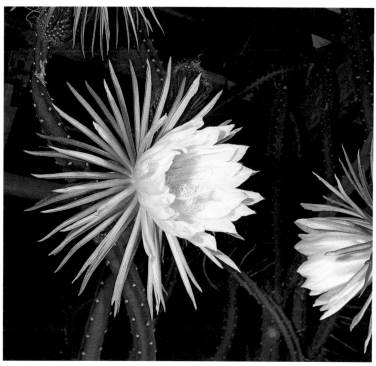

Königin der Nacht

DROGEN Selenicerei (Cacti) grandiflori flos (herba) – Königin-der-Nacht-Blüten (-Kraut). Selenicereus grandiflorus, Cactus (HAB), die frischen jungen Stängel und Blüten.

WIRKSTOFFE Amine wie Tyramin, Methyltyramin, Hordenin (Dimethyltyramin), Flavonoide. Die Inhaltsstoffe sind noch ungenügend erforscht.

ANWENDUNG Die Amine sollen die Kontraktionskraft des Herzens stimulieren und die Herzkranzgefäße sowie periphere Gefäße erweitern. Als Tee ist die Königin der Nacht nicht gebräuchlich: Die Pflanze ist nicht ungiftig, der frische Saft erzeugt auf der Haut Juckreiz und Bläschen, bei Einnahme Brennen im Mund, Erbrechen und Durchfall. Gesamtauszüge sind in einigen Fertigarzneimitteln enthalten. Bisher konnte die Wirksamkeit für die beanspruchten Anwendungsgebiete, zu denen außer (nervösen) Herzbeschwerden auch Harnwegsinfektionen gehören, nicht belegt werden, digitalisähnliche Effekte wurden jedoch im Tierversuch bestätigt. Ausgesprochen häufig verwendet man homöopathische Zubereitungen (unter der Bezeichnung Cactus). Man gibt sie wie die im Handel befindlichen Extraktpräparate u. a. bei nervösen Herzbeschwerden, Angina pectoris und Herzmuskelschwäche.

Sempervivum tectorum L.

Echte Hauswurz, Dach-Hauswurz

Crassulaceae / Dickblattgewächse

0,2–0,6 m ⁴ VII–IX ▽

BOTANIK Pflanze mit 3–12 cm breiter Rosette aus fleischigen und starren, am Rand gewimperten Blättern. Stängel dicht beblättert, drüsig-wollig behaart, mit endständigem, dichtem Blütenstand. Blüten 2–3 cm breit, aus 12–16 (meist 13) trüb rosaroten, ausgebreiteten Kronblättern.

VORKOMMEN Felsrasen der Alpen bis Pyrenäen, oft gepflanzt und stellenweise eingebürgert. Auf Mauern und Dächern soll die Art vor Blitzschlag schützen.

DROGEN Hauswurzblätter – Sedi magni folium, Sempervivi tectori folium, die frischen, vor der Blüte geernteten Blätter. Sempervivum tectorum ssp. tectorum (HAB), die frischen Blätter.

WIRKSTOFFE Gerbstoffe, Schleimstoffe, Fruchtsäuren wie Äpfelsäure, Isocitronensäure u. a.

ANWENDUNG Dem Saft der Hauswurzblätter werden kühlende, schmerzlindernde und adstringierende Eigenschaften nachgesagt. Man nutzte ihn früher in der Volksmedizin vor allem äußerlich, z. B. bei Verbrennungen, Verletzungen,

Echte Hauswurz

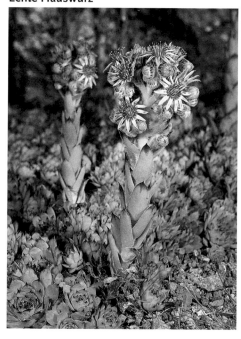

Hautentzündungen, Insektenstichen oder Sommersprossen. Von der innerlichen Anwendung wird abgeraten, höhere Dosen sollen Erbrechen auslösen. Heute ist die Hauswurz noch eine Pflanze der Homöopathie und mit der ssp. *tectorum*, wie sie auch kultiviert wird, im derzeitig gültigen Homöopathischen Arzneibuch vertreten. Als Anwendungsgebiete werden u. a. knotige Verhärtungen in Haut und Zunge, Warzen und auch Menstruationsbeschwerden angegeben.

Senecio bicolor (WILLD.) TOD. ssp. *cineraria* CHATER

Weißfilziges Greiskraut

Asteraceae / Korbblütler

0,2–0,8 m ♃ V–VIII

BOTANIK Weißfilziger Halbstrauch mit eiförmigen, 1–2fach fiederteiligen Blättern, der Endlappen meist länger als breit und ± spitz. Blütenköpfchen 1,2–1,5 cm breit, aus 10–13 gelben Zungen- und gelborangefarbenen Röhrenblüten.

VORKOMMEN Küstenpflanze an Felsen im westl. und zentralen Mittelmeergebiet, als Zierpflanze in verschiedenen Sorten weit verbreitet.

DROGEN Senecio bicolor, Cineraria maritima (hom), die vor der Blüte gesammelte frische Pflanze.

WIRKSTOFFE Pyrrolizidinalkaloide wie Senecionin, Retrorsin und Jacobin; Flavonoide.

ANWENDUNG Die Anwendung erfolgt heute ausschließlich in homöopathischer Zubereitung, meist in Form von Augentropfen, aber auch innerlich bei Reizzuständen der Binde- bzw. Hornhaut, Ermüdungserscheinungen am Auge, im Anfangsstadium des Grauen Stars und bei Hornhauttrübungen. Auch für diese Arzneiformen gelten wegen der leberschädigenden und Krebs auslösenden Wirkung der Alkaloide Einschränkungen.

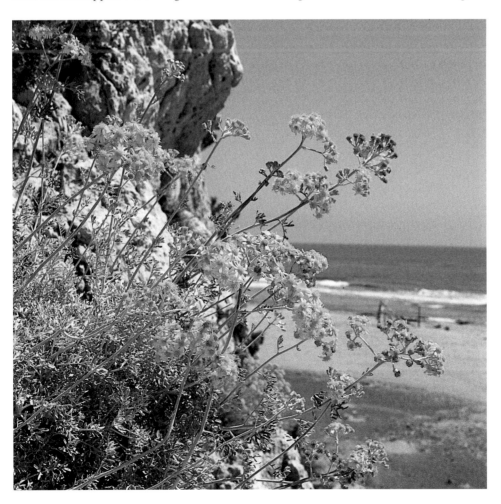

Weißfilziges Greiskraut

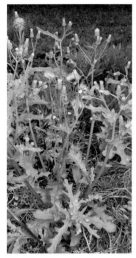

Die Köpfchen vom **Gewöhnlichen Greiskraut** *Senecio vulgaris* tragen wie auch die von anderen *Senecio*-Arten zur Fruchtzeit weiße Pappushaare. Daher stammt der Name Greiskraut.

Senecio ovatus (G., M. & Sch.) Willd. (*S. fuchsii* Gmel.)

Fuchs' Greiskraut, Kreuzkraut

Asteraceae / Korbblütler

0,6–1,5 m ⌛ VII–VIII

BOTANIK Aufrechte, ± kahle Staude. Blätter lanzettlich, kurz gestielt oder mit verschmälertem Grund sitzend, fein gesägt, die oberen mindestens 5-mal länger als breit. Blütenköpfe 2,5–3 cm breit, mit 4–8 gelben Zungenblüten und gelben Röhrenblüten.

VORKOMMEN Bergmischwälder und Lichtungen. Mittel- und nördl. S-Europa.

DROGEN Fuchs' Kreuzkraut – Senecionis fuchsii herba, das getrocknete blühende Kraut. Senecio nemorensis, Senecio fuchsii (hom).

WIRKSTOFFE Pyrrolizidinalkaloide, darunter Senecionin und Fuchsisenecionin; Flavonoide, Hydroxycumarine, geringe Mengen ätherisches Öl mit Sesquiterpenen.

ANWENDUNG Die Droge wurde in der Volksmedizin zum Stillen von Blutungen, besonders der Gebärmutter, der Nasenschleimhaut und nach Zahnextraktionen, sowie äußerlich bei Wunden genutzt. In neuerer Zeit war Fuchs' Kreuzkraut als blutzuckersenkender Tee in Gebrauch. Nachdem für einige der Pyrrolizidinalkaloide wie das in der Droge enthaltene Senecionin leberschädigende und Krebs auslösende Wirkungen nachgewiesen wurden, ist die Verwendung als „Diabetikertee", der oft jahrelang getrunken wird, besonders problematisch. Weder die blutstillenden noch die blutzuckersenkenden Wirkstoffe sind bisher bekannt. Die Droge darf in Apotheken inzwischen nicht mehr abgegeben werden, auch von der Beschaffung aus der Natur wird dringend abgeraten. Gleiches gilt für die anderen Sippen der Artengruppe, *S. germanicus* Wallr. und *S. hercynicus* Herb. sowie für das **Gewöhnliche Greiskraut** *Senecio vulgaris*. Homöopathische Zubereitungen aus Greiskraut-Arten können bis zu einem bestimmten Höchstgehalt der Alkaloide eingesetzt werden. Zu den Anwendungsgebieten gehören Blutungen.

Das in N-Amerika heimische **Gold-Kreuzkraut** *Senecio aureus* L. enthält entsprechende giftige Pyrrolizidinalkaloide. Für homöopathische Zubereitungen der frischen Pflanze werden außer Blutungen auch Entzündungen der Harnwege, Regelstörungen und nervöse Störungen als Anwendungsgebiete angegeben.

Fuchs' Greiskraut

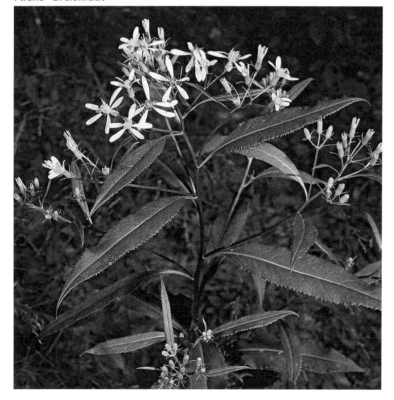

Senna acutifolia Mill. (*Cassia acutifolia* Del.)

Alexandriner Senna

Caesalpinaceae / Johannisbrotgewächse

0,6–1(–3) m ⌛ IX–XII

BOTANIK Halbstrauch mit paarig gefiederten Blättern, die 8–10 Fiedern fast sitzend, schmal eilanzettlich, spitz. Blattachselständige Blütentrauben mit gelben, schwach zygomorphen Blüten. Frucht eine länglich-ovale, etwas aufwärts gekrümmte, flache Hülse, 2–2,5 cm breit und bis 6 cm lang, 5–7 zusammengedrückte Samen.

VORKOMMEN Kleinasien, N-Afrika, auch in Indien angebaut.

DROGEN Sennesblätter – Sennae folium (PhEur), die getrockneten Fiederblätter, auch von *S. angustifolia*. Senna (hom). Bei den Früchten wird unterschieden zwischen Alexandriner-Sennesfrüchten – Sennae fructus acutifoliae (PhEur, mit mindestens 3,4 % Hydroxyanthracenderivaten) und Tinnevelly-Sennesfrüchten – Sennae fructus angustifoliae (PhEur, mit mindestens 2,2 % Hydroxyanthracenderivaten), die getrockneten Früchte der jeweiligen Art.

WIRKSTOFFE Anthranoide, überwiegend Sennoside (Dianthronglykoside), Anthrachinonglykoside in geringer Menge wie Aloeemodinglykosid in den Blättern und Rheinglykosid in den Früchten, Flavonoide, Schleimstoffe, in den Blättern auch Naphthalinglykoside. Der Anteil an Anthrachinonglykosiden ist in den Früchten geringer als in den Blättern.

ANWENDUNG Sennesblätter und Sennesfrüchte gehören zu den meist gebrauchten Abführmitteln, die wie Aloe, Faulbaumrinde *(Frangula)* oder Rhabarberwurzel *(Rheum)* stimulierend auf die Darmtätigkeit wirken. Sie induzieren die Sekretion von Elektrolyten und Wasser in den Darm und hemmen andererseits die Resorption derselben aus dem Darm, so dass über die Volumenzunahme des Darminhaltes der Füllungsdruck verstärkt und die Peristaltik angeregt wird. Als

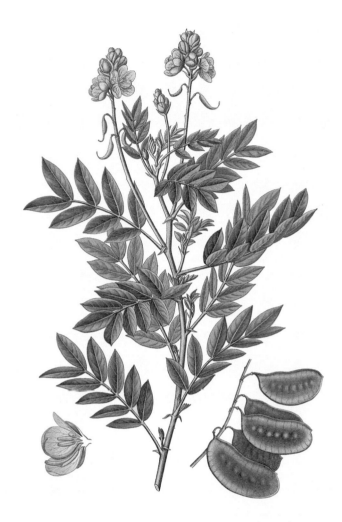

Alexandriner Senna

TEEBEREITUNG *½ gestrichenen Teelöffel Sennesblätter je Tasse mit warmem oder heißem (nicht kochendem) Wasser übergießen, 10–15 min ziehen lassen. Auch der Ansatz mit kaltem Wasser und 2–3-stündigem Ziehen ist möglich und eventuell besser verträglich. Am besten abends vor dem Schlafengehen 1 Tasse frisch bereitet trinken. Die Wirkung tritt nach 8–12 Stunden ein. Von Sennesfrüchten nimmt man wegen der genaueren Dosierbarkeit Aufgussbeutel. (Nicht länger als 1–2 Wochen ohne ärztlichen Rat anwenden, überhaupt nicht während der Schwangerschaft und Stillzeit, bei Darmverschluss, akut-entzündlichen Darmerkrankungen, Bauchschmerzen unbekannter Ursache oder bei Kindern unter 10 Jahren. Als Nebenwirkung oder bei Überdosierung können krampfartige Magen-Darm-Beschwerden auftreten, die durch eine Dosisreduktion (nur ½ Tasse trinken) behoben werden können. Langzeitanwendung kann Störungen im Elektrolythaushalt auslösen, die letztlich zu schwerwiegenden Nebenwirkungen auf das Herz- und Kreislaufsystem führen können. Die Rotfärbung des Harns ist dagegen harmlos.)*

Indikation ist heute nur noch die akute Verstopfung zugelassen, zur Behebung chronischer Beschwerden oder gar zur Gewichtsabnahme sind die Drogen nicht geeignet, da sie bei Daueranwendung zu einer Verstärkung der Darmträgheit und anderen Nebenwirkungen führen können. Sennesfrüchte wirken insgesamt milder als Sennesblätter. Zahlreiche Zubereitungen werden angeboten, darunter auch die beliebten Früchtewürfel oder Schwedenkräutermischungen zum Ausziehen mit Alkohol, die zum regelmäßigen Gebrauch eines Abführmittels verleiten. Viele Fertigpräparate sind inzwischen auf einen bestimmten Wirkstoffgehalt (Sennoside) eingestellt. Die Homöopathie nutzt Zubereitungen aus den Blättern. Als Anwendungsgebiete werden Erbrechen und Blähungskoliken angegeben.

Ähnlich *Senna angustifolia* Batka *(Cassia angustifolia* Vahl*)* **Tinnevelly-Senna**, eine

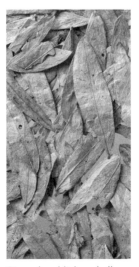

Die zerbrechlichen, hellgrünen **Sennesblätter** gewinnt man von beiden *Senna*-Arten.

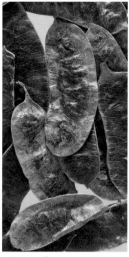

Tinnevelly-Sennes-früchte stammen von *Senna angustifolia*. In älteren Arzneibüchern sind sie als Folliculi Sennae aufgeführt.

Sägepalme

einjährige Pflanze mit etwas schmaleren Blättchen und Hülsen (nur 1,4–1,7 cm breit, mit 7–10 Samen). Heimat O-Afrika, Arabien, in Indien besonders im Tinnevelly-Gebiet kultiviert. Beide Arten werden auch als *Senna alexandrina* MILL. zusammengefasst.

Serenoa repens (BARTR.) SMALL (*Sabal serrulata* (MICHX.) NUTT.)

Sägepalme, Sabalpalme

Arecaceae / Palmen

1–3 m ♄ III–V

BOTANIK Fächerpalme mit gewöhnlich kriechendem, auch aufsteigendem Stamm. Blätter grün oder blaugrün, Blattstiel gesägt. Blüten weißlich, 4–5 mm, Früchte reif orangefarben bis schwarz, 2 cm lang.

VORKOMMEN Oft bestandbildend in lichten Wäldern, Dünen im SO der USA.

DROGEN Sägepalmenfrüchte (Sabalfrüchte) – Sabalis serrulatae fructus (PhEur), die getrockneten reifen Früchte. Serenoa repens (HAB).

WIRKSTOFFE Fettes Öl mit Triglyceriden und freien Fettsäuren, β-Sitosterol, deren Fettsäureester und Glykoside, wasserlösliche Polysaccharide (Galactoarabinane mit Uronsäureanteil), Flavonoide, Carotinoide, ätherisches Öl.

ANWENDUNG Man verwendet Fertigpräparate mit alkoholischen Extrakten der Früchte (nicht die Droge selbst!) zur Erleichterung von Prostatabeschwerden, wie sie im Frühstadium einer gutartigen Prostatavergrößerung auftreten: Sie führen zu einem Rückgang der Beschwerden beim Wasserlassen, erhöhen den Harnfluss und senken die Restharnmenge. Die Prostatavergrößerung selbst wird nicht behoben, so dass empfohlen wird, in regelmäßigen Abständen einen Arzt aufzusuchen. Die Wirksamkeit dieser Extrakte soll auf der Hemmung eines Enzyms, der 5α-Reduktase, beruhen, das die Umwandlung des natürlicherweise im Körper vorhandenen Testosterons in Dihydrotestosteron bewirkt. Letzteres wird als Ursache der Prostatavergrößerung angesehen. Außerdem wird eine entzündungs- und ödemhemmende Wirkung wässriger Extrakte durch Eingreifen der Phytosterine in die Prostaglandinsynthese angenommen. Homöopathische Zubereitungen aus den frischen reifen Früchten gibt man z. B. bei Entzündungen der ableitenden Harnwege und bei Blasenentleerungsstörungen.

Sesamum indicum L. (*S. orientale* L.)

Indischer Sesam

Pedaliaceae / Sesamgewächse

0,3–1,5 m ⊙ VI–VIII

BOTANIK Drüsig behaarte, steif aufrechte Pflanze. Blätter gestielt, die unteren eiförmig, gezähnt oder 3-lappig und gegenständig, die oberen schmaler, wechselständig. Blüten mit 2,5–3,5 cm langer, weißlicher oder rötlicher, schwach 2-lippiger Krone. Aufrechte, 4-kantige Kapseln.

VORKOMMEN Alte Kulturpflanze, heimisch zwischen tropischem Afrika und

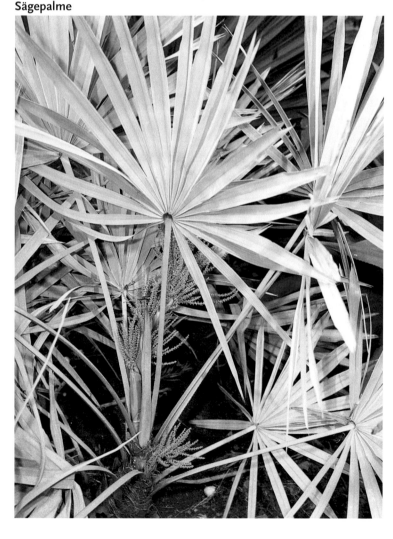

Asien, in vielen Sorten zur Samen- und Ölgewinnung weltweit kultiviert und gelegentlich verwildert.

DROGEN Raffiniertes Sesamöl – Sesami oleum raffinatum (PhEur), das aus den reifen Samen durch Kaltpressung oder Extraktion und nachfolgende Raffination gewonnene fette Öl.

WIRKSTOFFE Im fetten Öl Glyceride mit 35–50 % Ölsäure und 35–50 % Linolsäure, daneben Palmitinsäure, Stearinsäure; Lignane, u. a. Sesamin und Sesamolin, Sterole, Vitamin E.

ANWENDUNG Pharmazeutisch nutzt man Sesamöl heute in Salben. Es erleichtert das Ablösen von Hautschorf und Krusten und hat allgemein pflegende Eigenschaften bei trockener Haut. In Injektionslösungen ist es als Lösungsmittel für fettlösliche Arzneimittel in Gebrauch. Früher verwendete man es auch zur Erweichung des Stuhls als leichtes Abführmittel in Form von Klistieren. Interessant ist die synergistische Wirkung von Sesamöl in Insektenbekämpfungsmitteln. Durch den Gehalt an Sesamin

kann deren Pyrethrumanteil bis zu 50 % gesenkt werden. Der weitaus größte Teil der Ölproduktion wird aber als wertvolles Speiseöl mit hohem Anteil mehrfach ungesättigter Fettsäuren wie Linolsäure und zur Margarineherstellung verwendet, die Samen selbst in der Bäckerei und zu Süßwaren.

Silybum marianum (L.) GAERTN. (*Carduus marianus* L.)

Mariendistel

Asteraceae / Korbblütler

0,3–1,5 m ⊙ IV–VIII

BOTANIK Blätter der großen, überwinternden Rosette dunkelgrün, weiß geadert und gefleckt, buchtig dornig gelappt. Blüten rotviolett, alle röhrenförmig, in 4–8 cm breiten Köpfen, äußere Hüllblätter mit kräftigem, gelbem, zurückgebogenem Dorn. Grau gefleckte, 6–7 mm lange Früchte, an der Spitze mit gelbem Rand und rauem Pappus.

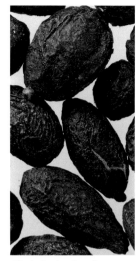

Alkoholische Extrakte aus **Sägepalmenfrüchten** sind in zahlreichen Fertigpräparaten enthalten, mehrfach auch in Kombination mit weiteren pflanzlichen Prostatamitteln.

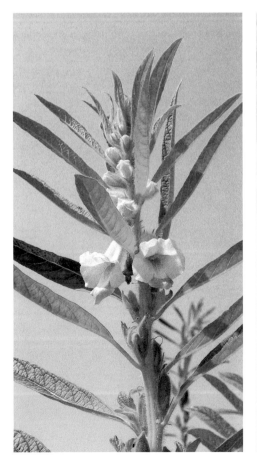

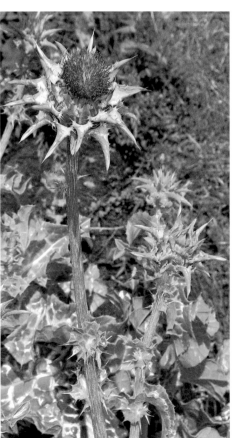

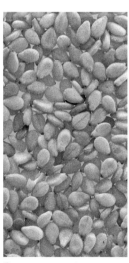

Sesamsamen kommen ungeschält (Foto), geschält, auch geröstet oder gemahlen in den Handel.

Links: **Indischer Sesam**
Rechts: **Mariendistel**

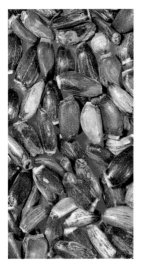

Teeaufgüsse der **Mariendistelfrüchte** sind als Magen-, Darm- und Gallemittel geeignet, jedoch nicht zur Behandlung von Leberschäden. Sie enthalten kaum Silymarin, da der Wirkstoffkomplex schwer wasserlöslich ist.

VORKOMMEN Wegränder, Schuttplätze, Viehweiden. Mittelmeergebiet, SW-Asien, als Zier- und Heilpflanze weit verbreitet.

DROGEN Mariendistelfrüchte, Stechkörner – Cardui mariae fructus (PhEur), die reifen, vom Pappus befreiten Früchte. Silybum marianum, Carduus marianus (HAB). Mariendistelkraut – Cardui mariae herba, die frischen oder getrockneten oberirdischen Teile.

WIRKSTOFFE In der Fruchtschale der Wirkstoffkomplex Silymarin, ein Gemisch aus mehreren Flavonolignanen, als Hauptkomponenten gelten Silibinin (Silybin A und B), Isosilibinin, Silychristin und Silydianin; in der Frucht fettes Öl mit einem hohen Anteil an Linolsäure, Sterole. Im Kraut Flavonoide, Sterole, Polyine, Fumarsäure.

ANWENDUNG Das aus der Fruchtschale isolierte Silymarin gilt als Leberschutzstoff, wobei verschiedene Mechanismen für die Wirkung vermutet werden. Man verwendet es ausschließlich in standardisierten Präparaten zur Vorbeugung und Therapie toxischer Leberschäden z. B. durch Medikamente, Gewerbegifte oder nach akuten Vergiftungen durch den Knollenblätterpilz sowie unterstützend bei chronisch entzündlichen Lebererkrankungen und Leberzirrhose. Mariendistelfrüchte (als Droge) werden von alters her krampflösende und die Gallensekretion anregende Wirkungen nachgesagt. Ihre Zubereitungen nutzt man bei leichten Verdauungsbeschwerden und zur unterstützenden Behandlung von funktionellen Gallenblasenbeschwerden. Mariendistelkraut wird ausschließlich in der Volksheilkunde bei Leber- und Gallenbeschwerden eingesetzt, es enthält kein Silymarin. Homöopathische Zubereitungen der Früchte werden ebenfalls bei Leber- und Gallenerkrankungen gegeben, darüber hinaus bei Hämorrhoiden, Krampfaderleiden und rheumatischen Beschwerden.

TEEBEREITUNG *1 TL Mariendistelfrüchte je Tasse (in einem Mörser) zerstoßen und mit kochendem Wasser übergießen, 10 bis 15 min ziehen lassen. 3–4-mal täglich 1 Tasse frisch bereitet ½ Stunde vor den Mahlzeiten trinken. Die Anwendung kann nach Rücksprache mit dem Arzt gegebenenfalls kurmäßig über längere Zeit bis zum Abklingen der Beschwerden erfolgen.*

Simaba cedron PLANCH.

Cedronbaum

Simaroubaceae / Bitterholzgewächse

3–5 m ♄

BOTANIK Kleiner Baum mit sehr dünnem Stamm und einem Schopf von bis 1 m langen, 15–20-paarig gefiederten Blättern. Blütenstände rispig, ebenfalls bis 1 m, Blüten grünlich. Früchte eiförmig, bis 10 cm groß, mit 3,4–4,5 cm langen Samen.

VORKOMMEN Fluss- und Meeresufer. Mittel- und S-Amerika.

DROGEN Cedronsame, Klapperschlangenbohne – Cedronis semen, die getrockneten, reifen Keimblätter (Kotyledonen). Simarouba cedron, Cedron (HAB).

WIRKSTOFFE Bitterstoff Cedrin, ein Dihydroxynaphthofurandionderivat, fettes Öl, Stärke.

ANWENDUNG Früher galten Cedronsamen in der Heimat der Pflanze als zuverlässiges Mittel gegen das Gift der Klapperschlange. Man trug die Samen gebietsweise bei sich, um sie bei Bedarf jederzeit innerlich wie äußerlich anwenden zu können. Auch als Fiebermittel (bei Mala-

Cedronsamen

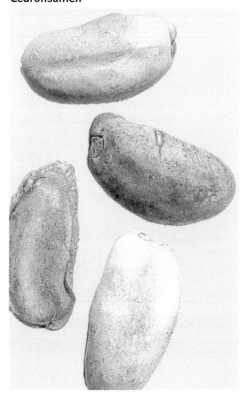

ria) und bei Verdauungsstörungen wurden die intensiv bitter schmeckenden Keimblätter eingesetzt. In der Homöopathie werden sie als Simarouba cedron oder Cedron gegeben. Zu den Anwendungsgebieten gehören Nervenschmerzen und Fieberschübe mit regelmäßig wiederkehrendem Verlauf.

Simmondsia chinensis (LINK) SCHNEID.

Jojobastrauch

Simmondsiaceae / Jojobagewächse

1–2(–3) m ♄ III–V

BOTANIK Immergrüner, 2-häusiger Strauch, die gegenständigen Blätter klein, blaugrün und ganzrandig. Männliche Blüten grünlich, zu mehreren geknäuelt und gestielt, weibliche größer, einzeln, eine eiförmige, bis 2 cm lange Kapsel bildend.
VORKOMMEN Halbwüsten im südwestl. N-Amerika, weiter kultiviert (auch auf Böden mit hohem Salzgehalt).
DROGEN Flüssiges Jojobawachs – Simmondsiae cera liquida (DAC), die aus den reifen Samen durch kalte Pressung gewonnene, klare, gelbliche, ölige Flüssigkeit (Jojobaöl).
WIRKSTOFFE Ester aus einfach ungesättigten Fettsäuren (Eicosen- und Decosensäure) und den entsprechenden Fettalkoholen, keine Triglyceride wie in anderen Samenölen. In den Samen außerdem das toxische Nitrilglucosid Simmondsin, das in den Pressrückständen verbleibt und nach Verfütterung zu Tiervergiftungen führt.
ANWENDUNG Jojobaöl ist ein Wachs mit erstaunlichen Eigenschaften, oberhalb von 7 °C ist es flüssig, bleibt bis 300 °C temperaturbeständig und wird nicht ranzig. Es eignet sich als Trägersubstanz besonders für oxidationsempfindliche Arzneistoffe, z. B. Vitamin A. In hautpflegenden Salben und Cremes, Sonnenschutzmitteln und überhaupt in der ganzen Palette der Kosmetikindustrie wird es vielfach genutzt und ist auch Ersatz für das heute verbotene Walrat (Cetaceum), einer wachsartigen Substanz, die man u. a. aus den Schädelhöhlen des geschützten Pottwales gewann. Jojobaöl hat einen angenehmen Geruch und Geschmack. Da es vom Menschen als Wachs größtenteils

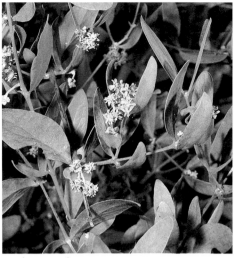

Jojobastrauch

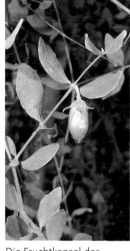

Die Fruchtkapsel des **Jojobastrauches** enthält meist nur einen Samen, aus dem durch kalte Pressung Flüssiges Jojobawachs gewonnen wird.

unverdaut ausgeschieden und nicht kalorisch verwertet wird, wurde über den Einsatz in Diäten zur Gewichtsreduktion diskutiert. Im Tierversuch zeigten sich jedoch krankhafte Veränderungen, so dass man von der Einnahme abrät.

Sinapis alba L.

Weißer Senf

Brassicaceae / Kreuzblütler

0,3–0,6 m ☉ VI–IX

BOTANIK Aufrechte Pflanze, Blätter unregelmäßig buchtig gezähnt bis fiederteilig, mit großem Endabschnitt. Blüten 4-zählig, mit 7–10 mm langen gelben Kron- und spreizenden Kelchblättern. Schoten an waagerecht abstehenden Stielen, steif behaart, mit kahlem, abgeflachtem Schnabel.
VORKOMMEN Äcker, Ruderalflächen. Heimat Mittelmeergebiet, weiter kultiviert und verwildert.
DROGEN Weiße Senfsamen – Erucae semen (DAC), Sinapis albae semen, die reifen, getrockneten Samen. Sinapis alba (hom).
WIRKSTOFFE Glucosinolate (Senfölglykoside), hauptsächlich Sinalbin, das nach enzymatischer Spaltung Sinalbinsenföl (Hydroxybenzylsenföl) liefert. Daneben Sinapin, fettes Öl, Eiweißstoffe, Schleim.
ANWENDUNG Weiße Senfsamen werden wie Schwarze Senfsamen (s. *Brassica nigra*) genutzt, durch ihren milderen Geschmack sind sie aber besser für den

Weißer Senf

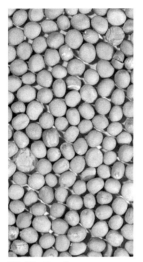

Weiße Senfsamen
schmecken anfangs ölig,
erst allmählich brennend
scharf. Bei der als Gewürz
üblichen Dosis bestehen
keine Bedenken.

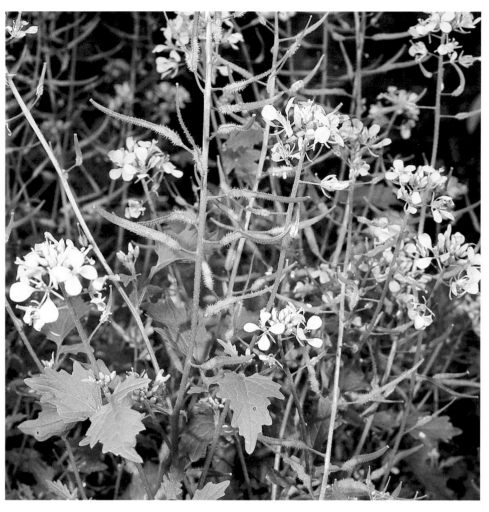

innerlichen Gebrauch geeignet. Sinalbinsenföl ist nicht flüchtig wie Allylsenföl, daher bleibt das mit warmem Wasser versetzte Samenpulver praktisch geruchlos. Dieses verwendet man vorwiegend äußerlich zu hautreizenden und dadurch durchblutungsfördernden Breiumschlägen bei Katarrhen der Atemwege und rheumatischen Schmerzen. Allerdings sollte die Anwendung maximal 1–2 Wochen durchgeführt werden, um Haut- und Nervenschäden zu vermeiden. Gegenanzeigen sind Nierenerkrankungen. Eingenommen hat Senfpulver appetitanregende, verdauungsfördernde sowie antibakterielle Wirkung. Auch hier wird wegen möglicher Schleimhautreizungen vor größeren Mengen und zu langer Einnahmedauer, z. B. um den Stuhl zu regulieren, gewarnt. Homöopathische Zubereitungen der Samen verwendet man bei Entzündungen der Atemwege und des Magen-Darm-Kanals. Speisesenf besteht

aus wechselnden Anteilen von Weißem und Schwarzem Senf, Essig und Gewürzen wie Meerrettich und Estragon.

Sisymbrium officinale (L.) Scop.

Weg-Rauke
Brassicaceae / Kreuzblütler

0,3–0,8 m ☉☉ V–IX ☠

BOTANIK Abstehend verzweigte Pflanze mit fiederteiligen, behaarten Blättern. Blüten 4-zählig, die gelben Kronblätter nur 3–4 mm lang, Schoten dem Stängel anliegend.

VORKOMMEN Unkrautfluren, Wegränder, Schuttplätze. Europa, Asien, weiter verschleppt.

DROGEN Wegraukenkraut – Erysimi herba, Sisymbrii officinalis herba. Sisymbrium officinale, Erysimum officinale (HAB), frisches blühendes Kraut.

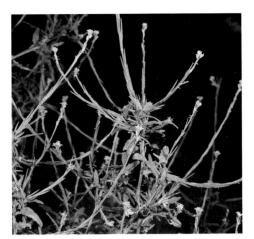

Weg-Rauke

WIRKSTOFFE Herzwirksame Cardenolid-glykoside wie Helveticosid und Corchoro-sid mit Strophanthidin als Aglucon; Glu-cosinolate (Senfölglykoside) wie Sinigrin und Gluconapin.

ANWENDUNG Die Droge bzw. ihre Extrakte, z. B. in Lutschpastillen, finden heute nur noch selten bei Erkrankungen der Atemwege, Rachen- oder Kehlkopfent-zündungen und Heiserkeit Verwendung. Die Herzglykoside sind schwer resorbier-bar und werden bisher nicht medizinisch genutzt, andererseits sind unerwünschte Wirkungen derselben bei unkontrollierter Einnahme des Krautes denkbar. Homöo-pathische Zubereitungen gibt man bei Heiserkeit nach Erkältungen.
Als Erysimi herba wird auch das Kraut vom **Grauen Schöterich** *Erysimum diffu-sum* bezeichnet (s. bei *E. cheiri*).

Smilax aristolochiaefolia MILL.
(*S. medica* CHAM. & SCHLECHTEND.)

Veracruz-Sarsaparille, Veracruz-Stechwinde

Smilacaceae (*Lilaceae* s. l.) / Stechwinden-gewächse

4–15 m ♄ ⚥

BOTANIK Immergrüne, 2-häusige Klet-terpflanze mit kriechendem Wurzelstock und oft meterlangen Wurzeln. Stängel mit Ranken und wechselständigen, herz-bis eiförmig-länglichen, bogennervigen Blättern. Weiße bis gelbliche Blüten in doldigen Blütenständen, Früchte rot.
VORKOMMEN Mexiko, Venezuela.

DROGEN Sarsaparillwurzel – Sarsaparil-lae radix, die getrockneten Wurzeln ver-schiedener mittel- oder südamerikanischer Arten wie auch *S. regelii* KILL. & MORT. (Honduras-Sarsaparille) oder *S. febrifuga* KUNTH. Smilax, Sarsaparilla (HAB), die Wurzeln speziell von *S. regelii*.
WIRKSTOFFE Steroidsaponine mit der Hauptkomponente Sarsaparillosid und dem Spaltprodukt Parillin, als Aglyka u. a. Sarsasapogenin, Smilagenin und Diosge-nin; Phytosterole.
ANWENDUNG Sarsaparillwurzel war über Jahrhunderte ein viel genutztes Mittel gegen Syphilis, auch in asiatischen Ländern wurden dort heimische *Smilax*-Arten gegen diese Krankheit eingesetzt. In der Volksmedizin gilt die Droge auch heute noch als wirksam bei chronisch-entzündlichen Hautausschlägen, vor allem Psoriasis, Rheuma und Erkrankun-gen der Harnorgane. Man diskutiert über einen immunsuppressiven Wirkungsme-chanismus der Saponine, ein Wirksam-

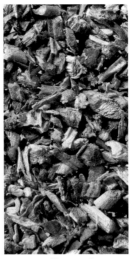

Sarsaparillwurzel
stammt von verschiedenen süd- und mittelamerikani-schen *Smilax*-Arten, nicht von denen des Mittelmeer-gebietes. Die chinesische Medizin verwendet in Asien heimische Arten.

Veracruz-Sarsaparille

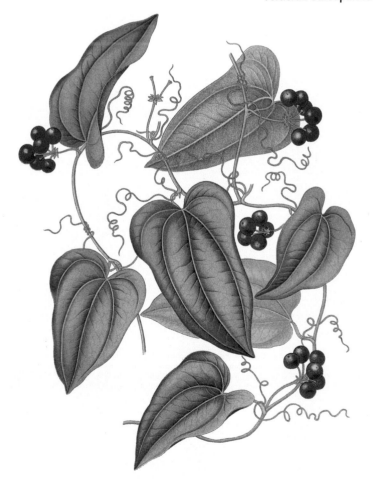

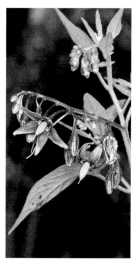

Bittersüßer Nachtschatten blüht blauviolett.

keitsnachweis konnte bisher aber nicht erbracht werden. Da Sarsaparille-Zubereitungen nach Einnahme in der Regel zu Magenreizungen und zeitweiligen Nierenschäden führen, außerdem die Aufnahme und Ausscheidung gleichzeitig eingenommener weiterer Arzneimittel unkontrollierbar verändert wird, rät man von der Anwendung ab. In homöopathischer Verdünnung ist Sarsaparilla durchaus gebräuchlich, die Anwendungsgebiete der Volksmedizin entsprechen in etwa denen der Homöopathie.

Solanum dulcamara L.

Bittersüßer Nachtschatten

Solanaceae / Nachtschattengewächse

0,3–2 m ♄ VI–VIII ☠

BOTANIK Niederliegender oder kletternder Halbstrauch. Blätter breit lanzettlich, am Grund zum Teil mit 1–2 Lappen. Blütenstand locker, Krone blauviolett mit 5 ausgebreiteten oder zurückgeschlagenen Zipfeln, etwa 1 cm im Durchmesser. Rote, eiförmige, 1 cm lange Beeren.
VORKOMMEN Auwälder, feuchte Gebüsche. Europa, Asien, N-Afrika, N-Amerika (eingeschleppt).
DROGEN Bittersüßstängel – Dulcamarae stipites, die getrockneten 2–3-jährigen Stängelstücke, gesammelt zu Beginn des Frühjahrs oder im Herbst nach Abfallen der Blätter. Solanum dulcamara, Dulcamara (HAB), die frischen, vor der Blüte gesammelten Triebe mit Blättern.

Bittersüßer Nachtschatten

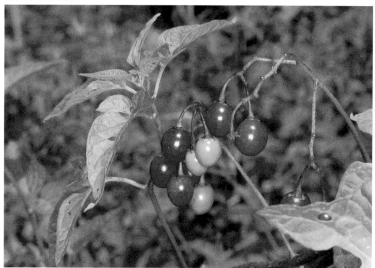

WIRKSTOFFE Steroidalkaloidglykoside, abhängig von der Herkunft der Droge hauptsächlich mit Glykosiden des Tomatidenols, Soladulcidins oder des Solasodins; außerdem Steroidsaponine, Dulcamarin, Gerbstoffe.
ANWENDUNG Bittersüßstängeln werden seit alters abführende, harn- und schweißtreibende und auch auswurffördernde Wirkungen zugeschrieben. Man verwendet sie traditionell bei rheumatischen Beschwerden, chronischer Bronchitis und bei Hautleiden, bei denen ein Zusammenhang mit dem Stoffwechsel vermutet wird. Für das Solasodin konnte man inzwischen immunsuppressive, cortisonähnliche, entzündungshemmende und juckreizmindernde Wirkungen aufzeigen. Die Droge selbst ist heute weniger gebräuchlich, dagegen Fertigpräparate mit standardisierten Extrakten, die man zur unterstützenden Therapie bei chronischem Ekzem (innerlich und äußerlich) verwendet. Als Gegenanzeigen gelten Schwangerschaft und Stillzeit. Nicht selten werden homöopathische Zubereitungen eingesetzt, z. B. bei fieberhaften Infekten, Erkrankungen der Atemorgane, des Magen-Darm-Kanals, der Harnwege, der Gelenke und der Haut.

Solanum nigrum L.

Schwarzer Nachtschatten

Solanaceae / Nachtschattengewächse

0,1–0,8 m ☉ VI–X ☠

BOTANIK Blätter eiförmig-rhombisch bis lanzettlich, buchtig gezähnt oder fast ganzrandig. Blüten mit kleiner 5-zipfeliger Krone, Kelch höchstens halb so lang wie die reifen, schwarzen oder grünlich gelben Beeren, Buchten zwischen den Kelchzipfeln spitz. Formenreiche Art.
VORKOMMEN Stickstoffreiche Unkrautfluren. Heute fast weltweit verbreitet.
DROGEN Solanum nigrum (HAB), die frische blühende ganze Pflanze.
WIRKSTOFFE Steroidalkaloidglykoside, besonders Solasonin und Solamargin, Steroidsaponine.
ANWENDUNG Weder Schul- noch Volksmedizin nutzen die Art. Homöopathische Zubereitungen sind aber gebräuchlich, wobei Kopfschmerzen, Schwindelzustände und Krämpfe als Anwendungsge-

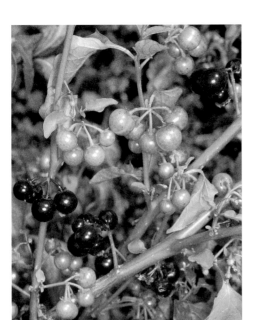

Schwarzer Nachtschatten

biete angegeben werden. Über die Giftigkeit der Pflanze gibt es widersprüchliche Aussagen: Dass der Schwarze Nachtschatten früher gebietsweise als Obst- und Gemüsepflanze genutzt wurde, spricht für das Vorkommen alkaloidarmer oder -freier Sippen dieser formenreichen Art. Andererseits sind mehrfach Vergiftungen bei Kindern beschrieben worden, die nur wenige (unreife?) Beeren gegessen hatten. Die ausgereiften Beeren sollen alkaloidfrei sein.

Die Kartoffelpflanze enthält in allen grünen Teilen bis hin zu den Keimen das giftige Solanin, das zu Reizungen und Blutungen in den Verdauungswegen führt und bei Kindern nach Einnahme der besonders alkaloidreichen Beeren möglicherweise zu Vergiftungen mit Todesfolge. Auch die durch Belichtung grün gewordenen Teile der Kartoffelknollen enthalten Solanin und sind gesundheitsschädlich. Bei der Zubereitung als Salzkartoffeln wird das Alkaloid mit der Schale entfernt, der Rest geht in das Kochwasser über. Weitgehend erhalten bleibt es in der Schale von Pellkartoffeln oder Ofenkartoffeln.

WIRKSTOFFE Im Presssaft der Knollen geringe Mengen Steroidalkaloidglykoside wie Solanin und Chaconin mit dem Aglykon Solasodin; Acetylcholin, Vitamin C, Schleimstoffe.

ANWENDUNG Kartoffelstärke ist ein wichtiges Hilfsmittel bei der Herstellung von Tabletten, außerdem nutzt man die Feuchtigkeit absorbierende Wirkung in Pudern und die gute Verdaulichkeit in Kindernährmitteln. Dem Presssaft frischer Kartoffelknollen (auch im Handel) werden seit alters krampflösende und säurebindende Eigenschaften zugeschrieben, die man traditionell kurmäßig bei gereiztem Magen mit Sodbrennen nutzt. Gekochte, zerstampfte Kartoffeln sind als Packungen oder Wickel wirksam. Sie hal-

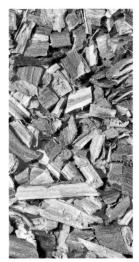

Kauen auf **Bittersüßstängeln** (der Geschmack ist zunächst bitter, später süßlich) kann zu Vergiftungserscheinungen führen, in viel stärkerem Maße aber die Einnahme der unreifen Beeren. Ausgereifte, rote Beeren enthalten nur Spuren der Steroidalkaloide und sind weniger gefährlich.

Solanum tuberosum L.

Kartoffel

Solanaceae / Nachtschattengewächse

0,4–0,8 m ⁴ VI–VIII ☠

BOTANIK Staude mit unterirdischen Ausläufern und großen Knollen an den Enden. Blätter unpaarig gefiedert, abwechselnd mit größeren und kleineren Blättchen. Blüten 5-zählig, Krone radförmig ausgebreitet, 2–3 cm breit, sortenabhängig weiß, rötlich oder lila. Fleischige, gelbgrüne Beeren.

VORKOMMEN Heimat S-Amerika, heute in vielen Sorten fast weltweit kultiviert, selten verwildert.

DROGEN Kartoffelstärke – Solani amylum (PhEur), die Stärke aus den Knollen.

Kartoffel

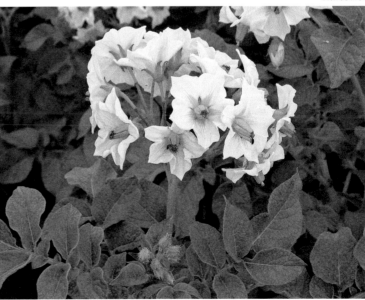

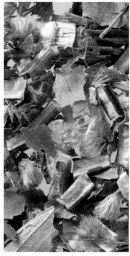

Goldrutenkraut (Riesengoldrutenkraut) kann von beiden hochwüchsigen Arten stammen.

ten besonders gut die Wärme und werden u. a. bei schlecht heilenden Wunden, Geschwüren, Quetschungen oder rheumatischen Beschwerden eingesetzt.

Solidago canadensis L.

Kanadische Goldrute

Asteraceae / Korbblütler

0,5–2,5 m ⅃ VII–X

BOTANIK Hohe Staude, Stängel grün, im oberen Teil dicht abstehend behaart. Blätter sitzend, schmal lanzettlich, ganzrandig oder scharf gesägt. 3–5 mm lange gelbe Blütenköpfchen in pyramidaler Rispe, einseitswendig nach oben gerichtet, Zungenblüten kaum länger als die Röhrenblüten.
VORKOMMEN Brachland, Schuttplätze, Ufer. Heimat N-Amerika. In Europa seit dem 19. Jahrhundert eingebürgert, wie *S. gigantea* ursprünglich als Zierpflanze eingeführt.
DROGEN Riesengoldrutenkraut, Goldrutenkraut – Solidaginis herba (PhEur), die während der Blütezeit gesammelten, getrockneten oberirdischen Teile, auch von *S. gigantea*.

Kanadische Goldrute

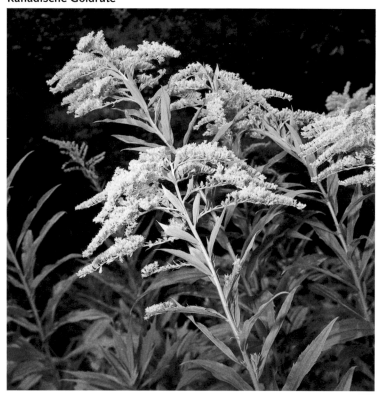

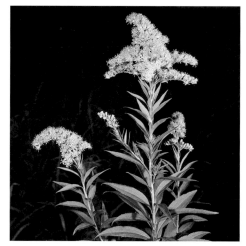

Riesen-Goldrute

WIRKSTOFFE Triterpensaponine mit Bayogenin als Aglykon, Flavonoide, ätherisches Öl, Kaffeesäurederivate.
ANWENDUNG Das Kraut beider Arten hat vor allem harntreibende Wirkung, die auf dem Gehalt an Flavonoiden (mit 2,5 % deutlich mehr als bei der Echten Goldrute) und Saponinen beruht. Zubereitungen der Droge werden daher vor allem zur Erhöhung der Harnmenge im Sinne einer Durchspülungstherapie bei entzündlichen Erkrankungen der ableitenden Harnwege, bei Harnsteinen und Nierengrieß und zur Vorbeugung derselben eingesetzt.
Auch die **Riesen-Goldrute** *S. gigantea* AIT. liefert die Droge. Im Gegensatz zur Kanadischen Goldrute sind ihre Stängel oft blau bereift und kahl, nur im Blütenstand etwas behaart. Die Blütenköpfchen, ebenfalls einseitswendig nach oben gerichtet, stehen in überhängenden Rispen. Die Zungenblüten sind deutlich länger als die Röhrenblüten (an feuchteren Standorten als *S. canadensis*).

TEEBEREITUNG *1–2 TL Goldrutenkraut oder Echtes Goldrutenkraut (von S. virgaurea) je Tasse mit kochendem Wasser übergießen, 15 min ziehen lassen. 2–4-mal täglich 1 Tasse frisch bereitet zwischen den Mahlzeiten trinken. Für reichlich weitere Flüssigkeitszufuhr ist zu sorgen. (Bei chronischen Nierenerkrankungen ist vor der Anwendung ein Arzt zu befragen. Nicht anwenden bei Wasseransammlungen (Ödemen) infolge eingeschränkter Herz- oder Nierentätigkeit.)*

Solidago virgaurea L.

Echte Goldrute

Asteraceae / Korbblütler

0,1–1 m ⁴ VII–X

BOTANIK Aufrechte Staude, Blätter gesägt, die unteren länglich-elliptisch, mit geflügeltem Stiel, die oberen schmaler, sitzend. Blütenköpfchen in schmaler, aufrechter Rispe, 6–10 mm lang, mit 6–12 gelben Zungenblüten, die deutlich länger sind als die Hülle.

VORKOMMEN Magerrasen, Staudenfluren, lichte Wälder. Europa, N-Afrika, W-Asien.

DROGEN Echtes Goldrutenkraut – Solidaginis virgaureae herba (PhEur), Virgaureae herba, die getrockneten, zur Blütezeit gesammelten oberirdischen Teile. Solidago virgaurea (HAB), die frischen Blütenstände.

WIRKSTOFFE Flavonoide (1,4 %), Triterpensaponine, zum Teil mit Polygalasäure als Aglykon, Phenolglykoside wie Leiocarposid und Virgaureosid, ätherisches Öl, Kaffeesäurederivate, Catechingerbstoffe.

ANWENDUNG Für das Echte Goldrutenkraut wurden außer der harntreibenden Wirkung, wie sie beim Riesengoldruten-

kraut beschrieben wird, auch entzündungswidrige, schwach krampflösende und schmerzstillende Eigenschaften belegt, die auf dem Gehalt an Leiocarposid und Virgaureosid beruhen. Die Verbindungen wurden nur in der Echten Goldrute nachgewiesen. Die Volksheilkunde kennt auch die Anwendung bei Rheumatismus, Venenerkrankungen, chronischen Hauterkrankungen sowie Entzündungen im Mund- und Rachenraum. Als Wundheilmittel waren früher ebenfalls Auszüge der Pflanze gebräuchlich. Das Flavonoid Quercitrin ist im Echten Goldrutenkraut nicht enthalten, so dass Beimengungen von Riesengoldrutenkraut, die als Verfälschung gelten, erkannt werden können. Zu den Anwendungsgebieten in der Homöopathie gehören Nierenschwäche und Leberstörungen.

TEEBEREITUNG wie bei den anderen Goldruten-Arten.

Echte Goldrute

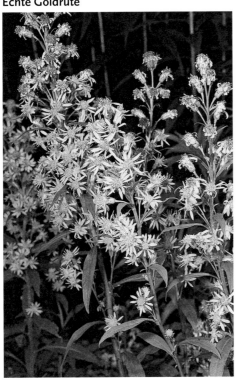

Sophora japonica L.

Schnurbaum, Japanischer Pagodenbaum

Fabaceae / Schmetterlingsblütler

Bis 30 m ♄ VII–IX ☠

BOTANIK Breitkroniger Baum, die großen Blätter mit 7–17 eiförmigen Fiedern, ohne Nebenblattdornen. Gelblich weiße, 10–15 mm lange Schmetterlingsblüten in reichen, mehrfach verzweigten Trauben. Hülsen perlschnurartig eingeschnürt.

VORKOMMEN Heimat O-Asien, als Zierbaum auch in Mitteleuropa häufig gepflanzt.

DROGEN Schnurbaumknospen – Sophorae japonicae gemma (flos), die geschlossenen Blütenknospen. Sophora japonica (hom), reife Samen.

WIRKSTOFFE In den Blütenknospen Flavonoide, darunter bis zu 30 % Rutin (Rutosid). In Rinde und Samen das Chinolizidinalkaloid Cytisin (Sophorin), Lectine, Isoflavonoide.

ANWENDUNG Schnurbaumknospen sind als Teedroge nicht gebräuchlich. Sie dienen vor allem der industriellen Gewinnung von Rutin (wie auch Buchweizenkraut von *Fagopyrum esculentum*). Dieses Flavonoid wird in vielen Arzneimitteln (meist in Form des wasserlöslichen Tro-

Schnurbaum

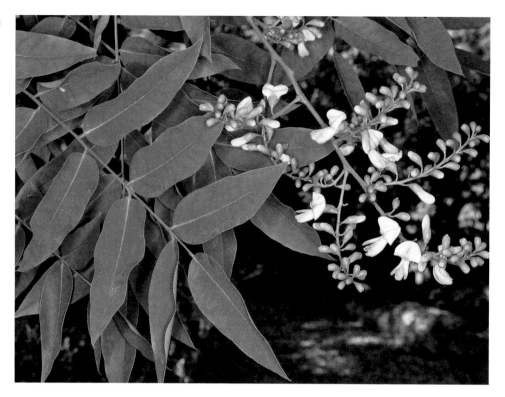

xerutins) gegen Venenerkrankungen eingesetzt. Die Samen enthalten Lectine und
das vom Goldregen bekannte Cytisin mit
nikotinähnlicher Wirkung. Vergiftungen
sind daher durch Einnahme derselben
denkbar. Homöopathische Zubereitungen
der Samen gab man früher z. B. bei Ruhr.

stoffe, Saccharose, Sorbitol, Pektin, Carotinoide, viel Vitamin C; in den Samen das
Blausäureglykosid Amygdalin.

ANWENDUNG Frische Früchte, in kleiner
Menge genossen, zeigen abführende und
harntreibende Eigenschaften, die noch
gelegentlich in der Volksheilkunde vor
allem bei Rheuma und Störungen des

Frische **Vogelbeeren**
schmecken bitter. Bei der
Zubereitung sollten die
blausäurehaltigen Samen
entfernt werden (durch ein
Sieb passieren).

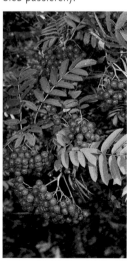

Sorbus aucuparia L.

Eberesche, Vogelbeere

Rosaceae / Rosengewächse

5–16 m ♄ V–VII

BOTANIK Strauch oder Baum mit glatter
Borke, Blätter mit 9–19 länglich-lanzettlichen, scharf gesägten Fiedern. Blüten in
reichen Doldenrispen, die 5 weißen Kronblätter 4–5 mm lang. Leuchtend rote Beeren mit 3 länglichen Kernen, 6–9 mm im
Durchmesser.

VORKOMMEN Lichte Laub- und Nadelwälder, häufig gepflanzt. Fast ganz
Europa, W-Asien.

DROGEN Vogelbeeren, Ebereschenbeeren – Sorbi aucupariae fructus.

WIRKSTOFFE In den frischen Früchten
das bitter schmeckende Glykosid Parasor-
bid, aus dem während des Trocknungs-
prozesses Parasorbinsäure entsteht; Gerb-

Eberesche

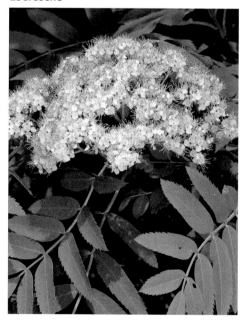

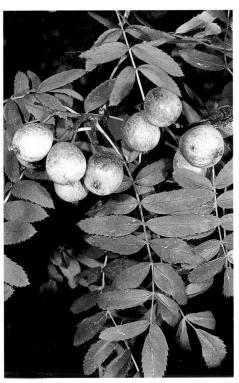

Speierling

gegen Darmerkrankungen; größere Bedeutung hatten sie aber zum Klären von Obstsäften und Wein. Sie enthalten keine Parasorbinsäure.

Spigelia anthelmia L.

Wurmkraut

Loganiaceae / Brechnussgewächse

0,2–0,5 m ⁴ ☠

BOTANIK Einjährige Pflanze mit spitz eilanzettlichen Blättern, scheinbar quirlständig zu 4 an den Zweigenden. Blüten rötlich mit 5-zähliger, verwachsener Krone in langen, ährenförmigen Blütenständen.

VORKOMMEN Tropisches S-Amerika von Brasilien nördl. bis S-Florida.

DROGEN Spigelia anthelmia, Spigelia (HAB), die getrockneten oberirdischen Teile.

WIRKSTOFFE Alkaloide wie Actinidin, Cholin und dessen Ester, Bitterstoff Secologanin, Flavonoide.

ANWENDUNG Das Indianische Wurmkraut (Spigelienkraut) war schon seit dem 18. Jahrhundert in Europa als Wurmmittel bekannt. Heute nutzt man nur noch homöopathische Zubereitungen der stark giftigen Pflanze, wobei auch Wurmbeschwerden zu den Anwendungsgebieten gehören. Außerdem gibt man Spigelia z. B. bei akuter Herzentzündung, Angina pectoris, Gesichtsneuralgien und Migräne.

Von der in N-Amerika heimischen **Maryland-Spigelie** *Spigelia marilandica* L. nutzt man die getrockneten unterirdischen Teile in homöopathischer Verdünnung, z. B. bei Erregungszuständen.

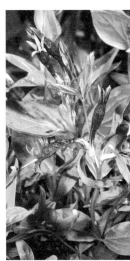

Maryland-Spigelie

Harnsäurestoffwechsels genutzt werden. Die Aufnahme einer größeren Menge Beeren führt auf Grund ihres Gehaltes an schleimhautreizender Parasorbinsäure zu Erbrechen und Durchfall. Nach weitgehendem Abbau dieser Substanz zu Sorbinsäure bei der Verarbeitung zu Mus oder Gelee, steht die stopfende Wirkung von Pektinen und Gerbstoffen im Vordergrund. Auf diese Art zubereitet verwendet man die Beeren seit alters als Vitamin-C-Quelle bei Erkältungskrankheiten, den Saft als Gurgelmittel bei Heiserkeit. Die als Kulturbaum gezogene Mährische Vogelbeere (ssp. *moravica* (ZENG.) LÖVE) mit fast kirschgroßen Früchten ist hierfür besonders geeignet, sie enthält reichlich Zucker und Pektine und ist fast frei von Parasorbinsäure. Früher wurden die Früchte zur Gewinnung von Sorbitol (Sorbit) herangezogen, das u. a. als Zuckeraustauschstoff für Diabetiker und als mildes Abführmittel Verwendung findet. Der nah verwandte **Speierling** *Sorbus domestica* L. mit gefiederten Blättern, aber nur 6–12-blütigen Doldenrispen liefert ebenfalls verwertbare, wesentlich größere Früchte. Sie sind sehr gerbstoffreich und erst nach längerer Lagerzeit genießbar. Volkstümlich verwendete man sie früher

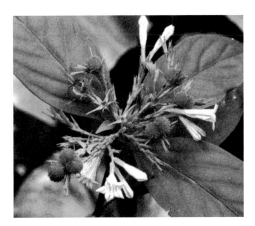

Wurmkraut

Stellaria media (L.) Vill.

Gewöhnliche Vogelmiere

Caryophyllaceae / Nelkengewächse

0,1–0,4 m ☉ ⊙ III–X

BOTANIK Niederliegende bis aufsteigende Pflanze, Stängel mit einer Haarleiste und spitz eiförmigen Blättern. Blüten 5-zählig, Kronblätter etwa 3 mm, ± so lang wie die Kelchblätter, tief geteilt.

VORKOMMEN Hackunkrautgesellschaften. In Europa häufig, fast weltweit verschleppt.

DROGEN Stellariae mediae herba – Vogelmierenkraut. Stellaria media, Alsine media (hom), die frischen blühenden oberirdischen Teile.

WIRKSTOFFE Mineralbestandteile, vor allem Kalium, Vitamin C, Flavonoide, darunter Rutin.

ANWENDUNG In der Volksheilkunde war Vogelmierenkraut früher bei Lungenerkrankungen, frisch auch als Auflage bei Hautausschlägen gebräuchlich. Die Schulmedizin verwendet es nicht, aber homöopathische Zubereitungen gibt man heute noch gelegentlich bei Rheumatismus und Leberstörungen.

Links: **Gewöhnliche Vogelmiere**
Rechts: **Brennende Sterkulie**

Sterculia urens Roxb.

Brennende Sterkulie

Sterculiaceae / Sterkuliengewächse

8–15 m ♄

BOTANIK Laubwerfender Baum. Blätter, rundlich, tief 9-lappig, 12–30 cm groß. Blüten kronblattlos, mit gelbem, breit glockenförmigem, 6 mm großem Kelch, in dichten, bis 20 cm großen, rispigen, endständigen Blütenständen. Bis 8 cm lange Balgfrüchte.

VORKOMMEN Indien, Pakistan.

DROGEN Karaya-Gummi, Indischer Tragant – Sterculiae gummi, Tragacantha indica, der durch Einschnitte in die Rinde der Stämme und Zweige ausgetretene, getrocknete Schleim verschiedener *Sterculia*-Arten.

WIRKSTOFFE Polysaccharide vom Typ der Galacturonorhamnane.

ANWENDUNG Karaya-Gummi hat im alkalischen Darmsaft eine hohe Quellfähigkeit und ist weitgehend unverdaulich. Fertigpräparate werden bisweilen zur Appetitminderung bei Übergewicht eingesetzt, als Quellstoffabführmittel, das (mit ausreichend Flüssigkeit eingenommen) über

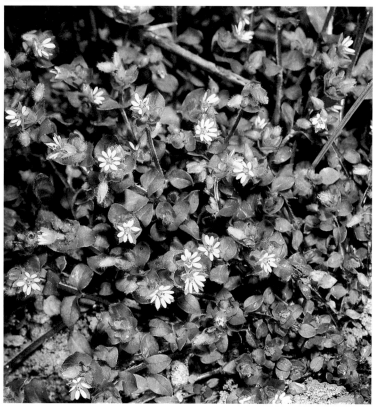

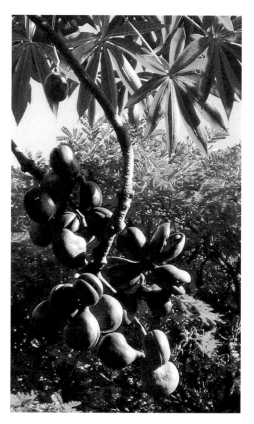

eine Volumenzunahme im Darm die Peristaltik anregt, sowie auf Grund des hohen Wasserbindevermögens bei Durchfällen. Darüber hinaus findet die Droge in Prothesenhaftmitteln und als Klebemasse für Kolostomiebeutel Verwendung. In der Lebensmitteltechnologie ist sie als Verdickungsmittel von Bedeutung.

Stevia rebaudiana (BERT.) HEMSL.

Süßstoffpflanze, Honigkraut

Asteraceae / Korbblütler

0,3–1 m ⁴ VIII–IX

BOTANIK Behaarte Staude mit gegenständigen, sitzenden, lanzettlichen, in der oberen Hälfte meist gekerbt-gesägten Blättern. Die verzweigten Blütenstände mit ganzrandigen Blättern und schmalen Köpfchen aus wenigen weißen Röhrenblüten.

VORKOMMEN Offene Standorte in Flussmarschen vom Gran Chaco (Paraguay, Brasilien), heute weltweit kultiviert.

DROGEN Steviablätter, Honigkrautblätter – Steviae rebaudianae folium, die getrockneten Blätter.

WIRKSTOFFE Diterpenglykoside, besonders Steviosid, daneben Rebaudosid A; ätherisches Öl mit Nerolidol, Geraniol, Caryophyllenoxid; Flavonoide.

ANWENDUNG Blattextrakte und Steviosid sind in einigen Ländern häufig verwendete, praktisch kalorienfreie Süßungsmittel. Das Steviosid hat eine etwa 300-mal stärkere Süßwirkung als Saccharose, das Blattpulver ist 15-mal süßer. Letzteres hat den Vorteil, dass ihm der leicht bittere Nachgeschmack des Steviosids fehlt. Bisher ist Steviosid in Deutschland im Lebensmittelbereich wegen nicht ausreichender toxikologischer Daten nicht zugelassen. Es geht dabei um eine mögliche mutagene Wirkung und die Frage, ob das Steviosid den Blutzuckerspiegel beeinflusst. In den Herkunftsgebieten wird die Pflanze bei Diabetes, hohem Blutdruck und als empfängnisverhütendes Mittel verwendet.

Strophanthus gratus (WALL. & HOOK.) BAILL.

Angenehmer Strophanthus

Apocynaceae / Hundsgiftgewächse

Bis 10(–25) m ♄ II ☠

BOTANIK Verholzte Liane, Blätter gegenständig, eiförmig bis elliptisch, kurz zugespitzt und kahl. Blüten zu mehreren achselständig, duftend, weißlich, rötlich überlaufen, mit glockig erweiterter Kronröhre, 10-teiliger Nebenkrone und 5 fast rundlichen Lappen (nicht geschwänzt wie bei vielen *Strophanthus*-Arten). Samen in

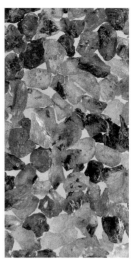

Indischer Tragant von *Sterculia*-Arten ist im Handel billiger als der (Echte) Tragant des Arzneibuches von *Astragalus*-Arten und gilt als Verfälschung.

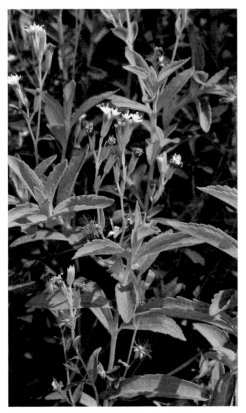

Links: **Süßstoffpflanze**
Rechts: **Angenehmer Strophanthus**

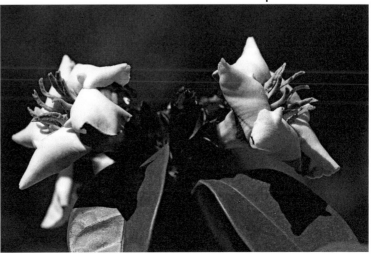

Blätter des
**Angenehmen
Strophanthus**

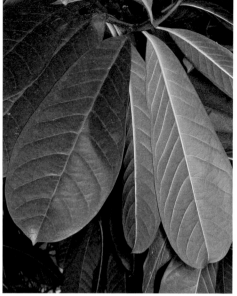

langen Balgfrüchten, nur bei dieser Art
kahl, etwa 2 cm lang, der Schnabel bis
6 cm, mit 5 cm langem Haarschopf.
VORKOMMEN Tropisches W-Afrika, in
SO-Asien angebaut.
DROGEN (Gelbe) Strophanthussamen –
Strophanthi grati semen, die vom gran-
nenartigen Fortsatz befreiten reifen
Samen. Strophanthus gratus, Strophanthus (HAB). Ouabain (g-Strophanthin) –
Ouabainum (PhEur).
WIRKSTOFFE 4–5 % herzwirksame Glykoside (Cardenolidglykoside), darunter
90–95 % g-Strophanthin mit dem Aglykon Strophanthidin.

Der **Steifhaarige Stro-
phanthus** Strophanthus
hispidus DC. aus dem
tropischen W-Afrika steht
S. kombé botanisch nahe.
Das Cardenolidglykosidge-
misch der Samen wird als
h-Strophanthin bezeichnet.
Es wird heute in Europa
nicht mehr verwendet.
Abgebildet sind die
Früchte.

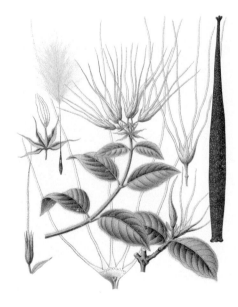

g-**Strophanthin** *wurde erstmals aus der
Rinde von Acokanthera ouahaio (*FRANCH.
& BOISS.*) CATH. isoliert. Daher stammt der
internationale Name* **Ouabain***. Rindenextrakte dieser Apocynaceae wurden ebenso
wie die Samen verschiedener Strophanthus-
Arten von den Einheimischen zur Herstellung von Pfeilgiften genutzt.*
k-**Strophanthin** *(ÖAB) wird aus den
Samen von Strophanthus kombé* OLIVER
*(Behaarte Strophanthussamen) gewonnen,
einer im tropischen O- und S-Afrika beheimateten Liane, und wird wie g-Strophanthin mit etwas schwächerer Wirkung verwendet. Es besteht aus drei Glykosiden mit
dem gemeinsamen Aglykon Strophanthidin
und verschiedenen Zuckern. Cymarin als
eine der Komponenten lässt sich daraus isolieren. Eingenommen wird es besser resorbiert als Strophanthin. Die ganzen Samen
werden überwiegend in der anthroposophischen Therapierichtung eingesetzt.*

ANWENDUNG Ouabain (g-Strophanthin)
lässt sich leicht aus den Samen isolieren.
Das Glykosid erhöht ähnlich wie bei Digitalis die Kontraktionskraft eines in seiner
Leistung geschwächten (insuffizienten)
Herzmuskels. Eingenommen wird Strophanthin allerdings schlecht resorbiert;
man gibt es heute nur noch selten und
dann meistens intravenös bei schweren
Formen der Herzinsuffizienz, wenn eine
rasch einsetzende, starke Wirkung benötigt wird. Diese tritt innerhalb weniger
Minuten ein, hält aber nur verhältnismäßig kurz an. Die Samen selbst kommen
nur noch in der Homöopathie in entsprechender Zubereitung zur Anwendung,
z. B. bei nervösen Herzbeschwerden,
Herzschwäche, Erwartungsangst und
Erschöpfungszuständen.

Strychnos ignatii BERG.

Ignatiusbohne

Loganiaceae / Brechnussgewächse

Bis 20 m ♄ IV–VI ☙

BOTANIK Liane mit gegenständigen,
breit elliptischen, zugespitzten, kahlen
Blättern und achselständigen Ranken.
Blüten duftend, gelblich, 5-zählig, mit langer Kronröhre, in zusammengesetzten,

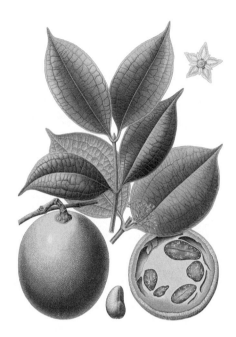

Ignatiusbohne

achselständigen, doldenartigen Blüten-
ständen. Beeren reif orangefarben, bis
10 cm im Durchmesser, mit 1–15 Samen.
VORKOMMEN Offene Wälder, auch in
Flussauen. SO-Asien.
DROGEN Ignatiusbohne, Ignazbohne –
Ignatii semen, die getrockneten reifen
Samen. Strychnos ignatii, Ignatia (HAB).
WIRKSTOFFE Indolalkaloide, als Hauptal-
kaloide Strychnin und Brucin wie bei der
Brechnuss *Strychnos nux-vomica*, Kaffee-
säure, Chlorogensäure, fettes Öl.

Strychnos toxifera SCHOMB. & BENTH. *und
weitere südamerikanische Strychnos-Arten
liefern* **Calebassen-Curare***, das von den
Indianern S-Amerikas als Pfeilgift für die
Jagd genutzt wird. Es enthält die eingedickten Extrakte aus verschiedenen Pflanzenteilen und wurde früher in Flaschenkürbissen,
so genannten Calebassen, aufbewahrt. Das
Homöopathikum Curare wird aus der Rinde
dieser Arten gewonnen. Dem homöopathischen Arzneimittelbild entsprechend wird es
bei Lähmungen und Muskelkrämpfen ausschließlich als Injektion gegeben, da es aus
dem Magen-Darm-Kanal nicht resorbiert
wird. Wirkstoffe sind vor allem die Alkaloide
C-Toxiferin und C-Curarin. Ersteres ist etwa
20-mal stärker wirksam als Tubocurarin
(s. Chondodendron tomentosum).*

ANWENDUNG Die Ignatiusbohne ist wie
die Brechnuss stark giftig. Ihre Verwendung in der Schulmedizin als Bittermittel
und Tonikum hat man schon lange aufgegeben, zur industriellen Gewinnung von
Strychnin und Brucin mag sie noch herangezogen werden. In der Homöopathie
ist sie ein eigenes, unter dem Namen
Ignatia häufig verordnetes Mittel. Zu den
Anwendungsgebieten gehören Verstimmungszustände, nervöse Störungen,
Kopfschmerzen, Migräne, Krämpfe an
Hohlorganen und Muskeln.

Strychnos nux-vomica L.

Brechnussbaum

Loganiaceae / Brechnussgewächse

10–15(–25) m ♄ IV–VII ☠

BOTANIK Baum mit gegenständigen,
breit elliptischen, kurz zugespitzten,
schwach behaarten Blättern. Blüten grünlich weiß, 5-zählig, mit langer Kronröhre,
in zusammengesetzten, endständigen,

Brechnussbaum

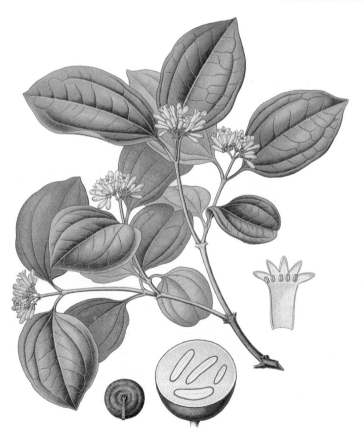

doldenartigen Blütenständen. Beeren reif orangefarben, 2–4 cm im Durchmesser, mit 1–15 scheibenförmigen Samen.

VORKOMMEN Heimat Indien, kultiviert im tropischen Asien.

DROGEN Brechnuss-Samen – Strychni semen, die reifen, getrockneten Samen (ÖAB, Helv). Strychnos nux-vomica, Nux vomica (HAB).

WIRKSTOFFE Indolalkaloide, insbesondere Strychnin und Brucin, ferner das bittere Iridoidglykosid Loganin.

ANWENDUNG Strychnos-Extrakte oder reines Strychnin verwendete man früher in sehr niedriger Dosierung (die tödliche Dosis liegt bei 1–2 g für den Erwachsenen) zur Anregung des Atemzentrums und wegen des sehr bitteren Geschmacks der Alkaloide und des Loganins auch zur Anregung des Appetits bzw. zur Kräftigung. Die Alkaloide, insbesondere Strychnin, wirken am Zentralnervensystem als Krampfgift. Als Antagonist des Neurotransmitters Glycin erhöht Strychnin die Krampfbereitschaft, so dass schon durch geringe äußere Reize oder durch Substanzen mit zentralerregender Wirkung Krampfanfälle ausgelöst werden, die schließlich zur Lähmung des Atemzentrums und zum Tod führen können. Angesichts der hohen Risiken verwendet man heute weder die Droge noch die Reinalkaloide in der Schulmedizin. Homöopathische Zubereitungen (verschreibungspflichtig bis einschließlich D3) sind als Nux vomica dagegen viel gebrauchte Mittel und werden gemäß dem Arzneimittelbild u. a. bei psychischen Störungen, Verdauungsbeschwerden, Schmerzzuständen bei Muskelverspannungen und bei fieberhaften Erkrankungen verordnet.

Der **Benzoe-Storaxbaum** *Styrax benzoin* Dryand. liefert Sumatra-Benzoe. Der erhärtete Balsam wird wie Siam-Benzoe verwendet. Die Zusammensetzung ist ähnlich, wenn auch die Zimtsäurederivate stärker vertreten sind; der Geruch erinnert an Perubalsam.

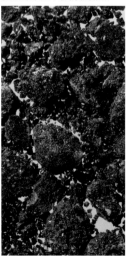

Styrax tonkinensis (Pierre) Craib

Siam-Storaxbaum

Styracaceae / Styraxgewächse

6–30 m ♄ V–VI

BOTANIK Baum mit wechselständigen, bis 18 cm langen, spitz eiförmigen, in den Blattstiel verschmälerten, unterseits dicht sternhaarigen Blättern. Aufrechte, weißliche, bis 2,5 cm große Blüten, 5-lappig mit kurzer Röhre, in end- und achselständigen Rispen. Früchte rundlich-zugespitzt, bis 1,2 cm, graufilzig behaart.

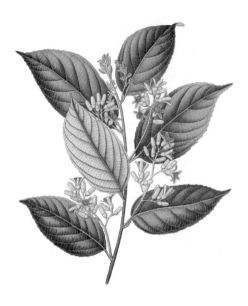

Siam-Storaxbaum

VORKOMMEN Wälder in SO-Asien.

DROGEN (Siam-)Benzoe (DAC, ÖAB, Helv), der nach Anschneiden der Stämme von 6–10-jährigen Bäumen an der Luft erhärtete Balsam. Acidum benzoicum e resina (HAB), die aus Siam-Benzoe sublimierte Benzoesäure.

WIRKSTOFFE Coniferylbenzoat, Cumaroyl- und Cinnamoylbenzoat, Siaresinolsäure, freie Benzoesäure, Vanillin.

ANWENDUNG Der von dieser Art stammende Siam-Benzoe war früher ein häufig gebrauchtes Mittel gegen Husten. Die angegebene auswurffördernde Wirkung wird heute allerdings angezweifelt. Dem Coniferylbenzoat schreibt man gewisse antioxidative Eigenschaften zu, der Droge insgesamt eine desinfizierende und entzündungshemmende Wirkung. Innerliche Anwendung erfolgt praktisch nicht mehr, äußerlich nutzt man noch gelegentlich Zubereitungen mit Benzoetinktur bei Pilzerkrankungen der Haut, als Zusatz in Mundwässern und in der Parfümerie. Die Homöopathie verwendet die aus dem Balsam gewonnene Benzoesäure in entsprechender Zubereitung bei rheumatischen, gichtigen und degenerativen Gelenkbeschwerden und bei Harnwegserkrankungen. Das Coniferylbenzoat hat ein starkes Sensibilisierungspotential.

Der **Echte Styraxbaum** *Styrax officinalis* L., heimisch im östlichen Mittelmeergebiet, liefert so genannten Festen Styrax (Sto-

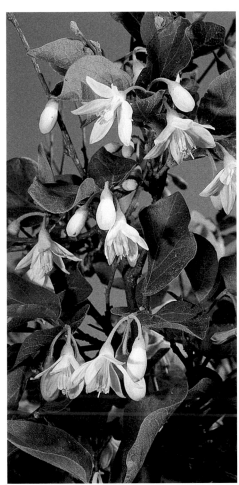

Echter Styraxbaum

VORKOMMEN Feuchtwiesen, Flach-
moore, Magerrasen. Mitteleuropa, W-
Asien, weiter verschleppt.
DROGEN Teufelsabbisswurzel – Scabiosae succisae radix. Scabiosa succisa
(hom), die frische Wurzel.
WIRKSTOFFE Iridoide wie Dipsacan,
Saponine, Gerbstoffe, Flavonoide. Noch
wenig untersucht.
ANWENDUNG Zurzeit sind nur homöopathische Zubereitungen in Gebrauch,
z. B. bei chronischen Hautleiden. Die
Droge selbst war früher in der Volksheilkunde als „Blutreinigungsmittel" (u. a. die
jungen Blätter im Frühjahr als Salat)
bekannt. Auch als auswurfförderndes
Mittel bei Husten und Lungenerkrankungen wurde sie verwendet, äußerlich bei
Ekzemen und Geschwüren. Ihr Einsatz
gilt als veraltet.

Teufelsabbiss

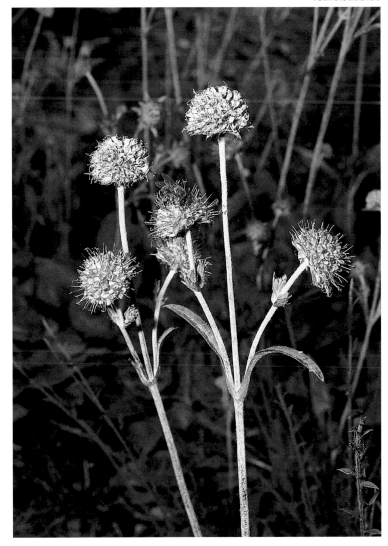

rax), ein wohlriechendes Harz, das man
früher zu Räucherzwecken und auch als
Husten- und Asthmamittel verwendete.
Unter Flüssigem Styrax (Storax) versteht
man den Balsam des Amberbaumes
Liquidambar orientalis Mill.

Succisa pratensis MOENCH
(*Scabiosa succisa* L.)

Teufelsabbiss

Dipsacaceae / Kardengewächse

0,2–0,8 m 4 VII–IX

BOTANIK Aufrechte Staude mit schwärz-
lichem, wie abgebissen erscheinendem
Wurzelstock. Stängel mit grundständiger
Rosette und wenigen gegenständigen,
lanzettlichen Blättern. Blauviolette, 4-zip-
felige Blüten in lang gestielten, kugeligen,
15–30 mm breiten Köpfchen mit zahlreichen Hüllblättern und Spreublättern.

Symphoricarpos albus (L.) BLAKE
(*S. racemosus* MICHX.)

Gewöhnliche Schneebeere

Caprifoliaceae / Geißblattgewächse

1–1,5(–2) m ♄ VI–IX ☠

BOTANIK Strauch mit gegenständigen, ± kahlen, eiförmig-rundlichen, zuweilen etwas gelappten, unterseits blaugrünen Blättern. Blüten in kleinen Ähren, mit 5–8 mm langer, glockiger, 5-zähniger, innen dicht behaarter, rosa bis weißlicher Krone. Weiße schwammige Beeren, die auf Druck mit einem Knall zerplatzen („Knallerbsen").

VORKOMMEN Zierstrauch, gelegentlich verwildert. Heimat N-Amerika.

DROGEN Symphoricarpus racemosus (hom), die frische Wurzel.

WIRKSTOFFE In Blättern und Wurzeln Saponine, Gerbstoffe, Isochinolinalkaloide wie Chelidonin in geringen Mengen; in den Früchten ein noch unerforschter reizender Stoff.

ANWENDUNG Die Schneebeere wird in Mitteleuropa ausschließlich in der Homöopathie eingesetzt. Entsprechende Zubereitungen aus der frischen Wurzel und auch aus den frischen reifen Früchten werden u. a. bei Reisekrankheit und Erbrechen verschiedener Ursache, auch Schwangerschaftserbrechen, verordnet. Die Aussagen über die Giftigkeit der Beeren sind nicht einheitlich, sie reichen von harmlos bis zu Vergiftungserscheinungen nach Einnahme einer größeren Anzahl mit Erbrechen, Durchfall und Bewusstlosigkeit. Kinder sollten vor dem Genuss gewarnt werden.

Symphytum officinale L.

Gewöhnlicher Beinwell,
Echte Wallwurz

Boraginaceae / Raublattgewächse

0,5–1,5 m ⚷ V–VIII

BOTANIK Borstig behaarte Staude mit langen, eilanzettlichen, an den Enden verschmälerten Blättern. Blattstiel geflügelt und am Stängel jeweils bis zum nächsten Blatt herablaufend. Blütenkrone zylindrisch, kurz 5-zipfelig, 1–2 cm lang, meist

Links: **Gewöhnliche Schneebeere**
Rechts: **Gewöhnlicher Beinwell**

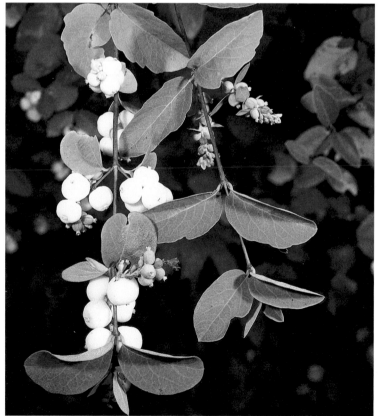

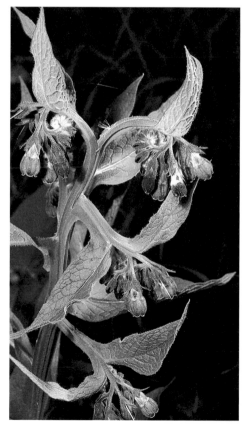

rotviolett, aber auch gelblich weiß, Kelchzähne lang zugespitzt. Teilfrüchte glatt und glänzend.

VORKOMMEN Feuchte Wiesen, Bachufer, Wegränder. Gemäßigtes Europa, Asien.

DROGEN Beinwellwurzel – Symphyti radix, Consolidae radix, die getrockneten Wurzeln mit Wurzelstöcken. Symphytum (hom). Symphyti folium – Beinwellblätter.

WIRKSTOFFE Allantoin, Schleimstoffe, Gerbstoffe, Triterpensaponine, Phenolcarbonsäuren wie Rosmarinsäure, giftige Pyrrolizidinalkaloide, ein Glykopeptid, Sterole.

ANWENDUNG Beinwellzubereitungen aus Wurzeln bzw. Blättern wirken abschwellend, entzündungshemmend, Granulationsprozesse und die Kallusbildung fördernd und schmerzstillend. Allantoin, Rosmarinsäure, Schleimstoffe und wohl auch das Glykopeptid scheinen für die Wirkung von Bedeutung zu sein. Man verwendet vor allem Umschlagpasten und Salben zur lokalen Behandlung von schmerzhaften Muskel- und Gelenkbeschwerden, Prellungen, Zerrungen, Verstauchungen, auch nach Knochenbrüchen, bei Sehnenscheidenentzündungen oder Drüsenschwellungen auf der unverletzten Haut. Die innerliche Anwendung u. a. bei Erkrankungen der Atemwege und der Schleimhäute von Magen und Darm hat man wegen der leberschädigenden und möglicherweise Krebs erregenden Wirkung einiger Pyrrolizidinalkaloide aufgegeben. Auf intakte Haut aufgetragen werden diese Alkaloide kaum resorbiert, so dass man die zeitlich begrenzte (4–6 Wochen/Jahr) äußerliche Anwendung bei festgesetzter maximaler Tagesdosis der betreffenden Pyrrolizidinalkaloide für vertretbar hält. Inzwischen sind Fertigpräparate im Handel, die diesen Vorgaben gerecht werden oder schon Extrakte neu gezüchteter alkaloidfreier Rassen enthalten, die unbegrenzt angewendet werden können. Symphytum in homöopathischer Zubereitung gibt man innerlich (mit Einschränkungen) und äußerlich bei Knochenhaut- und Knochenverletzungen, stumpfen Verletzungen und Venenentzündungen.

Der als Futter-, Dünge- und auch Gemüsepflanze zeitweise angebaute und verwildert anzutreffende **Comfrey** Symphytum × uplandicum NYM., die Hybride aus dem leuchtend blau blühenden *S. asperum* LEP. und *S. officinale*, enthält ebenfalls giftige Pyrrolizidinalkaloide, so dass von dem

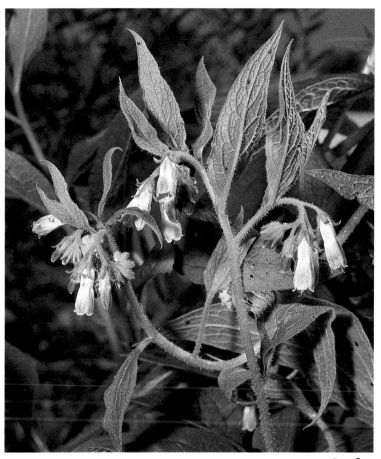

Comfrey

Verzehr abgeraten wird. Unterscheidungsmerkmale sind die stängelumfassend sitzenden oberen Blätter, deren Stiele nur kurz herablaufen, die ± spitzen Kelchzähne und die netzig-runzeligen, ± matten Teilfrüchte.

Syzygium aromaticum (L.) MERR. & PERRY (*Eugenia caryophyllata* THUNB., *Jambosa caryophyllus* (SPRENG.) NIEDENZU)

Gewürznelkenbaum

Myrtaceae / Myrtengewächse

10–12 m ♄ III–IV

BOTANIK Immergrüner kleiner Baum mit gegenständigen, spitzen, eiförmiglanzettlichen, in den Blattstiel verschmälerten, fein drüsig punktierten, bis 12 cm langen Blättern. Stark duftende 4-zählige Blüten in 3fach gabeligen Trugdolden, Kelchröhre bis 1,2 cm lang, wie die dicken Kelchblätter mit Ölräumen durchsetzt, Kronblätter weiß bis rosa, hinfällig, zahl-

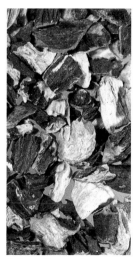

Beinwellwurzel als Droge mit stark wechselndem Gehalt an giftigen Pyrrolizidinalkaloiden sollte auch für äußerliche Zwecke nicht verwendet werden, die Droge ist in den Arzneibüchern nicht mehr aufgeführt.

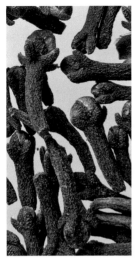

Gewürznelken schmecken charakteristisch brennend-aromatisch. Sie färben sich erst beim Trocknen dunkelbraun.

Gewürznelkenbaum

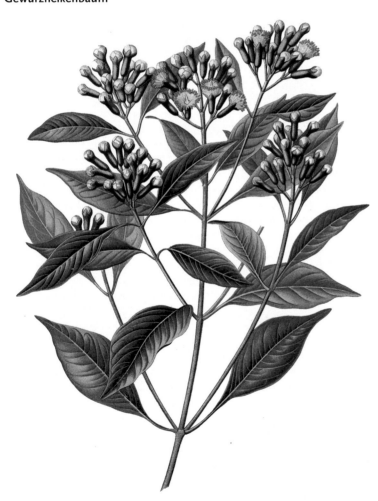

reiche Staubblätter. Frucht eine eiförmige, bis 3 cm lange, dunkelrote Beere.

VORKOMMEN Heimat Molukken, in den Tropen weltweit angebaut.

DROGEN Gewürznelken – Caryophylli flos (PhEur), die getrockneten Blütenknospen. Syzygium aromaticum, Caryophyllus (HAB). Nelkenöl – Caryophylli floris aetheroleum (PhEur), das ätherische Öl (ist schwerer als Wasser!).

WIRKSTOFFE In den Blütenknospen 15–20 % ätherisches Öl mit 70–90 % Eugenol als Hauptkomponente, daneben Acetyleugenol, Caryophyllen, für das Nelkenaroma charakteristische Verbindungen wie Methylheptylketon; Phenolcarbonsäuren, Gerbstoffe, Flavonoide.

ANWENDUNG Gewürznelken werden heute überwiegend als Gewürz (mit verdauungsfördernder, blähungswidriger und appetitanregender Wirkung) für süße und salzige Speisen, speziell für Glüh-weingewürze verwendet. In Mischung mit weiteren aromatischen Drogen sind sie noch in einigen Tonika und Magenmitteln enthalten. Im Handel sind auch die reifen Früchte (Anthophylli, Mutternelken), die aber wie die Blätter weniger ätherisches Öl enthalten. Medizinische Bedeutung hat heute nur das ätherische Öl (Nelkenöl) selbst oder das daraus gewonnene Eugenol. Es wirkt hemmend auf Bakterien, Viren und Pilze und hat daneben krampflösende und lokal schmerzstillende Eigenschaften. Man verwendete es früher in großem Umfang unverdünnt in der Zahnheilkunde zur lokalen Schmerzstillung, zusammen mit Zinkoxid für provisorische Füllungen, verdünnt bei entzündlichen Veränderungen der Mund- und Rachenschleimhaut, entsprechend in Mundwässern und Zahnpasten. In Rheumaeinreibungen soll es ebenfalls schmerzstillende Effekte zeigen (nicht unverdünnt auftragen!) und auch die Anwendung in der Volksheilkunde bei Kopfschmerzen deutet darauf hin. Zunehmend wird es als natürliches Abwehrmittel gegen Insekten eingesetzt. In der Homöopathie hat die Art im Gegensatz zu *Syzygium cumini* nur geringe Bedeutung.

Syzygium cumini (L.) SKEELS
(*S. jambolana* (Lam.) DC., *Eugenia cumini* (L.) DRUCE)

Jambulbaum, Jambolanapflaume

Myrtaceae / Myrtengewächse

Bis 25 m ♄ I–XII

BOTANIK Immergrüner Baum mit gegenständigen, spitzen, breit lanzettlichen, in den Blattstiel verschmälerten, bis 10 cm langen Blättern. Blüten in kleinen Rispen, jeweils 4 Kronblätter kappenförmig verwachsen, hinfällig, etwa 50 weiße bis rosa Staubblätter freigebend. Frucht eine eiförmige, bis 2 cm lange, saftige, schwärzliche, essbare Beere mit 1 Samen, Geschmack süßsäuerlich und zusammenziehend.

VORKOMMEN Wälder in SO-Asien, eingebürgert z. B. in Hawaii und Florida.

DROGEN Syzygiumrinde, Jambulrinde – Syzygii cumini (jambolani) cortex, die

getrocknete Stammrinde. Syzygium
cumini (jambolanum) ex cortice (HAB).
Syzygium cumini (jambolanum) (HAB),
die getrockneten Samen.

WIRKSTOFFE In der Rinde Gerbstoffe
(Gallus- und Ellagsäurederivate), Triterpensäuren, β-Sitosterol, Flavonoide. In
den Samen fettes Öl mit ungewöhnlichen
Fettsäuren wie Vernolsäure, Sterculia-
säure, Malvaliasäure, Gerbstoffe, β-Sitosterol, Flavonoide.

ANWENDUNG Syzygiumrinde ist eine typische Gerbstoffdroge mit entzündungs-
hemmender, sekretionshemmender und
juckreizstillender Wirkung. Man verwendet sie (auch in kombinierten Fertigarzneimitteln) innerlich bei unspezifischen,
akuten Durchfällen, lokal bei leichten
Entzündungen der Mund- und Rachenschleimhaut und oberflächlichen Entzündungen der Haut. Für die Samen konnte
im Tierversuch eine blutzuckersenkende
Wirkung festgestellt werden, bisher
jedoch nicht beim Menschen. In der
Homöopathie sind entsprechende Zubereitungen als Syzygium jambolanum ein
häufig verwendetes Zusatzmittel bei
Zuckerkrankheit.

Der **Rosenapfel** *Syzygium jambos* (L.) ALS-
TON, ein in den Tropen vielfach kultivier-

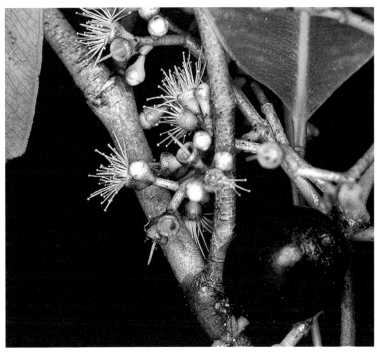

Jambulbaum

ter kleiner Baum (Heimat Java, Indien),
hat herrlich fruchtig schmeckende, nach
Rosen duftende Früchte. Die frischen reifen Samen verwendet man in der Homöopathie unter dem alten Namen Eugenia
jambosa gelegentlich noch gegen Akne.

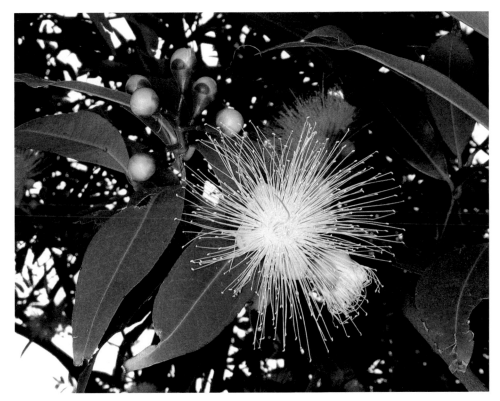

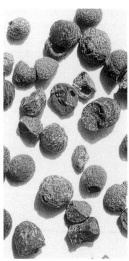

**Syzygium cumini
(jambolanum)** heißt die
homöopathische Zuberei-
tung aus den Samen des
Jambulbaumes.

Rosenapfel

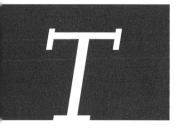

Tabebuia impetiginosa (Martius) Standl. (*Tecoma lapacho* Schum.)

Lapachobaum

Bignoniaceae / Trompetenblumen-gewächse

20–30 m ♄ XII–II, V–IX

BOTANIK Regengrüner Baum mit gegenständigen, 5–7-zählig gefingerten Blättern, Teilblätter gestielt, am Grund abgerundet, schmal eiförmig-lanzettlich, spitz, am Rand schwach gekerbt-gezähnt. Die in großen Trugdolden stehenden Blüten erscheinen meist nach dem Laubfall, Krone 5-zipfelig, 5–8 cm lang, rot mit gelbem, trichterförmigem Schlund. Frucht eine bis 40(–50) cm lange, zylindrische Kapsel.

VORKOMMEN Tropisch-subtropische, zeitweise trockene Gebiete Mittel- und S-Amerikas.

DROGEN Tabebuia-Rinde, Lapachorinde, Inka-Tee – Tabebuiae cortex, der getrocknete innere Teil der Rinde.

WIRKSTOFFE Naphtochinone wie Lapachol, Furanonaphthochinone, Benzoesäurederivate, Vanillin, Cumarine, Flavonoide, Iridoide.

ANWENDUNG In der Volksmedizin südamerikanischer Indianerstämme hat

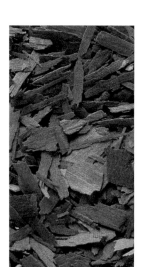

Lapachorinde ist in sehr unterschiedlicher Qualität auf dem Markt. Die Abkochung hat einen angenehmen, vanilleartigen Geschmack.

Lapachorinde wie auch die Rinde zahlreicher weiterer *Tabebuia*-Arten große Bedeutung bei der Behandlung verschiedenster Beschwerden. In Europa erregte vor allem der Gebrauch bei Krebserkrankungen Aufsehen. Zwar konnten neben antimikrobiellen, antiviralen, entzündungshemmenden und schmerzstillenden auch antitumorale Eigenschaften einiger Inhaltsstoffe nachgewiesen werden, die erforderlichen Tagesdosen sind in Teezubereitungen aber keinesfalls erreichbar, so dass eine direkte Wirkung gegen Krebserkrankungen ausgeschlossen werden kann. Die isolierten Substanzen zeigten auch keinen Vorteil gegenüber den klassischen Zytostatika. Derzeit geht man von einer immunstimulierenden Wirkung der Droge aus, die man zur Vorbeugung und Therapie (ähnlich *Echinacea*-Arten) bei grippalen Infekten und anderen Erkrankungen, die auf einem geschwächten Immunsystem beruhen, nutzen kann. Bei sehr niedriger Dosierung sollen diese Effekte am besten zur Geltung kommen (2 TL – etwa 2 g – in 1 l Wasser 5 min leicht kochen, dann 15 min ziehen lassen. Den Tee 6 Wochen lang über den Tag verteilt trinken, danach sind 6 Wochen Pause einzulegen). Von äußerlicher Anwendung als Badezusatz bei Ekzemen wird abgeraten, da es zu allergischen Reaktionen kommen kann, die außer der Haut auch die Atemwege betreffen können.

Tamarindus indica L.

Tamarinde

Caesalpiniaceae /Johannisbrotgewächse

20–25 m ♄ VI–XI

BOTANIK Immergrüner, breit ausladender Baum mit wechselständigen, bis 15 cm langen, 10–20-paarig gefiederten Blättern. Endständige Blütentrauben mit 10–15 gelblich rötlichen Blüten aus 4 Kelchblättern und 5 Kronblättern, die 3 oberen rot geadert, die unteren pfriemlich, verkümmert. Hülsen 5–20 cm lang, teilweise eingeschnürt, bei der Reife geschlossen bleibend.

VORKOMMEN Heimat tropisches Ostafrika, seit alters in Indien, heute weltweit in den Tropen kultiviert und gebietsweise eingebürgert.

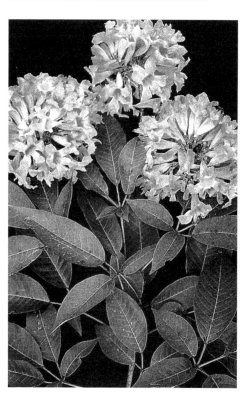

Lapachobaum

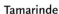

Tamarinde

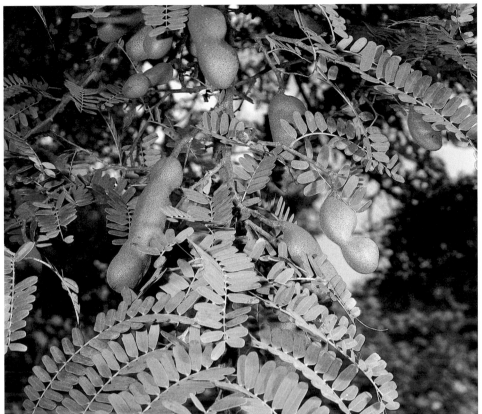

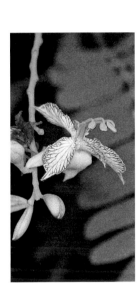

Blüte der **Tamarinde**

DROGEN Tamarindenmus – Tamarindorum pulpa, das gereinigte Fruchtfleisch, eine schwarzbraune, zähe Masse mit stark saurem Geschmack.
WIRKSTOFFE Fruchtsäuren, Weinsäure (vor allem als Weinstein), Äpfelsäure, Citronensäure, Pektin, Invertzucker, Aromastoffe wie Pyrazine und Thiazole.
ANWENDUNG Tamarindenmus gilt auf Grund des Gehaltes an schwer resorbierbaren Fruchtsäuren und deren Salzen, die auf osmotischem Weg zu einer Flüssigkeitsvermehrung im Darm führen, als mildes Abführmittel. Die Droge wird, oft mit Feigen kombiniert, in so genannten Früchtewürfeln angeboten, spielt dort aber in der Regel nur die Rolle eines (geschmacksverbessernden) Hilfsstoffes; Sennesblätter oder -früchte sind in diesen Präparaten die eigentlichen Wirkstoffe (s. *Senna acutifolia*). Tamarindenkernmehl (Tamarindenpolyose) gewinnt man aus den Samen. Es ist ein Polysaccharid, das wie Pektin stabile Gele bildet. Man verwendet es in der pharmazeutischen Technologie, vor allem aber in der Lebensmitteltechnologie als Verdickungs-, Stabilisierungs- und Geliermittel.

Tanacetum balsamita L.
(*Balsamita major* DESF.)

Balsamkraut, Marienblatt

Asteraceae / Korbblütler

0,6–1,2 m ♃ VII–IX

BOTANIK Aufrechte, nach Minze duftende, fein grau behaarte Pflanze. Blätter grubig punktiert, breit lanzettlich, gekerbtgezähnt. Zahlreiche 1–1,5 cm breite Köpfchen mit gelben Röhren- und weißen Zungenblüten (diese häufig auch fehlend), doldenförmig angeordnet.
VORKOMMEN Heimat SW-Asien, in S-Europa und weiter aus Kulturen verwildert und eingebürgert.
DROGEN Balsamkraut, Frauenminze – Balsamitae herba, das getrocknete blühende Kraut. Tanacetum balsamita (hom).
WIRKSTOFFE Abhängig von der Varietät ätherisches Öl mit Campher, Carvon oder Campher mit Thujon als Hauptbestandteil, Sesquiterpenlactone, Kaffeesäurederivate.
ANWENDUNG Das Marienblatt, früher in Bauerngärten regelmäßig anzutreffen, ist heute eine vergessene Heil- und Gewürz-

Links: **Balsamkraut**
Rechts: **Dalmatinische Insektenblume**

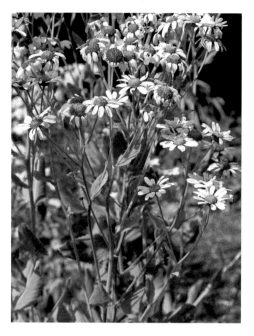

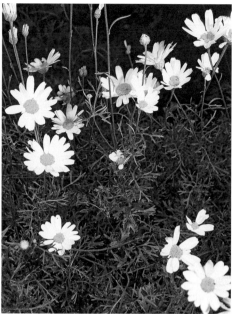

pflanze. Sie wurde in der Volksheilkunde gegen Leber- und Gallebeschwerden sowie Menstruationsstörungen eingesetzt. Neuere Untersuchungen fehlen, auf Grund des möglicherweise enthaltenen Thujons sollte aber keine zu häufige Anwendung erfolgen; die gelegentliche Nutzung des frischen Krautes als Gewürz für deftige oder auch süße Speisen dürfte unbedenklich sein. (Nicht während der Schwangerschaft verwenden.)

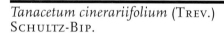

Tanacetum cinerariifolium (TREV.) SCHULTZ-BIP.

Dalmatinische Insektenblume

Asteraceae / Korbblütler

0,3–0,6 m ⚃ V–VI

BOTANIK Aromatische Pflanze, Blätter am Grund rosettig gehäuft, 2–3fach fiederteilig mit schmalen Abschnitten, unterseits anliegend dünn filzig behaart. Die lang gestielten Blütenköpfe einzeln, 2–3,5 cm breit, mit gelben Röhren- und weißen Zungenblüten sowie mit Spreublättern.

VORKOMMEN Balkanhalbinsel, früher auch im übrigen Europa angebaut und selten verwildert.

DROGEN Insektenblüten – Chrysanthemi cinerariifolii flos, Pyrethri flos, die getrockneten, nur halb geöffneten Blütenköpfchen.

WIRKSTOFFE Pyrethrine I und II (Ester der Monoterpensäuren Chrysanthemum- und Pyrethrinsäure mit Ketoalkoholen), Cinerine, Jasmoline, das Sesquiterpenlacton Pyrethrosin.

ANWENDUNG Pyrethrum (s. unten), schon jahrhundertelang als Insektizid und auch als Mittel gegen Spulwürmer besonders bei Hunden genutzt, hat nach Verbot des DDT wieder größere Bedeutung erlangt. Die Pyrethrine sind Kontaktgifte, gelangen rasch in das Nervensystem von Insekten und führen zum Tod der Tiere. Ob eine gewisse Giftigkeit auch für den Säugetierorganismus bei Einsatz in Innenräumen besteht, wird noch immer kontrovers diskutiert. Als Pyrethroide bezeichnet man von den Pyrethrinen abgeleitete synthetische Verbindungen,

Als „Pyrethrum" bezeichnet man das Pulver bzw. den Extrakt aus den Blütenköpfen von Tanacetum cinerariifolium oder T. coccineum. Das Homöopathikum Pyrethrum wird dagegen aus den getrockneten unterirdischen Teilen der Deutschen Bertramwurzel Anacyclus officinarum HAYNE gewonnen, einer verschollenen Heilpflanze, die früher angebaut wurde. Sie enthält keine Pyrethrine, aber insektizid wirkende Alkamide, u. a. Pellitorin und Anacyclin. Zu den Anwendungsgebieten gehören Rheuma und Nervenschmerzen.

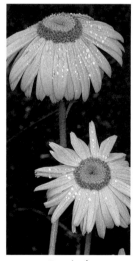

Auch die **Persische Insektenblume** *Tanacetum coccineum* (WILLD.) GIERSON wird zur Gewinnung der Pyrethrine herangezogen.

die stabiler gegen Licht, Luft und Wärme sind, teilweise wirksamer, gleichzeitig aber auch toxischer als die leicht zersetzlichen natürlichen Pyrethrine. Letztere verwendet man in einigen medizinischen Präparaten äußerlich gegen Kopf-, Filz- und Kleiderläuse und deren Nissen sowie gegen Krätzemilbenbefall.

Tanacetum parthenium (L.) SCHULTZ-BIP. (*Chrysanthemum parthenium* (L.) BERNH.)

Mutterkraut, Mutterkamille

Asteraceae / Korbblütler

0,3–0,8 m 4 VI–VIII

BOTANIK Aufrechte Pflanze mit starkem, eher unangenehmem Geruch. Blätter 1–2fach fiederspaltig mit breiten Abschnitten, kahl oder zerstreut behaart. Blütenköpfe mit gelben Röhren- und weißen Zungenblüten in Doldenrispen, 13–22 mm breit, ohne Spreublätter. Kulturformen auch nur mit Röhren- oder nur mit Zungenblüten.

VORKOMMEN Wegränder, Mauern. Heimat Balkan, SW-Asien, im übrigen Europa und weiter als Zier- und Arzneipflanze angebaut und verwildert.

DROGEN Mutterkraut – Tanaceti parthenii herba (PhEur), Chrysanthemi parthenii herba, das zur Blütezeit geerntete, getrocknete Kraut.

WIRKSTOFFE Ätherisches Öl u. a. mit Campher und Chrysanthenylacetat; Sesquiterpenlactone, besonders Parthenolid, Flavonoide, u. a. Tanetin.

ANWENDUNG Seit alters wurde das Kraut, das in England unter dem Namen Feverfew sehr bekannt ist, in der Volksheilkunde verwendet, u. a. bei Menstruationsbeschwerden, im Wochenbett, gegen

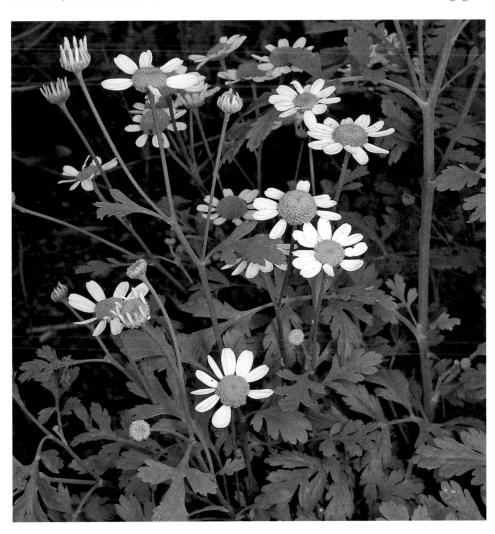

Mutterkraut

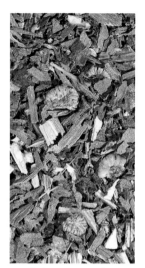

Das früher nur aus der Volksheilkunde bekannte **Mutterkraut** hat durch neuere Untersuchungen zur vorbeugenden Verwendung gegen Migräneanfälle wieder Beachtung gefunden. Fertigpräparate sind auf einen bestimmten Parthenolidgehalt standardisiert.

rheumatische Beschwerden, Verdauungsstörungen und als Kräftigungsmittel. Auch äußerlich wurde es genutzt, z. B. zu Umschlägen bei Quetschungen und Schwellungen und als insektizides Mittel. Im Tierversuch konnte für Extrakte die Hemmung der Plättchenaggregation, der Prostaglandinsynthese und der Histaminfreisetzung belegt werden. Neuere Studien gaben Hinweise auf eine vorbeugende Wirkung gegen Migräneanfälle nach regelmäßiger Einnahme der getrockneten Blätter. Als Wirkstoff wird vor allem das Parthenolid angesehen, dem serotoninantagonistische Eigenschaften zugesprochen werden, möglicherweise sind aber weitere Inhaltsstoffe beteiligt. Der positive Einfluss auf Migränebeschwerden wird allerdings immer noch widersprüchlich beurteilt (Gegenanzeigen sind Schwangerschaft und Stillzeit). Zur Wirksamkeit bei den übrigen genannten Anwendungsgebieten liegen bisher keine ausreichenden Studien vor. Nach Hautkontakt mit der Pflanze kann es in Einzelfällen durch das Parthenolid zu allergischen Reaktionen kommen.

Tanacetum vulgare L. (*Chrysanthemum vulgare* (L.) BERNH.)

Rainfarn
Asteraceae / Korbblütler

0,3–1,5 m	⊿	VII–IX	⚘

BOTANIK Aufrechte, im oberen Teil verzweigte, aromatische Pflanze mit gefiederten Blättern, Blättchen eingeschnitten gesägt. Köpfchen 8–11 mm breit, in Doldenrispen, alle Blüten röhrenförmig, gelb, Zungenblüten fehlend oder sehr klein.

VORKOMMEN Häufig in ausdauernden Unkrautfluren durch fast ganz Europa und Asien. Weltweit verschleppt.

DROGEN Rainfarnblüten – Tanaceti flos, die getrockneten Trugdolden. Chrysanthemum vulgare, Tanacetum vulgare (HAB), die blühenden oberirdischen Teile ohne Stängel.

WIRKSTOFFE Ätherisches Öl unterschiedlicher Zusammensetzung, abhängig von der chemischen Rasse, bei Herkünften aus Mitteleuropa mit den Hauptkomponenten Thujon (37–96 %) und Campher und weiteren Mono- und Sesquiterpenen,

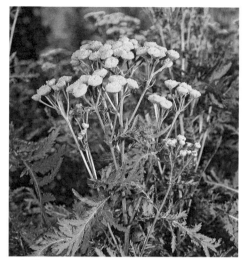

Rainfarn

über 20 Sesquiterpenlactone, darunter Parthenolid, das in den letzten Jahren Aufmerksamkeit als Migräneprophylaktikum erregte (s. *T. parthenium*), und Crispolid mit Antimalaria-Eigenschaften, Hydroxyzimtsäurederivate, Polyine, Flavonoide, Sterole.

ANWENDUNG Rainfarnblüten waren früher in der Volksmedizin vor allem als Wurmmittel in Gebrauch, aber auch bei Migräne, Magenkrämpfen, Verdauungs- und Menstruationsbeschwerden fanden sie Verwendung. Bei missbräuchlichem Einsatz größerer Mengen, z. B. als Abtreibungsmittel, oder bei Anwendung des reinen ätherischen Öls kam es nicht selten zu schwersten Vergiftungen. Auch bei normaler Dosierung besteht, in Abhängigkeit vom Thujon-Gehalt der Droge, die Gefahr von starken Nebenwirkungen. Vertretbar ist heute allein die Einnahme homöopathischer Zubereitungen, wie sie bei nervöser Erschöpfung und Krämpfen gegeben werden. Für das Auftreten von Kontaktallergien werden die Sesquiterpenlactone verantwortlich gemacht.

Taraxacum officinale agg.

Gewöhnlicher Löwenzahn
Asteraceae / Korbblütler

0,05–0,4 m	⊿	IV–VII

BOTANIK Milchsaft führende, formenreiche Artengruppe. Grundständige Rosetten aus meist tief eingeschnittenen, schrotsägeförmigen Blättern. Blütenköpfe

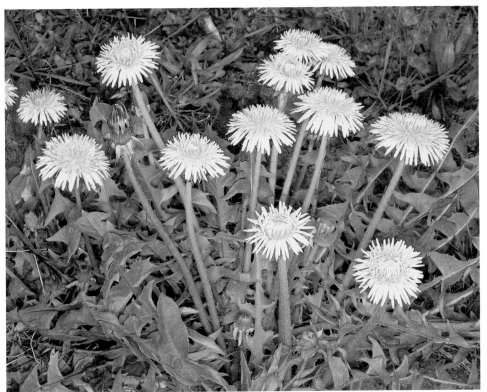

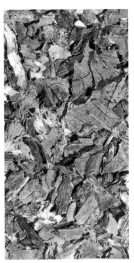

Löwenzahn fördert die Harnausscheidung, daher der Name „pissenlit" für die Pflanze im französischen Sprachraum.

3,5–5,5 cm breit, endständig, auf blatt- und schuppenlosem Schaft, nur aus gelben Zungenblüten bestehend.

VORKOMMEN Fettwiesen, Weiden, Äcker, Unkrautfluren. Heute weltweit verbreitet und gebietsweise als Salatpflanze angebaut.

DROGEN Löwenzahn – Taraxaci radix cum herba (DAC), die getrocknete im Frühjahr vor der Blüte geerntete, gesamte Pflanze. Taraxaci radix – Löwenzahnwurzel (ÖAB). Taraxacum officinale Rh, Taraxacum Rh (HAB), die ganze blühende Pflanze.

WIRKSTOFFE Als Sesquiterpenlacton-Bitterstoffe Germacranolide und Eudesmanolide, Triterpene wie Taraxasterol, Flavonoide, Phenolcarbonsäuren, Cumarine, Phytosterole, Mineralstoffe mit hohem Anteil an Kaliumsalzen, im Herbst bis zu 40 % Inulin in der Wurzel.

ANWENDUNG Hauptwirkstoffe des Löwenzahn sind die Bitterstoffe. Sie fördern allgemein die Sekretion der Verdauungsdrüsen. Daneben wurden harntreibende Wirkungen nachgewiesen, möglicherweise ist hier der hohe Kalium-Gehalt beteiligt. Anwendung findet die Droge bei Appetitmangel, Verdauungsbeschwerden mit Völlegefühl und Blähungen, bei Störungen im Bereich des Galleabflusses und zur Anregung der Harnausscheidung bei entzündlichen Erkrankungen und Steinbildungen. Die Volksheilkunde nutzt die Droge außerdem als leichtes Abführmittel, bei rheumatischen Erkrankungen und Ekzemen, verbreitet auch zu Frühjahrskuren die frischen jungen Blätter als Salat oder den Presssaft. Die im Herbst geernteten inulinreichen Wurzeln dienen (heute wieder) geröstet als Kaffee-Ersatz. Homöopathische Zubereitungen werden ebenfalls bei Lebererkrankungen und Verdauungsbeschwerden gegeben.

TEEBEREITUNG *1–2 TL Löwenzahn mit 1 Tasse kaltem Wasser ansetzen und kurz aufkochen, 15 min ziehen lassen. Morgens und abends jeweils 1 Tasse frisch bereitet warm trinken. Wenn erforderlich, sollte die Anwendung kurmäßig 4–6 Wochen lang durchgeführt werden. (Bei empfindlichen Personen können durch den Bitterstoffgehalt Magenbeschwerden auftreten. Nicht anwenden bei Entzündung oder Verschluss der Gallenwege oder Darmverschluss, bei Gallensteinen nur nach Rücksprache mit dem Arzt.)*

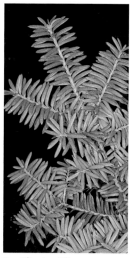

Pazifische Eibe *Taxus brevifolia* mit kürzeren Nadelblättern.

Europäische Eibe

Taxus baccata L.

Europäische Eibe

Taxaceae / Eibengewächse

Bis 15 m ♄ III–IV ⚥ ▽

BOTANIK Immergrüner, niedriger Baum, Nadeln an den Zweigen gescheitelt, flach, ohne weiße Streifen. Männliche und weibliche Blüten auf verschiedenen Pflanzen, Samen von einem fleischigen, roten Samenmantel (Arillus), dem einzigen ungiftigen Teil der Pflanze, umgeben.

VORKOMMEN Laubwälder. Europa, SW-Asien, N-Afrika, als Zierpflanze in vielen Sorten gepflanzt.

DROGEN Taxus baccata (HAB), die frischen Zweigspitzen.

WIRKSTOFFE Diterpenalkaloide vom Taxan-Typ wie Baccatin III (das Gemisch wurde als „Taxin" bezeichnet), cyanogene Glykoside wie Taxiphyllin, Biflavonoide wie Sciadopitysin und Ginkgetin.

ANWENDUNG Die arzneiliche Anwendung von Eibennadeln in der Volksheilkunde, z. B. bei Wurmbefall, als Herzmittel oder zur Förderung der Menstruation (auch als Abtreibungsmittel), war wegen der Giftigkeit risikoreich und gehört inzwischen der Vergangenheit an. Heute nutzt man nur noch homöopathische Zubereitungen; zu den Anwendungsgebieten gehören Verdauungsschwäche und Hautpusteln.

Seit den 1990er-Jahren genießt die Art wieder hohe Wertschätzung, nachdem es gelungen war, die zellteilungshemmende Substanz Paclitaxel, die man bisher nur aus der Rinde der Pazifischen Eibe isolieren konnte, teilsynthetisch aus den Taxan-Verbindungen der Nadeln, speziell dem Baccatin III darzustellen sowie später eine weitere Substanz, das Docetaxel. Sie sind derzeit zur Behandlung von metastasierendem Brust- und Eierstockkrebs sowie von bestimmten Bronchialkarzinomen zugelassen, wegen der schweren Nebenwirkungen jedoch erst nach Versagen anderer Therapien.

Die Rinde der **Pazifischen Eibe** *Taxus brevifolia* NUTT. war jahrelang einziges Ausgangsmaterial zur Gewinnung von Paclitaxel (Taxol®), so dass der Baum in seinem Bestand gefährdet war. Etwa 1000 Bäume mussten für die Gewinnung von 1 kg Paclitaxel gefällt werden, d. h. durchschnittlich 3 Eiben, um 1 Patienten zu behandeln.

Die Eibe ist allgemein als Giftpflanze bekannt, das einzige giftfreie Organ ist der fleischige, rote Arillus. Er wird gern von Vögeln gefressen, die den Samen unverdaut mit dem Kot ausscheiden und somit verbreiten. Solange der Same (mit stark bitterem Geschmack) nicht zerkaut wird, ist auch beim Menschen kaum mit schwerwiegenden Vergiftungen zu rechnen. Beratungsfälle in den Giftzentralen gibt es aber viele, da der süßlich schmeckende Arillus Kinder zum Verzehr reizt. Auch das Kauen auf den Eibennadeln kann zu lebensbedrohlichen Zwischenfällen führen, mit Übelkeit, Schwindel, Herzrhythmusstörungen, Blutdruckabfall und Tod durch Atemlähmung. Verantwortlich sind die Taxan-Derivate, während die Blausäureverbindungen weniger gefährlich sein sollen. Auch Tiere sind gefährdet, insbesondere Pferde.

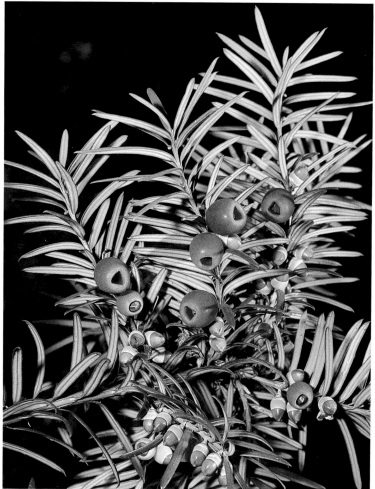

Teucrium chamaedrys L.

Edel-Gamander

Lamiaceae / Lippenblütler

0,1–0,3 m ♄ VI–VIII

BOTANIK Niedriger, aromatischer Halbstrauch mit Ausläufern, bisweilen rotviolett überlaufen. Blätter elliptisch, gekerbt, am Grund keilig verschmälert. Blüten in endständigen einseitswendigen Scheintrauben, Krone 10–15 mm lang, purpurrot, seltener weiß, ohne Oberlippe, aber mit 5-teiliger Unterlippe.

VORKOMMEN Trockene Rasen, Felsfluren. Mittel- und S-Europa, NW-Afrika, SW-Asien.

DROGEN Edelgamanderkraut – Chamaedrys herba, das getrocknete blühende Kraut. Chamaedrys (hom).

WIRKSTOFFE Ätherisches Öl mit Caryophyllen und weiteren Sesquiterpenen, Iridoidglykoside wie Harpagid und Acetylharpagid, Diterpen-Bitterstoffe, darunter Furano-neo-Clerodane, Phenylpropane wie Teucriosid, Flavonoide. Lamiaceen-Gerbstoffe.

ANWENDUNG Edelgamanderkraut wurde früher in der Volksmedizin auf Grund seiner verdauungsfördernden Wirkung bei Magen- und Darmstörungen, Appetitlosigkeit, Gallenbeschwerden und auch Gicht genutzt. Wegen des aromatisch-bitteren Geschmacks waren (sind?) Auszüge auch Bestandteil von Kräuterlikören. Nach Einnahme der Droge als Tee zur Gewichtsreduktion wurden Leberschäden bekannt, so dass man von der Verwendung von Edelgamanderkraut abrät. Die Furano-neo-Clerodane werden für die

Giftwirkung verantwortlich gemacht. Ob auch für andere *Teucrium*-Arten Risiken bestehen, ist bisher nicht bekannt. In der Homöopathie ist die Art heute nur noch wenig gebräuchlich.

Teucrium marum L.

Katzen-Gamander, Amberkraut

Lamiaceae / Lippenblütler

0,2–0,5 m ♄ IV–VII

BOTANIK Kleiner, intensiv duftender Strauch mit filzig behaarten Stängeln und eiförmig-lanzettlichen, unterseits graufilzigen Blättern. Blüten etwa 1 cm groß, purpurrot, zu 1–2 in den Blattachseln, einen ährenartigen Blütenstand bildend.

VORKOMMEN Immergrüne Gebüsche. Inseln des westlichen Mittelmeergebietes, in Deutschland früher als Heilpflanze kultiviert.

DROGEN Teucrium marum, Marum verum (HAB), die frische Pflanze. Gamanderkraut – Teucrii herba (ÖAB), das getrocknete Kraut, auch von *T. montanum* L. und *T. polium* L.

WIRKSTOFFE Ätherisches Öl mit Dolichodial und Teucriumlactonen, Diterpen-Bitterstoffe vom Clerodan-Typ, Lamiaceen-Gerbstoffe.

ANWENDUNG Katzen-Gamander ist heute nur noch in der Homöopathie gebräuchlich, z. B. bei Polypenbildung im Nasenraum und chronischen Katarrhen der Atemwege. Volksmedizinisch nutzte man früher gewisse krampflösende und den Gallenfluss fördernde Eigenschaften des Krautes zur Behandlung von Magen-,

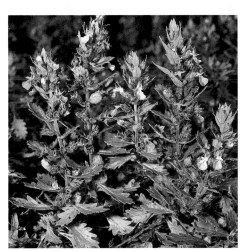

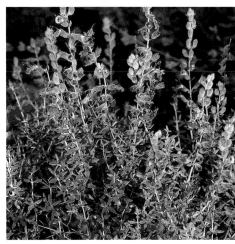

Links: **Edel-Gamander**
Rechts: **Katzen-Gamander**

Darm- und Gallebeschwerden. Ob für diese (allopathische) Anwendung Risiken wie bei *T. chamaedrys* bestehen, ist bisher nicht bekannt, die Droge enthält entsprechende Diterpen-Bitterstoffe.

Teucrium scorodonia L.

Salbei-Gamander

Lamiaceae / Lippenblütler

0,2–0,8 m ⚄ VII–IX

BOTANIK Aufrechte Staude, die kurz und weich wollig behaarten Blätter herzeiförmig, unregelmäßig gekerbt, mit stark runzeliger Oberfläche. Blüten zu 1–2 einseitswendig in den Achseln kleiner Blättchen, Krone blassgelb, 8–12 mm lang, Oberlippe scheinbar fehlend, die Unterlippe 5-lappig.

VORKOMMEN Waldränder, lichte Wälder. Europa, N-Afrika, weiter verschleppt.

DROGEN Waldgamanderkraut, Salbeigamanderkraut – Teucrii scorodoniae herba, das getrocknete blühende Kraut. Teucrium scorodonia (HAB).

Salbei-Gamander

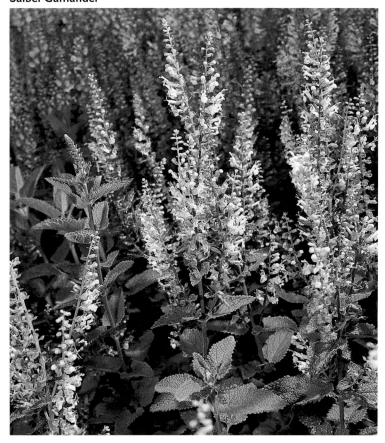

WIRKSTOFFE Ätherisches Öl, überwiegend mit Sesquiterpenen, Diterpen-Bitterstoffe vom Clerodan-Typ wie Teuscorodal, Iridoide wie Acetylharpagid, Flavonoide, Lamiaceen-Gerbstoffe.

ANWENDUNG Das frische Kraut wird heute noch in der Homöopathie genutzt. Zu den Anwendungsgebieten entsprechender Zubereitungen gehören chronische Entzündungen der Atemwege. Die Droge selbst wird noch selten, überwiegend in der Volksheilkunde, bei Bronchialleiden, Magen- und Darmbeschwerden, in Mund- und Gurgelwässern und zur Wundheilung eingesetzt. Sie soll auswurffördernd und krampflösend wirken und auch entzündungshemmende Eigenschaften besitzen. Die Wirksamkeit bei diesen Indikationen gilt bisher als nicht ausreichend belegt. Über mögliche Nebenwirkungen s. bei *T. chamaedrys*.

Thaumatococcus daniellii (BENN.) BENTH.

Katemfe, Ketemfe

Marantaceae / Pfeilwurzgewächse

1–2,5 m ⚄

BOTANIK Staude mit fleischigem Wurzelstock und lang gestielten Blättern, Spreite eiförmig-länglich, glänzend, mit zahlreichen Seitennerven. Violette Blüten in endständigen Ähren, Frucht eine 3-teilige Kapsel, Samen schwarz, umgeben von einem gelben, süßen Arillus.

VORKOMMEN Tropische Regenwälder. Zentral- und W-Afrika.

DROGEN Das aus dem Samenmantel der Früchte durch Extraktion mit Wasser gewonnene Thaumatin.

WIRKSTOFFE Proteine aus über 200 Aminosäuren wie Thaumatin I und II.

ANWENDUNG Thaumatin ist ein natürlicher Süßstoff, dessen Süßkraft mehr als 2000-mal höher ist als die von Haushaltszucker (Saccharin hat nur die 300fache Süßkraft). Zusätzlich hat die Substanz geschmacksverstärkende Eigenschaften. Die Süße wird verzögert wahrgenommen, bleibt aber länger, mit lakritzeartigem Nachgeschmack, erhalten. Beim Erhitzen in saurer Lösung geht der süße Geschmack verloren. Seit 1998 auch in Deutschland zugelassen (E 957) und von der WHO als unbedenklich eingestuft,

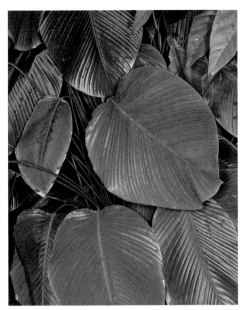

Katemfe

DROGEN Kakaosamen („Kakaobohnen")
– Cacao semen, das von der Samenschale
befreite, geröstete Endosperm. Nach
mehrtägiger Fermentation, bei der sich
das typische Kakaoaroma bildet und die
Bitterstoffe teilweise abgebaut werden,
Trocknung und Rösten löst sich die
Samenschale Kakaoschale – Cacao testa
(Cacao seminis cortex). Durch Zerkleine-
rung der so vorbereiteten Samen erhält
man Kakaomasse – Massa cacaotina, die
weiter zu Schokolade verarbeitet wird.
Durch Auspressen der Kakaomasse
gewinnt man die gelblich weiße Kakaobutter (Kakaofett) – Cacao oleum (DAB,
ÖAB), übrig bleibt stark entöltes Kakaopulver.

WIRKSTOFFE In den Samen 56 % Fett
aus Glyceriden der Palmitin-, Stearin-, Öl-
und Linolsäure; Purinalkaloide, vor allem
Theobromin, wenig Coffein, das Lipid
Anandamid, Catechingerbstoffe, Calciumoxalat.

ANWENDUNG Im 17. Jahrhundert wurde
Schokolade in deutschen Apotheken als
Arzneimittel – Pasta Theobromae –
gehandelt. Das hatte wohl seine Gründe:

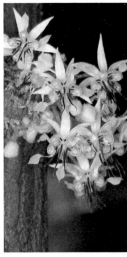

Blüten und auch Früchte
des Kakaobaumes ent-
springen direkt den Stäm-
men und Ästen.

findet Thaumatin als Lebensmittelzusatzstoff vor allem in Kombination mit weiteren Süßstoffen in Diätetika für Diabetiker
und Übergewichtige sowie in Vitaminprä-
paraten Verwendung. Katemfefrüchte
werden traditionell in den Herkunftsländern als Süßmittel verwendet, so dass der
Anbau der Pflanze vor Ort und die
Gewinnung von Thaumatin hätte dazu
beitragen können, den Lebensunterhalt
der Bevölkerung zu sichern. Inzwischen
kann die Substanz gentechnisch billig
hergestellt werden.

Theobroma cacao L.

Kakaobaum

Sterculiaceae / Sterkuliengewächse

Bis 10 m ♄ I–XII

BOTANIK Immergrüner, kleiner Baum
mit bis 30 cm langen, länglich-ovalen,
zugespitzten Blättern. Aus Stämmen und
Ästen entspringen Büschel von zarten,
gelblich weißen, 5-zähligen, 1–1,5 cm breiten Blüten mit 5 sterilen und 5 fertilen
Staubblättern. Die 15–20 cm langen, reif
gelben bis braunen Früchte enthalten
etwa 50 zunächst weiße, nach dem Trocknen rötlich braune Samen.

VORKOMMEN Ursprünglich im Unter-
wuchs von Regenwäldern in Mittel- und
S-Amerika, in den Tropen heute weltweit
in vielen Sorten kultiviert.

Kakaobaum

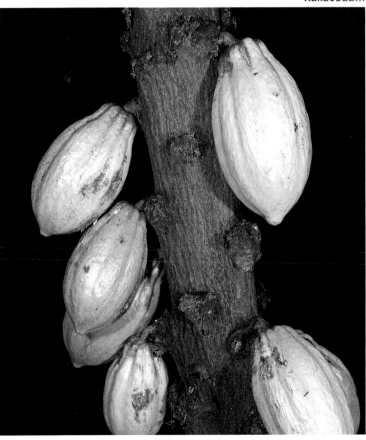

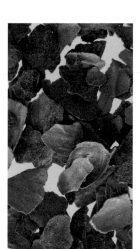

Kakaoschalen werden noch gelegentlich als Arzneidroge mit leichter harntreibender Wirkung angeboten, überwiegend sind sie aber nur in Teemischungen ohne Anspruch auf Wirksamkeit enthalten.

Gelber Oleander

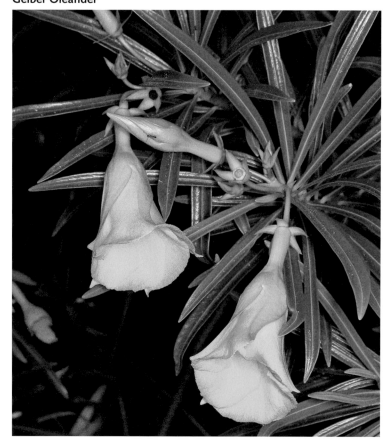

Jeder kennt die Trost spendende, Psyche und Körper aufbauende Wirkung. Lange Zeit war Kakaobutter wichtigste Grundlage für die Zäpfchenherstellung. Die Substanz hat körperfreundliche Eigenschaften, wird aber schnell ranzig und ist in der Verarbeitung nicht unproblematisch. Andere Zäpfchengrundmassen wie Hartfett (Adeps solidus PhEur) haben die Kakaobutter weitgehend verdrängt. Die Samenschalen (Kakaoschalen) werden vor allem zur Theobromin-Gewinnung herangezogen. Mit Wasser angerührtes Kakaopulver ist bei leichten Durchfällen wirksam wie auch Bitterschokolade.

Thevetia peruviana (PERS.) SCHUM. (*Th. neriifolia* JUSS.)

Gelber Oleander, Schellenbaum

Apocynaceae / Hundsgiftgewächse

Bis 6 m ♄ VI–X ☠

BOTANIK Giftiger, immergrüner, kahler Strauch oder kleiner Baum mit Milchsaft. Blätter schmal lanzettlich, oberseits glänzend dunkelgrün, oleanderähnlich, aber wechselständig. Große, gelbe, trichterförmige Blüten mit 5 gedrehten, nur wenig ausgebreiteten, bis 7 cm langen Kronlappen. Unregelmäßig 4-kantige, zuletzt schwarze Früchte mit harter Schale, die gebietsweise als Schellen und Klappern für Tänze verwendet werden (daher der Name Schellenbaum).

VORKOMMEN Tropisches Amerika, in den Subtropen weltweit als Zierpflanze.

DROGEN Thevetiasamen – Thevetiae semen, die getrockneten Samen.

WIRKSTOFFE Herzwirksame Cardenolidglykoside, darunter Thevetin A, aus dem nach Zuckerabspaltung Peruvosid entsteht; Triterpene, Flavonoide.

ANWENDUNG Wie andere herzwirksame Glykoside, z. B. aus Fingerhut-Arten, kann das Peruvosid (zeitweise als Fertigpräparat im Handel) bei Herzinsuffizienz und Altersherz eingesetzt werden. Es wird nach Einnahme gut resorbiert, mit schnellem Wirkungseintritt und verhältnismäßig geringer Kumulation. In Mitteleuropa wird es derzeit aber nicht genutzt. Das Glykosid ist in allen Pflanzenteilen vorhanden, in höchster Konzentration in den Samen, von denen 8–10 beim Menschen tödlich wirken können. In Indien wird das Pulver als Schädlingsbekämpfungsmittel verwendet.

Thuja occidentalis L.

Abendländischer Lebensbaum

Cupressaceae / Zypressengewächse

Bis 20 m ♄ IV–V ☠

BOTANIK Strauch oder Baum, Blätter schuppenförmig, den Zweigen angedrückt, oberseits dunkelgrün, unterseits blasser, aber ohne weißliche Zeichnung, beim Zerreiben stark aromatisch. Zapfen 7–10 mm lang, eiförmig, ihre in der Reife hellbraunen ledrigen Schuppen sich überlappend.

VORKOMMEN In Europa als Ziergehölz häufig gepflanzt. Heimat atlantisches N-Amerika.

DROGEN Lebensbaumspitzen – Thujae summitates, die getrockneten Zweigspitzen und jüngeren Zweige. Thuja occidentalis, Thuja (HAB).

WIRKSTOFFE Ätherisches Öl mit dem Monoterpen Thujon als Hauptkompo-

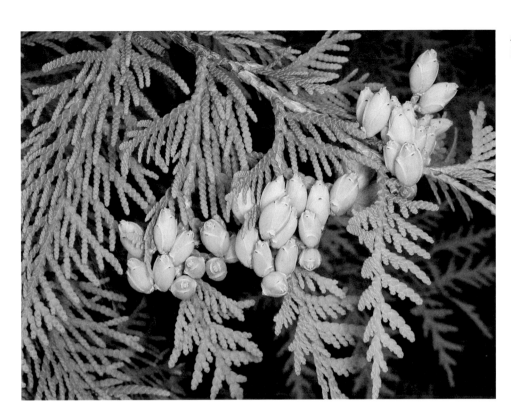

nente, Sesquiterpenen wie Occidentalol, Tropolone wie Thujaplicin, Podophyllotoxine, Flavonoide, wasserlösliche Polysaccharide und Glykoproteine.

ANWENDUNG Das ätherische Öl mit Thujon als Hauptbestandteil hat starke hautreizende Wirkung, die man in Fertigarzneimitteln noch gelegentlich in Einreibungen gegen Rheuma und Erkältungskrankheiten nutzt. In höheren Dosen eingenommen wirkt es abortiv, was früher bei Abtreibungsversuchen nicht selten zu tödlichen Zwischenfällen führte. Die Verwendung von Lebensbaumspitzen als Tee wird heute wegen der Giftigkeit abgelehnt, bei Kindern kann schon das Probieren der grünen Triebe und Zapfen auf Grund des Thujon-Gehaltes zu Vergiftungserscheinungen führen (s. auch bei *Artemisia absinthium*). Heute sind ungefährliche Zubereitungen in homöopathischer Verdünnung gebräuchlich (während der Schwangerschaft nicht als Urtinktur oder D1), die man gegen viral bedingte Warzen (äußerlich und innerlich, wobei die Wirkung auf die Podophyllotoxine zurückzuführen ist), gegen Muskel- und Gelenkschmerzen oder als unspezifisches Reiztherapeutikum bei Infektanfälligkeit (insbesondere Atemwegsinfekte) sowie begleitend zur Anti-

biotikabehandlung einsetzt. Diese immunstimulierende Wirkung soll auf dem Gehalt an Polysacchariden und Glykoproteinen beruhen.

Thymus pulegioides L.

Quendel, Feld-Thymian
Lamiaceae / Lippenblütler

0,05–0,3 m ⁴ VI–X

BOTANIK Am Grund verholzte, aromatisch duftende Pflanze mit niederliegenden bis aufsteigenden Stängeln und kleinen, gestielten, eiförmigen, nur am Grund gewimperten Blättchen. Blühende Triebe an den Kanten behaart, mit länglich kopfigen Blütenständen. Krone rosaviolett, 3–6 mm lang. *Th. pulegioides* wurde früher zusammen mit weiteren Thymian-Arten als *Thymus serpyllum* s. l. bezeichnet. *Th. serpyllum* L. selbst, der Sand-Thymian, ist eine seltene, nach heutiger Auffassung für die Droge wenig geeignete Art.

VORKOMMEN Halbtrockenrasen, trockene Wiesen, Kiefernwälder. Europa, im Süden nur in den Gebirgen.

DROGEN Quendelkraut – Serpylli herba (PhEur), die blühenden getrockneten

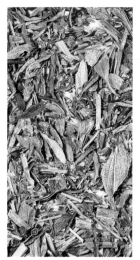

Quendelkraut hat einen würzig-aromatischen, etwas bitteren Geschmack. Es wird überwiegend in der Volksheilkunde verwendet.

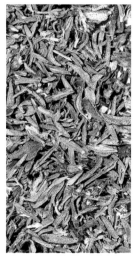

Thymian mit charakteristischem, stark aromatischem Geruch und Geschmack ist gleichzeitig Arznei- und Gewürzpflanze. Extrakte verzögern das Ranzigwerden von Fetten.

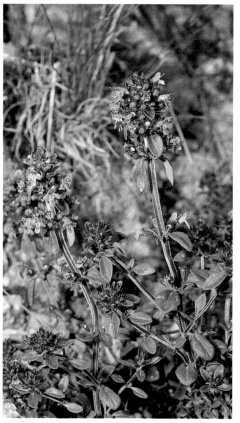

Quendel

Zweige. Thymus serpyllum, Serpyllum (HAB).

WIRKSTOFFE 0,2–0,6 % ätherisches Öl in unterschiedlicher Zusammensetzung je nach Herkunft der Droge, meist mit hohem Carvacrol-Gehalt, daneben mit Thymol, Linalool, Cineol, Caryophyllen und weiteren Mono- und Sesquiterpenen, Hydroxyzimtsäurederivate wie Rosmarinsäure (Lamiaceen-Gerbstoffe), Triterpene, Flavonoide.

ANWENDUNG Quendelkraut werden krampflösende und antimikrobielle Wirkungen zugesprochen, allerdings in geringerem Maße als dem Echten Thymian. Der Gehalt an ätherischem Öl ist wesentlich geringer und die Zusammensetzung abweichend. Vor allem die Volksmedizin nutzt die Droge bei Katarrhen der Atemwege, innerlich und auch äußerlich als Badezusatz. Der Einsatz bei Magen-Darm-Störungen und Appetitlosigkeit erfolgt häufiger als beim Echten Thymian. Neben dem ätherischen Öl dürften hierbei die Gerbstoffe und der leicht bittere Geschmack an der Wirkung beteiligt sein.

Thymus vulgaris L.

Echter Thymian

Lamiaceae / Lippenblütler

0,1–0,3 m ♄ IV–VII

BOTANIK Aromatisch duftender Zwergstrauch. Blätter kurz gestielt, lineal bis elliptisch, mit umgerolltem Rand, unterseits weißfilzig behaart. Blüten mit hellvioletter, 4–6 mm langer Krone in ährig oder köpfchenförmig angeordneten Scheinquirlen.

VORKOMMEN Zwergstrauchfluren im westl. Mittelmeergebiet, sonst kultiviert.

DROGEN Thymian – Thymi herba (PhEur), die von den Stängeln abgestreiften, getrockneten Laubblätter und Blüten, auch von dem in S-Spanien, Portugal und Marokko heimischen, weißlich blühenden Spanischen Thymian *Thymus zygis* L. Thymianöl – Thymi aetheroleum (PhEur). Thymus vulgaris (HAB).

WIRKSTOFFE 1–2 % ätherisches Öl mit Thymol, Carvacrol und Cymen als dominierende Bestandteile, weitere Monoterpene wie Terpinen, Linalool oder Cineol, das Sesquiterpen Caryophyllen, Hydroxyzimtsäurederivate (Lamiaceen-Gerbstoffe), darunter vor allem Rosmarinsäure, Acetophenonderivate, Triterpene, Flavonoide.

Echter Thymian

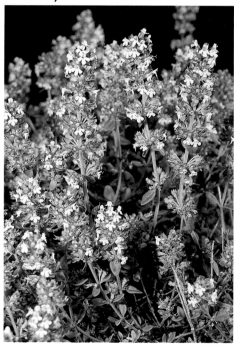

ANWENDUNG Thymian ist als Teeaufguss allein, in Mischung mit weiteren ähnlich wirkenden Drogen, besonders aber als alkoholischer Extrakt in Fertigpräparaten ein häufig gebrauchtes schleimlösendes, auswurfförderndes und krampflinderndes Mittel, das bei akuten und chronischen Katarrhen der Atemwege, Bronchitis und auch Keuchhusten Anwendung findet. Als Badezusatz ist die Droge ebenfalls bei diesen Indikationen sowie bei der Behandlung von Juckreiz auf Grund von Hauterkrankungen brauchbar, als Spül- und Gurgelmittel auch bei Schleimhautentzündungen im Mund und Rachenraum sowie bei Mundgeruch. In der Volksheilkunde werden darüber hinaus die verdauungsfördernden Effekte (geringer als beim Quendel) bei leichteren Magen- und Darmstörungen genutzt. Das ätherische Öl, das auch teilweise über die Lunge ausgeschieden wird und dort direkte Wirkung zeigen kann, hat wegen des hohen Thymolgehaltes stark keimtötende Eigenschaften; man verwendet es als Zusatz in Mund-, Gurgel- und Rasierwässern, als Hautreizmittel in Einreibungen und Badezusätzen gegen rheumatische und neuralgische Beschwerden. In der Homöopathie haben beide Thymian-Arten weniger Bedeutung.

TEEBEREITUNG *1 TL Thymian je Tasse mit kochendem Wasser übergießen, nach 10–15 min abseihen. Mehrmals täglich 1 Tasse frisch bereitet (mit Honig gesüßt) trinken. Für ein Thymianbad 100 g Droge mit 1 l kochendem Wasser übergießen, nach 10–15 min die Flüssigkeit dem Badewasser zusetzen, Dämpfe tief einatmen. (Nicht über längere Zeiträume in hohen Dosen anwenden, Zubereitungen mit Thymianöl dürfen bei Säuglingen und Kleinkindern nicht im Nasenbereich aufgetragen werden.)*

Tilia cordata MILL.

Winter-Linde

Tiliaceae / Lindengewächse

10–25 m ♄ VI–VII

BOTANIK Sommergrüner, hoher Baum, Blätter schief herzförmig, gesägt, oberseits ± matt dunkelgrün und kahl, unter-

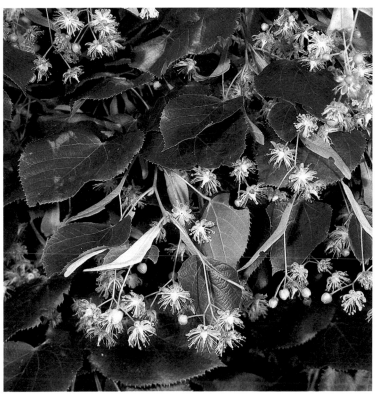

Winter-Linde

seits bläulich grün, in den Nervenwinkeln braunbärtig. Blüten angenehm duftend, meist zu 4–12, ihr gemeinsamer Stiel bis zur Hälfte mit einem bleichgrünen, flügelartigen Hochblatt verwachsen. Frucht dünnwandig, mit 2–3 undeutlichen Längsrippen.

VORKOMMEN Laubmischwälder Europas, östl. bis zum Ural und zu den Karpaten, im Mittelmeerraum fehlend.

DROGEN Lindenblüten – Tiliae flos (PhEur), die getrockneten Blütenstände mitsamt den Hochblättern, auch von *T. platyphyllos* und *T. × vulgaris*. Tilia, Tilia europaea (hom), die frischen Blüten. Lindenholzkohle – Carbo Tiliae.

WIRKSTOFFE Über 1 % Flavonoide, vor allem Quercetinglykoside (Rutin, Hyperosid) und Kämpferolglykoside, darunter Tilirosid und Astragalin, 10 % Schleimstoffe (überwiegend Arabinogalactane), ätherisches Öl mit Linalool, Geraniol, Cineol sowie weiteren (über 60) Komponenten, Phenolcarbonsäuren, Gerbstoffe.

ANWENDUNG Lindenblüten sind ein bekanntes und beliebtes Mittel, das man bei Erkältungskrankheiten und damit verbundenem Husten einsetzt. Während die den Hustenreiz lindernde Wirkung durch den Schleimgehalt erklärbar ist, konnte

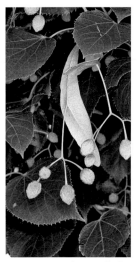

Früchte der **Winter-Linde**

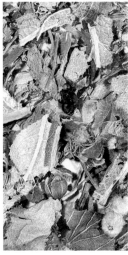

Die kurmäßige Anwendung von **Lindenblütentee** soll möglicherweise die körpereigenen Abwehrkräfte stärken und vorbeugend gegen grippale Infekte wirken.

für die viel gebrauchte Anwendung als schweißtreibender Tee bei fieberhaften Infekten bis heute kein bestimmter Inhaltsstoff die Erklärung liefern. Es wird vermutet, dass der Schwitzeffekt auch nur auf der Aufnahme größerer Mengen heißen Wassers beruhen könnte, andererseits wird ein Zusammenwirken der Flavonoide mit dem ätherischen Öl angenommen. Die Volksheilkunde verwendet Lindenblüten darüber hinaus als harntreibendes, krampflösendes und beruhigendes Mittel. Auch hierfür liegen bisher keine eindeutigen Studien vor. Die Homöopathie setzt frische Blüten bei Infekten mit vermehrter Schweißbildung und Entzündungen der weiblichen Geschlechtsorgane ein. Lindenholzkohle mit stark absorbierender Wirkung wird noch bisweilen bei Darmerkrankungen genutzt.

Zur Drogengewinnung werden auch die Blütenstände der **Sommer-Linde** *Tilia platyphyllos* Scop. herangezogen: Blätter größer, oberseits locker behaart, auf der Unterseite mit weißlichen Bärten in den Nervenwinkeln. Blütenstand meist 2 bis 5-blütig. Frucht dickwandig, mit 4–5 deutlichen Längsrippen.

Die natürlich vorkommende Hybride beider Arten, die heute vielfach als Straßen- und Parkbaum gepflanzt wird, *Tilia × vulgaris* Hayne (*T. europaea* L.), Holländische Linde, darf laut Arzneibuch ebenfalls verwendet werden, nicht dagegen die als Zierbaum gepflanzte Silber-Linde *T. tomentosa* Moench (Blattunterseiten dicht sternhaarig filzig) sowie andere ausländische Arten und ihre Hybriden.

TEEBEREITUNG *1 TL Lindenblüten je Tasse mit kochendem Wasser übergießen, 5–10 min ziehen lassen. 1–2-mal täglich 1 Tasse frisch bereitet trinken, zum Schwitzen abends 1–2 Tassen so heiß wie möglich. Zur Vorbeugung gegen Erkältungskrankheiten mittags und abends je 1 Tasse mäßig warm über 2 Wochen trinken.*

Tribulus terrestris

Erd-Burzeldorn, Erdsternchen

Zygophyllaceae / Jochblattgewächse

0,1–0,6 m ⊙ V–IX

BOTANIK Niederliegende behaarte Pflanze. Blätter gegenständig, oft ungleich groß, mit 5–8 Fiederpaaren, Blättchen schief eiförmig-länglich. 4 bis 5 mm breite Blüten mit 5 gelben Kronblättern. Frucht mit 5 sternförmig angeordneten, 3-seitigen Teilfrüchtchen, diese auf dem Rücken mit borstigen Warzen und auf den Seiten je 2 kräftigen dornigen Auswüchsen.

VORKOMMEN Kulturland, Brachland, Wegränder, oft auf sandigem Boden. Mittelmeergebiet, SO-Europa, weltweit in wärmere Gebiete verschleppt.

DROGEN Tribulus-terrestris-Extrakt.

WIRKSTOFFE Steroidsaponine (Terrestroide A–K) u. a. mit den Aglyka Diosgenin und Tigogenin, in geringer Menge Harmanalkaloide, Flavonoide.

ANWENDUNG Die Pflanze ist in der ayurvedischen Medizin wegen ihrer harn-

Links: Früchte der
Sommer-Linde
Rechts: **Erd-Burzeldorn**

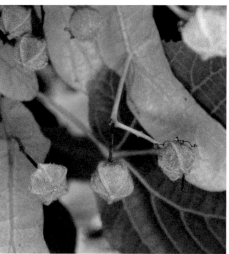
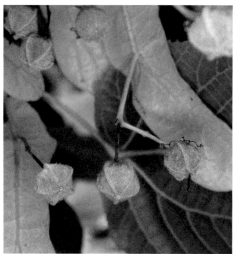

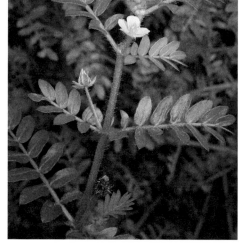

treibenden Wirkung bekannt, in O-Europa wurde sie als Sexualtonikum und wohl auch als Dopingmittel im Kraftsport eingesetzt. Inzwischen werden auch bei uns Präparate als Nahrungsergänzungsmittel vermarktet, die mit den Wirkungsversprechungen Leistungssteigerung im Sport, vermehrtem Muskelaufbau und Steigerung der Libido beworben werden. Der Tribulus-terrestris-Extrakt soll theoretisch den Testosteronspiegel auf natürliche Weise erhöhen, indem die Ausschüttung von Luteinisierendem Hormon gefördert wird. Da es einerseits keine fundierten Studien zur Wirksamkeit gibt – ob überhaupt eine Wirkung vorhanden ist und wenn, in welcher Dosis – und andererseits Nebenwirkungen nicht auszuschließen sind (im Tierversuch traten Lähmungen und Leberschäden auf), kann die Einnahme nicht empfohlen werden.

Trifolium pratense L.

Wiesen-Klee, Rot-Klee

Fabaceae / Schmetterlingsblütler

0,1–0,4 m 4 V–X

BOTANIK Aufrechte bis aufsteigende Pflanze, Blätter 3-zählig mit rundlich-elliptischen, unterseits behaarten Blättchen, oft mit hellerer oder dunklerer Zeichnung. Blütenköpfchen breit eiförmig, zu 1–3 ± sitzend, von den obersten Blättern umgeben. Krone rosarot, 12 bis 18 mm lang.

VORKOMMEN Wiesen, Weiden, Wegränder, Futterpflanze. Europa, Asien, weiter eingebürgert.

DROGEN Wiesenkleeblüten – Trifolii pratensis flos, die getrockneten Blütenköpfchen. Trifolium pratense (hom), die frischen oberirdischen Teile.

WIRKSTOFFE Isoflavone wie Genistein, Formononetin, Daidzein, Biochanin A, ätherisches Öl mit Methylsalicylat, Methylanthranilat und Eugenol, cyanogene Glykoside.

ANWENDUNG Die Volksheilkunde kannte den Gebrauch der Droge bei Keuchhusten, chronischen Hauterkrankungen sowie Unterschenkelgeschwüren. Homöopathische Zubereitungen gibt man heute noch gelegentlich bei Entzündungen der Ohrspeicheldrüse (Mumps) und Katarrhen der oberen Atemwege.

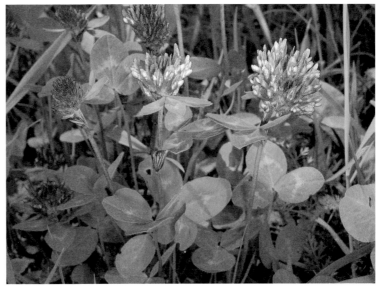

Wiesen-Klee

Neu ist der Einsatz von Blattextrakten bei Wechseljahresbeschwerden der Frau wie Hitzewallungen, Schweißausbrüchen und Erschöpfungszuständen. Die Wirkung wird den Isoflavonen zugeschrieben, denen man gewisse ostrogene Eigenschaften nachsagt. Entsprechende Präparate werden als Alternative zur herkömmlichen Hormontherapie beworben (s. auch Soja *Glycine max* als Quelle von Isoflavonen). Sie sind bisher als Nahrungsergänzungsmittel auf dem Markt. Der **Hasen-Klee** *Trifolium arvense* L. wird noch gelegentlich auf Grund seiner Gerbstoffwirkung in der Volksheilkunde eingesetzt, z. B. bei Durchfallerkrankungen, Magen-Darm-Störungen, Mund- und Rachenentzündungen sowie zur Behandlung von Wunden.

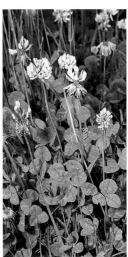

Weiß-Klee *Trifolium repens* L. enthält ebenfalls östrogen wirkende Isoflavone, die derzeit noch nicht genutzt werden. Zu den homöopathischen Anwendungsgebieten gehört Mumps.

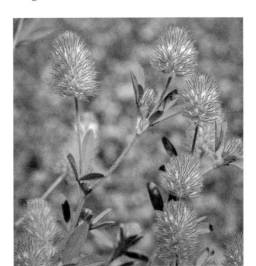

Hasen-Klee

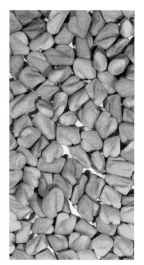

Die sehr harten, rautenför-
migen **Bockshornsamen**
werden durch eine Furche
in 2 ungleiche Hälften
gegliedert. Geruch und
Geschmack sind charakte-
ristisch und gewöhnungs-
bedürftig kräftig aroma-
tisch „bocksartig", etwas
bitter.

Trigonella foenum-graecum L.

Griechischer Bockshornklee

Fabaceae / Schmetterlingsblütler

0,1–0,5 m   ⊙   VI–VII

BOTANIK Pflanze mit luzerneähnlichen,
3-zählig gefiederten Blättern. In den Achseln 1–2 fast sitzende, 10–18 mm lange,
gelblich weiße Schmetterlingsblüten.
Hülsen geschnäbelt, bis 15 cm lang, aufrecht abstehend. Sehr harte, 3–5 mm
lange, rautenförmige Samen mit unangenehmem Geruch.

VORKOMMEN Heimat SW-Asien. Als
Heil-, Würz- und Futterpflanze, angebaut
auch in S-Europa.

DROGEN Bockshornsamen – Trigonellae
foenu-graeci semen (PhEur), die reifen,
getrockneten Samen. Trigonella foenum-
graecum, Foenum graecum (HAB).

WIRKSTOFFE 20–45 % Schleimstoffe
(Galactomannane), Steroidsaponine wie

die teilweise bitter schmeckenden Trigo-
foenoside, u. a. mit dem Aglykon Diosgenin, Flavonoide wie Vitexin und Sapona-
retin, Trigonellin (Nicotinsäuremethylbe-
tain), ätherisches Öl mit Sotolon als
Geruchsträger, Sterole, Eiweißstoffe, fettes Öl.

ANWENDUNG Die zerkleinerten Samen
werden traditionell innerlich als Kräftigungsmittel eingesetzt (der leicht bittere
würzige Geschmack führt zur Anregung
des Appetits), auch die Anwendung bei
Katarrhen der Atemwege (auf Grund der
einhüllenden Wirkung der Schleimstoffe)
ist gebräuchlich. Hinweise gibt es auf
blutzuckersenkende sowie lipid- und cho-
lesterolsenkende Eigenschaften, die man
der resorptionsverzögernden Wirkung der
Schleimstoffe und auch den Saponinen
zuschreiben könnte, bisher liegen aber
keine ausreichenden Belege für die Wirksamkeit bei diesen Indikationen vor. Das
Gleiche gilt für die milchbildenden

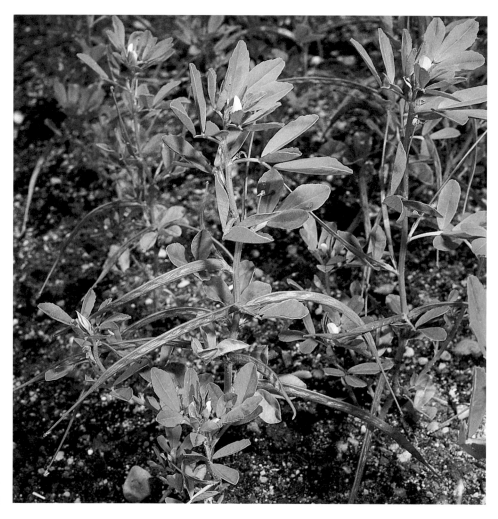

Griechischer
Bockshornklee

Effekte bei Einnahme während der Stillzeit. Äußerlich verwendet man Bockshornsamen in Form von heißen Breiumschlägen (Kataplasmen) zur Behandlung von lokalen Entzündungen wie Nagelbetteiterungen und Furunkeln. Es gibt Überlegungen, die Samen zur Gewinnung von Diosgenin als Ausgangsstoff für die Produktion von Steroidhormonen heranzuziehen. Als Pulver sind sie in Gewürzmischungen wie Curry enthalten. Zu den homöopathischen Anwendungsgebieten gehören Stoffwechselstörungen.

ZUBEREITUNG *Bei Appetitlosigkeit 3-mal täglich vor den Mahlzeiten einen knappen halben TL gemahlener Samen mit ausreichend Flüssigkeit einnehmen. Zur lokalen Behandlung von Nagelbettentzündungen und Furunkeln 50 g gemahlene Samen mit 1/4 l Wasser in 5 min zu einem Brei kochen. Diesen 1-mal täglich messerrückendick auf ein Leinentuch streichen und noch warm auf die erkrankte Stelle legen, mit einem Tuch abdecken und mit einer Binde fixieren. (Bei wiederholter äußerer Anwendung können unerwünschte Hautreaktionen auftreten.)*

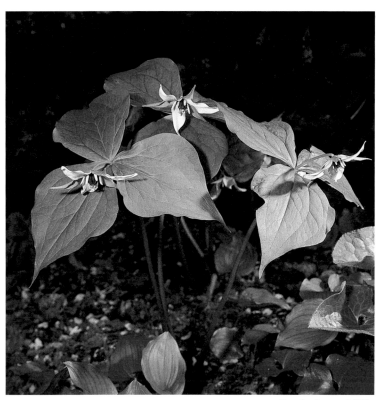

Amerikanische Waldlilie

Trillium erectum L.
(*T. pendulum* WILLD.)

Amerikanische Waldlilie, Dreiblatt

Trilliaceae (*Liliaceae* s. l.) / Dreiblattgewächse

0,2–0,6 m 4 IV–V

BOTANIK Staude mit kurzem, dickem Wurzelstock. 1–2 aufrechte Stängel mit einem Wirtel aus 3 breit ovalen, zugespitzten, bis 20 cm großen Blättern. Blüten aufrecht bis nickend, von widerlichem Geruch („wie ein nasser Hund") aus 3 grünen und 3 rotbraunen bzw. weißlichen Hüllblättern (2 Varietäten). Frucht eine dunkelbraune Beere.

VORKOMMEN Wälder in NO-Amerika.

DROGEN Trillium erectum, Trillium pendulum (hom), die frischen unterirdischen Teile (Wurzelstock und Wurzeln).

WIRKSTOFFE Steroidsaponine, vor allem Diosgeninglykoside wie Trillin und Trillarin, Gerbstoffe.

ANWENDUNG Der Gebrauch der Waldlilie in Nordamerika als blutstillendes Mittel nach der Geburt und bei Gebärmutterblutungen stammt aus der indianischen Medizin. In Europa ist die Art ausschließlich in homöopathischer Zubereitung bekannt. Zu ihren Anwendungsgebieten gehören Blutungen verschiedener Ursache, auch Blutungen durch Myome und im Klimakterium, Nasen- und Zahnfleischbluten; Kreuzschmerzen.

Triticum aestivum L. (*T. vulgare* VILL.)

Saat-Weizen

Poaceae / Süßgräser

0,5–1,6 m ⊙ VI

BOTANIK Getreide mit am Grund geöhrter und bewimperter, blaugrüner Blattspreite. Ähren regelmäßig 4-kantig, Ährchen sitzend, die breite Seite der Ährenachse zugekehrt, 2–5-blütig, höchstens kurz begrannt.

VORKOMMEN Als Winter- oder Sommerweizen in gemäßigten Zonen weltweit angebaut.

DROGEN Weizenstärke – Tritici amylum (PhEur), aus den Früchten. Natives Weizenkeimöl – Tritici aestivi oleum virginale (PhEur), das fette Öl der Keimlinge, zusätzlich das raffinierte Öl, Tritici aestivi oleum raffinatum (PhEur). Weizenkleie – Tritici furfur, die äußeren Schichten der Früchte, die beim Mahlen des Getreides abgetrennt werden.

WIRKSTOFFE Im fetten Öl Triacylglyceride mit Linolsäure (50 %), Ölsäure (30 %), Linolensäure (7 %) und Palmitinsäure (10 %), Phospholipide, Glykolipide, Tocopherole, Sterole. In der Weizenkleie Polysaccharide, vor allem Arabinoxylane, Stärke.

ANWENDUNG Weizen liefert über 70 % der arzneilich verwendeten Stärke, z. B. als Pudergrundlage oder in der pharmazeutischen Technologie zur Tablettenherstellung. Weizenkeimextrakte und Weizenkeimöl sollen wegen des hohen Anteils an mehrfach ungesättigten Fettsäuren und Tocopherolen (Vitamin E) der Arteriosklerose und ihren Folgekrankheiten vorbeugen, äußerlich wirken sie in medizinischen Salben und Kosmetika hautschützend und -pflegend. Weizenkleie nimmt man als Badezusatz bei juckenden und entzündlichen Hauterkrankungen, ihr Hauptanwendungsgebiet ist aber inzwischen die Erhöhung des Bal-

laststoffanteils der Nahrung, um Stuhlverstopfung vorzubeugen oder zu regulieren. Zur Wirkung kommen hier die quellbaren Polysaccharide, die über einen erhöhten Füllungsdruck im Darm die Peristaltik anregen und auch zu einer Senkung des Cholesterolspiegels führen können.

Tropaeolum majus L.

Große Kapuzinerkresse

Tropaeolaceae / Kapuzinerkressengewächse

Bis 5 m ⌁ VI–X

BOTANIK Kriechende oder mit Hilfe der Blatt- und Blütenstiele kletternde, kahle Pflanze. Blätter schildförmig, etwas fleischig. Blüten rot, gelb oder orange, die 3 unteren Kronblätter gegen die Basis gefranst, 5 Kelchblätter, das untere mit 2–3 cm langem, geradem, nach hinten gerichtetem Sporn.

VORKOMMEN Häufig als Zierpflanze kultiviert (seit 1649). Heimat Peru bis Kolumbien.

DROGEN Kapuzinerkressenkraut – Tropaeoli herba, die oberirdischen, frischen oder getrockneten Teile.

WIRKSTOFFE Glucosinolate (Senfölglykoside), vorwiegend Glucotropaeolin, aus dem nach enzymatischer Spaltung Benzylsenföl (Benzylisothiocyanat) entsteht, Ascorbinsäure, Flavonoide, Carotinoide; in den Früchten Cucurbitacine.

ANWENDUNG Benzylsenföl zeigt ein relativ breites antibiotisches Wirkungsspektrum gegen verschiedene Bakterien, auch viren- und pilzhemmende Eigenschaften wurden erkannt. Darüber hinaus wird über eine immunstimulierende Wirkung diskutiert. Kapuzinerkressenkraut wird in der Regel in Kombination mit weiteren bakterienhemmenden Drogen wie Meerrettichwurzel zur unterstützenden Behandlung bei Infekten der Harnwege und Katarrhen der oberen Atemwege verwendet, äußerlich auch gelegentlich in durchblutungsfördernden Mitteln bei leichten Muskelschmerzen und Prellungen. Bisher konnte keine Entstehung resistenter Keime beobachtet werden. Im Haushalt nutzt man die kresseartig schmeckenden Blüten und Blätter als Salatbeigabe, die in Essig eingelegten Blü-

Saat-Weizen

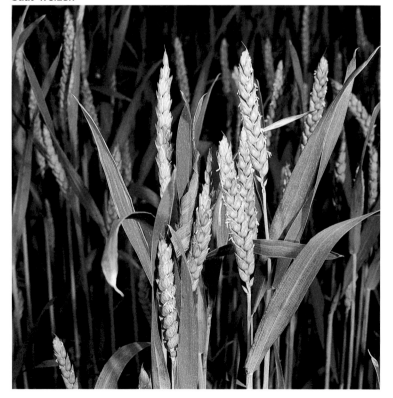

Große Kapuzinerkresse

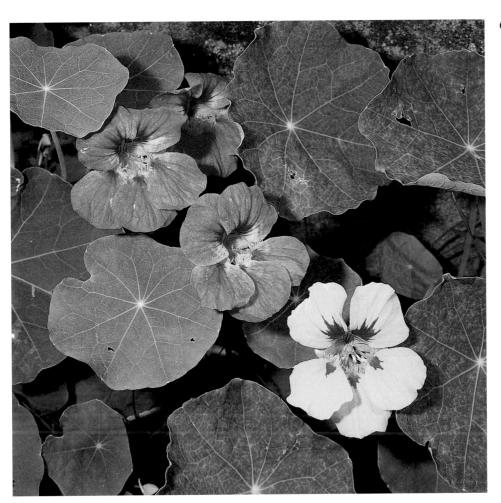

tenknospen wie Kapern. Nach Einnahme größerer Mengen frischer Pflanzenteile kann es zu Schleimhautreizungen im Magen-Darm-Trakt kommen, für die arzneiliche Verwendung wird die Droge daher in magensaftresistenten Kapseln angeboten. Säuglinge und Kleinkinder sowie Personen mit Magen-Darm-Geschwüren oder Nierenerkrankungen sollten von der Behandlung mit Kapuzinerkresse ausgenommen werden.

Tsuga canadensis (L.) Carr.
(*Abies canadensis* (L.) Michx.)

Kanadische Hemlocktanne, Schierlingstanne

Pinaceae / Kieferngewächse

Bis 30 m ♄ IV–V

BOTANIK Immergrüner, hoher Baum, die dunkelgrünen Nadelblätter an den Zweigen gescheitelt, unterseits mit 2 weißen Streifen, am Rand fein gezähnt, 15–20 mm lang. Hellbraune eiförmige Zapfen, nur 1,3–2,3 cm groß.

VORKOMMEN Gebirgswälder im östl. N-Amerika, als Parkbaum in entsprechenden Klimagebieten.

DROGEN Tsuga canadensis, Abies canadensis (hom), die frische Rinde und junge Zweigspitzen mit Blättern. Hemlocktannennadelöl (Spruce-Tannennadelöl) – Tsugae americanae aetheroleum, das ätherische Öl der Zweigspitzen. Kanadabalsam – Balsamum canadense, der durch Anschneiden der Rinde gewonnene Balsam (auch von *Abies balsamea* (L.) Mill. und anderen *Abies*-Arten).

WIRKSTOFFE Im ätherischen Öl Bornylacetat als Hauptkomponente (35–55 %), ferner u. a. Pinen und Cadinen; in der Rinde 10–25 % Gerbstoffe.

ANWENDUNG In Mitteleuropa ist als Arznei das meist unter dem alten Namen Abies canadensis aufgeführte Homöopa-

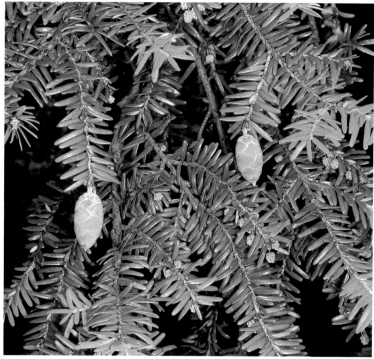

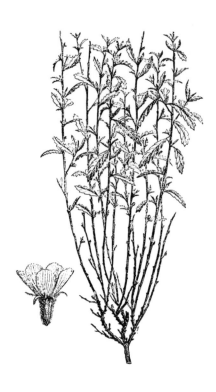

Links: **Kanadische Hemlocktanne**
Rechts: **Damiana**

thikum am bekanntesten. Zu den Anwendungsgebieten gehören Erkrankungen des Magen-Darm-Traktes. Das ätherische Öl ist noch selten in Fertigpräparaten gegen Erkrankungen der Atmungsorgane enthalten. Kanadabalsam hat heute nur noch als Einschlussmittel für mikroskopische Präparate gewisse Bedeutung.

Turnera diffusa WILLD.

Damiana

Turneraceae / Turneragewächse

0,3–2 m ♄ VII–IX

BOTANIK Stark verzweigter, aromatischer Strauch, Blätter eiförmig-lanzettlich, behaart, am Rand gekerbt-gesägt, bis 3 cm lang. Blüten 5-zählig mit orangegelben Kronblättern, einzeln in den Blattachseln, Früchte kleine, 3-teilige Kapseln.
VORKOMMEN Trockenwälder, offene Standorte, Texas, Mittelamerika bis Kolumbien.
DROGEN Damianablätter(-kraut) – Damianae folium (herba), die getrockneten Blätter (Kraut). Turnera diffusa, Damiana (HAB).
WIRKSTOFFE Ätherisches Öl mit Monoterpenen wie Pinen und Thymol sowie Sesquiterpenen, Harz, Bitterstoffe, Gerb-

stoffe, wenig Arbutin, Flavonoide, Spuren von Blausäureglykosiden, Coffein (?). Noch wenig untersucht.
ANWENDUNG Die Droge wirkt leicht harntreibend und auch appetitanregend, außerdem soll sie aphrodisierende Eigenschaften besonders bei Frauen zeigen. Bisher konnte aber kein Nachweis eines Inhaltsstoffes mit dieser spezifischen Wirkung erbracht werden. Als Teedroge ist Damiana fast nur in Amerika gebräuchlich, in homöopathischer Zubereitung auch in Europa mit den Anwendungsgebieten sexuelle Schwäche, Libidoverlust und Regelstörungen.

Tussilago farfara L.

Huflattich

Asteraceae / Korbblütler

0,1–0,3 m ⁴ II–V

BOTANIK Blütenschäfte mit spinnwebig behaarten Schuppenblättern und 2–3 cm großen Blütenköpfen aus hellgelben Zungen- und Röhrenblüten, die vor den Laubblättern erscheinen. Diese mit herzförmig-rundlicher Spreite mit kurzen, an der Spitze schwärzlichen Zähnen, oberseits dunkelgrün, unterseits weißfilzig, bis 25 cm groß.

Die Anwendung von Zubereitungen aus **Damiana-blättern** wird von der Kommission E nicht befürwortet.

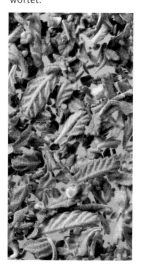

VORKOMMEN Unkrautfluren auf lehmigen Böden. Europa, W-Asien, N-Afrika, weiter verschleppt.

DROGEN Huflattichblätter – Farfarae folium, die getrockneten Laubblätter (in den neueren Arzneibüchern nicht mehr aufgeführt!). Farfara (hom).

WIRKSTOFFE Schleimstoffe (saure Polysaccharide), Inulin, Gerbstoffe, Flavonoide, Pyrrolizidinalkaloide, darunter toxisches Senkirkin und Senecionin, Triterpene, Sterole.

ANWENDUNG Auf Grund des Schleimgehaltes ist Huflattich seit alters ein viel genutztes, reizlinderndes und entzündungshemmendes Mittel, das bei akuten Katarrhen der Atemwege mit Reizhusten und Heiserkeit verwendet wird. Auch zum Spülen und Gurgeln bei leichten Entzündungen der Mund- und Rachenschleimhaut setzt man es ein. Nachdem man für einige Pyrrolizidinalkaloide leberschädigende und Krebs erregende Wirkungen festgestellt hatte, wurden 1992 Höchstaufnahmemengen dieser Alkaloide bestimmt und eine zeitliche Begrenzung der Anwendung auf maximal 4–6 Wochen pro Jahr festgelegt. Diese Empfehlungen galten über mehrere Jahre. Inzwischen ist es gelungen, durch Selektion alkaloidfreie Sorten zu züchten und feldmäßig anzubauen, so dass diese alte Heilpflanze wieder uneingeschränkt genutzt werden kann, soweit sie aus entsprechendem Anbau stammt. Blätter aus Wildbeständen sollten nicht mehr zur Anwendung kommen. Die beschriebenen Vergiftungsfälle beruhten aber wahrscheinlich auf Verwechslungen mit Blättern von Pestwurz- oder Alpendost-Arten, die eine wesentlich höhere Konzentration an toxischen Pyrrolizidinalkaloiden aufweisen. Auch homöopathische Zubereitungen, die u. a. bei Altershusten gegeben werden, sollten aus alkaloidfreien Sorten hergestellt sein.

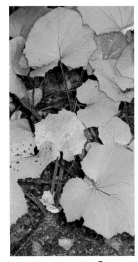

Die Blätter des **Huflattichs** erscheinen erst nach der Blütezeit.

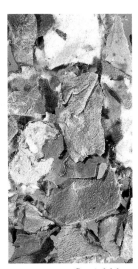

Die Droge **Huflattichblätter** stammt heute ausschließlich aus dem Anbau alkaloidfreier Sorten.

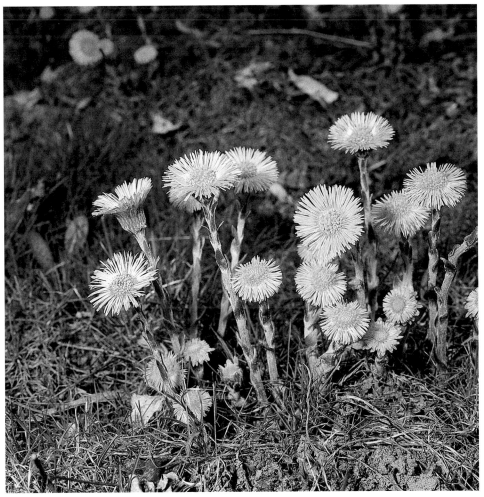

Huflattich

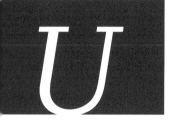

U

Ulmus minor MILL.
(*U. campestris* auct. non L.)

Feld-Ulme, Rotrüster
Ulmaceae / Ulmengewächse

Bis 40 m ♄ III–IV

BOTANIK Breitkroniger Baum, Zweige zuweilen mit Korkleisten, kahl. Blätter doppelt gesägt, asymmetrisch, die längere Hälfte am Grund rechtwinklig zum Blattstiel stehend, nur unterseits in den Aderwinkeln behaart. Blüten zwittrig in aufrechten Büscheln mit weißlichen Narben. Früchte geflügelt, Same oberhalb der Mitte.
VORKOMMEN Laubmischwälder, Auwälder. Südl. und gemäßigtes Europa, SW-Asien, NW-Afrika.
DROGEN Ulmenrinde – Ulmi cortex, die getrocknete Rinde junger Zweige. Ulmus campestris, Ulmus (hom).

Links: **Feld-Ulme**
Rechts: **Kalifornischer Berglorbeer**

WIRKSTOFFE Gerbstoffe, reichlich Schleimstoffe, Chlorogensäure, Sterole.
ANWENDUNG Ulmenrinde zeigt durch den Gerbstoff- und hohen Schleimstoffgehalt adstringierende, entzündungswidrige und reizlindernde Wirkung. Die Schulmedizin nutzt die Droge nicht. In der Volksheilkunde findet sie noch gelegentlich Verwendung, z. B. bei entzündeten Magen- und Darmschleimhäuten, Durchfällen und anderen Verdauungsstörungen, bei Mund- und Rachenentzündungen zum Spülen und Gurgeln, in Form von Umschlägen oder Teilbädern auch zur Behandlung von Wunden, chronischen Ekzemen und von Hämorrhoiden. Homöopathische Zubereitungen gibt man bei rheumatischen Schmerzen der Hand und Fußgelenke.

Umbellularia californica
(HOOK. & ARN.) NUTT.

Kalifornischer Berglorbeer
Lauraceae / Lorbeergewächse

Bis 45 m ♄ IX–IV

BOTANIK Immergrüner Baum mit wechselständigen, schmal länglichen, spitzen Blättern ohne Domatien. Blüten rispig zu 5–10 mit hinfälligen, 6–8 mm großen, gelblichen Blütenhüllblättern. Etwa 2 cm große Steinfrüchte.

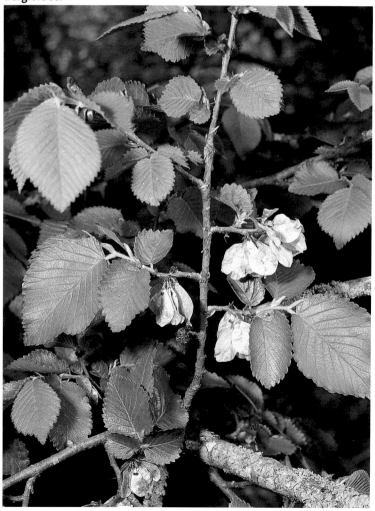

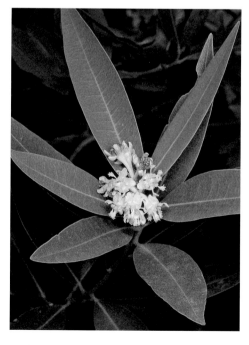

VORKOMMEN Pazifikküste im südwestl. N-Amerika.

DROGEN Umbellularia californica (hom), die frischen Blätter.

WIRKSTOFFE Ätherisches Öl mit Pinen, Cineol, Eugenol und Methyleugenol, Flavonoide, cyanogene Glykoside.

ANWENDUNG Schon der stechend aromatische Geruch der Blätter kann bei längerer Exposition Kopfschmerzen auslösen. Andererseits sind Teeaufgüsse in den Herkunftsgebieten der Art traditionell als Mittel gegen Kopf- und Nervenschmerzen sowie Magen-Darm-Katarrhe bekannt, bei äußerlicher Anwendung entsprechende Zubereitungen auch gegen rheumatische Beschwerden. In Europa ist die arzneiliche Nutzung auf die Homöopathie beschränkt. Nach dem homöopathischen Arzneimittelbild gehören Kopfschmerzen zu den Anwendungsgebieten.

Uncaria tomentosa (WILLD.) DC.

Katzenkralle

Rubiaceae / Rötegewächse

Bis 60 m ♄ X–XI

BOTANIK Mächtige Liane mit gegenständigen, eiförmig zugespitzten Blättern. Am Blattansatz paarig angeordnete, scharfe, kräftige, leicht gebogene Dornen (daher der Name), an deren Stelle zur Blütezeit rispig angeordnete, kugelige Dolden mit kleinen, weißen bis gelben, 5-zähligen, zimtartig duftenden Blüten.

VORKOMMEN Regenwälder im nördl. S- und in Mittelamerika.

DROGEN Katzenkrallenwurzel – Uncariae tomentosae radix, die Wurzeln des Chemotyps mit pentazyklischen Oxindolalkaloiden.

WIRKSTOFFE Pentazyklische Oxindolalkaloide wie Pteropodin, Uncarin, Mitrophyllin, Iridoide, Chinovinsäureglykoside, Procyanidine, Sterole, keine tetrazyklischen Oxindolalkaloide.

ANWENDUNG Die erst seit den 1970er-Jahren in Europa als Arzneipflanze bekannte Art wurde von Indianerstämmen lange vorher genutzt. In Laborversuchen fand man immunmodulierende Eigenschaften, die je nach Ausgangslage ein geschwächtes Immunsystem stimulieren und ein überreagierendes dämpfen. Gefordert wird, dass die Droge keine

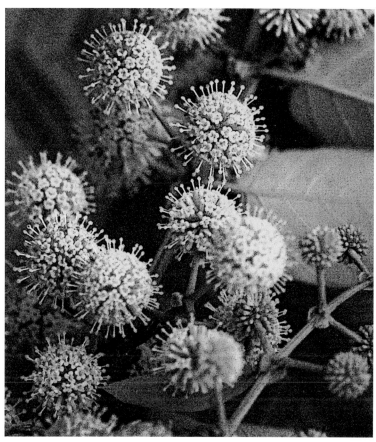

Katzenkralle

tetrazyklischen Oxindolalkaloide enthält, wie sie in einem zweiten Chemotyp der Pflanze vorkommen, da diese die Wirkung aufheben und zu Nebenwirkungen an Herz und Kreislauf führen können. Nach klinischen Prüfungen wurde bisher der Einsatz eines standardisierten Präparates (Krallendorn®) begleitend zur Basistherapie bei rheumatoider Arthritis zugelassen. Weiterhin wurden auch entzündungshemmende, antikarzinogene und antivirale Wirkungen gefunden, über die bisher aber keine ausreichenden Studien vorliegen. In Deutschland hat das Medikament bisher den Status eines Nahrungsergänzungsmittels.

Eine weitere *Uncaria*-Art *Uncaria gambir* (HUNT.) ROXB., heimisch in Indonesien und Malaysia, war früher offizinell. Aus Blättern und jungen Trieben gewann man Gambir-Catechu, den wässrigen, getrockneten Extrakt, der reich an Catechingerbstoffen ist und zur Behandlung von Durchfallerkrankungen verwendet wurde. Heute hat die Droge nur noch als Zusatz im Betelbissen (s. *Areca catechu*) eine gewisse Bedeutung.

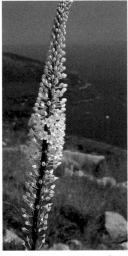

Blütenstand der **Gewöhnlichen Meerzwiebel**.

**Gewöhnliche
Meerzwiebel**

Urginea maritima (L.) BAK. s. l. (*Drimia maritima* (L.) STEARN s. l.)

Gewöhnliche Meerzwiebel

Hyacinthaceae (*Liliaceae* s. l.) / Hyazinthengewächse

0,5–1,5 m ⠀4⠀ VIII–X ☠

BOTANIK Zwiebel zum Teil aus dem Boden herausragend, bis 3 kg schwer. Die breit lanzettlichen Blätter zur Blütezeit bereits vertrocknet. Blüten in langer, dichter Traube, Hüllblätter 6–8 mm, weiß, mit grünem oder purpurnem Mittelnerv, sternförmig ausgebreitet. Formenreiche Art, heute auch in mehrere Kleinarten gegliedert.

VORKOMMEN Weiden, Felsfluren, Garigues, Sandstrände. Mittelmeergebiet.

DROGEN Meerzwiebel – Scillae bulbus (DAB), die getrockneten, in Streifen geschnittenen mittleren fleischigen Zwiebelschuppen der weißzwiebeligen Sippe. Urginea maritima, Scilla alba, ethanol. Digestio (HAB), die frischen Zwiebelschuppen der weißschaligen Sippe. Urginea maritima, Scilla (HAB), die frischen Zwiebelschuppen der rotschaligen Sippe.

WIRKSTOFFE Herzwirksame Steroidglykoside (Bufadienolide) wie Glucoscillaren A und Scillaren A (daraus nach fermentativer Spaltung Proscillaridin A); in der für Nagetiere besonders toxischen roten Sippe als Hauptkomponente Scillirosid; Schleimstoffe (vor allem Glucogalactane), Flavonoide.

ANWENDUNG Heute kommen nur noch Fertigpräparate zum Einsatz, die auf einen bestimmten Wirkwert von Proscillaridin A eingestellt sind oder das isolierte Glykosid selbst bzw. das halbsynthetisch gewonnene Meproscillarin. Giftige und wirksame Dosis der Glykoside liegen nahe beieinander, so dass die Anwendung der unkontrollierten Droge und ihrer Zubereitungen heute nicht mehr zu vertreten ist. Scilla-Glykoside gibt man unter ärztlicher Aufsicht bei leichteren Formen der Herzinsuffizienz; auch bei verminderter Nierenfunktion ist der Einsatz möglich. Die Wirkung auf das Herz ist stärker, aber weniger anhaltend als bei Digitalis-Glykosiden, die entwässernde Wirkung kräftiger. Die Homöopathie nutzt die rotzwiebelige Sippe bei Herzschwäche, Harnblasenentleerungsstörungen und Schnupfen. Sie wird seit alters auch als Rattengift eingesetzt. Zubereitung aus der weißzwiebeligen Sippe werden in der anthroposophischen Therapierichtung bevorzugt.

Urtica dioica L.

Große Brennnessel

Urticaceae / Brennnesselgewächse

0,3–2 m ⠀4⠀ VI–X

BOTANIK 2-häusige Pflanze mit Brenn- und Borstenhaaren. Blätter gegenständig, eiförmig-länglich, aus herzförmigem Grund zugespitzt, grob gesägt. Die rispenartigen männlichen bzw. weiblichen Blütenstände meist länger als die benachbarten Blattstiele. Spitz eiförmige, einsamige Nüsschen.

VORKOMMEN Auwälder, Unkrautfluren. Gemäßigte Breiten der Nordhalbkugel.

DROGEN Brennnesselblätter – Urticae folium (DAB), die getrockneten Blätter. Brennnesselkraut – Urticae herba (DAC, Helv), die getrockneten oberirdischen Teile ohne grobe Stängelabschnitte. Brennnesselwurzel – Urticae radix (DAB),

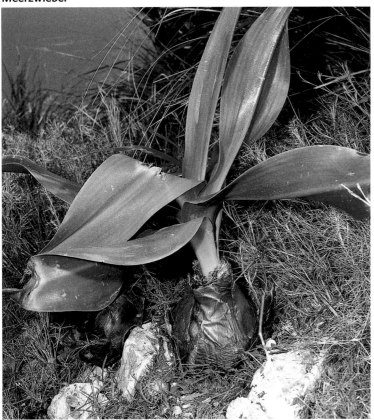

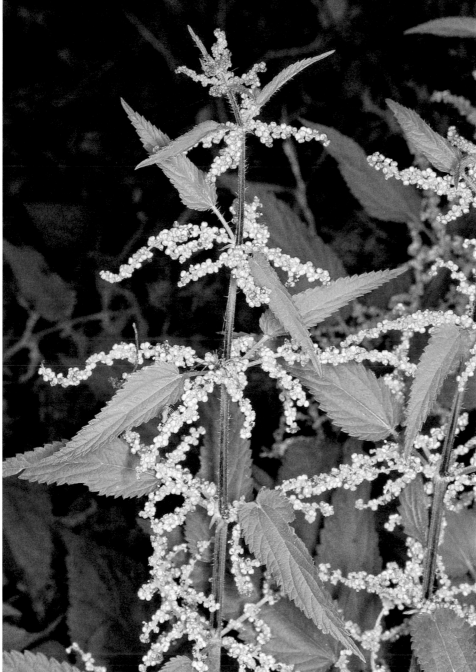

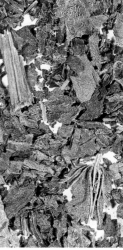

Bei einer Durchspülungs-
therapie mit Zubereitun-
gen aus **Brennnessel-
kraut** oder -blättern ist auf
ausreichende Flüssigkeitszufuhr zu achten (mindes-
tens 2 l/Tag).

Große Brennnessel

die unterirdischen Organe. Brennnessel-
früchte(-samen) – Urticae fructus
(semen), die reifen, getrockneten Früchte.
Alle Drogen dürfen auch entsprechende
Teile von der Kleinen Brennnessel *U.
urens* enthalten. Urtica dioica (HAB),
die ganze frische Pflanze nur von dieser
Art.
WIRKSTOFFE In Blättern und Kraut: Flavonoide, Phenolcarbonsäuren, darunter
Caffeoyläpfelsäure, Scopoletin, β-Sitosterol, reichlich Mineralstoffe (Kieselsäure,
zum Teil wasserlöslich, Kaliumsalze), in
den Brennhaaren Amine wie Acetylcholin, Histamin, Serotonin sowie Ameisen-
säure. In den Wurzeln: Lignane, Cera-
mide, β-Sitosterol und Sitosterolglucoside,
ein für *Urtica* spezifisches Lectin (Urtica-
dioica-Agglutinin), Scopoletin, Polysaccharide. In den Früchten bis zu 30 % fet-

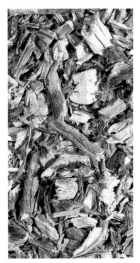

Für die Anwendung von **Brennnesselwurzel** als Tee oder in Fertigpräparaten gilt, dass nur die Beschwerden bei einer vergrößerten Prostata gebessert werden können, die Vergrößerung selbst bleibt unbeeinflusst. Daher ist in regelmäßigen Abständen ein Arzt aufzusuchen.

tes Öl mit hohem Gehalt an Linolsäure, Vitamin E, Schleimstoffe.

ANWENDUNG Brennnesselblätter und -kraut gehören zu den meistverwendeten Arzneidrogen überhaupt. Sie zeigen harntreibende und entzündungshemmende Wirkungen, die man vorwiegend zur Durchspülungstherapie bei entzündlichen Erkrankungen der ableitenden Harnwege, zur Vorbeugung und Behandlung von Harnsteinen und unterstützend bei rheumatischen Beschwerden nutzt. Die Caffeoyläpfelsäure ist möglicherweise wirkungsbestimmend, aber sicher nicht allein für die entzündungshemmenden Effekte verantwortlich. Äußerliche Anwendungen der Brennnessel werden in der Volksheilkunde geschätzt, z. B. als Brennnesselspiritus zu Einreibungen bei rheumatischen Beschwerden, in Haarwässern gegen Schuppen und fettiges Haar; wohl nur historisch ist die Peitschung mit frischen Pflanzen gegen Rheuma und Hexenschuss. Der Frischpflanzen-Presssaft ist als Frühjahrskur zur Anregung des Stoffwechsels beliebt. Junge Blätter (noch ohne Nesselwirkung) sind als Salatbeigabe bzw. gekocht als Gemüse essbar.

Brennnesselwurzeln und ihre Extrakte haben erst in den letzten Jahren Beachtung gefunden: Man nutzt sie meist in Form von Fertigpräparaten zur Behandlung von Beschwerden, wie sie auf Grund einer gutartigen Prostatavergrößerung auftreten. Auch hier ist die Frage nach den Wirkstoffen noch nicht zufrieden stellend beantwortet. Diskutiert wird über Eingriffe in den hormonellen Stoffwechsel, entzündungshemmende und immunstimulierende Faktoren durch die Sterole und das Lectin. Brennnesselfrüchte werden ausschließlich volksmedizinisch genutzt, u. a. als Auflage bei Hautleiden und Rheuma, ihr kalt gepresstes Öl innerlich als Tonikum.

TEEBEREITUNG *Zur Erhöhung der Harnmenge 3–4 TL Brennnesselblätter oder -kraut je Tasse mit heißem Wasser übergießen, 10 min ziehen lassen. 3–4-mal täglich 1 Tasse frisch bereitet trinken. (Nicht anwenden bei Wasseransammlungen (Ödemen) durch eingeschränkte Herz- oder Nierentätigkeit.)*

Urtica urens L.

Kleine Brennnessel

Urticaceae / Brennnesselgewächse

0,1–0,5 m ☉ V–X

BOTANIK Einhäusige Pflanze mit Brennhaaren. Blätter gegenständig, eiförmig, eingeschnitten gesägt, am Grund keilförmig. Männliche und weibliche Blütenstände gemeinsam, meist kürzer als die benachbarten Blattstiele.

VORKOMMEN Stickstoffreiche Böden im Siedlungsbereich, heute fast weltweit verbreitet.

DROGEN Darf wie die Große Brennnessel *Urtica dioica* für dieselben Drogen genutzt werden (Brennnesselblätter, -kraut und -samen). Urtica urens, Urtica (hom), die frische blühende Pflanze.

WIRKSTOFFE Wie bei der Großen Brennnessel *Urtica dioica*.

ANWENDUNG Während die Art in den entsprechenden Drogen der Schulmedizin von *Urtica dioica* enthalten sein darf, versteht man unter „Urtica" in der Homöopathie allein *Urtica urens*. Der aus frischen Pflanzen hergestellte alkoholische Extrakt zeigt Nesselwirkung mit Jucken,

Kleine Brennnessel

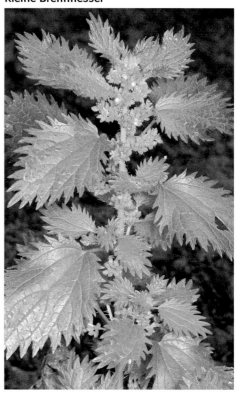

Brennen und Quaddelbildung. Man gibt ihn in homöopathischer Verdünnung bei nesselsuchtartigen Hautausschlägen und auch bei Nierenleiden und Gicht, in der anthroposophischen Therapierichtung äußerlich zur Nachbehandlung von Verbrennungen.

Usnea spec.

Bartflechte

Usneaceae / Bartflechten

0,1–0,3 m ♃ ▽

BOTANIK Rinden bewohnende, lang herabhängende, buschig verzweigte, fadenförmige, gelblich grüne Flechten mit kurzen, abstehenden Seitenästchen. Zahlreiche schwer unterscheidbare Arten, die früher auch unter dem Namen *Usnea barbata* zusammengefasst wurden.

VORKOMMEN Luftfeuchte Bergwälder. Europa. Gebietsweise durch Luftverschmutzung stark zurückgegangen.

DROGEN Bartflechtenextrakt – Usneae barbatae extractum. Usnea barbata (hom), der getrocknete Thallus von *Usnea*-Arten, insbesondere von *U. dasypoga* (ACH.) ROEHL., *U. florida* (L.) WEBER und *U. hirta* (L.) WEBER.

WIRKSTOFFE Flechtensäuren, u. a. Usninsäure (ein Dibenzofuranderivat) als Hauptkomponente, Glucane, besonders Lichenin und Isolichenin.

ANWENDUNG Usninsäure wurde nach ihrem Vorkommen in *Usnea*-Arten benannt, kommt aber auch in anderen Flechten vor. Sie hat antimikrobielle Eigenschaften und wirkt hemmend auf das Wachstum von Pilzen. Bartflechtenextrakte verwendet man in Lutschtabletten oder anderen Zubereitungen bei leichten Schleimhautentzündungen im Mund- und Rachenraum und auch zur lokalen Behandlung von infizierten Wunden sowie durch Pilze hervorgerufene Hauterkrankungen. Zu den homöopathischen Anwendungsgebieten gehören Kopfschmerzen.

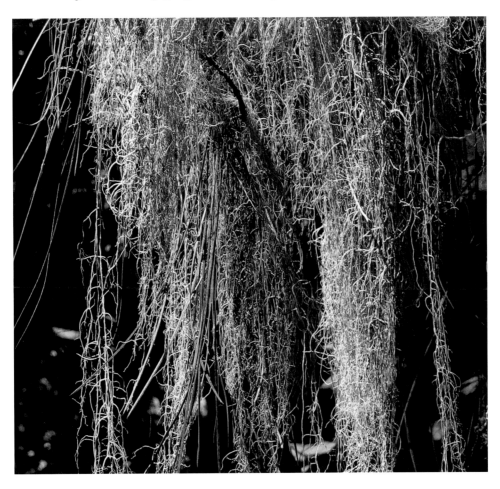

Bartflechte

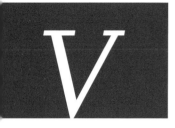

Vaccinium macrocarpon Ait.

Großfrüchtige Moosbeere, Cranberry

Ericaceae / Heidekrautgewächse

0,1–0,2 m ♄ VI–VIII

BOTANIK Immergrüner Zwergstrauch mit dünnen, aufsteigenden, rankenden Trieben und länglich-eiförmigen, oberseits glänzenden Blättern. Blüten 4-zählig, Kronblätter nach oben geschlagen, rosaweiß, 8 Staubblätter nach unten gerichtet, röhrenförmig zusammenneigend. Reif rote Beeren, 11–14 mm groß, durch Lufteinschlüsse leicht und schwimmfähig. Verwandt mit der Moosbeere *V. oxycoccus* L.

VORKOMMEN Moore im NO und NW Nordamerikas; weiter kultiviert und verwildert z. B. in NW-Deutschland.

Großfrüchtige Moosbeere

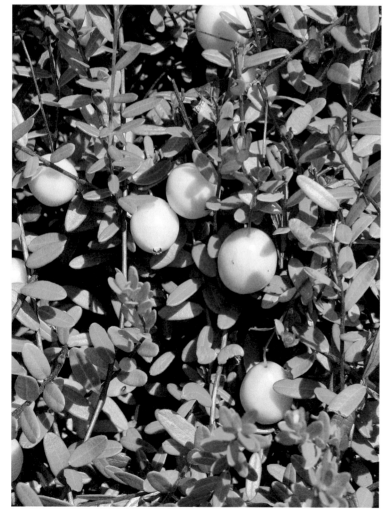

DROGEN Cranberry-Saft, der aus den reifen Früchten gewonnene Saft.

WIRKSTOFFE Oligomere Proanthocyanidine, Fruchtsäuren, darunter Benzoesäure, Fruchtzucker, Vitamin C.

ANWENDUNG Die regelmäßige Einnahme von Moosbeerensaft (Cranberry-Saft) gilt als Mittel zur Vorbeugung und Therapie wiederkehrender Harnwegsinfekte. Es wird vermutet, dass die Anhaftung von Bakterien wie *Escherichia coli* an den Schleimhäuten der Harnwege behindert wird. Als wirksame Substanzen erkannte man die oligomeren Proanthocyanidine. Bei längerer Anwendung des Saftes bzw. der daraus hergestellten Konzentrate ist der hohe Oxalatgehalt zu beachten, der zur Bildung von Nierensteinen führen kann. Im Lebensmittelhandel erhältliche Erfrischungsgetränke mit Cranberry-Saft erheben keinen Anspruch auf eine Heilwirkung, ihr gelegentlicher Genuss wie auch die Beilage von Cranberries zu Fleisch oder Süßspeisen gilt als unbedenklich.

Vaccinium myrtillus L.

Heidelbeere, Blaubeere, Schwarzbeere

Ericaceae / Heidekrautgewächse

0,2–0,5 m ♄ V–VII

BOTANIK Laubwerfender Zwergstrauch mit grünen, kantigen Zweigen. Blätter spitz eiförmig, fein gesägt und beiderseits grün. Die hängenden kugeligen Blüten einzeln in den Blattachseln, grünlich, rosa überlaufen, mit 4–5 kurzen Zipfeln. Blauschwarze Beeren mit Kelchresten, ihr Saft rotviolett.

VORKOMMEN Nadelwälder, Laubwälder, Zwergstrauchheiden. Europa, NW-Asien.

DROGEN Heidelbeeren – Myrtilli fructus siccus (PhEur), die getrockneten reifen Früchte. Myrtilli fructus recens (PhEur), die frischen bzw. gefriergetrockneten Früchte. Vaccinium myrtillus, Myrtillus (HAB). Heidelbeerblätter – Myrtilli folium, die getrockneten Blätter.

WIRKSTOFFE In den Früchten Catechingerbstoffe, dimere Proanthocyanidine, Anthocyanoside, Flavonoide, Caffeoylsäuren, Fruchtsäuren, Pektine, Invertzucker. In den Blättern außer Gerbstoffen Irido-

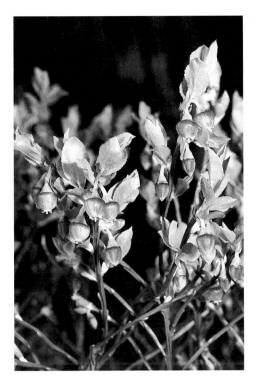
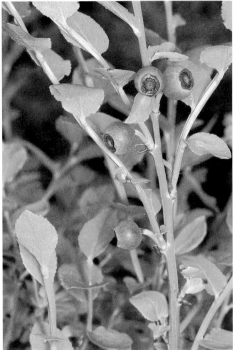

Heidelbeere
Links: mit Blüten
Rechts: mit Früchten

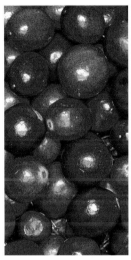

Cranberries sind traditionelles Heil- und Nahrungsmittel (auch als Trockenfrüchte auf Reisen) einiger Indianerstämme in N-Amerika.

ide, Phenolcarbonsäuren, in geringer Menge Chinolizidinalkaloide, Arbutin und Hydrochinon höchstens in Spuren, relativ hoher Gehalt an Chrom und Mangan. Über das früher angegebene „Glukokinin" Neomyrtillin gibt es keine neueren Untersuchungen.

ANWENDUNG Die getrockneten Beeren sind auf Grund des Gerbstoffgehaltes und der Pektine ein beliebtes Volksheilmittel gegen Durchfall, ebenso der mit Rotwein angesetzte Heidelbeerwein. Frische Früchte in größeren Mengen genossen wirken dagegen abführend. Der verdünnte Saft oder 10 %ige Abkochungen können als Gurgelmittel bei leichten Entzündungen im Mund- und Rachenraum angewendet werden. Die isolierten Anthocyanoside zeigen eine kapillarabdichtende Wirkung bei krankhafter Kapillarbrüchigkeit, z. B. bei Diabetes, und werden in Fertigpräparaten gegen Netzhauterkrankungen und Störungen des Nacht- und Dämmerungssehens, zur Epithelregenerierung bei Magen- und Darmgeschwüren, äußerlich zur Förderung der Vernarbung von Wunden eingesetzt. Homöopathische Zubereitungen der Früchte gibt man bei katarrhalischen Erkrankungen. In der Volksmedizin gelten Heidelbeerblätter als blutzuckersenkend, ohne dass bisher eine antidiabetisch wirkende Sub-

stanz gefunden werden konnte. Ob der Chromgehalt möglicherweise für eine derartige Wirkung verantwortlich ist, bedarf weiterer Untersuchungen. Da bei längerem Gebrauch Vergiftungserscheinungen auftreten können und die Wirksamkeit nicht belegt ist, wird von der Anwendung von Zubereitungen aus Heidelbeerblättern abgeraten.

Moorbeeren von *Vaccinium uliginosum* L. werden in der Heilkunde nicht verwendet. Im Unterschied zu dem deutlich rotviolett gefärbten wässrigen Extrakt der Heidelbeeren ist der aus Moorbeeren nur schwach bräunlich.

TEEBEREITUNG *1–2 EL getrockneter Heidelbeeren je Tasse in Wasser etwa 10 min kochen, noch heiß abseihen, dann abkühlen lassen; oder mit kaltem Wasser übergießen und 2 Stunden stehen lassen, dann abseihen. Mehrmals täglich 1 Tasse frisch bereitet kalt trinken. Wirksam sind auch 1–2 TL getrocknete Früchte, mit etwas Flüssigkeit eingenommen. Bei Schleimhautentzündungen im Mund- und Rachenraum mit der Abkochung mehrmals täglich gurgeln. (Bei länger als 2 Tage andauernden oder mit Blutbeimengungen oder Fieber verbundenen Durchfällen ist ein Arzt aufzusuchen.)*

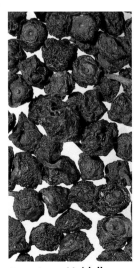

Getrocknete **Heidelbeeren** wirken stopfend bei Durchfall, frische in größeren Mengen genossen dagegen abführend.

Vaccinium vitis-idaea L.

Preiselbeere, Kronsbeere

Ericaceae / Heidekrautgewächse

0,1–0,3 m ♄ VI–VII

BOTANIK Immergrüner, niederliegender bis aufsteigender Zwergstrauch. Blätter ledrig und glänzend, oval, mit verdicktem, nach unten umgerolltem Rand, unterseits im Gegensatz zu Bärentraubenblättern drüsig braun punktiert. Blütenkrone glockig, offen, bis zur Hälfte 4–5-teilig, weiß bis rötlich, 8–10 mm lang. Zunächst weißliche, später rote, mehlige Beeren.

VORKOMMEN Nadelwälder, Zwergstrauchheiden. Nördliche Hemisphäre.

DROGEN Preiselbeerblätter – Vitis-idaeae folium (ÖAB), die getrockneten Laubblätter. Preiselbeerfrüchte – Vitis-idaeae fructus.

WIRKSTOFFE Gerbstoffe, darunter oligomere Proanthocyanidine, Phenolglykoside Arbutin (3–5 %) und Acetylarbutin (Pyrosid), Salidrosid, Flavonoide, Triterpene.

Preiselbeere

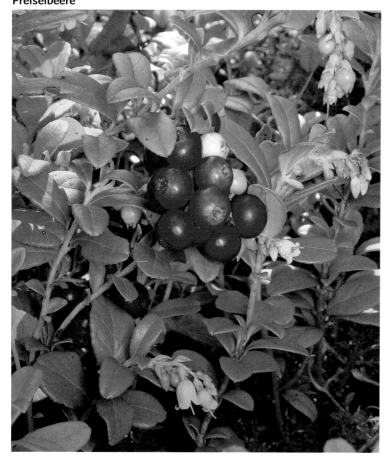

ANWENDUNG Preiselbeerblätter werden in der Volksheilkunde bisweilen anstelle von Bärentraubenblättern (von *Arctostaphylos uva-ursi*) bei bakteriellen Harnwegsinfektionen genutzt. Dabei sind dieselben Anwendungsbeschränkungen zu beachten. Wegen des geringeren Arbutin-Gehaltes ist eine höhere Dosierung erforderlich, durch den gleichzeitig niedrigeren Gerbstoffgehalt soll der Geschmack aber angenehmer sein. Dem Saft der reifen Früchte wird neuerdings eine vorbeugende Wirkung gegen Harnwegsinfekte zugesprochen.

Valeriana officinalis L. s. l.

Großer Baldrian, Arznei-Baldrian

Valerianaceae / Baldriangewächse

0,3–1,5 m ⚃ V–VIII

BOTANIK Formenreiche Art mit unpaarig gefiederten bis fiederschnittigen Blättern. Blütenstand oft stark verzweigt, schirmförmig, Krone 3–8 mm lang, weiß bis rosa, trichterförmig, am Grund einseitig ausgesackt, mit 5 etwas unregelmäßigen, stumpfen Zipfeln.

VORKOMMEN Feuchte Wiesen, Gräben, Wälder. Europa, Asien, im Süden selten.

DROGEN Baldrianwurzel – Valerianae radix (PhEur), die getrockneten unterirdischen Organe. Valeriana officinalis, Valeriana (HAB).

WIRKSTOFFE Ätherisches Öl (je nach Herkunft unterschiedlich zusammengesetzt) mit Bornylacetat und Bornylisovalerianat als Hauptkomponenten, auch verantwortlich für den typischen Baldriangeruch, der beim Trocknen der Droge auftritt, ferner Valeranon, Caryophyllen, Camphen und weitere Mono- und Sesquiterpene; charakteristische Sesquiterpencarbonsäuren wie die Valerensäuren; Valepotriate (Iridoide) mit Valtrat und Isovaltrat (wegen der Instabilität dieser Verbindungen sind in Extrakten und Tinkturen nur deren Abbauprodukte, so genannte Baldrinale, enthalten); Aminosäuren, in geringer Menge Lignane und Pyridinalkaloide.

ANWENDUNG Baldrianwurzel ist eines der am häufigsten verwendeten pflanzlichen Beruhigungsmittel, das man bei Unruhezuständen und nervös bedingten

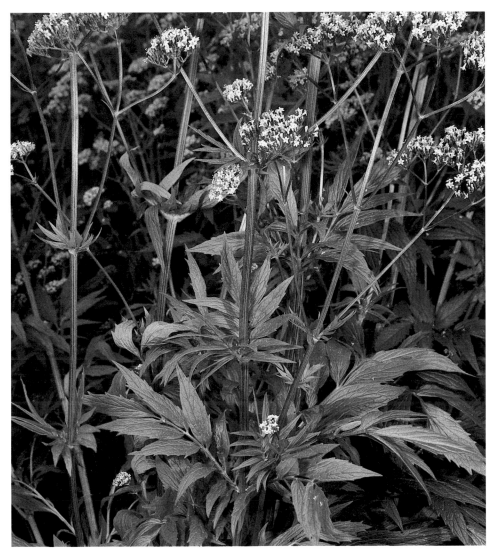

Großer Baldrian

Einschlafstörungen gibt, außerdem bei nervös bedingten Herzbeschwerden (soweit diese als solche erkannt sind) und krampfartigen Schmerzen im Magen-Darm-Bereich. Auch als Badezusatz wirkt Baldrian mild sedierend. Einer Einzelsubstanz konnte die Wirkung bisher nicht zugeordnet werden, so dass ein Zusammenspiel mehrerer Wirkstoffgruppen angenommen werden muss. In vielen Fertigtees und Extraktpräparaten wird Baldrianwurzel in Kombination mit weiteren beruhigend wirkenden Drogen angeboten, wie Hopfen, Melisse oder Passionsblumenkraut. Arzneimittel mit Extrakten ausländischer Baldrian-Arten, wie vom Mexikanischen Baldrian, sind nicht mehr im Handel (s. hierzu bei Rote Spornblume *Centranthus ruber*). Zu den Anwendungsgebieten in der Homöopathie gehört neben Schlafstörungen der Ischiasschmerz.

TEEBEREITUNG *1 TL Baldrianwurzel je Tasse mit kochendem Wasser übergießen, 10–15 min ziehen lassen. Der Kaltansatz ist ebenfalls möglich, nach 8–10 Stunden kurz zum Sieden erhitzen, dann abseihen.*
$\frac{1}{2}$ Stunde vor dem Schlafengehen, eventuell auch tagsüber 2–3-mal 1 Tasse frisch bereitet trinken. Von der Baldriantinktur nimmt man bei Einschlafstörungen 1 TL in $\frac{1}{2}$ Glas Wasser, tagsüber bis zu 3-mal täglich $\frac{1}{2}$ TL bei Bedarf (Alkoholgehalt beachten). Für ein Vollbad 100 g Baldrianwurzel in 3 l Wasser 10 min lang kochen lassen. Die abgeseihte Flüssigkeit dem Badewasser zusetzen.

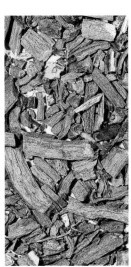

Der typische Geruch der **Baldrianwurzel** tritt erst nach dem Trocknen stärker hervor.

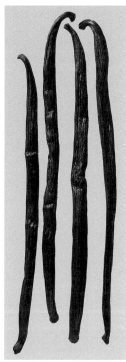

Vanillefrüchte haben je nach Herkunft einen unterschiedlichen Gehalt an Vanillin. In Europa ist in der Regel Bourbon-Vanille im Handel, die aus Kulturen auf Réunion (Ile de Bourbon) stammt.

Links: **Echte Vanille**
Rechts: **Weißer Germer**

Vanilla planifolia JACKS.

Echte Vanille

Orchidaceae / Orchideen

Bis 20 m ⸱ 4 ⸱ IV–VI ⸱ ▽

BOTANIK Hoch in die Bäume kletternde Liane mit dünnen, verzweigten Stängeln und Luftwurzeln. Blätter fleischig, länglich-elliptisch und spitz, in ihren Achseln Trauben aus 10–15 Blüten, die jeweils nur einen Morgen blühen. Von den 6 gelblichen, bis 5,5 cm langen Blütenhüllblättern umfasst eines zur Lippe umgebildet röhrenförmig das Säulchen. Bis 20 cm lange schmale Kapseln mit vielen kleinen Samen (im Handel als Schoten bezeichnet). Sie entstehen in der Heimat nach Bestäubung durch Insekten oder Kolibris, in Kultur durch die Hand des Menschen.
VORKOMMEN Tropische Regenwälder Mittelamerikas. Heute in den Tropen weltweit angebaut.
DROGEN Vanille, Vanillefrüchte, Vanilleschoten – Vanillae fructus, die vor der Reife geernteten, fermentierten Kapseln. Vanillin – Vanillinum (PhEur).
WIRKSTOFFE In den frischen Früchten Vanillosid (Vanillin-4-β-glucosid), aus dem durch Fermentierung der Aldehyd Vanillin entsteht; weitere aromagebende Stoffe sind Vanillylalkohol, p-Hydroxybenzaldehyd und Zimtsäureester.

ANWENDUNG Vanille galt früher als Aphrodisiakum. Heute wird die Frucht bzw. synthetisches Vanillin fast ausschließlich zum Aromatisieren in der Süßwarenindustrie bzw. als Gewürz im Haushalt genutzt, nur kleinere Mengen zur Geschmacksverbesserung von Arzneiprodukten. Der Geruch natürlicher Vanille ist durch verschiedene aromatische Begleitstoffe feiner und voller als bei dem synthetischen Produkt. Dieses gewinnt man heute preiswert aus Eugenol oder Guajakol.

Veratrum album L.

Weißer Germer

Melanthiaceae (*Liliaceae* s. l.) / Germergewächse

0,5–1,5 m ⸱ 4 ⸱ VI–VIII ⸱ ☠

BOTANIK Kräftige Pflanze mit spiralig angeordneten, unterseits flaumig behaarten, elliptischen bis lanzettlichen Blättern. Blüten in dichter, 30–60 cm langer Rispe, mit 6 am Grund kurz verbundenen, weißen bis gelblich grünen, weit abstehenden Hüllblättern.
VORKOMMEN Alpine Weiderasen und Staudenfluren, Flachmoore. Mittel- und südeuropäische Gebirge, Asien bis Alaska.

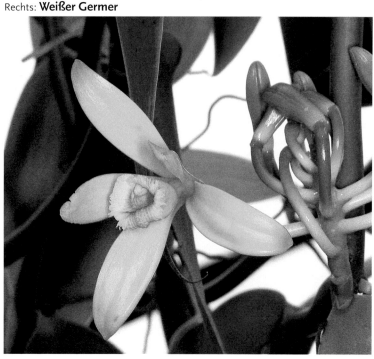

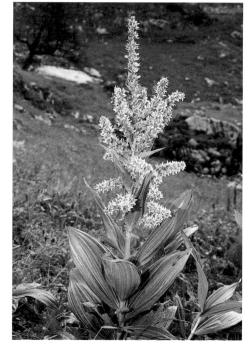

Amerikanischer Germer

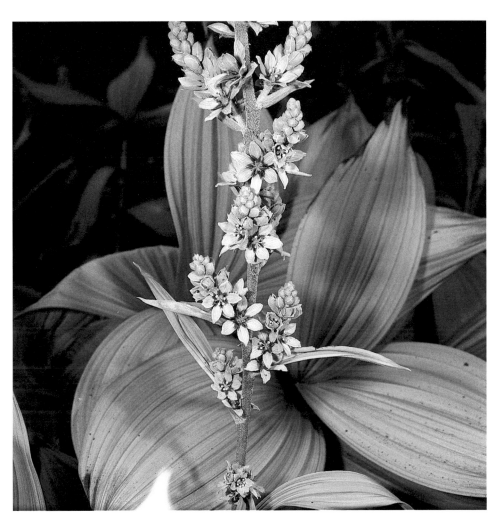

DROGEN Germerwurzelstock – Veratri rhizoma, der getrocknete Wurzelstock mit Wurzeln. Veratrum (hom).

WIRKSTOFFE Steroidalkaloide wie Protoveratrin A und B, Germerin, Jervin, Veratridin. Kein Veratrin (s. *Schoenocaulon officinale*).

ANWENDUNG Die Alkaloide des Weißen Germer wirken stark haut- und schleimhautreizend (auch niesenerregend), führen zu Blutdruckabfall und einer Verlangsamung der Herzfrequenz, der Tod erfolgt durch Herzstillstand oder Atemlähmung. Die Droge selbst wird wegen der großen Giftigkeit und Unkontrollierbarkeit schon in therapeutischen Dosen in der Schulmedizin nicht mehr genutzt, auch die Verwendung von Protoveratrin in Fertigpräparaten zur Blutdrucksenkung hat man aufgegeben, da inzwischen sicherere Mittel zur Verfügung stehen. Zubereitungen in homöopathischer Verdünnung werden dagegen noch häufig verordnet,

Der Weiße Germer gehört zu den gefährlichsten Giftpflanzen in Europa, die Einnahme von 1–2 g des getrockneten Wurzelstocks kann tödlich sein. In nicht blühendem Zustand besteht Verwechslungsgefahr mit dem (unter Schutz gestellten) Gelben Enzian Gentiana lutea, dessen unterirdische Organe zum Brennen von Enzianschnaps trotz Verbot noch immer gern ausgegraben werden. Unterscheidungsmerkmal sind die gegenständig angeordneten, kahlen Blätter dieser Art.

z. B. äußerlich in schmerzstillenden Salben gegen Trigeminusneuralgie, innerlich u. a. bei Durchfallerkrankungen, akuter Kreislaufschwäche in der Folge überstandener Infektionskrankheiten und bei Psychosen. In Niespulvern und Schnupftabaken darf Germerwurzel seit 1979 nicht mehr enthalten sein. Mit der

Schwarzen Nieswurz *Helleborus niger* ist der Weiße Germer, der auch Falsche Weiße Nieswurz genannt wird, allerdings nicht verwandt.

Der **Amerikanische Germer** (Falsche Grüne Nieswurz) *Veratrum viride* AIT. wird ebenfalls in homöopathischer Verdünnung genutzt. Zu den Anwendungsgebieten gehören fieberhafte Infektionskrankheiten, Bluthochdruck und akuter Rheumatismus. Die Art hat deutlich grüne bis gelblich grüne Hüllblätter und relativ breite Blätter. Sie ist im westl. und östl. N-Amerika heimisch.

Verbascum densiflorum BERTOL.
(*V. thapsiforme* SCHRAD.)

Großblütige Königskerze

Scrophulariaceae / Rachenblütler

0,5–2 m ☉ VII–VIII(–IX)

BOTANIK Filzig behaarte Pflanze mit grundständiger Rosette aus sehr kurz

gestielten, elliptischen Blättern. Stängelblätter bis zum nächsten unteren Blatt herablaufend. Der dichte, ährenartige Blütenstand mit kurz gestielten Blüten zu 2–5, Krone gelb, 3,5–5 cm im Durchmesser, nicht streng radiär, mit 3 kürzeren weißwolligen Staubblättern und 2 kahlen längeren.

VORKOMMEN Unbeständig an Wegrändern, Bahndämmen, in Kiesgruben, Schlagfluren. Europa, Asien, N-Afrika, weiter verschleppt.

DROGEN Königskerzenblüten, Wollblumen – Verbasci flos (PhEur), die getrockneten Blütenkronen mit Staubblättern, ohne Kelche, auch von *V. phlomoides* L. und seit der Aufnahme der Droge in das Europäische Arzneibuch von *V. thapsus* L. Verbascum thapsiforme, Verbascum (HAB), die frischen oberirdischen Teile ohne verholzte Stängel (nur von *V. densiflorum*).

WIRKSTOFFE Etwa 3 % Schleimstoffe, Triterpensaponine wie Verbascosaponin, Iridoidglykoside (Aucubin, Catalpol u. a.), Fla-

Links: **Großblütige Königskerze**
Rechts: **Windblumen-Königskerze**

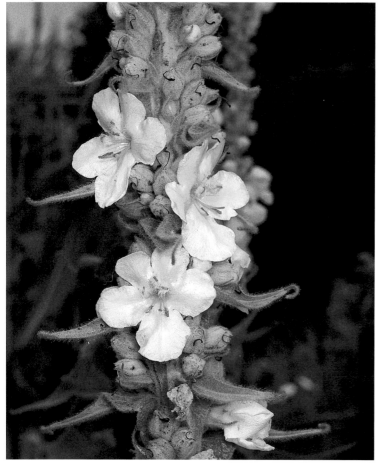

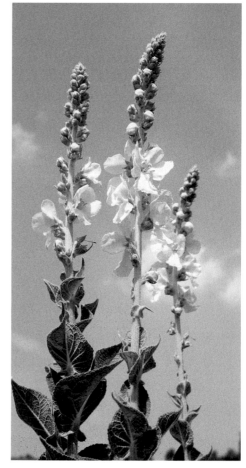

vonoide, Phenylpropanoxidglykoside (Verbascosid); Phenolcarbonsäuren, Sterole. **ANWENDUNG** Durch die reizmildernde Wirkung der Schleimstoffe und die auswurffördernden Effekte der Saponine sind Königskerzenblüten ein geeignetes Mittel zur Behandlung von Katarrhen der Atemwege. Neuerdings wurden auch gewisse entzündungshemmende und antivirale Eigenschaften nachgewiesen, die man auf den Gehalt an Flavonoiden und dem Verbascosid zurückführt. Die Volksheilkunde verwendet die Blüten darüber hinaus als harntreibendes Mittel, gegen Rheuma, als Gurgelmittel und zu Umschlägen bei schlecht heilenden Wunden. In der Homöopathie werden Zubereitungen aus der ganzen Pflanze außer bei Entzündungen der oberen Atemwege und der Nasennebenhöhlen auch bei Neuralgien eingesetzt.

Wollblumen dürfen auch die Blüten der **Windblumen-Königskerze** *Verbascum phlomoides* L. enthalten. Die Art unterscheidet sich durch deutlich gestielte Grundblätter und sitzende, höchstens kurz herablaufende Blätter (Vorkommen wie *V. densiflorum*).

TEEBEREITUNG *2 TL Königskerzenblüten je Tasse mit kochendem Wasser übergießen, 10–15 min ziehen lassen; 3–4-mal täglich 1 Tasse (mit Honig gesüßt) schluckweise trinken.*

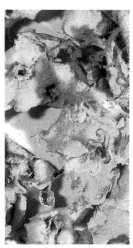

Königskerzenblüten schmecken süßlich-schleimig. Man findet sie meistens zusammen mit weiteren gegen Katarrhe der Atemwege wirksame Drogen oder auch nur als Schmuckdroge in Teemischungen.

Verbena officinalis L.

Gewöhnliches Eisenkraut

Verbenaceae / Eisenkrautgewächse

0,2–0,7 m 4 VII–IX

BOTANIK Steif aufrechte, unten verholzende Pflanze. Blätter gegenständig, unregelmäßig gekerbt, die mittleren 3-spaltig, mit großem Endlappen. Blüten in dünnen Ähren, die schwach 2-lippige Krone weißlich bis blasslila, 3–5 mm lang.

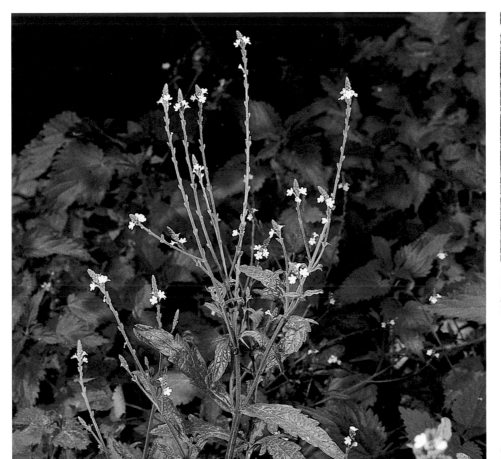

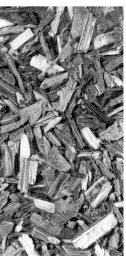

Der bittere Geschmack von **Eisenkraut** könnte die Anwendung in gemischten Magentees begründen.

Gewöhnliches Eisenkraut

VORKOMMEN Schuttplätze, Wegränder, Weiden. Europa außer im Norden, N-Afrika, SW-Asien, inzwischen fast weltweit verschleppt.

DROGEN Eisenkraut – Verbenae herba (DAC), die getrockneten Blätter und oberen Stängelabschnitte. Verbena officinalis (hom).

WIRKSTOFFE Iridoidglykoside wie Verbenalin, Hastatosid und Dihydrocornin, Phenylethanoidglykoside wie Verbascosid, Isoverbascosid und Martynosid, Flavonoide, ätherisches Öl in geringer Menge.

ANWENDUNG In der Volksheilkunde stand die Droge früher bei unterschiedlichsten Anwendungsgebieten in hohem Ansehen. Man setzte sie als harntreibendes und milchförderndes Mittel ein, bei unregelmäßiger Periode und klimakterischen Beschwerden, Erschöpfungszuständen und Schleimhautkatarrhen der Verdauungs- und Atemorgane, als Gurgelmittel bei Erkrankungen im Mund- und Rachenraum und auch zur Behandlung von schlecht heilenden Wunden. Derzeit nutzt man schleimlösende, entzündungshemmende und immunstimulierende Effekte von Eisenkrautextrakten bei Katarrhen der oberen Atemwege und Entzündungen der Nasennebenhöhlen. Insgesamt gilt die Wirksamkeit von Eisenkraut bisher als nicht ausreichend belegt. Homöopathische Zubereitungen gibt man z. B. bei Blutergüssen und epileptischen Beschwerden.

Eisenkraut wird bisweilen mit Verbenenkraut verwechselt. Dieses besteht aus den getrockneten Blättern mit Stängelteilen von der Echten Verbene (Zitronenstrauch) Lippia triphylla.

Veronica officinalis L.

Echter Ehrenpreis

Scrophulariaceae / Rachenblütler

0,1–0,2 m ♃ V–VIII

BOTANIK Niederliegende, nur mit dem Blütenstand aufsteigende, behaarte Pflanze. Die gegenständigen, kurz gestielten Blätter eiförmig, am Rand fein gesägt. Blüten in verlängerten Trauben, Krone

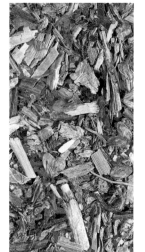

Ehrenpreiskraut wird in der Schulmedizin kaum mehr verwendet. Den beanspruchten Anwendungsgebieten konnte bisher kein Wirkstoff zugeordnet werden.

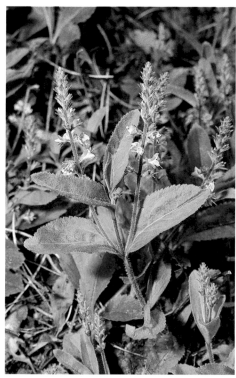

Echter Ehrenpreis

blassblau, dunkel geadert, 6–7 mm breit, die 4 Zipfel etwas ungleich.

VORKOMMEN Magerrasen, Wegböschungen, lichte Wälder, Zwergstrauchheiden. Europa, W-Asien, weiter verschleppt.

DROGEN Ehrenpreiskraut – Veronicae herba (DAC), die getrockneten, zur Blütezeit gesammelten oberirdischen Teile. Veronica officinalis, Veronica (HAB).

WIRKSTOFFE Iridoidglykoside wie Catalpol, Veronicosid, Verprosid, Mussaenosid; Flavonoide, Triterpensaponine, Phenolcarbonsäuen (Chlorogen- und Kaffeesäure), Gerbstoffe.

ANWENDUNG Die Droge wird heute praktisch nur noch in der Volksheilkunde bei einer Vielzahl von Beschwerden eingesetzt, für die eine Wirksamkeit bisher nicht belegt werden konnte. Es sind dies vor allem Erkrankungen der Atemwege, daneben Magen- und Darmkatarrhe, Blasen- und Nierenleiden und rheumatische Erkrankungen. Bei klimakterischen Beschwerden wie Hitzewallungen soll sich der Tee bewährt haben. Als Gurgelmittel wird Ehrenpreiskraut bei Schleimhautentzündungen im Mund- und Rachenraum genutzt, zu Waschungen und Umschlägen bei chronischen Hautleiden und Wunden. In der Homöopathie und in der anthroposophischen Therapierichtung hat der Echte Ehrenpreis durchaus Bedeutung. Zu den häufigeren Anwendungsgebieten gehören Bronchialkatarrhe, Lymphdrüsenschwellungen und chronische Ekzeme.

Veronicastrum virginicum (L.) FARW. (*Leptandra virginica* (L.) NUTT.)

Virginischer Ehrenpreis

Scrophulariaceae / Rachenblütler

0,6–1,8 m ♃ VI–IX ▽

BOTANIK Staude mit aufrechten kahlen Stängeln. Blätter zu 3–9 quirlständig, die oberen auch gegenständig, länglich-lanzettlich, lang zugespitzt, am Rand fein gesägt. Meist mehrere endständige, ährenartige Blütenstände, zahlreiche weiße bis bläuliche Blüten, ihre Kronröhre länger als die 4 Zipfel, 2 Staubblätter weit herausragend.

VORKOMMEN Feuchte Wiesen und Wälder im östl. und zentralen N-Amerika, auch Zierpflanze.

DROGEN Leptandrawurzelstock – Leptandrae virginicae rhizoma (Veronicae virginicae radix et rhizoma), die getrockneten, im Herbst des 2. Jahres gesammelten

unterirdischen Teile. Veronica virginica, Leptandra (HAB).

WIRKSTOFFE Die Inhaltsstoffe wurden bisher wenig untersucht. Angegeben werden Iridoide wie Aucubin, Bitterstoffe, Gerbstoffe, ätherisches Öl, Zimtsäurederivate, Sitosterol.

ANWENDUNG Leptandrawurzelstock wird in der Volksmedizin N-Amerikas als Abführ- und Gallenmittel und auch zum Auslösen von Erbrechen (durch Überdosierung!) genutzt. In Europa verwendet man homöopathische Zubereitungen, die meist unter dem Namen Leptandra angeboten werden. Zu den Anwendungsgebieten gehören u. a. Erkrankungen der Gallenblase und Gallenwege mit Schmerzen im Oberbauch und chronischer Durchfall nach Gallenblasenentfernung.

Viburnum prunifolium L.

Amerikanischer Schneeball

Caprifoliaceae / Geißblattgewächse

3–6 m ♄ IV–VI

BOTANIK Sommergrüner Strauch oder kleiner Baum mit gegenständigen, eiförmigen, am Rand fein gesägten, 3–8 cm langen Blättern. Kleine weiße 5-zählige

Links: **Virginischer Ehrenpreis**
Rechts: **Amerikanischer Schneeball**

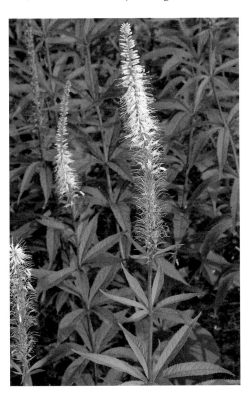

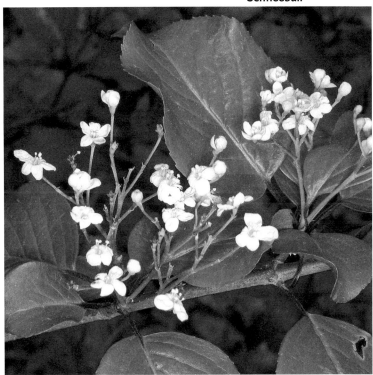

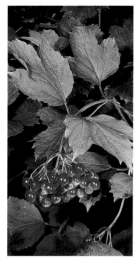

Die Früchte des **Gewöhnlichen Schneeballs** werden für giftig gehalten, entsprechende Inhaltsstoffe konnten bisher aber nicht gefunden werden. Angaben gibt es allenfalls über leichtere gesundheitliche Beeinträchtigungen nach der Einnahme von größeren Mengen oder von unreifen Früchten.

Blüten in lockeren, fast sitzenden Schirmrispen, die sich mit den Blättern oder auch etwas früher entwickeln. Eiförmiglängliche, schwarze Steinfrüchte.

VORKOMMEN Trockene Böden. Östl. N-Amerika.

DROGEN (Amerikanische) Schneeballbaumrinde – Viburni prunifolii cortex, die getrocknete Stamm- und Zweigrinde.

WIRKSTOFFE Cumarine wie Scopoletin und Aesculetin, Biflavone wie Amentoflavon, bitter schmeckende Iridoidglykoside vom Valeriana-Typ, Triterpene (Amyrin, Oleanol- und Ursolsäure), Chlorogensäure, Gerbstoffe.

ANWENDUNG Alkoholische Extrakte der Droge waren früher ein gefragtes Mittel zur Krampflösung und Schmerzlinderung bei Menstruationsbeschwerden. Das Wirkprinzip konnte bisher nicht aufgeklärt werden.

Die europäisch-asiatische Art **Gewöhnlicher Schneeball** *Viburnum opulus* L. ist mit der frischen Stamm- und Zweigrinde im HAB aufgeführt. Homöopathische Zubereitungen gibt man wie die Rinde des Amerikanischen Schneeballs in der Schulmedizin bei schmerzhaften Regelblutungen. Die Art hat unregelmäßig

gezähnte, meist 3-lappige Blätter, die randständigen Blüten sind unfruchtbar, groß und ausgebreitet. Scharlachrote Steinfrüchte.

Vinca minor L.

Kleines Immergrün

Apocynaceae / Hundsgiftgewächse

0,1–0,2 m ⯂ IV–VI ☠

BOTANIK Pflanze mit aufrechten, Blüten tragenden und langen, niederliegenden sterilen Sprossen. Die kahlen Blätter gegenständig, breit lanzettlich. Blüten einzeln in den oberen Blattachseln, die blaue Krone 2–3 cm breit, mit 1 cm langer Röhre und 5 flach ausgebreiteten, stumpfen Abschnitten.

VORKOMMEN Laubwälder, Gebüsche, häufig aus Gärten verwildert. Europa, W-Asien.

DROGEN Immergrünkraut – Vincae minoris herba, Vincae pervincae herba. Vinca minor (HAB), die frischen oberirdischen Teile mit den anhängenden faserigen Wurzeln.

WIRKSTOFFE Indolalkaloide mit Vincamin als Hauptalkaloid, Flavonoide.

Gewöhnlicher Schneeball

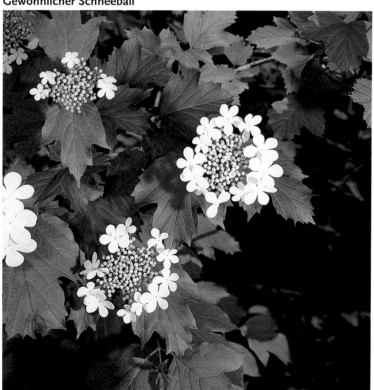

Kleines Immergrün

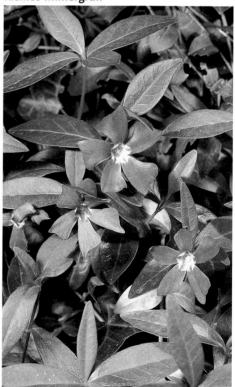

ANWENDUNG Die Droge dient heute nur noch der Isolierung des Alkaloids Vincamin. Man verwendet es in Fertigpräparaten zur Behandlung von Stoffwechsel- und Durchblutungsstörungen des Gehirns, der Netzhaut und des Innenohres. Die Droge sowie ihre Zubereitungen, die das Vincamin nur in geringer und schwankender Menge enthalten, wurden dagegen 1987 wegen nicht belegter Wirksamkeit und gleichzeitig des Verdachtes von Blutbildveränderungen aus dem Handel genommen. Die vermuteten zellteilungshemmenden Alkaloide, wie sie im Madagaskar-Immergrün *Catharanthus roseus* (*Vinca rosea*) vorkommen, konnten aber nicht gefunden werden. Von der Verordnung nicht betroffen sind homöopathische Zubereitungen, die noch bei Schleimhautblutungen und nässenden Hautausschlägen Verwendung finden.

Vincetoxicum hirundinaria MED.

Schwalbenwurz

Asclepiadaceae / Schwalbenwurzgewächse

0,3–1,2 m 4 V–VIII ☠

BOTANIK Aufrechte, unverzweigte Pflanze, die Blätter gegenständig, eilanzettlich, zugespitzt. Blüten mit 5-zipfeliger, 3–8 mm breiter, weißer bis gelber Krone mit winziger Nebenkrone. 5–7 cm lange Balgfrüchte.
VORKOMMEN Lichte Wälder, Waldränder, in Kalkschutt. Europa, Asien bis zum Himalaja, N-Afrika.
DROGEN Vincetoxicum hirundinaria, Vincetoxicum (HAB), die frischen Blätter.
WIRKSTOFFE Besonders in den unterirdischen Organen Oxasteroidglykoside mit saponinähnlichen Eigenschaften (Vincetoxin), in geringen Mengen Isochinolinalkaloide wie Tylophorin.
ANWENDUNG Die Schwalbenwurz wird in der Schulmedizin derzeit nicht genutzt; die frühere Anwendung der unterirdischen Teile als harn- und schweißtreibendes Mittel ist veraltet, allein der Name ist von dem ursprünglichen Gebrauch bei Schlangenbissen (von lat. Gift besiegen) erhalten geblieben. Alle Teile der Pflanze sind giftig, besonders die unterirdischen Organe; größere Dosen sollen zu Krämpfen und

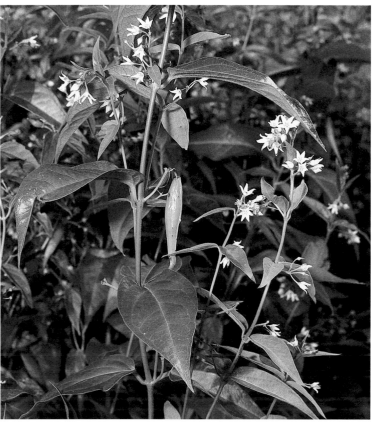

Schwalbenwurz

Lähmungen führen. Homöopathische Zubereitungen sind aktuell; zu ihren Anwendungsgebieten gehört die Aktivierung der unspezifischen körpereigenen Abwehr zur Vorbeugung und Behandlung von Virusinfektionen.

Viola odorata L.

Wohlriechendes Veilchen, März-Veilchen

Violaceae / Veilchengewächse

0,05–0,15 m 4 III–IV

BOTANIK Pflanze mit oberirdischen wurzelnden Ausläufern. Alle Blätter in grundständiger Rosette, lang gestielt, nieren- bis herzförmig, gekerbt. Blüten wohlrie-

Die Bezeichnung „Veilchenwurzel" für den getrockneten Wurzelstock von Schwertlilien-Arten (s. Iris germanica) führt nicht selten zu Verwechslungen mit dem Wurzelstock von Viola odorata.

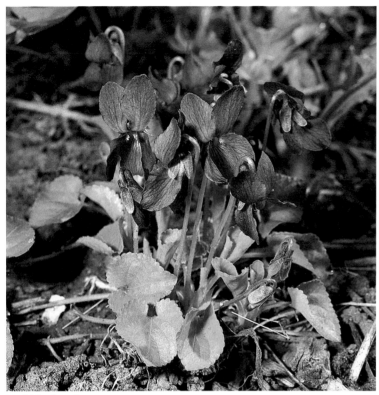

**Wohlriechendes
Veilchen**

ningehaltes möglich, wurde bisher jedoch nicht belegt. Der schön blau gefärbte Sirup aus den frischen Blüten (ohne Kelche) hat wegen der fehlenden Saponine – abgesehen vom Zuckergehalt – sicher keine Wirkung gegen Husten, den Duftstoffen werden aber nervenberuhigende Wirkungen nachgesagt. In Teemischungen sind die Blüten gelegentlich als Schmuckdroge enthalten. Homöopathische Arzneimittel aus den oberirdischen Teilen der Pflanze werden ebenfalls bei Entzündungen der Atemwege, außerdem bei Rheumatismus der Handgelenke genutzt.

Viola tricolor L.

Wildes Stiefmütterchen, Echtes Stiefmütterchen

Violaceae / Veilchengewächse

0,1–0,4 m ⊙ 4 V–VIII

BOTANIK Pflanze meist unten verzweigt, mit gestielten, eiförmig-lanzettlichen, gekerbt-gezähnten Blättern und großen, fiederspaltigen Nebenblättern. Obere Kronblätter meist blauviolett, das untere mit Sporn 1,2–2,5 cm lang, bis 2-mal so lang wie die Kelchblätter.
VORKOMMEN Bergwiesen, Brachäcker, Wegränder. Fast ganz Europa.
DROGEN Wildes Stiefmütterchen mit Blüten, Stiefmütterchenkraut – Violae (tricoloris) herba cum flore (PhEur), die getrockneten oberirdischen Teile der blühenden Pflanze, auch von *V. arvensis*. Viola tricolor (HAB).
WIRKSTOFFE Salicylsäure und ihre Derivate Salicylsäuremethylester und Violutosid, Schleimstoffe (Polysaccharide), Flavonoide wie Rutin, Scoparin, Vicenin-2, Violanthin und Vitexin, Hydroxycumarine, Phenolcarbonsäuren (Kaffeesäure und Cumarsäure), Gerbstoffe, keine Saponine, aber hämolytisch wirksame Peptide.
ANWENDUNG Stiefmütterchenkraut verwendet man innerlich und äußerlich bei leichten Hauterkrankungen mit Schuppenbildung, Juckreiz, Milchschorf der Kinder, auch Akne. Auf welchen Inhaltsstoffen diese Wirkung beruhen könnte, ist bisher nicht bekannt; in der Volksmedizin gilt die Droge allgemein als „blutreinigend" oder „stoffwechselanregend".

chend, meist dunkelviolett, mit dem Sporn 1–2 cm lang.
VORKOMMEN Hecken, Gebüsche, Waldränder, Bachauen. Fast ganz Europa, ursprünglich wohl nur im Mittelmeergebiet und SW-Asien.
DROGEN Märzveilchenwurzelstock – Violae rhizoma, der getrocknete Wurzelstock. Märzveilchenblüten – Violae odoratae flos, die schnell getrockneten Blüten. Auch das Kraut wird gelegentlich verwendet. Viola odorata (hom), die frische blühende Pflanze.
WIRKSTOFFE In den Blüten ein stark duftendes ätherisches Öl (Veilchenöl) mit den Sesquiterpenen Zingiberen und Curcumen, Ionon als Geruchsträger. In den übrigen Pflanzenteilen Saponine unbekannter Struktur, ein Methylsalicylat abspaltendes Glykosid, das Alkaloid Violin mit brechenerregender Wirkung.
ANWENDUNG Das Märzveilchen kennt man heute nur noch in der Volksmedizin. Zubereitungen aus dem Wurzelstock (und dem Kraut) werden schleimlösende und auswurffördernde Eigenschaften zugeschrieben, die noch gelegentlich bei Erkrankungen im Bereich der Atemwege genutzt werden. Die Wirksamkeit bei dieser Indikation wäre auf Grund des Sapo-

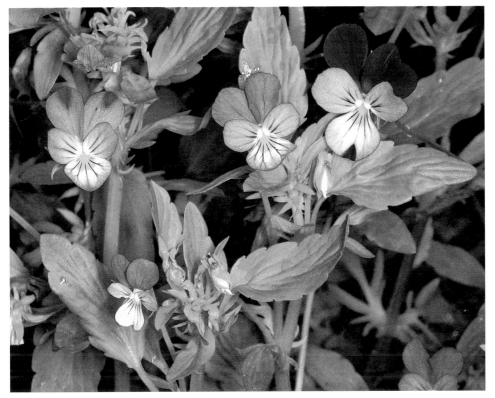

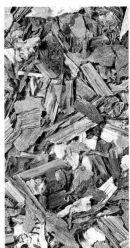

Stiefmütterchenkraut
oder Wildes Stiefmütterchen mit Blüten, wie die Droge heute heißt, wird in der Volksheilkunde bei chronischen Hauterkrankungen noch relativ häufig verwendet. Der Wirkstoff ist bisher nicht bekannt.

Auch bei rheumatischen Beschwerden, Katarrhen der Atemwege und fieberhaften Erkältungskrankheiten wird die Droge traditionell genutzt. Entzündungshemmende und schleimlösende sowie den Hustenreiz lindernde Wirkungen erscheinen von den Inhaltsstoffen her (Salicylsäurederivate, Schleimstoffe) plausibel. Zu den Anwendungsgebieten homöopathischer Zubereitungen gehören Ekzeme mit Juckreiz und Borkenbildung sowie Entzündungen der Harnwege.
Das **Acker-Stiefmütterchen** *Viola arvensis* MURR. (zeitweise auch als Unterart ssp. *arvensis* (MURR.) GAUD. zu *Viola tricolor* gestellt) darf wie das Wilde Stiefmütter-chen für die Droge Violae herba cum flore verwendet werden. Die Blüten sind viel kleiner und blassgelb, höchstens die beiden oberen Kronblätter sind etwas violett, das unterste mit dem Sporn 8–15 mm, etwa so lang wie die Kelchblätter.

TEEBEREITUNG *Zur unterstützenden Behandlung chronischer Hauterkrankungen 2 TL Stiefmütterchenkraut je Tasse mit kochendem Wasser übergießen, 10 min ziehen lassen. Den Tee mehrmals täglich für Waschungen oder Umschläge verwenden, gleichzeitig morgens und abends je 1 Tasse kurmäßig trinken (nur Jugendliche und Erwachsene). Bei Katarrhen der Atemwege 3-mal täglich 1 Tasse zwischen den Mahlzeiten (mit Honig gesüßt) trinken.*

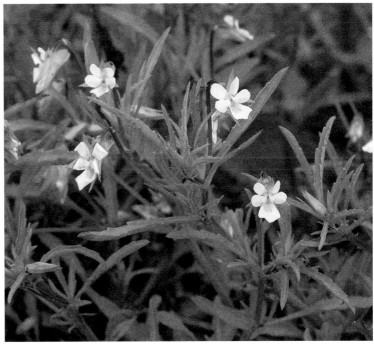

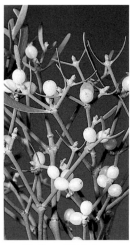

Die **Kiefern-Mistel** wächst auf verschiedenen Kiefer-Arten. Sie hat deutlich schmalere Blätter als die Laubholz-Mistel.

Laubholz-Mistel

Viscum album L. s. l.

Mistel

Loranthaceae / Mistelgewächse

0,2–0,6 m ♄ II–V

BOTANIK Immergrüner, gabelig verzweigter, 2-häusiger Strauch, auf Laub- und Nadelbäumen schmarotzend. Gegenständige, ledrige, länglich-spatelige Blätter. Blüten unscheinbar zu 3–5, die männlichen größer als die weiblichen, mit 4-teiliger Hülle. Weißliche Scheinbeeren mit schleimig klebrigem Inhalt.

VORKOMMEN In 3 Unterarten: Laubholz-Mistel auf verschiedenen Laubgehölzen wie Eiche, Apfel, Birke oder Mandel (ssp. *album*), Tannen-Mistel (ssp. *abietis* (WIESB.) JANCH.) und Kiefern-Mistel (ssp. *austriacum* (WIESB.) VOLLM., syn. *V. laxum* BOISS. & REUT.). Europa, Asien.

DROGEN Mistelkraut – Visci herba (DAB), getrocknete junge Zweige mit Blättern, Blüten und Früchten. Viscum album (HAB), Sprosse mit Früchten.

WIRKSTOFFE Lectine (Glykoproteine), Viscotoxine (toxische Polypeptide), wasserlösliche Polysaccharide, biogene Amine, Flavonoide, Lignane, Cyclitole wie Viscumitol, Phenolcarbonsäuren.

ANWENDUNG Die mit viel Mystik umgebene alte Heil- und Zauberpflanze wird traditionell als Misteltee oder auch in Fertigpräparaten mit Mistelextrakten zur Unterstützung der Kreislauffunktion mit Neigung zu erhöhtem Blutdruck und auch zur Arterioseskleroseprophylaxe eingenommen. Bisher liegt kein ausreichender Nachweis über die Wirksamkeit bei diesen Indikationen vor. Nur nach intravenöser Injektion kann ein vorübergehender Blutdruckabfall vermerkt werden, der auf die biogenen Amine zurückgeführt wird. Hiervon abzugrenzen sind Präparate aus frischem Mistelkraut, die man zeitweise intracutan zur Segment-Therapie u. a. bei entzündlich-degenerativen Gelenkerkrankungen, Arthrosen sowie Bandscheibenerkrankungen heranzog. Ausgelöst durch die Viscotoxine kommt es am Injektionsort zu lokalen Entzündungen, die eine Aktivierung der zellulären Immunabwehr zur Folge haben. Zu den Anwendungsgebieten homöopathischer Zubereitungen gehören Blutdruckunregelmäßigkeiten, Schwindelgefühl, Arteriosklerose sowie Verschleißkrankheiten der Gelenke.

Große Beachtung findet heute die Injektionsbehandlung mit speziellen Mistelextrakten aus den einzelnen Unterarten der Mistel, die in ihrem Wirkstoffmuster nicht ganz einheitlich sind. Man verwendet sie zur begleitenden Therapie bei gutartigen und bösartigen Geschwulsterkrankungen, insbesondere auch bei der Rezidiv- und Metastasenprophylaxe. Die Lectine gelten hier als wirksame Bestandteile, vor allem das Mistellectin I. Die Erfolge werden im Sinne einer unspezifischen Reiztherapie gedeutet, keineswegs als direkte zytotoxische Wirkung der Präparate. Die Verbesserung der Lebensqualität scheint erwiesen. Die Anwendung stammt aus der anthroposophischen Therapierichtung.

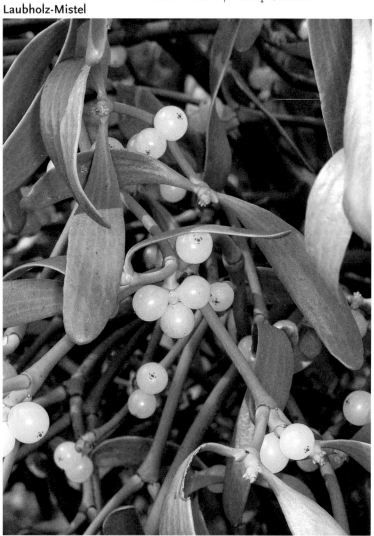

Vitex agnus-castus L.

Mönchspfeffer, Keuschlamm

Verbenaceae / Eisenkrautgewächse

1–6 m ♄ VI–XI

BOTANIK Sommergrüner Strauch. Blätter fingerförmig 5–7fach gefiedert, die gestielten Teilblätter lanzettlich, ganzrandig und unterseits weißfilzig. Blaue oder rosa Blüten mit 2-lippiger, 6–9 mm langer Krone in verzweigten ährenartigen Blütenständen. Kleine, fleischige, rötlich schwarze Früchte.

VORKOMMEN Flussufer, feuchte Standorte, bisweilen gepflanzt. Mittelmeergebiet, SW-Asien.

DROGEN Mönchspfeffer, Keuschlammfrüchte – Agni casti fructus, die reifen, getrockneten Früchte. Vitex agnus-castus, Agnus castus (HAB).

WIRKSTOFFE Casticin u. a. lipophile Flavonoide, Iridoidglykoside Agnusid und Aucubin, ätherisches Öl mit Bornylacetat, Cineol, Limonen und weiteren Mono- und Sesquiterpenen, Diterpene wie Rotundifuran und Vitexilacton, fettes Öl.

ANWENDUNG Die Droge selbst ist nicht gebräuchlich, wässrig-alkoholische Auszüge werden aber in zahlreichen Fertigpräparaten angeboten. Man verwendet sie bei zeitlich unregelmäßigen Monatsblutungen, prämenstruellen Beschwerden mit Reizbarkeit, Stimmungsveränderungen, Kopfschmerzen sowie Spannungs- und Schwellungsgefühl in den Brüsten. Das Wirkprinzip wird heute mit der Senkung eines erhöhten Prolaktinspiegels über eine dopaminerge Wirkung erklärt, möglicherweise unter Beteiligung der Diterpene. Die Frage nach dem eigentlichen Wirkstoff ist jedoch nicht endgültig geklärt, da nur Gesamtextrakte diesen Effekt zeigen. Vor der Einnahme sollte eine ärztliche Abklärung der Beschwerden erfolgen. Eine der Droge seit alters nachgesagte libidohemmende Wirkung konnte nach neueren Untersuchungen nicht bestätigt werden. Die Früchte sollen im Mittelalter sogar dem Bettstroh in Klöstern beigegeben worden sein, um den Mönchen und Nonnen die Einhaltung des Keuschheitsgelübdes zu erleichtern (daher der Name Mönchspfeffer oder Keuschlamm von lat. castus = keusch). Homöopathische Zubereitungen werden häufig genutzt; zu ihren Anwendungsgebieten gehören Potenzstörungen, Störungen des Milchflusses und klimakterische Beschwerden.

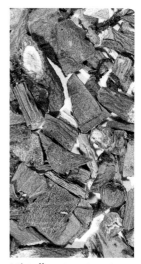

Mistelkraut wird traditionell bei leichtem Bluthochdruck und zur Vorbeugung einer Gefäßverkalkung angewendet, auch wenn keine ausreichenden Nachweise über die Wirksamkeit vorliegen.

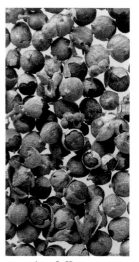

Mönchspfeffer: Die 3–5 mm großen Früchte, bis über die Hälfte vom graufilzig behaarten Kelch umschlossen, wurden wegen ihres scharfen Geschmacks auch als Pfefferersatz verwendet.

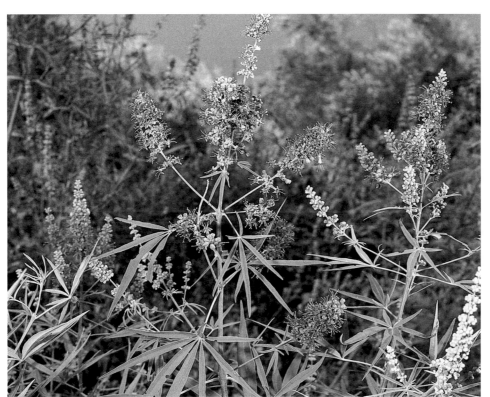

Mönchspfeffer

Vitis vinifera L. ssp. *vinifera*

Weinrebe

Vitaceae / Weinrebengewächse

Bis 30 m ♄ VI–VII

BOTANIK Einhäusige Liane mit verholztem Stamm und je nach Sorte rundlich-herzförmigen, 3–7-lappigen bis unregelmäßig gezähnten Blättern. Blüten in dichten Rispen, Kronblätter an der Spitze verwachsen und gemeinsam abfallend. Bei der Kulturrebe Blüten zwittrig, Samen birnenförmig.

VORKOMMEN In der Wildform, ssp. *sylvestris* (GMEL.) HEGI, 2-häusige Liane mit rundlichen Samen in den sauren Beeren. Auwälder, SO-Europa, W-Asien. Die Kulturform ssp. *vinifera* in vielen Sorten weltweit angebaut.

DROGEN Weinblätter – Vitis viniferae folium, die Laubblätter. Vitis vinifera (hom). Likörwein – Vinum liquorosum (DAB).

WIRKSTOFFE In den Blättern Flavonoide mit Quercetinglucuronid und Isoquercitrin als Hauptbestandteile, Gerbstoffe. In den Trauben Resveratrole, Procyanidine, Catechine, Flavonoide, Pflanzensäuren und ihre Salze, Vitamine, Mineralstoffe. In den Samen fettes Öl, oligomere Proanthocyanidine, Catechine, Resveratrol, Viniferine.

ANWENDUNG Blattextrakten schreibt man auf Grund ihres Flavonoidgehaltes entzündungshemmende, venentonisierende Eigenschaften zu und vermarktet sie in entsprechenden Präparaten zum innerlichen und äußerlichen Gebrauch zur Vorbeugung und Behandlung chronischer Venenschwäche. Der bei der Weinbereitung abgesonderte Weinstein (Kaliumhydrogentartrat) wirkt abführend und harntreibend, auch Traubenkuren beruhen auf diesem Effekt. Der Wein selbst bildet noch gelegentlich die Grundlage für medizinische Weine mit appetitanregender, kräftigender Wirkung. Schließlich haben die von der Weinrebe als Phytoalexine zum Schutz gegen Pilzbefall und UV-Strahlung gebildeten Resveratrole (Stilben-Derivate) Aufmerksamkeit erregt. Sie sind überwiegend in der Beerenhaut, aber auch in den Samen enthalten. Man wies den höheren Gehalt an diesen phenolischen Verbindungen im Rotwein nach, der geringere Gehalt im Weißwein wird inzwischen aber als höherwertig eingeschätzt. Neben weiteren antioxidativen Inhaltsstoffen sollen sie bei moderatem, regelmäßigem Konsum des Weins eine gewisse Schutzfunktion gegen Herz- und Kreislauferkrankungen ausüben, indem sie u. a. das HDL-Cholesterin im Blut erhöhen und die Thrombozytenaggregation vermindern. Die Kerne der ausgepressten Trauben dienen der Gewinnung von Traubenkernöl mit hautpflegenden Eigenschaften und auch zur Isolierung von oligomeren Proanthocyanidinen, die man bei Venenerkrankungen und postoperativ zur Verhinderung von Ödemen einsetzt.

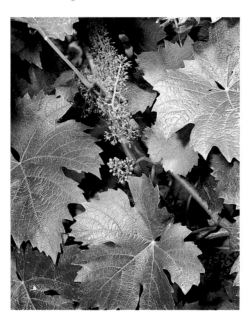
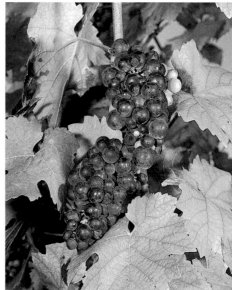

Weinrebe
Links: Blüten
Rechts: Früchte

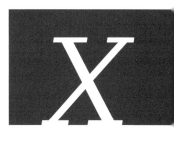

Xysmalobium undulatum R. Br.

Uzara

Asclepiadaceae / Schwalbenwurzgewächse

Bis 1 m ♃

BOTANIK Milchsaft führende Staude mit
kräftigen Wurzeln und aufrechten, meist
unverzweigten Stängeln. Blätter eiförmig-
lanzettlich, am Rand gewellt, kreuzgegenständig. Blüten grünlich gelb, 5-zählig, in
gestielten, kugeligen Scheindolden in den
oberen Blattachseln. Fruchtbälge schief
eiförmig, borstig behaart.

VORKOMMEN Heimat S-Afrika, die
Droge stammt heute ausschließlich aus
Kulturen.

DROGEN Uzarawurzel – Uzarae radix,
die getrockneten unterirdischen Teile
2–3-jähriger Pflanzen. Xysmalobium
undulatum (hom).

WIRKSTOFFE Steroidglykoside, die chemisch den Digitalisglykosiden nahe stehen, vor allem Uzarin und Xysmalorin,
geringe Mengen Pregnanderivate.

ANWENDUNG Die Nutzung der bitter
schmeckenden Uzarawurzel stammt aus
der traditionellen Medizin S-Afrikas. Erst
Anfang des 20. Jahrhunderts wurden die
Droge und ihre Anwendung bei akuten
Durchfallerkrankungen (auch Reisediar-
rhoen) bekannt. Ihre Wirkung wird als
krampflösend, die gesteigerte Darmtätigkeit dämpfend sowie Übelkeit und Brechreiz beruhigend beschrieben. Die Teeanwendung ist nicht gebräuchlich, aber
Drogenauszüge sind in Form von Fertigpräparaten im Handel. Die chemische
Verwandtschaft der Uzaraglykoside zu
Digitalisglykosiden ließe erhebliche Giftigkeit erwarten, die Verbindungen sind
aber offensichtlich schwer resorbierbar
und ohne Nebenwirkungen, wenn man
sich an die angegebenen Dosierungen der
Hersteller hält. Bei einer Therapie mit
herzwirksamen Glykosiden sollte dennoch auf die Einnahme von Uzara verzichtet werden, da mit unerwünschten
Wirkungen gerechnet werden muss. Zu
den Anwendungsgebieten in der Homöopathie gehören Krämpfe des Magen-
Darm-Kanals und der Gebärmutter. Bei
Schwangerschaft und Stillzeit ist die
Unbedenklichkeit von Uzarawurzel bisher nicht ausreichend überprüft.

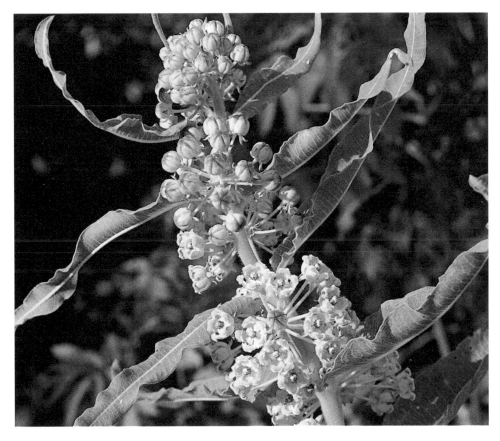

Uzara

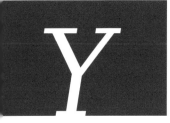

Yucca filimentosa L.

Fädige Palmlilie

Agavaceae / Agavengewächse

1–2,5 m 24 V–VII

BOTANIK Kräftige Rosettenstaude mit zahlreichen aufrechten, bis 75 cm langen, zur Spitze hin verschmälerten Blättern, von denen sich am Rand fädige Fasern ablösen. Hoher, rispiger, kahler Blütenstand mit vielen hängenden, bis 7 cm langen, 6-zähligen, weißen Blüten.

VORKOMMEN Sandige Halbwüsten im SO N-Amerikas, Mittelamerika, als Zierpflanze verbreitet auch in Europa kultiviert (einzige frostharte *Yucca*-Art).

DROGEN Yucca filimentosa (HAB), die frischen Blätter und Blüten.

WIRKSTOFFE Steroidsaponine mit den Aglykonen Sarsapogenin und Tigogenin, ätherisches Öl.

ANWENDUNG Zubereitungen aus der Droge sind in Europa nur in der Homöopathie gebräuchlich. Zu den Anwendungsgebieten gehören chronische Lebererkrankungen mit Juckreiz und Kopfschmerzen. In ihren Heimatländern werden Blätter und Wurzeln als Abführmittel verwendet. Größere Bedeutung hat die Art für die industrielle Gewinnung der Steroidsaponine, die als Ausgangsmaterial für die Teilsynthese von Steroidhormonen benötigt werden.

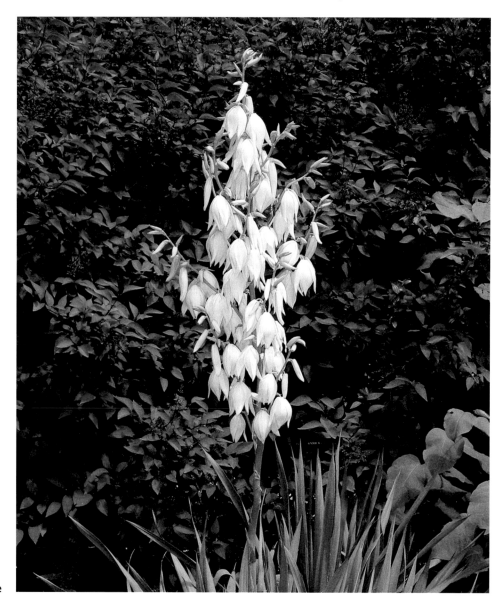

Fädige Palmlilie

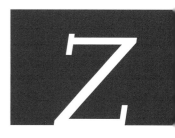

Zanthoxylum americanum Mill.
(*Z. fraxineum* Willd., nom. illeg.)

Amerikanische Stachelesche, Gelbholz

Rutaceae / Rautengewächse

3–4(–8) m ♄ IV–V ☸

BOTANIK Sommergrüner Baum oder Strauch mit wechselständigen, eschenartig 5–11-zählig gefiederten, durchscheinend drüsig punktierten Blättern, am Grund mit einem kräftigen Dornenpaar. Kleine, gelblich grüne, kronblattlose Blüten büschelig in den Blattachseln am Ende vorjähriger Zweige, vor den Blättern erscheinend. Früchte zuletzt rötlich braun, warzig, sich zur Reifezeit 2-klappig öffnend.

VORKOMMEN Vorwiegend feuchte Wälder und Gebüsche. Östl. N-Amerika.

DROGEN Xanthoxyli cortex – Gelbholzrinde, die getrocknete Rinde. Xanthoxylon fraxineum (hom).

WIRKSTOFFE Pyranocumarine, vor allem Alloxanthoxyletin, Benzylisochinolinalkaloide wie Chelerythrin, Laurifolin und Magnoflorin, ätherisches Öl, Gerbstoffe.

ANWENDUNG Die Gelbholzrinde gehört zum Arzneischatz nordamerikanischer Indianerstämme, die sie vor allem gegen rheumatische Beschwerden, Fieber und Erkrankungen der weiblichen Geschlechtsorgane verwendeten. Auch das Kauen auf der Rinde oder den Früchten bei Zahn-

schmerzen („Zahnwehbaum") gehört zur traditionellen Nutzung. In Europa kommen ausschließlich homöopathische Zubereitungen zum Einsatz. Gemäß dem Arzneimittelbild werden sie u. a. bei schmerzhaften Regelblutungen und Nervenschmerzen gegeben.

In Asien sind mehrere *Zanthoxylum*-Arten gegen Verdauungsbeschwerden und als Gewürz gebräuchlich wie auch der Szechuan-Pfeffer (Japanischer Pfeffer) *Zanthoxylum piperitum* DC. mit seinen roten, warzigen Fruchtwänden.

Zea mays L.

Mais, Welschkorn

Poaceae / Süßgräser

1,5–3 m ☉ VII–IX

BOTANIK Hohes, kräftiges Gras. Blüten getrenntgeschlechtig, männliche Ährchen in endständigen Rispen, weibliche, von Blattscheiden eingehüllt, mit weit herausragenden, bis 20 cm langen, hellgelben oder rotbraunen Griffeln.

VORKOMMEN In Mittelamerika entstandene Kulturpflanze, heute weltweit in vielen Sorten angebaut.

DROGEN Maisstärke – Maydis amylum (PhEur). Raffiniertes Maisöl – Maydis oleum raffinatum (PhEur), das fette Öl der Maiskeime. Maisgriffel – Maidis stigmata, die getrockneten Griffel. Stigmata maydis (hom). Ustilago zeae, Ustilago maydis (HAB), die Sporen des Pilzes.

WIRKSTOFFE Im fetten Öl Glyceride der Linolsäure (40–60 %), Ölsäure (25–35 %) und Palmitinsäure (9–12 %), Vitamin E, Phytosterole. In den Maisgriffeln etwa 2 % fettes Öl, ätherisches Öl mit Mono- und Sesquiterpenen, Gerbstoffe, Phytosterole, hoher Gehalt an Kaliumsalzen, nach älteren Angaben auch Flavonoide und Saponine sowie Alkaloide (?).

ANWENDUNG Offizinell sind heute Maisstärke und Maiskeimöl. Erstere dient als Pudergrundlage mit hohem Wasseraufnahmevermögen und als Hilfsstoff in der pharmazeutischen Technologie, z. B. bei der Tablettenherstellung. Gleichzeitig ist sie auch Ausgangsstoff für weitere Produkte wie Sorbit und Dextrin. Das Öl verwendet man in Haut- und Körperpflegemitteln und als Trägerlösung für ölige Injektionen. Als Keimöl mit hohem

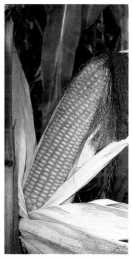

Maisfrüchte, die an langen Kolben sitzen, liefern Maisstärke und Maisöl.

Amerikanische Stachelesche

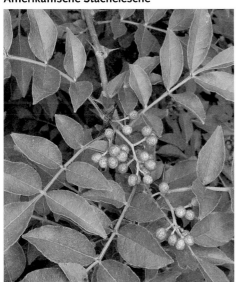

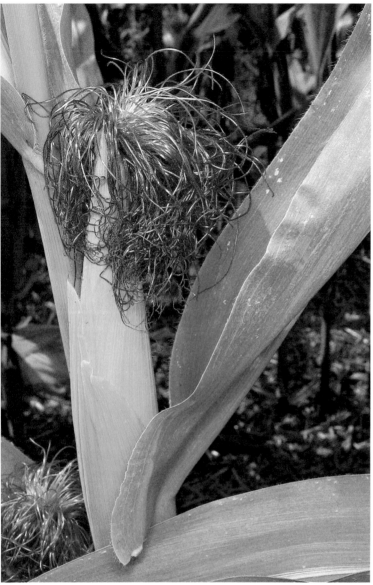
Mais

Anteil an Linolsäure und Vitamin E gilt es als wertvolles Speiseöl. Maisgriffel werden traditionell als mildes harntreibendes Mittel bei Blasenentzündungen, rheumatischen Beschwerden und auch Übergewicht genutzt, wofür neben dem hohen Kalium-Gehalt auch das ätherische Öl und die Sponine verantwortlich sein sollen. Für die behauptete blutzuckersenkende Wirkung gibt es dagegen keinerlei Belege. Anwendungsgebiete homöopathischer Zubereitungen sind Reizzustände der Harnwege, Nierensteine, Wasseransammlungen und trockene Hautausschläge. Erwähnt werden soll hier auch das Homöopathikum Ustilago zeae, Ustilago maydis (HAB), das aus den schwarzen Sporen des Maisbrandpilzes bereitet wird. Der Pilz ist ein in der Landwirtschaft gefürchteter Maisschädling. Er enthält Alkaloide mit secaleähnlicher Wirkung (s. Mutterkorn bei *Secale cereale*). Zu den Anwendungsgebieten gehören Gebärmutterblutungen.

Zingiber officinale Rosc.

Ingwer
Zingiberaceae / Ingwergewächse

1–2 m ⸱ 4 ⸱ IX–X

BOTANIK Staude mit kriechendem, knollig-vielgliedrigem Wurzelstock, aus dem hohe, sterile, 2-zeilig beblätterte Sprosse und nur bis 25 cm hohe, scheidig beblätterte Blütentriebe mit einem verdickten, ährenförmigen Blütenstand entspringen. Blüten gelb, mit purpurner, gelb punktierter Lippe, die, aus sterilen Staubblättern gebildet, mitsamt dem Griffel aus den dachziegelförmig angeordneten Tragblättern herausragt.

VORKOMMEN Heimat unbekannt, heute in vielen Sorten in den Tropen kultiviert und vegetativ vermehrt.

DROGEN Ingwerwurzelstock – Zingiberis rhizoma (PhEur), der getrocknete, nur von der Korkschicht befreite, ungebleichte Wurzelstock. Zingiber officinale, Zingiber (HAB).

WIRKSTOFFE 1,5–3 % ätherisches Öl, je nach geografischer Herkunft unterschiedlicher Zusammensetzung. Hauptbestandteil sind die Sesquiterpene Zingiberen, Sesquiphellandren, Bisabolen und Curcumen; Sesquiterpenalkohole wie Sesquiphellandrol und Zingiberol, die für den typischen Geruch stehen; Monoterpene wie Neral und Geraniol mit Zitronenaroma, Myrcen, Limonen, Camphen u. a.; 1–2 % nicht flüchtige Scharfstoffe wie Gingerole und Shogaole. Die Shogaole entstehen während der Lagerung und haben eine deutlich stärkere Scharfwirkung als die Gingerole; ferner Diarylheptanoide (Curcuminoide), Diterpenlactone wie Galanolacton, Hydroxyzimt- und Hydroxybenzoesäuren, reichlich Stärke.

ANWENDUNG Ingwer wird seit Jahrhunderten verbreitet als Gewürz- und Heilpflanze bei einer Vielzahl von Beschwerden geschätzt, auch in Europa ist der

Wurzelstock seit dem Altertum bekannt. Eine moderne Ingwer-Anwendung ist die Verhütung der Symptome der See- und Reisekrankheit wie Schwindel, Übelkeit und Erbrechen, auch Übelkeit während einer Therapie mit Zytostatika oder nach Operationen. Zurückhaltung bewahrt man bisher bei Schwangerschaftserbrechen, da hierfür nicht genügend Daten über die Unbedenklichkeit vorliegen. Altbekannt sind die Wirkungen des Ingwers bei Verdauungsbeschwerden verschiedener Ursache. Die Scharfstoffe fördern über die Erregung der Wärmerezeptoren in der Mundschleimhaut und Auftreten eines Hitzegefühls reflektorisch die Sekretion von Speichel- und Magensaft, unterstützen den Gallenfluss und beschleunigen eventuell die Magenentleerung. Für Ingwerextrakte und einzelne Inhaltsstoffe wurden weitere Wirkungen beschrieben, z. B. entzündungshemmende und schmerzlindernde Effekte, die man bei rheumatischen Erkrankungen einsetzt. Antimikrobielle, die Magenschleimhaut und die Leber schützende, blutgerinnungshemmende und möglicherweise auch antitumorale Aktivitäten stehen zur Diskussion. Zu den homöopathischen Anwendungsgebieten gehören Verdauungsschwäche, Durchfall und Entzündung der Atemwege. Ingwer eignet sich als Gewürz für süße (Obst) und salzige Speisen, Kaffee, Tee, Liköre sowie Backwaren und ist Bestandteil vieler Würzmischungen.

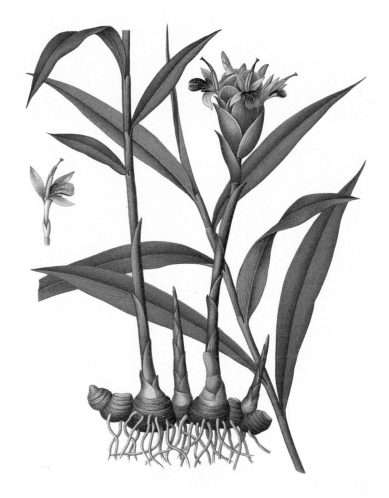

Ingwer

Unter „Deutschem Ingwer" versteht man den Wurzelstock vom Kalmus (s. *Acorus calamus*).

Ingwerwurzel

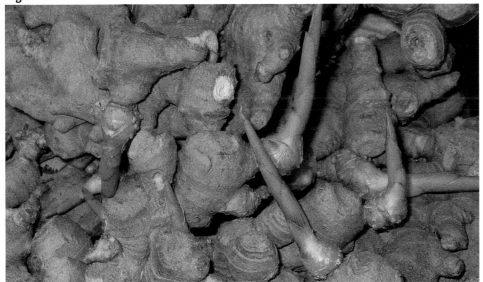

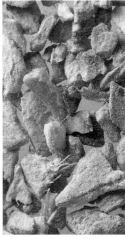

Ingwerwurzel hat einen charakteristischen, aromatisch-würzigen Geruch. Der Geschmack ist würzig-scharf und ruft im Mund und Magen Brennen und Wärmegefühl hervor.

Literaturauswahl

BRAUN, R. (Hrsg.), Standardzulassungen für Fertigarzneimittel, Deutscher Apotheker Verlag, Stuttgart, Govi, Frankfurt 1983–2003

BRENDLER, Th. u. a., PhytoCD, medpharm, Stuttgart 1999

BRITTON, N. und A. BROWN, An Illustrated Flora of the Northern United States and Canada, 3 Bände, 2. Aufl., Nachdruck, New York 1970

BUNDESVERBAND DER ARNZEIMITTEL-HERSTELLER (Hrsg.), Pflanzliche Arzneimittel heute, 3. Aufl., Bonn 2002

BURGER, A. und H. WACHTER, Hunnius Pharmazeutisches Wörterbuch, 8. Aufl., de Gruyter, Berlin, New York 1998

DEUTSCHE HOMÖOPATHIE-UNION (Hrsg.), Homöopathisches Repetitorium, Karlsruhe 2003

EBERWEIN, E. und G. VOGEL, Arzneipflanzen in der Phytotherapie, Kooperation Phytopharmaka, 1990–1995

ENNET, D. und H. D. REUTER, Lexikon der Pflanzenheilkunde, Hippokrates, Stuttgart 1998

ERHARDT, W., E. GÖTZ, N. BÖDEKER und S. SEYBOLD, Zander, Handwörterbuch der Pflanzennamen, 16. Aufl., Ulmer, Stuttgart 2000

FITSCHEN, J., Gehölzflora, 10. Aufl., Quelle & Meyer, Heidelberg, Wiesbaden 1994

FLORA OF NORTH AMERICA EDITORIAL COMMITTEE (Hrsg.), Flora of North America North of Mexico, 8 von 26 Bänden, veröff. New York, Oxford 1993–2003
http://hua.huh.harvard.edu/FNA/

FRANKE, W., Nutzpflanzenkunde, 6. Aufl., Thieme, Stuttgart 1997

FROHNE, D., Heilpflanzenlexikon für Ärzte und Apotheker, 7. Aufl., Wissenschaftliche Verlagsgesellschaft, Stuttgart 2002

FROHNE, D. und H. J. PFÄNDER, Giftpflanzen, 4. Aufl., Wissenschaftliche Verlagsgesellschaft, Stuttgart 1997

HÄNSEL, R. und J. HÖLZL (Hrsg.), Lehrbuch der pharmazeutischen Biologie, Springer, Berlin 1996

HÄNSEL, R., O. STICHER und E. STEINEGGER, Pharmakognosie – Phytotherapie, 6. Aufl., Springer, Berlin 1999

HAGERS Handbuch der Pharmazeutischen Praxis, 5. Aufl., 10 Bände und Folgebände, Bände 4–6 und Folgebände 2 und 3: Drogen, Springer, Berlin 1992–1998

HARTKE, K., H. HARTKE und E. MUTSCHLER (Hrsg.), Arzneibuch-Kommentar, 8 Ordner, Wissenschaftliche Verlagsgesellschaft, Stuttgart, Govi, Frankfurt 2004

HEGI, G. (Begr.), Illustrierte Flora von Mitteleuropa, 1.–3. Aufl., 7 Bände, Hanser, München, Parey, Berlin 1906–2000

HILLER, K. und M. F. MELZIG, Lexikon der Arzneipflanzen und Drogen, 2 Bände, Spektrum, Heidelberg, Berlin 1999, 2000

JÄHNICKE, CH., J. GRÜNWALD und TH. BRENDLER, Handbuch Phytotherapie, Wissenschaftliche Verlagsgesellschaft, Stuttgart 2003

KARSTEN, G., U. WEBER und E. STAHL, Lehrbuch der Pharmakognosie für Hochschulen, 9. Aufl., Fischer, Jena 1962

KELLER, K., S. GREINER und P. STOCKEBRAND (Hrsg.), Homöopathische Arzneimittel, Materialien zur Bewertung, Govi, Frankfurt 1990–1995

KÖHLER, G., Lehrbuch der Homöopathie, Bd. 1, 6. Aufl., Hippokrates, Stuttgart 1994

MEZGER, J., Gesichtete Homöopathische Arzneimittellehre, 10. Aufl., 2 Bände, Haug, Heidelberg 1993

PABST, G. (Hrsg.), Köhler's Medizinal-Pflanzen, 3 Bände, Köhler, Gera [1887]–1898

RÄTSCH, CH., Enzyklopädie der psychoaktiven Pflanzen, 4. Aufl., AT Verlag, Aargau 1999

ROTH, L., M. DAUNDERER und K. KORMANN, Giftpflanzen – Pflanzengifte, 4. Aufl., ecomed Verlagsges., Landsberg 1994

ROTH, L. und K. KORMANN, Ölpflanzen – Pflanzenöle, ecomed Verlagsges., Landsberg 2000

ROTHMALER, W. (Begr.), Exkursionsflora von Deutschland, Band 4: Gefäßpflanzen: Kritischer Band, hrsg. von E. JÄGER und K. WERNER, 9. Aufl., Spektrum, Heidelberg, Berlin 2002

SCHILCHER, H. UND S. KAMMERER, Leitfaden Phytotherapie, 2. Aufl., Urban & Fischer, München, Jena 2003

SCHMEIL-FITSCHEN, Flora von Deutschland und angrenzender Länder, von

Senghas, K. und S. Seybold, 92. Aufl., Quelle & Meyer, Heidelberg 2003

Schönfelder, I. und P., Die Kosmos-Mittelmeerflora, 3. Aufl. Kosmos, Stuttgart 1999

Schönfelder, I. und P., Der neue Kosmos-Heilpflanzenführer, Kosmos, Stuttgart 2001

Sebald, O., S. Seybold, G. Philippi u. a., Die Farn- und Blütenpflanzen Baden-Württembergs, 8 Bände, Ulmer, Stuttgart 1990–1998

Teuscher, E., Biogene Arzneimittel, 5. und 6. Aufl., Wissenschaftliche Verlagsgesellschaft, Stuttgart 1997, 2004

Teuscher, E., Gewürzdrogen, Wissenschaftliche Verlagsgesellschaft, Stuttgart 2003

Teuscher, E. und U. Lindequist, Biogene Gifte, 2. Aufl., Wissenschaftliche Verlagsgesellschaft, Stuttgart 1994

Tutin, T. G. u. a. (Hrsg.), Flora Europaea, 5 Bände, University Press, Cambridge 1964–1980, 1993

Vonarburg, B., Homöotanik, Band 4: Extravagante Exoten, Haug, Heidelberg 2001

Wagner, H., Pharmazeutische Biologie 2: Arzneidrogen und ihre Inhaltsstoffe, 6. Aufl., Wissenschaftliche Verlagsgesellschaft, Stuttgart 1999

Wagner, W. und M. Wiesenauer, Phytotherapie, Phytopharmaka und pflanzliche Homöopathika, 2. Aufl., Wissenschaftliche Verlagsgesellschaft, Stuttgart 2003

Weiss, R. F. und V. Fintelmann, Lehrbuch der Phytotherapie, 9. Aufl., Hippocrates, Stuttgart 1999

Wichtl, M. (Hrsg.), Teedrogen und Phytopharmaka, 4. Aufl., Wissenschaftliche Verlagsgesellschaft, Stuttgart 2002

Wiesenauer, M., Homöopathie für Apotheker und Ärzte, 2 Bände, Deutscher Apotheker Verlag, Stuttgart 1991–2000

Wiesenauer, M. und M. Elies: Praxis der Homöopathie, Hippocrates, Stuttgart 2002

Wisskirchen, R. und H. Haeupler, Standardliste der Farn- und Blütenpflanzen Deutschlands, Ulmer, Stuttgart 1998
http://www.floraweb.de

Wolters, B., Drogen, Pfeilgift und Indianermedizin, Urs Freund, Greifenberg 1994

Wolters, B., Agave bis Zaubernuß, Urs Freund, Greifenberg 1996

Wyk, B.-E. van, C. Wink und M. Wink, Handbuch der Arzneipflanzen, Wissenschaftliche Verlagsgesellschaft, Stuttgart 2004

Zhengyi, W. und P. H. Raven (Hrsg.), Flora of China, 10 von 25 Bänden veröff., Science Press, Beijing & Missouri Botanical Garden, St. Louis 1994–2003
http://flora.huh.harvard.edu/china/

Wichtige Zeitschriften:

DAZ, Deutsche Apotheker Zeitung, bis Jg. 144, Deutscher Apotheker Verlag, Stuttgart 2004

Pharmazeutische Zeitung, bis Jg. 149, Govi Verlag, Eschborn 2004

Zeitschrift für Phytotherapie, bis 25. Jg., Hippokrates, Stuttgart 2004

Internet-Datenbanken:

Flora of Australia online:
http://www.anbg.gov.au/abrs/abif/flora/main-abif-query-styles.html

International Plant Names Index (IPNI):
http://www.ipni.org/index.html

PLANTS Database [Pflanzen von Nord-Amerika]: http://plants.usda.gov/

Synonymic Catalogue of the Vascular Plant of Europe, Euro+Med PlantBase:
http://www.euromed.org.uk/

Register der Arten und Drogen

Drogennamen, die mit Gattungs- oder Artnamen identisch sind,
werden nicht zusätzlich aufgeführt. Die wissenschaftlichen Artnamen
sind *kursiv* gesetzt.

Abendländischer Lebensbaum 444
Abessinischer Tee 111
Abies alba 32
– *balsamea* 453
– *canadensis* 32, 453
– *nigra* 32, 339
– *pectinata* 32
Abietis albae aetheroleum 32
Abrotani herba 75
Abrotanum 75
Absinthii herba 76
Absinthium 76
Acacia catechu 33
– *senegal* 32
Acaciae flos 366
– gummi 33
Acanthopanax senticosus 176
Acerola 279
Acerolafrucht 279
Achillea atrata 35
– *millefolium* 33
– *moschata* 35
– *nana* 35
Acker-Gauchheil 58
Acker-Rittersporn 146
Acker-Schachtelhalm 180
Acker-Stiefmütterchen 475
Acker-Vergissmeinnicht 300
Acker-Winde 147
Ackerwindenkraut 147
Acker-Witwenblume 252
Ackerwitwenblumenkraut 252
Acocanthera ouabaio 426
Aconiti tuber 35
Aconitum lycoctonum 35
– *napellus* 35
– × *cammarum* 35
Acorus calamus 36
Actaea racemosa 128
– *spicata* 37
Adhatoda vasica 250
Adhatodae folium 250
Adhatoda-vasica-Blätter 250
Adlumia fungosa 38
Adonidis herba 38
Adonis aestivalis 39
– *vernalis* 38
Adoniskraut 38
Adonisröschen, Frühlings- 38
– Sommer- 39
Aegopodii podagrariae herba 39
Aegopodium podagraria 39
Äpfel, Unreife 279
Aesculus glabra 41
– *hippocastanum* 40
aetheroleum, Abietis albae 32
– Anisi 341
– Aurantii amari floris 135
– Aurantii dulcis 135
– Cajeputi 287
– Carvi 109
– Caryophylli floris 432
– Cedri ligni 114
– Chenopodii 124
– Cinnamomi cassiae 132

– Cinnamomi zeylanici corticis 132
– Cinnamomi zeylanici folii 132
– Cupressi 157
– Cymbopogonis citrati 160
– Eucalypti 186
– Foeniculi amari 196
– Gaultheriae 208
– Juniperi 248
– Lavandulae 260
– Limonis 136
– Matricariae 285
– Melaleucae (alternifoliae) 286
– Menthae arvensis 293
– Menthae crispae 293
– Menthae piperitae 290
– Myricae 341
– Myristicae fragrantis 301
– Myrti 304
– Niaouli 287
– Piceae 338
– Pimentae acris 341
– Pini 344
– Pini pumilionis 343
– Rosmarini 384
– Salviae lavandulifoliae 394
– Salviae officinalis 394
– Salviae sclareae 395
– Santali 400
– Spicae 260
– Terebinthinae 344
– Thymi 446
– Tsugae americanae 453
Aethusa cynapium 41
Afrikanische Kartoffel 238
– Malve 231
Afrikanisches Rotholz 367
– Stinkholz 362
Agar 210
Agartang 209
Agathosma betulina 42
Agave americana 42
– *sisalana* 43
Agave, Amerikanische 42
– Sisal- 43
Agni casti fructus 477
Agnus castus 477
Agrimonia eupatoria 43
– *procera* 44
Agrimoniae herba 44
Agropyri repentis rhizoma 177
Agropyron repens 177
Aguacate 331
Ägyptisches Bilsenkraut 237
Ahornblättrige Platane 351
Ahornblättriger Amberbaum 269
Ailanthus altissima 44
– *glandulosa* 44
Akazie, Falsche 384
– Gerber- 33
– Gummi 32
Akelei, Gewöhnliche 65
Akeleikraut 65
Alant, Echter 242
Alantwurzelstock 242

Alcea rosea 45
Alceae flos 45
Alchemilla alpina 47
– *vulgaris* 46
– *xanthochlora* 46
Alchemillae herba 46
Aleppogallen 372
Aletris farinosa 47
Alexandriner Senna 410
– Sennesfrüchte 410
Alkekengi baccae 336
– fructus 336
Alliaria petiolata 48
Alliariae officinalis herba 48
Allii cepae bulbus 49
Allii sativi bulbi pulvis 50
Allium cepa 49
– *sativum* 50
– *schoenoprasum* 49
– *ursinum* 51
Aloe barbadensis 52
– *ferox* 52
– *vera* 52
Aloe, Barbados- 52
– Curaçao- 52
– Echte 52
– Kap- 52
Aloe-vera-Gel 53
Aloysia triphylla 267
Alpen-Fetthenne 407
Alpen-Frauenmantel 47
Alpen-Rose 385
Alpenrose, Rostblättrige 378
Alpenrosenblätter, Rostfarbene 378
Alpenveilchen, Wildes 159
Alpinia galanga 54
– *officinarum* 53
Alraune, Herbst- 281
Alraunwurzel 281
Alsine media 424
Althaea officinalis 54
– *rosea* 45
Althaeae folium 55
– radix 55
Amberbaum, Ahornblättriger 269
– Orientalischer 268
Amberkraut 441
Amerikanische Agave 42
– Faulbaumrinde 198
– Kermesbeere 337
– Lorbeerblätter 251
– Narde 67
– Säckelblume 113
– Schneeballbaumrinde 472
– Stachelesche 481
– Waldlilie 451
– Zitterpappel 358
Amerikanischer Berglorbeer 251
– Faulbaum 198
– Germer 467, 468
– Ginseng 322
– Hanf 64
– Schneeball 471
Amerikanisches Wintergrün 208
– Wurmsamenöl 124
Ammei, Echter 56
– Großer 55
Ammeifrüchte, Große 55
Ammeos visnagae fructus 56
Ammi majoris fructus 55
Ammi majus 55
– *visnaga* 56

Ammi-visnaga-Früchte 56
Amomi fructus 340
Ampfer, Krauser 390
Amygdalae oleum 363
Amygdalus communis 363
Amygdalus persica e cortice 363
amylum, Manihot 282
– Maydis 481
– Oryzae 320
– Solani 419
– Tritici 451
Anacardium occidentale 57
– *orientale* 58
Anacyclus officinarum 436
Anagallis arvensis 58
Anamirta cocculus 58
– *paniculata* 58
Ananas 59
Ananas comosus 59
Anchusa officinalis 162
Andorn, Weißer 283
Andornkraut 283
Andricus gallae-tinctoriae 372
Anemone hepatica 230
– *nemorosa* 370
Anethi fructus 60
Anethum graveolens 59
Angelica archangelica 60
– *sylvestris* 61
Angelicae radix 60
Angelikawurzel 60
Angenehmer Strophanthus 425
Angosturabaum 204
Angosturae cortex 204
Angosturarinde, Echte 204
Anguraté 294
Angustura 204
Anhalonium 271
Anhalonium lewinii 271
Anis 341
Anisi aetheroleum 341
– fructus 341
– stellati fructus 242
Aniskerbel 303
Anisöl 341
Anisum stellatum 242
Anserinae herba 358
Antelaea azadirachta 287
Antennaria dioica 61
Antennariae dioicae flos 61
Anthemidis flos 121
Anthemis cotula 285
– *nobilis* 121
Anthophylli 432
Anthoxanthum odoratum 62
Anthyllidis vulnerariae herba (flos) 63
Anthyllis vulneraria 63
Apfelbaum 279
Apfelbeere, Kahle 74
– Schwarzfrüchtige 74
Apfelschalen 279
Apfelsine 135
Apfelsinenschalenöl 135
Apii fructus 63
– semen 63
Apium graveolens 63
Apocynum androsaemifolium 65
– *cannabinum* 64
Aprikose 362
Aprikosenkernöl 362
Aqua laurocerasi 364
Aquilegia vulgaris 65
Aquilegiae herba 65

Arabisches Gummi 33
Arachidis oleum 66
Arachis hypogaea 26, 66
Aralia racemosa 67
Arctium lappa 67
– *minus* 67
– *tomentosum* 67, 68
Arctostaphylos uva-ursi 68
Areca catechu 70
Arecae semen 70
Arekanuss 70
Arekapalme 70
Arisaema atrorubens 70
– *triphyllum* 70
Aristolochia clematitis 71
Aristolochiae herba (radix) 71
Armeniaca vulgaris 362
Armoracia lapathifolia 72
– *rusticana* 72
Armoraciae rusticanae radix 72
Arnica chamissonis 74
– *montana* 73
Arnicae flos 74
Arnika 73
Arnika, Wiesen- 74
Arnikablüten 73, 74
Aron, Dreiblättriger 70
Aronia melanocarpa 74
Aroniae fructus 74
Aronstab, Gefleckter 79
– Italienischer 79, 80
Artemisia abrotanum 75
– *absinthium* 76
– *annua* 77
– *cina* 78
– *dracunculus* 78
– *pontica* 77
– *vulgaris* 78
Artemisiae herba 78
Artischocke 160
Artischockenblätter 161
Arum dracunculus 80
– *italicum* 80
– *maculatum* 79
– *triphyllum* 70
Arznei-Baldrian 464
Arznei-Mohn 325
Asa foetida 193
Asant, Stink- 193
Asari radix 80
Asarum europaeum 80
Asclepias syriaca 81
– *tuberosa* 81
Ascophyllum nodosum 200, 201
Asiatische Kermesbeere 338
Asiatischer Wassernabel 116
Asiatisches Wassernabelkraut 116
Aspalathi linearis herba 82
Aspalathus linearis 82
Asparagi radix (rhizoma) 82
Asparagus officinalis 82
Asperula odorata 206
Asperulae herba 206
Aspidium filix-mas 171
Aspidosperma quebracho-blanco 83
Astracantha gummifera 84
Astragalus brachycentrus 84
– *gummifer* 84
– *microcephalus* 84
Astrantia major 399
Atropa bella-donna 84
Attich 396
Attichwurzel 396

Aufgeblasene Lobelie 269
Aufrechte Waldrebe 137
Aufrechtes Glaskraut 325
Augentrost, Großer 190
Augentrostkraut 190
Aurantii amari epicarpium 135
– amari flavedo 135
– amari floris aetheroleum 135
– dulcis aetheroleum 135
– flos 135
– folium 135
– fructus immaturi 135
Avena sativa 86
Avenae fructus excorticatus 86
– herba 86
– stramentum 86
Avocado oleum 331
Avocadobaum 331
Avocadoöl 331
Ayahuascaliane 329
Azadirachta indica 287
Azalee 380
Azaroldorn 153
Azteken-Salbei 395

Bach-Nelkenwurz 214, 215
Bärentraube, Echte 68
Bärentraubenblätter 68
Bärlapp, Keulen- 274
Bärlappkraut 275
Bärlappsporen 275
Bärlauch 51
Baldrian, Arznei- 464
– Großer 464
– Indischer 118
– Mexikanischer 118
– Roter 117
Baldrianwurzel 464
Ballonrebe, Salzfass- 105
Ballonrebenkraut 105
Ballota nigra 87
Ballotae nigrae herba 87
Balsamapfel 297
Balsambirne 297
Balsamita major 435
Balsamitae herba 435
Balsamkraut 435
Balsam-Pappel 356
Balsamum canadense 453
– Copaivae 148
– peruvianum 302
– tolutanum 303
Banisteriopsis caapi 329
Baptisia tinctoria 87
Baptisiae tinctoriae radix 87
Baptisie 87
Barbados-Aloe 52
Barbadoskirsche 279
Bardanae radix 67
Barosma betulina 42
Barosmae folium 42
Bartflechte 461
Bartflechtenextrakt 461
Basilici herba 310
Basilienkraut 310
Basilikum 310
Basilikum(kraut) 310
Bastard-Teak 367
Bauernlilie 266
Bauernrose 321
Baumförmige Engelstrompete 97
Baumrose 45
Baumwolle, Behaarte 219

– Krautige 219
Baumwollsaatöl 219
Baylahuén 223
Bayöl 341
Bayrumbaum 341
Behaarte Baumwolle 219
– Strophanthussamen 426
Behaarter Gift-Sumach 381
– Knorpelbaum 126
Behaartes Bruchkraut 231
Beifuß, Bitterer 76
– Einjähriger 77
– Gewöhnlicher 78
Beifußkraut 78
Beinwell, Gewöhnlicher 430
Beinwellblätter 431
Beinwellwurzel 431
Belladonna 84
Belladonnablätter 84
Belladonnae folium 84
– radix 84
Belladonnawurzel 84
Bellidis flos (herba) 88
Bellis perennis 88
Benediktenkraut 138
Benediktenwurzel 214
Benzoe 428
– Siam- 428
– Sumatra- 428
Benzoe-Storaxbaum 428
Berberidis fructus 89
– radicis cortex 89
Berberis aquifolium 278
– *vulgaris* 89
Berberitze, Gewöhnliche 89
Berberitzenwurzelrinde 89
Bergamotte 136
Berg-Bohnenkraut 403
Berg-Flockenblume 115
Berglorbeer, Amerikanischer 251
– Kalifornischer 456
Berg-Weidenröschen 180
Bergwohlverleih 73
Bertramwurzel, Deutsche 436
Berufkraut, Kanadisches 147
Besenginster, Gewöhnlicher 162
Besenginsterblüten 162
Besenginsterkraut 162
Besenheide 99
Beta vulgaris 90
Bete, Rote 90
Betelbissen 345
Betelnuss 70
Betelnusspalme 70
Betel-Pfeffer 345
Betonica officinalis 91
Betonicae herba 91
Betonienkraut 91
Betula alba 91
– *lenta* 209
– *pendula* 91
– *pubescens* 93
– *verrucosa* 91
Betulae folium 92
– pix 92
Bibernelle, Dornige 401
– Große 343
– Kleine 342
Bibernellwurzel 342
Bilsenkraut, Ägyptisches 237
– Schwarzes 236
Bilsenkrautblätter 236
Bilsenkrautöl 237
Bingelkraut, Einjähriges 296

– Wald- 296
Birke, Hänge- 91
– Moor- 93
– Warzen- 91
– Zucker- 209
Birkenblätter 92
Birkenteer 92
Bischofskrautfrüchte 56
Bistorta officinalis 354
Bistortae rhizoma 355
Bitterapfel 134
Bittere Schleifenblume 240
Bitterer Beifuß 76
–Fenchel 196
Bitteres Kreuzblümchen 353
– Schaumkraut 306
Bitterfenchelöl 196
Bittergras 47
Bitterholz 371
Bitterholzbaum, Jamaika- 371
– Surinam- 371
Bitterklee 295
Bitterkleeblätter 295
Bitterorange 134
Bitterorangenblüten 135
Bitterorangenblütenöl 135
Bitterorangenschale 135
Bittersüßer Nachtschatten 418
Bittersüßstängel 418
Blankenheimer Tee 203
Blasentang 200
Blasse Schwertlilie 244
Blassfarbene Sonnenhutwurzel 173
Blassfarbener Sonnenhut 173
Blaubeere 462
Blaue Kardinalsblume 270
Blauer Eisenhut 35
Blumen-Esche 199
Blutroter Storchschnabel 214
Blut-Weiderich 277
Blutweiderichkraut 277
Blutwurz 359
– Kanadische- 398
Bobaum 195
Bockshornklee, Griechischer 450
Bockshornsamen 450
Bohne, Garten- 335
Bohnenkraut, Berg- 403
– Sommer- 402
– Winter- 403
Bohnenschalen 336
Boldi folium 335
Boldo 335
Boldoblätter 335
Boraginis herba 93
– oleum 93
Borago officinalis 93
Borrago officinalis 93
Borretsch 93
Borretschkraut 93
Borretschsamenöl 93
Böser Heinrich 296
Boswellia carteri 94
– *sacra* 94
– *serrata* 94
Brasilianisches Jalapenharz 244
Brassica campestris 95
– *juncea* 96
– *napus* 95
– *nigra* 95
– *oleracea* 96
– *rapa* 95
Brauner Senf 96

Braunwurz, Knotige 405
Braunwurzkraut(-wurzel) 405
Brechnussbaum 427
Brechnuss-Samen 428
Brechwurz 80
Brechwurzel 118
Brennende Sterkulie 424
Brennnessel, Große 458
– Kleine 460
Brennnesselblätter 458
Brennnesselfrüchte 459
Brennnesselkraut 458
Brennnesselwurzel 458
Brombeerblätter 388
Brombeere 388
Bruchkraut, Behaartes 231
– Kahles 230
Brugmansia arborea 97
– *sanguinea* 97
– *suaveolens* 97
– × *candida* 97
Brunnenkresse, Gewöhnliche 305
Brunnenkressekraut 305
Brutblatt 251
Brutblatt, Gefiedertes 251
Bryonia alba 98
– *cretica* 98
– *dioica* 98
Bryoniae radix 98
Bryophyllum daigremontianum 251
Bucco 42
Bucco folium 42
Buccoblätter 42
Buccostrauch 42
Buchenholzteer 192
Buchenteer 192
Buchweizen, Echter 191
Buchweizenkraut 191
Bulbus, Allii cepae 49
Bursae pastoris herba 103
Burzeldorn, Erd- 448
Büschelbohne, Indische 158
Buschklee, Kopfiger 264
– Thunbergs 264
Buschwindröschen 370
Butternussbaum 248

Cacao oleum 443
– semen 443
– seminis cortex 443
– testa 443
Cacti grandiflori flos (herba) 408
Cactus 19, 408
Cajeputi aetheroleum 287
Caladium seguinum 19, 167
Calami rhizoma 36
Calamus aromaticus 36
Calcatrippae flos 146
Calendula officinalis 99
Calendulae flos 99
Calluna vulgaris 99
Callunae flos 100
– herba 100
Caltha palustris 100
Calystegia sepium 244
Camellia sinensis 101
Campher 131
Camphora 131
Camu-Camu-Frucht 279
Canella alba 133
– *winterana* 133

Cannabis sativa 102
Cannabisharz 103
Cannabiskraut 103
Capsella bursa-pastoris 103
Capsici fructus 104
Capsicum annuum 104, 105
– *frutescens* 104
Carbo Tiliae 447
Carbo vegetabilis 92, 192
Cardamine amara 306
– *pratensis* 306
Cardamomi fructus 176
Cardiospermi halicacabi herba 105
Cardiospermum halicacabum 105
Cardui mariae fructus 414
– mariae herba 414
Carduus benedictus 138
– *marianus* 413
– *personata* 13
Carex arenaria 106
Carica papaya 107
Caricae (pseudofructus) 194
Caricis rhizoma 106
Carlina acaulis 108
Carlinae radix 108
Carnaubawachs 149
Carrageen 127
Carthami flos 108
– oleum 108
Carthamus tinctorius 108
Carum carvi 109
Carvi aetheroleum 109
– fructus 109
Caryophyllatae (aquaticae) radix 215
Caryophylli floris aetheroleum 432
– flos 432
Caryophyllus 432
Cascara sagrada 198
Cascararinde 198
Cascarilla 154, 155
Cascarillae cortex 155
Cascarillarinde 155
Cashewnussbaum 57
Cashewnüsse 57
Cassava 282
Cassia acutifolia 410
– *angustifolia* 411
– *fistula* 200
Cassiae flos 132
Cassiaöl 132
Castanea sativa 110
– *vesca* 110
Castaneae folium 110
Catechu 33
Catechu, Gambir- 457
Catha edulis 111
Catharanthus roseus 112
Caulophylli radix (rhizoma) 113
Caulophyllum thalictroides 112
Cayennepfeffer 104
Ceanothus americanus 113
Cedri ligni aetheroleum 114
Cedron 414
Cedronbaum 414
Cedronis semen 414
Cedronsame 414
Cedrus atlantica 114
– *libani* 114
Centaurea cyanus 114
– *montana* 115
Centaurii herba 115

Centaurium erythraea 115
– *umbellatum* 115
Centella asiatica 116
Centellae asiaticae herba 116
Centranthi radix 117
Centranthus ruber 117
Cepa 49
Cephaelis acuminata 118
– *ipecacuanha* 118
Cera Carnaubae 149
Cerasus virginiana 365
– *vulgaris* 363
Ceratonia siliqua 119
Ceratoniae fructus 119
– semen 119
Cereus grandiflorus 407
Cetaceum 415
Cetraria islandica 120
Ceylon-Zimtbaum 131
Ceylon-Zimtrinde 131
Chamaedrys 441
Chamaedrys herba 441
Chamaelirii lutei rhizoma 120
Chamaelirium luteum 120
Chamaemelum nobile 121
Chamomilla recutita 284
– *romana* 121
– *suaveolens* 285
Chamomillae flos 285
– romanae flos 121
Chaparral-Tea 258
Cheiranthi cheiri semen (herba) 183
Cheiranthus cheiri 183
Chelidonii herba 122
– radix 122
Chelidonium majus 122
Chelone glabra 123
Chenopodii aetheroleum 124
– ambrosioidis herba 123
Chenopodium ambrosioides 123
– *anthelminticum* 124
– *olidum* 124
– *quinoa* 184
– *vulvaria* 124
Chilenischer Seifenbaum 373
Chimaphila umbellata 124
China 130
Chinarinde 130
Chinarindenbaum, Roter 129
Chinesische Gallen 381
– Zimtrinde 132
Chinesisches Meerträubel 178
Chionanthi virginici radicis cortex 125
Chionanthus virginicus 125
Chondodendron tomentosum 126
Chondrus crispus 127
Christophskraut 37
Christrose 229
Chrysanthemi cinerariifolii flos 436
– parthenii herba 437
Chrysanthemum parthenium 437
– *vulgare* 438
Cichorii radix (herba) 127
Cichorium intybus 127
Cicuta virosa 128
Cimicifuga racemosa 128
Cimicifugae racemosae rhizoma 129
Cimicifuga-Wurzelstock 129
Cina 78
Cinae flos 78

Centaurium erythraea 115
Cinchona calisaya 130
– *ledgeriana* 130
– *officinalis* 130
– *pubescens* 129
– *succirubra* 129
Cinchonae cortex 130
Cineraria maritima 409
Cinnamomi cassiae aetheroleum 132
– chinensis cortex 132
– cortex 131
– zeylanici corticis aetheroleum 132
– zeylanici folii aetheroleum 132
Cinnamomum aromaticum 132
– *camphora* 130
– *cassia* 132
– *verum* 131
– *zeylanicum* 131
Cisti cretici herba 133
Cistus canadensis 133
– *creticus* 133
– *incanus* 133
Citri (limonis) pericarpium 136
– paradisi semen 137
Citronell(a)gras 160
Citrullus colocynthis 134
Citrus aurantium 134
– *bergamia* 136
– *grandis* 137
– *limon* 136
– *maxima* 137
– *medica* 136
– *sinensis* 135
– *vulgaris* 135
– × *paradisi* 137
Claviceps purpurea 406
Clematis recta 137
– *vitalba* 138
Cnici benedicti herba 138
Cnicus benedictus 138
Cocae folium 184
Cocculi fructus 58
Cocculus 58
Coccus cacti 315
Cochlearia officinalis 139
– *pyrenaica* 139
Cochleariae herba 139
Cocois oleum 140
Cocos nucifera 140
Coffea arabica 20, 140
– *canephora* 140
– *liberica* 140
– *robusta* 140
– *tosta* 141
Coffeae carbo 140
Cola acuminata 142
– *nitida* 142
Colae semen 142
Colchici semen 142
Colchicum autumnale 14, 142
Collinsonia canadensis 143
Collinsonie, Kanadische 143
Colocynthidis fructus 134
Colocynthis 134
Colombo radix 246
Colophonium 344
Columbo 246
Comfrey 431
Commiphora abyssinica 144
– *momol* 144
– *myrrha* 144
– *schimperi* 144

Condurango 284
Condurango cortex 284
Condurangorinde 284
Conium maculatum 144
Consolida regalis 146
Consolidae radix 431
– *regalis flos* 146
Convallaria keiskei 146
– *majalis* 146
Convallariae flos 147
– herba 146
Convolvuli herba 147
Convolvulus arvensis 147
– *jalapa* 243
– *scammonia* 244
Conyza canadensis 147
Copaifera coriacea 148
– *langsdorfii* 148
– *officinalis* 148
– *reticulata* 148
Copernicia cerifera 149
– *prunifera* 149
Coriandri fructus 150
Coriandrum sativum 150
cortex, Angosturae 204
– Berberidis radicis 89
– Cacao seminis 443
– Cascarillae 155
– Chionanthi virginici radicis
125
– Cinchonae 130
– Cinnamomi 131
– Cinnamomi chinensis 132
– Condurango 284
– Crotonis eluteriae 155
– Frangulae 198
– Fraxini 199
– Granati 370
– Hamamelidis 223
– Harunganae madagascariensis
et folium 225
– Hippocastani 40
– Mezerei 163
– Piri mali fructus 279
– Populi 357
– Poterii radicis 401
– Pruni africanae 362
– Pygei africani 362
– Quebracho 83
– Quercus 372
– Quillajae 373
– Rhamni purshianae 199
– Rhois aromaticae radicis 380
– Salicis 392
– Syzygii cumini (jambolani)
432
– Tabebuiae 434
– Ulmi 456
– Viburni prunifolii 472
– Xanthoxyli 481
– Yohimbe(he) 327
Corydalis bulbosa 150
– *cava* 150
– cavae tuber (rhizoma) 151
– formosa 151
Coryli avellanae folium 151
Corylus avellana 151
Costus dulcis 133
Coumarouna 289
Cranberry 462
Crataegi flos 152
– folium cum flore 152
– fructus 153
Crataegus azarolus 153

– *curvisepala* 152
– *laevigata* 152
– *monogyna* 152
– *nigra* 153
– *oxyacantha* 152
– *pentagyna* 153
– *rhipidophylla* 152
Croci stigma 154
Crocus sativus 154
Croton eluteria 154
– *tiglium* 155
Crotonis eluteriae cortex 155
– oleum 155
Cubeba 345
Cubebae fructus 345
Cucurbita pepo 156
Cucurbitae semen 156
Cumin 110
Cuminum cyminum 110
Cupressi aetheroleum 157
Cupressus sempervirens 156
Curaçao-Aloe 52
Curare 126, 427
Curcuma domestica 157
– *longa* 157
– *xanthorrhiza* 158
– *zanthorrhiza* 158
– *zedoaria* 158
Curcumae longae rhizoma 157
– xanthorrhizae rhizoma 158
Curcumawurzelstock 157
Curcumawurzel, Javanische 157
Cusparia febrifuga 205
– *officinalis* 204
Cyamopsidis seminis pulvis 158
– *tetragonoloba* 158
Cyani flos 114
– majoris flos 115
Cyclamen europaeum 159
– *purpurascens* 159
Cyclopia 82
Cydonia oblonga 159
Cydoniae semen 159
Cymbopogon citratus 160
– *flexuosus* 160
– *nardus* 160
– *winterianus* 160
Cymbopogonis citrati aether-
oleum 160
Cynara cardunculus 160
– *scolymus* 160
Cynarae folium 161
Cynoglossi herba (radix) 162
Cynoglossum officinale 161
Cynosbati fructus 384
Cytisi scoparii flos 162
– scoparii herba 162
Cytisus laburnum 254
– *scoparius* 162

Dach-Hauswurz 408
Dactylopius coccus 315
Dalmatinische Insektenblume
436
Dalmatinisches Salbeiöl 394
Damaszener Rose 386
Damiana 454
Damianablätter(-kraut) 454
Damianae folium (herba) 454
Daphne mezereum 21, 163
Datisca cannabina 163
Datura arborea 97
– *stramonium* 164
Dauci carotae radix 165

Daucus carota 165
Delphinium consolida 146
– *staphisagria* 165
Deutsche Bertramwurzel 436
– Kapern 101
– Schwertlilie 244
Deutsches Lactucarium 255
Dicentra canadensis 151
Dictamni (albi) radix (folium)
166
– *cretici* herba 316
Dictamnus albus 166
Dieffenbachia maculata 167
– *picta* 167
– *seguine* 19, 167
Dieffenbachie 167
Digitalis ambigua 168
– *grandiflora* 168
– *lanata* 167
– *lanatae* folium 167
– *lutea* 168
– *purpurea* 29, 168
– *purpureae* folium 168
Digitalis-lanata-Blätter 167
Digitalis-purpurea-Blätter 168
Dill 59
Dillfrüchte 60
Dillsamen 60
Dionaeae herba recens 169
Dionaea muscipula 169
Dioscorea alata 169
– *batatas* 169
– *opposita* 169
– *villosa* 169
Diptam, Kretischer 316
– Weißer 166
Diptamdost 316
Diptamwurzel(-blätter) 166
Dipteryx odorata 289
– *oppositifolia* 289
Distel, Kletten- 13
Distelöl 108
Doldiges Winterlieb 124
Dolichos pruriens 300
Dornbibernelle-Wurzelrinde
401
Dornige Bibernelle 401
– Hauhechel 314
Dost, Echter 317
– Kretischer 318
Dostenkraut 318
Drachenkopf, Moldauischer
170
Drachenkopfkraut 170
Drachenwurz 80
Dracocephali herba 170
Dracocephalum moldavica 170
Dracunculus vulgaris 80
Dreiblatt 451
Dreiblättriger Aron 70
Dreilappige Salbeiblätter 393
Dreilappiger Salbei 393
Drimia maritima 458
Drosera anglica 171
– *intermedia* 171
– *longifolia* 171
– *madagascariensis* 171
– *peltata* 171
– *ramentacea* 171
– *rotundifolia* 171
Droserae herba 171
Dryopteris filix-mas 171
Duboisia leichhardtii 172
– *myoporoides* 172

Duboisia-Blätter 172
Duboisiae folium 172
Duboisie 172
Duftender Sumach 380
Dulcamara 418
Dulcamarae stipites 418
Dunkelpurpurrotes Pfaffenhüt-
chen 187
Dunkles Lungenkraut 368
Durchwachsenblättriger Wasser-
dost 187

Eberesche 422
Ebereschenbeeren 422
Eberraute 75
Eberrautenbeifuß 75
Eberreis 75
Eberwurz, Stängellose 108
Ebuli radix 396
Ecballium elaterium 173
Echinacea angustifolia 173, 174
– *pallida* 173
– *purpurea* 1, 174
Echinaceae angustifoliae radix
174
– pallidae radix 173
– purpureae herba 174
Echte Aloe 52
– Angosturarinde 204
– Bärentraube 68
– Engelwurz 60
– Goldrute 421
– Hauswurz 408
– Kamille 2/3, 284
– Kastanie 110
– Katzenminze 306
– Knorpelmöhre 56
– Myrte 304
– Nelkenwurz 214
– Osterluzei 71
– Petersilie 333
– Pfingstrose 321
– Schlüsselblume 360
– Vanille 466
– Verbene 267
– Wallwurz 430
– Walnuss 247
– Zypresse 156
Echter Alant 242
– Ammei 56
– Buchweizen 191
– Dost 317
– Ehrenpreis 470
– Eibisch 54
– Feigenbaum 194
– Feigenkaktus 314
– Galgant 53
– Ginseng 321
– Haarstrang 335
– Kaneel 131
– Kümmel 109
– Lavendel 22, 259
– Lein 30, 266
– Safran 154
– Salbei 394
– Schwarzkümmel 309
– Sellerie 63
– Steinklee 288
– Styraxbaum 428
– Thymian 446
– Ziest 91
– Zimt 131
Echtes Goldrutenkraut 421
– Herzgespann 262

– Katzenkraut 306
– Labkraut 206
– Löffelkraut 139
– Mädesüß 195
– Skammoniumharz 244
– Stiefmütterchen 474
– Tausendgüldenkraut 115
– Verbenenkraut 267
Edel-Gamander 441
Edelgamanderkraut 441
Edelkastanienblätter 110
Edel-Tanne 32
Edeltannenöl 32
Edeltannenzapfenöl 32
Efeu 225
Efeublätter 226
Efeublättriger Gundermann 216
Ehrenpreis, Echter 470
– Virginischer 471
Ehrenpreiskraut 470
Eibe, Europäische 440
– Pazifische 440
Eibisch, Echter 54
– Sabdariff- 231
Eibischblätter 55
Eibischwurzel 55
Eiche, Flaum- 373
– Gall- 372
– Stiel- 372
– Trauben- 371
Eichenrinde 372
Eichhornia crassipes 175
Einbeere, Vierblättrige 325
Eingriffeliger Weißdorn 152
Einjähriger Beifuß 77
Einjähriges Bingelkraut 296
Einkorn, Falsches 120
Einkornwurzel, Falsche 120
Eisenhut, Blauer 35
– Garten- 35
– Gelber 35
– Wolfs- 35
Eisenhutknollen 35
Eisenkraut, Gewöhnliches 469
Elaterium 173
Elefantenlaus, Westindische 57
Elettaria cardamomum 176
Eleutherococci radix 177
Eleutherococcus senticosus 176
Eleutherococcus-senticosus-Wurzel 176
Elymus repens 177
Engelstrompete, Baumförmige 97
Engelsüßwurzelstock 356
Engelwurz, Echte 60
– Wilde 61
Enzian, Gelber 25, 212
– Purpurroter 213
– Schwalbenwurz- 213
Enzianwurzel 212
Ephedra distachya 179
– *equisetina* 178
– *gerardiana* 178
– *shennungiana* 178
– *sinica* 178
– *vulgaris* 179
Epilobii parviflorae herba 179
Epilobium angustifolium 180
– *collinum* 180
– *montanum* 180
– *parviflorum* 179
– *roseum* 180

Equiseti herba 180
Equisetum arvense 180
– *hyemale* 181
– *palustre* 181
Erdbeerblätter 197
Erdbeere, Garten- 197
– Wald- 196
Erd-Burzeldorn 448
Erdnuss 26, 66
Erdnussöl 66
Erdrauch, Gewöhnlicher 201
– Kletternder 38
Erdrauchkraut 201
Erdsternchen 448
Erica 100
Ericae flos 100
– herba 100
Erigeron canadensis 147
Eriodictyon californicum 182
Eriodictyonblätter 182
Eriodictyonis folium 182
Erucae semen 415
Eryngii radix (herba) 182
Eryngium aquaticum 183
– *campestre* 182
– *maritimum* 183
– *planum* 183
– *yuccifolium* 183
Erysimi herba 416, 417
Erysimum cheiri 183
– *diffusum* 184, 417
– *officinale* 416
Erythroxylon coca 184
– *novogranatense* 184
Esche, Blumen- 199
– Gewöhnliche 199
– Manna- 199
– Weiss- 199
Eschenblätter 199
Eschenrinde 199
Eschscholzia californica 185
Eschscholziae herba 185
Eschscholzienkraut 185
Essigbaum 380
Essig-Rose 385
Esskastanie 110
Esskastanienblätter 110
Estragon 78
Eucalypti aetheroleum 186
– folium 186
Eucalyptus citriodora 289
– *fruticetorum* 186
– *globulus* 185
– *smithii* 186
– *viridis* 186
Eucalyptusblätter 186
Eucalyptusöl 186
Eugenia caryophyllata 431
– *cumini* 432
– *jambosa* 433
Eukalyptus, Gewöhnlicher 185
Euonymi fructus 187
Euonymus atropurpurea 187
– *europaea* 187
Eupatorii cannabini herba 188
Eupatorium cannabinum 188
– *perfoliatum* 187
– *purpureum* 188
Euphorbia cyparissias 188
– *lathyris* 190
– *resinifera* 189
Euphorbium 189
Euphrasia officinalis 190
– *stricta* 190

Euphrasiae herba 190
Europäische Eibe 440
– Haselwurz 80
– Lärche 257
Europäisches Pfaffenhütchen 187
Evonymus europaea 187
Exogonium purga 243

Fabae Tonco 289
Fabiana imbricata 191
Fabianae imbricatae herba 191
Fabianakraut 191
Fabianastrauch 191
Fädige Palmlilie 480
Färberdistel 108
Färberdistelblüten 108
Färberdistelöl 108
Färber-Ginster 211
Färberginsterkraut 211
Färberhülse 87
Färberhülsenwurzel 87
Färberröte 387
Färberwurzel 388
Fagi pix 192
Fagopyri esculenti herba 191
Fagopyrum esculentum 191
Fagus sylvatica 192
Falsche Akazie 384
– Einkornwurzel 120
– Grüne Nieswurz 468
– Weiße Nieswurz 468
Falsches Einkorn 120
Farfara 455
Farfarae folium 455
Farnwurzel 171
Faulbaum 10, 197
– Amerikanischer 198
Faulbaumrinde 197, 198
– Amerikanische 198
Federmohn 398
Feigen 194
Feigenbaum, Echter 194
Feigenkaktus, Echter 314
Feigwurz 374
Feld-Mannstreu 182
Feld-Thymian 445
Feld-Ulme 456
Fenchel 9
Fenchel, Bitterer 196
– Garten- 195
– Gewürz- 196
– Süßer 196
Fenchelholz 402
Fenchelholzbaum 402
Ferula assa-foetida 193
– *foetida* 193
– *galbaniflua* 193
– *gummosa* 193
– *moschata* 194
Fester Styrax (Storax) 428
Fetthenne, Alpen- 407
– Purpur- 407
Fetthennenkraut 407
Ficaria verna 374
Fichte, Gewöhnliche 338
– Schwarz- 339
Fichtennadelöl 338
Fichtenspitzen 338
Fichtentriebe 338
Ficus carica 194
–*religiosa* 195
Fieberbaum, Gewöhnlicher 185
Fieberklee 295
Fieberrindenbaum 129

Filicis rhizoma 171
Filipendula ulmaria 195
Filipendulae ulmariae herba 195
Filix 171
Filzige Klette 68
Fingerhut, Gelber 168
– Großblütiger 168
– Roter 29, 168
– Wolliger 167
Fingerkraut, Gänse- 358
– Gold- 359
– Kriechendes 359
Finger-Küchenschelle 369
Fingertang 255
Fischkörner 58
Flachblättrige Mannstreu 182, 183
Flachs 266
Flaum-Eiche 373
Flechte, Isländische 120
Fleischfarbene Passionsblume 326
Fliederbeeren 397
Fliegenholz 371
Flockenblume, Berg- 115
Flohsame 349
Flohsamen, Indische 350
Flohsamenschalen, Indische 350
Flohsamen-Wegerich 348
Flohsamen-Wegerich, Indischer 350
Flor de Piedra 271
Florentiner Schwertlilie 244
flos, Acaciae 366
– Alceae 45
– Antennariae dioicae 61
– Anthemidis 121
– Anthyllidis vulnerariae 63
– Arnicae 74
– Aurantii 135
– Bellidis 88
– Cacti grandiflori 408
– Calcatrippae 146
– Calendulae 99
– Callunae 100
– Carthami 108
– Caryophylli 432
– Cassiae 132
– Chamomillae 285
– Chamomillae romanae 121
– Chrysanthemi cinerariifolii 436
– Cinae 78
– Consolidae regalis 146
– Convallariae 147
– Crataegi 152
– Cyani 114
– Cyani majoris 115
– Cytisi scoparii 162
– Ericae 100
– Gnaphalii arenarii 228
– Gnaphalii dioici 61
– Graminis 62
– Helianthi annui 227
– Helichrysi 228
– Hibisci sabdariffae 231
– Koso 172
– Lamii albi 256
– Lavandulae 260
– Lupuli 234
– Malvae arboreae 45
– Malvae sylvestris 280
– Matricariae 285

– Millefolii 33
– Pedis Cati 61
– Primulae 360
– Pruni spinosae 366
– Pyrethri 436
– Rhoeados 323
– Rosae 385
– Sambuci 397
– Selenicerei grandiflori 408
– Sophorae japonicae 421
– Stoechados citrinae 228
– Tanaceti 438
– Tiliae 447
– Trifolii pratensis 449
– Verbasci 468
– Violae odoratae 474
Foeniculi amari aetheroleum 196
– amari fructus 196
– dulcis fructus 196
Foeniculum vulgare 9, 195
Foenum graecum 450
Föhre 344
folium, Adhatodae 250
– Althaeae 55
– Aurantii 135
– Barosmae 42
– Belladonnae 84
– Betulae 92
– Boldi 335
– Bucco 42
– Castaneae 110
– Cocae 184
– Coryli avellanae 151
– Crataegi cum flore 152
– Cynarae 161
– Damianae 454
– Dictamni (albi) 166
– Digitalis lanatae 167
– Digitalis purpureae 168
– Duboisiae 172
– Eriodictyonis 182
– Eucalypti 186
– Farfarae 455
– Fragariae 197
– Fraxini 199
– Gaultheriae 208
– Ginkgo 215
– Hamamelidis 223
– Hederae helicis 226
– Hippocastani 40
– Hyoscyami 236
– Jaborandi 339
– Juglandis 247
– Kalmiae 251
– Lauri 258
– Lippiae triphyllae 267
– Malvae 280
– Mate 240
– Melissae 289
– Menthae crispae 293
– Menthae piperitae 290
– Menyanthidis trifoliatae 295
– Myrti 304
– Myrtilli 462
– Nerii 307
– Nicotianae 308
– Oleae 313
– Oleandri 307
– Orthosiphonis 318
– Plantaginis lanceolatae 349
– Pruni lauroceparasi 364
– Rhododendri ferruginei 378
– Ribis nigri 382
– Rosmarini 386

– Rubi fruticosi 388
– Rubi idaei 389
– Salviae officinalis 394
– Salviae trilobae 393
– Sambuci 397
– Sedi magni 408
– Sempervivi tectori 408
– Sennae 410
– Steviae rebaudianae 425
– Stramonii 164
– Symphyti 431
– Theae 101
– Trifolii fibrini 295
– Urticae 458
– Uvae ursi 68
– Verbenae odoratae 267
– Vitis viniferae 478
– Vitis-idaeae 464
Folliculi Sennae 412
Fragaria moschata 197
– *vesca* 196
– *viridis* 197
Fragariae folium 197
Frangula alnus 10, 197
– *purshiana* 198
Frangulae cortex 198
Franzosenholz 221
Frauenmantel, Alpen- 47
Frauenmantelkraut 46
Frauenminze 435
Frauenwurzel 112, 113
Fraxini cortex 199
– folium 199
Fraxinus americana 199
– *excelsior* 199
– *ornus* 199
fructus, Agni casti 477
– Alkekengi 336
– Ammeos visnagae 56
– Ammi majoris 55
– Amomi 340
– Anethi 60
– Anisi 341
– Anisi stellati 242
– Apii 63
– Aroniae 74
– Aurantii immaturi 135
– Avenae excorticatus 86
– Berberidis 89
– Capsici 104
– Cardamomi 176
– Cardui mariae 414
– Carvi 109
– Ceratoniae 119
– Cocculi 58
– Colocynthidis 134
– Coriandri 150
– Crataegi 153
– Cubebae 345
– Cynosbati 384
– Euonymi 187
– Foeniculi 196
– Hippophae rhamnoides 232
– Lauri 258
– Mali sylvestris immaturi 279
– Malpighiae 279
– Myrtilli 462
– Papaveris immaturi 324
– Petroselini 333
– Phaseoli sine semine 336
– Pimentae 340
– Piperis nigri 347
– Pruni spinosae 366
– Rhamni catharicae 376

– Sabalis serrulatae 412
– Sambuci 397
– Sennae acutifoliae 410
– Sennae angustifoliae 411
– Sorbi aucupariae 422
– Urticae 459
– Vanillae 466
– Vitis-idaeae 464
Frühlings-Adonisröschen 38
Frühlings-Teufelsauge 38
Fuchs' Greiskraut 410
– Kreuzkraut 410
Fucus serratus 200
– *vesiculosus* 200
Fumaria officinalis 201
Fumariae herba 201
Fünfgriffeliger Weißdorn 153
Fußblatt, Indisches 352
– Schildförmiges 351
Fußblattwurzelstock 352

Gänseblümchen 88
Gänseblümchenblüten(-kraut)
88
Gänsefingerkraut 358
Gänse-Fingerkraut 358
Gänsefuß, Wohlriechender 123
Galanga 54
Galangae rhizoma 54
Galanthi bulbus 202
Galanthus nivalis 202
– *woronowii* 202
Galbanum 193
Galbensaft 193
Galega officinalis 202
Galegae herba 202
Galeopsidis herba 203
Galeopsis ochroleuca 203
– *segetum* 203
Galgant(wurzelstock) 54
Galgant, Echter 53
– Großer 54
Galii aparinis herba 205
– lutei herba 206
– odorati herba 206
Galinsoga parviflora 204
Galipea officinalis 204
Galium aparine 205
– *odoratum* 206
– *verum* 206
Gallae chinenses et japonicae 381
Gall-Eiche 372
Gallen, Chinesische 381
– Japanische 381
– Türkische 372
Gallen-Sumach 381
Galphimia glauca 207
Gamander, Edel- 441
– Katzen- 441
– Salbei- 442
Gamanderkraut 441
Gambir-Catechu 457
Garcinia hanburyi 208
– *mangostana* 208
– *morella* 208
Garcinie 208
Garten-Bohne 335
Gartenbohnenhülsen, Samenfreie
336
Garten-Eisenhut 35
Garten-Erdbeere 197
Garten-Fenchel 195
Garten-Kürbis 156
Garten-Lattich 255

Garten-Möhre 165
Garten-Petersilie 333
Garten-Rettich 375
Garten-Ringelblume 99
Garten-Sauerampfer 390
Garten-Spargel 82
Gauchheil, Acker- 58
Gaultheria procumbens 208
Gaultheriablätter 208
Gaultheriae folium 208
– aetheroleum 208
Gaultheriaöl 208
Gefiedertes Brutblatt 251
Gefleckter Aronstab 79
– Schierling 144
– Storchschnabel 214
Geflecktes Lungenkraut 368
Gei rivali radix 215
– urbani radix 214
Geißfuß, Gewöhnlicher 39
Geißfußkraut 39
Geißraute 202
Geißrautenkraut 202
Gelbe Katzenpfötchenblüten 228
– Narzisse 202
– Rübe 165
– Strophanthussamen 426
Gelber Eisenhut 35
– Enzian 25, 212
– Fingerhut 168
– Hohlzahn 203
– Jasmin 210
– Oleander 444
Gelbes Labkraut 206
– Sandelholz 400
Gelbhanf 163
Gelbholz 481
Gelbholzrinde 481
Gelbwurz(wurzelstock) 236
Gelbwurz, Javanische 157
– Kanadische 235
Gelbwurzel 157
Gelbwurzel(stock), Javanischer
158
Gelidium amansii 210
– *cartilagineum* 210
Gelsemii rhizoma 210
Gelsemium sempervirens 210
Gelsemiumwurzelstock 210
Genista tinctoria 211
Genistae (tinctoriae) herba 211
Gentiana asclepiadea 213
– *lutea* 25, 212
– *pannonica* 213
– *punctata* 213
– *purpurea* 213
Gentianae radix 212
Geometrischer Heidelbeerkaktus
303
Geranii robertiani herba 213
Geranium maculatum 214
– *odoratissimum* 213
– *robertianum* 213
– *sanguineum* 214
Geraniumöl 330
Gerber-Akazie 33
Germer, Amerikanischer 468
– Weißer 466
Germerwurzelstock 467
Gerste, Saat- 233
Geum rivale 215
– *urbanum* 214
Gewöhnliche Akelei 65
– Berberitze 89

– Brunnenkresse 305
– Esche 202
– Fichte 338
– Hasel 151
– Hundszunge 161
– Küchenschelle 370
– Mahonie 278
– Meerzwiebel 458
– Nachtkerze 311
– Ochsenzunge 162
– Pestwurz 332
– Quecke 177
– Schneebeere 430
– Sonnenblume 227
– Traubenkirsche 365
– Vogelmiere 424
– Waldrebe 138
– Wegwarte 127
Gewöhnlicher Beifuß 78
– Beinwell 430
– Besenginster 162
– Erdrauch 201
– Eukalyptus 185
– Fieberbaum 185
– Geißfuß 39
– Goldregen 254
– Löwenzahn 438
– Schneeball 472
– Seidelbast 21, 163
– Stechapfel 164
– Tüpfelfarn 10, 356
– Vogelknöterich 354
– Wacholder 248
– Wasserdost 188
– Wurmfarn 171
Gewöhnliches Eisenkraut 469
– Greiskraut 410
– Hirtentäschelkraut 103
– Katzenpfötchen 61
– Meerträubel 179
– Ruchgras 62
– Seifenkraut 400
Gewürz-Fenchel 196
Gewürznelken 432
Gewürznelkenbaum 431
Gewürzpaprika 105
Gewürz-Sumach 380
Gewürzsumachwurzelrinde 380
Gichtrübe 98
Giersch 39
Giftesche 125
Gifteschenwurzelrinde 125
Gift-Hahnenfuß 374
Giftjasmin 210
Gift-Lattich 254
Gift-Primel 361
Gigartina stellata 127
Ginkgo biloba 215
– extractum 215
– folium 215
Ginkgoblätter 215
Ginseng radix 322
Ginseng, Amerikanischer 322
– Echter 321
– Koreanischer 321
– Sibirischer 176
– Weißer 322
Ginsengwurzel 322
– Rote 322
Ginster, Färber- 211
Gipskraut, Rispiges 222
Glaskraut, Aufrechtes 325
Glechoma hederacea 216

Glechomae hederaceae herba 216
Glockenbilsenkraut 404
Glockenbilsenkrautwurzelstock 405
Glycine hispida 216
– *max* 216
– *soja* 217
Glycyrrhiza glabra 218
Gnaphalii arenarii flos 228
– *dioici flos* 61
Gnaphalium arenarium 228
– *dioicum* 61
Gold-Fingerkraut 359
Gold-Kreuzkraut 410
Goldlack 183
Goldlacksamen(-kraut) 183
Goldmelisse 298
Goldmelissenkraut 298
Goldregen, Gewöhnlicher 254
– Waterers 254
Goldrute, Echte 421
– Kanadische 420
– Riesen- 420
Goldrutenkraut 420
– Echtes 421
Gossypii oleum 219
Gossypium arboreum 219
– *barbadense* 219
– *depuratum* 219
– *herbaceum* 219
– *hirsutum* 219
Götterbaum 44
Gottesgnadenkraut 220
Graminis flos 62
Graminis rhizoma 177
Granat(apfelbaum)rinde 370
Granatapfelbaum 370
Granati cortex 370
Granatum 370
Grapefruit 137
Grapefruitsamen 137
Gratiola officinalis 220
Gratiolae herba 220
Graubehaarte Zistrose 133
Graue Walnuss 248
Grauer Schöterich 184, 417
Greiskraut, Fuchs' 410
– Gewöhnliches 410
– Weißfilziges 409
Griechische Salbeiblätter 393
Griechischer Bockshornklee 450
– Salbei 393
Grieswurzel 126
Grindelia robusta 220
– *squarrosa* 220
Grindeliae herba 220
Grindeliakraut 220
Grindelie, Kräftige 220
Großblütige Königskerze 468
Großblütiger Fingerhut 168
Große Ammeifrüchte 55
– Bibernelle 343
– Brennnessel 458
– Kapuzinerkresse 452
– Klette 67
– Knorpelmöhre 55
Großer Ammei 55
– Augentrost 190
– Baldrian 464
– Galgant 54
– Kolabaum 142
– Lavendel 260
– Odermennig 44
– Sauerampfer 389

– Wegerich 350
– Wiesenknopf 398
Großfrüchtige Moosbeere 462
Großkelchiger Weißdorn 152
Grüne Mateblätter 240
– Nieswurz 229
– Ross-Minze 293
Grüner Pfeffer 347
– Tee 101
Guajaci lignum 221
– *resina* 221
Guajacum officinale 221
– *sanctum* 221
Guajakharz 221
Guajakholz 221
Guajakholzbaum 221
Guar 158
Guaran 158
Guarana 327
Guaranapaste 327
Guaranasamen 327
Guaranastrauch 327
Guarbohne 158
Guargummi 158
Guarmehl 158
Gummi-Akazie 32
Gummi arabicum 33
– Arabisches 33
Gummigutt 208
Gummiliefernder Tragant 84
Gundelrebe 216
Gundelrebenkraut 216
Gundermann, Efeublättriger 216
Gundermannkraut 216
Gurkenkraut 59, 93
Gutti 208
Gypsophila arrostii 222
– *fastigiata* 222
– *paniculata* 222
– *perfoliata* 222
– *struthium* 222

Haarstrang, Echter 335
Hafer, Saat- 86
Haferflocken 86
Haferkraut 86
Haferstroh 86
Hagebutten 384
Hagebuttenfrüchte 385
Hagebuttenschalen 384
Hagedornbeeren 153
Hagenia abyssinica 172
Hahnenfuß, Gift- 374
– Knolliger 10, 374
Hamamelidis cortex 223
– *folium* 223
Hamamelis virginiana 28, 223
Hamamelisblätter 223
Hamamelisrinde 223
Hanf 102
Hanf, Amerikanischer 64
– Kanadischer 64
Hanfsamen 103
Hänge-Birke 91
Haplopappus baylahuen 223
Harmalae semen 328
Haronga madagascariensis 225
Harongabaum 225
Harongarinde und -blätter 225
Harpagophyti radix 224
Harpagophytum procumbens 224
– *zeyheri* 224
Hartheu, Tüpfel- 237
Harungana madagascariensis 225

Harunganae madagascariensis cortex et folium 225
Harzbildende Wolfsmilch 189
Haschisch 103
Haschischöl 103
Hasel, Gewöhnliche 151
Haselnussblätter 151
Haselwurz, Europäische 80
Haselwurzwurzel 80
Hasen-Klee 449
Hauhechel, Dornige 314
Hauhechelwurzel 314
Hauswurz, Dach- 408
– Echte 408
Hauswurzblätter 408
Hedera helix 225
Hederae helicis folium 226
– *terrestris herba* 216
Heidekraut 99
Heidelbeerblätter 462
Heidelbeere 462
Heidelbeerkaktus, Geometrischer 303
Heildolde 399
Heil-Ziest 91
Heilziestkraut 91
Helenenkraut 242
Helenii rhizoma 242
Helianthemum canadense 133
Helianthi annui flos 227
– *annui oleum* 227
Helianthus annuus 227
– *tuberosus* 227
Helichrysi flos 228
Helichrysum arenarium 228
Hellebori rhizoma 229
Helleborus niger 229
– *viridis* 229
Helonias dioica 120
Heloniaswurzel 120
Hemlocktanne, Kanadische 453
Hemlocktannennadelöl 453
Hepatica nobilis 230
– *triloba* 230
Hepaticae nobilis herba 230
Herba Abrotani 75
– Absinthii 76
– Adonidis 38
– Aegopodii podagrariae 39
– Agrimoniae 44
– Alchemillae 46
– Alliariae officinalis 48
– Anserinae 358
– Anthyllidis vulnerariae 63
– Aquilegiae 65
– Aristolochiae 71
– Artemisiae 78
– Aspalathi linearis 82
– Asperulae 206
– Avenae 86
– Ballotae nigrae 87
– Balsamitae 435
– Basilici 310
– Bellidis 88
– Betonicae 91
– Boraginis 93
– Bursae pastoris 103
– Cacti grandiflori 408
– Callunae 100
– Cardiospermi halicacabi 105
– Cardui mariae 414
– Centaurii 115
– Centellae asiaticae 116
– Chamaedrys 441

– Cheiranthi cheiri 183
– Chelidonii 122
– Chenopodii ambrosioidis 123
– Chrysanthemi parthenii 437
– Cichorii 127
– Cisti cretici 133
– Cnici benedicti 138
– Convallariae 146
– Convolvuli 147
– Cynoglossi 162
– Cytisi scoparii 162
– Damianae 454
– Dictamni cretici 316
– Dionaeae recens 169
– Dracocephali 170
– Droserae 171
– Echinaceae purpureae 174
– Epilobii parviflorae 179
– Equiseti 180
– Ericae 100
– Eryngii 182
– Erysimi 416, 417
– Eschscholziae 185
– Eupatorii cannabini 188
– Euphrasiae 190
– Fabianae imbricatae 191
– Fagopyri esculenti 191
– Filipendulae ulmariae 195
– Fumariae 201
– Galegae 202
– Galeopsidis 203
– Galii aparinis 205
– Galii lutei 206
– Galii odorati 206
– Genipi veri 35
– Genistae (tinctoriae) 211
– Geranii robertiani 213
– Glechomae hederaceae 216
– Gratiolae 220
– Grindeliae 220
– Hederae terrestris 216
– Hepaticae nobilis 230
– Herniariae 231
– Hyperici 237
– Hyssopi 239
– Iberidis 240
– Ivae moschatae 35
– Knautiae arvensis 252
– Lamii albi 256
– Larreae divaricatae 258
– Ledi palustris 261
– Leonuri cardiacae 262
– Lini cathartici 267
– Lobeliae 270
– Lycopi 275
– Lycopodii 275
– Lysimachiae 276
– Lysimachiae purpureae 277
– Lythri 277
– Majoranae 317
– Marrubii 283
– Marrubii nigri 87
– Meliloti 288
– Menthae longifoliae 294
– Mentzeliae 295
– Mercurialis 296
– Millefolii 33
– Monardae didymae 298
– Nasturtii 305
– Nasturtii majeris 306
– Nepetae catariae 306
– Origani vulgaris 318
– Palo ondo 258
– Parietariae 325

– Passiflorae 326
– Plantaginis lanceolatae 349
– Polygoni avicularis 354
– Polygoni hydropiperis 355
– Pulegii 292
– Pulmonariae 368
– Pulmonariae arboreae 269
– Pulsatillae 369
– Rorellae 171
– Rumicis acetosae 389
– Ruperti 213
– Rutae 391
– Salicariae 277
– Sanguisorbae 398
– Saniculae 399
– Sarothamni scoparii 162
– Saturejae 402
– Saturejae montanae 403
– Saxifragae 403
– Sclareae 395
– Scrophulariae 405
– Sedi acris 406
– Sedi telephii 407
– Selenicerei grandiflori 408
– Senecionis fuchsii 410
– Serpylli 445
– Sisymbrii officinalis 416
– Solidaginis 420
– Solidaginis virgaureae 421
– Stellariae mediae 424
– Tanaceti parthenii 437
– Teucrii 441
– Teucrii scorodoniae 442
– Thymi 446
– Tropaeoli 452
– Urticae 458
– Verbenae 470
– Veronicae 470
– Vincae minoris 472
– Vincae pervincae 472
– Violae (tricoloris) cum flore 474
– Virgaureae 421
– Visci 476
Herbst-Alraune 281
Herbst-Zeitlose 14, 142
Herbstzeitlosensamen 142
Herniaria glabra 230
– *hirsuta* 231
Herniariae herba 231
Herzblättrige Mentzelia 294
Herzblume, Kanadische 151
Herzgespann, Echtes 262
Herzgespannkraut 262
Herzsame 105
Heublumen 62
Hibisci sabdariffae flos 231
Hibiscus sabdariffa 231
Hibiscusblüten 231
Himbeerblätter 389
Himbeere 388
Hippocastani cortex 40
– folium 40
– semen 40
Hippophae rhamnoides 232
– rhamnoides fructus 232
– rhamnoides oleum 232
Hirschkolben-Sumach 380
Hirschzunge 356
Hirtentäschelkraut, Gewöhnliches 103
Hohe Schlüsselblume 361
Hoher Steinklee 288, 289
Hohler Lerchensporn 150

Hohlzahn, Gelber 203
Hohlzahnkraut 203
Holunder, Schwarzer 396
– Trauben- 396
– Zwerg- 396
Holunderbeeren 397
Holunderblätter 397
Holunderblüten 397
Holzteer 344
Honduras-Sarsaparille 417
Honigbuschtee 82
Honigkraut 425
Honigkrautblätter 425
Hopfen 234
Hopfenblüten 234
Hopfendrüsen 234
Hopfenmehl 234
Hopfenstrauch 366
Hopfenzapfen 234
Hordeum vulgare 233
Hortensie, Wald- 235
Huflattich 454
Huflattichblätter 455
Hügel-Weidenröschen 180
Humulus lupulus 234
Hundertblättrige Rose 23, 386
Hundskamille, Stinkende 285
Hundspetersilie 41
Hunds-Rose 384
Hundszunge, Gewöhnliche 161
Hundszungenkraut(-wurzel) 162
Hydrangea arborescens 235
Hydrastis canadensis 235
– rhizoma 236
Hydrastiswurzel 236
Hydrocotyle asiatica 116
Hydropiper 355
Hyoscyami folium 236
– oleum 237
Hyoscyamus muticus 237
– *niger* 236
– scopolia 405
Hyoscyamusblätter 236
Hyperici herba 237
Hypericum perforatum 13, 237
Hypoxidis tuber 238
Hypoxis hemerocallidea 238
– *rooperi* 238
Hypoxis, Taglilien- 238
Hypoxisknollen 238
Hyssopi herba 239
Hyssopus officinalis 239

Iberidis herba 240
Iberis amara 240
Ignatia 427
Ignatii semen 427
Ignatiusbohne 426
Ignatzbohne 427
Ilex aquifolium 241
– *paraguariensis* 240
Illicium verum 242
Immergrün, Keines 472
– Madagaskar- 112
Immergrünkraut 472
Imperatoria ostruthium 334
Imperatoriae rhizoma 334
Indianernessel 298
Indigo, Wilder 87
Indigowurzel, Wilde 87
Indische Büschelbohne 158
– Flohsamen 350
– Flohsamenschalen 350
– Justizie 250

– Narde 305
– Nardenwurzel 305
– Schlangenwurzel 375
Indischer Baldrian 118
– Flohsamen-Wegerich 350
– Nierentee 318
– Sesam 412
– Tragant 424
– Weihrauch 94
Indisches Fußblatt 352
– Melissenöl 161
Ingwer 482
Ingwerwurzelstock 482
Inka-Tee 434
Insektenblume, Dalmatinische 436
– Persische 435
Insektenblüten 436
Inula helenium 242
Ipecacuanhae radix 118
Ipomoea operculata 244
– *orizabensis* 244
– *purga* 243
Iridis rhizoma 16, 244
Iris florentina 244
– *germanica* 244
– *pallida* 244
– *versicolor* 245
Irländisches Moos 127
Isländische Flechte 120
Isländisches Moos 120
Ispaghula-Samen 350
Italienischer Aronstab 79, 80
Ivae moschatae herba 35
Ivakraut 35

Jaborandi 340
Jaborandi folium 339
Jaborandiblätter 339
Jaborandistrauch, Paraguay- 339
Jalapa 243
Jalapae resina 243
– tuber 243
Jalapenharz 243
– Brasilianisches 244
Jalapenwinde 243
Jalapenwurzel 243
Jamaika-Bitterholzbaum 371
Jambolanapflaume 432
Jambosa caryophyllus 431
Jambulbaum 432
Jambulrinde 432
Japanische Gallen 381
– Minze 292
Japanischer Pagodenbaum 421
– Pfeffer 481
Jasmin, Gelber 210
Jateorhiza columba 246
– *palmata* 246
Jatropha curcas 246
Jatrophae oleum 246
– semen 246
Javanische Curcumawurzel 157
– Gelbwurz 157, 158
Javanischer Gelbwurzel(stock) 158
Javatee 318
Jesuitentee 123
Johannisbeerblätter, Schwarze 382
Johannisbeere, Schwarze 382
Johannisbrot 119
Johannisbrotbaum 119
Johannisbrotsamen 119

Johanniskraut 237
Johanniskraut, Tüpfel- 13, 237
Jojobaöl 415
Jojobastrauch 415
Jojobawachs 415
Juckbohne 300
Judenkirsche 336
Juglandis folium 247
Juglans cinerea 248
– regia 247
Juniperi aetheroleum 248
– lignum 248
– pseudo-fructus 15, 248
Juniperus communis 248
– oxycedrus 249
– sabina 249
– virginiana 114
Jusiticia adhatoda 250
Justizie, Indische 250

Kaffee 140
Kaffeekohle 140
Kaffeestrauch 20, 140
Kahle Apfelbeere 74
– Schildblume 123
Kahles Bruchkraut 230
– Süßholz 218
Kajeputöl 287
Kakaobaum 443
Kakaobohnen 443
Kakaobutter 443
Kakaofett 443
Kakaomasse 443
Kakaosamen 443
Kakaoschalen 444
Kaktus, Peyote- 271
Kalabarbohne 337
Kalabarnuss 337
Kalanchoe daigremontiana 251
– pinnata 251
Kalifornischer Berglorbeer 456
– Mohn 185
Kalifornisches Mohnkraut 185
Kalmia latifolia 251
Kalmiae folium 251
Kalmus 36
Kamala 172
Kamille, Echte 2/3, 284
– Römische 121
– Strahlenlose 285
Kamillenblüten 15, 285
Kamillenfluidextrakt 285
Kamillenöl 285
Kampfer 131
Kampferbaum 130
Kanadabalsam 453
Kanadische Blutwurz 398
– Collinsonie 143
– Gelbwurz 235
– Goldrute 420
– Hemlocktanne 453
– Herzblume 151
Kanadischer Blutwurzwurzelstock 398
– Hanf 64
– Tee 209
Kanadisches Berufkraut 147
– Sonnenröschen 133
Kaneel, Echter 131
– Weißer 133
Kap-Aloe 52
Kapern, Deutsche 101
Kapstachelbeere 337
Kapuzinerkresse, Große 452

Kapuzinerkressenkraut 452
Karaya-Gummi 424
Kardamom 176
Kardamomfrüchte 176
Kardinalsblume, Blaue 270
Kardobenediktenkraut 138
Karnaubapalme 149
Karoben 119
Karotte 165
Kartoffel 419
– Afrikanische 238
Kartoffel-Rose 385
Kartoffelstärke 419
Kaschunüsse 57
Kaschuschalenöl 57
Käsepappelblätter 280
Kaskarillbaum 154
Kaskarillrinde 155
Kassia-Zimt 132
Kastanie, Echte 110
Kastanien 40
Kat(h) 111
Katechu 33
Katemfe 442
Kathstrauch 111
Katzenbart 318
Katzen-Gamander 441
Katzenkralle 456
Katzenkrallenwurzel 457
Katzenkraut, Echtes 306
Katzenmelisse 306
Katzenminze, Echte 306
Katzenminze, Zitronen- 306
Katzenpfötchen, Gewöhnliches 61
Katzenpfötchenblüten, Gelbe 228
– Rosa 61
– Weiße 61
Kaukasisches Schneeglöckchen 202
Kava-Kava 346
Kava-Kava-Wurzelstock 346
Keimzumpe 251
Kentranthus ruber 117
Kermesbeere, Amerikanische 337
– Asiatische 338
Kernlestee 385
Ketemfe 442
Keulen-Bärlapp 274
Keuschlamm 477
Keuschlammfrüchte 477
Khat 111
Kiefer, Schwarz- 344
– Stern- 344
– Wald- 23, 344
Kiefern-Mistel 476
Kiefernnadelöl 344
Kiefernsprosse 344
Kino, (Malabar-) 367
Kirsche, Sauer- 363
Kirschlorbeer 364
Kirschlorbeerblätter 364
Kirschlorbeerwasser 364
Klapperschlangenbohne 414
Klapperschlangenwurzel 352
Klatsch-Mohn 323
Klatschmohnblütenblätter 323
Klebkraut 205
Klee, Hasen- 449
– Rot- 449
– Weiß- 449
– Wiesen- 449
Kleinblütiges Knopfkraut 204

– Weidenröschen 179
– Weidenröschenkraut 179
Kleine Bibernelle 342
– Brennnessel 460
– Klette 68
– Wasserlinse 262
Kleiner Odermennig 43
– Wiesenknopf 343
– Wiesenknopf 399
Kleines Immergrün 472
– Knabenkraut 315
– Teufelsauge 39
Klette, Filzige 68
– Große 67
– Kleine 68
Kletten-Distel 13
Klettenlabkraut 205
Kletten-Labkraut 205
Klettenwurzel 67
Kletternder Erdrauch 38
– Gift-Sumach 382
Knabenkraut, Kleines 315
Knautia arvensis 252
Knautiae arvensis herba 252
Knoblauch 50
Knoblauchpulver 50
Knoblauchsrauke 48
Knoblauchsraukenkraut 48
Knoblauchzwiebel 51
Knöllchen-Steinbrech 403
Knollen-Sellerie 63
Knollige Seidenpflanze 81
– Sonnenblume 227
Knolliger Hahnenfuß 10, 374
Knopfkraut, Kleinblütiges 204
Knorpelbaum, Behaarter 126
Knorpelmöhre, Echte 56
– Große 55
Knorpeltang 127
Knotenblume, Sommer- 202
Knöterich, Pfeffer- 355
Knotige Braunwurz 405
Koemis koetjing 318
Kohl, Weiß- 96
Kokabissen 184
Kokablätter 184
Kokastrauch 184
Kokastrauch, Kolumbianischer 184
Kokkelskörner 58
Kokkelskörnerstrauch 58
Kokosfett 140
Kokospalme 140
Kolabaum, Großer 142
Kolanüsse 142
Kolasamen 142
Kolombo 246
Kolombowurzel 246
Koloquinte 134
Kolumbianischer Kokastrauch 184
Kondurangorinde 284
Kondurangostrauch 283
Königin der Nacht 407
Königin-der-Nacht-Blüten(-Kraut) 408
Königskerze, Großblütige 468
– Windblumen 469
Königskerzenblüten 468
Kopaivabaum 148
Kopaivabalsam 148
Kopfiger Buschklee 264
Kopfsalat 255
Kopnischer Tee 180

Koreanischer Ginseng 321
Koriander 150
Korkrindenbaum 172
Kornblume 114
Kornblumenblüten 114
Koso flos 172
Kosobaum 172
Kosoblüten 172
Kräftige Grindelie 220
Krainer Tollkraut 404
Krameria lappacea 253
– triandra 253
Krapp 387
Krappwurzel 388
Krause Ährige Minze 293
Krauseminzblätter 293
Krauseminzöl 293
Krauser Ampfer 390
Krautige Baumwolle 219
Kren 72
Kreosotbusch 258
Kreosotbuschtee 258
Kreosotum 192
Kretischer Diptam 316
Kretischer Dost 318
Kreuzblättrige Wolfsmilch 190
Kreuzblümchen, Bitteres 353
– Sumpf- 353
Kreuzdorn, Purgier- 376
Kreuzdornbeeren 376
Kreuzkraut, Fuchs' 410
– Gold- 410
Kreuzkümmel 110
Kriechende Teufelskralle 224
Kriechendes Fingerkraut 359
Kronpimentfrüchte 341
Kronsbeere 464
Krotonöl 155
Krotonölbaum 155
Kubebenfrüchte 345
Kubebenpfeffer 345
Kubeben-Pfeffer 345
Küchenschelle, Finger- 369
– Gewöhnliche 370
– Wiesen- 369
Küchenschellenkraut 369, 370
Küchenzwiebel 49
Küchen-Zwiebel 49
Kümmel 109
– Echter 109
– Wiesen- 109
Kümmelöl 109
Kürbis, Garten- 156
Kürbissamen 156
Kultur-Pflaume 363
Kunigundenkraut 188
Kurkumapflanze 157

Labkraut, Echtes 206
– Gelbes 206
– Kletten- 205
Laburnum alpinum 254
– anagyroides 254
– × watereri 254
Lactuca sativa 255
– virosa 254
Lactucarium germanicum 255
Lärche, Europäische 257
Lärchenterpentin 257
Läusekörner 166
Läusekraut, Mexikanisches 404
Läusesamen 404
Lakritze 218
Lamii albi flos 256

– albi herba 256
Laminaria 201
– *digitata* 255
– *hyperborea* 255
– *saccharina* 256
Laminariae stipites 255
Laminariastiele 255
Lamium album 256
Lampionpflanze 336
Langblättrige Minze 294
Lanugo gossypii absorbens 219
Lapachobaum 434
Lapachorinde 434
Larix decidua 257
– *europaea* 257
Larrea divaricata 258
– *tridentata* 258
Larrea-divaricata-Zweigspitzen 258
Larreae divaricatae herba 258
Latsche 343
Latschenkiefernöl 343
Lattich, Garten- 255
– Gift- 254
Laubholz-Mistel 476
Lauri folium 258
– fructus 258
– oleum 258
Laurocerasus 364
Laurus nobilis 258
Lavandinöl 260
Lavandula angustifolia 22, 259
– *latifolia* 260
– *officinalis* 259
– *spica* 260
– *vera* 259
– × *intermedia* 260
Lavandulae aetheroleum 260
– flos 260
Lavendel, Echter 22, 259
– Großer 260
– Spik- 260
Lavendelblüten 260
Lavendelblütiger Salbei 393, 394
Lavendelöl 260
Lebensbaum, Abendländischer 444
Lebensbaumspitzen 444
Leberblümchen 230
Leberblümchenkraut 230
Lecanora esculenta 200
Lecithinum vegetabile 217
Lederstrauch 366
Ledi palustris herba 261
Ledum palustre 261
Legföhre 343
Lein, Echter 30, 266
– Purgier- 266, 267
– Wiesen- 267
Leinöl 266
Leinsamen 16, 266
Lemna minor 262
Lemongras 160
Lemongrasöl, Westindisches 160
Leontice thalictroides 112
Leonuri cardiacae herba 262
Leonurus cardiaca 262
Leptandra virginica 471
Leptandrae virginicae rhizoma 471
Leptandrawurzelstock 471
Leptospermum scoparium 263
Lerchensporn, Hohler 150

Lerchenspornknollen 151
Lespedeza capitata 264
– *sieboldii* 264
– *thunbergii* 264
Leucojum aestivum 202
Levistici radix 265
Levisticum officinale 264
Libanon-Zeder 114
Lichen islandicus 120
Liebersches Kraut 203
Liebesbaum 327
Liebstöckel 264
Liebstöckelwurzel 265
lignum, Guajaci 221
– Juniperi 248
– Muira-puama 368
– Ptychopetali 368
– Quassiae 371
– Santali albi (citrini) 400
– Santali rubrum 367
– Sassafras 402
Lilium candidum 266
– *lancifolium* 265
– *tigrinum* 265
Limonis aetheroleum 136
– flavedo recens 136
Linde, Silber- 448
– Sommer- 448
– Winter- 447
Lindenblüten 447
Lindenholzkohle 447
Lini cathartici herba 267
–oleum 266
–semen 16, 266
Linum catharticum 266, 267
– *usitatissimum* 30, 266
Lippia citriodora 267
– *triphylla* 267
Lippiae triphyllae folium 267
Liquidambar orientalis 268
– styraciflua 269
Liquiritiae radix 218
– succus 218
Liriosma ovata 368
Lobaria pulmonaria 269
Lobelia inflata 269
– *siphilitica* 270
Lobeliae herba 270
Lobelie, Aufgeblasene 269
– Virginische 270
Lobelienkraut 270
Löffelkraut, Echtes 139
Löwenblatt 112
Löwenblattwurzel 113
Löwenschwanz 262
Löwenzahn 439
– Gewöhnlicher 438
Löwenzahnwurzel 439
Lolch, Taumel- 270
Lolium temulentum 270
Lophophora williamsii 271
– williamsii stipes 271
Lophophytum leandri 271
– *mirabile* 271
Lorbeerbaum 258
Lorbeerblätter 258
Lorbeerblätter, Amerikanische 251
Lorbeeren 258
Lorbeeröl 258
Luffa aegyptiaca 273
– *cylindrica* 273
– *operculata* 272
– *purgans* 272

Luffa-Schwamm 273
Lungenflechte 269
Lungenkraut 368
– Dunkles 368
– Geflecktes 368
Lupuli flos 234
– glandula 234
– strobulus 234
Lupulinum 234
Lupulus 234
Lycopersicon esculentum 273
Lycopi herba 275
Lycopodii herba 275
Lycopodium clavatum 274
Lycopus europaeus 275
– *virginicus* 276
Lysimachia nummularia 276
Lysimachiae herba 276
– purpureae herba 277
Lythri herba 277
Lythrum salicaria 277

Macadamia integrifolia 278
– *ternifolia* 278
– *tetraphylla* 278
Macadamiae oleum 278
Macadamianussbaum 278
Macis 301, 302
Macleaya cordata 398
Macrocystis 255
Madagaskar-Immergrün 112
Mädesüß, Echtes 195
Mädesüßblüten 195
März-Veilchen 473
Märzveilchenblüten 474
Märzveilchenwurzelstock 474
Madonnenlilie 266
Magenwurz 36
Maggikraut 264
Maggiwurzel 265
Mahonia aquifolium 278
Mahonie, Gewöhnliche 278
Maiapfel 351
Maidis stigmata 481
Maiglöckchen 146
Maiglöckchenblüten 147
Maiglöckchenkraut 146
Mais 481
Maisgriffel 481
Maisstärke 481
Majoran, Wilder 317
Majorana hortensis 317
Majoranae herba 317
Majorankraut 317
Makadamiaöl 278
Malabar-Kardamom 176
Malabar-Kino 367
Malabar-Nuss 250
Mali sylvestris immaturi fructus 279
Mallotus philippinensis 172
Malpighia glabra 279
– *punicifolia* 279
Malpighiae fructus 279
Malti extractum 233
Malus domestica 279
Malva neglecta 281
– *sylvestris* 31, 280
Malvae arboreae flos 45
– folium 280
– sylvestris flos 280
Malve, Afrikanische 231
– Mauretanische 281
– Weg- 281

– Wilde 31, 280
Malvenblätter 280
Malvenblüten 280
Malzextrakt 233
Mandelbaum 363
Mandelöl 363
Mandragora 281
Mandragora autumnalis 281
– *officinarum* 281
Mandragorae radix 281
Mangostane 208
Manihot 282
– amylum 282
– *esculenta* 282
Manihot-Stärke 282
Maniok 282
Maniok-Stärke 282
Manna 199
Manna-Esche 199
Mannaflechte 200
Mannstreu, Feld- 182
– Flachblättrige 182, 183
Mannstreuwurzel(-kraut) 182
Manuka 263
Manukaöl 263
Maracuja 326
Margosaöl 287
Marienblatt 435
Mariendistel 13, 413
Mariendistelfrüchte 414
Mariendistelkraut 414
Marihuana 103
Maronen 111
Marrubii herba 283
– nigri herba 87
Marrubium album 283
– *vulgare* 283
Marsdenia cundurango 283
– *reichenbachii* 283
Marum verum 441
Maryland-Spigelie 423
Massa cacaotina 443
Massai-Tee 82
Mastix 348
Mastixstrauch 348
Mate folium tostum 240
– folium viride 240
Matebaum 240
Mateblätter 240
Matestrauch 240
Matricaria discoidea 285
– *recutita* 2/3, 284
Matricariae aetheroleum 285
– extractum fluidum 285
– flos 15, 285
Mauerpfeffer, Scharfer 406
Mauretanische Malve 281
Mäusedorn, Stechender 390
Mäusedornrhizom 390
Maydis amylum 481
– oleum 481
Medizinal-Rhabarber 377
Meerrettich 72
Meerrettichbaum 73
Meerrettichwurzel 72
Meerträubel, Chinesisches 178
– Gewöhnliches 179
Meerzwiebel, Gewöhnliche 458
Meisterwurz 334
Meisterwurzwurzelstock 334
Melaleuca alternifolia 286
– *cajuputi* 287
– *dissitiflora* 286
– *leucadendra* 287

– *leucadendron* 287
– *linariifolia* 286
– *quinquenervia* 287
– *viridiflora* 287
Melaleucae (alternifoliae) aetheroleum 286
Melia azadirachta 287
– *azedarach* 287
Meliloti herba 288
Melilotus altissimus 289
– *officinalis* 288
Melissa officinalis 289
Melissae folium 289
Melisse 289
– Türkische 170
– Zitronen- 289
Melissenblätter 289
Melissenöl, Indisches 161
Melonenbaum 107
Mentha aquatica 291
– *arvensis* 292
– *canadensis* 293
– *longifolia* 294
– *pulegium* 291
– *sachalinensis* 292
– *spicata* 293
– × *piperita* 290
Menthae arvensis aetheroleum 293
– crispae aetheroleum 293
– crispae folium 293
– longifoliae herba 294
– piperitae aetheroleum 290
– piperitae folium 290
Mentzelia cordifolia 294
– *grandiflora* 294
Mentzeliae herba 295
Mentzeliakraut 294
Menyanthes 295
Menyanthes trifoliata 295
Menyanthidis trifoliatae folium 295
Mercurialis annua 296
– herba 296
– *perennis* 296
Mescal buttoms 271
Mexikanischer Baldrian 118
Mexikanisches Läusekraut 404
– Skammoniumharz 244
– Traubenkraut 123
Mezerei cortex 163
Mezereum 163
Millefolii flos 33
– herba 33
Millefolium 33
Mimosa pudica 297
Mimose 297
Minze, Grüne Ross- 293
– Japanische 292
– Krause Ährige 293
– Langblättrige 294
– Pfeffer- 290
– Polei- 291
– Ross- 294
– Wasser- 291
Minzöl 293
Mispel, Welsche 153
Mistel, Kiefern- 476
– Laubholz- 476
– Tannen- 476
Mistelkraut 476
Möhre 165
Möhre, Garten- 165
Mönchspfeffer 477

Mohn, Arznei- 325
– Kalifornischer 185
– Klatsch- 323
– Schlaf- 24, 324
Mohnköpfe, Unreife 324
Mohnkraut, Kalifornisches 185
Mohrrübe 165
Moldauischer Drachenkopf 170
Momordica 272
– *balsamina* 297
– *charantia* 297
Monarda citriododra 299
– *didyma* 298
– *fistulosa* 299
Monardae didymae herba 298
Moorbeeren 463
Moor-Birke 93
Moos, Irländisches 127
– Isländisches 120
Moosbeere, Großfrüchtige 462
Morinda citrifolia 299
– Zitronenblättrige 299
Moringa oleifera 73
Moschus-Schafgarbe 34, 35
Moschuswurzel 194
Mucuna pruriens 300
Muira puama 368
– lignum 368
Muira-puama-Baum 367
Muira-puama-Holz 368
Muskatblüte 301, 302
Muskatbutter 301
Muskatellersalbei 395
Muskateller-Salbei 395
Muskatellersalbeiöl 395
Muskatnuss 301, 302
Muskatnussbaum 301
Muskatnussöl 301
Muskatöl 301
Muskatsame 301
Muttergummi 193
Mutterkamille 437
Mutterkorn 406
Mutterkraut 437
Mutterkümmel 110
Mutternelken 432
Myosotis arvensis 300
Myrciaria dubia 279
Myricae aetheroleum 341
Myristica fragrans 301
– *sebifera* 302
Myristicae arillus 301
– fragrantis aetheroleum 301
– oleum 301
– semen 301
Myroxylon balsamum 302
– *pereirae* 302
Myrrha 144
Myrrhe 144
Myrrhis odorata 303
Myrte, Echte 304
Myrtenblätter 304
Myrtenöl 304
Myrti aetheroleum 304
– folium 304
Myrtilli folium 462
– fructus recens 462
– fructus siccus 462
Myrtillocactus geometrizans 303
Myrtillus 462
Myrtus communis 304

Nachtkerze, Gewöhnliche 311
– Rotkelchige 312

Nachtkerzenöl 311
Nachtschatten, Bittersüßer 418
– Schwarzer 418
Narcissus pseudonarcissus 202
Narde, Amerikanische 67
Nardostachys grandiflora 305
– *jatamansi* 305
– jatamansi rhizoma 305
Narzisse, Gelbe 202
Nasturtii herba 305
Nasturtium aquaticum 305
– *officinale* 305
Neembaum 287
Nelkenöl 432
Nelkenpfeffer 340
Nelkenwurz, Bach- 214, 215
– Echte 214
Nelkenwurzel 214
Nepeta cataria 306
Nepetae catariae herba 306
Nerii folium 307
Nerium oleander 6, 307
Neroliblüten 135
Neroliöl 135
New Jersey tea 114
Niaouli aetheroleum 287
Niaouliöl, Niaulilöl 287
Nicotiana tabacum 308
Nicotianae folium 308
Niederliegende Scheinbeere 208
Niembaum 287
Niemöl 287
Nierentee, Indischer 318
Nieswurz, Falsche Grüne 468
– Falsche Weiße 468
Nieswurz, Grüne 229
– Schwarze 229
Nieswurzwurzelstock 229
Nigella sativa 309
Nigellae semen 309
Nil-Tamariske 200
Nimbaum 287
Noni-Früchte 299
Noni-Pflanze 299
Nopal-Kaktus 315
Nopal-Sprosse 315
Nux moschata 301
– vomica 428

Ochsenzunge, Gewöhnliche 162
Ocimum basilicum 310
– *frutescens* 330
Odermennig, Großer 44
– Kleiner 43
Odermennigkraut 44
Ölbaum 312
Ölkürbis, Weichschaliger Steirischer 156
Oenanthe aquatica 310
– *crocata* 311
Oenothera biennis 311
– *erythrosepala* 312
– *glazioviana* 311, 312
Oenotherae oleum 311
Ohio-Rosskastanie 41
Okoubaka aubrevillei 312
Olea europaea 312
Oleae folium 313
Oleander 6, 307
– Gelber 444
Oleanderblätter 307
Oleandri folium 307
oleum, Amygdalae 363
– Amygdalarum gallicum 362

– Arachidis 66
– Avocado 331
– Boraginis 93
– Cacao 443
– Carthami 108
– Cocois 140
– Crotonis 155
– Fagi empyreumaticum 192
– Gossypii 219
– Helianthi annui 227
– Hippophae rhamnoides 232
– Hyoscyami 237
– Jatrophae 246
– Lauri 258
– Lini 266
– Macadamiae 278
– Maydis 481
– Myristicae 301
– Nusticae 301
– Oenotherae 311
– Olivae 313
– Pruni armeniacae 362
– Rapae 95
– Ricini 383
– Rusci 92
– Sesami 413
– Sojae 217
– Templini 32
– Tritici aestivi 452
Olibanum 94
Olivae oleum 313
Olivenblätter 313
Olivenöl 313
Ononidis radix 314
Ononis spinosa 314
Opium 324
Opuntia ficus-indica 314
– *vulgaris* 314
Orangenöl, Süßes 135
Orchis morio 315
Orientalischer Amberbaum 268
Origani vulgaris herba 318
Origanum dictamnus 316
– *heracleoticum* 318
– *majorana* 317
– *onites* 318
– *vulgare* 317
Orthosiphon aristatus 318
Orthosiphonblätter 318
Orthosiphonis folium 318
Oryza sativa 319
Oryzae amylum 320
Osterglocke 202
Osterluzei, Echte 71
Osterluzeikraut 71
Osterluzeiwurzel 71
Ostindischer Tintenbaum 57
Ostindisches Sandelholzöl 400
– Zitronengrasöl 160
Oswego-Tee 298
Ouabain 426
Oxalis acetosella 320

Padus avium 365
Paeonia officinalis 321
Paeoniae petalum 321
– radix 321
Pagodenbaum, Japanischer 421
Palmlilie, Fädige 480
Palo ondo herba 258
Panamarinde 373
Panax ginseng 321
– *pseudoginseng* 321
– *quinquefolius* 322

Papainum crudum 107
Papaver bracteatum 325
– *rhoeas* 323
– *somniferum* 24, 324
Papaveris immaturi fructus 324
Pappel, Balsam- 356
– Zitter- 357
Pappelknospen 357
Pappelrinde 357
Pappelrosenblüten 45
Paprika 105
Paraguay-Jaborandistrauch 339
Pareira 126
Pareira brava 126
Pareirae bravae radix 126
Parietaria erecta 325
– *officinalis* 325
Parietariae herba 325
Paris quadrifolia 325
Passiflora edulis 326
– *incarnata* 326
Passiflorae herba 326
Passionsblume, Fleischfarbene 326
Passionsblumenkraut 326
Pasta Guarana 327
– Theobromae 443
Paternosterbaum 287
Paullinia cupana 327
– *sorbilis* 327
Paulliniae semen 327
Pausinystalia johimbe 327
Pazifische Eibe 440
Pedis Cati flos 61
Pedunculi Cerasorum 363
Peganum harmala 328
Pelargonie, Rosen- 330
– Zitronen- 330
Pelargonium graveolens 330
– *odoratissimum* 213, 330
– *reniforme* 330
– *sidoides* 329
Pepulbaum 195
Perilla frutescens 330
– *ocimoides* 330
Persea americana 331
– *gratissima* 331
Persicaria hydropiper 355
Persische Insektenblume 436
Peruanischer Pfefferbaum 347
Perubalsam 302
Perubalsambaum 302
Pestwurz, Gewöhnliche 332
Pestwurzel 332
Pestwurzwurzelstock 332
Petasites hybridus 332
– *officinalis* 332
Petasitidis radix (rhizoma) 332
Petersilie, Echte 333
– Garten- 333
Petersilienfrüchte 333
Petersilienwurzel 333
Petroselini fructus 333
– radix 333
Petroselinum crispum 333
– *sativum* 333
Peucedanum officinale 335
– *ostruthium* 334
Peumus boldus 335
Peyote-Kaktus 271
Peyote-Kopf 271
Peyotestängel 271
Peyotl 271

Pfaffenhütchen, Dunkelpurpurrotes 187
– Europäisches 187
Pfaffenhütchenfrüchte 187
Pfeffer, Betel- 345
– Grüner 347
– Japanischer 481
– Kubeben- 345
– Rausch- 346
– Rosa (Roter) 347
– Roter 347
– Schwarzer 347
– Spanischer 105
– Szechuan- 481
– Weißer 347
Pfefferbaum, Peruanischer 347
Pfeffer-Knöterich 355
Pfefferminzblätter 290
Pfeffer-Minze 290
Pfefferminzöl 290
Pfennigkraut 276
Pfingstrose, Echte 321
Pfingstrosenblütenblätter 321
Pfingstrosenwurzel 321
Pfirsichbaum 363
Pflaume, Kultur- 363
Phaseoli fructus sine semine 336
– pericarpium 336
Phaseolus vulgaris 335
Phellandrium aquaticum 310
Phyllitis scolopendrium 356
Physalis alkekengi 336
– *peruviana* 337
Physostigma venenosum 337
Physostigminum 337
Phytolacca acinosa 338
– *americana* 337
– *decandra* 337
– *esculenta* 338
Picea abies 338
– *excelsa* 338
– *mariana* 339
– *nigra* 339
Piceae aetheroleum 338
– turiones recentes 338
Pichi-Pichi 191
Pichi-Pichi-Kraut 191
Picrasma excelsa 371
Pilocarpus jaborandi 340
– *microphyllus* 340
– *pennatifolius* 339
Piment 340
Pimenta dioica 340
– *officinalis* 340
– *racemosa* 341
Pimentae acris aetheroleum 341
– fructus 340
Pimentbaum 340
Pimpernell 343, 399
Pimpinella alba 342
– *anisum* 341
– *major* 342
– *peregrina* 342
– *saxifraga* 342
Pimpinellae radix 342
Pini aetheroleum 343
– pumilionis aetheroleum 343
– turiones 344
Pinus abies 338
– *mugo* 343
– *nigra* 344
– *pinaster* 344

– *sylvestris* 23, 344
Piper betle 345
– *cubeba* 345
– *methysticum* 346
– *nigrum* 347
Piperis methystici rhizoma 346
– nigri fructus 347
Piri mali fructus cortex 279
Pistacia lentiscus 348
Pix liquida 344
– Pinaceae 344
– Fagi 192
Plantaginis lanceolatae folium (herba) 349
– ovatae semen 350
– ovatae seminis tegumentum 350
Plantago afra 348
– *arenaria* 349
– *indica* 349
– *ispaghula* 350
– *lanceolata* 349
– *major* 350
– *ovata* 350
– *psyllium* 348
Platane, Ahornblättrige 351
Platanus occidentalis 351
– × *acerifolia* 351
– × *hispanica* 351
Plectranthus 318
Pockholz 221
Podophylli (peltati) rhizoma 352
– resina 352
Podophyllum emodi 352
– *hexandrum* 352
– *peltatum* 351
Podophyllumharz 352
Podophyllwurzelstock 352
Polei-Minze 291
Poleiminzenkraut 292
Pollinis siccum extractum 406
Polygala amara 353
– *amarella* 353
– *senega* 352
– *tenuifolia* 353
Polygalae radix 352
Polygonati rhizoma 354
Polygonatum odoratum 353
– *officinale* 353
Polygoni avicularis herba 354
– hydropiperis herba 355
Polygonum aviculare 354
– *bistorta* 354
– *hydropiper* 355
Polypodii rhizoma 356
Polypodium vulgare 10, 356
Pomelo 137
Pomeranze 134
Pomeranzenblätter 135
Pomeranzenblüten 135
Pomeranzenblütenöl 135
Pomeranzenfrüchte, Unreife 135
Pomeranzenschale 135
Populi cortex 357
Populi gemma 357
Populus balsamifera 356
– *candicans* 357
– *tremula* 357
– *tremuloides* 357, 358
Potentilla anserina 358
– *aurea* 359
– *erecta* 359
– *reptans* 359
– *tormentilla* 359

Potenzholz 368
Potenzrinde 327
Poterii radicis cortex 401
Poterium spinosum 401
Preiselbeerblätter 464
Preiselbeere 464
Preiselbeerfrüchte 464
Primel, Gift- 361
– Wald- 361
– Wiesen- 360
Primelblüten 360
Primelwurzel 16, 360
Primula elatior 361
– *obconica* 361
– *officinalis* 360
– *veris* 360
Primulae flos 360
– radix 16, 360
Propolis 357
Provence-Rose 23, 386
Pruni africanae cortex 362
– armeniacae oleum 362
– laurocerasi folium 364
– spinosae flos 366
– spinosae fructus 366
Prunus africana 362
– *armeniaca* 362
– *cerasus* 363
– *domestica* 363
– *dulcis* 363
– *laurocerasus* 364
– *padus* 365
– *persica* 363
– *serotina* 365
– *spinosa* 365
Psychotria ipecacuanha 118
Psyllii semen 349
Ptelea trifoliata 366
Pterocarpus castredii 367
– *marsupium* 367
– *santalinus* 367
Ptychopetali lignum 368
Ptychopetalum olacoides 367
– *uncinatum* 368
Pu Erh Tee 102
Pulegii herba 292
Pulmonaria obscura 368
– *officinalis* 368
– vulgaris 368
Pulmonariae arboreae herba 269
– herba 368
Pulsatilla patens 369
– *pratensis* 369
– *vulgaris* 370
Pulsatillae herba 369
Punica granatum 370
Purgier-Kreuzdorn 376
Purgierkroton 155
Purgier-Lein 266, 267
Purgierleinkraut 267
Purgiernuss 246
Purgiernussöl 246
Purgierstrauchsamen 210
Purgierwinde 244
Purpur-Fetthenne 407
Purpurroter Enzian 213
– Sonnenhut 1, 174
– Wasserdost 188
Purpursonnenhutkraut 174
Purpur-Weide 393
Pygei africani cortex 362
Pygeum africanum 362
Pygeumrinde 362

Pyrethri flos 436
Pyrethrum 436

Quassia amara 371
Quassiae lignum 371
Quebracho 83
– cortex 83
– Weißer 83
Quebrachobaum 83
Quebrachorinde 83
Quecke, Gewöhnliche 177
Queckenwurzel, Rote 106
Queckenwurzelstock 177
Quendel 445
Quendelkraut 445
Quercus cortex 372
– *infectoria* 372
– *pedunculata* 372
– *petraea* 371
– *pubescens* 373
– *robur* 372
– *sessiliflora* 371
Quillaja saponaria 373
Quillajae cortex 373
Quinoa 184
Quitte 159
Quittenkerne 159
Quittensamen 159

Radix, Althaeae 55
– Angelicae 60
– Aristolochiae 71
– Armoraciae rusticanae 72
– Asari 80
– Asparagi 82
– Baptisiae tinctoriae 87
– Bardanae 67, 68
– Belladonnae 84
– Bryoniae 98
– Carlinae 108
– Caryophyllatae 214
– Caryophyllatae (aquaticae) 215
– Caulophylli 113
– Centranthi 117
– Chelidonii 122
– Cichorii 127
– Colombo 246
– Consolidae 431
– Cynoglossi 162
– Dauci carotae 165
– Dictamni (albi) 166
– Ebuli 396
– Echinaceae angustifoliae 174
– Echinaceae pallidae 173
– Eleutherococci 177
– Eryngii 182
– Gei rivali 215
– Gei urbani 214
– Gentianae 212
– Ginseng 322
– Harpagophyti 224
– Ipecacuanhae 118
– Levistici 265
– Liquiritiae 218
– Mandragorae 281
– Ononidis 314
– Paeoniae 321
– Pareirae bravae 126
– Petasitidis 332
– Petroselini 333
– Pimpinellae 342
– Polygalae 352
– Primulae 360
– Raphani 375

– Ratanhiae 253
– Rauwolfiae 375
– Rhei 377
– Rhei rhapontici 378
– Rubiae tinctorum 388
– Saponariae albae 222
– Saponariae rubrae 400
– Sarsaparillae 417
– Scabiosae succisae 429
– Scrophulariae 405
– Senegae 352
– Symphyti 431
– Taraxaci cum herba 439
– Umckaloabo 329
– Uncariae tomentosae 457
– Urticae 458
– Uzarae 479
– Valerianae 464
– Veronicae virginicae 471
Rainfarn 438
Rainfarnblüten 438
Ranunculus bulbosus 10, 374
– *ficaria* 374
– *sceleratus* 374
Rapae oleum 95
Raphani radix 375
Raphanus sativus 375
Raps 95
Rapsöl 95
Ratanhia 253
Ratanhiae radix 253
Ratanhiawurzel 253
Rauke, Weg- 416
Rausch-Pfeffer 346
Raute, Wein- 27, 391
Rautenkraut 391
Rauvolfia canescens 376
– *serpentina* 375
– *tetraphylla* 376
– *vomitoria* 376
Rauwolfia serpentina 375
Rauwolfiae radix 375
Rauwolfiawurzel 375
Rauwolfie, Vierblättrige 376
Rebendolch, Safran- 311
– Wasser- 310
Reif-Weide 392
Reis 319
Reismelde 184
Reisstärke 319
Resina Laricis 257
– piceae 339
Rettich, Garten- 375
Rhabarber, Medizinal- 377
– Rhapontik- 378
– Sibirischer 378
– Speise- 378
– Südchinesischer 377
Rhabarberwurzel 377
Rhamni catharicae fructus 376
– purshianae cortex 199
Rhamnus cathartica 376
– *frangula* 197
– *purshianus* 198
Rhapontik-Rhabarber 378
Rhapontikwurzel 378
Rhei radix 377
– rhapontici radix 378
Rheum officinale 377
– *palmatum* 377
– *rhabarbarum* 378
– *rhaponticum* 378
rhizoma, Agropyri repentis 177
– Asparagi 82

– Bistortae 355
– Calami 36
– Caricis 106
– Caulophylli 113
– Chamaelirii lutei 120
– Cimicifugae racemosae 129
– Corydalis cavae 151
– Curcumae longae 157
– Curcumae xanthorrhizae 158
– Filicis 171
– Galangae 54
– Gelsemii 210
– Graminis 177
– Helenii 242
– Hellebori 229
– Hydrastis 236
– Imperatoriae 334
– Iridis 244
– Leptandrae virginicae 471
– Nardostachys jatamansi 305
– Petasitidis 332
– Piperis methystici 346
– Podophylli (peltati) 352
– Polygonati 354
– Polypodii 356
– Rusci 390
– Sanguinariae canadensis 398
– Scopoliae 405
– Sigilli Salomonis 354
– Tormentillae 359
– Veratri 467
– Violae 474
– Zingiberis 482
Rhododendri ferruginei folium 378
Rhododendron aureum 379
– *campylocarpum* 380
– *chrysanthum* 380
– *ferrugineum* 378
– *tomentosum* 261
Rhoeados flos 323
Rhois aromaticae radicis cortex 380
Rhus aromatica 380
– *chinensis* 381
– *coriaria* 380
– *glabra* 380
– *radicans* 382
– *semialata* 381
– *thyphina* 380
– *toxicodendron* 381
– *venenata* 382
Ribes nigrum 382
Ribis nigri folium 382
Ricini majoris semen 246
– oleum 383
– semen 383
Ricinus communis 383
Riesen-Goldrute 420
Riesengoldrutenkraut 420
Ringelblume, Garten- 99
Ringelblumenblüten 99
Rispiges Gipskraut 222
Rittersporn, Acker- 146
– Scharfer 165
Ritterspornblüten 146
Rizinus 383
Rizinusöl 383
Rizinussamen 383
Robinia pseudacacia 384
Robinie 384
Röhrenkassie 200
Römische Kamille 121
Römischer Wermut 77

Roggen, Saat- 406
Roggenpollen 406
Rohopium 324
Rohpapain 107
Rooibos 82
Rooibos-Tee 82
Rorellae herba 171
Rosa (Roter) Pfeffer 347
Rosa alpina 385
– *canina* 384
– *gallica* 385
Rosa Katzenpfötchenblüten 61
Rosa pendulina 385
– *rugosa* 385
– × *centifolia* 23, 386
– × *damascena* 386
Rosae flos 385
– pseudo-fructus 384
Rosarotes Weidenröschen 180
Rose, Alpen- 385
– Damaszener 386
– Essig- 385
– Hundertblättrige 23, 386
– Hunds- 384
– Kartoffel- 385
– Provence- 23, 386
Rosenapfel 433
Rosenblütenblätter 385
Rosenlorbeer 307
Rosen-Pelargonie 330
Rosmarin 386
Rosmarinblätter 386
Rosmarini aetheroleum 386
– folium 386
Rosmarinöl 386
Rosmarinus officinalis 386
Rosskastanie 40
– Ohio- 41
Rosskastanienblätter 40
Rosskastanienfrüchte 40
Rosskastanienrinde 40
Rosskastaniensamen 40
Ross-Minze 294
Rossminzenkraut 294
Rostblättrige Alpenrose 378
Rostfarbene Alpenrosenblätter 378
Rotbuche 192
Rotbusch 82
Rotbuschtee 82
Rote Bete 90
– Ginsengwurzel 322
– Queckenwurzel 106
– Rübe 90
– Seifenwurzel 400
– Spornblume 117
Roter Baldrian 117
– Chinarindenbaum 129
– Fingerhut 29, 168
– Pfeffer 347
– Sandelbaum 367
Rotes Sandelholz 15, 367
Rotfrüchtige Zaunrübe 98
Rotholz, Afrikanisches 367
Rotkelchige Nachtkerze 312
Rot-Klee 449
Rotrüster 456
Rottanne 338
Rubi fruticosi folium 388
– idaei folium 389
– idaei sirupus 389
Rubia tinctorum 387
Rubiae tinctorum radix 388
Rubus fruticosus 388

– *idaeus* 388
Ruchgras, Gewöhnliches 62
Rudbeckia purpurea 174
Rübe, Gelbe 165
– Rote 90
– Zucker- 90
Rüböl 95
Ruhrkrautblüten 228
Rumex acetosa 389
– *crispus* 390
– *rugosus* 390
Rumicis acetosae herba 389
Rundblättriger Sonnentau 171
Ruperti herba 213
Ruprechtskraut 213
Rusci rhizoma 390
Ruscus aculeatus 390
Ruta graveolens 27, 391
Rutae herba 391

Saat-Gerste 233
Saat-Hafer 86
Saat-Roggen 406
Saat-Weizen 451
Sabadilla officinalis 404
Sabadillae semen 404
Sabadillsamen 404
Sabal serrulata 412
Sabalfrüchte 412
Sabalis serrulatae fructus 412
Sabalpalme 412
Sabdariffa 231
Sabdariff-Eibisch 231
Sabina 249
Sabinae summitates 250
Sadebaum 249
Sadebaumspitzen 250
Säckelblume, Amerikanische 113
Saflor 108
Saflorblüten 109
Safloröl 108
Safran 154
– Echter 154
Safran-Rebendolde 311
Sägepalme 412
Sägepalmenfrüchte 412
Salai Guggal 94
Salat, Stink- 254
Salbei, Azteken- 395
– Dreilappiger 393
– Echter 394
– Griechischer 393
– Lavendelblütiger 393, 394
– Muskateller- 395
Salbeiblätter 394
Salbei-Gamander 442
Salbeigamanderkraut 442
Salbeiöl, Dalmatinisches 394
– Spanisches 394
Salep tuber 315
Salepknollen 315
Salicariae herba 277
Salicis cortex 392
Salix alba 392, 393
– *daphnoides* 392
– *purpurea* 392, 393
Salomonssiegel 353
Salomonssiegelwurzelstock 354
Salvia divinorum 395
– *fruticosa* 393
– *lavandulifolia* 394
– *officinalis* 394
– *sclarea* 395
– *triloba* 393

Salviae lavandulifoliae aether-
oleum 394
– officinalis aetheroleum 394
– officinalis folium 394
– sclareae aetheroleum 395
– trilobae folium 393
Salzfass-Ballonrebe 105
Sambuci flos 397
– folium 397
– fructus 397
Sambucus ebulus 396
– *nigra* 396
– *racemosa* 396
Samenfreie Gartenbohnenhülsen
336
Sanddorn 232
Sanddornbeeren 232
Sanddornkernöl 232
Sandelbaum, Roter 367
Sandelholz, Rotes 15, 367
– Weißes (Gelbes) 400
Sandelholzbaum 367
– (Weißer) 399
Sandelöl 400
Sandriedgraswurzelstock 106
Sand-Segge 106
Sand-Strohblume 228
Sand-Wegerich 349
Sanguinaria canadensis 398
Sanguinariae canadensis rhizoma
398
Sanguisorba minor 343, 399
– *officinalis* 398
Sanguisorbae herba 398
Sanicula europaea 399
Saniculae herba 399
Sanikel 399
Sanikelkraut 399
Santakraut 182
Santali aetheroleum 400
– albi (citrini) lignum 400
– lignum rubrum 15, 367
Santalum album 399
Saponaria officinalis 400
Saponariae albae radix 222
– rubrae radix 400
Sarcopoterium spinosum 401
Sarothamni scoparii herba 162
Sarothamnus scoparius 162
Sarpeta-Senf 96
Sarsaparilla 417
– Wilde 67
Sarsaparillae radix 417
Sarsaparille, Honduras- 417
– Veracruz- 417
Sarsaparillwurzel 417
Sassafras 402
– *albidum* 402
lignum 402
Sassafrasholz 402
Sassafraswurzel 402
Satureja hortensis 402
– *montana* 402
Saturejae herba 402
– montanae herba 403
Sauerampfer, Großer 389
Sauerampferkraut 389
Sauerdorn 89
Sauerdornbeeren 89
Sauer-Kirsche 363
Sauerklee, Wald- 320
Saxifraga granulata 403
Saxifragae herba 403
Scabiosa succisa 429
Scabiosae succisae radix 429

Scammoniae mexicanae resina
244
– resina 244
Scammonium europaeum 189
– germanicum 244
Schachtelhalm, Acker- 180
– Sumpf- 181
– Winter- 181
Schachtelhalmkraut 180
Schafgarbe, Moschus- 34, 35
– Wiesen- 33
Schafgarbenblüten 33
Schafgarbenkraut 33
Scharbockskraut 374
Scharfer Mauerpfeffer 406
– Rittersporn 165
Scharlach-Sumach 380
Schaumkraut, Bitteres 306
– Wiesen- 306
Scheinbeere, Niederliegende 208
Scheinhanf 163
Scheinmyrte 58
Schellenbaum 444
Schierling, Gefleckter 144
Schierlingstanne 453
Schildblume, Kahle 123
Schildförmiges Fußblatt 351
Schinus molle 347
– *terebinthifolius* 347
Schlaf-Mohn 24, 324
Schlangenkaktus 407
Schlangen-Wiesenknöterich 354
Schlangenwurz 80
Schlangenwurzel 355, 375
– Indische 375
– Virginische 352
Schlehdorn 365
Schlehdornblüten 366
Schlehdornfrüchte 366
Schleierkraut 222
Schleifenblume, Bittere 240
Schleifenblumenkraut 240
Schlüsselblume, Echte 360
– Hohe 361
Schlüsselblumenblüten 360
Schmalblättriger Sonnenhut 174
Schneeball, Amerikanischer 471
– Gewöhnlicher 472
Schneeballbaumrinde, Amerika-
nische 472
Schneebeere, Gewöhnliche 430
Schneeflockenstrauch, Virgini-
scher 125
Schneeglöckchen, Kaukasisches
202
Schneeglöckchenzwiebel 202
Schnittlauch 49
Schnurbaum 421
Schnurbaumknospen 421
Schöllkraut 122
Schöllkrautwurzel 122
Schoenocaulon officinale 404
Schöterich, Grauer 184, 417
Schwalbenwurz 473
Schwalbenwurz-Enzian 213
Schwammgurke 273
Schwarzbeere 462
Schwarzdorn 365
Schwarze Johannisbeerblätter
382
– Johannisbeere 382
– Nieswurz 229
– Senfsamen 96
Schwarzer Holunder 396

– Nachtschatten 418
– Pfeffer 347
– Senf 95
– Tee 101
Schwarzes Bilsenkraut 236
Schwarz-Fichte 339
Schwarzfrüchtige Apfelbeere 74
– Zaunrübe 98
Schwarzfrüchtiger Weißdorn 153
Schwarz-Kiefer 344
Schwarzkümmel, Echter 309
Schwarzkümmelsamen 309
Schwarznessel 87, 330
Schwarznesselkraut 87
Schweigohr 167
Schwertlilie, Blasse 244
– Deutsche 244
– Florentiner 244
– Verschiedenfarbige 245
Scilla alba 458
Scillae bulbus 458
Sclareae herba 395
Scopolia carniolica 404
Scopoliae rhizoma 405
Scrophularia nodosa 405
Scrophulariae herba (radix) 405
Secale cereale 406
– cornutum 406
Sedi acris herba 406
– magni folium 408
– telephii herba 407
Sedum acre 406
– *alpestre* 407
– *maximum* 407
– *repens* 407
– *telephium* 407
Segge, Sand- 106
Seidelbast, Gewöhnlicher 21, 163
Seidenpflanze, Knollige 81
– Syrische 81
Seifenbaum, Chilenischer 373
Seifenkraut, Gewöhnliches 400
Seifenrinde 373
Seifenwurzel, Rote 400
– Weiße 222
Selenicerei grandiflori flos (herba)
408
Selenicereus grandiflorus 19, 407
Sellerie, Echter 63
– Knollen- 63
Selleriefrüchte 63
Semecarpus anacardium 57
semen, Apii 63
– Arecae 70
– Cacao 443
– Calabar 337
– Cedronis 414
– Ceratoniae 119
– Cheiranthi cheiri 183
– Citri paradisi 137
– Colae 142
– Colchici 143
– Cucurbitae 156
– Cyamopsidis pulvis 158
– Cydoniae 159
– Erucae 415
– Harmalae 328
– Hippocastani 40
– Ignatii 427
– Jatrophae 246
– Lini 266
– Myristicae 301
– Nigellae 309
– Paulliniae 327

– Plantaginis ovatae 350
– Psyllii 349
– Ricini 383
– Ricini majoris 246
– Sabadillae 404
– Sinapis albae 415
– Sinapis nigrae 96
– Staphisagriae 166
– Strophanthi grati 426
– Strychni 428
– Thevetiae 444
– Trigonellae foenu-graeci 450
– Urticae 459
Sempervivi tectori folium 408
Sempervivum tectorum 408
Senecio aureus 410
– *bicolor* 409
– *fuchsii* 410
– *germanicus* 410
– *hercynicus* 410
– *nemorensis* 410
– *ovatus* 410
– *vulgaris* 410
Senecionis fuchsii herba 410
Senega 353
Senegae radix 352
Senegawurzel 352
Senf, Brauner 96
– Sarpeta- 96
– Schwarzer 95
– Weißer 415
Senfsamen, Schwarze 96
– Weiße 415
Senna acutifolia 410
– *alexandrina* 412
– *angustifolia* 411
– Alexandriner 410
– Tinnevelly- 411
Sennae folium 410
– fructus acutifoliae 410
– fructus angustifoliae 411
Sennesblätter 410
Sennesfrüchte, Alexandriner-
410
– Tinnevelly- 411
Serenoa repens 412
Serpylli herba 445
Serpyllum 446
Sesam, Indischer 412
Sesami oleum 413
Sesamöl 413
Sesamum indicum 412
– *orientale* 412
Siam-Benzoe 428
Siam-Storaxbaum 428
Sibirischer Ginseng 176
– Rhabarber 378
Sigilli Salomonis rhizoma 354
Silberdistel 108
Silber-Linde 448
Silber-Weide 393
Siliqua dulcis 119
Silybum marianum 13, 413
Simaba cedron 414
Simarouba cedron 414
Simmondsia chinensis 415
Simmondsiae cera liquida 415
Sinapis alba 415
– albae semen 415
– *nigra* 95
– nigrae semen 96
Sinnpflanze 297
Sisal-Agave 43
Sisymbrii officinalis herba 416

Sisymbrium officinale 416
Skammoniumharz, Echtes 244
– Mexikanisches 244
Smilax aristolochiaefolia 417
– *febrifuga* 417
– *medica* 417
– *regelii* 417
Sojabohne 216
Sojae lecithinum 217
– oleum 217
Sojalecithin 217
Sojaöl 217
Solani amylum 419
Solanum dulcamara 418
– *lycopersicum* 273
– *nigrum* 418
– *tuberosum* 419
Solidaginis herba 420
– virgaureae herba 421
Solidago canadensis 420
– *gigantea* 420
– *virgaurea* 421
Sommer-Adonisröschen 39
Sommer-Bohnenkraut 402
Sommer-Knotenblume 202
Sommer-Linde 448
Sonnenblume, Gewöhnliche
227
– Knollige 227
Sonnenblumenblütenblätter
227
Sonnenblumenöl 227
Sonnenhut, Blassfarbener 173
– Purpurroter 1, 174
– Schmalblättriger 174
Sonnenhutwurzel 174
– Blassfarbene 173
Sonnenröschen, Kanadisches 133
Sonnentau, Rundblättriger 171
Sonnentaukraut 171
Sophora japonica 421
Sophorae japonicae gemma (flos)
421
Sorbi aucupariae fructus 422
Sorbus aucuparia 422
– *domestica* 423
Spanischer Pfeffer 105
– Thymian 446
Spanisches Salbeiöl 394
Spargel, Garten- 82
Spargelwurzel(stock) 82
Spartium scoparium 162
Spätblühende Traubenkirsche
365
Spearmint oil 293
Spearmintblätter 293
Spechtwurzel 166
Speierling 423
Speise-Rhabarber 378
Spicae aetheroleum 260
Spierblumen 195
Spigelia anthelmia 423
– *marilandica* 423
Spigelie, Maryland- 423
Spik-Lavendel 260
Spiköl 260
Spiraea ulmaria 195
Spitz-Wegerich 349
Spitzwegerichblätter(-kraut)
349
Spornblume, Rote 117
Spornblumenwurzel 117
Springgurke 173
Spritzgurke 173

Spruce-Tannennadelöl 453
Stachelesche, Amerikanische
481
Stachys officinalis 91
Stängellose Eberwurz 108
Staphisagria 166
Staphisagriae semen 166
Stechapfel, Gewöhnlicher 164
Stechapfelblätter 164
Stechender Mäusedorn 390
Stechkörner 414
Stechmyrte 390
Stechpalme 241
Stech-Wacholder 249
Stechwinde, Veracruz- 417
Steifhaariger Strophanthus
426
Steinblüte 271
Steinbrech, Knöllchen- 403
Steinbrechkraut 403
Steinklee, Echter 288
– Hoher 288, 289
Steinwurz 143
Steirischer Ölkürbis, Weichschali-
ger 156
Stellaria media 424
Stellariae mediae herba 424
Stephanskörner 166
Stephanskraut 165
Steppenraute 328
Steppenrautensamen 328
Sterculia urens 424
Sterculiae gummi 424
Sternanis 242
Sterndolde 399
Sterngras 47
Stern-Kiefer 344
Stevia rebaudiana 425
Steviablätter 425
Steviae rebaudianae folium 425
Sticta pulmonaria 269
Stiefmütterchen, Acker- 475
– Echtes 474
– Wildes 474
Stiefmütterchenkraut 474
Stiel-Eiche 372
Stigmata maydis 481
Stinkandorn 87
Stinkasant 193
Stink-Asant 193
Stinkende Hundskamille 285
– Storchschnabel 213
Stinkender Gänsefuß 124
– Storchschnabel 213
Stinkholz, Afrikanisches 362
Stink-Salat 254
Stink-Wacholder 249
Stipites cerasorum 363
Stockrose 45
Stockrosenblüten 45
Stoechados citrinae flos 228
Storax 268
Storax, Fester 428
Storaxbaum 268
Storaxbaum, Siam- 428
Storchschnabel, Blutroter 214
– Gefleckter 214
– Stinkender 213
Strahlenlose Kamille 285
Stramonii folium 164
Stramonium 164
Stramoniumblätter 164
Stranddistel 183
Strohblume, Sand- 228
Strophanthi grati semen 426

Strophanthus, Angenehmer
425
– *gratus* 425
– *hispidus* 426
– *kombé* 426
– Steifhaariger 426
Strophanthussamen, Behaarte
426
– Gelbe 426
Strychni semen 428
Strychnos ignatii 426
– *nux-vomica* 427
– *toxifera* 427
Sturmhut 35
Styrax 268
– *benzoin* 428
– crudus 268
– depuratus 268
– Fester 428
– Gereinigter 268
– *officinalis* 428
– *tonkinensis* 428
Styraxbaum, Echter 428
Succinum 344
Succisa pratensis 429
Südchinesischer Rhabarber 377
Südseemyrte 263
Süßdolde, Wohlriechende 303
Süßer Fenchel 196
Süßes Orangenöl 135
Süßholz, Kahles 218
Süßholzsaft 218
Süßholzwurzel 218
Süßstoffpflanze 425
Sumach, Behaarter Gift- 381
– Duftender 380
– Gallen- 381
– Gewürz- 380
– Hirschkolben- 380
– Kletternder Gift- 382
– Scharlach- 380
Sumatra-Benzoe 428
Sumbulwurzel 194
Sumpfdotterblume 100
Sumpf-Kreuzblümchen 353
Sumpfporst 261
Sumpfporstkraut 261
Sumpf-Schachtelhalm 181
Surinam-Bitterholzbaum 371
Symphoricarpos albus 430
– *racemosus* 430
Symphyti folium 431
– radix 431
Symphytum asperum 431
– *officinale* 430
– × *uplandicum* 431
Syrische Seidenpflanze 81
Syzygii cumini (jambolani) cortex
432
Syzygium aromaticum 431
– *cumini* 432
– *jambolana* 432
– *jambos* 433
Syzygiumrinde 432
Szechuan-Pfeffer 481

Tabak, Virginischer 308
Tabakblätter 308
Tabebuia impetiginosa 434
Tabebuiae cortex 434
Tabebuia-Rinde 434
Taglilien-Hypoxis 238
Taigawurzel 176
Talgmuskatnussbaum 302

Tamarinde 434
Tamarindenmus 435
Tamarindorum pulpa 435
Tamarindus indica 434
Tamariske, Nil- 200
Tamarix nilotica 200
Tanaceti flos 438
Tanaceti parthenii herba 437
Tanacetum balsamita 435
– *cinerariifolium* 436
– *coccineum* 436
– *parthenium* 437
– *vulgare* 438
Tang 200
Tanne, Edel- 32
– Weiß- 32
Tannen-Mistel 476
Tapioka-Stärke 282
Taraxaci radix cum herba 439
Taraxacum officinale 438
Taubnessel, Weiße 256
Taubnesselblüten, Weiße 256
Taubnesselkraut, Weißes 256
Taumel-Lolch 270
Tausendgüldenkraut, Echtes
   115
Taxus baccata 440
– *brevifolia* 440
Teak, Bastard- 367
Tecoma lapacho 434
Tee, Abessinischer 111
– Blankenheimer 203
– Grüner 101
– Inka- 434
– Kanadischer 209
– Kopnischer 180
– Oswego- 298
– Pu Erh 102
– Schwarzer 101
– Weißer 102
Teebaum 286
Teebaumöl 286
Temoe lawak 157
Templinöl 32
Terebinthina laricina 257
Terebinthinae aetheroleum 344
– resina 344
Terpentin 344
– Venezianisches 257
Terpentinöl, Gereinigtes 344
Teucrii herba 441
– scorodoniae herba 442
Teucrium chamaedrys 441
– *marum* 441
– *montanum* 441
– *polium* 441
– *scorodonia* 442
Teufelsabbiss 429
Teufelsabbisswurzel 429
Teufelsauge, Frühlings- 38
– Kleines 39
Teufelsdreck 193
Teufelskralle, Kriechende 224
Teufelskrallenwurzel 224
Thaumatococcus daniellii 442
Thea sinensis 101
Theae nigrae folium 101
– viridis folium 101
Theobroma cacao 443
Thevetia neriifolia 444
– *peruviana* 444
Thevetiae semen 444
Thevetiasamen 444
Thlaspi bursa pastoris 103

Thryallis glauca 207
Thuja occidentalis 444
Thujae summitates 444
Thunbergs Buschklee 264
Thymi aetheroleum 446
– herba 446
Thymian 446
– Echter 446
– Feld- 445
– Spanischer 446
Thymianöl 446
Thymus pulegioides 445
– serpyllum 446
– *vulgaris* 446
– *zygis* 446
Tigerlilie 265
Tilia cordata 447
– *europaea* 448
– *platyphyllos* 447, 448
– *tomentosa* 448
– × *vulgaris* 447
Tiliae flos 447
Tinnevelly-Senna 411
Tinnevelly-Sennesfrüchte 411
Tintenbaum, Ostindischer 57
– Westindischer 57
Tollgerste 270
Tollkirsche 84
Tollkirschenblätter 84
Tollkraut, Krainer 404
Tollwurzel 405
Tolubalsam 303
Tomate 273
Tonkabohnen 289
Topinambur 227
Tormentill 359
Tormentilla 359
Tormentillae rhizoma 359
Tormentillwurzelstock 359
Toxicondendron quercifolium 381
Tragacantha 84
– indica 424
Tragant 84
– Gummieliefernder 84
– Indischer 424
Trauben-Eiche 371
Trauben-Holunder 396
Traubenkirsche, Gewöhnliche
   365
– Spätblühende 365
Traubenkraut, Mexikanisches
   123
Traubensilberkerze 128
Traubensilberkerzenwurzelstock
   129
Tribulus terrestris 448
Tribulus-terrestris-Extrakt 448
Trifolii fibrini folium 295
– pratensis flos 449
Trifolium arvense 449
– *pratense* 449
– *repens* 449
Trigonella foenum-graecum 450
Trigonellae foenu-graeci semen
   450
Trillium erectum 451
– *pendulum* 451
Tritici aestivi oleum 452
– amylum 451
– furfur 452
Triticum aestivum 451
– *vulgare* 451
Tropaeoli herba 452
Tropaeolum majus 452

Tsuga canadensis 453
Tsugae americanae aetheroleum
   453
Tubocurarinchlorid 126
Tüpfelfarn, Gewöhnlicher 10,
   356
Tüpfel-Hartheu 219
Tüpfel-Johanniskraut 13, 237
Türkische Gallen 372
– Melisse 170
Turmeric 157
Turnera diffusa 454
Tussilago farfara 454

Ufer-Wolfstrapp 275
Ulme, Feld- 456
Ulmenrinde 456
Ulmi cortex 456
Ulmus campestris 456
– *minor* 456
Umbellularia californica 456
Umckaloabo 329
– radix 329
Umckaloabo-Wurzel 329
Uncaria gambir 457
– *tomentosa* 457
Uncariae tomentosae radix 457
Unreife Mohnköpfe 324
– Pomeranzenfrüchte 135
Urginea maritima 458
Urtica 460
– *dioica* 458
– *urens* 460
Urticae folium 458
– fructus (semen) 459
– herba 458
– radix 458
Usnea 461
– *barbata* 461
– *dasypoga* 461
– *florida* 461
– *hirta* 461
Usneae barbatae extractum 461
Ustilago maydis 481
– zeae 481
Uva ursi 68
Uvae ursi folium 68
Uzara 479
Uzarae radix 479
Uzarawurzel 479

Vaccinium macrocarpon 462
– *myrtillus* 462
– *oxycoccus* 462
– *uliginosum* 463
– *vitis-idaea* 464
Valeriana 464
– *edulis* 118
– *officinalis* 464
– *wallichii* 118
Valerianae radix 464
Vanilla planifolia 466
Vanillae fructus 466
Vanille, Echte 466
Vanillefrüchte 466
Veilchen, März- 473
Veilchen, Wohlriechendes 473
Veilchenwurzel 16, 244
Venezianisches Terpentin 257
Venusfliegenfalle 169
Veracruz-Sarsaparille 417
Veracruz-Stechwinde 417
Veratri rhizoma 467
Veratrum album 466

– *luteum* 120
– *viride* 468
Verbasci flos 468
Verbascum densiflorum 468
– *phlomoides* 469
– *thapsiforme* 468
– *thapsus* 468
Verbena officinalis 469
Verbenae herba 470
– odoratae folium 267
Verbene, Echte 267
Verbenenkraut, Echtes 267
Vergissmeinnicht, Acker- 300
Veronica officinalis 470
– virginica 471
Veronicae herba 470
– virginicae radix et rhizoma
   471
Veronicastrum virginicum 471
Verschiedenfarbige Schwertlilie
   245
Viburni prunifolii cortex 472
Viburnum opulus 472
– *prunifolium* 471
Vierblättrige Einbeere 325
– Rauwolfie 376
Vinca minor 472
– *rosea* 112
Vincae minoris herba 472
– pervincae herba 472
Vincetoxicum hirundinaria 473
Viola arvensis 475
– *odorata* 473
– *tricolor* 474
Violae (tricoloris) herba cum flore
   474
– odoratae flos 474
– rhizoma 474
Virgaureae herba 421
Virginische Lobelie 270
– Schlangenwurzel 352
– Zaubernuss 28, 223
– Zeder 114
Virginischer Ehrenpreis 471
– Schneeflockenstrauch 125
– Tabak 308
– Wachholder 114
– Wolfstrapp 276
– Zauberstrauch 223
Virola sebifera 302
Visci herba 476
Viscum album 476
Vitex agnus-castus 477
Vitis vinifera 478
Vitis viniferae folium 478
Vitis-idaeae folium 464
– fructus 464
Vogelbeere 422
Vogelknöterich, Gewöhnlicher
   354
Vogelknöterichkraut 354
Vogelmiere, Gewöhnliche 424
Vogelmierenkraut 424

Wachholder, Virginischer 114
Wacholder, Gewöhnlicher 248
– Stech- 249
– Stink- 249
Wacholderbeeren 15, 248
Wacholderholz 248
Wacholderöl 248
Wachspalme 149
Wald-Bingelkraut 296
Wald-Erdbeere 196

Waldgamanderkraut 442
Wald-Hortensie 235
Wald-Kiefer 23, 344
Waldlilie, Amerikanische 451
Waldmeister 206
Waldmeisterkraut 206
Wald-Primel 361
Waldrebe, Aufrechte 137
– Gewöhnliche 138
Wald-Sauerklee 320
Wallwurz, Echte 430
Walnuss, Echte 247
– Graue 248
Walnussblätter 247
Walrat 415
Wanzenkraut 128, 150
Warzen-Birke 91
Wasserdost, Durchwachsenblättri-
ger 187
– Gewöhnlicher 188
– Purpurroter 188
Wasserfenchel 310
Wasserhanf 188
Wasserhanfkraut 188
Wasserhyazinthe 175
Wasserlinse, Kleine 262
Wasser-Minze 291
Wassernabel, Asiatischer 116
Wassernabelkraut, Asiatisches
116
Wasserpfeffer 355
Wasserpfefferkraut 355
Wasser-Rebendolde 310
Wasserschierling 128
Waterers Goldregen 254
Wegerich, Flohsamen- 348
– Großer 350
– Sand- 349
– Spitz- 349
Weg-Malve 281
Weg-Rauke 416
Wegraukenkraut 416
Wegwarte, Gewöhnliche 127
Wegwartenwurzel(-kraut) 127
Weide, Purpur- 393
– Reif- 392
– Silber- 393
Weidenrinde 392
Weidenröschen, Berg- 180
– Hügel- 180
– Kleinblütiges 179
– Rosarotes 180
Weidenröschenkraut, Kleinblüti-
ges 179
Weiderich, Blut- 277
Weihrauch 94
– Indischer 94
Weihrauchbaum 94
Weinblätter 478
Wein-Raute 27, 391
Weinrebe 478
Weißdorn, Eingriffeliger 152
– Fünfgriffeliger 153

– Großkelchiger 152
– Schwarzfrüchtiger 153
– Zweigriffeliger 152
Weißdornblätter mit Blüten 152
Weißdornblüten 152
Weißdornfrüchte 153
Weiße Katzenpfötchenblüten
61
– Seifenwurzel 222
– Senfsamen 415
– Taubnessel 256
– Taubnesselblüten 256
Weißer Andorn 283
– Diptam 166
– Germer 466
– Ginseng 322
– Kaneel 133
– Pfeffer 347
– Quebracho 83
– Sandelholzbaum 399
– Senf 415
– Tee 102
– Zimt 133
Weißes Sandelholz 400
Weißes Taubnesselkraut 256
Weiß-Esche 199
Weißfilziges Greiskraut 409
Weiß-Klee 449
Weiß-Kohl 96
Weißkohlsaft 96
Weiß-Tanne 32
Weißwurz, Wohlriechende 353
Weizen, Saat- 451
Weizenkeimöl 452
Weizenkleie 452
Weizenstärke 451
Welsche Mispel 153
Welschkorn 481
Wermut 76
– Römischer 77
Wermutkraut 76
Westindische Elefantenlaus 57
Westindischer Tintenbaum 57
Westindisches Lemongrasöl
160
Wiesen-Arnika 74
Wiesen-Klee 449
Wiesenkleeblüten 449
Wiesenknopf, Großer 398
Wiesenknopf, Kleiner 343, 399
Wiesenknopfkraut 398
Wiesenknöterich, Schlangen- 354
Wiesen-Küchenschelle 369
Wiesen-Kümmel 109
Wiesen-Lein 267
Wiesen-Primel 360
Wiesen-Schafgarbe 33
Wiesen-Schaumkraut 306
Wilde Engelwurz 61
– Indigowurzel 87
– Malve 31, 280
– Sarsaparilla 67
– Yamswurzel 169

– Zichorie 127
Wilder Indigo 87
– Majoran 317
Wildes Alpenveilchen 159
–Stiefmütterchen 474
Windblumen-Königskerze 469
Winde, Acker- 147
Winter-Bohnenkraut 403
Wintergrün, Amerikanisches
208
Wintergrünblätter 208
Wintergrünöl 208
Winterlieb, Doldiges 124
Winterliebkraut 125
Winter-Linde 447
Winter-Schachtelhalm 181
Witwenblume, Acker- 252
Wohlriechende Süßdolde 303
Wohlriechende Weißwurz 353
Wohlriechender Gänsefuß 123
Wohlriechendes Veilchen 473
Wolfs-Eisenhut 35
Wolfsmilch, Harzbildende 189
– Kreuzblättrige 190
– Zypressen- 188
Wolfstrapp, Ufer- 275
– Virginischer 276
Wolfstrappkraut 275
Wollblumen 468
Wolliger Fingerhut 167
Wunderapfel 297
Wundklee 63
Wundkleeblüten 63
Wundkleekraut 63
Wurmfarn, Gewöhnlicher 171
Wurmfarnwurzelstock 171
Wurmkraut 423
Wurmsamenöl, Amerikanisches
124

Xanthoxyli cortex 481
Xanthoxylon fraxineum 481
Xysmalobium undulatum 479

Yamswurzel, Wilde 169
– Zottige 169
Yerba santa 182
Yohimbe 327
Yohimbe(he) cortex 327
Yohimbe(he)rinde 327
Ysop 238
Ysopkraut 239
Yucca filamentosa 480

Zackengallen 381
Zahnwurzel 244
Zanthoxylum americanum 481
– *fraxineum* 481
– *piperitum* 481
Zaubernuss, Virginische 28,
223
Zauberstrauch, Virginischer
223

Zauberwurzel 281
Zaunrübe, Rotfrüchtige 98
– Schwarzfrüchtige 98
Zaunrübenwurzel 98
Zaunwinde 244
Zea mays 481
Zeder, Libanon- 114
– Virginische 114
Zedernholz 114
Zedernholzöl 114
Zehrwurzel 70
Zeitlose, Herbst- 14, 138
Zichorie, Wilde 127
Ziest, Echter 91
– Heil- 91
Zimt 131
– Echter 131
– Kassia- 132
– Weißer 133
Zimtbaum, Ceylon- 131
Zimtblätteröl 132
Zimtblüten 132
Zimtöl 132
Zimtrinde 131
– Ceylon- 131
– Chinesische 132
Zingiber 482
– *officinale* 482
Zingiberis rhizoma 482
Zinnkraut 180
Zistrose, Graubehaarte 133
Zistrosenkraut 133
Zitronat-Zitrone 136
Zitrone 136
– Zitronat- 136
Zitronenblättrige Morinda 299
Zitronengras 160
Zitronengrasöl, Ostindisches
160
Zitronen-Katzenminze 306
Zitronen-Melisse 289
Zitronenöl 136
Zitronen-Pelargonie 330
Zitronenschalen 136
Zitronenstrauch 267
Zitronenstrauchtee 267
Zitter-Pappel 357
Zitterpappel, Amerikanische
358
Zitwer 78
Zitwerblüten 78
Zitwerwurzel 158
Zottige Yamswurzel 169
Zucker-Birke 209
Zucker-Rübe 90
Zuckertang 256
Zweigriffeliger Weißdorn 152
Zwerg-Holunder 396
Zwergholunderwurzel 396
Zwiebel, Küchen- 49
Zypresse, Echte 156
Zypressenöl 157
Zypressen-Wolfsmilch 188

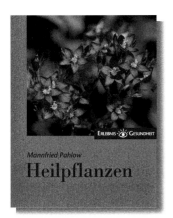
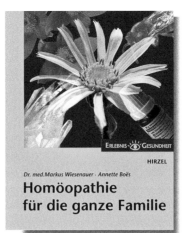
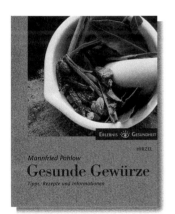
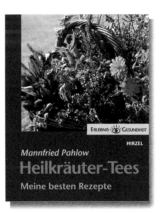
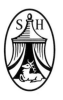

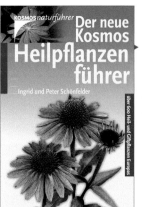
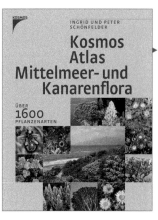
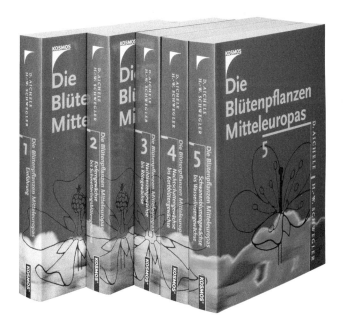